图文编辑：

王　辉　王玉林　杨　春　杨志强　于英楠　张秀月　林铭新　蔡贤华　夏平光　黄卫兵　丁　然　胡　昊　吴　刚　熊承杰
黄　明　施立奇　王华松　魏世隽　陈　磊　汪国栋　兰生辉　康　辉　姚年伟　齐凤宇　肖　艳　彭　闯　伏建斌　郑哲甲
邓海涛　杜玉洁　高亮亮　胡军宝　纪守琪　刘兴环　柳　峻　邱　朔　屈建民　刘　维　曹　强　宋　华　许　飞　倪大鹏
涂有水　孙显锋　金晓虎　马　佳　刘　颖　李　宁　佟　放　张　寻　孙明亮　王鼎钊　王　刚

图书在版编目（CIP）数据

牙髓病诊疗原理与实践：第5版 /（美）穆罕默德·特拉白哲德（Mahmoud Torabinejad），（美）理查德·华生（Richard E.Walton），（美）阿什拉夫·浮阿德（Ashraf F.Fouad）主编；高原，薛晶主译. —沈阳：辽宁科学技术出版社，2017.5

ISBN 978-7-5591-0118-1

Ⅰ. ①牙…　Ⅱ. ①穆…　②理…　③阿…　④高…　⑤薛　Ⅲ. ①牙髓病—诊疗　Ⅳ. ①R781.3

中国版本图书馆CIP数据核字（2017）第052879号

出版发行：辽宁科学技术出版社
（地址：沈阳市和平区十一纬路25号　邮编：110003）
印 刷 者：北京利丰雅高长城印刷有限公司
经 销 者：各地新华书店
幅面尺寸：210mm × 285mm
印　　张：30.25
插　　页：4
字　　数：650千字
出版时间：2017年5月第1版
印刷时间：2017年5月第1次印刷
责任编辑：陈　刚
封面设计：袁　舒
版式设计：袁　舒
责任校对：李　霞

书　　号：ISBN 978-7-5591-0118-1
定　　价：298.00元

投稿热线：024-23280336
邮购热线：024-23280336
E-mail:cyclonechen@126.com
http://www.lnkj.com.cn

第5版

牙髓病诊疗 Endodontics

原理与实践
PRINCIPLES AND PRACTICE

（美）穆罕默德·特拉白哲德
（Mahmoud Torabinejad）
（美）理查德·华生
（Richard E. Walton）
（美）阿什拉夫·浮阿德
（Ashraf F. Fouad）
主编

周学东 主审

高 原
薛 晶
主译

北方联合出版传媒（集团）股份有限公司
辽宁科学技术出版社
沈 阳

ELSEVIER

Elsevier(Singapore) Pte Ltd.

3 Killiney Road

#08-01 Winsland House I

Singapore 239519

Tel: (65) 6349-0200

Fax: (65) 6733-1817

ENDODONTICS: PRINCIPLES AND PRACTICE, 5/E
Copyright © 2015 by Saunders, an imprint of Elsevier Inc.
ISBN-13: 978-1-4557-5410-6

This translation of Endodontics: Principles and Practice, 5/E, by Mahmoud Torabinejad, Richard E. Walton and Ashraf F. Fouad, was undertaken by Liaoning Science & Technology Publishing House Ltd and is published by arrangement with Elsevier (Singapore) Pte Ltd.

Endodontics: Principles and Practice, 5/E, by Mahmoud Torabinejad, Richard E. Walton and Ashraf F. Fouad 由辽宁科学技术出版社进行翻译，并根据辽宁科学技术出版社与爱思唯尔（新加坡）私人有限公司的协议约定出版。

牙髓病诊疗原理与实践：第 5 版（高原，薛晶主译）

ISBN: 978-7-5591-0118-1

著作权合同登记号：第 06-2017-26 号。

译者名单
Translators

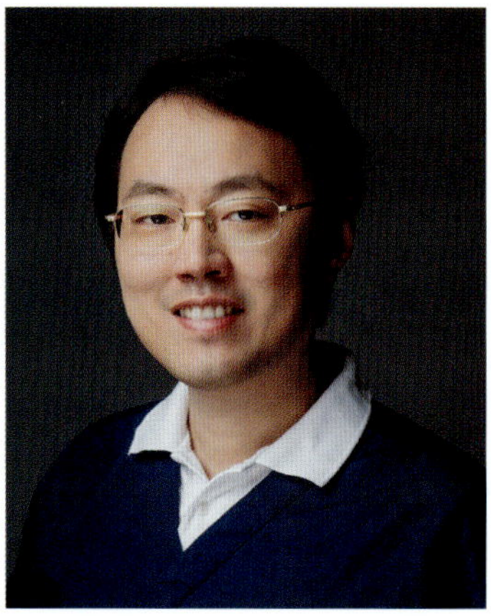

高原 博士，国家临床重点专科——四川大学华西口腔医院牙体牙髓病科副教授，硕士研究生导师。2008年毕业于武汉大学口腔医学院，获得口腔医学博士学位。同年进入四川大学华西口腔医院口腔疾病研究国家重点实验室进行博士后研究工作。2010年、2012年、2013年、2016年期间分别于中国香港大学、美国宾夕法尼亚大学、美国加州先进牙髓病培训中心、加拿大英属哥伦比亚大学牙学院进行临床研修与培训学习。近年来，承担国家自然科学基金项目1项，获得国家专利授权3项，发表牙髓病相关英文论文20余篇，分别主译、副主译专著各1部。研发了显微根管治疗重要临床器械MR&R根管治疗并发症微处理系统。长期从事牙髓病临床医疗、科研教学与培训工作，具有丰富的经验与独到的见解。

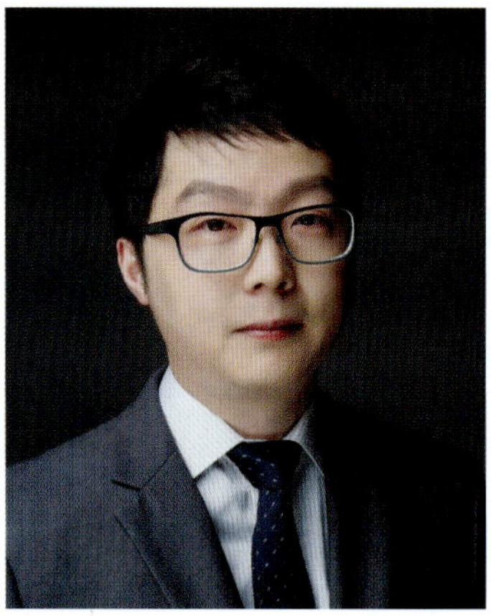

薛晶 博士，国家临床重点专科——四川大学华西口腔医院牙体牙髓病科副主任医师。2004年本科毕业于四川大学华西口腔医学院。2009年毕业于四川大学华西口腔医学院，获口腔医学博士学位。曾赴澳大利亚悉尼大学牙学院、美国加州大学洛杉矶分校牙学院及美国华盛顿克雷格研究所等机构研修。长期致力于牙体牙髓疾病的基础与临床研究、口腔微生物菌群研究及牙体硬组织早期病变的修复研究。已在国内外相关牙体牙髓学术刊物发表论文10余篇，参编牙体牙髓相关专著5部。在牙体牙髓病学领域一直致力于医、教、研工作，对牙髓病的诊治和龋病有较深入的研究和丰富的临床经验。

主审：周学东
主译：高 原 薛 晶

副主译：马净植 屈铁军 黄湘雅 刘 贺

译者：（按姓名首字笔画为序）
马净植 （华中科技大学同济医学院附属同济医院）
王祖华 （北京大学口腔医学院）
叶 玲 （四川大学华西口腔医学院）
叶惟虎 （华中科技大学同济医学院附属同济医院）
刘 贺 （济宁医学院附属医院）
苏 征 （首都医科大学口腔医学院）
李继遥 （四川大学华西口腔医学院）
杨 俊 （武汉大学口腔医学院）
闵 艺 （武汉大学口腔医学院）
屈铁军 （第四军医大学口腔医学院）
高 原 （四川大学华西口腔医学院）
唐子圣 （上海交通大学口腔医学院）
黄定明 （四川大学华西口腔医学院）
黄湘雅 （中山大学光华口腔医学院）
彭 琳 （四川大学华西口腔医学院）
鲍萍萍 （天津市口腔医院）
薛 晶 （四川大学华西口腔医学院）

作者名单
Contributors

George Bogen, DDS
Lecturer
Department of Endodontics
Loma Linda University
Loma Linda, California
University of California
Los Angeles, California

Nestor Cohenca, DDS
Tenured Professor
Endodontics and Pediatric Dentistry
School of Dentistry
University of Washington
Seattle, Washington

Paul D. Eleazer, DDS
Professor, Chair, Program Director
Department of Endodontics
University of Alabama at Birmingham
Birmingham, Alabama

Ashraf F. Fouad, BDS, DDS, MS
Department of Endodontics
Prosthodontics and Operative Dentistry
School of Dentistry
University of Maryland
Baltimore, Maryland

Charles J. Goodacre, DDS
Professor
Restorative Dentistry
School of Dentistry
Loma Linda University
Loma Linda, California

Robert Handysides, DDS
Associate Dean for Academic Affairs
School of Dentistry
Loma Linda University
Loma Linda, California

Eric J. Herbranson, DDS, MS
Lecturer
Department of Endodontics
School of Dentistry
Loma Linda University
Loma Linda, California
Practitioner
San Leandro, California

Van T. Himel, DDS
Professor, Chair
Department of Endodontics
Louisiana State University
New Orleans, Louisiana

Graham Rex Holland, BDS, PhD
Professor
Department of Cariology
Restorative Sciences and Endodontics
School of Dentistry
University of Michigan
Ann Arbor, Michigan

Bradford R. Johnson, DDS, MHPE
Associate Professor, Director of Postdoctoral Endodontics
Department of Endodontics
University of Illinois at Chicago
Chicago, Illinois

James D. Johnson, DDS, MS
Chair, Advanced Program Director
Department of Endodontics
School of Dentistry
University of Washington
Seattle, Washington

William T. Johnson, DDS, MS
Richard D. Walton Professor and Chair
Department of Endodontics
College of Dentistry
The University of Iowa
Iowa City, Iowa

Bruce C. Justman, DDS
Clinical Associate Professor
Department of Endodontics
College of Dentistry
The University of Iowa
Iowa City, Iowa

Bekir Karabucak, DMD, MS
Associate Professor, Graduate Program Director
Department of Endodontics
School of Dental Medicine
University of Pennsylvania
Philadelphia, Pennsylvania

James C. Kulild, DDS, MS
Professor Emeritus
Department of Endodontics
University of Missouri
School of Dentistry
Kansas City, Missouri

Harold H. Messer, BDSc, MDSc, PhD
Professor Emeritus
Restorative Dentistry
School of Dental Medicine
University of Melbourne
Melbourne, Victoria, Australia

W. Craig Noblett, DDS
Assistant Clinical Professor
Division of Endodontics
Department of Preventive and Restorative Dental Sciences
San Francisco School of Dentistry
University of California
San Francisco, California
Private Practice
Berkeley, California

John M. Nusstein, DDS, MS
Associate Professor, Chair
Department of Endodontics
College of Dentistry
The Ohio State University
Columbus, Ohio

Ove A. Peters, DMD, MS, PhD
Professor, Co-Chair
Department of Endodontics
University of the Pacific
Arthur A. Dugoni School of Dentistry
San Francisco, California

Al Reader, DDS, MS
Professor, Program Director
Department of Endodontics
College of Dentistry
The Ohio State University
Columbus, Ohio

Eric M. Rivera, DDS, MS
Associate Professor, Chair, and Graduate Program Director
Department of Endodontics
School of Dentistry
University of North Carolina
Chapel Hill, North Carolina

Paul A. Rosenberg, DDS
Professor, Director of Advanced Education Program
Department of Endodontics
New York University
College of Dentistry
New York, New York

Ilan Rotstein, DDS
Professor, Chair
Department of Endodontics, Oral and Maxillofacial Surgery and Orthodontics
Ostrow School of Dentistry
University of Southern California
Los Angeles, California

Mohammad A. Sabeti, DDS, MA
Assistant Professor
Department of Endodontics
School of Dentistry
Loma Linda University
Loma Linda, California

Kent A. Sabey, DDS
Program Director
Advanced Education in Endodontics
Department of Endodontics
Louisiana State University
School of Dentistry
New Orleans, Louisiana

Shahrokh Shabahang, DDS, MS, PhD
Associate Professor
Department of Endodontics
School of Dentistry
Loma Linda University
Loma Linda, California

José F. Siqueira, Jr., DDS, MSc, PhD
Professor, Chair
Department of Endodontics and Molecular Microbiology Laboratory
Faculty of Dentistry
Estácio de Sá University
Rio de Janeiro, Brazil

Anthony J. Smith, BSc, PhD
Professor
Oral Biology
School of Dentistry
University of Birmingham
Birmingham, Great Britain

Mahmoud Torabinejad, DMD, MSD, PhD
Professor and Program Director
Department of Endodontics
School of Dentistry
Loma Linda University
Loma Linda, California

Richard E. Walton, DMD, MS
Professor Emeritus
Department of Endodontics
The University of Iowa
College of Dentistry
Iowa City, Iowa

Shane N. White, BDentSc, MS, MA, PhD
Professor
School of Dentistry
University of California
Los Angeles, California

Lisa R. Wilcox, DDS, MS
Adjunct Associate Professor
Department of Endodontics
College of Dentistry
The University of Iowa
Iowa City, Iowa

Anne E. Williamson, DDS, MS
Associate Professor, Director, Advanced Education in Endodontics
Department of Endodontics
College of Dentistry
The University of Iowa
Iowa City, Iowa

译者前言
Preface

随着生活水平的提高，人们对于口腔保健的意识增强，对牙髓根尖周疾病患牙的保存意愿也逐渐加强。现代根管治疗技术发展方兴未艾，但目前适合口腔全科医疗工作者和口腔医学生使用的牙髓病外文译著较少，因此寻找一本系统全面又便于理解且有大量图片的牙髓病学经典著作一直是笔者的心愿。

美国Loma Linda大学知名牙髓病学专家Mahmoud Torabinejad，美国Iowa大学Richard E. Walton以及美国Maryland大学Ashraf F. Fouad合著的《牙髓病诊疗原理与实践》一书已更新到了第5版，笔者有幸研读了前几版，随着主编的辛勤更新以及出版业的发展，书中呈现系统翔实的内容，按治疗过程由表及里的编排顺序、图文并茂的讲解、精美细致的印刷，堪称目前牙髓病学外文参考书中的经典。本书除了对牙髓病临床治疗中的基本操作流程做了详尽的介绍以外，还增添了一般常规教材未涉及的牙髓根尖周干细胞、再生性牙髓病学过程、牙髓微生物的新分析、CBCT等在牙髓病学方面的应用、牙髓病学的全身考虑及单颗牙种植等的内容，这些都是广大口腔全科医生、口腔医学生及口腔专科医生学习的好资料。

基于本书的上述优点，促使我们想尽快地将其翻译为中文，并呈现给广大国内读者，我们相信，这本书的出版必将对临床治疗效果和教学水平的提高产生积极的影响，成为广大牙髓病实践者的良师益友。

本书的译者来自国内各口腔医学院校牙体牙髓科的中青年同行，具有良好的专业基础背景和丰富的临床实践经验，大家在繁忙的日常工作中克服困难、精益求精，终于比交稿期提前完成翻译工作。翻译本着忠实原著的原则，力求做到通俗易懂，但由于理解的差异，译文表述中难免会有不妥之处，恳请广大同道及读者批评指正。

高原　薛晶

2016年12月于四川成都

前言
Preface

口腔医生的主要目标是缓解牙齿疼痛、预防牙齿缺失。虽然一代代口腔医生为此付出了艰苦努力，许多牙齿仍然因发展为龋齿、遭受牙外伤或受其他疾病影响而须接受牙髓治疗。牙髓病学是口腔医学的一个分支学科，主要研究人类牙髓、根尖周组织的形态学、生理学、病理学以及预防、治疗牙髓根尖周组织的病损。其前景广阔，包括诊疗牙髓、根尖周组织来源的疼痛，牙髓治疗，牙髓再生，非外科手术性根管治疗，根管再治疗，牙齿内漂白及牙髓外科。从根本上来说，牙髓病学的主要目标是保存天然牙列。根管治疗经长期检验，是一个能缓解患者疼痛，恢复形态、功能、美观的治疗过程。许多患者希望保留自己的天然牙列，如果有治疗指征，患者需要明白根管治疗在正确操作的情况下是安全的并有较高成功率。

正如其他口腔医学分支专业，牙髓病学的操作强调两个不可分割的要素：艺术性与科学性。艺术性包括根管治疗中进行技术操作的所有过程，科学性涵盖了涉及牙髓生理、病理情况的基础和临床学科，其通过循证的原理和方法指导牙髓治疗的艺术性。循证整合了口腔医生的临床技能和患者治疗需求的最好临床依据。本书的主要宗旨是在需要和合适的情况下加入循证信息。

由于没有足够的牙髓病医生来满足大众的需要，口腔全科医生应帮助牙髓病医生来保留患者的天然牙列。他们的职责是诊断牙髓根尖周疾病并实施简单的根管治疗。实际上，大多数的牙髓治疗是由口腔全科医生进行的。本书专为想进行牙髓治疗的口腔医学生和口腔全科医生撰写，包含大量必要的实用信息，涉及诊断治疗计划及牙髓根尖周疾病的管理。此外，口腔全科医生必须能确定病例的复杂程度，并确定自己进行必要治疗和转诊上级医生哪一个是更好的选择。

虽然近10年来牙髓病学领域有着很大的发展，根管治疗主要目标仍然是去除病变组织、消灭微生物、预防治疗后再污染。新版（第5版）《牙髓病诊疗原理与实践》系统地模仿了临床中的操作流程，它涵盖了正常结构、疾病病因、诊疗计划、局部麻醉、急诊治疗、根管治疗器械、髓腔制备、清洁与成形、根管充填、暂封等方面的内容。此外，还包括意外操作失误的原因、预防、治疗及应用手术和非手术的方法再治疗不充分的根管治疗牙。有一个章节专门阐述了牙髓治疗结果，为治疗过程的评价提供指南。此版书中涵盖了牙髓根尖周干细胞、再生性牙髓病学过程、牙髓微生物的新分析、CBCT等在牙髓病学方面的应用、牙髓病学的全身考虑。还有一个章节研讨了单颗牙种植。

新版（第5版）《牙髓病诊疗原理与实践》还有以下独有的特点：（1）更新了最新的相关参考文献；（2）牙髓病学领域的新科技进步相关信息；（3）单颗牙种植相关信息；（4）新作者的修订。附录配备了描述每颗牙齿髓腔大小、形态、位置的精美彩图。给读者提供了一本简洁明了、现代、易于互动的图书。

本书未涵盖所有牙髓病学艺术与科学的背景信息，同时，也未被设计成一本“菜谱”，或者一本临床前实验技术手册。我们尽力给读者提供根管治疗的核心要点和相关领域的背景知识。本书应该被用作理解牙髓根尖周疾病病因、治疗的基础构件，之后读者能够用更多挑战性的病例扩展自己的牙髓病学治疗经历。提供高质量的治疗是治疗计划和恰当治疗的指路明灯。

感谢投稿作者给我们和读者分享自己的资料和经验，他们的贡献改善了大量患者的生活质量。感谢Elsevier的全体编辑，是你们的协作和贡献让这个项目成为可能。感谢Mohammad Torabinejad编辑，校对初稿。此外，感谢提供案例并为提高本书质量提出建设性意见的同行和学生。感谢第4版的投稿人：Leif K. Bakland, Marie Therese Flores, Gerald N. Glickman, Gary R. Hartwell, Karl Keiser, Keith V. Krell, Ronald R. Lemon, Neville J. McDonald, Mary Rafter, Isabela N. Rôças, Asgeir Sigurdsson, James H.S. Simon, Henry O. Trowbridge, Frank J. Vertucci。因为他们的很多材料被加入新版本。

Mahmoud Torabinejad
Richard E. Walton
Ashraf F. Fouad

目录
Contents

第1章　牙髓和根尖周组织的生物学特性

The biology of dental pulp and periradicular tissues

章节大纲

- 牙髓的发育
- 解剖区及其临床重要性
- 牙髓的功能
- 形态
- 牙髓内细胞
- 细胞外成分
- 血管
- 神经分布
- 牙髓和牙本质的增龄性变化
- 修复和再生
- 根尖周组织

学习目标

阅读本章后，学生应该能够：

1. 描述牙髓发育过程。
2. 描述牙根发育过程。
3. 认识牙髓解剖学特点。
4. 列出牙髓中所有细胞类型并描述它们的功能。
5. 描述牙髓细胞外基质中纤维和非纤维成分。
6. 描述牙髓中的血管和淋巴管。
7. 列出牙髓中的神经组成并描述它们的分布和功能。
8. 讨论牙本质敏感的理论。
9. 描述牙髓中传出神经到中枢神经系统的通路。
10. 描述牙髓组织形态学的增龄性变化。
11. 描述根尖周组织的结构和功能。

牙髓是牙齿中心的疏松结缔组织。其主要功能是形成和支持包围它及牙齿体积的牙本质。牙髓中的成牙本质细胞不仅能形成牙本质，还在牙齿发育早期与牙源性上皮相互作用促进釉质的初始形成。它在一生中保持活性并能对外界刺激产生反应。牙本质和牙髓都有疼痛神经纤维，而自主神经只存在于牙髓中。在需要修复时，有更多的牙本质沉积和新的成牙本质细胞分化。

牙髓具备所有必需的免疫系统的外周成分并能对外源性的抗原（如龋病产生的抗原）产生反应。损伤和外源性抗原会引起炎症和疼痛。健康的牙髓组织对牙齿成功修复过程是重要的。比如，在修复牙科学中，在决定窝洞预备深度时，必须要考虑牙髓腔的大小和形状（如切牙、磨牙）、牙齿发育程度和患者年龄间的关系、患牙既往的修复史。当牙齿受损伤时，其发育程度会影响采取的治疗措施类型。对发育完成的牙齿采用的常规方法并不总适用于仅部分发育的牙齿，而应采用特殊的方法。

因为牙髓病涉及牙髓疾病及其转归的诊断和治疗，牙髓生物学知识是循证治疗方案发展所必需的。本章主要介绍牙髓和牙周膜的生物学知识，这是作为证据基础的基本组成成分。

牙髓的发育

牙髓的早期发育

牙齿起源于胚胎颌弓表面的上皮细胞带，又称为牙板（图1.1A）。上皮细胞带向深层生长最终形成牙齿。根据上皮向深层生长形成的上皮芽的形状来描述牙齿形成的时期。最初上皮芽看起来像花蕾（蕾状期，图1.1B）。在帽状期（图1.1C）上皮芽向内凹陷。随着凹陷的加深进入钟状期（图1.1D）。钟状的上皮芽是成釉器，来源于外胚层并形成釉质。成釉器凹陷部包围的组织，在发育早期称为牙乳头，最终形成牙髓。

在形成之前，细胞进行分化。牙乳头（牙髓）来源于神经嵴（间充质细胞）源性细胞和局部间充

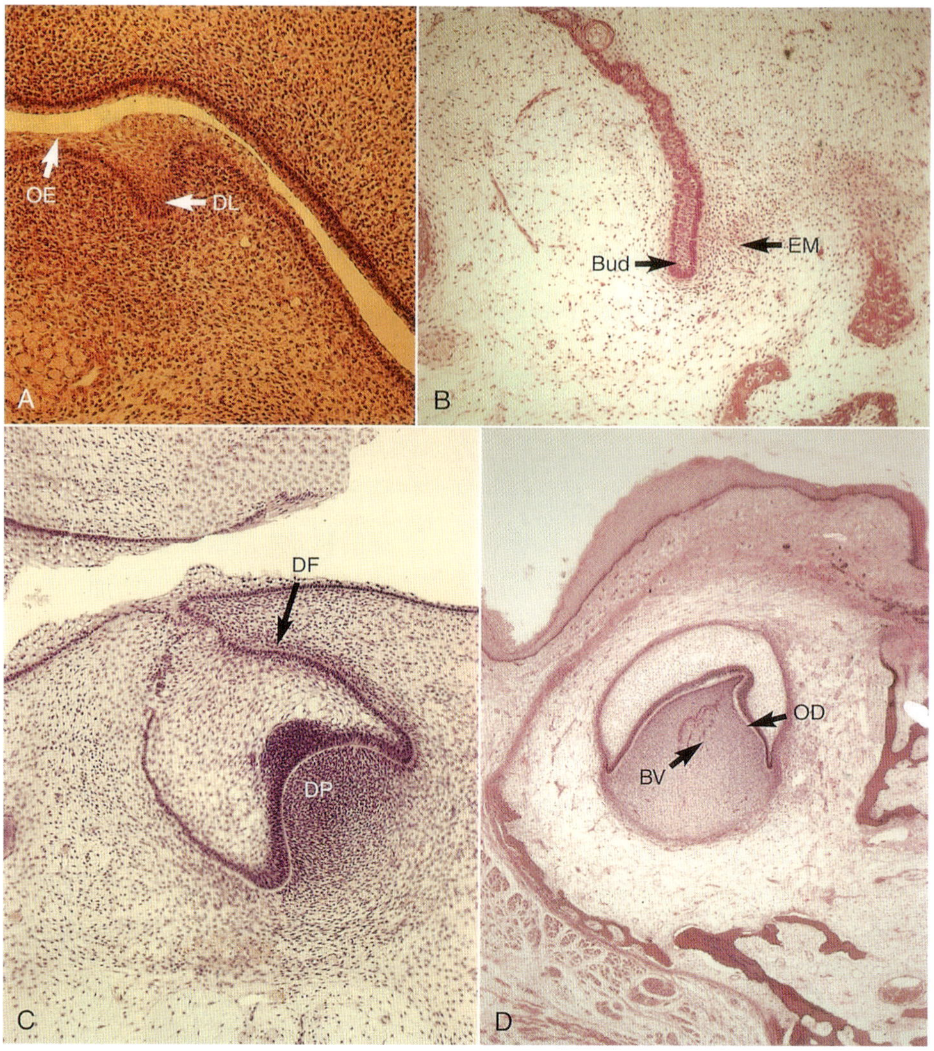

图1.1 A. 牙齿发育最早期。牙板从口腔上皮（OE）处内陷。B. 牙齿发育的蕾状期（Bud stage）。外胚层间充质（EM）在牙胚周围开始聚集。C. 牙齿发育的帽状期。在内陷处聚集的外胚层间充质是牙乳头（DP）。牙囊（DF）在牙胚周围开始发育。D. 钟状期早期。牙髓中可见成牙本质细胞（OD）和血管（BV）。（由H.Trowbridge医生授权提供）

质源性细胞混合形成的细胞团。

在钟状期，内釉上皮层细胞分化为成釉细胞（图1.2A）。接下来牙乳头外层细胞分化为成牙本质细胞（图1.2B），在钟状期晚期开始沉积牙本质（图1.2C），从此刻起，凹陷内的组织就称为牙髓。在成釉器和牙乳头间的那层组织开始分化并形成牙囊，随后形成牙周附着。成釉器、牙乳头（牙髓）和牙囊组成牙胚。

牙胚的组织学分化和形态学分化由基因决定，并由一组生长因子、转录因子和其他信号分子执行。此期发生紊乱将导致无牙、釉质形成缺陷症、牙生成不良及相关缺陷。这些年，关于将这些分子用于牙根形成和牙髓再生的长期目标，大量研究工作仍在进行。

来源于未分化外胚间充质细胞的成牙本质细胞的分化，受成釉器内釉上皮层细胞的调控。成釉细胞合成的生长因子和信号分子穿过上皮板作用于前期成牙本质细胞。位于成牙本质细胞下面的细胞仍然是一种未分化的干细胞并保持分化的潜能。

一旦成牙本质细胞层已经分化，含有信号分子的内釉上皮层基底膜会消失，然后通过紧密连接、桥粒和缝隙连接来连接彼此的成牙本质细胞开始沉积牙本质（图1.2C）[1]。

一旦牙本质开始形成，内釉上皮层细胞开始响应来自成牙本质细胞的信号并开始分泌釉质。这种交互信号控制是上皮与间充质间相互作用的例子，也是重要的发育过程，在牙胚模型中已有大量研究。未矿化牙本质基质的分泌首先从牙尖开始并

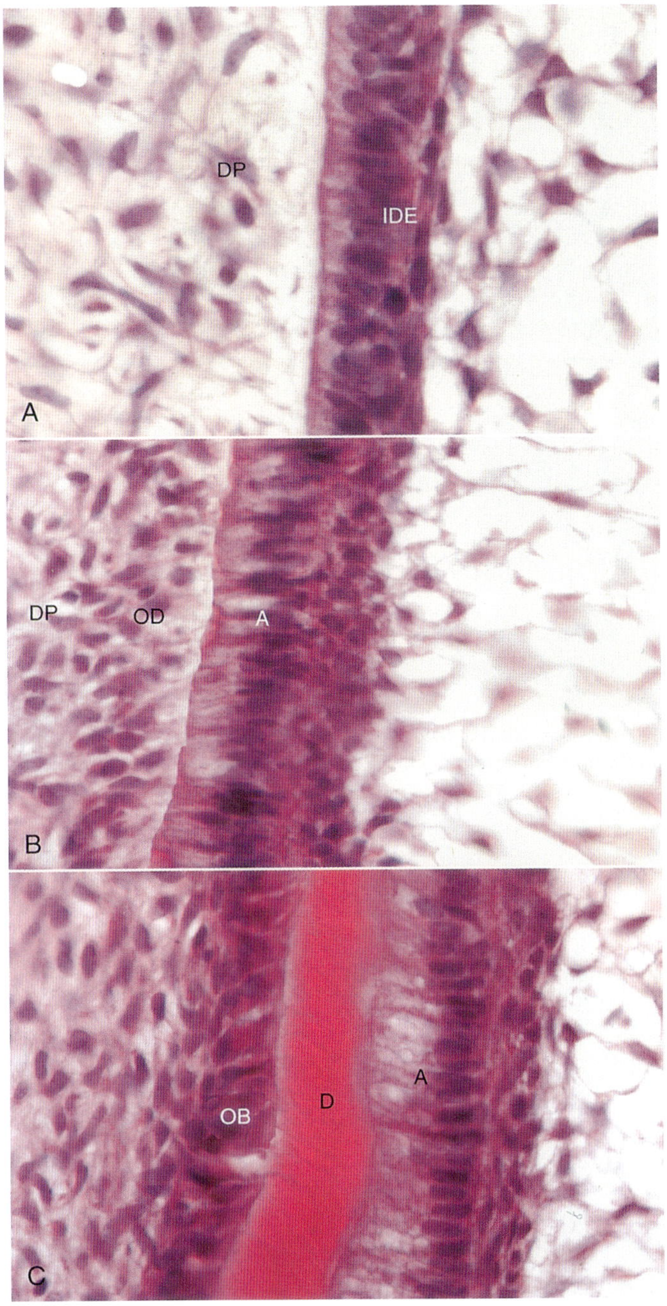

图1.2　A. 在帽状期晚期牙源性上皮内层细胞（IDE）已经分化为一层成釉细胞，但还没有开始沉积釉质。牙乳头（DP）的外层细胞还没有分化为成牙本质细胞。B. 比图1.2A时期稍晚一点，牙乳头外层细胞在现在已能称为牙髓（DP）组织的四周开始分化为成牙本质细胞（OD）。成釉细胞（A）已分化完全，但还没有釉质形成。C. 在钟状期，成牙本质细胞（OB）正在沉积牙本质（D），但成釉细胞（A）只沉积了一点。（由H.Trowbridge医生授权提供）

以平均每天4.5μm的速度向牙颈部扩展[2]。牙冠形状是内釉上皮层细胞的增殖模式在基因层面早期决定的。最先形成的薄层牙本质叫罩牙本质，其内胶原纤维的方向和大小及矿化模式与随后形成的髓周牙本质是不同的。成牙本质细胞的突起至少保留在牙本质小管内层。矿化前，基质形成模式贯穿整个牙本质分泌过程。靠近成牙本质细胞层的一层10～50μm的牙本质基质一直保持未矿化状态，被称为前期牙本质。

当牙冠开始形成时，神经血管从未来牙根尖部位向冠方迁移进入牙髓中，向成牙本质细胞层逐渐分支变细，后期随着神经向成牙本质细胞层和部分牙本质小管内走行形成神经丛。牙本质的形成以一种基质层状增加和向牙本质小管方向变化的模式贯穿一生。在成人期，其分泌速率缓慢但从未停止。但当渗透到牙本质内的毒素分子刺激成牙本质细胞时，其分泌速率将会增加。

牙根形成

在牙齿发育过程中，内釉上皮层和外釉上皮层的细胞在相连处形成颈环。其为解剖牙冠的终点和牙根形成的起点。牙根形成始于两层上皮细胞融合处细胞的增殖，现称为上皮根鞘[3]。上皮根鞘的功能与内釉上皮层在牙冠形成中的功能相似，它能提供信号让成牙本质细胞分化同时作为牙根发育的模板（图1.3A）。其内细胞的增殖是由基因决定的；其增殖模式决定了牙根是宽的还是窄的，是直的还是弯的，是长的还是短的，是单根还是多根。当上皮根鞘在水平和垂直方向向对立面增殖时将形成多个牙根。当上皮根鞘的水平部分相互融合形成上皮隔时多根形成。当发育的牙根结束时，这种发育模式在形态学上就可以辨别出来（图1.3B）。

在牙根第一层牙本质形成后，上皮根鞘下的基底膜发生断裂，最内层的细胞在新形成的牙本质表面分泌一种透明的物质。在矿化发生后，透明物质将变成有助于今后在牙本质表面形成牙骨质的Hopewell-Smith透明层。随后上皮根鞘发生断裂。而这种断裂允许周围牙囊（未来的牙周膜）中的细胞迁移形成无细胞牙骨质（图1.4）[4]。这种牙骨质最终将为牙周膜主纤维生长提供锚定。很多牙齿在牙根发育完成后，上皮根鞘残余细胞会保留在靠近牙根的牙周膜内，这些上皮细胞就称为Malassez上皮剩余[5]。正常情况下它们是没有功能的，但在炎症情况下会增殖，在特定环境下可以产生根尖囊肿[6]。

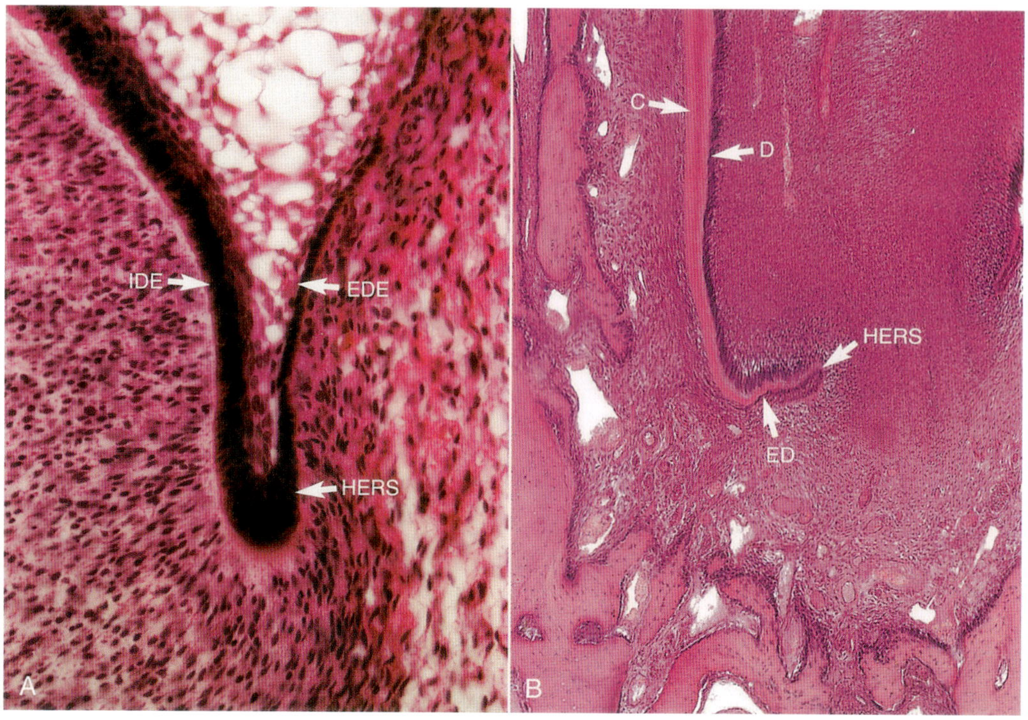

图1.3 A. 源于牙源性上皮内层（IDE）和外层细胞（EDE）的上皮根鞘（HERS）形成。B. 上皮根鞘（HERS）延伸。牙本质（D）和牙骨质（C）开始分泌。HERS改变方向形成上皮隔（ED）。

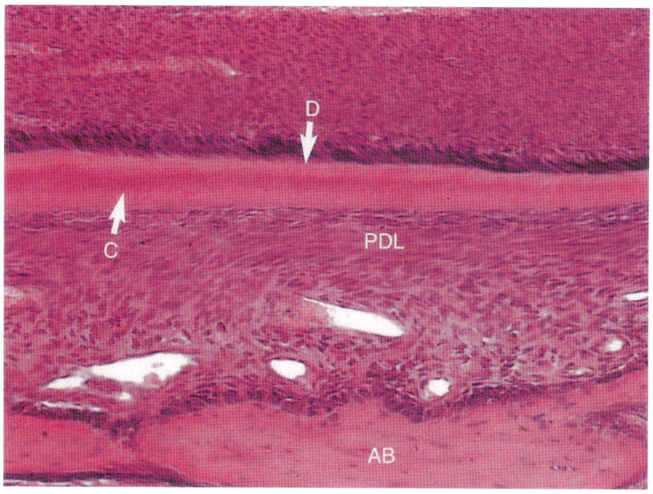

图1.4 发育中的牙本质（D）、牙骨质（C）、牙周膜（PDL）和牙槽骨（AB）。

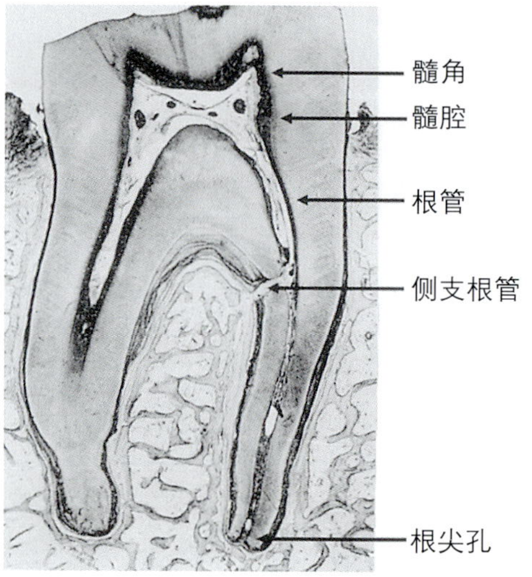

图1.5 根管系统的解剖区域突出显示髓角（S）、髓室、根管、侧支根管和根尖孔。根管系统中牙髓与牙周膜的交流主要通过根尖孔和侧支根管（S）。（由Orband医生授权提供）

侧支根管和根尖孔的形成

侧支根管

侧支根管是牙髓和牙周膜间联系的通道（图1.5）。在牙本质形成前，当上皮根鞘的局部区域发生断裂时形成这些侧支根管。其结果是导致牙髓和牙周膜之间直接沟通，通过一个穿过牙本质和牙骨质的通道，其中包含了小血管甚至神经。侧支根管可能是单个或者是多个，大的或者小的。它们可以在牙根任何部位发生，但大多数都发生在根尖1/3。在磨牙根分叉区，它们可能将髓腔和牙周膜联系。侧支根管具有重要的临床意义：像根尖孔是牙髓和根尖周组织疾病相互传染的通道一样，它们是牙髓和牙周膜组织疾病相互传染的通道。

根尖孔

上皮根鞘一直延伸到牙根预定的长度。随着上皮根鞘的延伸，会包围更多的牙髓组织，直到只有一个允许牙髓血管和神经通过的根尖孔时。在牙根形成期内，根尖孔通常位于解剖根管的末端。当牙根发育完成时，根尖孔更小，并且距解剖根尖末端一定距离。随着根尖牙骨质的形成，这个距离会增加更多。

在根尖可能有一个或多个根尖孔。多个根尖孔多发生在多根牙。当出现不止一个根尖孔时，大的被称为根尖孔，而小的被称为副根管（所以一起组成根尖开口区）。成熟牙齿的根尖孔直径通常是0.3～0.6mm。最大直径发生在下颌磨牙的远中根管和上颌磨牙的腭根管。然而根尖孔的大小是不能预测的，在临床上也是不能精确测量的。

牙周膜形成

牙周膜源于包绕发育牙齿的外胚间充质组织（即牙囊）。在罩牙本质形成后，类釉蛋白分泌到基底膜和上皮根鞘细胞新形成的胶原间。该区域在罩牙本质内不矿化但在Hopewell-Smith透明层随后矿化。在矿化发生后，上皮根鞘发生断裂。裂隙允许牙囊中的细胞增殖和分化为成牙骨质细胞，在透明层上面沉积牙骨质。在牙囊中心成纤维细胞产生的纤维（Sharpey's纤维）附着在新形成的牙骨质中将变成牙周膜的主纤维。

同时牙囊最外层的细胞分化为成骨细胞，形成的束状骨也将附着在牙周膜纤维内。随后，牙周膜内的成纤维细胞产生更多的胶原使附着的各部分联系在一起形成使牙齿悬浮在牙槽窝内的牙周膜主纤维。携带神经血管的疏松结缔组织存在于主纤维间。未分化的间充质细胞（组织祖细胞）在牙周膜中是富裕的，并且在特定刺激物的刺激下形成成牙骨质细胞、成骨细胞或成纤维细胞。在牙周膜主纤维形成后形成的牙骨质是细胞牙骨质，对牙齿的支持作用较小。在牙髓发育期间中，这些过程是基因预先决定的，是通过信号分子控制的。这个领域还有激烈的研究，因为它能真实地解释牙周病发病的生物学途径。

牙周膜的血液供应来源于周围的骨、牙龈和牙髓血管分支[8]。它的血液供应丰富，能支持该区域内高水平的细胞活动。神经分布模式和血管分布相似。神经由小的无髓鞘感觉自主神经和大的有髓鞘感觉神经组成。后者中的一些神经最终变成无髓鞘神经被认为是伤害感受器和机械感受器。

解剖区及其临床重要性

牙齿有两个主要的解剖结构，即牙根和牙冠，它们在牙颈部相连。髓腔也同样被分为冠部和根部。通常，牙齿的形状和大小能反映髓腔的形状和大小。冠部髓腔被分为髓角和髓室（图1.5）。髓角是从髓室伸向牙尖。在年轻恒牙上按常规深度预备窝洞时，会无意暴露髓角。

在牙根发育完成后，由于牙本质的缓慢沉积，髓腔不对称地变小，髓角高度显著降低，整个髓室尺寸减小。在磨牙，冠根向直径比近远中直径减少更多。髓腔尺寸的过多减小在临床上很重要，会增加根管系统的定位、清理和成形的困难（图1.6）。

根管的解剖形态不但在不同类型牙齿间有差异，在同一类型不同牙齿间也不同。虽然每个牙根至少有一个根管，但一些牙根有大小变化的多个根管。明白和掌握根管解剖特点是根管治疗必需的要求。

根尖孔的大小和位置的变化会影响受伤后血流进入牙髓的量。年轻、部分发育的牙齿与成熟的牙齿相比，牙髓有更好的预后（图1.7）。

牙齿萌出后沉积在根尖孔的牙骨质使X线片上的根尖与根尖孔位置不一致，同时也形成一个朝向根尖孔的漏斗状开口，其直径比根尖孔的直径大。根管最窄的部分被认为是根尖狭窄。但临床上根尖狭窄在所有牙齿都是不明显的。根尖狭窄和牙骨质牙本质界（CDJ）同时发生。不同的牙根CDJ的位置不同。一项研究指出根尖狭窄距离根尖开口0.5～0.75mm[7]。理论上，根尖狭窄点是牙髓的止点和根尖周组织的起点，同时是清除牙髓组织的理想止点。然而临床上，总是不可能定位该点。根管的清理、成形和封闭应该止于根尖狭窄处，局限在根管内，避免对根尖周组织造成不必要的损伤。根管长度的确定和工作长度的建立是根管预备的重要步骤。X线片和电子根尖定位仪对确定根管长度是有用的。

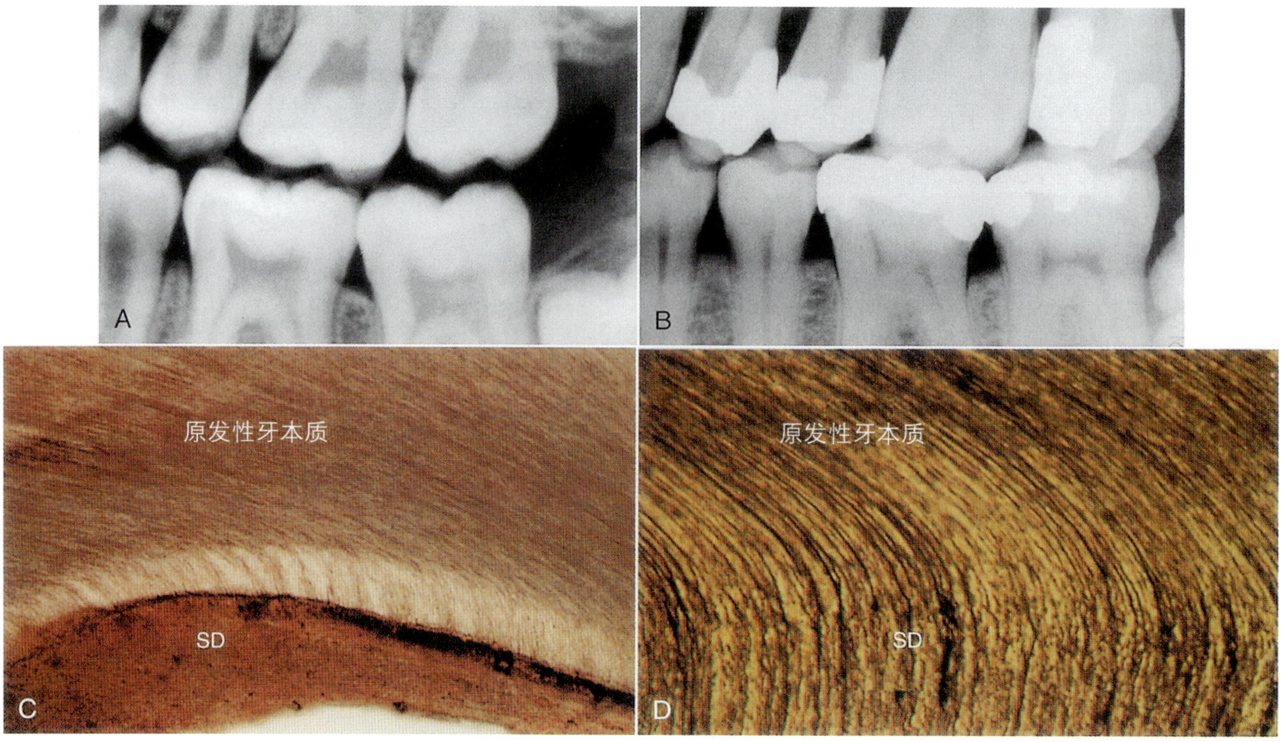

图1.6 A和B. 随着时间推移，X线片上显示髓室形状的变化。后者咬合片是在15年后拍摄的。根管系统的形状已经改变，这是继发性牙本质的形成和片子所示的深的修复体导致的第三期牙本质形成的结果。C. 继发性牙本质（SD），低倍镜下。D. 继发性牙本质（SD），高倍镜下。

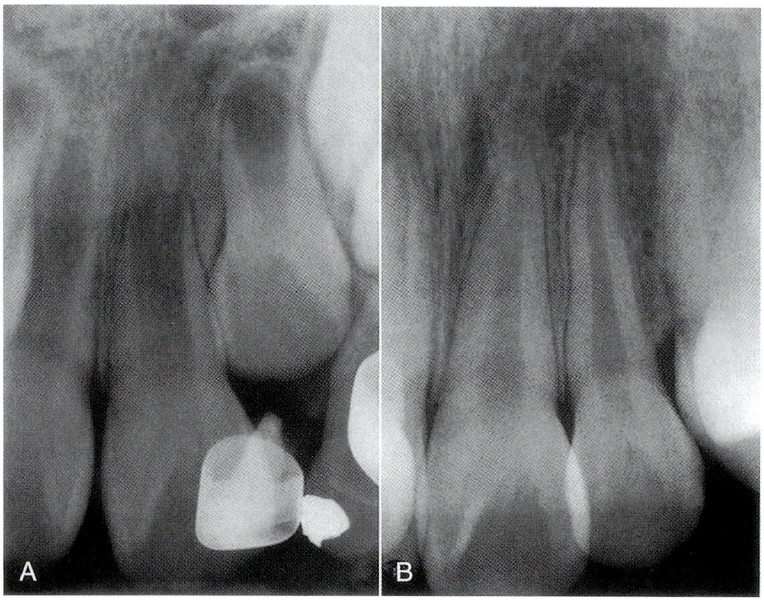

图1.7 牙根和髓腔的解剖学变化。A. 可以看见小的冠根比，薄层牙本质壁和根尖1/3分散状。B. 4年后，可以看见更长的牙根、更大的冠根比、更小的髓腔和更厚的牙本质壁，根尖1/3呈现出聚拢状。

牙髓的功能

牙髓有5种功能，包括形成和支持功能。

前言

牙髓参与牙本质的形成和发育[9]。当牙本质形成时釉质开始形成。这两个过程是相互依赖的。因为内釉上皮层诱导成牙本质细胞的分化，成牙本质细胞和牙本质诱导釉质的形成。这种上皮-间充质间的相互作用是牙齿形成的重要过程。

形成

成牙本质细胞形成牙本质[10]。这些高度分化的细胞以3种方式参与牙本质的形成：（1）通过合成和分泌无机基质；（2）通过运输无机成分到新形成的基质处；（3）提供基质矿化的环境。在牙齿早期发育时，原发性牙本质快速形成。牙齿成熟后，牙根发育完成时，牙本质形成以缓慢速度和不对称模式进行（称为继发性牙本质）。成牙本质细胞在受到龋病、外伤或修复过程的损伤时也能形成牙本质。通常，这种牙本质与原发性和继发性牙本质相比更不规则且大多数位于损伤部位，被称为第三期牙本质，有两种形式。反应性牙本质有与继发性牙本质中的小管相延续的牙本质小管。它由原来的成牙本质细胞形成。修复性牙本质在原来的成牙本质细胞死后，由干细胞分化而来的新的成牙本质细胞形成。它很大程度上都是没有牙本质小管的（图1.8）。

营养

牙髓提供的营养物是牙本质形成和保持牙髓完整所必需的。

防御

成熟的牙齿在受到损伤，特别是龋病、磨损、外伤或修复过程导致的牙本质变薄的刺激时，成牙本质细胞能形成牙本质。牙本质能在其连续性破坏处形成，如牙髓暴露处。牙本质的形成是在新的成牙本质细胞被诱导、分化，并迁移到暴露处后发生的（图1.9）。

牙髓有处理和识别外来物质的能力，像龋病细

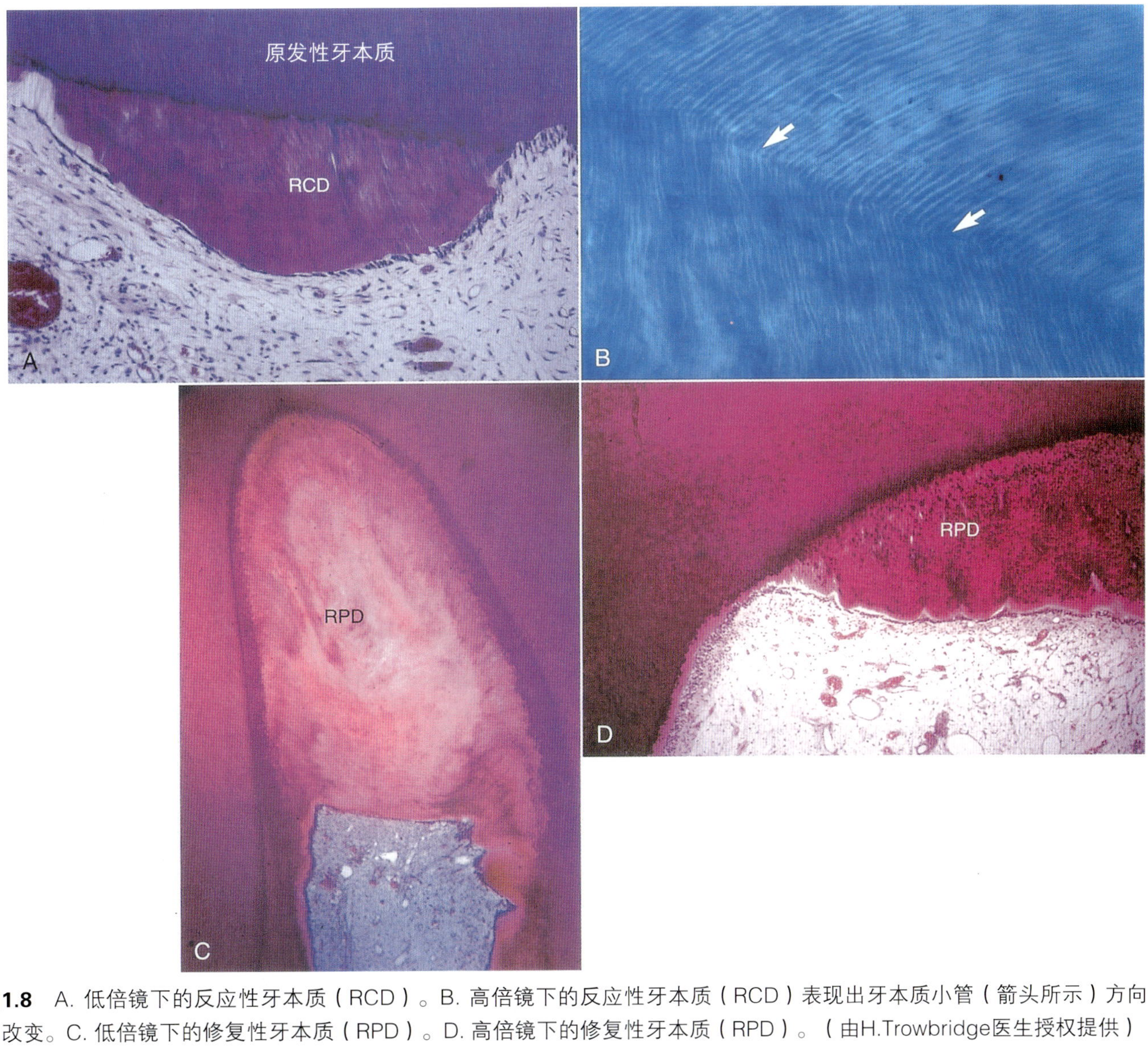

图1.8 A. 低倍镜下的反应性牙本质（RCD）。B. 高倍镜下的反应性牙本质（RCD）表现出牙本质小管（箭头所示）方向的改变。C. 低倍镜下的修复性牙本质（RPD）。D. 高倍镜下的修复性牙本质（RPD）。（由H.Trowbridge医生授权提供）

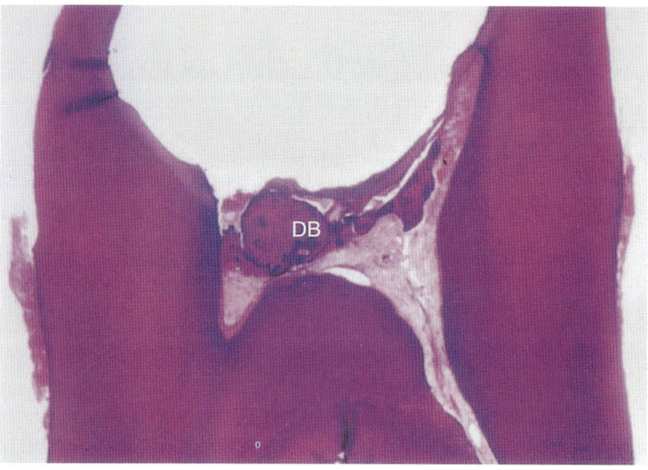

图1.9 在龋病导致牙髓暴露处形成修复性牙本质桥（DB）。（由H.Trowbridge医生授权提供）

菌产生的毒素，当毒素出现时能产生免疫反应。

感觉

牙髓中神经能对直接或通过釉质和牙本质作用于组织的刺激产生反应。生理性刺激只能产生疼痛。刺激牙髓中的有髓鞘感觉神经产生快速尖锐痛。刺激牙髓中无髓鞘的疼痛神经产生缓慢钝痛。通过牙本质和釉质的牙髓感觉通常是快速尖锐痛，是由Aδ纤维（细的有髓鞘神经纤维）传递。

形态

牙本质和牙髓是单一组织复合体，其组织学特点随着年龄和在外界刺激下暴露而不同。

在光学显微镜下可以辨别年轻成熟恒牙牙髓的结构。靠近前期牙本质的最外层是成牙本质细胞层。其内是无细胞层（Weil层）。Weil层的内部细胞密度较高（多细胞层）。这些特点局限于冠部牙髓，有时很难分清。在牙髓的中心主要是成纤维细胞和神经血管的分支，被称为髓核（图1.10）。

牙髓内细胞

成牙本质细胞

成牙本质细胞是牙髓中的特殊细胞。它们在牙髓周围形成一层细胞层，合成基质和控制牙本质的矿化[11]。它们能产生胶原纤维和3种分布在胶原纤维中的非胶原蛋白。冠髓处成牙本质细胞的数量多（每平方毫米45000～65000个），体积相对大，呈圆柱形。在牙根的颈部和中部，成牙本质细胞的数量减少，呈扁平状。成牙本质细胞的形态反映它们的活性；体积大的细胞有发育完善的合成细胞器，能合成更多的基质。在它们的生命周期内要经历功能期、过渡期和静止期，而这些分期是根据细胞的大小和细胞器表达不同来区分的[12]。一生中，成牙本质细胞的活性持续变化。一些细胞随着髓腔体积的减小出现程序性死亡（凋亡），该过程受自体吞噬–溶酶体系统的控制[12-13]。疾病过程，主要是龋病，能杀死成牙本质细胞，但如果环境合适，这些死掉的细胞可以由干细胞分化而来的新的成牙本质细胞替代（成牙本质细胞是终末分化细胞，不能进行细胞分裂）。

成牙本质细胞由胞体和突起两部分组成。胞体靠近未矿化的牙本质基质（前期牙本质）。一个大的突起通过牙本质小管穿过前期牙本质和牙本质向外延伸不同的距离。其他小的突起从胞体上向外延伸，使成牙本质细胞间相互联系或与成纤维细胞联系。胞体是细胞的合成部分，其胞浆内含有分泌细胞特有的一个细胞核和多种细胞器。在牙本质形成活跃期，成牙本质细胞内的内质网和高尔基体明显，还有大量的线粒体和囊泡（图1.11）。

胞体通过多种细胞连接，包括缝隙连接、紧密连接和桥粒相互连接。每种连接类型都有其特定的功能。桥粒机械性地将细胞连接成耦合的一层。缝隙连接允许同一层细胞间的相互联系。紧密连接控制该层的渗透性。成牙本质细胞的分泌物通过胞体四周的细胞膜和突起释放。细胞间的连接位于细胞膜特定部位，细胞膜的其他部位是细胞膜受体的特定位置，是信号分子的结合位点（作为配位基），能调节细胞的行为。

细胞膜受体有很多种。不同细胞类型和细胞生命的不同时期，受体的类型和数量都有很大的不同。成牙本质细胞的细胞膜上有多种受体。Toll样受体（TLR2和TLR4）被革兰阳性菌的成分（脂磷壁酸）激活时，使成牙本质细胞释放前炎性细胞因子（图1.12）。这表明成牙本质细胞遇到渗透到牙本质中的细菌产物时能作为抗原识别细胞[14]。其他已知的受体（如TRPV1、辣椒素受体、TRK-1和辣椒素受体）是热敏受体，能感觉牙本质小管内热或冷刺激

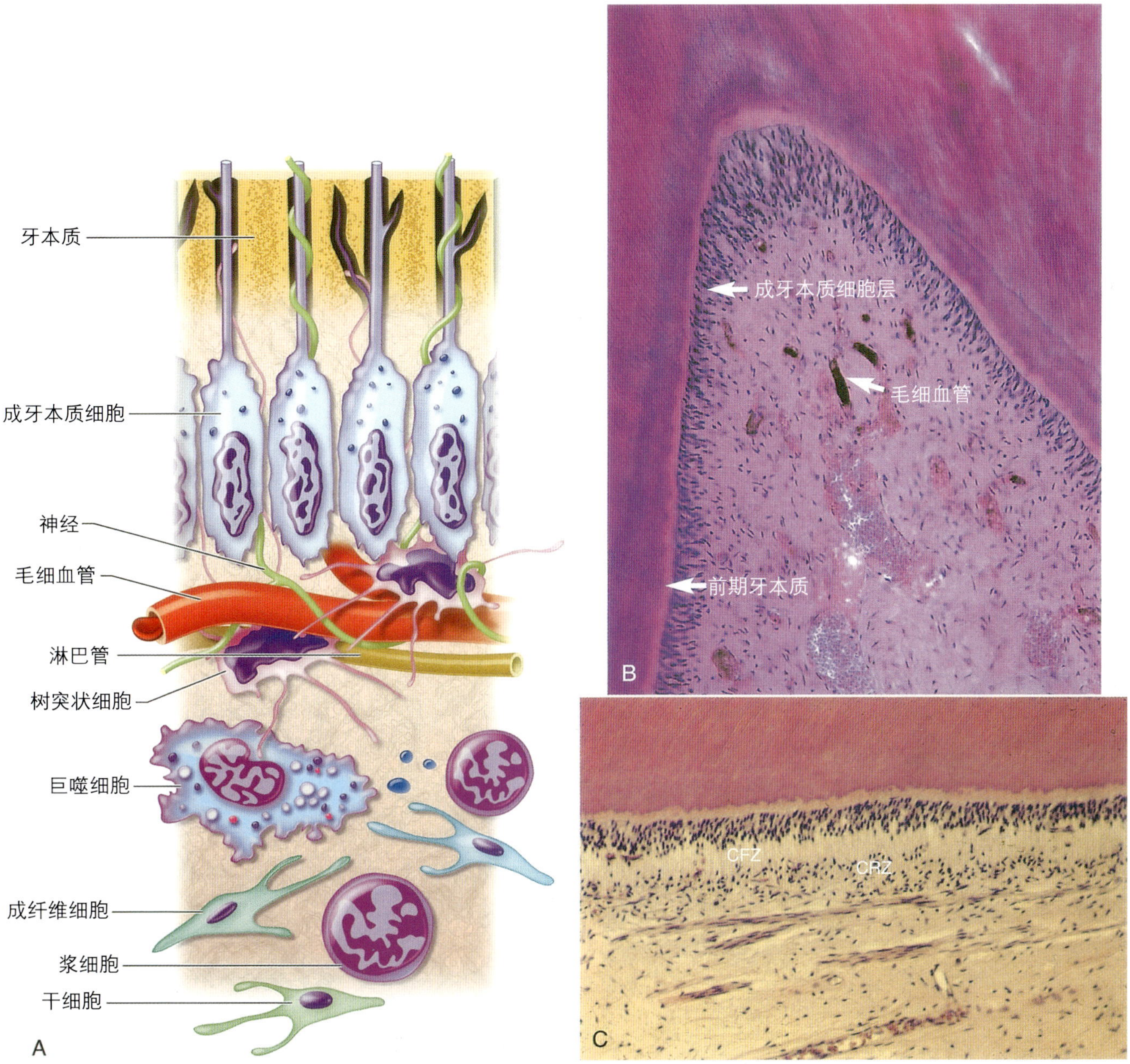

图1.10　A. 牙髓最外层的组织结构图。B. 低倍镜下的牙髓最外层。C. 牙髓外围的无细胞层（CFZ）和多细胞层（CRZ）。

引起液体的流动（图1.13）[15-16]。因此，成牙本质细胞有免疫应答作用，能作为伤害感受器。

干细胞（前成牙本质细胞）

损伤导致现存的成牙本质细胞死亡后就有新分化的成牙本质细胞发育。它们从干细胞（也称为未分化间充质细胞）发育而来，分布在整个牙髓中，但主要分布在髓核区[17]。在受到损伤和细胞死亡释放的信号分子的刺激下，这些前体细胞迁移到受损处并分化为成牙本质细胞[18]。这个过程中主要的信号分子是骨形成蛋白（BMP）家族成员和转化生长因子β。尽管这些生长因子的来源不清楚，但它们存在于牙本质基质中。

牙髓干细胞（DPSC）不仅能分化为成牙本质细胞，也能分化为其他类型的细胞，如成骨细胞、脂肪细胞、心肌细胞甚至神经元。这些细胞对牙髓和其他组织再生有用（图1.14）。

成纤维细胞

成纤维细胞是牙髓中最常见的细胞类型，并且在冠髓中数量最多。它们能产生和维持牙髓中的胶原和基质，还能在疾病状态下改变牙髓的结构。正如成牙本质细胞，成纤维细胞胞质中细胞器明显程度也随着活动的变化而变化。越活跃的细胞，合成

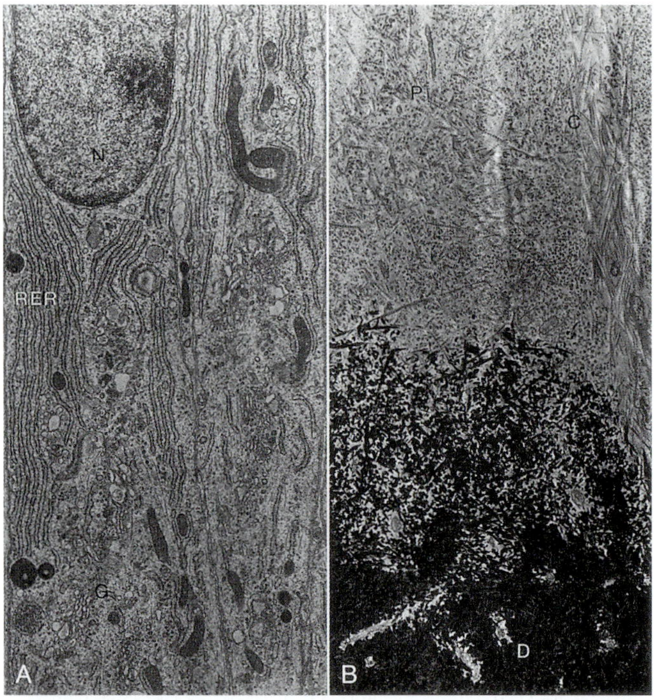

图1.11 A. 成牙本质细胞的胞体。细胞核（N）位于细胞的一侧，大量细胞器，如粗面内质网（RER）和高尔基体（G），它们主要参与基质成分的合成，位于胞体的中部到远中位。B. 前期牙本质（P）能显示出胶原（C）到成牙本质细胞突起的方向，且该突起是从前期牙本质伸到牙本质（D）的分泌器官。（由P.Glick和D.Rowe医生授权提供）

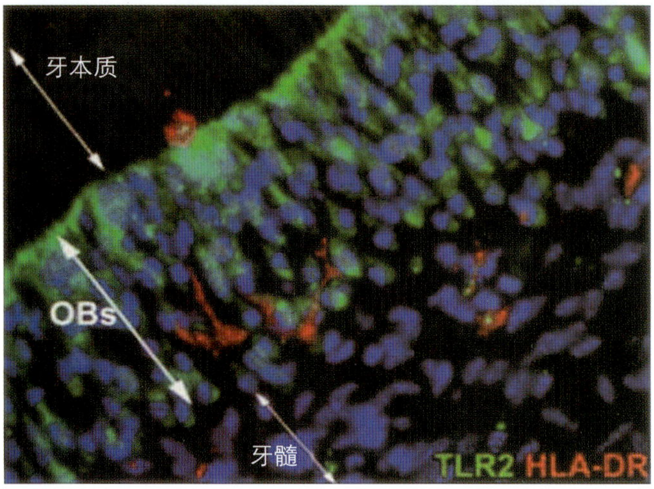

图1.12 成牙本质细胞层，牙本质和成牙本质细胞下层中免疫染色标志Toll样受体（TLR2）（绿色）和树突状细胞（红色）。（引自Veerayutthwilai O, Byers MR, Darveau RP, Dale BA:Differential regularion of immune responses by odontobalsts, *Oral Microbiol Immunol* 2007:22:5–13,2007）

和分泌必需的细胞器和其他成分越明显。就像成牙本质细胞，这些细胞会经历程序化死亡，必要时也会被低度分化细胞成熟后代替。

在免疫组化和DNA/RNA分析方法可用前，简单的方法，如HE染色，常常用来鉴别细胞类型。然而，这些简单方法不能发现细胞间细微的差别。使用这些方法，像牙髓这样的疏松结缔组织内的大多数细胞被认定为成纤维细胞。确实有一些是能合成和分泌基质成分的成纤维细胞，但现在发现牙髓中的细胞存在异质性。

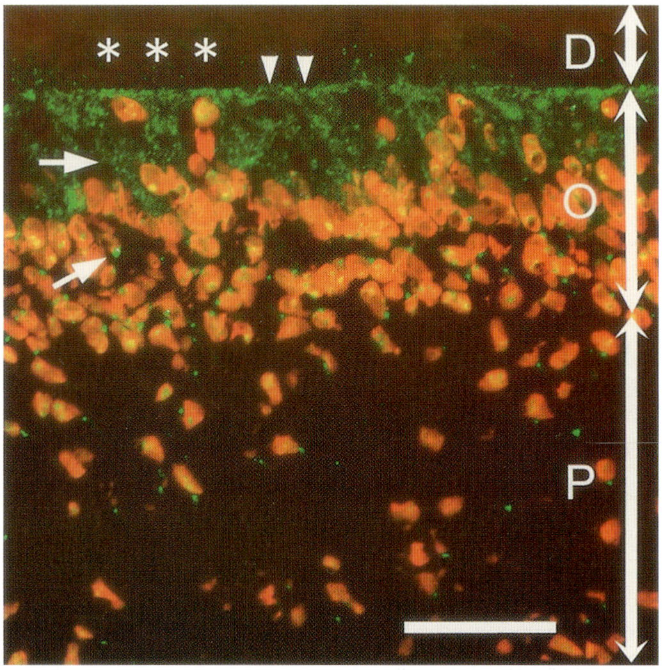

图1.13 老鼠成牙本质细胞瞬时受体电位辣椒素1（TRPV1）通道的免疫组化染色，当成牙本质细胞突起在延伸或液体流动产生的压力时能诱导电活动。星号和箭头所示的是牙本质小管内的成牙本质细胞突起和成牙本质细胞膜远中上的阳性TRPV1的染色（绿色）。红色是所有细胞的细胞核。TRPV1染色大部分局限在成牙本质细胞内。D. 牙本质；O. 成牙本质细胞层；P. 牙髓。（由Y.Shibukawa医生授权提供）[引自Okumura R, Shima K, Muramatsu T, et al: The odontoblast as a sensory receptor cell? The expression of TRPV1 (VR–1) channels, Archives of Histology and cytology, 2005]

免疫系统的细胞

牙髓中最多的免疫细胞是树突状细胞[19]。在成牙本质细胞层和血管周围最常见的是抗原呈递细胞。它们连同成牙本质细胞能够识别大范围的外来抗原，引起免疫应答。许多其他细胞（如巨噬细胞和中性粒细胞）也有抗原呈递特性，但牙髓中的树突

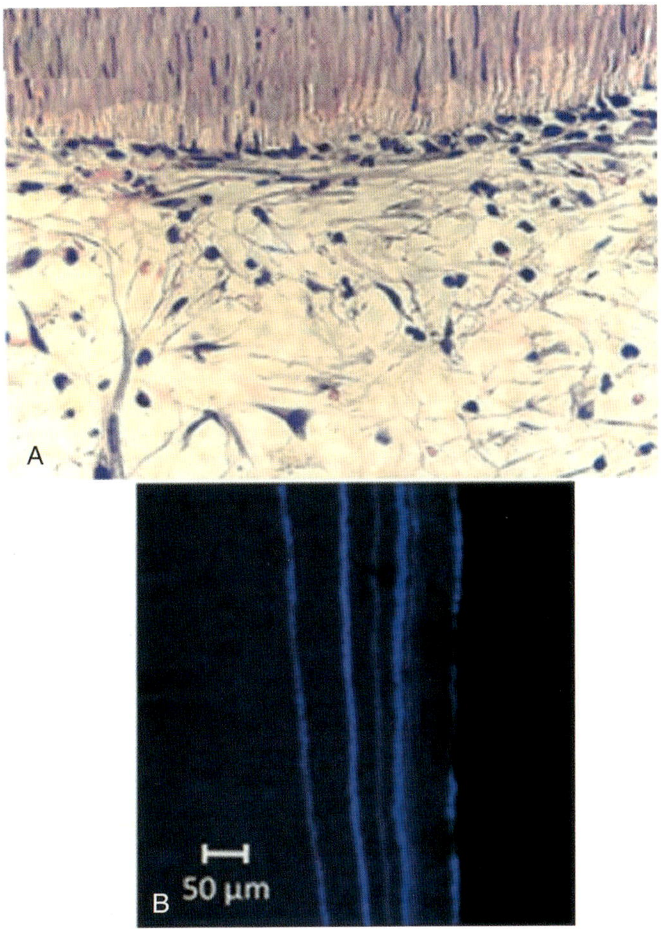

图1.14　脱落乳牙干细胞（SHED）被放在牙髓已被去除的牙齿切片中的支架上，然后将切片置于小鼠的皮下，32天后取出。A. 置入1月后检查牙髓和牙本质。干细胞分化为功能性的成牙本质细胞和上皮细胞（HE染色）。B. 当干细胞分化为功能性的成牙本质细胞时就产生牙本质小管。这是通过每隔5天向小鼠腹腔内注射四环素，然后在共焦显微镜下观察切片而表现的。明带表示的是四环素结合到牙本质中的区域。（引自Sakai VT, Cordeiro MM, Dong Z,et al: *Advances in dental research：tooth slice/scaffold model of dental pulp tissue engineering*, Thousand Oaks, Calif., Jun 15, 2011, Sage Publishing）

状细胞，根据数量（牙髓中估计为8%）和位置，是牙髓中最多的细胞。根据组织学特点，特殊染色可用来识别它们。

正常的牙髓中能发现静止期的巨噬细胞（组织细胞）和一些T淋巴细胞[20]。

细胞外成分[21]

纤维

牙本质中主要是Ⅰ型胶原；牙髓中同时存在Ⅰ型和Ⅲ型胶原，其比值约为55：45。成牙本质细胞只产生Ⅰ型胶原组成牙本质基质，而成纤维细胞产生Ⅰ型和Ⅲ型胶原。牙髓的胶原以50nm宽和几微米长的纤维形式存在。牙髓的胶原除了在前期牙本质表面排列接近平行外，都不规则地排列形成纤维束。牙髓中的非胶原纤维很细，是10～15nm的串珠状原纤维，由一种大分子糖蛋白原纤蛋白组成。牙髓中没有弹性纤维。

牙髓中胶原比例是恒定的，但随着年龄增加，总的胶原量增加，胶原纤维组成纤维束的量也增加。正常情况下，根尖部牙髓比冠髓含有更多的胶原，所以在根管治疗时可使用带刺的钻或根管锉来拔除牙髓。

非胶原基质[22]

牙髓中的胶原纤维存在于由黏多糖和其他黏附因子组成的组织学结构清晰的凝胶状物质中。黏多糖与蛋白质和其他糖类组成一组多种多样的蛋白多糖分子。它们是体积庞大的亲水性分子，能与水结合形成凝胶。在牙髓基质中至少已经发现6种黏附因子。纤连蛋白是其中一种，能将细胞黏附在基质中。

钙化

髓石（图1.15）根据有没有管状结构被分为真性和假性髓石。这种分类方法已经受到了挑战，而一种基于钙化生成的新的命名法已被推荐。髓石可根据位置进行分类。3种类型的髓石已被描述：软性髓石，由牙髓包围而成；附着性髓石，其牙本质是连续的；植入性髓石，完全由第三期牙本质包围。

髓石在年轻和年老患者都发生，也可能在一颗或多颗牙齿发生。最近一项以口腔专业本科学生为试验对象进行的X射线照相（咬合翼片）的研究发现46%学生有一个或多个髓石，10%学生所有牙齿都有髓石。髓石在正常和慢性炎症的牙髓中都会发生。不管髓石的大小，它们都不会引起疼痛症状。

钙化与髓核的神经血管束有关，并可以发散或线状沉积物的形式发生。这种钙化形式最常在年老的、慢性炎症的或受过创伤的牙髓发生。在牙片上能不能发现牙髓钙化取决于钙化的形状、大小和位置（图1.16）。大的髓石临床意义重要，因为在根管治疗时它会阻碍到达根管或根尖的通路。

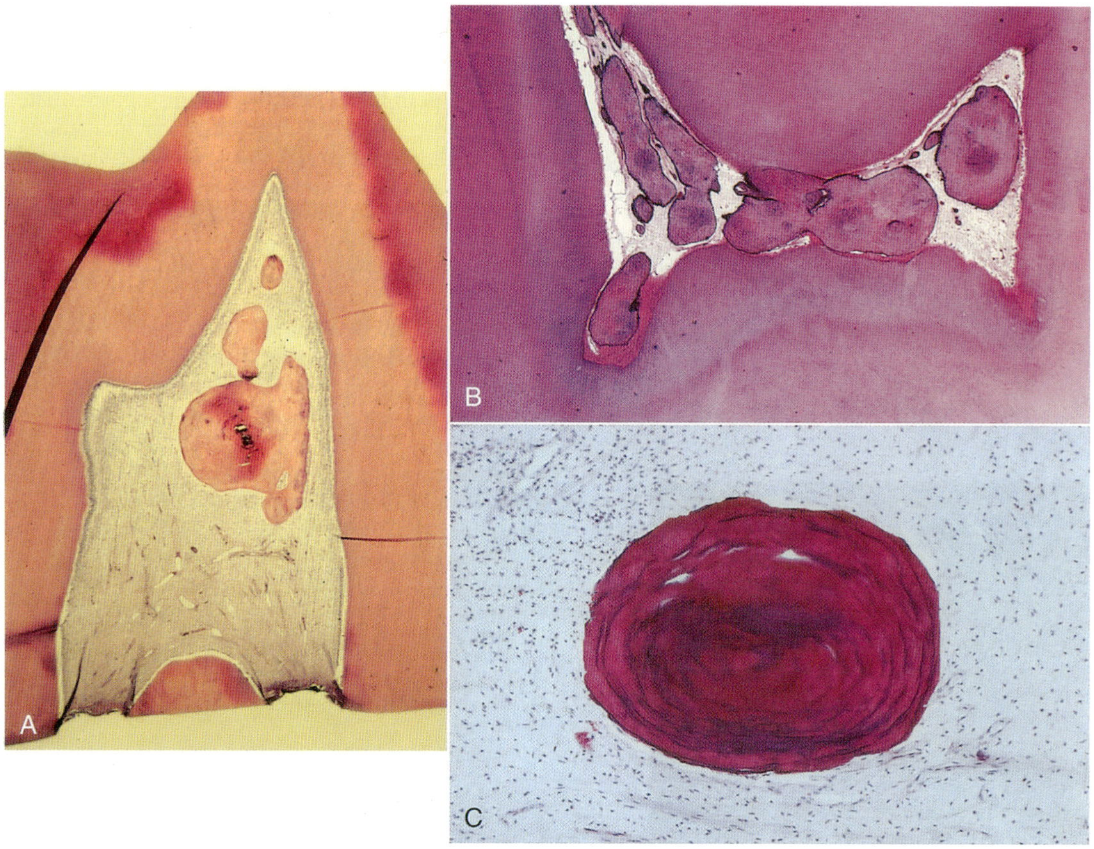

图1.15 A. 冠髓部的多个髓石。B. 髓石封闭髓室。C. 薄片状的髓石。（由H.Trowbridge医生授权提供）

血管

成熟的牙髓有大量的、特化的能反映其特殊环境的血管形态[23]。使用多种技术，包括墨汁灌注、透射电子显微镜、扫描电子显微镜和显微放射照相术，已经能观察血管网形态。

传入血管（动脉）

进入根尖孔最大的血管是下牙槽动脉、上牙槽后动脉或眶下动脉的分支。

当动脉进入根髓后就向冠方走行。它们变窄，广泛发出分支，在形成毛细血管床前失去肌鞘（图1.17）。肌纤维在形成毛细血管床前先形成控制血流和血压的括约肌。最密集的毛细血管分支分布在冠髓成牙本质细胞下层，形成密集血管丛（图1.18）[24]。一些毛细血管环能延伸到成牙本质细胞间[22]。营养物和代谢废物的交换发生在毛细血管内（图1.19）[25]。动脉和静脉吻合形成了一个广泛的分流系统；在牙髓受损后修复期，这些分流变得活跃。

传出血管

小静脉组成牙髓血液循环的传出路径，其比伴行的小动脉稍微粗点。小静脉在静脉毛细血管融合处形成，随着更多的毛细血管分支的加入而变大。它们跟动脉伴行，出根尖孔后通过翼丛从后方进入上颌静脉，或从前方进入面静脉。

淋巴管[26–27]

淋巴管以小的、盲端状的、薄壁的管状起源于牙髓周边。它们穿过牙髓汇聚成一个或两个更大的淋巴管出根尖孔（图1.20和图1.21）。淋巴管壁由富含细胞器和颗粒的内皮细胞组成。它们的管壁和基底膜是不连续的。这些孔允许间质中的组织液通过和必要时淋巴细胞通过进入负压淋巴管。淋巴管有助于炎症分泌物、渗出物和细胞碎片的清除。当出牙髓组织后，在汇入锁骨下和颈内静脉前，一些淋巴管加入相似的源于牙周韧带的淋巴管中和汇入区域淋巴结中（颏下、下颌下或颈部淋巴结）。了解淋巴引流途径有助于牙髓源性感染的诊断。

血管生理

牙髓组织，至少在年轻牙髓，是高度血管化的组织。毛细血管血流在冠髓几乎是根髓的2倍。血液供应很大程度上由括约肌及其交感神经调控[28]。炎症期间，其他局部因子和感觉神经释放的多肽类也能显著影响血管。

跟其他组织一样，血管床的体积远大于正常情况下流过的血液容量。在任何时候，只有部分血管床内灌注血液。这种潜能允许受伤时局部血流量大幅增加。

在血液和组织中决定进入和出去的因子包括浓度梯度、渗透压和液压。沿着毛细血管床，浓度梯度是变化的，举个例子，氧气扩散进入氧浓度低的组织，二氧化碳从高浓度扩散到低浓度。牙髓毛细血管内的液压从小动脉末端的35mmHg下降至小静脉末端的19mmHg。血管外，间质内的流体压力不同，通常是6mmHg[29]。

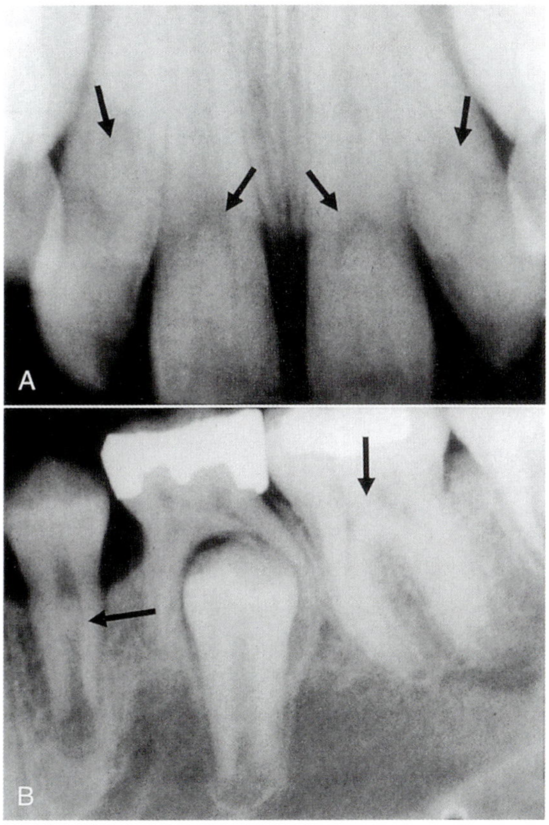

图1.16　年轻患者前牙（A）和后牙（B）髓室和根管系统里的多个髓石（箭头所示）。

炎症期血管变化[30]

当牙髓受到损伤时，其产生反应的方式跟其他结缔组织一样，是两阶段免疫反应。初始免疫反应没有特异性，但快速，能在几分钟或几小时内产生。第二阶段免疫反应有特异性，有明确的抗体产生。在明白免疫反应详细的特性前，出现与组织损伤反应相关的症状包括红、痛、热和肿胀被认为是炎症。虽然在细胞水平现在了解更多对损伤的反应，但这些主要的标志依旧很重要。除了疼痛外，其他症状都是血管源性的。热和红是血流增加导致的，肿胀是由于毛细血管的渗透性增加，使间质内液体增加导致的。在其他组织，像皮肤（炎症首次被描述），组织液增加导致肿胀。因为牙髓组织被坚硬的、无可让性的组织包围在髓腔中，它不能肿胀，使得增加的间质液体导致组织流体压力增加。

曾经认为，间质内液压上升将快速传播，导致从根尖孔进入根管的血管被挤压。更进一步的研究表明并非如此。组织内液压上升仅局限于损伤处。在损伤的不远处，组织液压保持在正常范围内。当间质内液压上升时，局部毛细血管内的压力随之增加来平衡，使血管保持原状。在损伤反应期，营养物和废物离开和进入毛细血管的梯度改变，从而允许更大的物质交换。同时这些变化也发生在毛细血管内，淋巴管作用更加明显，移走过多的组织液和碎片。此外，微血管床的吻合允许血液分流到损伤区周围，以使周围损伤区组织的氧合指数和营养物不会降低。如果损伤因素消除后，这些血流逐渐返

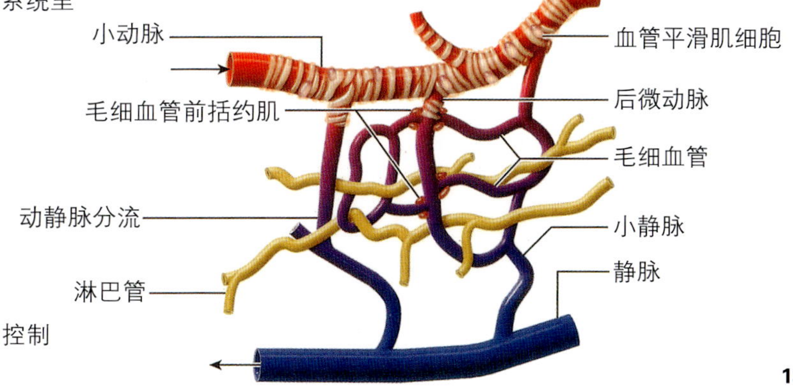

图1.17　牙髓血管。围绕血管的平滑肌细胞和选择性控制血流的括约肌。动静脉分流绕过血管床。

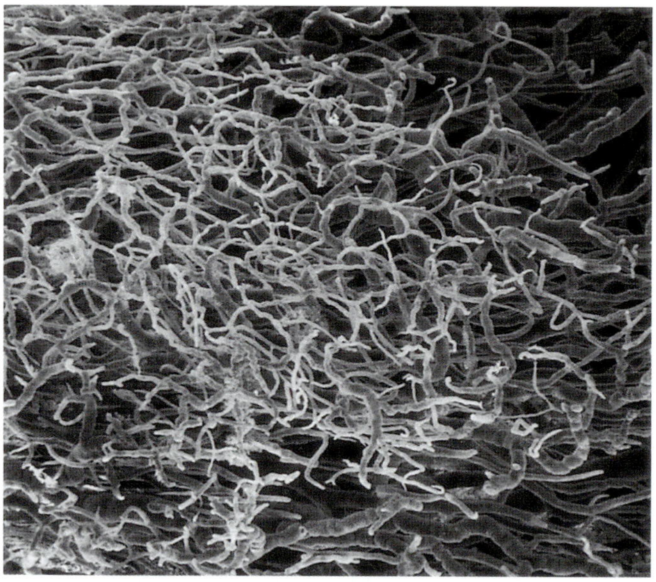

图1.18 通过树脂浇筑体和扫描电镜观察位于成牙本质细胞下层的密集血管床。（由C.Kockapan医生授权提供）

回，使脉管系统处于正常状态，发生修复或再生过程。如果损伤因素持续存在，损伤范围增大，组织就会坏死。这种坏死会以牙髓脓肿的形式存在于局部，尽管它经常在整个牙髓中扩散。这种坏死就像龋病来源的毒素一样在组织中扩散。

炎症期血管可见的变化很大程度上是局部神经调控的。括约肌内的自主神经纤维能改变血流的压力、流量和分布。感觉神经纤维释放很多神经肽，其中大部分都是降钙素基因相关肽CGRP和P物质（这些是根据历史来源命名的，跟这些分子的功能无关）。这些神经肽通过轴突反射释放，当感觉神经的一个分支被损伤刺激后导致另一个分支释放多肽。这种激发感觉元素导致血流和毛细血管渗透性增加的机制被认为是神经性炎症。

神经分布

三叉神经第二支和第三支（V2和V3）的感觉神经分别是上颌和下颌牙齿牙髓的主要神经来源。下颌前磨牙内也有来源于三叉神经第三支的下颌舌骨肌感觉神经分支，其以运动神经为主。该神经的分支在下颌骨的舌侧面通过小孔进入牙齿。有时下颌磨牙内也有第二和第三颈脊神经（C2和C3）的感觉神经分布。当仅阻滞麻醉牙齿下一级神经时，会产生麻醉这些牙齿的困难。

三叉神经的胞体局限在三叉神经节内。来源于

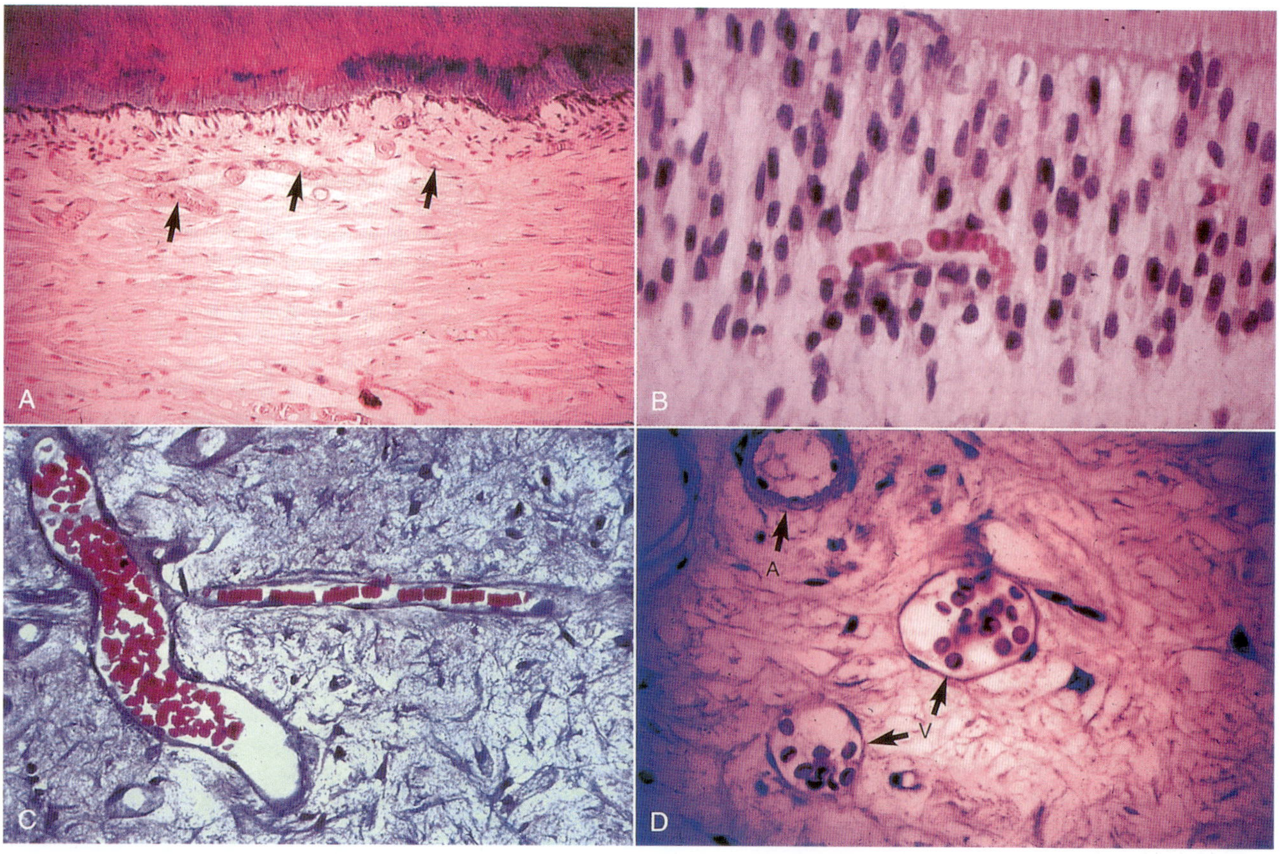

图1.19 A. 成牙本质细胞下层的血管丛。B. 成牙本质细胞层的血管丛。C. 成牙本质细胞下层的毛细血管分支。D. 牙髓周围的动脉（A）和静脉（V）。（由H. Trowbridge医生授权提供）

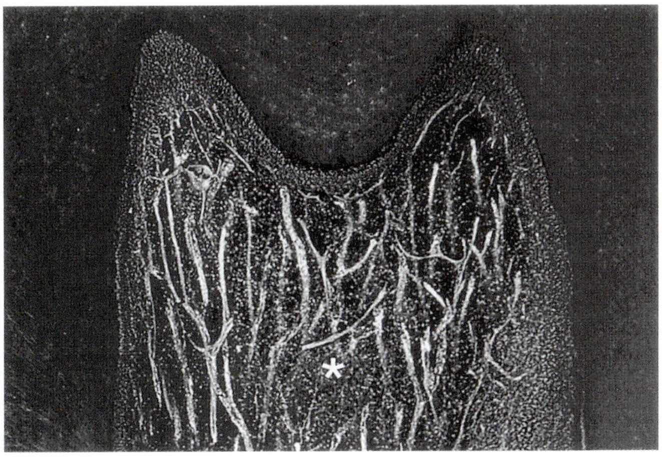

图1.20　淋巴系统的分布。特殊免疫染色后的二次电子扫描电镜和背散射电子电镜下的超微结构。（引自Matsumoto Y,Zhang B, Kato S: *Microsc Res Tech* 56:50, 2002）

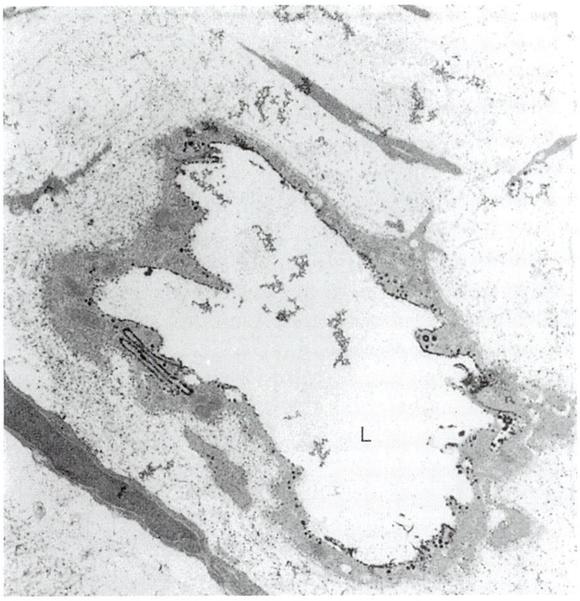

图1.21　牙髓周围淋巴管（L）的透射电镜照片。（引自Matsumoto Y,Zhang B, Kato S: Lymphatic networks in the periodontal tissue and dental pulp as revealed by histochemalstudy, *MIcrosc Res Tech* 56:50,2002）

这些神经的树突与脑干三叉神经感觉核的神经元形成突触。二级神经元穿过丘脑特定神经核。三级神经元及其分支到达感觉皮层和其他高一级的神经中枢。

牙髓内也有通过颈上神经节的T1，一定程度上还有C8和T2的自主神经（运动神经）的分布。这些神经进入牙髓后沿着主要血管走行并分布在其周围。它们维持括约肌内血管的舒缩，从而控制血压和血流分布。牙髓中有副交感神经存在争议，当前的共识是牙髓中没有副交感神经的分布，这是很正常的。所有的组织都有自主神经分布，但并不总是两种类型的神经都存在。

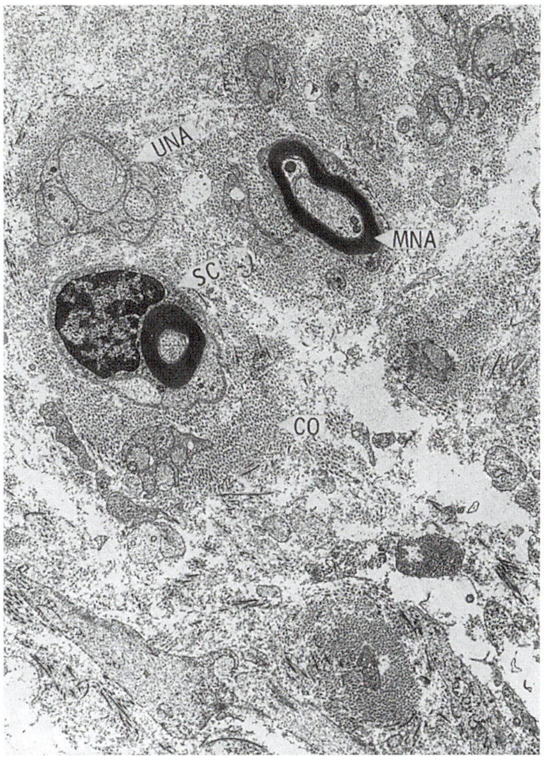

图1.22　髓核部的牙髓神经。横断切片中显示的一组无髓鞘神经（UNA）和有髓鞘神经（MNA）轴突。施万细胞（SC）和有髓鞘神经的一个轴突相互联系是明显的。神经被胶原纤维（CO）包围。

神经解剖

牙髓和牙本质神经

牙髓中感觉神经包括有髓鞘和无髓鞘的轴突（图1.22）。有髓鞘的轴突几乎都是细的，缓慢传导的A δ 轴突（直径为1～6 μm），其与伤害感受器有关。小部分的有髓鞘轴突（1%～5%）快速传导的是A β 轴突（直径为6～12 μm）。在其他组织内，这些大的神经纤维是本体感受器或机械感受器。它们在牙髓中的作用还不清楚，但从其他组织可知，炎症状况下，这些A β 轴突就属于疼痛系统神经。在它们走行结束前，所有的有髓鞘轴突失去髓鞘，以小的、无髓鞘分支的形式结束走行，分布在成牙本质细胞的下方、周围或沿着成牙本质细胞突起进入牙本质小管内（图1.23）[31]。在成牙本质细胞层的下方，这些神经末梢形成成牙本质细胞下层的Raschkow丛（图1.24）。

进入牙本质小管内的神经不能与突起形成突触，但与突起保持很近的距离。在年轻成熟牙齿的髓角内约27%牙本质小管内存在神经。这些神经很少

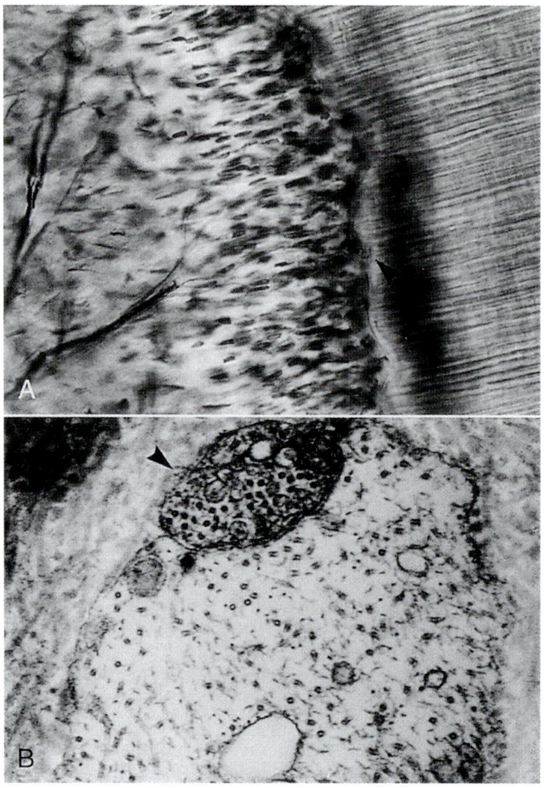

图1.23 A. 年轻人磨牙牙髓组织切片银染显示出成牙本质细胞下层的神经分布和穿过成牙本质细胞间进入前期牙本质内的神经（箭头所示）。B. 透射电镜照相显示无髓鞘神经轴突（箭头所示）在前期牙本质水平的牙本质小管内沿着成牙本质细胞突起走行。（A图，由S.Bernick医生授权提供）

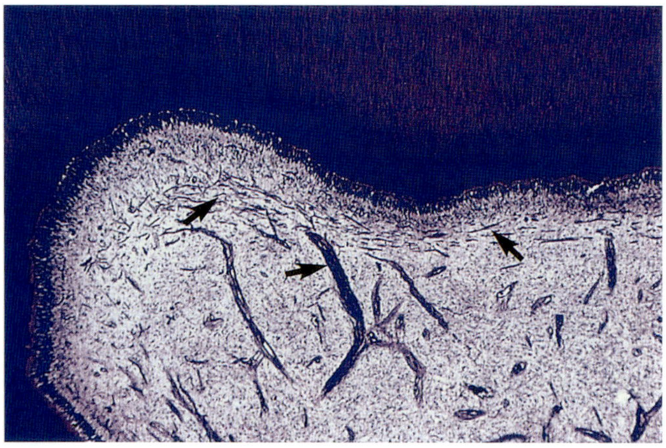

图1.24 成牙本质细胞下层的Raschkow丛（箭头所示）的银染。

存在于牙冠中部（11%）和颈部（8%），在牙根部根本不存在[32]。

在前期牙本质中这些神经发生率高于矿化的牙本质。

牙髓神经分布的发展

神经的类型和相对数量取决于牙齿成熟的阶段。有髓鞘神经进入牙髓的同时无髓鞘神经也进入，但大多数情况下，进入的无髓鞘神经直到牙齿萌出一段时间后才形成成牙本质细胞下层的Raschkow丛。因此，部分发育的牙齿对牙髓活力测试的反应有明显变化。这就降低了在年轻恒牙中，特别是外伤后，刺激试验判断牙髓状态的价值。

牙髓神经的数量随着年龄的增加而减少。这种神经数量的明显减少对活力测试的反应还不确定。

牙髓到中枢神经系统的传播途径

机械的、温度的和化学的刺激引起神经冲动，沿着三叉神经上颌支（V2）和下颌支（V3）传导到含有神经元胞体的三叉神经节。神经节源性的树突从中心穿过，与位于髓质基部和脊髓上部顶端的三叉神经核的二级神经元形成突触。大多数牙髓源性的神经冲动是通过与脊髓部分的神经形成突触的轴突传导，在亚核的尾部更明显。

很多不同部位的周围神经轴突在一个二级神经元上形成突触，这种现象称为神经汇聚。单一突触的冲动不能激活二级神经元，很多突触冲动的总和必须达到二级神经元的阈值。二级神经元的激活也受到内源性阿片系统的中脑神经纤维的影响。当这些神经纤维激活时会降低二级神经元的冲动。因此，有害刺激的传入可以被调节，这可解释为什么疼痛体验与周围有害刺激的程度并不总是紧密相关。二级神经元的轴突穿过中线在丘脑核形成突触。从这里，三级神经元传递信息到多种更高级神经中枢，大脑感觉皮层仅是其中一个。有害刺激中枢性传入分布和从高级神经中枢传出的疼痛调节系统为理解和控制疼痛提供一个大框架。结果，持续有害刺激传入导致二级神经元的性质发生改变。这些改变可以用来解释诊断和治疗本文其他部分描述的疼痛的复杂性。

牙本质过敏症的理论

由刮或切削牙本质、冷或热溶液接触暴露的牙本质引起的疼痛给人一种有从神经中枢系统到釉牙本质界（DEJ）的神经传导通路的印象。然而，现在没有发现直接的通路。让致痛物质，如组胺、乙酰胆碱或氯化钾，接触暴露的牙本质表面没有引起疼痛。冷热刺激暴露的牙本质引起的疼痛不能用局部

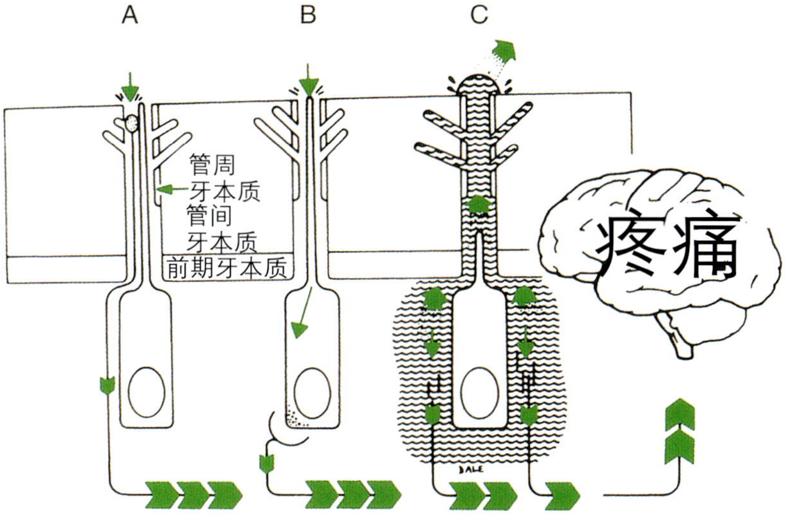

图1.25　牙本质敏感的理论机制的图解。A. 经典理论（牙本质内神经纤维的直接激活）。B. 成牙本质细胞在刺激物和神经纤维间作为一种调节器。C. 流体动力学推荐的液体流动。（引自Torneck CD: Dentin-pulp complex. In Ten Cate AR, editor, *Oral histology*, ed 4, St Louis, 1994, Mosby）

麻醉剂阻断。曾经认为牙本质敏感是由牙本质小管内的感觉神经引起的。

最近，两种解释牙本质敏感的说法得到广泛的认可（图1.25）。一种说法是诱发牙本质源性疼痛的有效刺激物引起牙本质小管内的液体流动[33]。这种干扰激活了牙本质内和牙髓周围的伤害感受器。一些观察结果支持"流体动力学说"。在拔除的牙齿上做的实验表明，冷热刺激和渗透压刺激会引起牙本质小管的液体流动。人类受试者试验中表明成功引起疼痛与溶液的渗透压有关。牙本质敏感患者暴露的牙本质中存在明显的牙本质小管[34]。

牙本质暴露但不敏感，是因为牙本质小管是封闭的。在敏感的牙本质处用物质或技术封闭牙本质小管可以消除或减轻敏感症状。第二种说法是一些物质能在牙本质内扩散，直接作用到牙髓神经上。大量动物实验结果表明，牙髓神经的激活有时与刺激溶液内的化学物质有关，与渗透压无关。现在没有相互矛盾的假说；这两种假说在治疗牙本质敏感时都可能使用，也都应该被使用。

牙髓和牙本质的增龄性变化

继发性牙本质一生中不断沉积。结果，髓室和根管越来越小，有时甚至在X线片上都看不见。随着年龄的增加，管周牙本质沉积越来越多，有时可以封闭牙本质小管（硬化牙本质）。这些过程使牙本质的渗透性降低。牙髓内的细胞、血管和神经变得更少。从20岁到70岁，细胞密度大约降低50%，包括所有的细胞类型，从高度分化的成牙本质细胞到未分化的干细胞。

修复和再生

牙髓对外界刺激，包括龋病释放的毒素，积极回应。炎症是反应的一部分，它能引起新的牙本质的形成。新的牙本质有两种形式：（1）第三期反应性牙本质，由原来的成牙本质细胞形成，有牙本质小管结构。（2）第三期修复性牙本质，是原来的成牙本质细胞死后，由干细胞分化而来的新的成牙本质细胞形成。这种牙本质沉积是由刺激强度决定的。

干细胞能从脱落的乳牙中分离（称为SHED细胞），在动物模型中，能在清除牙髓组织的牙切片内形成新的牙本质和牙髓（图1.14）[35]。这就提供了牙髓可能在无牙髓的牙齿中再生的良好前景。

根尖周组织

牙周组织，即包绕和容纳牙根的组织，由牙骨质、牙周韧带和牙槽骨组成（图1.26）。这些组织来源于包绕成釉器的牙囊；当牙根开始形成时，它们也开始形成[36]。在牙齿萌出后，牙颈部与牙龈上皮接触。牙龈与退缩在釉质表面的牙上皮一起形成龈牙结合部。当龈牙结合部是完整时，可以保护口腔中潜在的刺激物刺激下面的牙周膜。牙髓和牙周膜在牙根根尖孔和侧副根管处形成一个连续体，而这些位置有进出牙髓的血管（图1.27）。

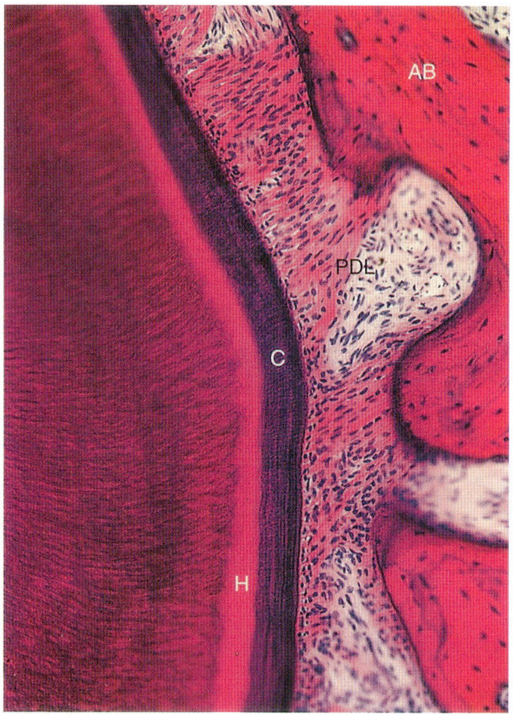

图1.26 根尖周牙本质（H，透明层）、牙骨质（C）、牙周膜（PDL）和牙槽骨（AB）。

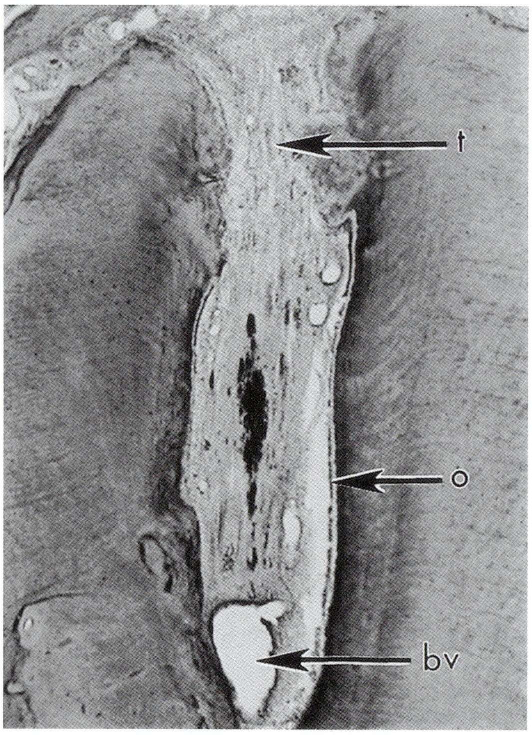

图1.27 上颌切牙根尖区域的根尖孔。t. 牙周膜和牙髓间的过渡组织；o. 成牙本质细胞；bv. 血管。

牙骨质

牙骨质是一种骨样组织，覆盖在牙根表面，提供牙周主纤维的附着。牙骨质的几种类型如下所述：

1. 原发性无细胞固有纤维牙骨质。这是最先形成的牙骨质，在主要的牙周纤维完全形成前已形成。在一些牙齿中，它从颈缘延伸到根尖1/3，在其他牙齿中（切牙和尖牙）它包绕整个牙根。其表面的矿化程度高于接近牙本质处的矿化程度。其内胶原先由成牙骨质细胞产生，后由成纤维细胞产生。
2. 原发性无细胞外源性纤维牙骨质。这种牙骨质在牙周膜主纤维埋入到原发性无细胞固有纤维牙骨质中后继续形成。
3. 继发性有细胞固有纤维牙骨质。这种牙骨质在形态上跟骨一样，在纤维附着上作用很小。通常来说，它发生在前磨牙和磨牙的根尖处。
4. 继发性有细胞混合纤维牙骨质。这是一种适应性有细胞牙骨质，当它们继续发育时会埋入牙周膜内。它的分布和长度是变化的，能通过包含的成牙骨质细胞、薄层状的结构以及骨样的表面而被识别。
5. 无细胞无纤维牙骨质。这种牙骨质有时能覆盖在釉质表面，对纤维附着没有作用。

牙骨质跟骨相似，但比骨硬，因此在牙齿移动过程中能抵抗被吸收。牙骨质牙本质界（CDJ）形成的根尖狭窄定义不清，宽度不统一。生物原则表明根管预备最合适的终点是在牙髓和牙周膜的相接处，通常位于根尖狭窄处。虽然很多医生在争论实现这个目标的可能性和实践性，但大多数医生还是赞成准确测量根管长度，将所有的操作局限在尽可能接近根管长度内是必需的。

虽然牙本质比骨更硬，吸收更慢，但在根尖周炎病损区它确实被吸收了，经常导致根尖结构的丢失。有时可以看见不明原因的快速吸收（特发性吸收），但这种吸收经常是自限性的。

釉牙骨质界

釉质和牙骨质在牙颈部相接的形式因它们的排列情况不同而不同。有时牙骨质覆盖釉质，有时相反。当两者间存在缝隙时，暴露的牙本质可能会敏感。

牙周膜

就像牙髓，牙周膜也是一种特化的结缔组织[36]。

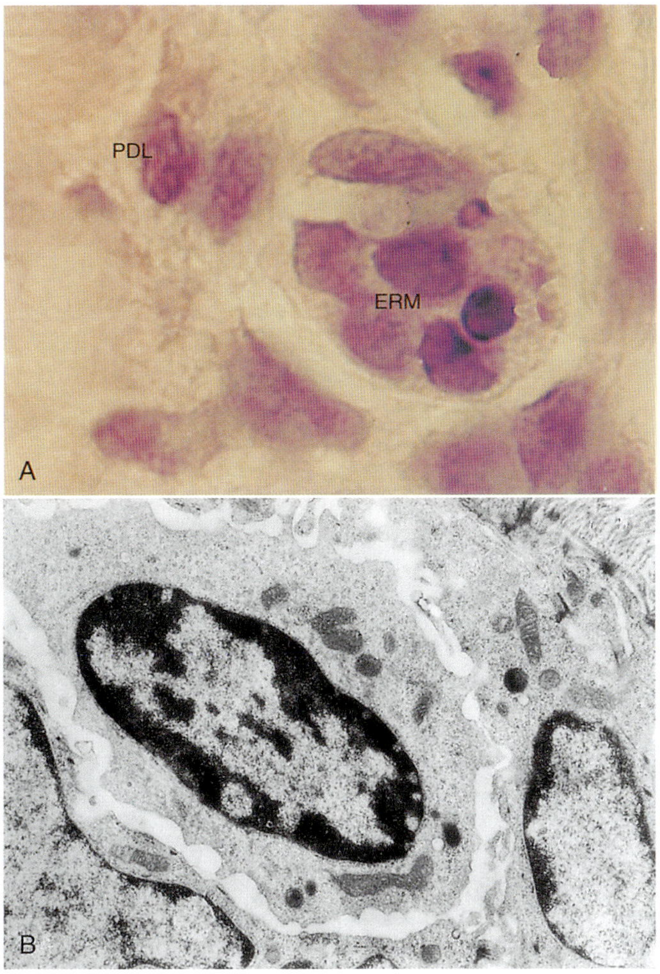

图1.28　A. 牙周膜（PDL）内的Malassez上皮剩余（ERM）。B. 上皮剩余的透射电镜照相。（引自Cerri PS, Katchburian E: *J Periodont Res* 40:365, 2005）

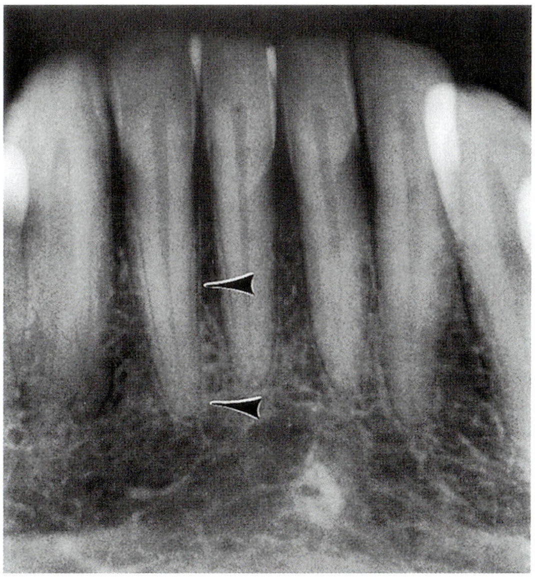

图1.29　下颌前牙的正常的牙周膜（PDL）间隙和可辨认的硬板（箭头所示）。通常这就表明牙周没有炎症，但也不总是这样。

它的功能在某种程度上与特殊排列的胶原纤维束有关。这些胶原纤维束能支持牙齿位于牙槽窝内，吸收𬌗力，防止牙齿移位。牙周膜间隙很小，在年轻人牙齿中为0.21mm，在老年人牙齿中为0.15mm。该间隙的均匀性（X线片中观察）过去常常作为判断其健康的一个金标准。

牙周膜间隙内衬的是成牙骨质细胞和成骨细胞。相互交织的牙周膜主纤维是一种疏松结缔组织，内有成纤维细胞、干细胞、巨噬细胞、破骨细胞、血管、神经和淋巴，也有Malassez上皮剩余（图1.28）。正如前面所述，这些细胞在健康的牙周膜内没有作用，但在炎症期，它们能增殖形成囊肿。

牙周膜内的血管丛是丰富的、复杂的。牙周膜的供血小动脉是上颌动脉在松质骨中的上下牙槽动脉分支。这些小动脉有时伴随着神经穿过牙槽窝上的小孔，并且向上向下走行于整个牙周膜内。它们在后牙比前牙分布得更多。其他血管是牙龈血管或供应牙髓血管的分支。后者是在牙髓血管进入根尖孔前发出的分支，向上行走进入牙周膜内。侧支循环供应牙周膜的程度和细胞赋予了它提供受损后修复的潜力，一种没有系统性疾病及长期的局部疾病时保持生命的潜力。

牙周膜内有自主神经和感觉神经的分布。自主神经是颈上神经节来源的交感神经，终止于牙周膜动脉周围的平滑肌内。交感神经的激活会引起血管的收缩。就像在牙髓中，没有令人信服的证据证明存在副交感神经。

供应牙周膜的感觉神经来源于三叉神经的第二、第三分支（V2和V3）。它们是由大小直径不同的神经混合而成的。无髓鞘的感觉纤维以感受疼痛的游离神经末梢终止。大的神经纤维是机械感受器，以特殊的末梢终止，分布在牙周膜内，但主要分布在根尖1/3处。它们高度敏感，能反映牙齿移动过程中牙周膜中的压力。在急性牙周炎时，当叩诊时，它们能让患者鉴别出患牙。

牙槽骨

支持牙齿的颌骨部分称为牙槽突。内衬于牙槽窝内和牙周膜主纤维附着的骨称为固有牙槽骨（束状骨、筛状板）。牙槽骨内的孔容纳血管、神经和穿过牙槽突松质骨部分到牙周膜内的结缔组织。尽管存在这些孔，固有牙槽骨比周围的松质骨更致密，在X线片上呈不透明影像。在X线片上，固有牙槽骨被称为硬板（图1.29）。它的连续性等同于牙周健康，它的缺失表明存在疾病。影像学上与根尖周炎有关的变化通常并没有伴随疾病。在影像学上可以看见变化前已存在明显的骨吸收。

固有牙槽骨主要呈薄片状，能不断地适应牙齿移动的压力。因为压力是变化的，所以牙槽骨不断地在改建（通过吸收和重建）。

参考文献

[1] Koling A: Freeze fracture electron microscopy of simultaneous odontoblast exocytosis and endocytosis in human permanent teeth, *Arch Oral Biol* 32:153, 1987.
[2] Kawasaki K, Tanaka S, Ishikawa T: On the daily incremental lines in human dentine, *Arch Oral Biol* 24:939, 1980.
[3] Luan X, Ito Y, Diekwisch TGH: Evolution and development of Hertwig's epithelial root sheath, *Dev Dyn* 58:1167, 2006.
[4] Hamamoto Y, Nakajima T, Ozawa H, et al: Production of amelogenin by enamel epithelium of Hertwig's root sheath, *Oral Surg Oral Med Oral Path Oral Radiol Endod* 81:703, 1996.
[5] Cerri PS, Katchburian E: Apoptosis in the epithelial cells of the rests of Malassez of the periodontium of rat molars, *J Periodontal Res* 40:365, 2005.
[6] Ten Cate AR: The epithelial cell rests of Malassez and genesis of the dental cyst, *Oral Surg Oral Med Oral Pathol* 34:956, 1972.
[7] Kuttler Y: Microscopic investigation of root apices, *J Am Dent Assoc* 50:544, 1955.
[8] Saunders RL: X-ray microscopy of the periodontal and dental pulp vessels in the monkey and in man, *Oral Surg Oral Med Oral Pathol* 22:503, 1966.
[9] Lisi S, Peterkova R, Peterka M, et al: Tooth morphogenesis and pattern of odontoblast differentiation, *Connect Tissue Res* 44(suppl 1):167, 2003.
[10] Lesot H, Lisi S, Peterkova R, et al: Epigenetic signals during odontoblast differentiation, *Adv Dent Res* 15:8, 2001.
[11] Sasaki T, Garant PR: Structure and organization of odontoblasts, *Anat Rec* 245:235, 1996.
[12] Couve E: Ultrastructural changes during the life cycle of human odontoblasts, *Arch Oral Biol* 31:643, 1986.
[13] Franquin JC, Remusat M, Abou Hashieh I, et al: Immunocytochemical detection of apoptosis in human odontoblasts, *Eur J Oral Sci* 106(suppl 1):384, 1998.
[14] Veerayutthwilai O, Byers MR, Pham T-T T, et al: Differential regulation of immune responses by odontoblasts, *Oral Microbiol Immunol* 22:5, 2007.
[15] Magloire H, Maurin JC, Couble ML, et al: Dental pain and odontoblasts: facts and hypotheses, *J Orofac Pain* 24:335, 2010.
[16] Sole-Magdalena A, Revuelta EG, Menenez-Diaz I, et al: Human odontoblasts express transient receptor protein and acid-sensing ion channel mechanosensor proteins, *Microsc Res Tech* 74:457, 2011.
[17] Shi S, Bartold PM, Miura M, et al: The efficacy of mesenchymal stem cells to regenerate and repair dental structures, *Orthod Craniofac Res* 8:191, 2005.
[18] Smith A: Vitality of the dentin-pulp complex in health and disease: growth factors as key mediators, *J Dent Ed* 67:678, 2003.
[19] Jontell M, Bergenholtz G: Accessory cells in the immune defense of the dental pulp, *Proc Finn Dent Soc* 88:345, 1992.
[20] Zhang J, Kawashima N, Suda H, et al: The existence of CD11c sentinel and F4/80 interstitial dendritic cells in dental pulp and their dynamics and functional properties, *Int Immunol* 18:1375, 2006.
[21] Butler WT, Ritchie HH, Bronckers AL: Extracellular matrix proteins of dentine, *Ciba Found Symp* 205:107, 1997.
[22] Linde A: Dentin matrix proteins: composition and possible functions in calcification, *Anat Rec* 224:154, 1989.
[23] Kramer IRH: The vascular architecture of the human dental pulp, *Arch Oral Biol* 2:177, 1960.
[24] Koling A, Rask-Andersen H: The blood capillaries in the subodontoblastic region of the human dental pulp, as demonstrated by freeze-fracturing, *Acta Odont Scand* 41:333, 1983.
[25] Iijima T, Zhang J-Q: Three-dimensional wall structure and the innervation of dental pulp blood vessels, *Microsc Res Tech* 56:32, 2002.
[26] Marchetti C, Poggi P, Calligaro A, et al: Lymphatic vessels in the healthy human dental pulp, *Acta Anat (Basel)* 140:329, 1991.
[27] Matsumoto Y, Zhang B, Kato S: Lymphatic networks in the periodontal tissue and dental pulp as revealed by histochemical study, *Microsc Res Tech* 56:50, 2002.
[28] Haug SR, Heyeraas KJ: Modulation of dental inflammation by the sympathetic nervous system, *J Dent Res* 85:488-495, 2006.
[29] Heyeraas KJ, Berggreen E: Interstitial fluid pressure in normal and inflamed pulp, *Crit Rev Oral Biol Med* 10:328, 1999.
[30] Kim S: Neurovascular interactions in the dental pulp in health and inflammation, *J Endod* 16:48-53, 1990.
[31] Arwill T, Edwall L, Lilja J, et al: Ultrastructure of nerves in the dentinal-pulp border zone after sensory and autonomic nerve transection in the cat, *Acta Odont Scand* 31:273, 1973.
[32] Lilja T: Innervation of different parts of predentin and dentin in young human premolars, *Acta Odont Scand* 37:339, 1979.
[33] Brannstrom M, Astrom A: The hydrodynamics of the dentine: its possible relationship to dentinal pain, *Int Dent J* 22:219, 1972.
[34] Holland GR: Morphological features of dentine and pulp related to dentine sensitivity, *Arch Oral Biol* 39(suppl 1):3S-11S, 1994.
[35] Sakai VT, Zhang Z, Dong Z, et al: SHED differentiate into functional odontoblasts and epithelium, *J Dent Res* 89:791, 2010.
[36] Cho MI, Garant PR: Development and general structure of the periodontium, *Periodontology 2000* 24:9, 2000.

2 CHAPTER

第2章　保护牙髓和促进牙齿成熟

Protecting the pulp and promoting tooth maturation

章节大纲

定义
牙髓的医源性影响
保护牙髓免受材料的影响
活髓保存治疗
开放的根尖孔

学习目标

阅读本章后，学生应该能够：

1. 描述牙髓保护和牙髓治疗。
2. 理解牙髓-牙本质复合体特别的生理和结构特点以及它们如何影响对损伤的牙髓反应。
3. 描述牙髓的修复机制，包括免疫反应和第三期或继发性牙本质形成。
4. 描述牙科治疗过程和材料对牙髓的影响。
5. 重视微渗漏和玷污层对牙髓反应的意义。
6. 描述活髓保存治疗的适应证和步骤。
7. 讨论牙髓损伤对牙根发育中的牙齿的影响。
8. 描述年轻恒牙伴随牙髓损伤的诊断和病例评估。
9. 描述活髓治疗（牙根尖发育）和根尖闭合（根尖诱导成形）的技术。
10. 描述活髓治疗和根尖闭合的预后。
11. 描述牙髓血运重建和牙髓再生治疗的目标。
12. 认识组织工程技术在再生牙髓组织中的潜能。
13. 考虑有治疗史的年轻恒牙的修复。

定义

保护牙髓

龋病是对牙髓健康的主要挑战之一，尽管它的治疗很可能使这一挑战更糟。窝洞预备和相关过程，修复材料的毒性，修复体边缘的细菌及其产物微渗漏的持续挑战都可以导致原发龋齿病变的进一步损害。这可能对可复性牙髓炎是否转化成不可复性牙髓炎起了决定性作用；也强调了整体分析管理龋齿的重要性，目的在于恢复牙齿的完整功能，保存其活力，并保护牙齿免受进一步损害。

保护牙髓的一个基本考虑就是意识到感染是炎症的关键因素，常常决定了牙髓存活的结果。因此，牙髓总是有可能因为存在来自龋齿的细菌而发炎，其控制应该是所有治疗计划当中的一个重要特征。甚至在并不需要修复处理的白垩斑病变牙齿中，牙髓炎症也是经常出现的（图2.1）[1]。当为有多颗龋齿的患者制订治疗计划时，尤其当病变是广泛性的，“分级诊疗”的方法更可取。这一方法中，在早期去除活跃性龋坏，放置完善的临时修复体，使得牙髓有最大概率获得恢复。

活髓保存治疗

维持牙髓活力应该一直是治疗计划的目标，完全或部分再生牙髓组织的再生牙髓病学的概念已引起了相当多的兴趣。牙髓在外伤或窝洞预备过程中的机械性暴露，可以立即通过盖髓和放置修复材料来保护牙髓并维持牙髓活力，从而避免根管治疗。如果暴露范围比较大或者严重污染，可能要去除较多的表面牙髓病变部分（牙髓切除术），剩余牙髓再进行盖髓，然后充填修复。当牙根没有达到全长（牙根尖发育），这一方法对于不完全形成的牙齿（尤其是乳牙）可能有最佳的预后；但是，也可以考虑用于发育完全的牙齿和有可复性牙髓炎的恒牙。在牙髓坏死伴不完全牙根形成的牙齿中，根尖闭合（并非牙根延长）可以通过根尖诱导成形术来

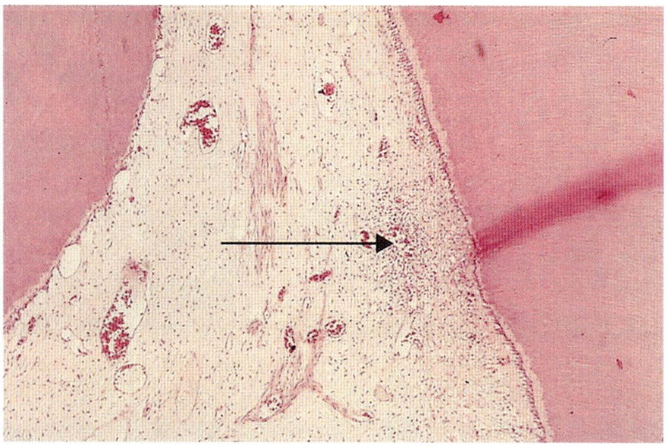

图2.1 釉质白垩斑病变下方牙本质小管处牙髓炎症（箭头所示）。

获得。

但是，关键要认识到牙髓炎症是一种进行性疾病，使用再生技术去维持牙髓活力需要很好地理解影响再生的各种生物学因素之间的相互作用，除此之外，还需要有恰当的病例选择。这种方法也许并不适合所有病例，特别是那些牙髓炎症深及根尖组织的病例，临床症状和牙髓的病理生理状态之间的相关性仍然是一个重要的挑战。将来在临床应用中，组织工程学也许可以用新的组织代替部分或全部的牙髓[2–3]。

再生、血运重建和新生

牙髓坏死显然是牙髓的终点，不可逆性病变。完全牙根形成后牙髓坏死的病例中，根管治疗后牙齿也许以正常健康状态存留。但是，对于牙根发育不成熟的牙齿，这一治疗也许很难执行，由于薄的牙本质壁和较短的牙根，这类牙齿太脆弱而很难承担正常功能。因此在过去几年里，控制根管内感染和诱导结缔组织再生从而促进正常牙根成熟的技术被引进[4]。用于描述这些处理过程的结果的术语包括血运重建、新生和再生，它们在本领域中仍存在一些争议。大部分作者倾向使用血运重建或新生的术语，因为动物研究并没有证实使用这些技术后实际上有功能性牙髓再生[5]。

表2.1 显示当前用于牙髓保护和活髓保存治疗中的基本术语[6]

术语	定义
盖髓	活髓暴露的治疗，用牙科材料封闭，例如氢氧化钙或者MTA，以促进修复性牙本质形成和维持有活力牙髓
直接盖髓	牙科材料直接放在机械性或外伤性活髓暴露处
逐步挖除龋坏	在一段时间内分次去除龋坏以便使牙髓愈合，尽量减少露髓[7]
牙髓摘除术（牙髓摘除）	完全摘除有活力牙髓
牙髓切断术（牙髓切断）	去除活髓的冠部，保留根髓活力；牙髓切断术通常是应急操作步骤，以临时缓解症状或作为治疗方法
部分牙髓切断术（表浅活髓切断术，Cvek活髓切断术）	去除活髓受感染的一小部分，保留剩余的冠部和根部组织
根尖诱导成形术	坏死牙髓的牙齿牙根未完全形成，通过诱导在根尖敞开处形成钙化的或人工屏障或者持续的牙根发育
根尖发育	活髓治疗程序使牙根持续生理性发育和形成；术语经常用于描述活髓治疗能鼓励这一方法的持续性
牙髓再生	再生失去的或受损的牙髓组织的能力
牙髓血运重建	髓腔里血供的修复
牙髓新生[8]	髓腔里活力结缔组织的再生

引自美国牙髓病协会：牙髓病学术语表，芝加哥，2012，协会

牙髓的医源性影响

局部麻醉

当含有血管收缩剂的大部分局部麻醉药用于修复牙科治疗时，通向牙髓的血流量会减少至不到正常速率的一半[9]。在使用了含有肾上腺素的利多卡因的病例中，其作用将完全是血管收缩剂的结果[10]。当作用于牙髓状态已经不佳的牙齿，它可能成为额外的应激源。当缺血持续1小时或更长时间，健康牙髓也许会存活。已经缺血的牙髓受到严重损伤也许会发生出血发红，例如，当受到类似于进行牙冠预备时没有使用足够冷却剂造成的创伤。

洞形/牙冠预备

如果希望进一步的损伤最小并维持牙髓活力，需要意识到牙本质–牙髓复合体的细胞结构对窝洞/牙

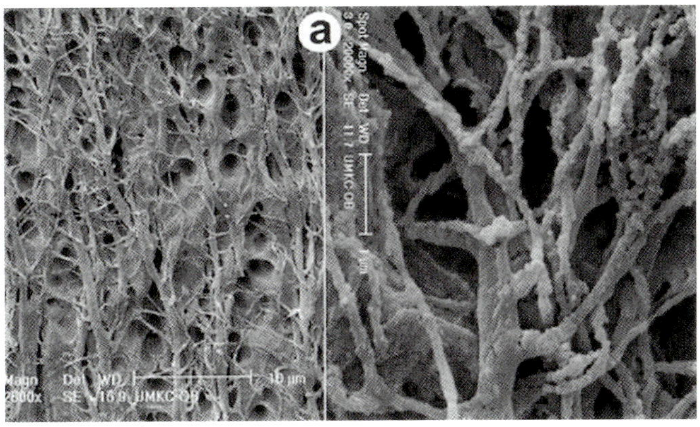

图2.2 低倍和高倍扫描电镜（SEM）图像显示牙本质经表面酸蚀后成牙本质细胞突起呈现复杂的网状结构，侧支渗入牙本质基质，促进成牙本质细胞之间的交通。［引自Lu Y, Xie Y, Zhang S, et al: DMP1–targeted Cre expression in odontoblasts and osteocytes, *J Dent Res* 86(4):320–325, 2007］

冠预备来说是非常关键的。图2.2很好地阐明并演示了成牙本质细胞之间通过突起与牙本质基质紧密接触，强调了这些细胞和周围环境之间的连通。

在窝洞预备中，任何对牙本质的外科治疗都可能导致成牙本质细胞及其突起某种程度上的损伤。尽管这在窝洞预备中是不可避免的，认清这类治疗的后果并减少损伤的范围是很重要的。同样很重要的是要意识到牙本质基质不能简单地被认为是结构成分（如胶原和矿物质）；不如说，它也包含不同的生物活性分子混合物，包括生长因子、细胞因子和其他成分。龋病过程中两种基质都会分解，窝洞预备中切割和酸蚀都能导致这些分子的释放，随之可能刺激牙髓的细胞反应[11]。

热

无论何时，旋转的裂钻或磨石接触牙体组织都能产生摩擦热。牙釉质和牙本质预备涉及的大扭矩、低转速和钢制钻头并未使用水冷却，直到高速手机的发明出现才改变。因此，活的牙本质常常被烧焦，过热的结果是牙髓受损（图2.3）[12]。

牙本质是一种有效的绝缘体；因为这一原因，在足够冷却下小心地切割不太可能会损伤牙髓，除非预备深度和牙髓之间的牙本质厚度小于1mm[13]。尽管那样，炎症反应也许会很轻微（图2.4）。当牙齿用大的金刚石进行牙冠预备时，会产生最大量的摩擦热，牙髓极可能损伤。产生的热可能使牙本质表面的牙本质小管液体“沸腾”而有变干的作用。

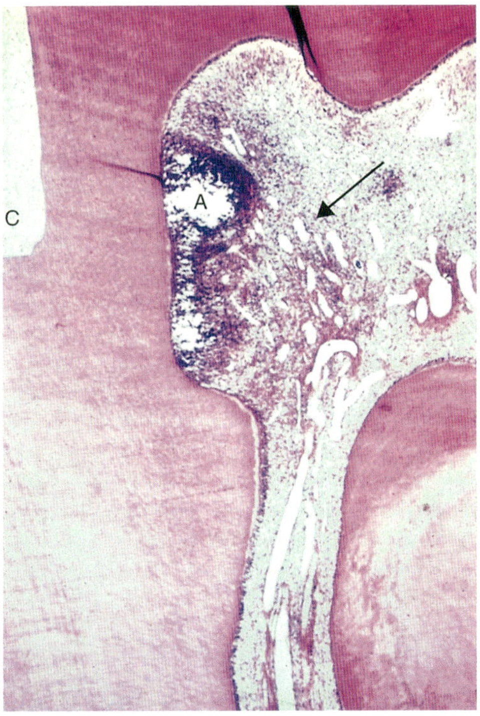

图2.3 局限性炎症（箭头所示）和（A）脓肿形成位于深窝洞预备下方（C）无充分冷却。（由H. Trowbridge医生授权提供）

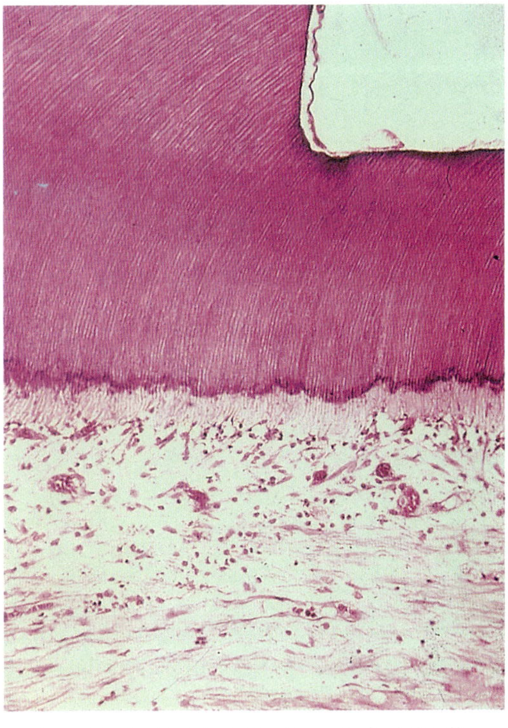

图2.4 充分冷却时深窝洞预备下方炎症轻微。（由H. Trowbridge医生授权提供）

在窝洞或牙冠预备中，牙本质“发红”被认为是由于摩擦热导致牙髓血管损伤（出血）[14]。操作开始不久后，牙本质呈现潜在粉色，反映了明显的血管损伤。

没有使用冷却的情况下进行牙冠预备会导致牙

髓血流显著减少，推测可能是因为血行停滞和血栓形成。在切割中产生的热量由钻头的锐利度、施加于钻或磨石的压力以及切割器械作用于牙体组织的时间决定。预备牙体组织最安全的方法是确保钻头–牙本质界面持续潮湿。

有报道推荐使用激光束熔化牙釉质，减少龋齿入侵的可能性[15]。具有不同能量水平的不同激光也许也可以用于去除龋坏组织。激光产生热，增加牙髓腔温度。产生的热随参数不同有所差异，但是通过水冷却能减少到一定水平，类似于水冷却高速钻头[16]。

洞深/剩余牙本质厚度

牙本质通透性随洞深呈指数级增加，因为牙本质小管的直径和密度随洞深而增加[17]（图2.5）。因此窝洞越深，牙本质小管表面积越大，毒性物质渗透和扩散进入牙髓的可能性也越大。位于窝洞下方的牙本质小管的长度也很重要。有毒物质扩散越远，它们被牙本质液稀释和缓冲的越多。

1mm的剩余牙本质厚度通常被认为是牙髓的有效屏障，可抵御大部分外来刺激。在非龋性牙齿中，当剩余牙本质厚度在0. 25～0. 5mm之间时，大部分反应性修复牙本质能快速形成[18]。剩余牙本质厚度较窄时，成牙本质细胞的存活受影响，任何再生反应都很可能包含由新分化的细胞形成的修复性牙本质[19]。

然而，剩余牙本质厚度对细胞反应的作用不仅是有毒刺激物对牙髓扩散的功能。成牙本质细胞突起的形态主要是锥形，厚度较大，接近于成牙本质细胞的细胞体[20]。窝洞预备越深，在该区域切断成牙本质细胞突起的厚度越大；这将影响细胞试图恢复膜的完整性，增加细胞内容物渗漏的风险。细胞有发达的机制，能应对机械压力，修复破坏血浆膜完整性的小破口。但是，这些机制的失败可导致细胞活力的病变和丧失[21]。

窝洞干燥和清洁[12]

压缩空气持续作用于新鲜暴露的活牙本质上可以导致牙本质小管内的液体快速向外移动，通过强有力的毛细管力。牙本质小管内的液体快速向外移动刺激牙髓内的伤害感受器，从而产生疼痛。液体的快速向外运动也可以导致成牙本质细胞移位（图2.6）[22]。成牙本质细胞从成牙本质细胞层脱离，向外进入牙本质小管，它们经历自身溶解和消失。如果牙髓没有严重受损，移位的成牙本质细胞可能被牙髓深处的干细胞衍生出的新细胞取代。这样，成

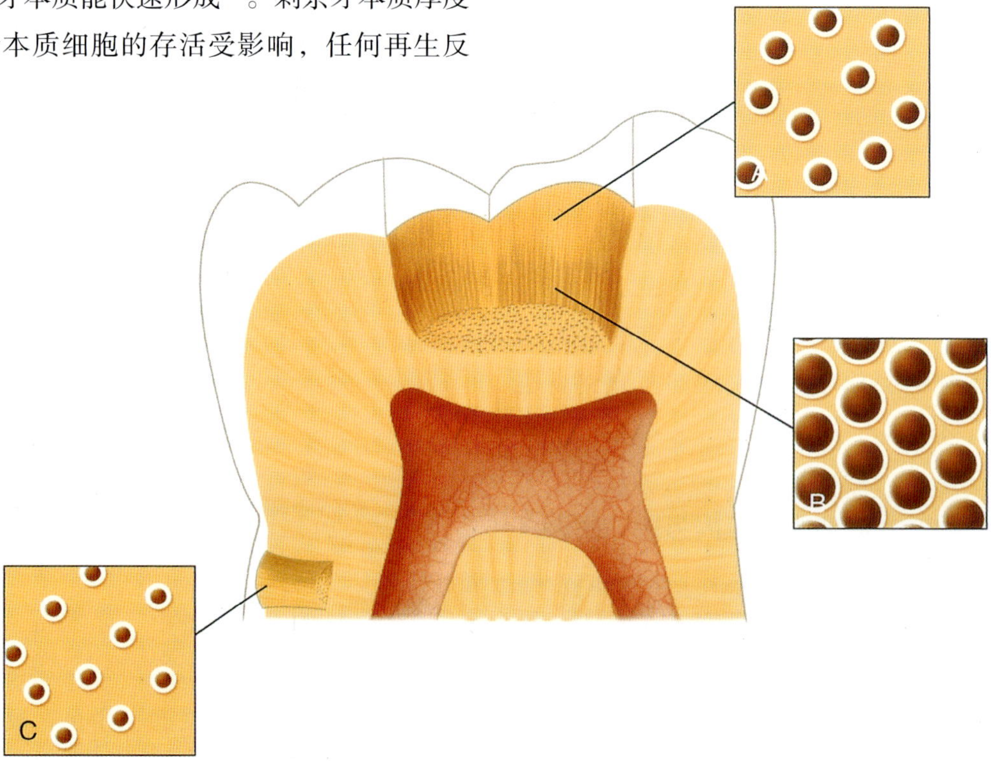

图2.5 窝洞预备的牙本质底部牙本质小管的大小和数量不同。（A）表浅的；（B）深的；（C）根部牙本质。（引自Trowbridge HO: *Dentistry* 82:22, 1982)

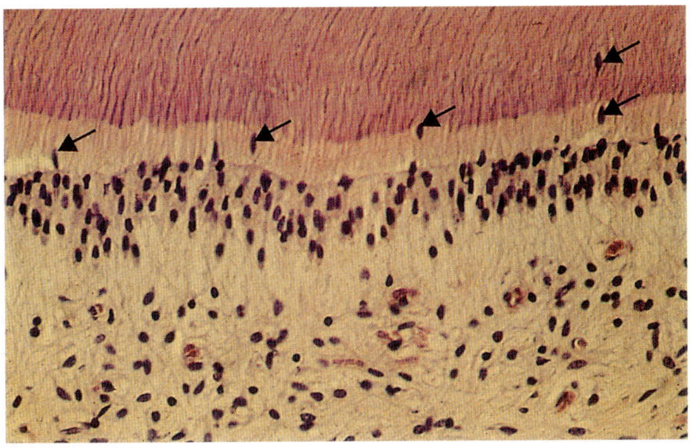

图2.6 窝洞干燥后成牙本质细胞（箭头所示）吸入牙本质小管。（由H. Trowbridge医生授权提供）

牙本质细胞层被“取代”的类成牙本质细胞重新组成并能形成第三期修复性牙本质[23]。尽管干燥剂中包含液体溶剂，例如丙酮和乙醚，并已经被用于清洁窝洞底部，它们快速率的蒸发能产生牙本质小管内强烈的流体动力，引起成牙本质细胞移位。窝洞应该用棉球干燥，并且只是小心地应用短气流，而不是用刺激性化学物质。有毒的抗菌剂并不建议用于窝洞的洞底，因为有损伤牙髓的风险或者由于它们有限的抗菌谱而对出现的微生物菌群有特异性。新一代的抗菌粘接剂用于树脂-粘接复合体已出现[24-26]，这些方法也许对控制残余细菌有优势。相反，使用抗菌剂对根管治疗的成功结果是至关重要的，虽然即使根管内已无活髓组织，也需要仔细避免强有力的抗菌剂渗漏进入根尖周组织，这可能会损害组织活力。

酸蚀牙本质/玷污层去除[27-29]

切割牙本质过程中会在切割表面产生玷污层，由微小的矿物晶体碎片和有机基质碎片组成，可能会妨碍粘接性修复材料的粘接性。酸性的窝洞清洁产品和螯合剂常用来去除玷污层，但是其使用只有在放置粘接性修复体时是合适的。玷污层确实有一种值得保留的性质：可以阻塞牙本质小管口，极大地减小牙本质的通透性。尽管玷污层在很大程度上对细菌是非渗透性的，但对细菌产物却不是屏障。完全溶解玷污层可以开放牙本质小管，显著增加牙本质的通透性。如果牙本质未被封闭，刺激物扩散到牙髓也许会加强和延长牙髓反应的严重性。

传统来说，使用窝洞酸蚀剂是基于其玷污层去除和窝洞清洁的物理化学性质。但是，现在发现它们也可以局部释放一些生物学活性分子包含在牙本质基质内[30-32]。这些分子的释放也标志着细胞反应，导致刺激再生事件的发生[33]。因此，在这个大背景下考虑使用窝洞酸蚀剂是很重要的。这也暗示了这些酸蚀剂的使用时间[33]，它反映了取得最佳玷污层去除和最大化刺激再生细胞反应之间的妥协。

其他修复程序

牙髓损害也许起因于钉洞预备或牙本质钉的放置。冷却剂没有到达钉预备的深度。在钉洞预备中，总是有牙髓暴露的风险。而且，靠摩擦力固位的牙本质钉常常会产生微裂纹并可能延展至牙髓，使牙髓易受刺激，影响微渗漏[34-35]。

橡胶基和水解胶体材料不会损伤牙髓。但是，根据记录，使用印模膏制取印模中的温度可高达52℃，这种温度可能损伤牙髓，特别是已经发炎的牙髓。

因为自聚合树脂的放热反应，直接放置暂时冠时强烈建议冷却。临时冠/粘接剂应该暂时被保留在原处；临时粘接剂并不牢固，最终将被去掉。临时冠周围的微渗漏是术后敏感的常见原因之一。在冠、嵌体、桥粘接过程中，当粘接剂压紧使液体进入牙本质小管，强烈的液压力可能施加于牙髓。

汞合金或其他金属修复体用橡皮杯持续高速抛光可以引起温度升高达20℃的损害性温度。因此，使用橡皮轮或者橡皮杯抛光应在低速进行，并使用间歇性压力和冷却剂。

使用钻头去除金属修复体会产生很高水平的摩擦热。使用冷却剂，例如水喷雾或水汽结合，避免牙髓的灼伤。

修复后过敏症[36-37]

因为刺激牙髓的累积效应，许多患者抱怨修复治疗后敏感。不适通常是短期的。如果疼痛持续，原先存在的牙髓炎也许会变得加剧。如果数天后延迟发作，原因可能是封闭不好的修复体细菌微渗漏引起的刺激。Ⅰ类和Ⅱ类窝洞预备后使用现代复合树脂修复不存在术后敏感在临床研究中已经被证实，这意味着技术的变化也许应该对这些轶事报道负责[38-39]。使用甲基丙烯酸/戊二醛“脱敏剂”并不能减少敏感的发病率[40]。深龋洞的修复使用自酸蚀，自粘接牙本质粘接系统可以减少敏感的发病率[41–42]。

放置树脂修复体中一个重要的临床因素是隔湿。在这一过程中使用橡皮障被认为有助于隔湿。但是，有些情况下修复体需要向龈下延展。在这些情况下，对修复体粘接时完全隔湿是困难的。

近期修复的牙齿如果疼痛是咬合诱发的，冠内修复体可能对预备的牙本质壁施加了较强的剪切力。由于创伤性咬合，这很可能引起牙周韧带损伤。

来自于冠外修复体的创伤性咬合不会损伤牙髓，但也许会引起短暂的过敏。

牙科材料

微渗漏[42–44]

决定任何修复性材料对牙髓的作用中最重要的特点是它形成封闭的能力，并阻止细菌及其产物渗漏进入牙本质，进而进入牙髓。

细胞毒性

某些修复材料是由化学物质组成，有可能刺激牙髓。但是，当材料放置于窝洞时，介于中间的牙本质通常会中和或阻止可过滤成分以足够高的浓度到达牙髓而引起损伤。例如，氧化锌–丁香油酚中的丁香酚可能有刺激性，但是极少能到达牙髓。磷酸是硅酸盐和磷酸锌水门汀的组成部分，被认为是高度损伤牙髓的。但是，牙本质的缓冲能力极大地限制了氢离子到达牙髓的能力。现在已经很清楚使用这些材料后产生的问题是由于其高度收缩性而引起的微渗漏[45]。

显然，材料和牙髓之间的牙本质厚度和通透性影响牙髓对材料的反应。而且，有些材料通过牙本质的渗透力可能被牙本质小管内液体向外流动所限制，如果牙髓有炎症时渗透力是增加的[46]。在很多体外研究中，探讨材料通过牙本质的通道这个因素被忽视。

很多细胞毒性研究在培养基中隔离了细胞类型，并没有考虑完整牙髓中出现的免疫活性细胞。材料也许对细胞有不同的作用，刺激或者抑制其活性度[47]。

当材料直接放置于暴露的牙髓上时，多半是有

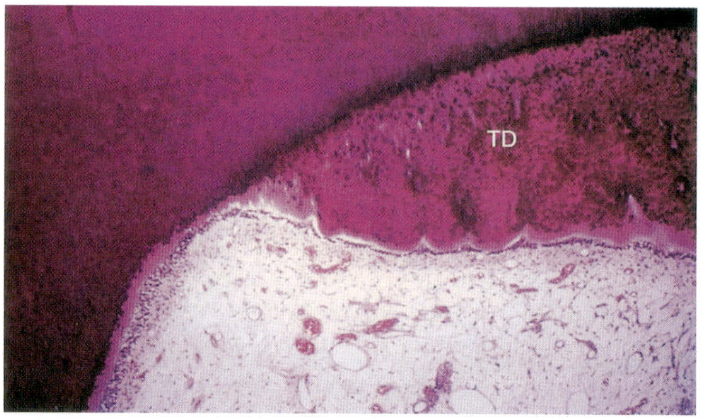

图2.7 在深窝洞预备和刺激性材料下方形成第三期牙本质（TD）。（由H. Trowbridge医生授权提供）

毒的。体外或软组织中，对材料进行细胞毒性试验也许并不能预测材料对牙髓的作用。材料的各个组分的毒性也许是多样化的[48–49]。一套材料跟不配套的材料存在毒性差异。对材料的即刻牙髓反应明显少于长期反应。材料放置几天后，牙髓可能显示强烈的炎症反应。几个月后，炎症反应可能消退，然后发生修复。对长期反应比较好的检测方式是测定受影响牙髓处沉积的修复性牙本质的厚度（图2.7）。

预备深度

深的窝洞预备有可能破坏成牙本质细胞。被新的成牙本质细胞取代，形成不规则的修复性牙本质，其中牙本质小管比较少（图1–8A）。深的窝洞预备也会限制隔离窝洞与牙髓之间牙本质的量，从而增加生物化学刺激物的有毒作用[33]。

吸水性干燥[50]

有些吸湿性材料从牙本质吸走液体，可能引起损害。但是，材料的亲水性和它们对牙髓的作用之间的关系是最小的。被材料吸收的水分可能远远少于窝洞干燥中从牙本质去除的水分，这是一个会产生少量牙髓炎症的治疗过程。

特殊材料

氧化锌–丁香油酚[18,51–53]

氧化锌–丁香油酚在牙科有很多用途。在很长一段时间内作为临时暂封材料、窝洞垫底、水门汀基底和临时修复的粘接剂等。在引进氢氧化钙之前，氧化锌–丁香油酚是直接盖髓材料的选择之一。

丁香油酚，是氧化锌–丁香油酚中最活跃的成

分，是一种苯酚衍生物，直接接触组织是有毒性的[54]。它也有抗菌性[55]。丁香油酚对疼痛的控制归因于它能阻断神经冲动的传导[56]。研究人员发现，当在猫的牙齿深窝洞预备内放置薄层氧化锌–丁香油酚混合物时牙内神经活动显著减少；但是，干的氧化锌–丁香油酚混合物没有作用[57]。

当水门汀用于临时冠预备，有些丁香油酚会到达牙髓，但是量很少，跟剩余牙本质厚度无关。“脱敏剂”似乎并不会减少渗透力[42]。通过水解机制，释放丁香油酚，取决于是否有水。可用的水越少，释放越低[52-53]。

丁香油酚最重要的性能是它能阻止细菌细胞的微渗漏，这样减少过敏和提供抗菌性能。

修复性树脂[58-60]

早期的黏附性粘接剂和复合树脂系统聚合作用时会收缩，导致大体上微渗漏和窝洞的细菌污染。窝洞壁上和轴向牙本质内的细菌和轻度牙髓炎症有关。在一段时间内，有些复合材料吸收水分，膨胀，倾向于补偿初期的收缩。为了限制微渗漏和改善固位力，牙釉质边缘制备成斜面，酸蚀以促进机械粘接。相比于无填料树脂，新的复合树脂有类似于牙体组织的热膨胀系数。最近研发的亲水性粘接复合系统，边缘渗漏的问题似乎已经减小。最近一项基于实践的大样本研究表明，复合树脂的年平均失败率为2.9%，汞合金为1.6%[61]。

玻璃离子水门汀

玻璃离子水门汀最初是作为美学修复材料，但是这些水门汀现在用于垫底、粘接剂、临时修复材料和盖髓剂（有时结合氢氧化钙使用）。玻璃离子作用于暴露的健康牙髓引起的严重牙髓炎症或坏死的发生率与氢氧化钙相似，但大于复合树脂[62]。当放置于没有露髓、剩余牙本质厚度窄小（0.25 ~ 0.5mm）的窝洞内，氢氧化钙和复合树脂都显示出比玻璃离子水门汀更快的修复性牙本质沉积[18]。

当玻璃离子水门汀作为粘接剂，牙髓反应类似于聚羧酸和正磷酸锌水门汀（ZnOP）[63]。研究显示，当通过正确的技术使用玻璃离子水门汀，敏感的发生率会低于其他常用的粘接剂[36]。

汞合金

汞合金现在仍然是广泛用于后牙的修复材料。收缩会导致微渗漏[64]。修复体和洞壁之间积累的腐蚀产物会减少微渗漏，也可通过垫底来减少微渗漏[65]。汞合金是唯一随着时间边缘封闭改善的修复性材料。美学和汞合金中的水银成分的公众关注已经加速了复合树脂作为后牙的修复材料。它们的使用比汞合金更具有技术敏感性。后牙深窝洞，由于微渗漏，复合树脂比汞合金更有可能损伤牙髓[58]。至少在某种程度上，可能是因为在某些位置隔湿是困难的，正如之前所提及的。

正畸牙移动

临床上常规正畸牙移动并不认为会引起牙髓的明显改变。一些实验研究报道正畸加力后牙髓的血管性改变[66-67]，这些改变可能和来自牙髓和牙本质受到这些力以后释放促血管生长因子有关[68]。施加于牙齿的正畸力的外部模型显示这些力也许传导到牙髓，导致成纤维细胞增生以及与细胞增生和细胞外基质成分相关的基因上调[69]。尽管这些观察并没有显示需要改变目前的正畸操作，正畸治疗的材料和方法的改进也许会导致初期比以前应用更大的力，随之可能需要仔细监测牙髓反应。

活髓牙漂白

高浓度的过氧化氢用于专业的牙齿漂白，活髓牙相对有较高的损伤风险。漂白治疗后牙齿敏感也常被报道，尽管一般是短时间的，关于对漂白的牙髓反应是否反映了过氧化氢浓度的范围和使用的治疗方案难以达到一致[70]。10%过氧化脲用于前牙夜间外漂白可以引起轻度牙髓炎，2周内会恢复[71]。体外研究显示，最主要的漂白剂是过氧化氢，作用于釉质后能到达牙髓[72]。体内试验是否发生尚不清楚，但是强的漂白剂用于活组织时应该小心使用，因为这些漂白剂的氧化性能有引起可观的细胞损害的潜力。

保护牙髓免受材料的影响

窝洞底漆，衬洞，垫底

衬洞常规用于修复材料和牙本质之间，主要是防止微渗漏。体外研究显示，大多数衬洞都有一定程度的渗漏[65]，但是染料渗漏的水平[73]是否跟临床问题相关还不清楚。一个3年临床研究比较了3种普通的牙本质治疗，但发现任何修复体周围都没有发生继发龋坏，包括那些未使用衬洞材料的。所有衬洞和垫底材料减少了牙本质通透性，但是程度不同。垫底对通透性的减少最多，底漆最少[74]。

牙本质也是牙髓极好的热绝缘体，基本不需要额外的绝缘。实际上，厚的水门汀垫底并不比薄层的底漆能更有效地防止热敏感，这表明修复后敏感至少在一定程度上是微渗漏导致的[75]。

活髓保存治疗

龋齿治疗的主要目标是维持完整的、健康的牙髓，优于根管治疗或其他那些复杂、昂贵、耗时以及除非在理想的条件下进行并可能影响牙齿存活的牙髓治疗。对于深龋，为了避免在去除龋坏牙本质过程中意外露髓，可以尝试间接盖髓。这样总是会留下一些感染牙本质。尽管风险分析认为这样优于因龋性露髓的直接盖髓，特别是如果能获得病变静止[76]。另一种方法是去除所有龋坏牙本质。如果是因龋性露髓，暴露的牙髓组织用生物相容性衬洞材料覆盖（直接盖髓）。外伤性露髓比在去龋过程中机械露髓或因龋性露髓有更好的预后，因为感染的风险减小了。但是，很重要的是不仅要考虑龋病涉及的组织范围，也包括龋病的活跃性和龋病进展的速度。有主张部分（牙髓切除术）或完全（牙髓摘除术）去除感染的牙髓组织；剩余的牙髓组织然后盖髓，目的是促进愈合。这些操作的成功率是多变的；依赖于正确的诊断和临床判断，但主要是操作之前牙髓的状态。治疗计划一个重要的约束是临床评估牙髓的炎症缺乏可靠的或准确的诊断工具。术语“可复性”和“不可复性”牙髓炎经常用于指导治疗方法，但是它们简单地反映了最好的临床判断，没有绝对的诊断原则。牙髓敏感性对于活髓保存治疗的病例选择是重要的指导，也是术后检测的重要方面，同时配合放射检查。

间接盖髓

在深龋洞，部分去除龋坏也许会减少进一步牙髓病变的风险，完全去龋中牙髓暴露可导致牙髓病变，特别是无症状牙齿。但是，如果不可复性牙髓炎无临床症状或体征，间接盖髓时应该慎重考虑。深龋病变，牙髓已经有很大风险受龋病的影响，但是，龋病活跃性程度大概是间接盖髓成功的最大决定因素。缓慢进展的病变或者龋病静止或者龋活跃性降低，很可能有比较好的预后。使用分步法去除龋坏，龋坏在数次就诊中逐次去除胜过一次去除，减少了机械性露髓的风险，也可以减慢或阻止病变进展，对牙髓活力有更好的预后。目前证据支持使用分步法去除龋坏优于间接盖髓[7,77-78]。

直接盖髓

直接盖髓是使用材料治疗暴露的牙髓来封闭暴露位点，通过修复性牙本质形成促进组织修复和再生，导致牙本质桥形成。氢氧化钙作为盖髓剂已经用了将近一个世纪，它强调了牙科学在再生医学中的先驱者地位。但是，结果研究显示龋坏露髓用氢氧化钙作为直接盖髓远期预后并不理想[79-80]。MTA越来越多地被使用因为其易操作性和更多可预测的硬组织屏障形成[81]。一项临床系列病例显示，使用MTA盖髓成功率高，当仔细地去除龋坏和使用次氯酸钠消毒[82]。一项临床结果研究显示，使用MTA盖髓明显优于氢氧化钙盖髓[83]。

直接盖髓的适应证包括外伤露髓、窝洞制备中意外露髓以及因龋性露髓。但是，就直接盖髓来说，预后主要依赖于牙髓活力以及感染和炎症的范围。直接盖髓的病例选择应该集中于没有不可复性牙髓炎的临床症状和体征的无症状牙齿。暴露的范围应该比较小，最好小于0.5mm；出血能充分控制；通过使用最好的临床操作，尽可能地避免污染暴露区域，包括使用橡皮障；放置边缘封闭性能好的永久修复体。对小并且清洁的机械性露髓直接盖髓远期成功率是高的，而因龋性露髓的直接盖髓则争议较多[80,84]，可能反映了正确的病例选择对成功的结果的重要性。

牙髓切断术

牙髓切断术是活髓治疗的一种方法，指感染的冠部牙髓被切除，剩下完整的有活力的根部牙髓。当因龋性露髓发生在乳牙或者年轻恒牙，炎症也许

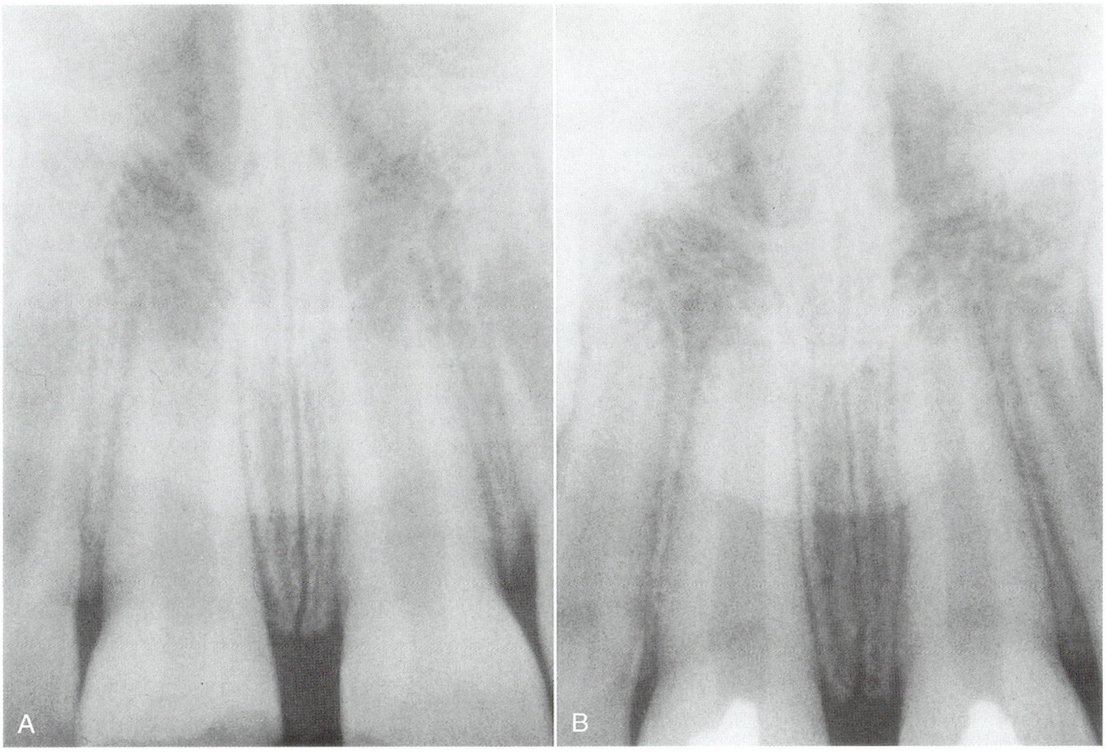

图2.8　（A）术前和（B）术后X线片证明两颗切牙进行牙髓切断术后牙根持续发育。如果有好的封闭性修复材料，牙髓应可保持健康，将不需要根管治疗。

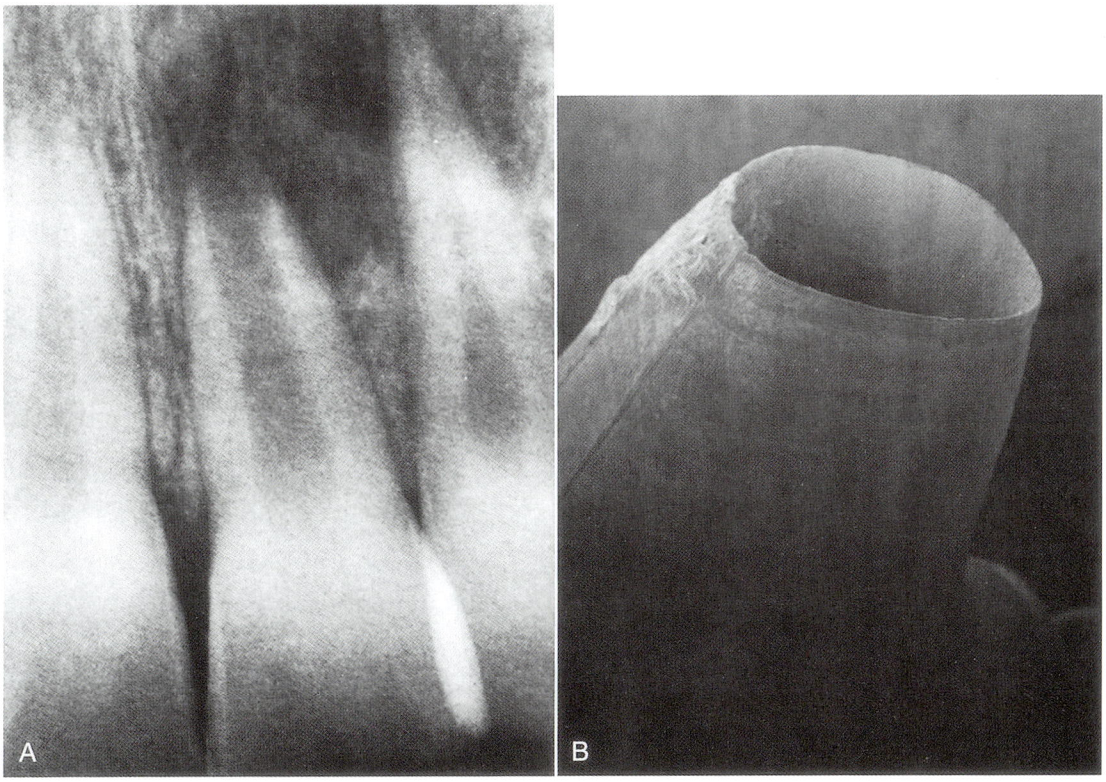

图2.9　A. 切牙（脱位外伤史）有喇叭口根尖（根管壁散开）、坏死牙髓和根尖病变。是根尖闭合术适应证。B. 拔牙来自7岁儿童的未成熟中切牙的根尖区域。除了根尖孔敞开，根尖牙本质壁像蛋壳样薄。这些牙齿很难去治疗，远期预后存在问题。（由L. Baldassari-Cruz医生授权提供）

局限在冠部，牙髓切断术是直接盖髓的一种替代方法[85]。牙髓必须是有活力和无症状的[86-87]。所有龋坏牙本质和根髓以上的牙髓都被去除。

一种替代方法是部分牙髓切断术，基于在某种程度上观察到的炎症，通常局限于冠部牙髓比较表浅的部分。已经有报道这类方法的成功率高[88]。深龋

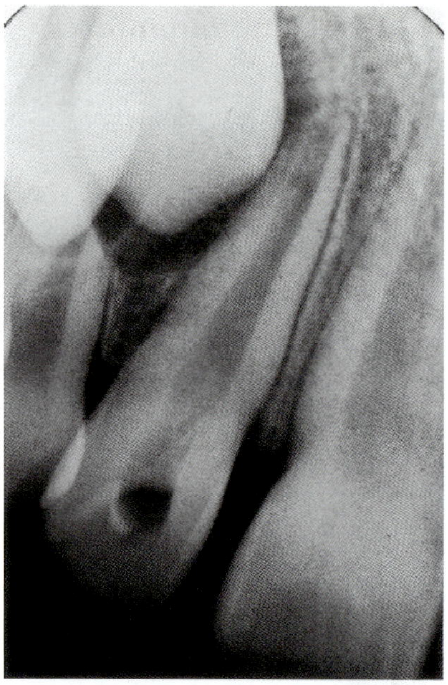

图2.10 切牙的牙髓坏死，但是有大量牙本质形成，根尖口敞开（平行壁）。进入髓腔通路已打开。有屏障的根尖闭合术。远期预后良好。

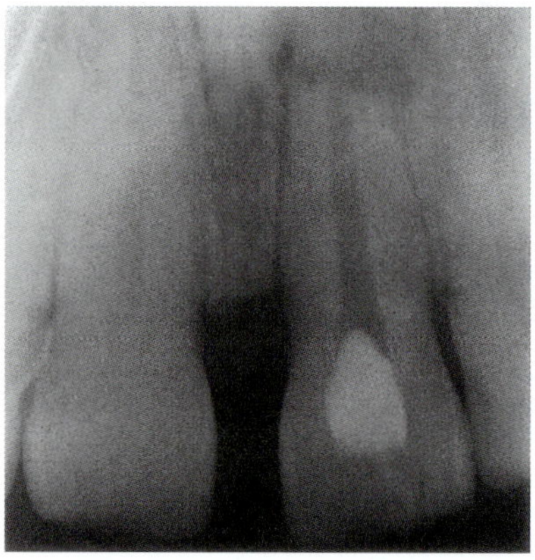

图2.11 牙髓坏死导致根尖炎症从而引起根尖吸收（敞开）。

病变的机械性露髓进行部分牙髓切断术也要求去除大部分感染牙本质碎屑，这样减少感染/炎症可能。冠部牙髓组织去除2mm后，操作技术非常类似于直接盖髓术，包括止血，氢氧化钙或者MTA盖髓，使用边缘封闭性好的永久修复体。术后回访应该和任何盖髓治疗一样，牙根未发育完成的牙齿应该继续正常的牙根发育以及根尖形成和闭合（图2.8）[89–93]。

开放的根尖孔[94–95]

开放的根尖孔是指年轻恒牙根尖孔闭合发生之前发育中的牙根状态，大约是萌出后3年。没有牙髓或根尖病变时，开放的根尖孔是正常的。但是，如果在牙根生长完成之前牙髓坏死，牙本质形成停止，牙根发育受限。牙根短小壁薄，因此牙本质壁变弱。壁可能会呈喇叭口状（图2.9），也可能平行或者稍微聚合，取决于牙根发育的状态。这种情况下牙根相当大，没有缩窄（图2.10）。开放根尖孔也可能是发育完成的牙根经过正畸治疗或严重根尖周炎症后发生广泛性牙根吸收发展而来的（图2.11）。开放根尖孔的存在显示了牙髓损伤治疗的重要挑战。当根尖孔没有闭合时，常规根管治疗的过程不能被完成 ，治疗的结果是不可预测的。治疗取决于受感染牙髓的活力，几种方法都是可能的，例如根尖形成（活髓治疗）、根尖诱导成形术（根尖闭合）和血运重建/新生。

诊断和病例评估[96]

对于年轻恒牙的牙髓损伤治疗，仔细的病例评估和准确的牙髓诊断的重要性毋庸置疑。牙髓状态的临床评估需要彻底地了解主诉、症状、病史，仔细的临床和放射检查以及诊断测试（见第5章）。

放射学的影像解释可能对正在发育中的未成熟牙根是很难的。透射区通常围绕在发育未完成，含有健康牙髓的牙根周围。很难去区分这一影像和坏死牙髓导致的病理性透射影。透射病变通常有非皮质骨的、模糊的边界。与对侧牙的根尖相比较也许有助于分辨。X线片是三维物体的二维图像投照。这样，仅近远中方向在常规放射线片上可见。从这个角度上观察，牙根经常地出现几乎完全的闭合，但是实际上从邻面观则是完全开放的（图2.12）。对于复杂情况，CBCT也许有助于诊断和治疗计划的制订。

可惜的是，这些个别测试结果和牙髓状态的实际生理学诊断并不存在明显相关性。但是，结合病史、临床检查和诊断测试的结果，牙髓和根尖周的状态的准确诊断通常是可以确立的。

治疗计划

治疗计划中最主要的考虑是牙髓状态和牙根发育程度（图2.13）。如果牙髓诊断是可复性牙髓炎，不管牙根发育的程度，恰当的治疗是活髓治疗或者根尖发育。取决于牙髓损伤的范围，盖髓或者浅层（部分）或者传统的牙髓切断术可能也适合。

如果诊断是不可复性牙髓炎或者牙髓坏死，恰当的治疗由牙根发育的程度决定。如果牙根发育完

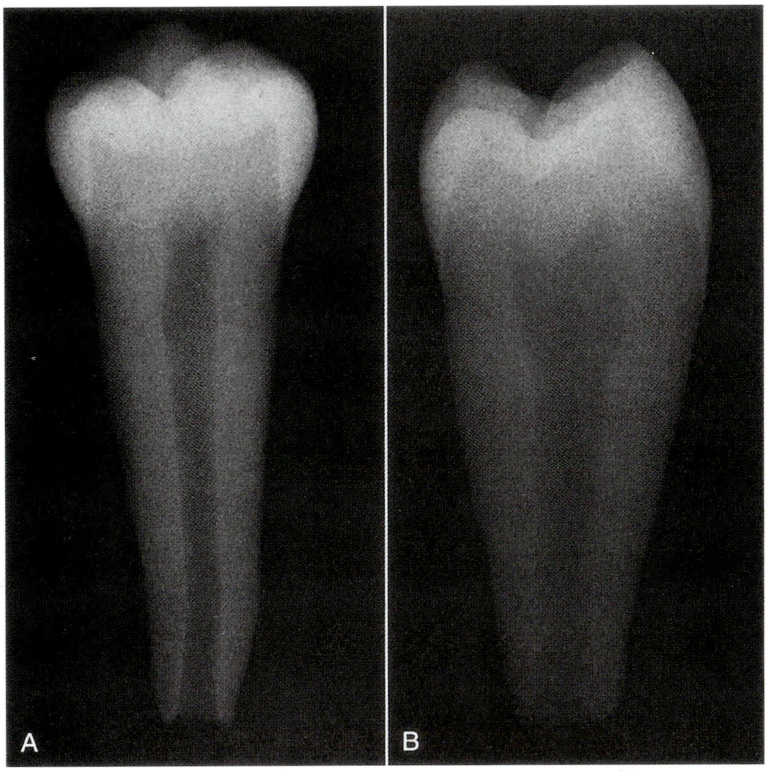

图2.12　A. 从面部看，牙根尖好像是接近平行。B. 从邻面看，根尖壁是敞开的。

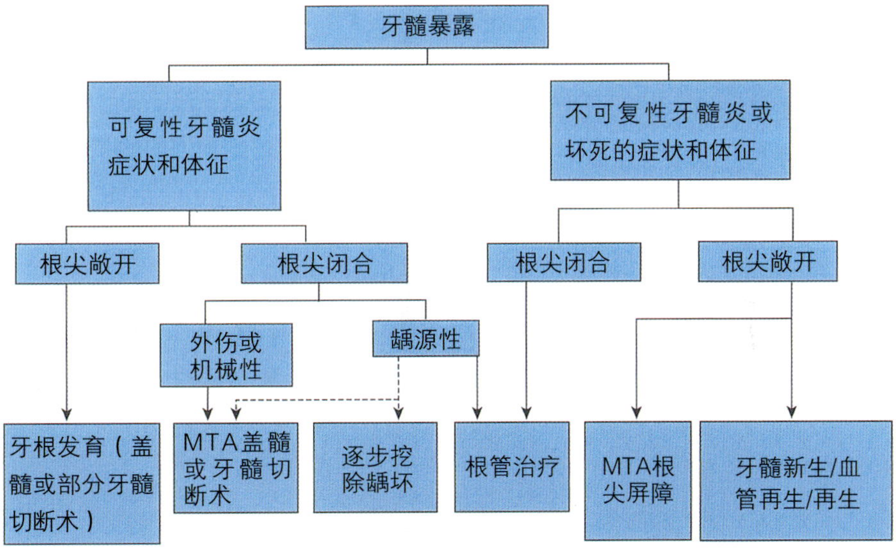

图2.13　年轻健康患者的无症状牙髓及其病例选择决策图。

成，根尖闭合，可以进行传统根管治疗。但是，当牙根发育未完成，充填之前必须完成根尖诱导。或者，可以使用再生技术，例如，牙髓组织的血运重建/新生。

制订计划时，因为薄弱的牙根壁，要考虑牙齿是否能被修复，是否有可能根折。患者的依从性很关键，特别是血运重建治疗。对未发育完成的牙根不再推荐根尖诱导闭合，因为氢氧化钙长期使用可能会削弱牙根。根尖诱导闭合的替代方案包括根尖屏障技术（一次性根尖诱导成形术），血运重建，根尖外科或者拔除。

根尖发育[97–102]

根尖发育，是促进持续的生理发育和根尖形成的一种活髓治疗过程。目的是维持根髓的活力；因此，牙髓必须是有活力的，能够维持持续发育，通常适合于年轻恒牙遭受外伤后的小范围冠部暴露。小的暴露可以通过盖髓治疗。

较大范围的牙髓暴露，尝试去除炎症组织（部分牙髓切断术），剩余部分牙髓完整。已经证实，外伤后最多168小时内，炎症局限于牙髓最表浅2mm。这种病例的治疗是表浅或部分牙髓切断术（Cvek牙髓切断术），仅表面2～4mm的牙髓被去除。

当有较大范围的牙髓暴露时，牙髓应在颈部收缩区切断（传统牙髓切断术）。两种牙髓切断技术中，剩余牙髓用硬质氢氧化钙或最好是MTA盖髓。

技术

1. 局麻，上橡皮障。
2. 去除炎症牙髓。去除牙髓最表浅2～4mm（Cvek 牙髓切断技术）[89,103–105]，使用锐利球钻、高速手机，并使用水冷却，或者使用锐利挖匙去除整个冠部牙髓从而暴露根部牙髓（传统牙髓切断术）。
3. 盐水湿润的棉球压迫止血。不能控制止血可能炎症组织还有残留，需要去除更多的牙髓组织。
4. 暴露的牙髓用1.25%次氯酸钠冲洗。
5. 切断的牙髓表面放置材料。MTA是首选材料，尽管硬质氢氧化钙传统上使用更广泛[82,106–109]。MTA的组织反应是最佳的，而氢氧化钙下方总有坏死带[86,97,110]。
6. MTA使用之前应迅速制备好，粉和无菌水或盐水按3：1比例在玻璃板或纸上调和。混合物放置于暴露的牙髓上，用湿棉球轻压。因为MTA在潮湿环境下硬固需要3小时以上，湿棉球放置于MTA上，剩下的窝洞用临时充填材料充填。或者，整个窝洞用白色MTA充填，湿纱布保护3～4小时。MTA冠部3～4mm被去除，迅速放置最终修复材料。

根尖发育的首要目标是维持牙髓活力，以便牙本质形成和根尖闭合。然后其余的成牙本质细胞能形成牙本质，增加牙本质壁的厚度，减少折裂。形成较厚牙根的时间需要1～2年，取决于执行操作时牙根发育的程度。患者应该每6个月回访一次，以便确定牙髓的活力和根尖发育成熟的范围。没有症状并不意味着不存在病变。每次复诊，监测症状和体征，测试牙髓活力，拍摄根尖片确定根尖状态。盖髓和部分牙髓切断术的优点之一就是能检测牙髓活力。

根尖发育治疗的理想结果是持续的牙根生长，形成正常根尖（图2.14）。活力组织能维持较长时间，常常无限期。盖髓和部分牙髓切断术后，牙髓的组织学检查通常显示正常组织。因此，组织学证据并不能支持常规牙髓摘除和根尖闭合后的根管充填。传统牙髓切断术的成功率是较低的，常常发生钙化变性。当存在这种钙化时，建议开始根管治疗。这可能也没有保证，因为钙化本质上并不是病态的。但是，牙髓在将来可能会坏死，根管可能难

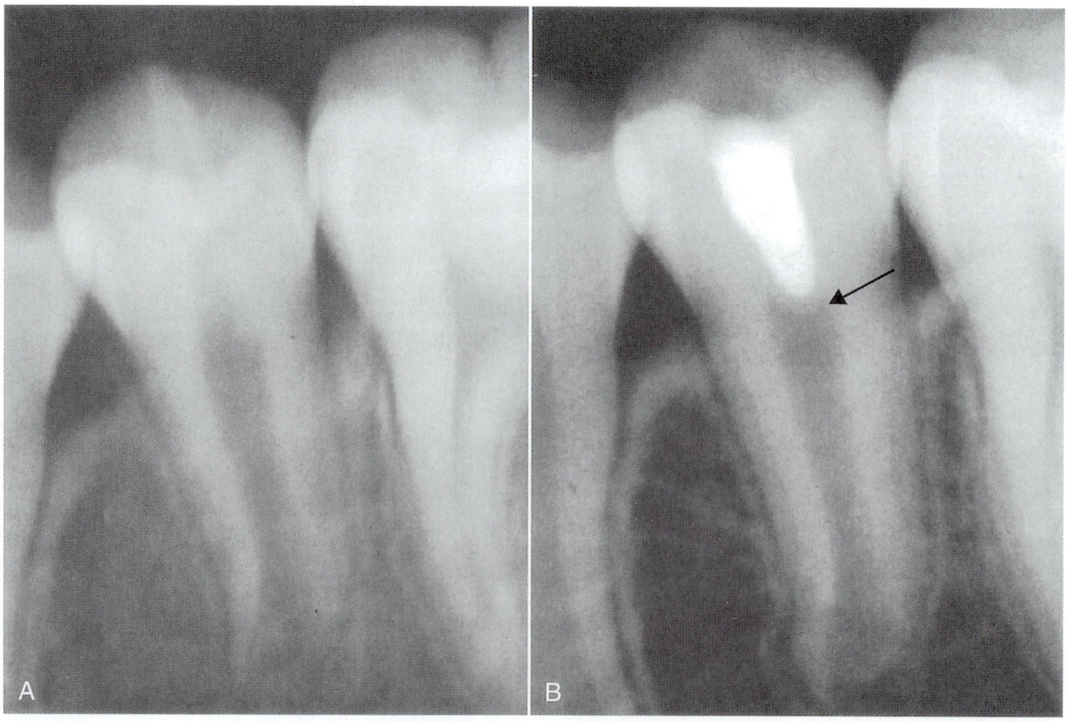

图2.14 A. 前磨牙畸形中央尖导致牙髓暴露。B. 牙髓切断术和MTA盖髓后1年；注意牙本质屏障（箭头所示）的证据和持续的牙根发育。

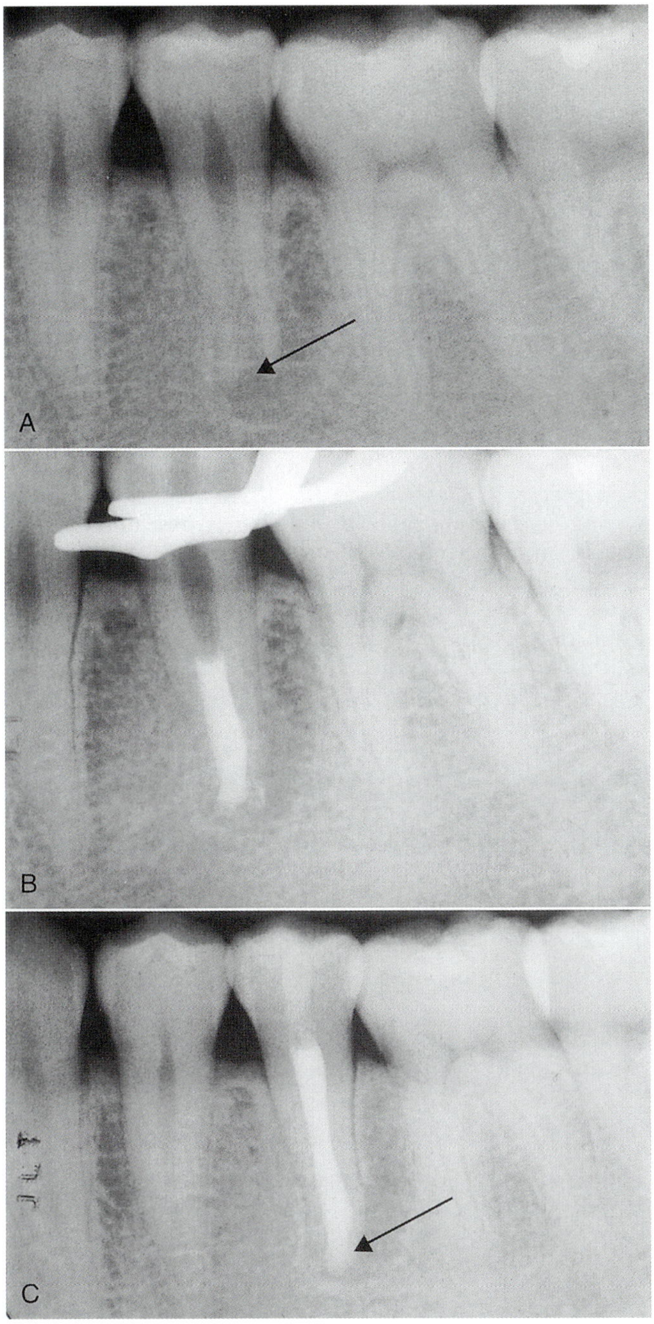

图2.15　人工屏障后根尖闭合。A. 牙髓坏死，阻碍牙根发育，根尖敞开（箭头所示）。B. 清理和成形后，MTA粉填塞进根尖1/2。C. 冠部用牙胶回填，复合树脂充填开髓口。MTA已经形成根尖屏障（箭头所示）。（由A. Williamson医生授权提供）

以疏通，可能需要手术。

如果在牙根发育完成之前，牙髓已经确定发生不可逆性感染或者坏死，或者内吸收已经很明显，牙髓应去除并进行根尖诱导成形术。

根尖诱导成形术[101–111]

根尖诱导成形术是诱导开放根尖形成钙化屏障（或者创造人工屏障），其中已有牙髓坏死并且伴有或者不伴有根尖病变。根尖诱导成形术包括去除坏死牙髓，清理根管，放置抗菌药物（图2.15）。过去，重点主要关注于药物的类型和性能，许多材料被建议用于诱导根尖屏障，尽管缺乏它们作用的一致性。但是，根尖屏障形成的关键因素已经被证实是根管系统的彻底清理和完整冠部封闭的建立。

过去氢氧化钙被用于根尖屏障的诱导材料。氢氧化钙可产生多层的无菌坏死并伴随底下的矿化[112]。氢氧化钙放置后的修复活动其细胞信号可能是由于几种机制，尽管现在已经很清楚氢氧化钙在牙本质基质里能释放有效的生物活性生长因子[113]。但是，长期使用氢氧化钙会弱化牙根[114]，近年来，MTA屏障有利的预后使得MTA根尖诱导成形术更被接受[115–116]。

技术

1. 隔离，预备一个大的入口以便去除所有坏死组织。
2. 使用1.25%次氯酸钠进行冲洗和消毒。
3. 确定工作长度，稍微短于X线片牙根的长度。不提倡超出根尖的预备，因为可能会损坏最终形成根尖屏障的组织。
4. 根管预备使用轻微地环周提拉，用相对大号的器械开始，逐步扩大号数。目的是通过破坏根管壁上的微生物膜而进行最大化清理，然后使用次氯酸钠大量冲洗，达到最小化牙本质去除。
5. 大号纸尖用于干燥根管。
6. MTA导入根管，粉状或糊剂（无菌盐水调和），用加压器或纸尖粗大端压紧。

MTA形成人工根尖屏障，使得充填材料可以压紧。如果放置氢氧化钙，会使组织形成生物性屏障。MTA屏障放置后，拍摄X线片确定根尖已封闭严实（图2.15）。湿润的棉球放置于根管内以确保硬固，放置封闭性能好的临时封闭材料。当MTA硬固（至少24小时）后，患者复诊，进行根管充填和永久修复。

根尖诱导成形术后的修复[112,117]

因为牙本质壁比较薄，根尖诱导成形术后牙齿的根折发生率高。修复方面的努力应该倾向于加强未发育成熟的牙根。新的牙本质粘接技术的使用能明显增加牙齿的抗折性，接近于正常牙齿的水平。在一项实验研究中，显示了复合树脂用于较大根管空间的牙齿的强化作用，而不论是否有桩[117]。

根尖诱导成形术的成功或失败

失败可发生于治疗过程中或治疗结束后。失败最常见的原因是细菌污染，通常由冠部充填物脱落或根管消毒不足引起。完成已明显成功的治疗后，患者都应该每隔12个月复诊一次，持续4年。每次复诊时，应仔细检查牙齿，包括临床检查和X线片检查。屏障处感染坏死材料可能会导致失败，特别是治疗整体如果没有在严格无菌条件下完成。失败进一步会导致不可预测的根折。研究显示，根尖诱导成形术的整体成功率与成熟根尖有术前根尖周病变病例的成功率是差不多的[118]。

组织工程和再生牙髓病学

目前，临床表现已经有不可复性牙髓炎症状的牙齿不太可能通过活髓治疗成功，这类牙齿最可能的命运就是根管治疗。但是，干细胞生物学、再生医学和组织工程学领域的重要新进展现在提供了一个平台，在这之上牙本质-牙髓的再生或这些组织的工程学也许在未来会变成临床现实。我们已经有关于这类技术的实验室证据[2-3]，但是，在这些技术转换成日常临床实践之前还有许多挑战。

这些技术的临床转换也许需要几种不同的技术，从刺激组织的自然再生，可能只需要去除部分现有的牙髓，当坏死牙髓去除和髓腔消毒后构建整个新牙髓。自然组织再生本质上反映了机体的自然损伤愈合过程，这些过程的刺激可能需要在传统临床操作中有一个更适度的改变以使局面有利于组织保持活力而不是坏死。基本纲领是创造一个有益的组织环境以便愈合发生，感染和炎症的控制对于获得这一目标是很关键的。炎症和再生之间紧密的相互作用变得日益明显[119-120]，损伤后控制组织处理的新药物和处理方式的机会也许会改善治疗结果。尽管更有野心，新的牙髓组织的工程学将极大拓展临床医生的治疗技能，使得牙齿修复后能保存它们的生物学性能，这也是目前的根管治疗缺乏的一个好处。大部分牙齿的组织再生和工程学策略试图去模仿牙齿发育过程中的分子和细胞活动[3]，发育最显著的一个特征是发育事件的顺序及紧密的时空控制，它导致胚胎里的一组非定向的干细胞形成精巧的牙齿组织结构。很明显，这种控制机制是复杂的，要求3种关键因素的相互作用：

- 干细胞/祖细胞
- 细胞信号（又名成形素或生长因子）诱导形态发生/细胞分化和通过已分化细胞调节基质分泌物
- 一个支架用于提供细胞生长和分化的三维微环境

研发可以即刻转化为临床或牙科诊所的牙髓工程学策略具有相当大的挑战。但是，利用机体自身干细胞和细胞外基质内的信号细胞的内源性储备也许会简化这种挑战。最近对牙髓中的干细胞群[121-122]和间充质干细胞（MSCs）迁移到牙齿损伤位点的识别已经获得相当大的进步[123]。促进受伤后干细胞向牙髓归位[124]和细胞聚集的部分分子信号的确认[125]可能会减少干细胞的临床移植和数量上扩大的开发需求，存在细胞表型方面改变的内在风险。复杂的信号机制包括成牙本质细胞的分化以及其他可能包含了各种各样的分子信号的牙髓细胞，这在临床上可能很难模仿。然而，生长因子和牙本质基质间的其他生物性分子的各组分能发信号通知这些分化活动[2,11]，此外，它们涉及血管再生[126]。这些信号分子局部释放的策略可能通过放置一个合适的支架来创造酸性条件，例如聚乳酸，使用窝洞酸蚀剂[31-32]，或者盖髓和使用修复材料[113,127]。明显地，我们现在正进入一个有趣的时代，更多管理牙科疾病的生物学方法也许允许组织再生和工程学变成临床现实。尽管非常有希望，这些技术必须通过临床检验，必须证实它们对牙髓治疗提供了一个比目前的方法更可靠的和划算的改变。

再生牙髓病学目前指的是通过控制发育未完成牙齿牙髓腔内感染并再生活力组织的技术，达到促进牙根发育成熟的目的。常常被称为血运重建或牙髓组织的新生。涉及这些程序的技术主要是基于已发表的病例报告和病例系列分析，并且不断地有促进活组织生长及不影响干细胞活力的最佳消毒方案的新信息更新。美国牙髓病协会（AAE）已经开发了一个网页，在中心数据库收集治疗病例的文件，为接受再生牙髓病学的临床医生提供现代指南[128]。正如这本在2014年付印的教科书，当髓腔不被用来做最终修复并有治疗方案的适当说明和适当同意时，指南提倡对牙髓坏死和发育未完成牙根的病例使用再生治疗程序。

技术

这一程序需如下两次就诊：

第一次就诊：局麻和隔离后，开髓，最小限度地进行根管清理，低浓度1.5%次氯酸钠大量冲洗，氢氧化钙糊剂或抗生素混合物放入根管，牙齿暂封1～4周。因为会引起牙齿变色，米诺环素不推荐用于前牙。

第二次就诊：使用3%甲哌卡因（卡波卡因）进行局麻，不含血管收缩剂以促进血凝块形成。隔离后，使用17%EDTA进行大量冲洗去除药物，然后干燥，将根管器械插入根尖外1～2mm引起血凝块形成，距修复材料3～4mm水平处。血凝块上放置一薄层可吸收胶原基质，然后是白色MTA或者氢氧化钙作为盖髓材料。MTA也许会使前牙的牙冠变色。然后用永久修复材料修复[128]。

正如前面提到的，这一技术正不断地被更新，读者应参考AAE网页了解最新改变。

参考文献

[1] Brannstrom M, Lind PO: Pulpal response to early dental caries, *J Dent Res* 44(5):1045, 1965.
[2] Cordeiro MM, Dong Z, Kaneko T, et al: Dental pulp tissue engineering with stem cells from exfoliated deciduous teeth, *J Endod* 34:962-969, 2008.
[3] Smith AJ, Sharpe PT: Biological tooth replacement and repair. In Lanza R, Langer R, Vacanti J, editors: *Principles of tissue engineering*, ed 3, pp 1067-1079, St. Louis, 2007, Elsevier.
[4] Banchs F, Trope M: Revascularization of immature permanent teeth with apical periodontitis: new treatment protocol? *J Endod* 30(4):196-200, 2004.
[5] Wang X, Thibodeau B, Trope M, et al: Histologic characterization of regenerated tissues in canal space after the revitalization/revascularization procedure of immature dog teeth with apical periodontitis, *J Endod* 36(1):56-63, 2010.
[6] American Association of Endodontists: *Glossary of endodontic terms*, Chicago, 2012, The Association.
[7] Bjørndal L, Reit C, Bruun G, et al: Treatment of deep caries lesions in adults: randomized clinical trials comparing stepwise vs direct complete excavation, and direct pulp capping vs partial pulpotomy, *Eur J Oral Sci* 118(3):290-297, 2010.
[8] Huang GT, Lin LM: Comments on the use of the term "revascularization" to describe root regeneration [letter to the editor], *J Endod* 34(5):511, 2008.
[9] Ahn J, Pogrel MA: The effects of 2% lidocaine with 1:100,000 epinephrine on pulpal and gingival blood flow, *Oral Surg Oral Med Oral Path Oral Radiol Endod* 85(2):197, 1998.
[10] Pitt Ford TR, Seare MA, McDonald F: Action of adrenaline on the effect of dental local anaesthetic solutions, *Endod Dent Traumatol* 9(1):31, 1993.
[11] Smith AJ, Scheven BA, Takahashi Y, et al: Dentine as a bioactive extracellular matrix, *Arch Oral Biol* 57:109-121, 2012.
[12] Mjor IA, Odont D: Pulp-dentin biology in restorative dentistry. Part 2. Initial reactions to preparation of teeth for restorative procedures, *Quintessence Int* 32(7):537, 2001.
[13] Murray PE, Lumley PJ, Smith AJ: Preserving the vital pulp in operative dentistry. Part 3. Thickness of remaining cavity dentine as a key mediator of pulpal injury and repair responses [see comment], *Dent Update* 29(4):172, 2002.
[14] Mullaney TP, Laswell HR: Iatrogenic blushing of dentin following full crown preparation, *J Prosthet Dent* 22(3):354, 1969.
[15] Goodis HE, Fried D, Gansky S, et al: Pulpal safety of 9.6 micron TEA CO2 laser used for caries prevention, *Lasers Surg Med* 35(2):104, 2004.
[16] Cavalcanti BN, Lage-Marques JL, Rode SM: Pulpal temperature increases with Er:YAG laser and high-speed handpieces, *J Prosthet Dent* 90(5):447, 2003.
[17] Pashley DH, Pashley EL: Dentin permeability and restorative dentistry: a status report for the *American Journal of Dentistry*, *Am J Dent* 4(1):5, 1991.
[18] Murray PE, About I, Lumley PJ, et al: Cavity: remaining dentin thickness and pulpal activity, *Am J Dent* 15(1):41, 2002.
[19] About I, Murray PE, Franquin JC, et al: The effect of cavity restoration variables on odontoblast cell numbers and dental repair, *J Dent* 29(2):109, 2001.
[20] Yamada T, Nakamura K, Iwaku M, et al: The extent of the odontoblast process in normal and carious human dentine, *J Dent Res* 62:798-802, 1983.
[21] McNeil PL, Steinhardt RA: Plasma membrane disruption: repair, prevention and adaptation, *Ann Rev Cell Devel Biol* 19:697-731, 2003.
[22] Stevenson TS: Odontoblast aspiration and fluid movement in human dentine, *Arch Oral Biol* 12(10):1149, 1967.
[23] Smith AJ, Smith JG, Shelton RM, et al: Harnessing the natural regenerative potential of the dental pulp, *Dent Clin North Am* (2012). doi: 10.1016/j.cden.2012.05.011.
[24] Imazato S, Kaneko T, Takahashi Y, et al: In vivo antibacterial effects of dentin primer incorporating MDPB, *Oper Dent* 29:369-375, 2004.
[25] Zhang K, Melo MA, Cheng L, et al: Effect of quaternary ammonium and silver nanoparticle-containing adhesives on dentin bond strength and dental plaque microcosm biofilms, *Dent Mater* 28(8):842-852, 2012.
[26] Cheng L, Zhang K, Melo MA, et al: Anti-biofilm dentin primer with quaternary ammonium and silver nanoparticles, *J Dent Res* 91(6):598-604, 2012.
[27] de Souza Costa CA, do Nascimento AB, Teixeira HM: Response of human pulps following acid conditioning and application of a bonding agent in deep cavities, *Dent Mater* 18(7):543, 2002.
[28] Baratieri LN, Ritter AV: Four-year clinical evaluation of posterior resin-based composite restorations placed using the total-etch technique, *J Esthet Restor Dent* 13(1):50, 2001.
[29] Murray PE, Smyth TW, About I, et al: The effect of etching on bacterial microleakage of an adhesive composite restoration, *J Dent* 30(1):29, 2002.
[30] Smith AJ, Smith G: Solubilisation of TGF-β1 by dentine conditioning agents, *J Dent Res* 77:1034, 1988.
[31] Zhao S, Sloan AJ, Murray PE, et al: Ultrastructural localisation of TGF-β exposure in dentine by chemical treatment, *Histochem J* 32:489-494, 2000.
[32] Galler KM, D'Souza RN, Federlin M, et al: Dentin conditioning codetermines cell fate in regenerative endodontics, *J Endod* 37:1536-1541. 2011.
[33] Murray PE, Smith AJ, Garcia-Godoy F, et al: Comparison of operative procedure variables on pulpal viability in an ex vivo modelm, *Int Endod J* 41:389-400, 2008.
[34] Felton DA, Webb EL, Kanoy BE, et al: Pulpal response to threaded pin and retentive slot techniques: a pilot investigation, *J Prosthet Dent* 66(5):597, 1991.
[35] Knight JS, Smith HB: The heat sink and its relationship to reducing heat during pin-reduction procedures, *Oper Dent* 23(6):299, 1998.
[36] Johnson GH, Powell LV, DeRouen TA: Evaluation and control of post-cementation pulpal sensitivity: zinc phosphate and glass ionomer luting cements, *J Am Dent Assoc* 124(11):38, 1993.
[37] Silvestri AR Jr, Cohen SH, Wetz JH: Character and frequency of discomfort immediately following restorative procedures, *J Am Dent Assoc* 95(1):85, 1977.
[38] Casselli DS, Martins LR: Postoperative sensitivity in Class I composite resin restorations in vivo, *J Adhes Dent* 8(1):53, 2006.
[39] Sarrett DC, Brooks CN, Rose JT: Clinical performance evaluation of a packable posterior composite in bulk-cured restorations, *J Am Dent Assoc* 137(1):71, 2006.
[40] Sobral MA, Garone-Netto N, Luz MA, et al: Prevention of postoperative tooth sensitivity: a preliminary clinical trial, *J Oral Rehabil* 32(9):661, 2005.
[41] Unemori M, Matsuya Y, Akashi A, et al: Self-etching adhesives and postoperative sensitivity, *Am J Dent* 17(3):191, 2004.
[42] Camps J, Dejou J, Remusat M, et al: Factors influencing pulpal response to cavity restorations, *Dent Mater* 16(6):432, 2000.
[43] Bergenholtz G: Evidence for bacterial causation of adverse pulpal responses in resin-based dental restorations, *Crit Rev Oral Biol Med* 11(4):467, 2000.
[44] Bergenholtz G: Effect of bacterial products on inflammatory reactions in the dental pulp, *Scand J Dent Res* 85(2):122, 1977.
[45] Bergenholtz G, Cox CF, Loesche WJ, et al: Bacterial leakage around dental restorations: its effect on the dental pulp, *J Oral Pathol* 11(6):439, 1982.
[46] Vongsavan N, Matthews RW, Matthews B: The permeability of human dentine in vitro and in vivo, *Arch Oral Biol* 45(11):931, 2000.
[47] Jontell M, Hanks CT, Bratel J, et al: Effects of unpolymerized resin components on the function of accessory cells derived from the rat incisor pulp, *J Dent Res* 74(5):1162, 1995.
[48] Al-Hiyasat AS, Darmani H, Milhem MM: Cytotoxicity evaluation of dental resin composites and their flowable derivatives, *Clin Oral Invest* 9(1):21, 2005.
[49] Lonnroth EC, Dahl JE: Cytotoxicity of liquids and powders of chemically different dental materials evaluated using dimethylthiazol diphenyltetrazolium and neutral red tests, *Acta Odont Scand* 61(1):52, 2003.

[50] Brannstrom M: The effect of dentin desiccation and aspirated odontoblasts on the pulp, *J Prosthet Dent* 20(2):165, 1968.
[51] Camps J, About I, Gouirand S, et al: Dentin permeability and eugenol diffusion after full crown preparation, *Am J Dent* 16(2):112, 2003.
[52] Hume WR: Influence of dentine on the pulpward release of eugenol or acids from restorative materials, *J Oral Rehabil* 21(4):469, 1994.
[53] Hume WR: An analysis of the release and the diffusion through dentin of eugenol from zinc oxide–eugenol mixtures, *J Dent Res* 63(6):881, 1984.
[54] Al-Nazhan S, Spangberg L: Morphological cell changes due to chemical toxicity of a dental material: an electron microscopic study on human periodontal ligament fibroblasts and L929 cells, *J Endod* 16(3):129, 1990.
[55] Olasupo NA, Fitzgerald DJ, Gasson MJ, et al: Activity of natural antimicrobial compounds against *Escherichia coli* and *Salmonella enterica* serovar *Typhimurium*, *Lett Appl Microbiol* 37(6):448, 2003.
[56] Brodin P: Neurotoxic and analgesic effects of root canal cements and pulp-protecting dental materials, *Endod Dent Traumatol* 4(1):1, 1988.
[57] Trowbridge H, Edwall L, Panopoulos P: Effect of zinc oxide–eugenol and calcium hydroxide on intradental nerve activity, *J Endod* 8(9):403, 1982.
[58] Whitworth JM, Myers PM, Smith J, et al: Endodontic complications after plastic restorations in general practice, *Int Endod J* 38(6):409, 2005.
[59] Heys RJ, Heys DR, Fitzgerald M: Histological evaluation of microfilled and conventional composite resins on monkey dental pulps, *Int Endod J* 18(4):260, 1985.
[60] Kitasako Y, Nakajima M, Pereira PN, et al: Monkey pulpal response and microtensile bond strength beneath a one-application resin bonding system in vivo, *J Dent* 28(3):193, 2000.
[61] Kopperud SE, Tveit AB, Gaarden T, et al: Longevity of posterior dental restorations and reasons for failure, *Eur J Oral Sci* 120(6):539-548, 2012.
[62] Murray PE, Hafez AA, Smith AJ, et al: Identification of hierarchical factors to guide clinical decision making for successful long-term pulp capping, *Quintessence Int* 34(1):61, 2003.
[63] Heys RJ, Fitzgerald M, Hyeys DR, et al: An evaluation of a glass ionomer luting agent: pulpal histological response, *J Am Dent Assoc* 114(5):607, 1987.
[64] Shimada Y, Seki Y, Sasafuchi Y, et al: Biocompatibility of a flowable composite bonded with a self-etching adhesive compared with a glass ionomer cement and a high copper amalgam, *Oper Dent* 29(1):23, 2004.
[65] Morrow LA, Wilson NH: The effectiveness of four-cavity treatment systems in sealing amalgam restorations, *Oper Dent* 27(6):549, 2002.
[66] Brodin P, Linge L, Aars H: Instant assessment of pulpal blood flow after orthodontic force application, *J Orofac Orthop* 57(5):306, 1996.
[67] Nixon CE, Saviano JA, King GJ, et al: Histomorphometric study of dental pulp during orthodontic tooth movement, *J Endod* 19(1):13, 1993.
[68] Derringer KA, Linden RW: Vascular endothelial growth factor, fibroblast growth factor 2, platelet-derived growth factor and transforming growth factor beta released in human dental pulp following orthodontic force, *Arch Oral Biol* 49(8):631, 2004.
[69] Dhopatkar AA, Sloan AJ, Rock WO, et al: A novel in vitro culture model to investigate the reaction of the dentine-pulp complex to orthodontic force, *J Orthodont* 32:122-132, 2005.
[70] Dahl JE, Pallesen U: Tooth bleaching: a critical review of the biological aspects, *Crit Rev Oral Biol Med* 14:292-304, 2003.
[71] Fugaro JO, Nordahl I, Fugaro OJ, et al: Pulp reaction to vital bleaching, *Oper Dent* 29(4):363, 2004.
[72] Gokay O, Tuncbilek M, Ertan R: Penetration of the pulp chamber by carbamide peroxide bleaching agents on teeth restored with a composite resin, *J Oral Rehabil* 27(5):428, 2000.
[73] Baratieri LN, Machado A, Van Noort R, et al: Effect of pulp protection technique on the clinical performance of amalgam restorations: three-year results, *Oper Dent* 27(4):319, 2002.
[74] Pashley DH, O'Meara JA, Williams EC, et al: Dentin permeability: effects of cavity varnishes and bases, *J Prosthet Dent* 53(4):511, 1985.
[75] Piperno S, Barouch E, Hirsch SM, et al: Thermal discomfort of teeth related to presence or absence of cement bases under amalgam restorations, *Oper Dent* 7(3):92, 1982.
[76] Fitzgerald M, Heys RJ: A clinical and histological evaluation of conservative pulpal therapy in human teeth, *Oper Dent* 16(3):101-112, 1991.
[77] Hayashi M, Fujitani M, Yamaki C, et al: Ways of enhancing pulp preservation by stepwise excavation: a systematic review, *J Dent* 39:95-107, 2011.
[78] Maltz M, Alves LS, Moura Mdos S, et al: Incomplete caries removal in deep lesions: a 10-year prospective study, *Am J Dent* 24:211-214, 2011.
[79] Barthel CR, Rosenkranz B, Leuenberg A, et al: Pulp capping of carious exposures: treatment outcome after 5 and 10 years: a retrospective study, *J Endod* 26(9):525-528, 2000.
[80] Al-Hiyasat AS, Barrieshi-Nusair KM, Al-Omari MA: The radiographic outcomes of direct pulp-capping procedures performed by dental students: a retrospective study, *J Am Dent Assoc* 137(12):1699-1705, 2006.
[81] Nair PN, Duncan HF, Pitt Ford TR, et al: Histological, ultrastructural and quantitative investigations on the response of healthy human pulps to experimental capping with mineral trioxide aggregate: a randomized controlled trial, *Int Endod J* 41:128-150, 2008.
[82] Bogen G, Kim JS, Bakland LK: Direct pulp capping with mineral trioxide aggregate: an observational study, *J Am Dent Assoc* 139(3):305-315, 2008.
[83] Mente J, Geletneky B, Ohle M, et al: Mineral trioxide aggregate or calcium hydroxide direct pulp capping: an analysis of the clinical treatment outcome, *J Endod* 36(5):806-813, 2010.
[84] Hilton TJ: Keys to clinical success with pulp capping: a review of the literature, *Oper Dent* 34:615-625, 2009.
[85] Witherspoon DE, Small JC, Harris GZ: Mineral trioxide aggregate pulpotomies: a case series outcomes assessment, *J Am Dent Assoc* 137(5):610-618, 2006.
[86] Percinoto C, de Castro AM, Pinto LMCP: Clinical and radiographic evaluation of pulpotomies employing calcium hydroxide and trioxide mineral aggregate, *Gen Dent* 54(4):258, 2006.
[87] Rafter M: Vital pulp therapy: a review, *J Irish Dent Assoc* 47(4):115, 2001.
[88] Mejare I, Cvek M: Partial pulpotomy in young permanent teeth with deep carious lesions, *Endod Dent Traumatol* 9:238-242, 1993.
[89] Cvek M: A clinical report on partial pulpotomy and capping with calcium hydroxide in permanent incisors with complicated crown fracture, *J Endod* 4(8):232, 1978.
[90] DeRosa TA: A retrospective evaluation of pulpotomy as an alternative to extraction, *Gen Dent* 54(1):37, 2006.
[91] Fong CD, Davis MJ: Partial pulpotomy for immature permanent teeth, its present and future, *Pediatr Dent* 24(1):29, 2002.
[92] Granath LE, Hagman G: Experimental pulpotomy in human bicuspids with reference to cutting technique, *Acta Odont Scand* 29(2):155, 1971.
[93] Ward J: Vital pulp therapy in cariously exposed permanent teeth and its limitations, *Aust Endod J* 28(1):29, 2002.
[94] Capurro M, Zmener O: Delayed apical healing after apexification treatment of non-vital immature tooth: a case report, *Endod Dent Traumatol* 15(5):244, 1999.
[95] Kleier DJ, Barr ES: A study of endodontically apexified teeth, *Endod Dent Traumatol* 7(3):112, 1991.
[96] American Academy of Pediatric Dentistry Council on Clinical Affairs Committee, Pulp Therapy Subcommittee: Guideline on pulp therapy for primary and young permanent teeth, *Pediatr Dent* 27(7 reference manual):130, 2005.
[97] El-Meligy OAS, Avery DR: Comparison of mineral trioxide aggregate and calcium hydroxide as pulpotomy agents in young permanent teeth (apexogenesis), *Pediatr Dent* 28(5):399, 2006.
[98] Kontham UR, Tiku AM, Damle SG, et al: Apexogenesis of a symptomatic mandibular first permanent molar with calcium hydroxide pulpotomy, *Quintessence Int* 36(8):653, 2005 [erratum appears in *Quintessence Int* 37(2):120, 2006].
[99] Seo R, Maki K, Hidaka A, Higuchi M, et al: Long term radiographic study of bilateral second premolars with immature root treated by apexogenesis and apexification, *J Clin Pediatr Dent* 29(4):313, 2005.
[100] Welbury R, Walton AG: Continued apexogenesis of immature permanent incisors following trauma, *Br Dent J* 187(12):643, 1999.
[101] Webber RT: Apexogenesis versus apexification, *Dent Clin North Am* 28(4):669, 1984.
[102] Tenca JI, Tsamtsouris A: Continued root end development: apexogenesis and apexification, *J Pedodont* 2(2):144, 1978.
[103] Cvek M: Prognosis of luxated non-vital maxillary incisors treated with calcium hydroxide and filled with gutta-percha: a retrospective clinical study, *Endod Dent Traumatol* 8(2):45, 1992.
[104] Cvek M, Cleaton-Jones PE, Austin JC, et al: Pulp reactions to exposure after experimental crown fractures or grinding in adult monkeys, *J Endod* 8(9):391, 1982.
[105] Cvek M, Granath L, Cleaton-Jones P, et al: Hard tissue barrier formation in pulpotomized monkey teeth capped with cyanoacrylate or calcium hydroxide for 10 and 60 minutes, *J Dent Res* 66(6):1166, 1987.
[106] Karabucak B, Li D, Lim J, et al: Vital pulp therapy with mineral trioxide aggregate, *Dent Traumatol* 21(4):240, 2005.
[107] Shabahang S, Torabinejad M: Treatment of teeth with open apices using mineral trioxide aggregate, *Pract Periodontics Aesthet Dent* 12(3):315, quiz, 322; 2000.
[108] Torabinejad M, Chivian N: Clinical applications of mineral trioxide aggregate, *J Endod* 25(3):197, 1999.
[109] Witherspoon DE, Small JC, Harris GZ: Mineral trioxide aggregate pulpotomies: a case series outcomes assessment, *J Am Dent Assoc* 137(5):610, 2006.
[110] Barrieshi-Nusair KM, Qudeimat MA: A prospective clinical study of mineral trioxide aggregate for partial pulpotomy in cariously exposed permanent teeth, *J Endod* 32(8):731, 2006.
[111] Morse DR, O'Larnic J, Yesilsoy C: Apexification: review of the literature, *Quintessence Int* 21(7):589, 1990.
[112] Finucane D, Kinirons MJ: Non-vital immature permanent incisors: factors that may influence treatment outcome, *Endod Dent Traumatol* 15(6):273, 1999.
[113] Graham L, Cooper PR, Cassidy N, et al: The effect of calcium hydroxide on solubilisation of bio-active dentine matrix components, *Biomaterials* 27:2865-2873, 2006.
[114] Andreasen JO, Farik B, Munksgaard EC: Long-term calcium hydroxide as a root canal dressing may increase risk of root fracture, *Dent Traumatol* 18(3):134-137, 2002.
[115] Holden DT, Schwartz SA, Kirkpatrick TC, et al: Clinical outcomes of artificial root-end barriers with mineral trioxide aggregate in teeth with immature apices, *J Endod* 34(7):812-817, 2008.
[116] Simon S, Rilliard F, Berdal A, et al: The use of mineral trioxide aggregate in one-visit apexification treatment: a prospective study, *Int Endod J* 40(3):186-197, 2007.
[117] Katebzadeh N, Dalton BC, Trope M: Strengthening immature teeth during and after apexification, *J Endod* 24(4):256, 1998.
[118] Mente J, Leo M, Panagidis D, et al: Treatment outcome of mineral trioxide aggregate in open apex teeth, *J Endod* 39(1):20-26, 2013.
[119] Cooper PR, Takahashi Y, Graham LW, et al: Inflammation-regeneration interplay in the dentine-pulp complex, *J Dent* 38:687-697, 2010.
[120] Cooper PR, Smith AJ: Molecular mediators of pulp inflammation and regeneration, *Endod Topics* 28:90-105, 2013.
[121] Sloan AJ, Smith AJ: Stem cells and the dental pulp: potential roles in tissue regeneration, *Oral Dis* 13:151-157, 2007.
[122] Huang GTJ, Gronthos S, Shi S: Mesenchymal stem cells derived from dental tissues vs those from other sources: their biology and role in

regenerative medicine, *J Dent Res* 88:792-806, 2009.
[123] Feng J, Mantesso A, De Bari C, et al: Dual origin of mesenchymal stem cells contributing to organ growth and repair, *Proc Natl Acad Sci U S A* 108:6503-6508, 2011.
[124] Kim JY, Xin X, Moioli EK, et al: Regeneration of dental pulp-like tissue by chemotaxis-induced cell homing, *Tissue Eng Part A* 16:3023-3031, 2010.
[125] Smith JG, Smith AJ, Shelton RM, et al: Recruitment of dental pulp cells by dentine and pulp extracellular matrix components, *Exp Cell Res* 318(18):2397-2406, 2012.
[126] Zhang R, Cooper PR, Smith G, et al: Angiogenic activity of dentin matrix components, *J Endod* 34:26-30, 2011.
[127] Tomson PL, Grover LM, Lumley PJ, et al: Dissolution of bio-active dentine matrix components by mineral trioxide aggregate, *J Dent* 35(8):636-642, 2007.
[128] American Association of Endodontists: http://www.aae.org/publications-and-research/research/regenerative-database.aspx.

CHAPTER 3

第3章　牙髓病微生物学

Endodontic microbiology

章节大纲

根尖周炎的微生物原因

根管感染途径

牙髓感染后的微生物菌群

学习目标

阅读本章后，学生应该能够：

1. 了解根尖周炎的微生物病因。
2. 描述微生物进入牙髓和根尖周组织的途径。
3. 认识不同类型的感染根管和每种类型中的主要微生物种类。
4. 了解感染根管内的细菌多样性。
5. 描述与根管感染症状相关的因素。
6. 了解根管微生物生态及根管生态系统的特点。
7. 讨论微生物在根管治疗预后中的作用。
8. 了解根尖周外感染的发展和启示。

根尖周炎的微生物原因

根尖周炎是一种主要由根管系统感染引发的微生物源性炎症性疾病（图3.1）[1-3]。微生物在根尖周炎致病中的明确作用在40年前已建立，在过去的10年中已出现了大量关于牙髓感染微生物学的新信息。牙髓感染通常出现在牙髓坏死或是因治疗而牙髓被去除后的情况。尽管真菌、病毒以及最近发现的古细菌都曾经在感染根管中被发现，但细菌仍然是根尖周炎病因中主要涉及的微生物。定植在根管系统中的细菌可通过根尖孔和根尖侧孔接触根尖周组织。细菌和宿主之间接触的结果，根尖周组织发生炎症，随后发展并引起根尖周炎。牙髓坏死之后，细菌可以摆脱宿主防御机制而不受限制地生长。它们会侵入所有复杂的根管解剖系统形成多菌种生物膜并刺激根尖周组织。

根管治疗的最终目标是防止根尖周炎的发展或者说是为了根尖组织愈合创造充分的条件。考虑到根尖周炎的微生物病因，毋庸置疑，牙髓治疗的原理应该是彻底消除已发生的感染或防止微生物感染或再次感染根管或根尖周组织。本章的目的是讲述牙髓感染中微生物的各个方面。

根管感染途径

正常情况下，牙髓和牙本质是无菌的，并通过其上覆盖的牙釉质和牙骨质与口腔微生物隔离。当出现这些保护层的完整性被破坏的情况时（例如，由于龋病、外伤引起的折裂和裂纹，修复程序，刮治和根面平整，磨耗或磨损）或天然缺失（例如，由于在根颈部牙骨质牙釉质交界处存在间隙）。偶尔，牙齿先天性异常，如牙内陷、牙中牙、腭侧沟缺陷，都会造成自发性的牙髓暴露。因此，口腔微生物使暴露在口腔环境中的牙本质-牙髓复合体面临感染的风险。与牙周健康或疾病相关的龈下生物膜微生物也可以通过牙本质小管到达牙髓，或通过根尖侧孔和根尖孔，或可能是通过各种途径共同导致的结果。

牙本质小管

无论何时牙本质暴露，由于正常牙本质的管状结构具有的通透性，牙髓将有被感染的风险。在靠近牙髓的部位牙本质小管的直径和密度都较高，因此牙本质通透性在靠近牙髓的部位增加[4]。暴露的牙本质能被龋损中的微生物、浸泡于唾液中的微生

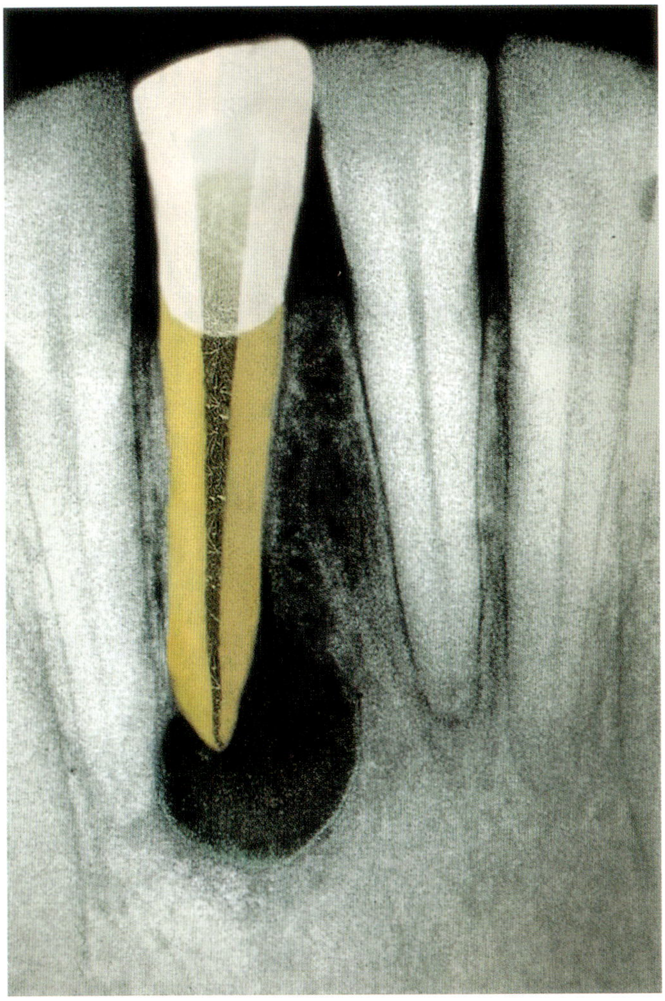

图3.1 感染根管系统的微生物是不同种类根尖周炎的主要病原体。

物或是在暴露部位形成的牙菌斑中的微生物感染定植。

牙本质小管贯通整个牙本质层并呈倒锥形构造，直径最小处位于牙釉质或牙骨质周围（平均0.9μm）[5]。最小管径与大多数口腔细菌的细胞直径相匹配，通常为0.2～0.7μm。细菌侵入牙本质小管的速度在死髓牙快于活髓牙[6]。在活髓牙，牙本质小管液向外运动和小管中物质会影响牙本质通透性并可以延迟细菌侵入牙本质小管中。其他因素也限制甚至阻碍了细菌通过牙本质小管进入牙髓，如在龋损下方形成的硬化牙本质、修复性或反应性牙本质、玷污层以及小管内沉积的宿主防御分子，如抗体[4]。因此，只要牙髓是活的，牙本质暴露并不一定就是牙髓感染的重要途径，除非此时牙本质厚度已大大降低；这时，牙本质通透性将会明显增加。另外，如果牙髓坏死，暴露的牙本质小管可以真正成为细菌到达和定植牙髓的途径。

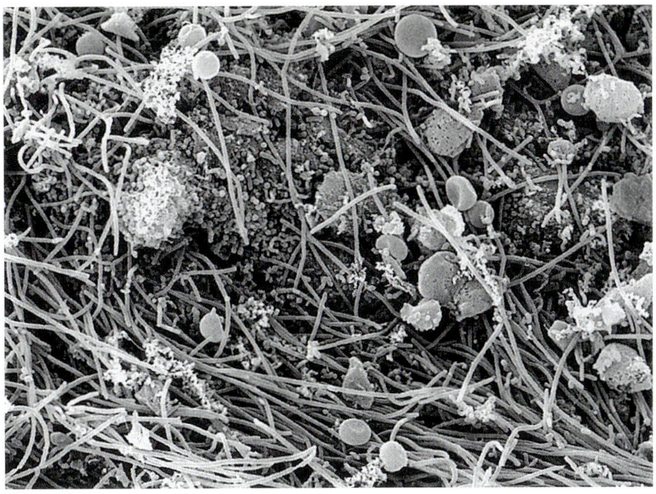

图3.2 扫描电镜显示在龋损中的细菌。注意存在的不同细菌形态。

牙髓直接暴露

牙髓直接暴露于口腔是牙髓感染的最常见途径。龋病是牙髓暴露的最常见原因，但微生物也可以通过直接的牙髓暴露，或由于医源性修复手术或外伤到达牙髓。牙髓暴露的这两个过程之间有一个明显的区别。龋齿是一种慢性疾病，需要数月至数年才能接触到牙髓。因此，因龋坏暴露的牙髓被暴露于长期高含菌量的生物膜中。在这些情况下的牙髓会明显发炎，偶尔还会在暴露部位形成脓肿[7]，即使患者可能是无症状或轻度症状。然而，当出现机械性暴露时，只有少数的浮游细菌细胞进入了牙髓，特别是如果在预备过程中使用了橡皮障。

因此，对牙髓的反应，这两种类型的暴露是完全不同的（详见第2章）。暴露的牙髓组织可直接与龋损中的口腔微生物、唾液或是沉积到暴露表面的菌斑直接接触（图3.2）。几乎无一例外，暴露后的牙髓会发生炎症、坏死及感染。从牙髓暴露到整个根管感染之间的时间间隔是不可预测的，但它通常是一个缓慢的过程[8]。

牙周病

无论是在正常或是病变的牙周组织，龈下生物膜中的微生物都可以通过牙本质小管或侧支/根分叉管到达牙髓。值得注意的是，牙本质小管液向外流动具有保护牙髓的作用。然而，由牙周疾病发展而来的牙髓坏死只有当牙周袋到达根尖孔，导致穿过根尖孔的主要血管发生了不可逆的破坏时才会发生[9]。一旦牙髓发生坏死，牙周微生物可以通过根尖分叉、暴露的牙本质小管和根尖孔到达根管系统，并建立传染过程（详见第7章）。

引菌作用

引菌作用指的是微生物通过血液或淋巴输送到组织损伤区的过程，在这个过程中，它们离开血管，进入受损组织，并建立感染。目前还没有明确的证据表明这一过程代表了根管感染的一种途径。有研究表明，对血液实施了实验性感染后细菌并不能从未充填根管中分离培养到，除非是根管在菌血症期间被过度预备，导致牙周血管损伤和血液渗出液进入根管[10]。目前的证据表明，在创伤时牙髓感染的主要途径是龈沟、牙釉质裂纹导致的牙本质暴露[11]或是创伤时牙周韧带中的微血管[12]。

牙髓感染后的微生物菌群

牙髓感染可根据解剖位置分为根管内或根尖外。根管内感染又可以细分为3类：原发性、继发性或持续性感染，具体属于哪一类感染取决于参与微生物何时在根管内定植。

感染微生物菌群的组成可能会有所不同，取决于感染的不同形式和不同类型的根尖周炎。用基于培养的方法研究已可识别多种候选牙髓病原体。最近，随着不依赖培养的分子生物学技术的出现，不仅证实了基于培养得到的研究结果，而且还发现了很多有关不同类型牙髓感染相关的微生物菌群。分子技术使那些从未在根管感染中发现的新的可疑病原体的识别成为可能[13]。此外，通过培养方法很多菌种因为它们的频繁检出已经被认为是可疑病原体，而通过分子生物学方法可检测到类似或更高的检出率，从而增强了这些生物体与根尖周炎的因果关联。因此，通过分子生物学的方法已将根管微生物菌群重新定义。下一节中将讨论不同类型牙髓感染的主要特征。

原发性根管内感染

微生物初次入侵并定植到坏死的牙髓组织导致原发性根管内感染。微生物可参与牙髓入侵的早期阶段，使炎症加重并进一步坏死，也可以是后来者，利用牙髓坏死后根管的环境条件改变。原发性感染的特点是混合菌群感染，每个根管内由10～30种细菌和10^3～10^8个菌细胞构成[2,13–14]。

成熟的培养技术和分子生物学技术揭示了牙髓感染的混合微生物本质，原发性感染中专性厌氧菌占据着明显的优势。在一个更广泛的分类级别，根管细菌可分为9个门类，即厚壁菌门、拟杆菌门、梭杆菌门、螺旋体、放线菌门、变形菌门、互养菌门、TM7和SR1[15]。然而，利用先进DNA测序技术的研究数据显示，其他几个门类的细菌可能已经被以前的识别技术忽视（见以下章节）。值得注意的是那些高检出率的尚无法培养物种，40%～66%的牙髓微生物菌群包括尚未被培养和鉴定的细菌[16–18]。除此之外，牙髓微生物菌群的细菌组因人而异[16,19]，这表明根尖周炎是多病因的，多种细菌的组合可以在疾病的因果关系中扮演一个角色。表3.1显示了常见牙髓感染中发现的细菌属，图3.3显示了与不同类型的根尖周炎相关的原发性根管内感染中发现的最常见细菌分类群。

革兰阴性菌

革兰阴性菌是原发性牙髓感染中最常见的微生物。几种属于革兰阴性菌属的菌种已被固定地发现与不同类型的原发性根尖周炎感染相关，包括脓肿。这些属类包括小杆菌属（如*D. invisus*难见小杆菌和*D. pneumosintes*害肺小杆菌）、梭杆菌属（如*F. nucleatum*具核梭杆菌）、卟啉单胞菌属（如*P. endodontalis*牙髓卟啉单胞菌和*P. gingivalis*牙龈卟啉单胞菌）、普雷沃菌属（如*P. intermedia*中间普雷沃菌、*P. nigrescens*变黑普沃雷菌、*P. baroniae*保氏普雷沃菌和*P. tannerae*坦纳普雷沃菌）、坦纳菌属（如*T. forsythia*福赛斯坦纳菌）和密螺旋体属（如*T. denticola*栖牙密螺旋体和*T. socranskii*索氏密螺旋体）[16–18,20–36]。其他原发性感染中零星检测到的革兰阴性菌见表3.1所示。

革兰阳性菌

尽管据报道厌氧革兰阴性菌是原发性感染中最常见的微生物，一些革兰阳性菌也经常在牙髓混合菌感染中检出，一些菌的检出率甚至和最常见的革

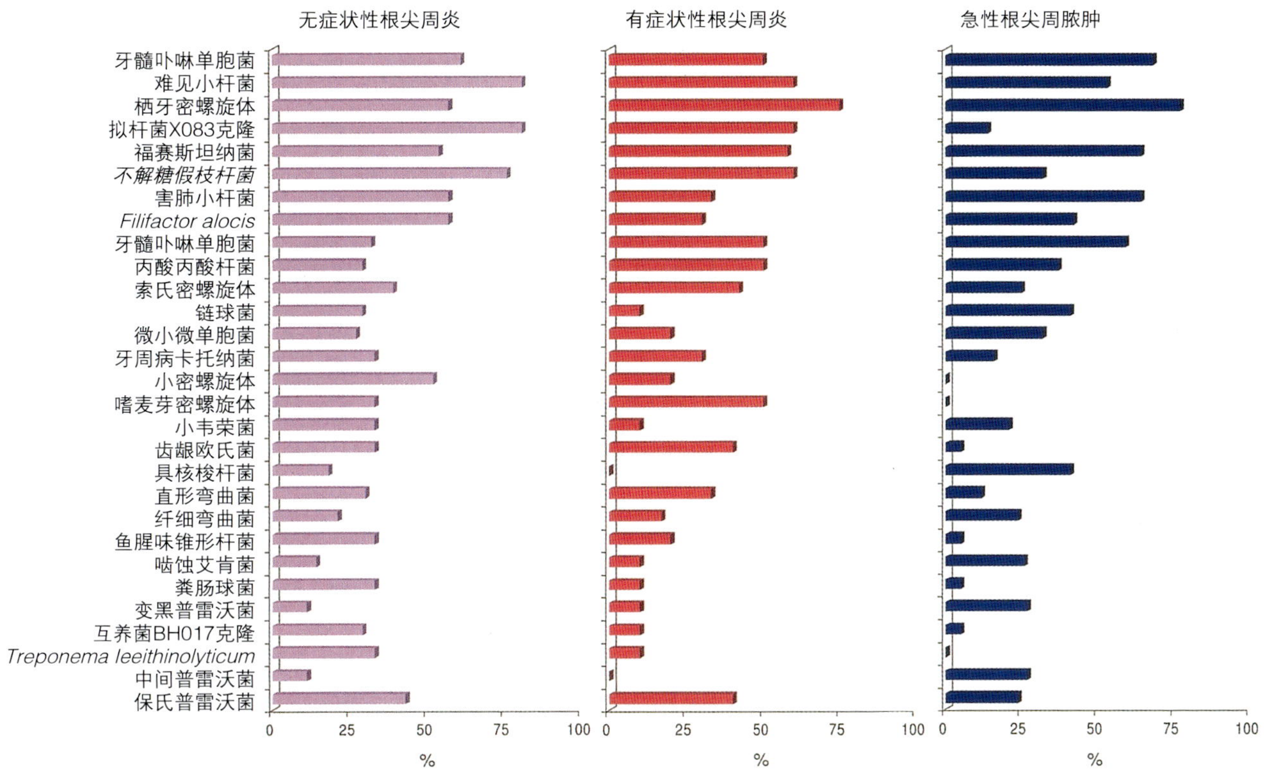

图3.3　不同形式的根尖周炎牙齿牙髓原发性感染的主要细菌检出率。通过作者之一——Siqueira采用分子生物学技术的研究资料汇编整理。

表3.1　牙髓感染中的代表性细菌属

革兰阴性菌		**革兰阳性菌**	
厌氧	**兼性厌氧**	**厌氧**	**兼性厌氧**
杆菌		**杆菌**	
小杆菌属	二氧化碳噬纤维菌属	放线菌属	放线菌属
卟啉菌属	艾肯菌属	*Pseudoramibacter*	棒状杆菌属
坦纳菌属	嗜血杆菌属	产线菌属	乳杆菌属
普雷沃菌属		真杆菌属	
梭杆菌属		艰难杆菌属	
弯曲杆菌属		丙酸杆菌属	
锥形杆菌属		埃氏菌属	
卡托纳菌属		欧氏菌属	
月形单胞菌属		双歧杆菌属	
石胡荽菌属		斯奈克氏菌属	
		奇异菌属	
		Solobacterium	
		乳杆菌属	
球菌		**球菌**	
韦荣菌属	奈瑟菌属	微单胞菌属	链球菌属
巨型球菌属		消化链球菌属	肠球菌属
		芬戈尔德菌属	颗粒链菌属
		嗜胨菌属	
		厌氧球菌属	
		链球菌属	
		孪生球菌属	
螺旋状菌			
密螺旋体属			

兰阴性菌的检出率一样高。在原发性感染中通常检测到的革兰阳性菌包括放线菌属（例如，*A. israelii*衣氏放线菌）、产线菌属（例如，*F. alocis*）、齿龈欧氏菌（如*O. uli*）、微单胞菌属（如*P. micra*微小微单胞菌）、消化链球菌属（如*P. anaerobius*厌氧消化链球菌，*P. stomatis*口炎消化链球菌）、假枝杆菌属（如*P. alactolyticus*不解糖假枝杆菌）、链球菌属（如*S. anginosus*咽峡炎链球菌群组），与丙酸杆菌属（如*P. propionicum*丙酸丙酸杆菌和*P. acnes*痤疮丙酸杆菌）[17,28,35-42]。其他在原发性根管内感染发现的革兰阳性细菌列于表3.1中。

尚无法培养的细菌表型

基于非培养的分子生物学研究表明，几种细菌型可以参与牙髓感染。细菌型可以被理解为尚无法培养并且无有效的命名，只能通过16S rRNA基因序列认识的物种。未培养的细菌型经常在原发性牙髓感染样品中检出，这些细菌型包括隶属于小杆菌属、普雷沃菌属、索氏菌属、欧式菌属、真杆菌属、巨型球菌属、毛螺科和互养菌门[16-18,27,43-47]的细菌型。这些细菌型是过去未认知的并可能在根尖周炎的发病中起一定的作用。事实上，它们还尚未被培养并得到表型特征并不意味着它们不重要。

牙髓多细菌性感染的复杂性

几十年来，牙髓微生物的鉴定都是利用培养技术获得的。培养一个微生物的优势在于可以了解其对生长的要求，毒力因子和对抗生素的敏感性，这些知识使研究人员获得抗菌的研发策略。然而，大约只有10%的人类微生物组（即构成人体的所有微生物群落）是可培养的[48]。随着分子生物学技术的发展，研究会首先尝试使用比培养方法有更高敏感性的技术识别已知和可培养的细菌，然后利用依赖于克隆和测序的技术再进一步分析每个样本中的部分微生物。后一个技术帮助鉴定了许多从未被培养过的生物。分子测序技术发展已非常迅速，每个样本中的大量测序已经是可能并可承受的[49]。这些技术，被称为“下一代测序”或焦磷酸测序，可以获得牙髓微生物鉴定的更大的测序深度[50]。利用焦磷酸测序的研究发现，牙髓感染中可能含有10～24个门的细菌类群，包括数百个细菌分类单元[50-52]。此外，关于急性和慢性牙髓感染中微生物多样性的真正差异[53]以及关于微生物菌群如何从口腔健康状态转变到牙髓感染[54]，这些研究可以提供大量信息。

牙髓感染中的其他微生物

牙髓感染中除了细菌以外的微生物也偶尔会被发现。真菌是真核微生物，在原发性感染中只是零星地被发现[29,55]。古细菌不同于细菌，包括一组高度多元化的原核生物，没有任何一种属于已知的人类病原菌。一项研究发现，在患慢性根尖周炎25%的牙齿根管中可发现产甲烷古细菌[56]，但这相对较高的检出率并未被其他研究证实[57-59]。病毒不是细胞，它们自身没有代谢而是无生命的颗粒。因为病毒需要活的宿主细胞来感染和自我复制，因此它们不能在已经发生牙髓坏死的根管内生存。据报道病毒只能在活髓牙根管中发生感染。例如，人类免疫缺陷病毒（HIV）已经在艾滋病病毒血清阳性患者的非炎症性牙髓中检出[60]，有一些疱疹病毒已经在非炎症性和炎症性活髓中检出[61]。几种疱疹病毒已在发炎的根尖周组织中发现，包括有症状性根尖周炎病损[62]和脓肿[63-64]。这些病毒在牙髓病及根尖周病的发病机制中的作用还有待进一步研究。

有症状性感染

有研究提示，当某些种类的细菌成为感染牙髓菌群中的一部分时，发生症状的概率会增加[2,16,22,41]。然而，同一菌种可以几乎近似的检出率在有症状和无症状患者中检出[20-21,23,25,65]。有学者对这种现象提出了质疑，即除了假定的致病菌种会影响症状发展以外还存在其他的影响因素。这些因素包括同一菌种不同菌株毒力之间的差异；致病菌种的数量以及不同菌种之间的相互作用，如叠加作用或协同致病作用、细菌细胞数（负载）、环境因素调控的毒力因子表达；宿主的抵抗力以及同时伴随疱疹病毒感染[66]。部分或者所有这些因素的关联（而不是一个孤立的因素）可能决定症状的发生和强度。

牙髓微生物菌群生态

根管中的坏死牙髓为细菌的定植提供了空间。

同时它也给细菌提供了一个潮湿、温暖、有营养并且厌氧的环境，由于在坏死组织中缺乏积极的微循环，因此这种环境可以很大程度地摆脱宿主防御系统。直观地说，坏死的根管可以被看作是细菌生长肥沃的环境，对几乎所有口腔菌种的定植都不算一件困难的事。虽然约有1000种不同的细菌类群已被报道在口腔中发现[67]，每个人的口腔中可以容纳100~200个类群[68]，但这些细菌类群中只有很少数在感染根管中被发现。这表明在根管系统中有环境选择性压力存在，通过青睐一些菌种并抑制其他菌种的定植实现[69]。影响坏死根管中微生物群落组成的关键生态因子包括氧含量和氧化还原电势、营养的类型和数量以及细菌之间的相互作用。

氧含量和氧化还原电势

根管感染是一个动态的过程，不同的菌种很显然在感染过程的不同阶段中占主导地位。在牙髓感染初始阶段的早期，兼性厌氧菌占据了优势地位[70]。过了几天或几周后，由于根管内牙髓坏死和兼性厌氧菌的消耗使氧气耗尽，随之发展成为了厌氧及低氧化还原电势的环境，这种环境非常有利于厌氧菌的存活和生长。随着时间的推移，厌氧情况变得更加明显，特别是在根管的根尖1/3段，由此导致的结果是厌氧菌来主导微生物群落及兼性厌氧菌的数量。

可用的营养

在根管系统中，细菌可以利用以下物质作为营养来源：（1）坏死的牙髓组织；（2）从组织液和渗出物通过根尖孔及根尖侧孔渗入根管系统中的蛋白和糖蛋白；（3）唾液成分可能从冠部渗入根管；（4）其他细菌的代谢产物。由于在主根管中有大量的营养物质是可用的，并且这也是根管系统中最庞大的一部分，因此大部分的感染微生物菌群，尤其是那些专性厌氧菌，将会定植在这一区域。在感染过程的后期阶段，营养条件会有利于那些可以代谢肽和氨基酸的细菌定植。

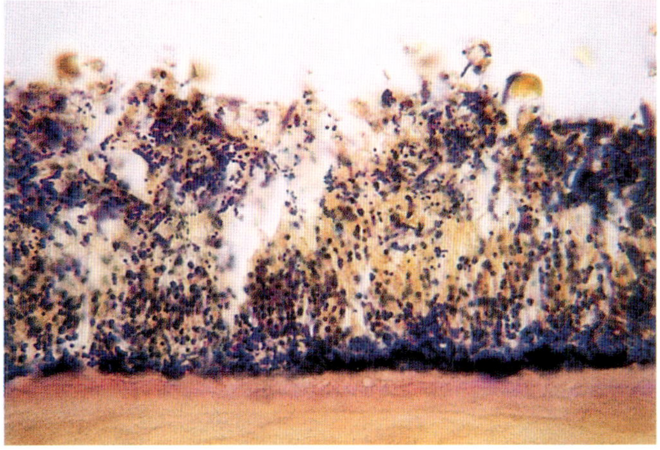

图3.4 根管内生物膜的优势菌是球菌。注意生物膜底部高密度的菌细胞，并与根管壁直接接触。(引自 Ricucci D, Siqueira JF Jr: *J Endod* 36:1277, 2010)

细菌间相互作用

根管内特定菌种的定植也受到其与其他物种间的相互作用影响。正性的相互作用（共生、共栖）可增强相互作用的细菌的生存能力并增加某些菌种在生境中共存的概率。负性的相互作用（竞争和拮

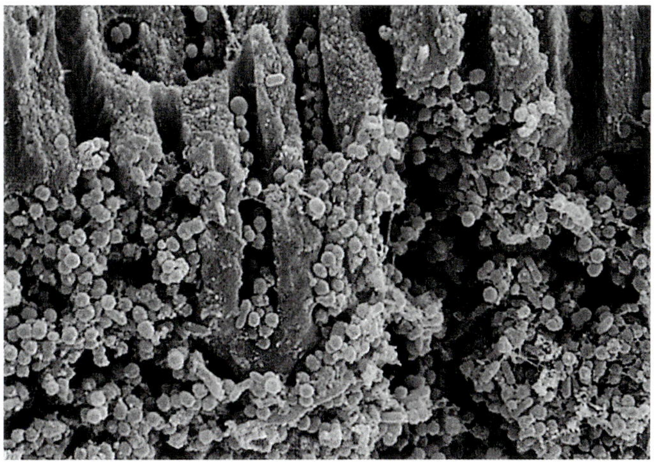

图3.5 重度根管壁感染，主要包括球菌，但也看到了一些小的杆菌。球菌渗透到了牙本质小管中。（引自Siqueira JF Jr, Rôças IN, Lopes HP: *Oral Surg Oral Med Oral Pathol Oral Radiol Endod* 93:174, 2002）

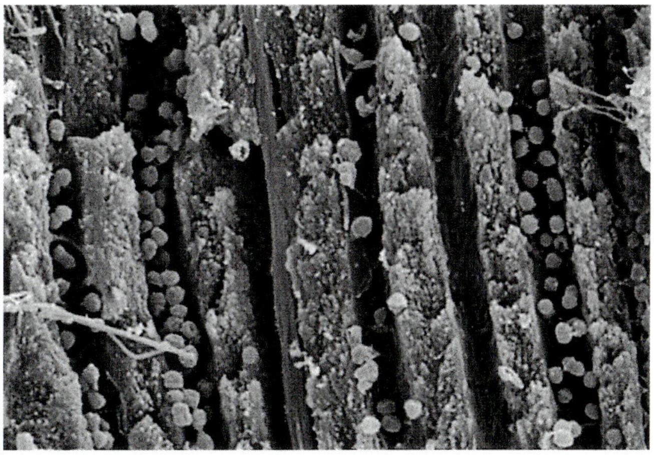

图3.6 在距主根管牙本质小管约300 μm中的球菌。在牙本质小管间可见分裂菌细胞。（引自Siqueira JF Jr, Rôças IN, Lopes HP: *Oral Surg Oral Med Oral Pathol Oral Radiol Endod* 93:174, 2002）

抗）可限制种群密度。

根尖周炎，一种生物膜相关性疾病

为了更好地了解疾病的过程并发展有效的抗菌治疗策略，这些都取决于对感染的解剖结构知识的了解（即微生物细胞分布到整个受感染组织中的方式）。根管系统内细菌可能以浮游状态存在（未附着）并悬浮在主根管组织液中。然而，根管系统的细菌定植的主导模式是细菌附着在根管壁并形成生物膜（图3.4）[71-75]。认识到牙髓感染中细菌的主要存在形式是生物膜使根尖周炎也被包括在生物膜引起的口腔疾病中，其他的还有龋病和边缘性牙周炎。

生物膜是细菌在自然界中发现的主要形式，它可以概括为一个以细菌附着在表面并被细菌胞外聚合物（EPS）包裹，固定的多细胞微生物群落[76-77]。对细菌来说，如果生物膜可形成，将会有很多优点，包括改进的菌种间通信及代谢合作，抵御外源性威胁。在多菌种生物膜群落中细菌的组织导致了宿主的集合致病作用[78]。

生物膜不仅可在主根管壁上观察到，它们还可以扩散到根尖分歧和侧支根管[79-81]。覆盖在主根管生物膜下方的牙本质小管通常被生物膜结构底部的细菌入侵（图3.5）。如前所述，牙本质小管的直径已足够大，使大多数口腔细菌渗透，大多数有根尖周炎病变的牙齿可观察到牙本质小管感染。尽管浅的小管内渗透更为常见，但在一些牙齿牙本质小管中约300μm深度的位置仍可以观察到细菌（图3.6）[75]。通常来说，所有这些区域要做到充分的消毒都是一个挑战，因为它们很难（甚至不可能）通过器械和冲洗达到。

根尖周炎的病损越大，在根管根尖部存在细菌生物膜的可能性越大[72]。

因为根尖周炎的形成及根尖病变在X线片上显影都需要一定的时间，大范围的病损意味着由“成熟的”根管内感染导致持续的病理过程。在持续的感染过程中，相关的细菌可能有足够的时间和有利条件去适应环境并建立成熟和有组织的生物膜社区。事实上具有较大病损牙齿的感染根管内定植了大量的细菌细胞和菌种，几乎都是以生物膜的组织形式，这也能解释为什么病损大小会影响牙髓治疗的结果[82-83]。

因为根管治疗的理想结果依赖于消除根尖周炎的病因，消除牙髓感染有效的抗菌策略应考虑微生物的定植模式。在主根管中以浮游细胞存在的微生物可以在治疗中很容易地被器械和冲洗清除。而以生物膜形式黏附在根管壁或位于峡区，侧支根管及牙本质小管中的微生物无可争议地更加难以清除，可能需要特殊的治疗策略[79]。

持续性和继发性牙髓感染

持续性感染是由原发性感染的微生物引起的，这些微生物可以抵抗根管内抗菌治疗程序，并可以耐受已预备根管内一段时期的营养缺乏。继发性感染是由那些原本不存在于原发感染的微生物引起的，这些微生物在治疗过程中或治疗完成后的某一时间被引入根管系统中。进入根管系统可以发生在治疗中，约诊之间的间隙，甚至在根管充填后。参与继发感染的微生物可以是口腔中的或非口腔的，取决于污染来源。在治疗过程中微生物引入根管的主要原因包括残余的牙菌斑、牙结石或牙冠的龋坏；橡皮障渗漏；或污染的牙髓治疗器械、冲洗液，或其他根管内消毒药物。微生物可以在诊间通过临时性修复材料的脱落或渗漏进入根管系统；牙体组织的折裂；或通过牙齿敞开引流期间。微生物还可以在根管充填后通过脱落或渗漏的临时或永久修复材料渗透进入根管系统；预备桩或其他根管内修复体时未使用橡皮障，牙体组织的折裂，复发性龋坏使根管充填材料暴露，或永久修复体的延期使用。

对大部分情况来说，持续性和继发性感染在临床上是没有区别的。它们可能与一些临床问题相关，包括持续性的渗出、持续性的症状，治疗期间的急症以及根管治疗的失败，它们都以治疗后的根尖周炎病变为特点。当原发病变在治疗后愈合并在以后的时间复发时应怀疑有继发性感染存在。

大部分根管治疗过后有持续性根尖周炎病变的牙齿已被证实有根管内感染[84-87]。存在于根管治疗后牙齿中的微生物可以是那些幸存于根管内消毒程序并在根管充填阶段存在于根管中的“幸存菌”（持续性感染）或者它们也可以在根管充填后由于冠部渗漏感染根管（继发性感染）。事实上，当根管充填时有微生物存在时，会增加发生不良治疗结果的风险[88-89]。残留微生物为了发挥致病性并引起持续性根尖周炎病变，它们必须适应因治疗而改变的环境，获得营养，在有抗菌效果的充填材料中生存，达到临界数量并表现出足够的毒力维持根尖周感染，并且有无阻碍到达根尖周组织的通道。

根管充填时的细菌

完善的抗菌治疗偶尔也不能杀灭根管内的全部细菌，随之而来选择存留的是微生物菌群中最有耐受力的。革兰阴性菌，在原发性根管感染中很常见，通常在根管治疗中就被清除掉了，因为它们对强氧化剂非常敏感，如次氯酸钠。大多数有关这一主题的研究已经清楚地揭示了在根管预备后和根管封药后的样本有较高的革兰阳性菌检出率（如链球菌、乳酸杆菌、粪肠球菌、齿龈欧氏菌、微小微单胞菌、*P. alactolyticus*、痤疮丙酸杆菌的菌种）[89-93]。这对以往的理论假设提供了支持，即革兰阳性菌更能抵抗抗菌治疗措施并有能力在根管预备和封药后恶劣的环境条件下适应。在一些研究中已被证实，在根管充填时存在可培养细菌会显著降低治愈的机会[89,94]。然而，这个发现似乎并不适用于所有情况[95]。残留细菌是否会影响长期愈合的因素包括残留细菌的数量和位置，根尖周外组织细菌的有无，充填的质量，术后修复体的质量和完整性。一些研究已经证实在有根尖周炎持续性病变的患者病损中有细菌存在（见下文）[96-97]，虽然在外科手术过程中采集根尖病变样本时很难避免污染。

根管治疗后牙齿中的微生物群

根管治疗后发生根尖周炎病变的牙齿，其微生物群相比原发性感染来说是由一组更有限的微生物菌种组成。通过评估再治疗病例样本的研究显示，处理较好的根管内定植了多达5种细菌，而治疗处理不足的根管内可包含10～30种细菌，一项对未治疗根管的研究结果也非常相似[85-87,98-99]。治疗过的根管内细菌数量范围为10^3～10^7个菌细胞[100-103]。

粪肠球菌是一种兼性厌氧的革兰阳性球菌，经常在根管再治疗后的牙齿中被发现，不同病例的检出率范围从30%到90%不等[19,85-87,101,103-104]。根管治疗后的牙齿相比原发性感染的牙齿定植粪肠球菌的概率要高9倍[19]。念珠菌属于真菌，仅零星地在原发性感染中被检出，但在持续性和继发性感染的病例检出率在3%～18%[55,85-87,102,104-105]。粪肠球菌和白色念珠菌都有一系列的属性可以让它们在治疗后的根管内生存，包括耐受根管内消毒药物，形成生物膜，侵入牙本质小管，并忍受长时间的营养匮乏[106-110]。

尽管在根管治疗后发生根尖周炎的牙齿根管中粪肠球菌的检出率很高，但把这种细菌作为导致治疗失败的主要病原体仍有质疑，因为如果粪肠球菌存在，它很少会成为治疗后根管内细菌群的优势细菌[98,103]。此外，它在根管治疗后没有发生疾病的根管中的检出率也同样高[111-112]。链球菌也经常在不同病例中被检出并同时是优势菌群，此外，不解乳糖普雷沃菌、丙酸菌属细菌，*F. alocis*菌、福赛斯坦纳菌、害肺小杆菌、难见小杆菌可能也参与了持续性和继发性的根尖周感染（表3.2）[27,85-87,103]。

表3.2 根管治疗后伴有持续性根尖周炎牙齿检出的微生物

分类群	检出率（%）
粪肠球菌	77
不解糖假枝杆菌	55
丙酸丙酸杆菌	50
Filifactor alocis	48
害肺小杆菌	46
拟杆菌X083克隆	44
链球菌属细菌	23
福赛斯坦纳菌	23
难见小杆菌	14
直形弯曲菌	14
牙龈卟啉单胞菌	14
栖牙密螺旋体	14
具核梭杆菌	10
中间普雷沃菌	10
白色念珠菌	9
纤细弯曲菌	5
Actinomyces radicidentis	5
牙髓卟啉单胞菌	5
微小微单胞菌	5
鱼腥味锥形杆菌	5
齿龈欧氏菌	5

数据来源于Siqueira JF Jr, Rôças IN: *Oral Surg Oral Med Oral Pathol Oral Radiol Endod* 97:85, 2004; Siqueira JF Jr, Rôças IN: *J Clin Microbiol* 43:3314, 2005

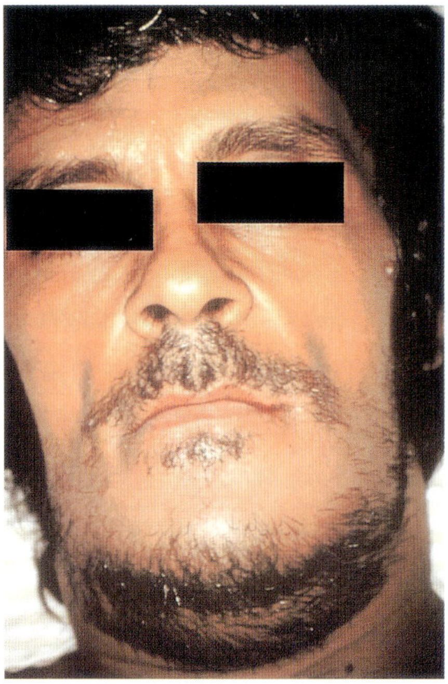

图3.7 急性根尖脓肿伴重度肿胀。比如像这个病例代表了依赖于根管内感染的根尖外感染最常见的形式。（由Henrique Martins医生授权提供）

根尖外感染

根尖周炎是由根管内感染发展而来，而在大多数情况下，它可以成功地防止微生物进入根尖周组织。然而，在某些特定的情况下，微生物可以克服这一防御屏障并建立根尖外感染。根尖外感染的特点是微生物的侵袭和增殖都在发炎的根尖周组织中，几乎都是根管内感染的延续。

根尖外感染最常见的形式是急性根尖脓肿（图3.7）。然而，另一种形式的根尖外感染与慢性感染和一些治疗后根尖周炎病例相关。这种情况是指微生物在超出根管的边界处定植，通过黏附于牙根尖外表面并形成生物膜结构[113]或通过在根尖周炎性病损中形成紧密的黏性放线菌菌落[114]。尽管有完善的根管治疗，讨论认为根尖外微生物是根尖周炎病损持续存在的原因之一[115]。

可以想象，根尖外感染可以依赖或独立于根管内感染。根尖外感染是否依赖或独立于根管内感染的问题是从治疗角度来假设其有特殊关联性[116]，因为前者可以成功地通过根管治疗解决，而后者只能通过根管外科治疗。

窦道（瘘）的存在通常表明有根尖外细菌感染发生。事实上，大多数窦道经恰当的根管治疗后会闭合，这提示根尖外感染依赖并发展于根管内感

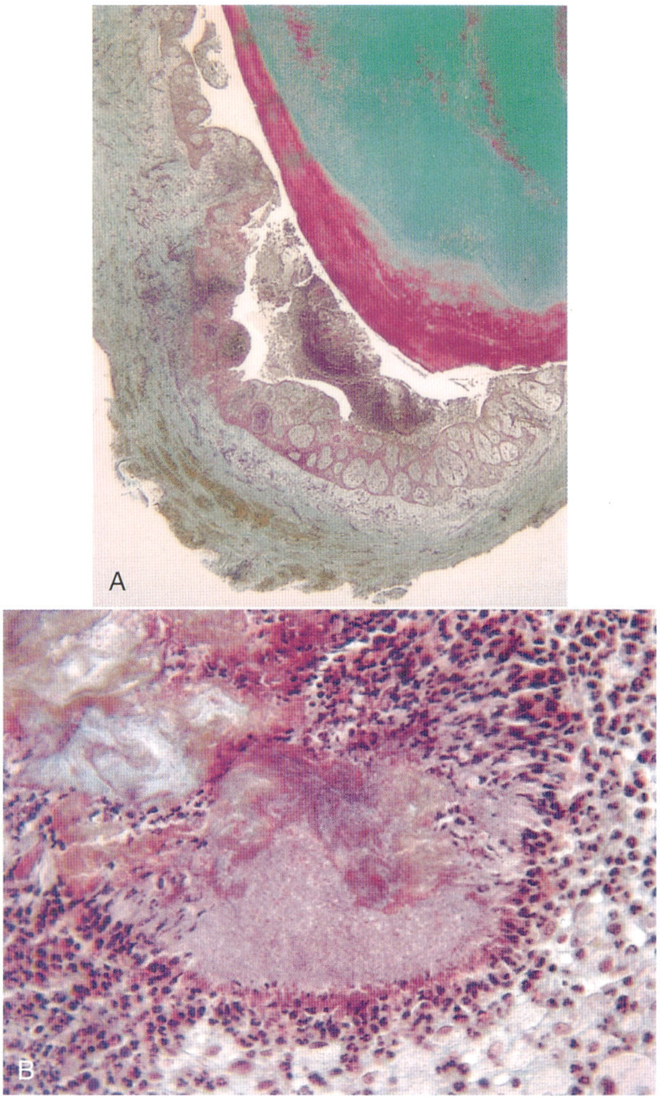

图3.8 根尖放线菌病。A. 细菌在根尖周炎病变上皮处聚集，提示放线菌病。B. 高倍镜下见放线菌聚集，周围被炎症细胞包围。（由Domenico Ricucci.医生授权提供）

染。此外，对于大部分急性根尖脓肿，明显是依赖于根管内感染的。一旦根管内感染通过根管治疗或拔牙而将脓液引流并妥当控制，根尖外感染将由宿主防御系统处理并缓解消失。根尖放线菌病是一种病理类型，由一些放线菌属菌种和丙酸丙酸杆菌引起，推测是一种与根管内感染无关的根尖外感染的主要例子（图3.8）。然而，在文献中还没有明确证据显示根尖放线菌病实际上与根管内感染无关[80]。

无症状的根尖周炎病变在过了最初的组织入侵阶段后是否仍可以藏匿细菌很长的时间仍然是有争议的。据报道未经治疗的牙齿的根尖外感染发生率低[71-72,117]。根尖外生物膜是非常罕见的，当存在时几乎总是与根管内生物膜相关[72,118]。这种根尖外感染依赖于根管内感染的情况与非手术根管治疗的高成

功率是相吻合的[119]。据报道，即使是在根管治疗后伴有顽固病灶的牙齿，也有更高的根尖外细菌定植率，通过再治疗后也有很高的愈合率[119-120]，这表明根管治疗后疾病的主要原因就是位于根管系统内，以持续性或继发性的根管内感染为特征[85-87,104]。

参考文献

[1] Kakehashi S, Stanley HR, Fitzgerald RJ: The effects of surgical exposures of dental pulps in germ-free and conventional laboratory rats, *Oral Surg Oral Med Oral Pathol* 20:340-349, 1965.
[2] Sundqvist G: *Bacteriological studies of necrotic dental pulps, odontological dissertation no 7*, Umea, Sweden, 1976, University of Umea.
[3] Möller AJR, Fabricius L, Dahlén G, et al: Influence on periapical tissues of indigenous oral bacteria and necrotic pulp tissue in monkeys, *Scand J Dent Res* 89:475-484, 1981.
[4] Pashley DH: Dynamics of the pulpo-dentin complex, *Crit Rev Oral Biol Med* 7:104-133, 1996.
[5] Garberoglio R, Brännström M: Scanning electron microscopic investigation of human dentinal tubules, *Arch Oral Biol* 21:355-358, 1976.
[6] Nagaoka S, Miyazaki Y, Liu HJ, et al: Bacterial invasion into dentinal tubules of human vital and nonvital teeth, *J Endod* 21:70-73, 1995.
[7] Langeland K: Tissue response to dental caries, *Endod Dent Traumatol* 3:149-171, 1987.
[8] Cvek M, Cleaton-Jones PE, Austin JC, et al: Pulp reactions to exposure after experimental crown fractures or grinding in adult monkeys, *J Endod* 8:391-397, 1982.
[9] Langeland K, Rodrigues H, Dowden W: Periodontal disease, bacteria, and pulpal histopathology, *Oral Surg Oral Med Oral Pathol* 37:257, 1974.
[10] Delivanis PD, Fan VS: The localization of blood-borne bacteria in instrumented unfilled and overinstrumented canals, *J Endod* 10:521-524, 1984.
[11] Love RM, Jenkinson HF: Invasion of dentinal tubules by oral bacteria, *Crit Rev Oral Biol Med* 13:171-183, 2002.
[12] Grossman LI: Origin of microorganisms in traumatized, pulpless, sound teeth, *J Dent Res* 46:551-553, 1967.
[13] Siqueira JF Jr, Rôças IN: Exploiting molecular methods to explore endodontic infections. Part 2. Redefining the endodontic microbiota, *J Endod* 31:488-498, 2005.
[14] Vianna ME, Horz HP, Gomes BP, et al: In vivo evaluation of microbial reduction after chemo-mechanical preparation of human root canals containing necrotic pulp tissue, *Int Endod J* 39:484-492, 2006.
[15] Siqueira JF Jr, Rôças IN: Diversity of endodontic microbiota revisited, *J Dent Res* 88:969-81, 2009.
[16] Sakamoto M, Rôças IN, Siqueira JF Jr, et al: Molecular analysis of bacteria in asymptomatic and symptomatic endodontic infections, *Oral Microbiol Immunol* 21:112-122, 2006.
[17] Munson MA, Pitt-Ford T, Chong B, et al: Molecular and cultural analysis of the microflora associated with endodontic infections, *J Dent Res* 81:761-766, 2002.
[18] Ribeiro AC, Matarazzo F, Faveri M, et al: Exploring bacterial diversity of endodontic microbiota by cloning and sequencing 16S rRNA, *J Endod* 37:922-926, 2011.
[19] Siqueira JF Jr, Rôças IN, Rosado AS: Investigation of bacterial communities associated with asymptomatic and symptomatic endodontic infections by denaturing gradient gel electrophoresis fingerprinting approach, *Oral Microbiol Immunol* 19:363-370, 2004.
[20] Haapasalo M, Ranta H, Ranta K, et al: Black-pigmented *Bacteroides* spp. in human apical periodontitis, *Infect Immun* 53:149-153, 1986.
[21] Baumgartner JC, Watkins BJ, Bae KS, et al: Association of black-pigmented bacteria with endodontic infections, *J Endod* 25:413-415, 1999.
[22] van Winkelhoff AJ, Carlee AW, de Graaff J: *Bacteroides endodontalis* and other black-pigmented *Bacteroides* species in odontogenic abscesses, *Infect Immun* 49:494-498, 1985.
[23] Siqueira JF Jr, Rôças IN, Souto R, et al: Checkerboard DNA-DNA hybridization analysis of endodontic infections, *Oral Surg Oral Med Oral Pathol Oral Radiol Endod* 89:744-748, 2000.
[24] Siqueira JF Jr, Rôças IN, Oliveira JC, et al: Molecular detection of black-pigmented bacteria in infections of endodontic origin, *J Endod* 27:563-566, 2001.
[25] Fouad AF, Barry J, Caimano M, et al: PCR-based identification of bacteria associated with endodontic infections, *J Clin Microbiol* 40:3223-3231, 2002.
[26] Vianna ME, Horz HP, Gomes BP, et al: Microarrays complement culture methods for identification of bacteria in endodontic infections, *Oral Microbiol Immunol* 20:253-258, 2005.
[27] Siqueira JF Jr, Rôças IN: Uncultivated phylotypes and newly named species associated with primary and persistent endodontic infections, *J Clin Microbiol* 43:3314-3319, 2005.
[28] Sundqvist G: Associations between microbial species in dental root canal infections, *Oral Microbiol Immunol* 7:257-262, 1992.
[29] Lana MA, Ribeiro-Sobrinho AP, Stehling R, et al: Microorganisms isolated from root canals presenting necrotic pulp and their drug susceptibility in vitro, *Oral Microbiol Immunol* 16:100-105, 2001.
[30] Baumgartner JC, Siqueira JF Jr, Xia T, et al: Geographical differences in bacteria detected in endodontic infections using polymerase chain reaction, *J Endod* 30:141-144, 2004.
[31] Rôças IN, Siqueira JF Jr, Andrade AF, et al: Oral treponemes in primary root canal infections as detected by nested PCR, *Int Endod J* 36:20-26, 2003.
[32] Siqueira JF Jr, Rôças IN: *Treponema* species associated with abscesses of endodontic origin, *Oral Microbiol Immunol* 19:336-339, 2004.
[33] Baumgartner JC, Khemaleelakul SU, Xia T: Identification of spirochetes (treponemes) in endodontic infections, *J Endod* 29:794-797, 2003.
[34] Foschi F, Cavrini F, Montebugnoli L, et al: Detection of bacteria in endodontic samples by polymerase chain reaction assays and association with defined clinical signs in Italian patients, *Oral Microbiol Immunol* 20:289-295, 2005.
[35] Rôças IN, Siqueira JF Jr: Root canal microbiota of teeth with chronic apical periodontitis, *J Clin Microbiol* 46:3599-3606, 2008.
[36] Siqueira JF Jr, Rôças IN: The microbiota of acute apical abscesses, *J Dent Res* 88:61-65, 2009.
[37] Siqueira JF Jr, Rôças IN: Detection of *Filifactor alocis* in endodontic infections associated with different forms of periradicular diseases, *Oral Microbiol Immunol* 18:263-265, 2003.
[38] Siqueira JF Jr, Rôças IN, Souto R, et al: *Actinomyces* species, streptococci, and *Enterococcus faecalis* in primary root canal infections, *J Endod* 28:168-172, 2002.
[39] Fouad AF, Kum KY, Clawson ML, et al: Molecular characterization of the presence of *Eubacterium* spp and *Streptococcus* spp in endodontic infections, *Oral Microbiol Immunol* 18:249-255, 2003.
[40] Rôças IN, Siqueira JF Jr: Species-directed 16S rRNA gene nested PCR detection of *Olsenella* species in association with endodontic diseases, *Lett Appl Microbiol* 41:12-16, 2005.
[41] Gomes BP, Lilley JD, Drucker DB: Clinical significance of dental root canal microflora, *J Dent* 24:47-55, 1996.
[42] Chu FC, Tsang CS, Chow TW, et al: Identification of cultivable microorganisms from primary endodontic infections with exposed and unexposed pulp space, *J Endod* 31:424-429, 2005.
[43] Rôças IN, Siqueira JF Jr: Detection of novel oral species and phylotypes in symptomatic endodontic infections including abscesses, *FEMS Microbiol Lett* 250:279-285, 2005.
[44] Siqueira JF Jr, Rôças IN, Cunha CD, et al: Novel bacterial phylotypes in endodontic infections, *J Dent Res* 84:565-569, 2005.
[45] Rolph HJ, Lennon A, Riggio MP, et al: Molecular identification of microorganisms from endodontic infections, *J Clin Microbiol* 39:3282-3289, 2001.
[46] Saito D, de Toledo LR, Rodrigues JLM, et al: Identification of bacteria in endodontic infections by sequence analysis of 16S rDNA clone libraries, *J Med Microbiol* 55:101-107, 2006.
[47] Rôças IN, Siqueira JF Jr: Prevalence of new candidate pathogens *Prevotella baroniae, Prevotella multisaccharivorax* and as-yet-uncultivated Bacteroidetes clone X083 in primary endodontic infections, *J Endod* 35:1359-1362, 2009.
[48] Relman DA: Microbial genomics and infectious diseases, *N Engl J Med* 365:347-357, 2011.
[49] Siqueira JF Jr, Fouad AF, Rocas IN: Pyrosequencing as a tool for better understanding of human microbiomes, *J Oral Microbiol* 4: 10743 2012.
[50] Siqueira JF Jr, Alves FR, Rocas IN: Pyrosequencing analysis of the apical root canal microbiota, *J Endod* 37:1499-1503, 2011.
[51] Ozok AR, Persoon IF, Huse SM, et al: Ecology of the microbiome of the infected root canal system: a comparison between apical and coronal root segments, *Int Endod J* 45:530-541, 2012.
[52] Li L, Hsiao WW, Nandakumar R, et al: Analyzing endodontic infections by deep coverage pyrosequencing, *J Dent Res* 89:980-984, 2010.
[53] Santos AL, Siqueira JF Jr, Rocas IN, et al: Comparing the bacterial diversity of acute and chronic dental root canal infections, *PLoS One* 6:e28088, 2011.
[54] Hsiao WW, Li KL, Liu Z, et al: Microbial transformation from normal oral microbiota to acute endodontic infections, *BMC Genomics* 13:345, 2012.
[55] Egan MW, Spratt DA, Ng YL, et al: Prevalence of yeasts in saliva and root canals of teeth associated with apical periodontitis, *Int Endod J* 35:321-329, 2002.
[56] Vianna ME, Conrads G, Gomes BPFA, et al: Identification and quantification of Archaea involved in primary endodontic infections, *J Clin Microbiol* 44:1274-1282, 2006.
[57] Paiva SS, Siqueira JF Jr, Rocas IN, et al: Supplementing the antimicrobial effects of chemomechanical debridement with either passive ultrasonic irrigation or a final rinse with chlorhexidine: a clinical study, *J Endod* 38:1202-1206, 2012.
[58] Rôças IN, Siqueira JF Jr: In vivo antimicrobial effects of endodontic treatment procedures as assessed by molecular microbiologic techniques, *J Endod* 37:304-310, 2011.
[59] Siqueira JF Jr, Rôças IN, Baumgartner JC, et al: Searching for Archaea in infections of endodontic origin, *J Endod* 31:719-722, 2005.
[60] Glick M, Trope M, Bagasra O, et al: Human immunodeficiency virus infection of fibroblasts of dental pulp in seropositive patients, *Oral Surg Oral Med Oral Pathol* 71:733-736, 1991.
[61] Li H, Chen V, Chen Y, et al: Herpes viruses in endodontic pathoses: association of Epstein-Barr virus with irreversible pulpitis and apical periodontitis, *J Endod* 35:23-29, 2009.
[62] Sabeti M, Simon JH, Slots J: *Cytomegalovirus* and Epstein-Barr virus are associated with symptomatic periapical pathosis, *Oral Microbiol Immunol* 18:327-328, 2003.
[63] Ferreira DC, Paiva SS, Carmo FL, et al: Identification of herpes viruses types 1 to 8 and human papillomavirus in acute apical abscesses, *J Endod* 37:10-16, 2011.
[64] Chen V, Chen Y, Li H, et al: Herpes viruses in abscesses and cellulitis of endodontic origin, *J*

Endod 35:182-188, 2009.
[65] Siqueira JF Jr, Rôças IN, Souto R, et al: Microbiological evaluation of acute periradicular abscesses by DNA-DNA hybridization, *Oral Surg Oral Med Oral Pathol Oral Radiol Endod* 92:451-457, 2001.
[66] Siqueira JF Jr, Barnett F: Interappointment pain: mechanisms, diagnosis, and treatment, *Endod Topics* 7:93-109, 2004.
[67] Dewhirst FE, Chen T, Izard J, et al: The human oral microbiome, *J Bacteriol* 192:5002-5017, 2010.
[68] Paster BJ, Olsen I, Aas JA, et al: The breadth of bacterial diversity in the human periodontal pocket and other oral sites, *Periodontology 2000* 42:80-87, 2006.
[69] Sundqvist G, Figdor D: Life as an endodontic pathogen: ecological differences between the untreated and root-filled root canals, *Endod Topics* 6:3-28, 2003.
[70] Fabricius L, Dahlén G, Ohman AE, et al: Predominant indigenous oral bacteria isolated from infected root canals after varied times of closure, *Scand J Dent Res* 90:134-144, 1982.
[71] Nair PNR: Light and electron microscopic studies of root canal flora and periapical lesions, *J Endod* 13:29-39, 1987.
[72] Ricucci D, Siqueira JF Jr: Biofilms and apical periodontitis: study of prevalence and association with clinical and histopathologic findings, *J Endod* 36:1277-1288, 2010.
[73] Ricucci D, Siqueira JF Jr, Bate AL, et al: Histologic investigation of root canal–treated teeth with apical periodontitis: a retrospective study from twenty-four patients, *J Endod* 35:493-502, 2009.
[74] Molven O, Olsen I, Kerekes K: Scanning electron microscopy of bacteria in the apical part of root canals in permanent teeth with periapical lesions, *Endod Dent Traumatol* 7:226-229, 1991.
[75] Siqueira JF Jr, Rôças IN, Lopes HP: Patterns of microbial colonization in primary root canal infections, *Oral Surg Oral Med Oral Pathol Oral Radiol Endod* 93:174-178, 2002.
[76] Costerton JW: *The biofilm primer*, Berlin, 2007, Springer-Verlag.
[77] Donlan RM, Costerton JW: Biofilms: survival mechanisms of clinically relevant microorganisms, *Clin Microbiol Rev* 15:167-193, 2002.
[78] Siqueira JF Jr, Rôças IN: Community as the unit of pathogenicity: an emerging concept as to the microbial pathogenesis of apical periodontitis, *Oral Surg Oral Med Oral Pathol Oral Radiol Endod* 107:870-878, 2009.
[79] Nair PN, Henry S, Cano V, et al: Microbial status of apical root canal system of human mandibular first molars with primary apical periodontitis after "one-visit" endodontic treatment, *Oral Surg Oral Med Oral Pathol Oral Radiol Endod* 99:231-252, 2005.
[80] Ricucci D, Siqueira JF Jr: Apical actinomycosis as a continuum of intraradicular and extraradicular infection: case report and critical review on its involvement with treatment failure, *J Endod* 34:1124-1129, 2008.
[81] Ricucci D, Siqueira JF Jr: Fate of the tissue in lateral canals and apical ramifications in response to pathologic conditions and treatment procedures, *J Endod* 36:1-15, 2010.
[82] Chugal NM, Clive JM, Spangberg LS: A prognostic model for assessment of the outcome of endodontic treatment: effect of biologic and diagnostic variables, *Oral Surg Oral Med Oral Pathol Oral Radiol Endod* 91:342-352, 2001.
[83] Ng YL, Mann V, Gulabivala K: A prospective study of the factors affecting outcomes of nonsurgical root canal treatment. Part 1. Periapical health, *Int Endod J* 44:583-609, 2011.
[84] Lin LM, Skribner JE, Gaengler P: Factors associated with endodontic treatment failures, *J Endod* 18:625-627, 1992.
[85] Siqueira JF Jr, Rôças IN: Polymerase chain reaction–based analysis of microorganisms associated with failed endodontic treatment, *Oral Surg Oral Med Oral Pathol Oral Radiol Endod* 97:85-94, 2004.
[86] Sundqvist G, Figdor D, Persson S, et al: Microbiologic analysis of teeth with failed endodontic treatment and the outcome of conservative re-treatment, *Oral Surg Oral Med Oral Pathol Oral Radiol Endod* 85:86-93, 1998.
[87] Pinheiro ET, Gomes BP, Ferraz CC, et al: Microorganisms from canals of root-filled teeth with periapical lesions, *Int Endod J* 36:1-11, 2003.
[88] Fabricius L, Dahlén G, Sundqvist G, et al: Influence of residual bacteria on periapical tissue healing after chemomechanical treatment and root filling of experimentally infected monkey teeth, *Eur J Oral Sci* 114:278-285, 2006.
[89] Sjögren U, Figdor D, Persson S, et al: Influence of infection at the time of root filling on the outcome of endodontic treatment of teeth with apical periodontitis, *Int Endod J* 30:297-306, 1997.
[90] Chu FC, Leung WK, Tsang PC, et al: Identification of cultivable microorganisms from root canals with apical periodontitis following two-visit endodontic treatment with antibiotics/steroid or calcium hydroxide dressings, *J Endod* 32:17-23, 2006.
[91] Chavez de Paz LE, Molander A, Dahlen G: Gram-positive rods prevailing in teeth with apical periodontitis undergoing root canal treatment, *Int Endod J* 37:579-587, 2004.
[92] Peters LB, van Winkelhoff AJ, Buijs JF, et al: Effects of instrumentation, irrigation and dressing with calcium hydroxide on infection in pulpless teeth with periapical bone lesions, *Int Endod J* 35:13-21, 2002.
[93] Byström A, Sundqvist G: The antibacterial action of sodium hypochlorite and EDTA in 60 cases of endodontic therapy, *Int Endod J* 18:35-40, 1985.
[94] Molander A, Warfvinge J, Reit C, et al: Clinical and radiographic evaluation of one- and two-visit endodontic treatment of asymptomatic necrotic teeth with apical periodontitis: a randomized clinical trial, *J Endod* 33:1145-1148, 2007.
[95] Peters LB, Wesselink PR: Periapical healing of endodontically treated teeth in one and two visits obturated in the presence or absence of detectable microorganisms, *Int Endod J* 35:660-667, 2002.
[96] Sunde PT, Olsen I, Debelian GJ, et al: Microbiota of periapical lesions refractory to endodontic therapy, *J Endod* 28:304-310, 2002.
[97] Sunde PT, Olsen I, Gobel UB, et al: Fluorescence in situ hybridization (FISH) for direct visualization of bacteria in periapical lesions of asymptomatic root-filled teeth, *Microbiology* 149:1095-1102, 2003.
[98] Rôças IN, Siqueira JF Jr, Aboim MC, et al: Denaturing gradient gel electrophoresis analysis of bacterial communities associated with failed endodontic treatment, *Oral Surg Oral Med Oral Pathol Oral Radiol Endod* 98:741-749, 2004.
[99] Sakamoto M, Siqueira JF Jr, Rôças IN, et al: Molecular analysis of the root canal microbiota associated with endodontic treatment failures, *Oral Microbiol Immunol* 23:275-281, 2008.
[100] Blome B, Braun A, Sobarzo V, et al: Molecular identification and quantification of bacteria from endodontic infections using real-time polymerase chain reaction, *Oral Microbiol Immunol* 23:384-390, 2008.
[101] Sedgley C, Nagel A, Dahlen G, et al: Real-time quantitative polymerase chain reaction and culture analyses of *Enterococcus faecalis* in root canals, *J Endod* 32:173-177, 2006.
[102] Peciuliene V, Reynaud AH, Balciuniene I, et al: Isolation of yeasts and enteric bacteria in root-filled teeth with chronic apical periodontitis, *Int Endod J* 34:429-434, 2001.
[103] Rôças IN, Siqueira JF Jr: Characterization of microbiota of root canal–treated teeth with posttreatment disease, *J Clin Microbiol* 50:1721-1724, 2012.
[104] Molander A, Reit C, Dahlen G, et al: Microbiological status of root-filled teeth with apical periodontitis, *Int Endod J* 31:1-7, 1998.
[105] Möller AJR: Microbial examination of root canals and periapical tissues of human teeth, *Odontologisk Tidskrift* 74(suppl):1-380, 1966.
[106] Haapasalo M, Ørstavik D: In vitro infection and disinfection of dentinal tubules, *J Dent Res* 66:1375-1379, 1987.
[107] Distel JW, Hatton JF, Gillespie MJ: Biofilm formation in medicated root canals, *J Endod* 28:689-693, 2002.
[108] Figdor D, Davies JK, Sundqvist G: Starvation survival, growth and recovery of *Enterococcus faecalis* in human serum, *Oral Microbiol Immunol* 18:234-239, 2003.
[109] Sen BH, Safavi KE, Spangberg LS: Growth patterns of *Candida albicans* in relation to radicular dentin, *Oral Surg Oral Med Oral Pathol Oral Radiol Endod* 84:68-73, 1997.
[110] Waltimo TM, Orstavik D, Siren EK, et al: In vitro susceptibility of *Candida albicans* to four disinfectants and their combinations, *Int Endod J* 32:421-429, 1999.
[111] Kaufman B, Spangberg L, Barry J, et al: *Enterococcus* spp. in endodontically treated teeth with and without periradicular lesions, *J Endod* 31:851-856, 2005.
[112] Zoletti GO, Siqueira JF Jr, Santos KR: Identification of *Enterococcus faecalis* in root-filled teeth with or without periradicular lesions by culture-dependent and -independent approaches, *J Endod* 32:722-726, 2006.
[113] Tronstad L, Barnett F, Cervone F: Periapical bacterial plaque in teeth refractory to endodontic treatment, *Endod Dent Traumatol* 6:73-77, 1990.
[114] Nair PNR, Schroeder HE: Periapical actinomycosis, *J Endod* 10:567-570, 1984.
[115] Tronstad L, Sunde PT: The evolving new understanding of endodontic infections, *Endod Topics* 6:57-77, 2003.
[116] Siqueira JF Jr: Periapical actinomycosis and infection with *Propionibacterium propionicum*, *Endod Topics* 6:78-95, 2003.
[117] Siqueira JF Jr, Lopes HP: Bacteria on the apical root surfaces of untreated teeth with periradicular lesions: a scanning electron microscopy study, *Int Endod J* 34:216-220, 2001.
[118] Subramanian K, Mickel AK: Molecular analysis of persistent periradicular lesions and root ends reveals a diverse microbial profile, *J Endod* 35:950-957, 2009.
[119] Sjögren U, Hagglund B, Sundqvist G, et al: Factors affecting the long-term results of endodontic treatment, *J Endod* 16:498-504, 1990.
[120] de Chevigny C, Dao TT, Basrani BR, et al: Treatment outcome in endodontics: the Toronto Study: phases 3 and 4—orthograde retreatment, *J Endod* 34:131-137, 2008.

CHAPTER 4

第4章　牙髓和根尖周病变

Pulp and periapical pathosis

章节大纲

刺激物
牙髓病变
牙髓疾病的分类
根尖周病变
根尖周病变分类
牙髓和根尖周组织的愈合
非牙髓源性根尖周病变

学习目标

阅读本章后，学生应该能够：

1. 识别引起牙髓炎症的病因。
2. 解释牙髓炎症的扩散机制。
3. 解释为何牙髓难以在严重创伤后恢复。
4. 列出牙髓炎症的特异性和非特异性介质。
5. 将牙髓疾病及其临床、组织学特征分类。
6. 描述和解释牙髓炎症扩散至根尖周组织，引起炎症和免疫反应的机制和后果。
7. 将牙髓源性的根尖周病变分类。
8. 识别和辨别急性根尖周炎、慢性根尖周炎、急慢性根尖脓肿（化脓性根尖周炎）和致密性骨炎的组织学特征及临床体征、症状。
9. 描述成功根管治疗后根尖周病变的修复过程。
10. 识别和描述类似牙髓源性根尖周病变的非牙髓源性病变。

刺激物

刺激牙髓或根尖周组织会产生炎症。这些刺激物大体上可分为无生命或有生命的刺激物。引起炎症的无生命刺激物可能是机械、温度或化学性的刺激物。有生命的刺激物包括微生物和病毒。

机械性刺激物

机械性刺激，比如深度窝洞预备、去除牙体组织时未适当冷却、挫伤、咬合创伤、深度牙周刮治或牙齿正畸移动，可能会导致下方的牙髓发生改变。瞬时的变化，比如成牙本质细胞吸入牙本质小管，在健康牙髓中通常是可逆的（图4.1）。然而在典型的临床条件下，由于龋病的存在或先前的修复操作，牙髓组织已经发炎。如未采取适当预防措施，窝洞或冠预备可能会损伤下方的成牙本质细胞。每单位表面积的牙本质小管数量和直径在接近牙髓处增加（图4.2）。因此，牙本质渗透性在接近牙髓处大于釉牙本质界（DEJ）或牙骨质牙本质界（CDJ）附近[1]。因此牙本质去除越多，牙髓刺激可能越大（例如窝洞预备加深，更接近牙髓）。除了牙本质去除深度之外，牙髓损伤大体上与牙体组织去除的量成比例[2]。较之喷水下操作，手术操作时没有使用水冷却剂会对牙髓造成更大刺激[3]。一项有关实验诱发的急性和慢性牙髓炎中血管反应、变化的研究，证实在牙髓炎早期阶段血管扩张、渗透性增加[4]。通过设计啮齿动物模型来确定产热对牙髓影响的研究显示，牙髓温度超过42℃会上调热休克蛋白（HSPS）[5]。HSP-70具有保护牙髓的作用，可在去除热刺激数小时内恢复至基线水平。

伴有或不伴有冠折、根折的挫伤可引起牙髓损伤（见第11章）。创伤的严重程度和根尖闭合程度是影响牙髓恢复能力的重要因素。与那些经受严重创伤或根尖闭合的牙相比，经受轻到中度创伤、根尖发育不成熟的牙，牙髓存活的概率更大。在牙的正畸移动中，施加超过牙周膜（PDL）生理耐受度的

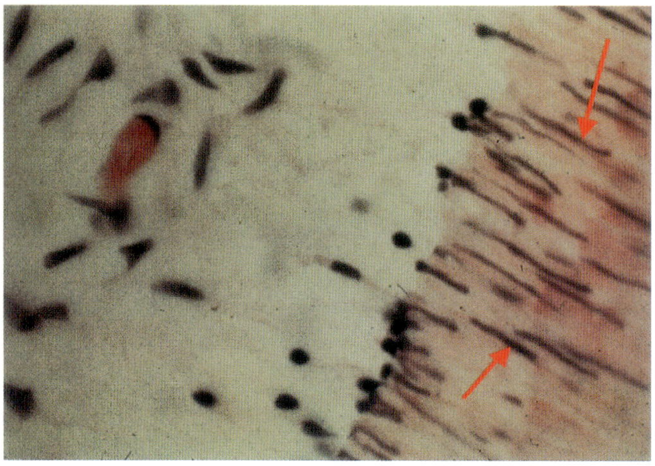

图4.1 冠预备穿过牙釉质及1mm的牙本质，导致成牙本质细胞（箭头所示）吸入牙本质小管，多核（PMN）白细胞和淋巴细胞浸润牙髓。样本是冠预备48小时后制备的。

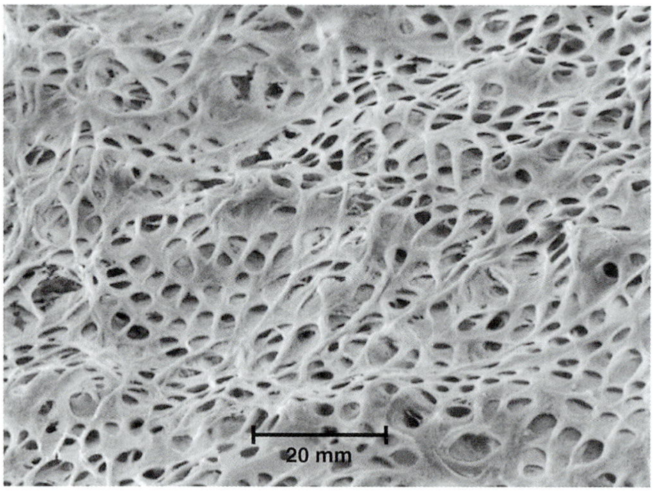

图4.2 邻近管腔的牙本质壁上大量牙本质小管的显微照片。接近牙本质壁的牙髓侧时，牙本质小管的密度增加。

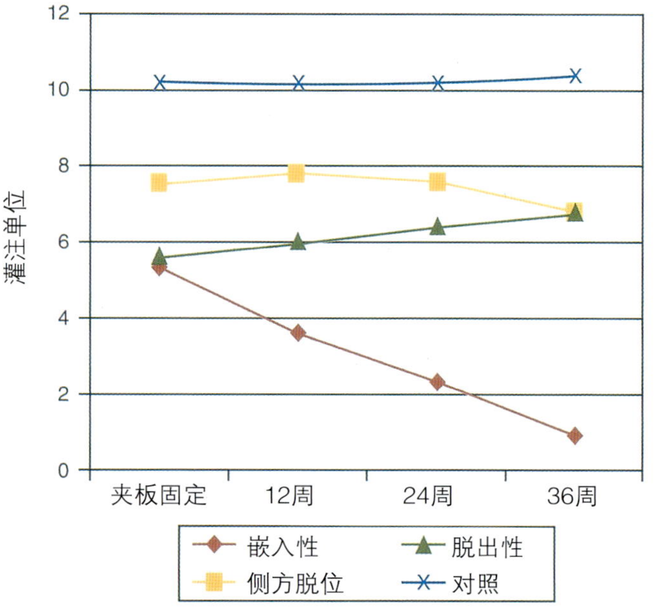

图4.3 不同类型的牙齿脱位伤后牙髓血液循环的图示，在超过36周的观察期，以灌注单位来测量牙髓血液循环。

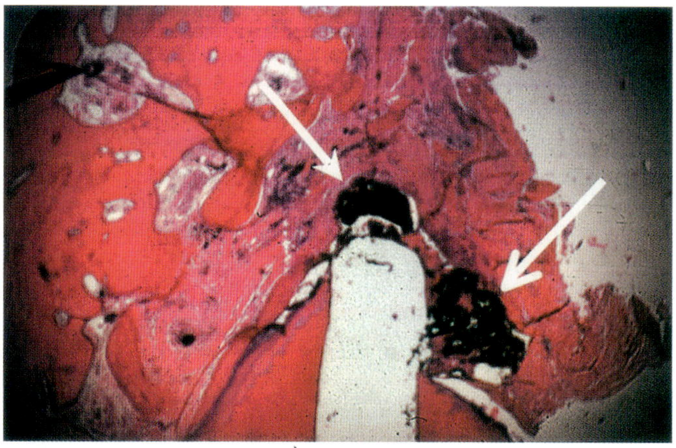

图4.4 错误的预备、充填材料超充进入根尖周组织引起根尖周炎症（箭头所示）。

力量会导致牙髓的血液供给和神经支配紊乱[6-7]。产生的变化包括细胞萎缩和神经元改变。此外，正畸移动可能会引发根尖吸收，通常牙髓活力无变化。深度刮治和搔刮可能损伤根尖血管、神经，导致牙髓损伤（参看第7章）。

挫伤、创伤咬合、牙髓治疗和意外事故、牙髓摘除、根管过度预备、牙根穿孔和根充材料超填会导致根尖周组织的机械刺激和炎症。嵌入性创伤较侧方或脱出性创伤更可能会导致牙髓坏死（图4.3）[8]。根管预备过程中可发生器械的机械刺激。错误的工作长度常导致过度预备和继发的炎症。此外，根管清理和成形过程中未形成充分的根尖挡，可能会导致充填材料超填进入根尖周组织，引起物理和化学损伤（图4.4）。

化学性刺激物

牙髓的化学性刺激物包括各种牙本质清洁、消毒和脱敏物质，此外还有临时、永久性修复材料和窝洞衬里材料中的一些物质。窝洞预备后，硝酸银、含或不含樟脑的酚类、丁香酚等抗菌剂试图被用来“消毒”牙本质。

很多牙本质消毒剂的效果并不明确[9]，其细胞毒性可能会引起其下的牙髓产生炎性变化[10]。其他刺激物包括窝洞清洁剂，比如酒精、氯仿、过氧化氢以及各种酸类，脱敏剂中的化学物，窝洞衬里和基底材料，临时和永久性的修复材料。

根管清理和成形过程中使用的抗菌冲洗剂、根管内药物和充填材料中的一些成分是潜在的根尖周组织化学刺激物。大多数的冲洗液和药物具有毒性，无生物相容性[11-12]。Trevino及其助手测试了单独使用17%EDTA或联合使用次氯酸钠、氯己定，对根尖牙乳头中分离的干细胞活性的影响[13]。结果显示17%EDTA对细胞活性（89%细胞存活）影响最小，其次是次氯酸钠（74%细胞存活）。情况相反，氯己定的加入导致细胞活性丧失。EDTA被用作牙本质调节剂时，对牙髓细胞也有类似的有益效应[14]。研究人员测试抗菌药物对牙髓细胞的影响时发现，氢氧化钙和低浓度的抗菌糊剂有助于细胞存活和增殖，而高浓度的抗菌糊剂对细胞有害[15]。

微生物刺激物

机械和化学性刺激大部分是瞬时性的，微生物是最重要的炎症诱因。龋病中的微生物是牙髓和根尖周组织刺激的主要来源。龋坏牙釉质和牙本质中含有多种细菌，比如变异链球菌、乳酸杆菌、放线菌属[16]。近期一些使用分子技术的研究检测出参与龋病进展过程的一些其他种类的细菌，包括韦荣球菌、双歧杆菌、丙酸杆菌属[17]。

牙髓直接暴露于微生物并非牙髓感染和炎症的先决条件。龋病中的微生物产生毒素，穿过牙本质小管进入牙髓。研究显示，即使较小的釉质病变也可吸引牙髓中的炎症细胞[18,19]。牙髓对这些刺激物的初始反应是通过固有免疫反应介导的。龋病的早期反应引起巨噬细胞、淋巴细胞和浆细胞等慢性炎症细胞在病灶积聚[20]。随着龋病向牙髓侵袭，炎症细胞浸润的强度和性质发生变化。当牙髓真正暴露时，多核（PMN）白细胞在牙髓组织中局部浸润，在牙髓暴露位点形成液化坏死区（图4.5）。牙髓暴露后，细菌在坏死处定植并存留[21]。牙髓组织可保持长期炎症状态，可能逐渐或迅速坏死。这取决于多种因素：（1）细菌的毒力；（2）释放炎性液体的能力，以避免髓内压明显增加的能力；（3）宿主抵抗力；（4）循环总量；（5）一个非常重要的因素，淋巴引流。Yamasaki和助手将大鼠牙髓暴露，发现牙髓坏死从牙髓的上部逐渐扩展到根尖部[22]。牙髓炎症和坏死后产生根尖周病变。

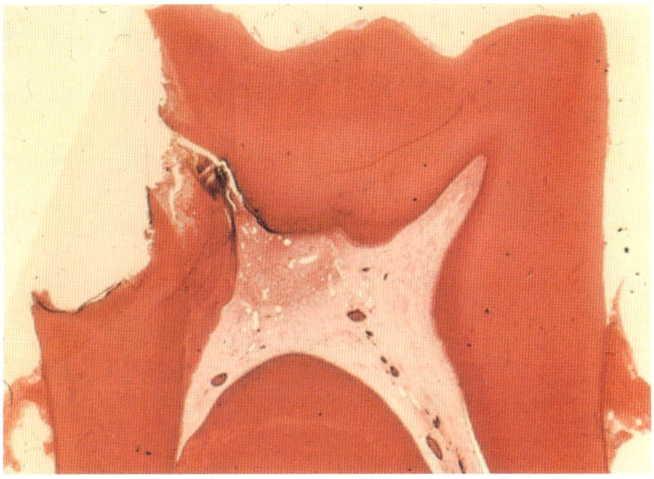

图4.5　龋病露髓处局部炎性反应，主要含有多核白细胞。其余冠髓几乎无炎症细胞。（由J.H. Simon医生授权提供）

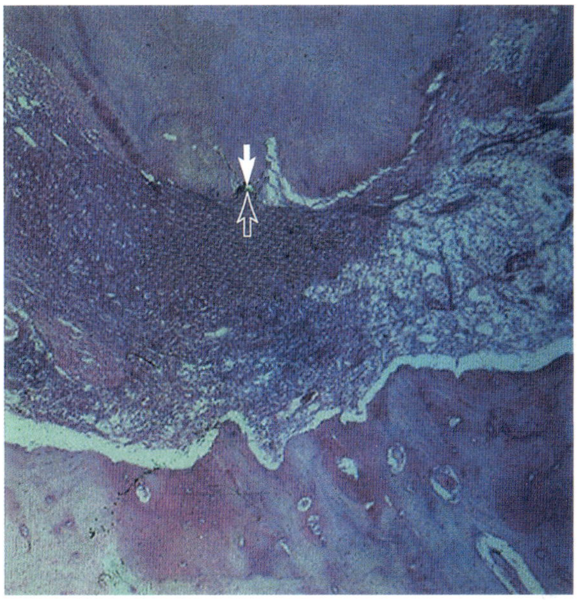

图4.6　刺激物（实心箭头所示）从根管进入根尖周组织引起炎症（空心箭头所示），正常根尖周结构被肉芽组织替代。

牙髓暴露于口腔和龋病后，牙髓中存在细菌及其副产物。牙髓常无法清除这些有害刺激物。在最好的情况下，宿主防御系统可暂时地阻止感染播散和组织破坏。如果刺激物持续存在，随后破坏大量牙髓，感染播散至全部牙髓。然后细菌及其副产物和源于坏死牙髓的其他刺激物，从根管内向根尖周扩散，导致炎症病变的发展（图4.6）。

细菌在牙髓和根尖周病变的致病机制中占有重要地位。大量研究已证实，当细菌不存在时，牙髓或根尖周病变不会发展[23-25]。

Kakehashi及其助手使普通大鼠和无菌大鼠的牙髓暴露[23]。在72小时的研究期间内，无菌大鼠牙髓仅有轻微炎症。无菌大鼠的牙髓未坏死，而是在14

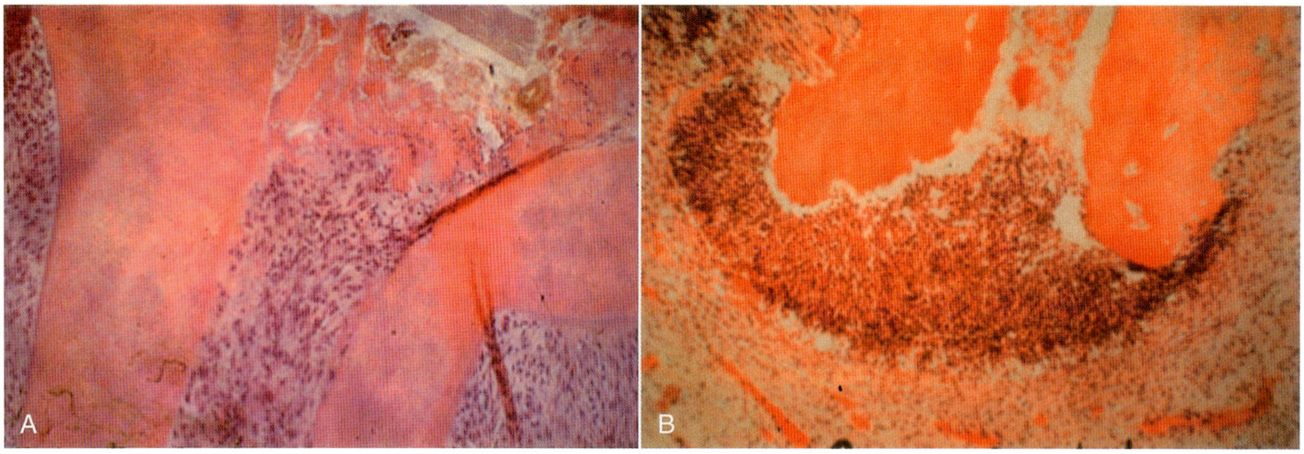

图4.7 A. 无菌鼠的暴露牙髓中无炎症（P）。食物颗粒或其他碎屑（D）被塞进髓腔。B. 普通大鼠牙髓暴露后，根尖周病变明显。（由H. Stanley医生授权提供）

天时有钙化桥形成，牙本质桥根尖方是正常的组织（图4.7A）。情况相反，在研究第8天时，普通大鼠的牙髓感染、坏死，有脓肿形成（图4.7B）。一些其他研究者通过在猴的根管中封入未感染和已感染牙髓，以研究细菌在根尖周病变发展中的重要性[24]。6～7个月后，封入未感染牙髓的牙齿，其临床、X线和组织学检查显示不存在根尖周组织病变，而封入含有某些细菌的感染牙髓的牙齿具有根尖周炎症。Sundqvist[25]的一项细菌学研究检查了人类坏死牙髓的细菌群落，其结果支持Kakehashi及其助手[23]、Möller及其同事[24]的发现。这些研究检查了伴有或不伴有根尖周病变的死髓外伤牙。无根尖周病变的牙是无菌的，而那些有根尖周病变的牙细菌培养结果呈阳性。

近期研究显示一些病毒和有症状的根尖周病变呈正相关[26]。含有巨细胞病毒（CMV）和EB病毒（EBV）的根尖周病变较之没有这些病毒的病变更可能伴有症状。尽管一些研究者认为病毒是根尖周炎的直接病因[27]，其因果关系亟待在实验模型中证实。

目前已提出免疫系统对细菌刺激物的多种识别机制。可借助病原相关分子模式（PAMPs）和被广泛认为是模式识别受体的特异性受体（PRRs）间的相互作用来探测这些病原[28]。PRRs识别PAMPs并启动宿主防御。G-蛋白耦联受体和Toll样受体（TLRs）是固有免疫反应的一部分，可启动吞噬功能，以摄取微生物。G-蛋白耦联受体与化学因子、脂质介质（如血小板激活因子、前列腺素E2、白三烯B4）或细菌蛋白结合，引起白细胞外渗，产生杀菌物质。

表4.1　Toll样受体及其相关激活因子

PAMP	PRR	病原
LPS，脂质A	TLR4	革兰阴性菌
鞭毛蛋白	TLR5	细菌，鞭毛
dsRNA	TLR3	病毒
ssRNA	TLR7,8	病毒
CpG DNA	TLR9	细菌，DNA
PAMP	PRR	病原

PAMP，病原相关分子模式；PRR，模式识别受体

TLRs是固有免疫细胞上表达的跨膜蛋白。这些受体识别侵入的微生物，激活信号通路，启动免疫和炎症反应以清除侵入的微生物。目前已发现了13种具有不同识别能力的TLRs。表4.1显示一些当前已识别的TLRs及其特异性的相互作用。

牙髓病变

除解剖结构和所受刺激物的多样性外，牙髓对这些刺激物的反应和其他结缔组织一样。健康牙髓具有极佳的修复和自愈能力。然而，随着时间推移和暴露于刺激物，牙髓组织因炎症或纤维化而被破坏。牙髓损伤导致细胞死亡和炎症。炎症的程度与组织破坏的强度和炎症都成正比。轻微的损伤，比如早期龋或表浅的窝洞预备，引起牙髓的轻微炎症或无炎症产生。情况相反，深龋、大范围的手术操作或持续的刺激常产生更严重的炎症改变。根据损害的严重程度和持续时间以及宿主的反应能力，牙髓反应的范围可从瞬时的炎症（可复性牙髓炎）至不

可复性牙髓炎，直至牙髓全部坏死。这些变化常不会伴有疼痛，并在患者或医生不了解的情况下发生。

炎症过程

牙本质作为防护刺激的物理屏障，可防止牙髓中的炎症细胞与细菌等刺激物直接接触。一旦剩余的牙本质厚度少于1.1～1.5mm时（如由于龋坏），牙髓中的炎症细胞数量增加[29-30]。

刺激牙髓可导致多种生物系统激活，比如组胺、缓激肽和花生四烯酸代谢产物介导的非特异性炎症反应[31]，也会释放PMN溶酶体颗粒产物（弹性蛋白酶、组织蛋白酶G和乳铁蛋白）[32]、蛋白酶抑制剂（如抗胰蛋白酶）[33]和神经肽［如降钙素基因相关肽（CGRP）和P物质（SP）］[34]。直至龋病与牙髓发生直接接触，才有巨噬细胞的参与[35]。实际上，只要剩余牙本质的厚度超过2mm，PMNs相关基因的表达就不会上调[36]。

不像身体其他部位的结缔组织，正常、健康的牙髓中缺乏巨细胞。然而这些细胞可在炎性牙髓中发现（图4.8）[37]。巨细胞中包含组胺、白三烯和血小板激活因子。巨细胞的物理损伤或者两个免疫球蛋白E（IgE）分子经巨细胞表面的抗原发生桥接，导致巨细胞颗粒中存在的组胺和/或其他生物活性物质释放。血管壁中存在组胺或组胺水平的明显升高，表明组胺在牙髓炎症中的重要性[38]。

血浆或组织激肽释放酶接触激肽原时产生激肽，可引起很多急性炎症体征和症状。目前已使用高效液相层析法鉴定了牙髓组织中的缓激肽、SP、

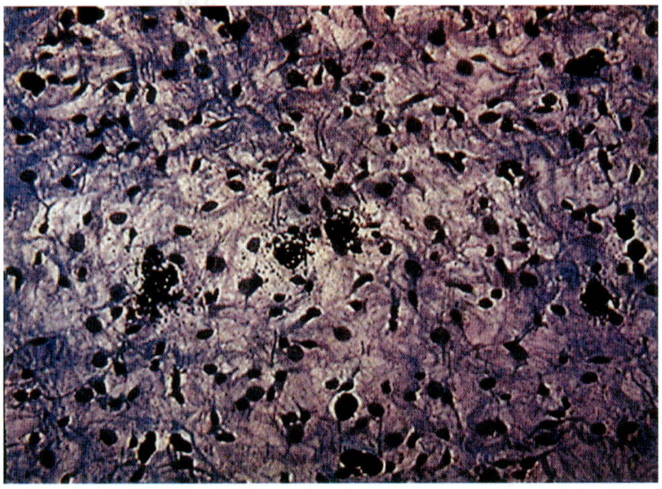

图4.8 在发炎的人类牙髓中，巨细胞是随处可见的黑色染色细胞。

神经激肽A[39]。在一项体外研究中，缓激肽会诱发牛的牙髓释放免疫反应性CGRP（iCGRP）[35]；前列腺素E2（PGE2）可增强缓激肽活性[40]。由于细胞损伤，磷脂酶A2可使花生四烯酸从细胞膜中释放。花生四烯酸代谢会导致前列腺素、血栓素和白三烯形成。各种花生四烯酸代谢物已在实验诱导的牙髓炎中发现[41]。炎性牙髓[42]中这些代谢物的存在，表明花生四烯酸代谢物参与了牙髓炎症反应。

含有SP、CGRP等免疫调节神经肽的感觉神经纤维密集地分布于牙髓中。研究显示，通过切断下牙槽神经去除大鼠磨牙牙髓的神经支配，会导致牙髓组织破坏增加，免疫活性细胞浸润减少[20]。这些发现表明，牙髓神经本质上具有保护作用，可能参与炎症和免疫活性细胞募集至损伤牙髓的过程中[20]。

轻到中度的牙髓创伤导致感觉神经出芽，iCGRP增加[34,43]。然而，严重的创伤具有相反的效应，导致iCGRP和SP减少或清除[43]。实验表明，外伤后牙髓神经肽可发生剧烈变化。此外，近期研究显示，龋病刺激牙髓可导致各种白介素产生，炎症细胞募集到创伤部位[44-46]。

免疫反应

一旦细菌刺激物开始入侵牙髓-牙本质复合体，将激活固有免疫系统。固有免疫系统会立刻发挥作用，并且不需要一种复杂的方法去选择细胞对入侵者而不是宿主做出反应，也不产生或存在记忆。如果固有免疫系统不能清除刺激物，将激活适应性免疫系统来进行细胞和特异性的抗体反应。

树枝状细胞（DCs）是主要的免疫系统调节器，存在并散布于正常牙髓中。正常牙髓中，成牙本质细胞与其上的牙本质直接接触。当牙髓受刺激时，成牙本质细胞感知侵害，引发树枝状细胞的募集[47]。树枝状细胞吞噬入侵者，提呈抗原刺激T淋巴细胞。

除了非特异性炎症反应之外，免疫应答也可启动并持续损害牙髓[31]。包括龋病中的细菌及其副产物在内的潜在抗原，可直接（或经由牙本质小管）启动不同类型的反应。正常、没有炎症的牙髓包含免疫活性细胞，比如T和B（较少）淋巴细胞、巨噬细胞和大量表达Ⅱ型分子的形态类似巨噬细胞的树枝状细胞[20]。炎性牙髓中免疫球蛋白水平升高（图

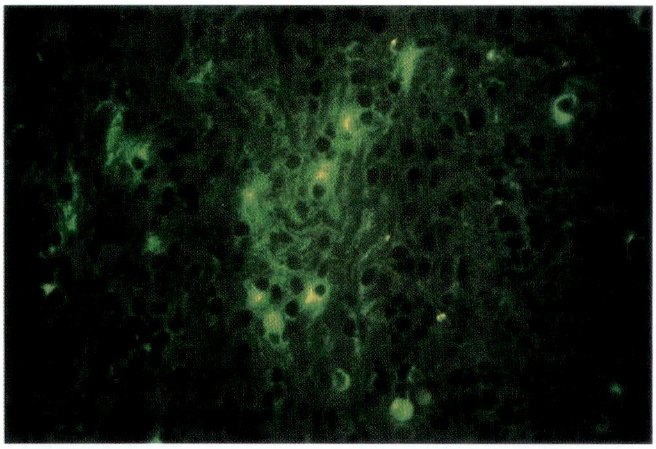

图4.9 在发炎的人类牙髓中，一些浆细胞IgM染色阳性，表明具有免疫活性。

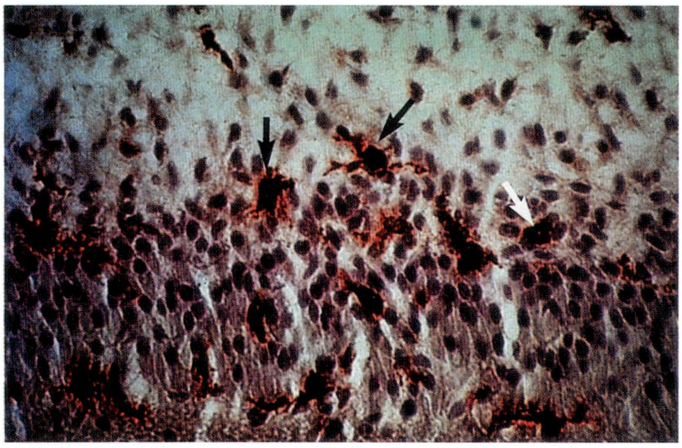

图4.10 很多树枝状细胞存在于炎性牙髓中。（由M.Jontell医生授权提供）

4.9）表明，这些因素参与了保护牙髓组织的反应机制[48]。Arthus型反应可在牙髓中发生[49]。此外，炎性牙髓中免疫活性细胞的存在，比如T淋巴细胞、巨噬细胞和表达Ⅱ型分子的类树枝状细胞（图4.10），表明迟发型超敏反应也可在该组织中发生[20]。除保护机制外，牙髓中的免疫应答可导致小的坏死灶形成，最后牙髓全部坏死。

病变进展

轻度创伤不会导致明显的牙髓改变。然而中到重度的牙髓创伤会导致局部炎症[50]和高浓度的炎症介质释放。中到重度的炎性牙髓中蛋白酶抑制剂的增加表明存在天然改性剂[33]。大量炎症介质的释放，导致血管渗透性增加，血流瘀滞，白细胞迁移至创伤发生部位。当前研究数据显示，感觉神经肽CGRP可引起牙髓炎症过程中血流增加[51]。

毛细血管压力提高及渗透性增加，可使液体由血管进入周围组织中。毛细血管滤过的同时，如果小静脉和淋巴管不清除液体，会导致渗出液形成。牙髓被坚硬的周围组织封闭，形成一个低顺性系统，组织压力轻度增加会导致牙髓创伤部位的小静脉被动压缩甚至全部塌陷。较小的“分隔”区域内的压力会增加且进展较缓慢。因此，牙髓退化并非因为压力大量增加，而是由于伴随发生的钳制效应[52-53]。

疼痛常由多种因素引起。炎症介质的释放可降低感觉神经阈值，直接引起疼痛。这些物质也可使小动脉扩张、小静脉渗透性增加，导致水肿和组织压力升高，间接引起疼痛。该压力直接作用于感觉神经受体。

组织压力升高，牙髓无法扩张以及缺乏侧支循环，可导致牙髓坏死及随后根尖周病变的发生。

牙髓疾病的分类

因牙髓病变的组织学发现与临床症状间少有或没有相关性[54]，牙髓疾病的诊断和分类是基于临床体征和症状而非组织学发现。牙髓状况可分为正常牙髓、可复性和不可复性牙髓炎、增生性牙髓炎、牙髓坏死和已治疗的牙髓。硬组织反应包括钙化和吸收。

正常牙髓

牙髓正常的牙齿，无临床症状，牙髓活力测试反应正常。这样的牙齿无任何病变X线表现。

可复性牙髓炎

可复性牙髓炎的定义是，主观和客观发现表明牙髓组织具有轻度炎症的一种相关临床状况。去除病因后炎症可逆转，牙髓恢复正常状态。

轻度、短暂作用的刺激可引起可复性牙髓炎，比如早期龋、颈部酸蚀症或咬合磨耗，大部分手术操作，深度牙周搔刮，以及釉质折裂导致牙本质小管暴露。

症状

可复性牙髓炎通常无症状。然而当症状存在时，常遵循一种特定的模式。冷、热液体或气体等刺激可能会产生尖锐、短暂的疼痛。去除这些通常不会产生疼痛或不适的刺激，症状立即缓解。正常牙髓对冷热刺激产生不同的疼痛反应[55]。当热作用于尚未发炎的牙髓时，初始反应延迟；随着温度升高，疼痛强度增加。与此相反，正常牙髓对冷刺激立即产生疼痛反应；如果冷刺激持续存在，疼痛强度减少。基于以上观察，健康和病变牙髓的反应似乎大部分源于髓内压力的变化。

治疗

去除刺激物，封闭并隔绝暴露的牙本质或活髓，常会使症状缓解，牙髓组织的炎症过程逆转（图4.11）。然而，诸如前文所述理由，牙髓继续受到刺激或者刺激强度增加，牙髓组织会发展到中到重度炎症，随之成为不可复性牙髓炎，最终导致牙髓坏死。

不可复性牙髓炎

不可复性牙髓炎可分为有症状或无症状的牙髓炎。不可复性牙髓炎是主观和客观发现表明牙髓组织具有重度炎症的一种相关临床状况。不可复性牙髓炎常是可复性牙髓炎的进展、结局。手术过程中去除大量牙本质所致的牙髓损伤或创伤、正畸移动牙齿导致牙髓血运损害也可引起不可复性牙髓炎。不可复性牙髓炎是一种严重的炎症过程，即使去除病因，炎症也无法消除。牙髓不能自愈，缓慢或迅速地坏死。不可复性牙髓炎可能具有自发痛和延时痛，也可无临床体征和症状。

症状

不可复性牙髓炎常无症状。然而患者也可能会有轻微症状。不可复性牙髓炎也可伴有阵发性或持续性的自发疼痛（无外部刺激）。不可复性的炎性牙髓引发的疼痛可能是尖锐的、迟钝的、局限性的或弥散性的，可持续数分钟至数小时。定位牙髓疼痛较定位根尖周疼痛更为困难，随着疼痛加剧，定位会变得更加困难。冷、热等外部刺激可引起延时痛。

因此当存在剧烈疼痛时，牙髓反应不同于那些无炎症的牙齿或具有可复性牙髓炎的牙齿。例如，热刺激不可复性牙髓炎的患牙可产生即刻反应。另外，有时对患牙施加冷刺激，反应不消失并延长。对伴有疼痛的不可复性牙髓炎患者施加冷刺激，可引起血管收缩，牙髓压力下降，疼痛随后缓解。尽管有学者认为不可复性牙髓炎患牙对电刺激具有较低的疼痛阈值，Mumford发现发炎的牙髓与无炎症牙

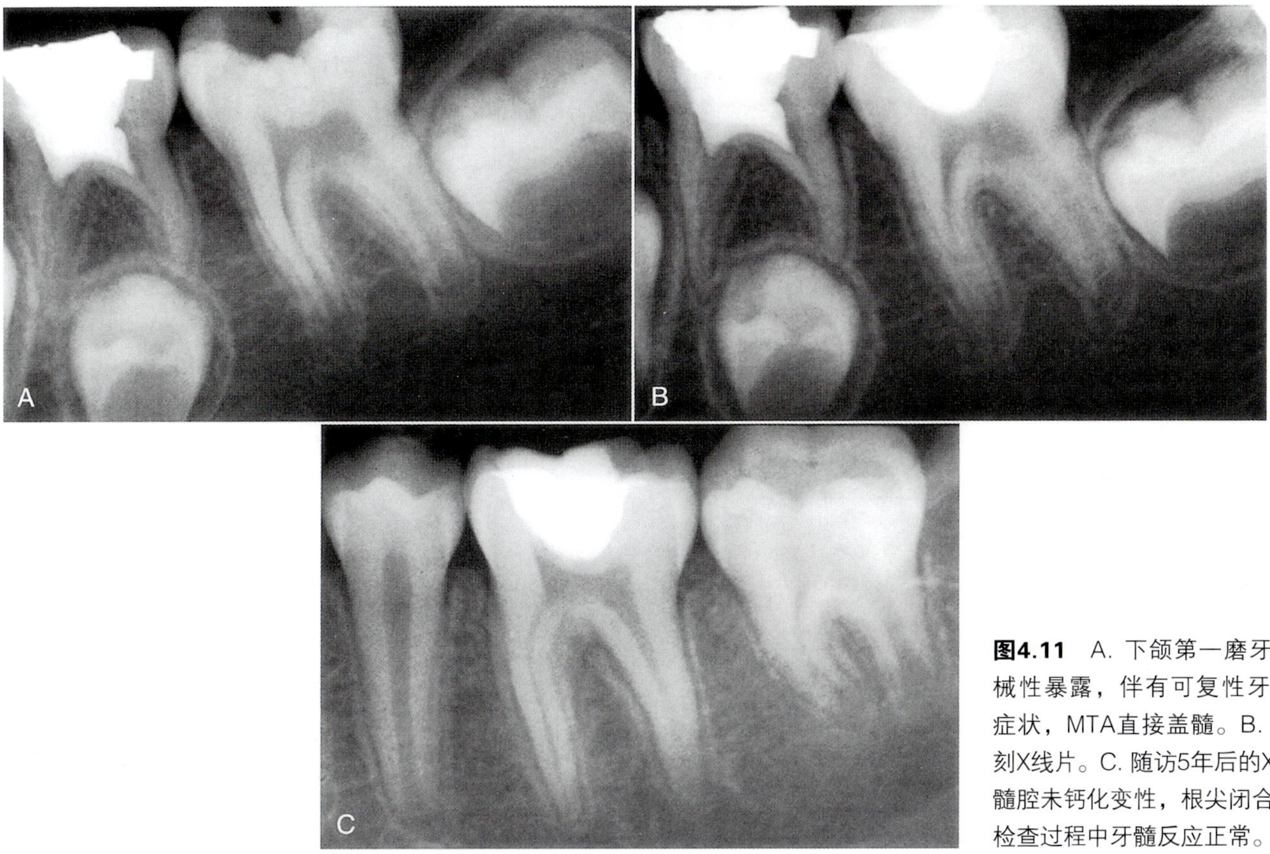

图4.11　A. 下颌第一磨牙髓角机械性暴露，伴有可复性牙髓炎的症状，MTA直接盖髓。B. 术后即刻X线片。C. 随访5年后的X线片示髓腔未钙化变性，根尖闭合，临床检查过程中牙髓反应正常。

髓具有相似的疼痛感受阈值[56]。

测试与治疗

如果炎症局限于牙髓，并没有向根尖周扩展，牙齿触诊和叩诊反应正常。炎症扩展到牙周膜可引起叩诊敏感，可更好地定位疼痛。对于具有不可复性牙髓炎体征和症状的牙齿，建议行根管治疗或拔除。

增生性牙髓炎

增生性牙髓炎（牙髓息肉）是不可复性牙髓炎的一种类型，是由于慢性炎症的年轻牙髓过度生长到咬合面所致。常见于年轻患者的龋坏牙冠上（图4.12A）。年轻恒牙丰富的血运、充分暴露的排脓通道和组织增殖与增生性牙髓炎的形成相关。增生性牙髓炎的组织学检查显示表面上皮位于炎性结缔组织上（图4.12B）。口腔上皮细胞移植并在暴露的牙髓表面上生长，以形成上皮覆盖。

增生性牙髓炎通常无症状。牙髓息肉呈微红色、菜花样，是由于龋病导致髓腔在咬合面大面积暴露，结缔组织向外生长所致。除冷热刺激延时痛外，增生性牙髓炎偶尔伴有不可复性牙髓炎的临床体征，比如自发性疼痛。电刺激的阈值与正常牙髓类似。扪诊或叩诊时，增生性牙髓炎患牙的反应在正常范围之内。增生性牙髓炎的治疗方式包括活髓切断术、根管治疗或拔除。

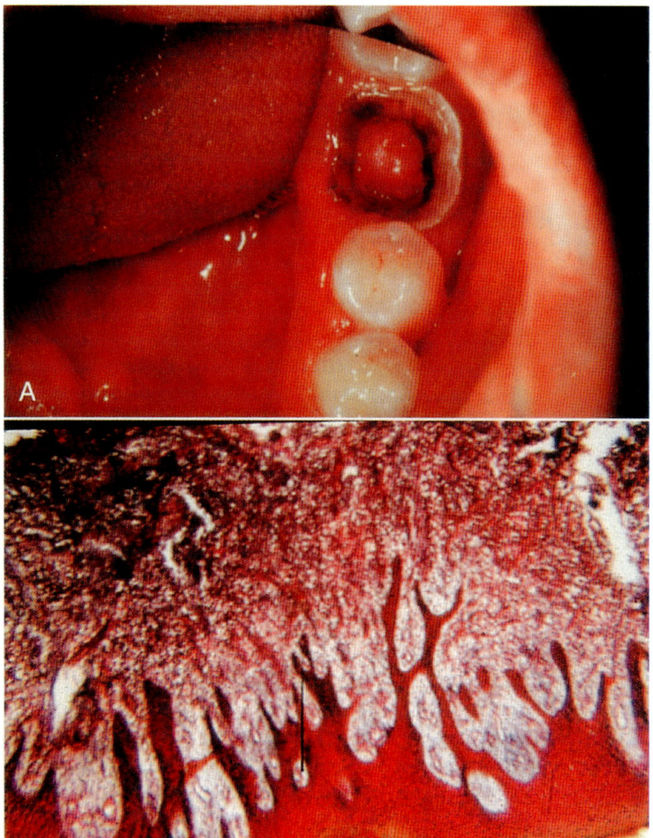

图4.12 A. 牙髓息肉，又名增生性牙髓炎。患牙常有龋坏并伴有牙体结构大量丧失；牙髓具有活力，并从暴露位置增殖。B. 增生性牙髓炎组织学检查可见位于表面的上皮，其下为增生的结缔组织。

牙髓炎症引起的硬组织变化

由于牙髓经受刺激，钙化或吸收这两种明显的硬组织变化中的一种可能会发生。

牙髓钙化

牙髓大量钙化（常见的形式为髓石或弥散性钙化）是牙髓对外伤、龋病、牙周疾病或其他刺激的反应所致。血管中的血栓和血管周围的胶原鞘是这些钙化可能的来源。

另一种类型的钙化是牙本质壁大量硬组织形成，常由刺激反应或成牙本质细胞的死亡和替代所致。这一过程称为钙化变性（图4.13）。随着刺激增强，钙化量也可能增加，导致X线片上（并非组织学上）髓腔和根管部分或全部钙化[57]。牙冠变为微黄色是钙化变性常见的临床表现。患牙温度、电刺激的疼痛阈值升高，患牙常无反应。

扪诊和叩诊常在正常范围内。与无X线体征和症状的牙髓软组织疾病相比，牙髓组织钙化常伴有不同程度的髓腔闭锁。冠部髓腔缩小，随后根管逐渐狭窄，是钙化变性的早期体征。这种情况并非病理性的，不需要治疗。

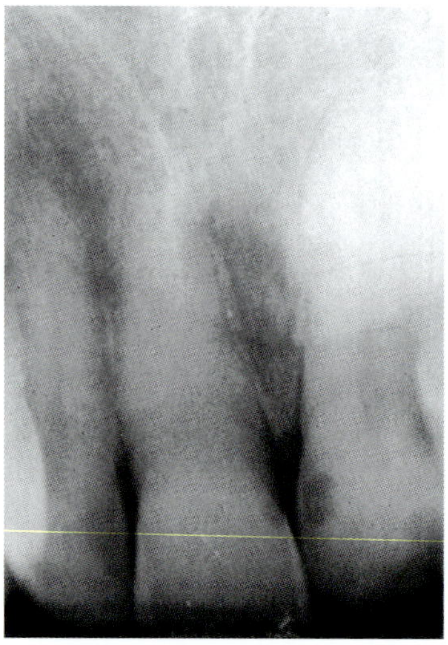

图4.13 钙化变性本身并不是病变，可发生于增龄或低度刺激，也可继发于牙外伤。

内（根管内）吸收

牙髓炎症可能会启动邻近硬组织的吸收。牙髓转化成伴有破牙本质活性的血管化炎症组织，这种情况会导致从中心向外周进展的牙本质壁吸收[58]。大多数根管内吸收病例无症状。牙内吸收晚期累及髓腔常伴有牙冠粉红斑。内吸收的牙齿牙髓和根尖周测试反应通常在正常范围内。X线表现为根管阶段性的不规则扩大的射线透射影（图4.14）。推荐立即去除炎症组织，完成根管治疗；这些病变趋于侵袭性，最终穿通侧方的牙周组织。当这种情况发生时，牙髓会随后坏死，患牙治疗更加困难。

牙髓坏死

如前所述，牙髓被包绕在坚硬的牙本质壁内，无侧方血液循环，组织压力增加时，牙髓的小静脉和淋巴管塌陷。因此，不可复性牙髓炎会导致液化坏死。如果不可复性牙髓炎中产生的渗出被吸收或者通过龋损、髓腔暴露处排入口腔，牙髓坏死会延迟；根髓可长时间保持活性。与此相反，关闭或封闭炎性牙髓，会导致牙髓快速地全部坏死和根尖周病变[59]。除液化坏死之外，外伤致血供破坏也会引发牙髓缺血性坏死。牙髓坏死是主观和客观发现表明牙髓死亡的一种相关临床状况。

症状

牙髓坏死常无症状，但也可能伴有自发痛发作，患牙受压不适或疼痛（来自根尖周组织）。对

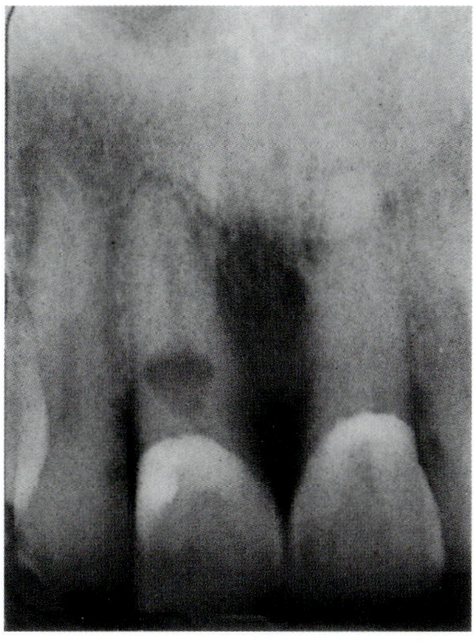

图4.14　硬组织吸收导致正常根管的X线表现消失，常表明存在内吸收缺损。

于死髓牙，热激发痛并非像活髓牙一样是由于牙髓压力增加所致。对死髓牙施加热刺激后，压力指示为零。普遍观点认为（但并不可能）对液化性坏死的患牙施加热刺激会引起根管空间内的气体膨胀，从而激发疼痛[60]。实际上，死髓牙对冷、热、电刺激通常不会产生反应。

测试和治疗

顾名思义，死髓牙对活力测试无反应。然而，多根管的患牙可能存在从可复性牙髓炎到牙髓坏死等不同程度的炎症反应，这样可能偶尔会在测试反应过程中引起混淆。此外，牙髓坏死的效应很少局限于根管内。由于炎症反应扩散到根尖周组织，死髓牙常叩诊敏感。触诊敏感也提示炎症累及根尖周组织。对于死髓牙，建议根管治疗或拔除。

已行根管治疗

这种临床诊断分类表明，牙齿已行部分或彻底的牙髓治疗。根据牙髓和根尖周状况，患牙可能有症状或无症状。对于此类患牙，推荐完成已部分进行的根管治疗、失败根管治疗的再治疗、根尖手术或拔除。

根尖周病变

由于牙髓坏死，根尖周组织可发生病理性改变。与牙髓相比，根尖周组织几乎含有无限来源的未分化细胞参与炎症和修复。此外，这些组织内含有丰富的侧支血供和淋巴引流系统。来自根管内的刺激物与宿主防御间的相互作用导致一系列反应激活，以保护宿主。除该过程的益处之外，其中一些反应也伴有破坏性的结果，比如根尖周骨吸收。骨吸收将刺激物与骨分隔开，因而预防骨髓炎的发生。根据刺激物的严重程度、持续时间和宿主反应，根尖周病变的范围可从轻度炎症至大量的组织破坏。其中涉及的反应极为复杂，通常由非特异性的炎症介质和特异性的免疫反应共同介导（图4.15）[38]。

根尖周病变的非特异性介质

炎症反应的非特异性介质包括神经肽、纤溶活性肽、激肽、补体片段、血管活性胺、溶酶体酶、

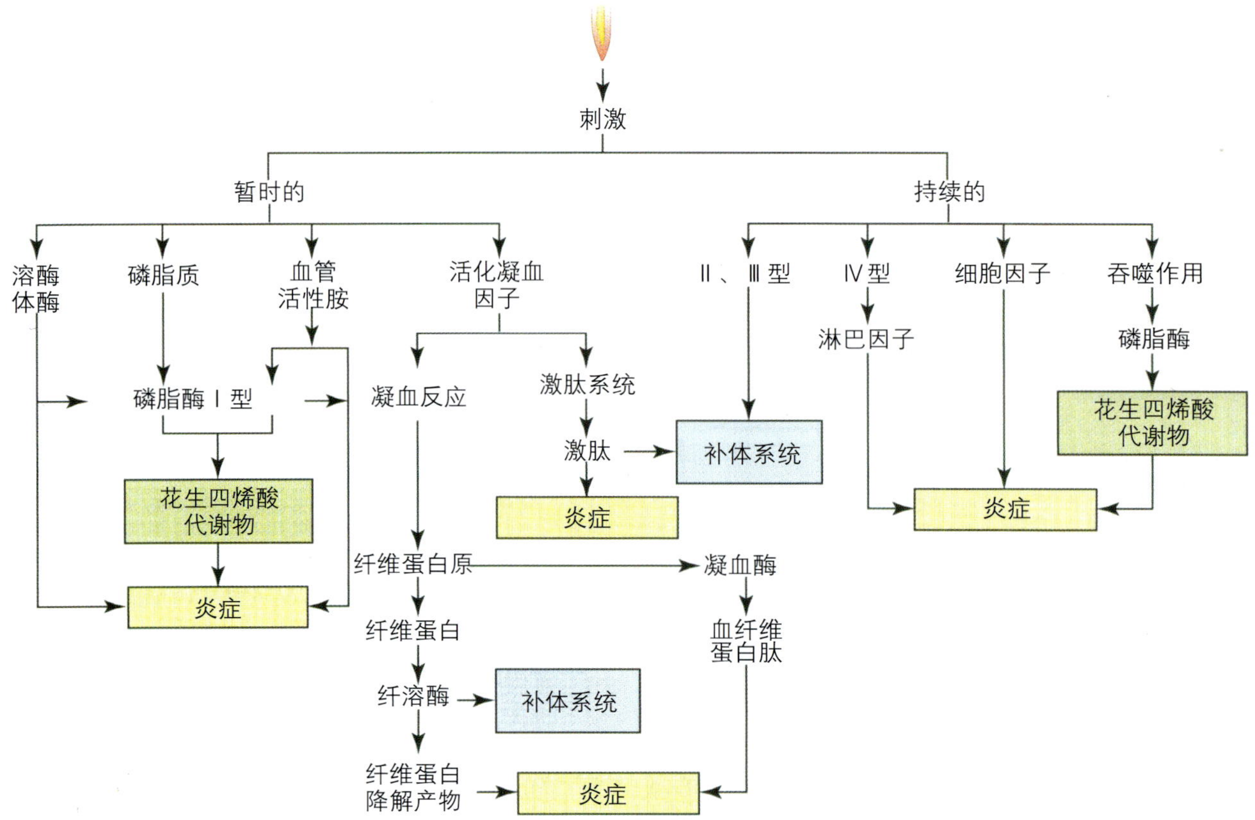

图4.15 非特异性的炎症介质和特异性的免疫反应介导的炎症和骨吸收通路。

花生四烯酸代谢产物以及多种细胞因子[31]。神经肽已被证实存在于实验动物的炎性根尖周组织中，这些物质在根尖周病变发病机制中似乎具有重要作用[34]。

根管预备过程中，切断牙周膜或骨中的血管可激活固有和非固有凝血通路。Hageman因子与基底膜胶原蛋白相互接触，激肽释放酶、胞浆素等酶类，来自炎性根管的内毒素可激活凝血级联反应和纤溶系统。纤维蛋白分子释放纤维蛋白多肽和胞浆素溶解纤维蛋白过程中释放的纤维蛋白降解产物具有促炎作用。根管治疗过程中对根尖周组织的创伤，也可激活激肽系统，进而激活补体系统。已在根尖周组织中发现C3补体片段[38]。被激活系统的释放产物促进炎症过程，引起肿胀、疼痛和组织破坏。

巨细胞是结缔组织中的正常成分，存在于正常牙周膜中。巨细胞也可存在于根尖周病变组织中[61]。物理或化学损伤可导致血管活性胺（如组胺）的释放，可趋化白细胞和巨噬细胞。此外，溶酶体酶可导致C5分裂，产生强有力的趋化成分C5a，从血浆激肽原中释放活性缓激肽[31]。与正常组织相比，根尖周病变中溶酶体水解芳基硫酸酯酶A和芳基硫酸酯酶B的水平升高[62]。这些病变组织中也存在较高水平的PGE2和白三烯B4[31]。一些其他研究已确认这些发现，证实急诊清理和成形根管后患者症状会停止[63]。使用免疫组化染色已在炎性牙髓组织和根尖周病变中发现PGE2、前列腺素F2a（PGF2a）和6-keto-PGF1a［前列腺素I2（PGI2）一种稳定的代谢产物］[64]。前列腺素阳性染色的区域逐渐向根尖扩展至未发炎的炎性牙髓组织区域。实验证明，使用前列腺素抑制剂吲哚美辛可减少骨吸收，这表明前列腺素也参与到根尖周病变的发病机制中[31,65]。

白介素、肿瘤坏死因子和生长因子等多种细胞因子参与根尖周病变的发展和持续[44,66-69]。Kawashima和Stashenko[68]在实验介导的小鼠根尖周病变中检查10种细胞因子表达的动力学。结果显示，根管感染后，根尖周组织中的细胞因子网络被激活，根尖骨吸收过程中，辅助性T细胞1介导的促炎通路占主导地位。

根尖周病变的特异性介质

除炎症反应的非特异性介质外，免疫反应也参与根尖周病变的形成和维持（图4.16）。大量的潜在抗原可在坏死牙髓中聚集，包括各种微生物、毒素

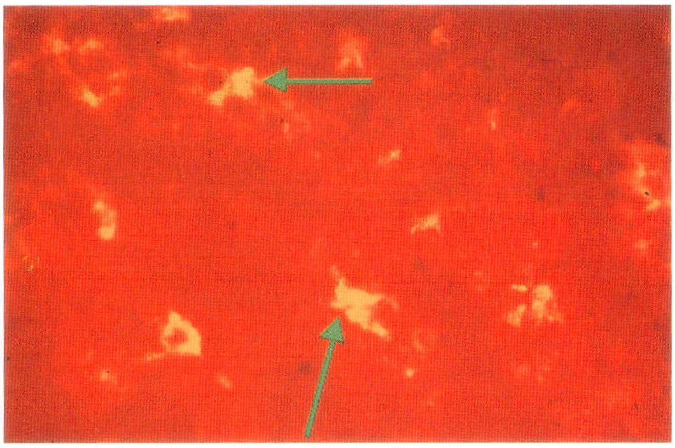

图4.16　使用抗补体免疫荧光技术，可在人类根尖周病变中识别免疫复合物。

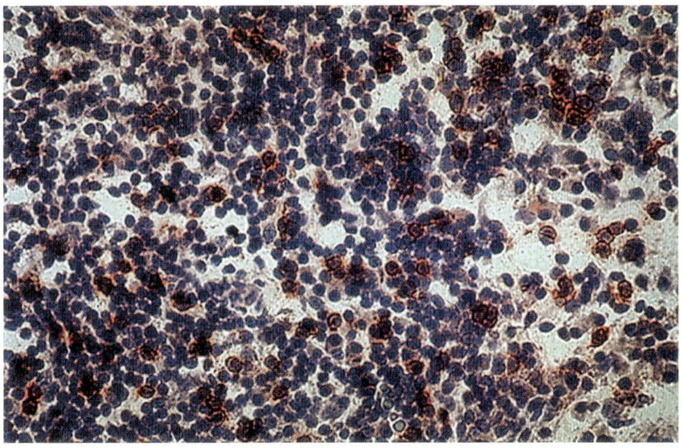

图4.17　使用抗补体免疫荧光技术，可在人类根尖周病变中识别T淋巴细胞（红色膜细胞）。

和变性的牙髓组织。根管是一种致敏通道[31]。根管中潜在抗原的存在，IgE和巨细胞参与根尖周病变的致病机制，提示Ⅰ型免疫反应可能发生。

在炎症病变中已发现不同种类的免疫球蛋白[31,70]。这些免疫球蛋白中包括感染根管中的对抗许多种类细菌的特异性抗体[71-72]。此外，多种类型的免疫活性细胞，比如抗原提呈细胞（表达Ⅰa抗原的非淋巴细胞）、巨噬细胞[73]、PMN白细胞、B细胞和T细胞，也在人类的根尖周病变中发现[74]。免疫复合物（图4.16）和免疫活性细胞（如T细胞，图4.17）表明不同类型的免疫反应（Ⅱ～Ⅳ型）可启动、增强或维持这些炎症病变[31]。

病变进展

如前所述，根尖周病变形成过程中的骨吸收可使骨退避感染部位，从而防止细菌侵入牙槽骨组织，导致骨髓炎的发生[75]。多种因素参与根尖周病变形成过程中的骨吸收。基质金属蛋白酶（MMPs）是一类可导致胞外基质成分显著降解的肽链内切酶[76]。动物[77]和人类[78]的根尖周病变中MMPs水平升高。在急性和慢性根尖周病变中也分离出了可去除骨胶原层的MMP-9（也称为凝胶酶-B）[79]。

在骨吸收过程中起主要作用的另外一种重要蛋白是核因子κB受体（RANKL）。RANKL与其受体（RANK）结合，导致破骨细胞分化。骨保护素（OPG）是一种与受体结合的诱饵蛋白，可抑制该反应。根尖周骨破坏进展的同时，RANKL水平和RANK、OPG比例在2～3周达到峰值[80]。4～8周，RANKL的产生逐渐减少，然而在这段时间内RANK的产生增加，产生负反馈环，限制细菌感染引起的骨破坏。RANKL-RANK相互作用参与生理性和病理性骨吸收[81]。与健康对照组相比，根尖周组织肉芽性病变中的RANKL水平明显提高[82-83]。

根尖周病变分类

根尖周病变的分类基于其临床和组织学发现。对于牙髓疾病，病变的临床体征和症状、持续时间与组织病理发现不存在相关性[84]。基于这些差异以及为了便利，可将根尖周病变分为6种主要类型：正常根尖周组织、有症状的（急性）根尖周炎、无症状的（慢性）根尖周炎、致密性骨炎、急性根尖脓肿和慢性根尖脓肿。具有明显疼痛或肿胀的病变被称为急性（有症状的）根尖周炎，而那些具有轻微症状或无症状的病变被认定为慢性（无症状的）根尖周炎。

正常根尖周组织

正常根尖周组织是表明牙齿具有正常根尖周组织、叩诊或触诊无异常敏感的一种临床和X线诊断分类。该分类中牙齿具有正常的硬骨板和牙周膜结构。

有症状的根尖周炎

病因

牙髓炎症首先扩展至根尖周组织被称为有症状的根尖周炎（SAP）。诱发刺激物包括来自不可复性炎症牙髓的炎症介质或来自坏死牙髓的细菌毒素、化学物（如刺激物或消毒剂）、修复体导致的创伤咬合、根管过度预备和充填材料超出。牙髓可能具有可复性炎症、不可复性炎症或坏死。

体征和症状

SAP的临床表现是中至重度的自发性不适，此外还有咬诊或叩诊疼痛。如果SAP是牙髓炎的扩展，其体征和症状包括冷、热或电刺激阳性反应。坏死牙髓引起的SAP对活力测试无反应。使用指尖加压或用口镜柄粗大的一端轻敲（叩诊）患牙可引起明显或剧烈的疼痛。SAP不伴有根尖周透射影。偶尔有轻度的X线改变，比如牙周膜间隙“增宽”或很小的根尖透射病变，然而通常牙周膜间隙正常，硬骨板完整。

组织学表现

对于SAP患牙，根尖部的牙髓局部区域内可见PMN白细胞和巨噬细胞。有时可存在较小的液化坏死区（脓肿）。组织学上可见骨和牙根吸收，然而X线片上通常看不到吸收。

治疗

调𬌗（当存在创伤性咬合时），去除刺激物或病变牙髓，或去除根尖分泌物常可缓解疼痛。

无症状的根尖周炎

无症状的根尖周炎（AAP）由牙髓坏死引起，常是SAP的延续。

体征和症状

AAP被定义为一种牙髓源性伴有根尖周组织炎症破坏而无临床症状的情况。由于牙髓坏死，AAP患牙对电或温度刺激无反应。叩诊可产生轻度疼痛或无疼痛。扪诊可有轻度敏感，表明皮质骨板改变，AAP扩展至软组织。X线表现范围可从硬骨板中断（图4.18）至根尖周和根间组织大量破坏（图4.19）。

组织学表现

AAP病变在组织学上被分为肉芽肿或囊肿。根尖周肉芽肿是由巨细胞、巨噬细胞、淋巴细胞、浆细胞浸润或偶尔有PMN白细胞浸润的肉芽组织构成（图4.20）。肉芽组织中也常发现多核巨细胞、海绵细胞、胆固醇结晶和上皮。

尖部（根部）囊肿具有一个充满嗜酸性液体或半固体材料的中腔，并由复层鳞状上皮衬里（图4.21）。上皮被结缔组织围绕，结缔组织中含有根尖周肉芽中发现的所有细胞成分。因此，根尖周囊肿是一种含有一个或多个上皮衬里空腔的肉芽肿。上皮源于Hertwig上皮根鞘残余，Malassez细胞剩余。这些细胞剩余受到炎症刺激会发生增殖反应。囊肿的真正起源尚不清楚。

不同种类的牙髓病变报道的发生率并不一致。这种差异可能是由于抽样方法和组织学标准诊断不同。Nobuhara和del Rio对难治性根尖周病变进行活检，发现大部分病变为肉芽肿（59%），还有一些囊肿（22%），少量瘢痕组织（12%），以及一些散在的其他病变类型（7%）[85]。然而诸如此类的百分比具有误导性。很多病变具有肉芽炎症病变、囊肿和瘢痕组织的组合特征。这些样本中常不包含脓肿，因为在手术过程中很难保持脓肿完整无损，搔刮过程中仅能得到一些碎片。

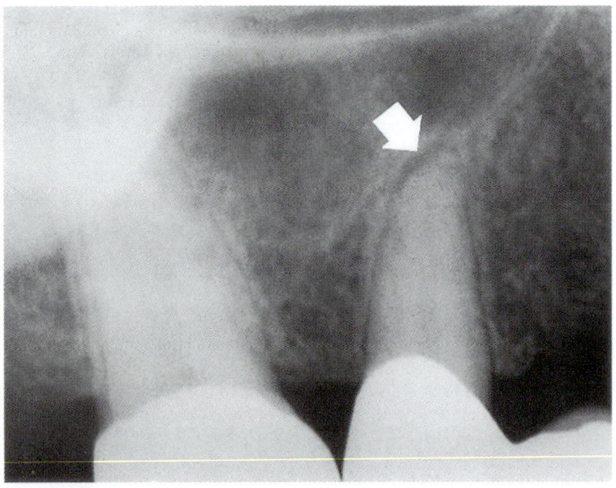

图4.18 三单位桥粘接后，前磨牙出现急性根尖周炎的体征和症状。X线示牙周膜间隙增宽（箭头所示）。

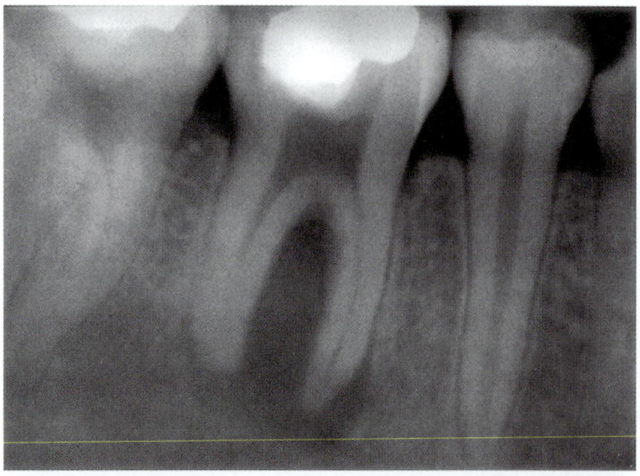

图4.19 慢性根尖周炎。下颌第一磨牙由于牙髓坏死导致根尖周大量组织破坏。患牙无症状并存在X线病变具有诊断意义。

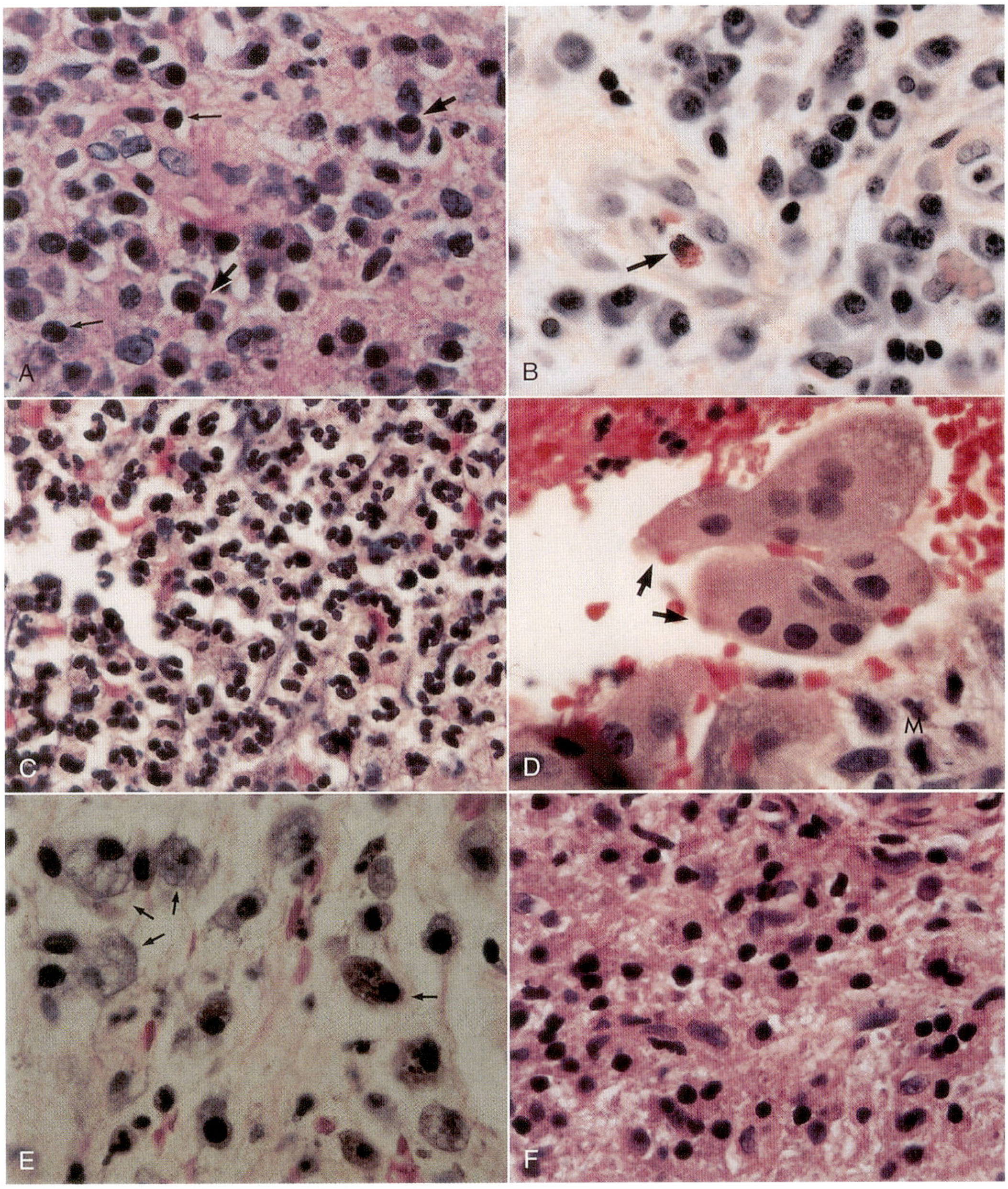

图4.20　A. 淋巴细胞（小箭头所示）。浆细胞（大箭头所示）有邻近“清亮区”和嗜碱性胞浆外环的偏心核。B. 免疫球蛋白聚集在浆细胞的胞浆内。C. 多型核（PMN）白细胞集中于该区域。它们具有多叶胞核。很多PMN白细胞正在退化，细胞壁已破坏。D. 具有多个胞核的巨细胞（箭头所示）。具有浅染核和弥散性胞浆的巨噬细胞（M）。E. 巨噬细胞（箭头所示）更大，常含有摄入的材料，正如这些细胞的“泡沫”胞浆所示。F. 具有浓密嗜碱性核的淋巴细胞，在该区域内占优势。（由C. Kleinegger医生授权提供）

治疗

去除刺激物（坏死牙髓），完善充填根管系统常可使AAP愈合（图4.22）。尚无证据表明完善根管治疗或拔除患牙后囊肿仍不愈合。

致密性骨炎

病因

致密性骨炎是无症状的根尖周炎的一种转变，表明持续炎症刺激反应导致骨小梁增加。从根管扩散至根尖周组织中的刺激物是致密性骨炎的主要病因。该病变常在下颌后牙的根尖周围发现，表明其病因可能是牙髓炎症或坏死。然而致密性骨炎可伴发于任何牙齿的根尖。

体征和症状

取决于病因（牙髓炎或牙髓坏死），致密性骨炎可能无症状或伴有疼痛。致密性骨炎患牙的牙髓组织对于电、温度刺激可能有或无反应。

此外，这些牙齿对于扪诊或叩诊可能敏感或不敏感。X线片上，围绕牙根弥散、同心排列的高密度影可确定诊断（图4.23）。组织学上，不规则排列的骨小梁和炎症增加[86]。

根管治疗可使致密性骨炎完全愈合[87]。致密性骨炎常与内生骨疣（硬化骨）混淆，后者是一种非病理性实体。

急性根尖脓肿

病因

急性根尖脓肿（AAA）是一种局限（图4.24A）或弥散性（图4.24B）的牙髓源性液化病变，来自坏死牙髓的微生物或非细菌刺激物可破坏根尖周组织，引发剧烈的炎症反应。

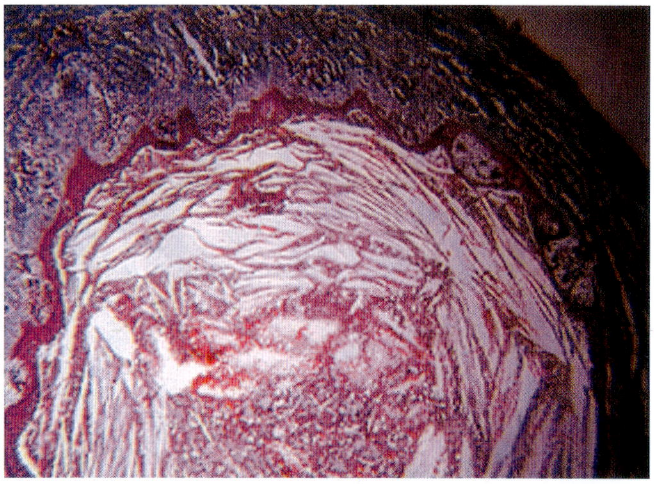

图4.21 人的根尖囊肿由充满嗜酸性材料（EM）的中腔和上皮衬里的外壁组成。

症状和体征

AAA的特点是迅速发作和自发痛。根据反应的严重程度，AAA患者常有中至重度的不适和/或肿胀。如脓肿限于骨内，常无肿胀。此外，患者常在感染过程中出现全身症状，比如体温升高、感觉不适、白细胞增多。因为这些症状仅出现于死髓牙患者，电或温度刺激无反应。然而这些患牙常有叩诊和触诊疼痛。根据刺激物对硬组织造成的破坏程度，AAA X线表现范围可从牙周膜间隙无改变至根尖周明显的射线透射病变。

组织学表现

AAA组织学检查常显示为一种局部的液化坏死破坏性病变，病变区域含有分解的PMN白细胞、碎屑、细胞残余和脓性渗出液（图4.24C）。脓肿周围是肉芽组织；因此，该病变可被归类于一种肉芽肿

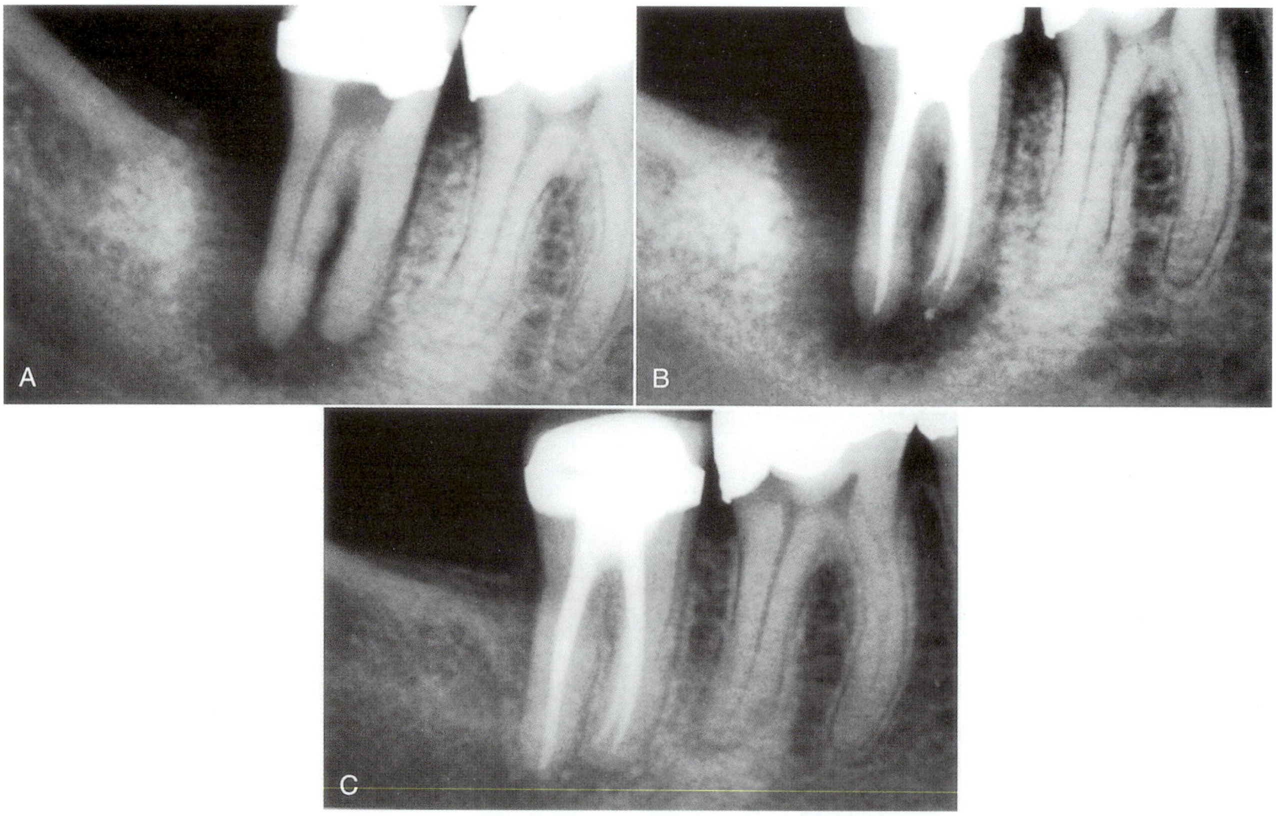

图4.22 A. 牙髓坏死伴慢性根尖周炎的下颌第二磨牙术前X线片。B. 患牙术后X线片。C. 根管治疗术后2年X线片示根尖周病变完全愈合。

内的脓肿。尤其是脓肿常不与根尖孔直接相通，脓肿常不通过髓腔引流。

去除病因，减压（在可能的情况下引流）以及常规根管治疗可使大部分的AAA病例愈合。

慢性根尖脓肿

慢性根尖脓肿（CAA）是一种牙髓源性的炎症病变，其特点是长期病变导致脓肿向黏膜（窦道）或皮肤表面排脓。

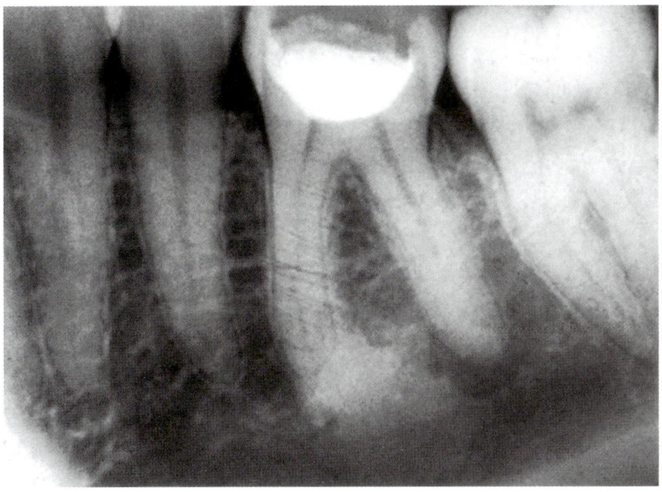

图4.23　致密性骨炎。下颌第一磨牙牙髓的慢性炎症导致根尖周组织射线阻射。

病因

CAA的发病机制类似于AAA。CAA也源于牙髓坏死，常伴有已形成囊肿的慢性根尖周炎。脓肿已“洞穿”骨和软组织，在口腔黏膜（图4.25A）表面或面部皮肤上形成窦道孔。CAA的组织学表现与SAP（图4.25B）类似。CAA也可通过牙周膜向龈沟排脓，类似牙周脓肿或牙周袋（参看第7章）。

症状和体征

因为引流的存在，CAA常无症状，但当窦道偶尔闭合时可能引起疼痛。CAA的临床、X线和组织病理学特点与AAP类似。额外的特点是窦道被上皮部分或完全衬里，结缔组织包绕[88]。

牙髓和根尖周组织的愈合

再生是一种变异的组织被具有原始结构和功能的组织完全替代的过程。修复是一种变异的组织未完全恢复至原始结构的过程。实验动物和人类大部分组织切片的组织学检查显示，根管治疗后根尖周

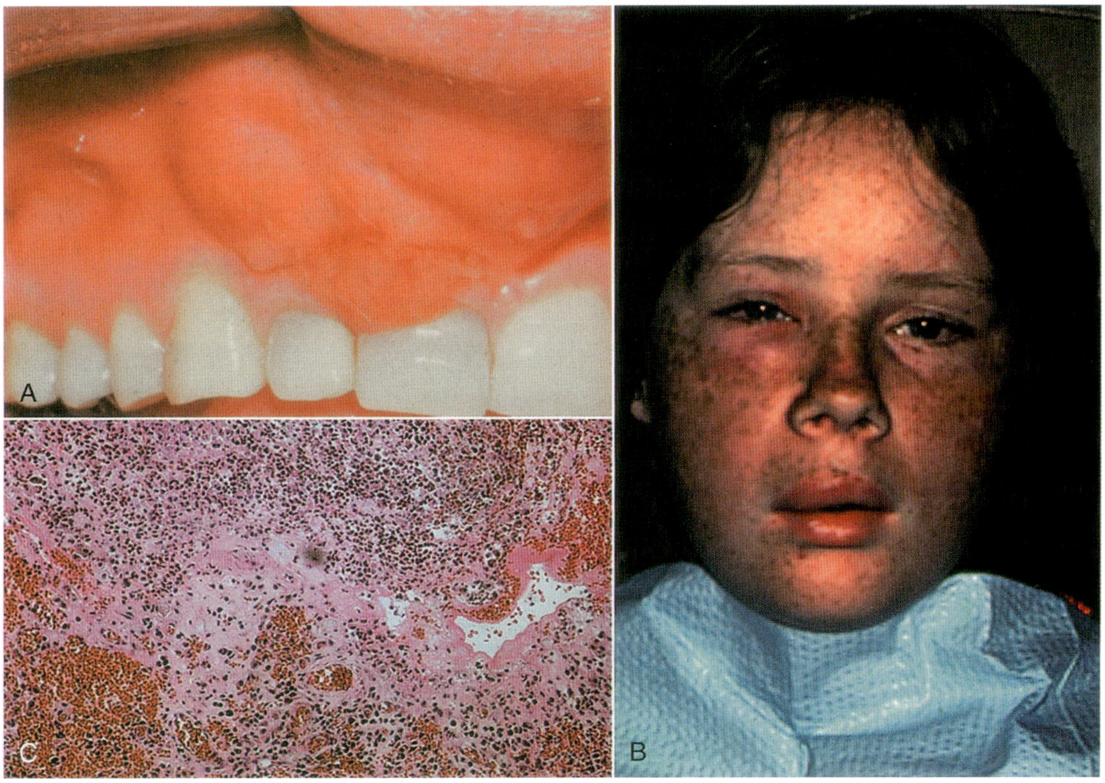

图4.24　A. 右上侧切牙牙髓坏死导致前庭局部肿胀。B. 急性根尖脓肿（AAA）导致面部弥散性肿胀。C. AAA组织学检查显示肿胀组织里有大量变性的PMN白细胞浸润。

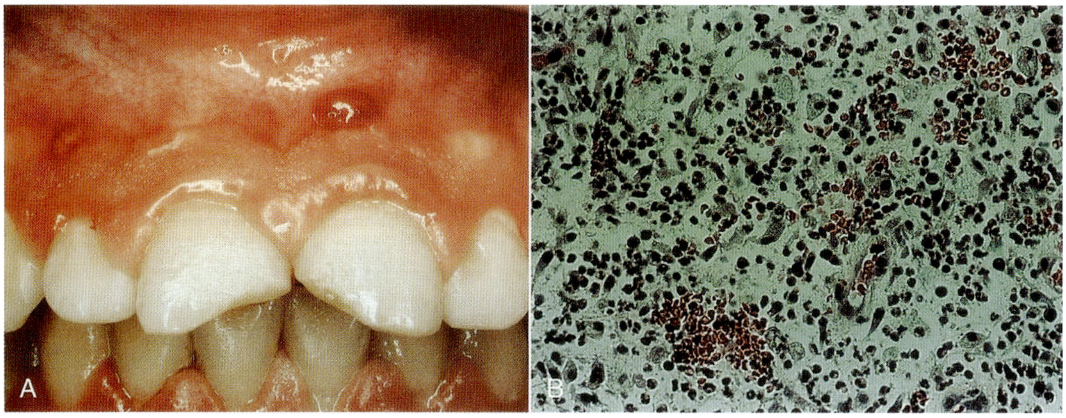

图4.25 A. 上颌左侧中切牙牙髓坏死，伴有窦道。B. 根尖周组织的组织学检查显示大量的淋巴细胞、浆细胞和巨噬细胞（泡沫细胞）。

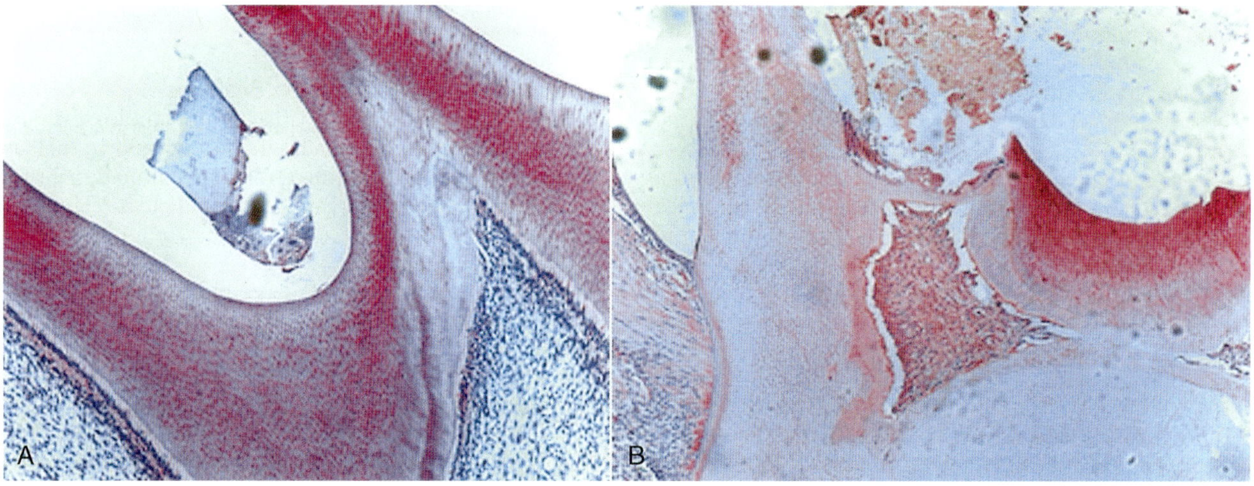

图4.26 A. 硬化牙本质，表现为无定形的矿化组织，其抗DSP抗体染色较正常的管状牙本质浅。B. 牙本质桥；盖髓术后，继发性牙本质沿着根管壁沉积，牙本质小管结构和抗DSP抗体染色类似原发性牙本质。

组织的愈合是通过修复而非根尖周组织再生。炎症和愈合并非两个独立的实体。实际上，它们是组织损伤反应过程的组成部分。在分子和细胞水平，它们密不可分。炎症主导组织损伤后的早期过程，早期反应减弱后，组织转向愈合。然而，为了便利性并简化复杂的炎症-吸收过程，将炎症和修复作为两个单独的实体来学习。

愈合程度

组织愈合水平与组织损伤的程度、范围和组织破坏性质成正比。当组织轻微损伤时，需要较少的修复或再生。另外，组织严重破坏需要大量愈合（图4.22）。换句话说，牙髓和根尖周组织修复的范围可从炎性浸润的简单恢复至多种组织的大量重组和修复。

牙髓愈合过程

当不存在刺激物时，健康牙髓有强大的愈合能力。Andelin及其同事对牙本质唾液蛋白（DSP）进行免疫染色，来确定盖髓术后形成的组织类型[89]。DSP在骨质和牙本质中都存在，但是在牙本质中的表达水平大约高出骨质400倍[90]。Andelin的研究显示，取决于使用的盖髓材料，牙本质愈合可能通过牙本质再生（可通过重度的DSP染色识别，图4.26A）或通过无定形的矿化瘢痕组织修复（轻度的DSP染色，图4.26B）。

该研究也显示，当某些材料（如骨形成蛋白-7）存在时，可能有异位骨形成。该发现提示，取决于接收的不同信号，牙髓干细胞可分化为不同的特定细胞。牙髓和内皮细胞的轻度损伤可刺激干细胞募集，血小板衍生生长因子BB（PDGF-BB）、血管内皮生长因子（VEGF）、胰岛素样生长因子1

（IGF-1）和转化生长因子β1（TGF-β1）[91]可刺激干细胞增殖。另外，长期损伤（如微生物感染）会导致干细胞凋亡，破坏细胞功能和修复能力[92]。

根尖周愈合过程

根尖周病变愈合的过程顺序目前还未得到广泛研究。基于拔牙窝修复的过程[93]，去除刺激物后，炎症反应减少，组织形成细胞（成纤维细胞和内皮细胞）增加；最终，组织机化和成熟接连发生。已吸收的骨质被新骨替代，已吸收的牙骨质和牙本质被细胞牙骨质替代。牙周膜作为首先被侵犯的组织，最后被修复至正常结构。组织学检查显示，根尖周病变的愈合表现为牙骨质沉积，血液供应增加，成纤维细胞和成骨细胞活性提高[94]。有研究显示，有一些细胞因子在根尖周病变愈合过程中起重要作用[95-96]。

一些病变并不完全彻底恢复所有的原始结构。其中的差异在于不同的纤维或骨质类型。X线片上可能表现为硬骨板增宽或骨质结构改变。骨质缺损大小或其下的基质损伤程度等因素，可能会影响原始组织结构的完全再生。Boyne认为除非有骨形成蛋白等诱导因素的刺激，临界骨缺损无法愈合[97]。

影响愈合的因素

其他可能影响根尖周病变愈合的因素包括宿主固有因素（如白细胞减少症、血供障碍、营养不良）、激素以及其他系统性疾病。例如，胰岛素依赖型糖尿病患者伴有根尖周病变的患牙，根管治疗后的愈合率显著低于非糖尿病患者[98]。无法控制的高血糖症也可影响牙髓愈合。Garber和同事使用链脲佐菌素诱导的糖尿病大鼠建立盖髓模型，发现与正常大鼠相比，前者牙本质桥的形成被显著破坏[99]。牙本质桥形成的破坏与牙髓炎症程度有直接关联。

非牙髓源性根尖周病变

鉴别诊断

很多非牙髓源性的根尖周透射和阻射病变与牙髓源性根尖周病变的X线表现类似。由于其相似性，医生必须掌握相关知识，系统性地进行临床检查，从而得出正确诊断，避免关键错误。牙髓活力检查是鉴别牙源性和非牙源性病变最重要的检查手段。伴有根尖周透射病变的患牙牙髓已坏死，对牙髓活力检查无反应。与此相反，非牙髓源性病变常不影响毗邻牙齿牙髓的血供和神经支配。因此，牙髓活力（反应性）不受影响。

令人遗憾的是，很多医生仅仅依赖于X线片进行诊断和治疗，而不是获得完整的病史，并进行临床检查。很多非牙髓源性X线透射影（包括那些源于病态和正常形态的X线透射影）类似于牙髓源性的X线透射影，反之亦然。为避免严重错误，医生应使用所有相关的牙髓活力测试、X线检查、临床体征和症状以及患者的详细病史。

正常和病理结构

大多数的X线改变是由牙髓的病理改变引起。然而，除良性和恶性病变外，其他的X线变化，比如解剖变异，可能类似于根尖周病变的X线表现[100]。

正常结构

解剖变异包括邻近牙根尖的较大的骨髓腔、颌下窝、上颌窦、正在发育牙的根尖牙乳头、鼻腭孔、神经孔（图4.27）和下颌舌侧凹陷。相关牙齿对牙髓活力测试有反应，无任何疾病进程中的临床体征和症状。此外，改变X线束角度，可能会改变这些透射病变的原始位置及与根尖的位置关系。

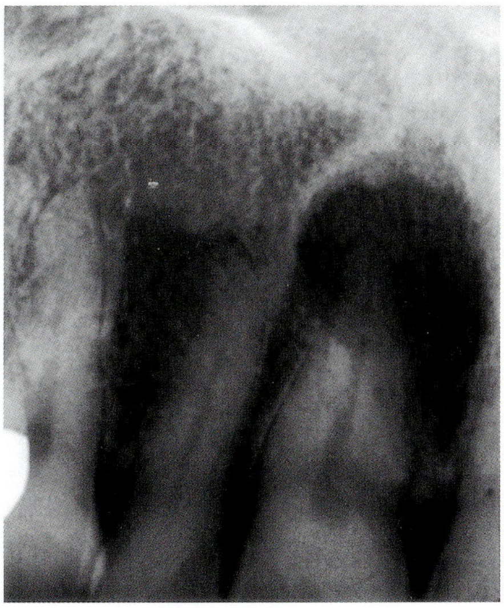

图4.27 切牙孔类似牙髓源性病变。牙髓测试结果正常，表明根尖周透射影并非牙髓源性。

非牙髓源性病变

与根尖周病变具有类似X线表现的良性病变包括（但不限于）根尖周牙骨质不良的初期阶段（图4.28）、单骨纤维发育不良的早期阶段、骨化纤维瘤、始基囊肿、根侧牙周囊肿、含牙囊肿、上下颌正中囊肿、中央性血管瘤、甲状旁腺功能亢进、黏液瘤和成釉细胞瘤。通常情况下（但并不总是），X线片上根尖周围的硬骨板完整，牙髓测试反应正常。常依据手术活检和组织病理学检查对这些病变做出最终诊断。

类似牙髓源性根尖周病变的恶性病变常是转移性的，包括淋巴瘤（图4.29）、鳞状细胞瘤、软骨肉瘤和多发性骨髓瘤。与牙髓病变不同，这些病变常伴有迅速的、大量硬组织（骨和牙齿）破坏。受侵犯区域内的牙齿通常对牙髓活力测试有反应，尽管牙髓或感觉神经偶尔可能被破坏而无反应。更多、更详细了解类似牙髓源性病变X线表现的病变，可参考口腔病理教材[100]。

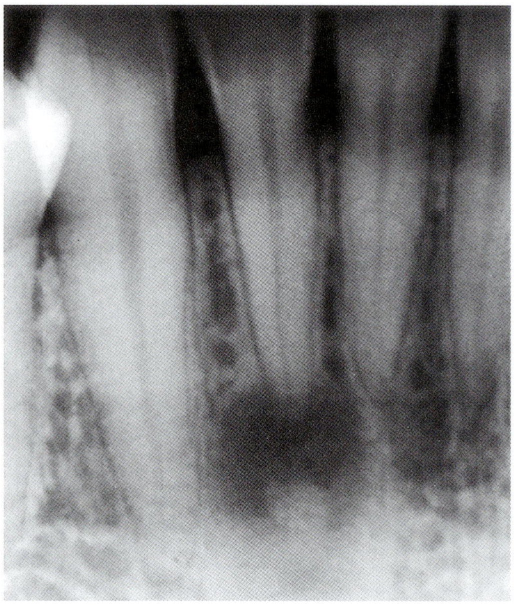

图4.28 牙骨质瘤早期阶段的根尖周透射影与牙髓源性的根尖周病变类似。然而牙髓反应正常。

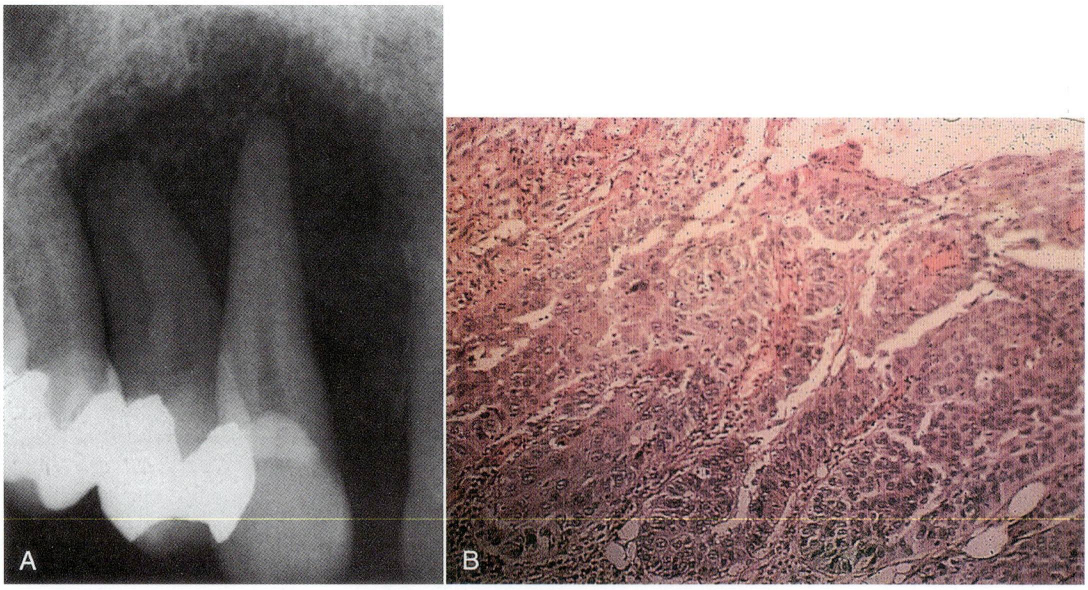

图4.29 A. 非牙髓性的根尖周透射病变。B. 牙髓活力测试结果为阳性，组织学检查确定为癌症。

参考文献

[1] Garberoglio R, Brännström M: Scanning electron microscopic investigation of human dentinal tubules, *Arch Oral Biol* 21:355, 1976.
[2] Zach L, Cohen G: Biology of high speed rotary operative dental procedures. I. Correlation of tooth volume removed and pulpal pathology (abstract), *J Dent Res* 37:67, 1958.
[3] Hamilton AI, Kramer IR: Cavity preparation with and without water spray: effects on the human dental pulp and additional effects of further dehydration of the dentine, *Br Dent J* 123:281, 1967.
[4] Takahashi K: Changes in the pulpal vasculature during inflammation, *J Endod* 16:92, 1990.
[5] Amano T, Muramatsu T, Amemiya K, et al: Responses of rat pulp cells to heat stress in vitro, *J Dent Res* 85(5):432-435, 2006.
[6] Kayhan F, Kucukkeles N, Demirel D: A histologic and histomorphometric evaluation of pulpal reactions following rapid palatal expansion, *Am J Orthod Dentofacial Orthop* 117:465, 2000.
[7] Taspinar F, Akgul N, Simsek G, et al: The histopathological investigation of pulpal tissue following heavy orthopaedic forces produced by rapid maxillary expansion, *J Int Med Res* 31:1971, 2003.
[8] Strobl H, Haas M, Norer B, et al: Evaluation of pulpal blood flow after tooth splinting of luxated permanent maxillary incisors, *Dent Traumatol* 20:36, 2004.
[9] Messer HH, Chen RS: The duration of effectiveness of root canal medicaments, *J Endod* 10:240, 1984.
[10] Langeland K: Management of the inflamed pulp associated with deep carious lesion, *J Endod* 7:169, 1981.
[11] Masillamoni C, Kettering J, Torabinejad M: The biocompatibility of some root canal medicaments and irrigants, *Int Endod J* 14:115, 1981.
[12] Bowden JR, Ethunandan M, Brennan PA: Life-threatening airway obstruction secondary to hypochlorite extrusion during root canal treatment, *Oral Surg Oral Med Oral Pathol Oral Radiol Endod* 101:402, 2006.
[13] Trevino EG, Patwardhan AN, Henry MA, et al: Effect of irrigants on the survival of human stem cells of the apical papilla in a platelet-rich plasma scaffold in human root tips, *J Endod* 1109, 2011.
[14] Galler KM, D'Souza RN, Federlin M, et al: Dentin conditioning codetermines cell fate in regenerative endodontics, *J Endod* 37:1536, 2011.
[15] Ruparel NB, Teixeira FB, Ferraz CCR, et al: Direct effect of intracanal medicaments on survival of stem cells of the apical papilla, *J Endod* 38:1372, 2012.
[16] McKay GS: The histology and microbiology of acute occlusal dentine lesions in human permanent molar teeth, *Arch Oral Biol* 21:51, 1976.
[17] Aas JA, Griffen AL, Dardis SR, et al: Bacteria of dental caries in primary and permanent teeth in children and young adults, *J Clin Microbiol* 46:1407, 2008.
[18] Brannström M, Lind P: Pulpal response to early dental caries, *J Dent Res* 44:1045, 1965.
[19] Baume L: Dental pulp conditions in relation to carious lesions, *Int Dent J* 20:309, 1970.
[20] Jontell M, Okiji T, Dahlgren U, et al: Immune defense mechanisms of the dental pulp, *Crit Rev Oral Biol Med* 9:1790, 1998.
[21] Lin L, Langeland K: Light and electron microscopic study of teeth with carious pulp exposures, *Oral Surg Oral Med Oral Pathol* 51:2926, 1981.
[22] Yamasaki M, Kumazawa M, Kohsaka T, et al: Pulpal and periapical tissue reactions after experimental pulpal exposure in rats, *J Endod* 20:13, 1994.
[23] Kakehashi S, Stanley H, Fitzgerald R: The effects of surgical exposures of dental pulps in germ-free and conventional laboratory rats, *Oral Surg Oral Med Oral Pathol* 20:340, 1965.
[24] Möller ÅJR, Fabricius L, Dahlén G, et al: Influence on periapical tissues of indigenous oral bacteria and necrotic pulp tissue in monkeys, *Scand J Dent Res* 89:475, 1981.
[25] Sundqvist G: Bacteriological studies of necrotic dental pulps, odontol doctoral dissertation no 7, Umeå, Sweden, 1976, University of Umeå.
[26] Slots J, Nowzari H, Sabeti M: Cytomegalovirus infection in symptomatic periapical pathosis, *Int Endod J* 37:519, 2004.
[27] Slots J, Sabeti M, Simon JH: Herpesviruses in periapical pathosis: an etiopathogenic relationship? *Oral Surg Oral Med Oral Pathol Oral Radiol Endod* 96:327, 2003.
[28] Janeway CA Jr, Medzhitov R: Innate immune recognition, *Annu Rev Immunol* 20:197, 2002.
[29] Reeves R, Stanley HR: The relationship of bacterial penetration and pulpal pathosis in carious teeth, *Oral Surg Oral Med Oral Pathol* 22:59, 1966.
[30] Izumi T, Kobayashi I, Okamura K, et al: Immunohistochemical study on the immunocompetent cells of the pulp in human non-carious and carious teeth, *Arch Oral Biol* 40:609, 1995.
[31] Torabinejad M: Mediators of acute and chronic periradicular lesions, *Oral Surg Oral Med Oral Pathol* 78:511, 1994.
[32] Rauschenberger CR, McClanahan SB, Pederson ED, et al: Comparison of human polymorphonuclear neutrophil elastase, polymorphonuclear neutrophil cathepsin-G, and alpha 2-macroglobulin levels in healthy and inflamed dental pulps, *J Endod* 20:546, 1994.
[33] McClanahan SB, Turner DW, Kaminski EJ, et al: Natural modifiers of the inflammatory process in the human dental pulp, *J Endod* 17:589, 1991.
[34] Byers M, Taylor P, Khayat B, et al: Effects of injury and inflammation on pulpal and periapical nerves, *J Endod* 16:78, 1990.
[35] Hahn CL, Liewehr FR: Innate immune responses of the dental pulp to caries, *J Endod* 33:643, 2007.
[36] McLachlan JL, Sloan AJ, Smith AJ, et al: S100 and cytokine expression in caries, *Infect Immun* 72:4102, 2004.
[37] Zachrisson BU, Skogedal O: Mast cells in inflamed human dental pulp, *Scand J Dent Res* 79:488, 1971.
[38] Torabinejad M, Eby WC, Naidorf IJ: Inflammatory and immunological aspects of the pathogenesis of human periapical lesions, *J Endod* 11:479, 1985.
[39] Goodis H, Saeki K: Identification of bradykinin, substance P, and neurokinin A in human dental pulp, *J Endod* 23:201, 1997.
[40] Goodis HE, Bowles WR, Hargreaves KM: Prostaglandin E2 enhances bradykinin-evoked iCGRP release in bovine dental pulp, *J Dent Res* 79:1604, 2000.
[41] Lessard GM, Torabinejad M, Swope D: Arachidonic acid metabolism in canine tooth pulps and the effects of nonsteroidal anti-inflammatory drugs, *J Endod* 12:146, 1986.
[42] Cohen JS, Reader A, Fertel R, et al: A radioimmunoassay determination of the concentrations of prostaglandins E2 and F2 alpha in painful and asymptomatic human dental pulps, *J Endod* 11:330, 1985.
[43] Grutzner E, Garry M, Hargreaves K: Effect of injury on pulpal levels of immunoreactive substance P and immunoreactive calcitonin gene-related peptide, *J Endod* 18:553, 1992.
[44] Barkhordar R, Hayashi C, Hussain M: Detection of interleukin-6 in human dental pulp and periapical lesions, *Endod Dent Traumatol* 15:26, 1999.
[45] Huang GT, Potente AP, Kim JW, et al: Increased interleukin-8 expression in inflamed human dental pulps, *Oral Surg Oral Med Oral Pathol Oral Radiol Endod* 88:214, 1999.
[46] Rauschenberger CR, Bailey JC, Cootauco CJ: Detection of human IL-2 in normal and inflamed dental pulps, *J Endod* 23:366, 1997.
[47] Yoshiba N, Yoshiba K, Nakamura H, et al: Immunohistochemical localization of HLA-DR-positive cells in unerupted and erupted normal and carious human teeth, *J Dent Res* 75:1585, 1996.
[48] Nakanishi T, Matsuo T, Ebisu S: Quantitative analysis of immunoglobulins and inflammatory factors in human pulpal blood from exposed pulps, *J Endod* 21:131, 1995.
[49] Bergenholtz G, Ahlstedt S, Lindhe J: Experimental pulpitis in immunized monkeys, *Scand J Dent Res* 85:3966, 1977.
[50] Proctor ME, Turner DW, Kaminski EJ, et al: Determination and relationship of C-reactive protein in human dental pulps and in serum, *J Endod* 17:265, 1991.
[51] Berggreen E, Heyeraas K: The role of sensory neuropeptides and nitric oxide on pulpal blood flow and tissue pressure in the ferret, *J Dent Res* 78:1535, 1999.
[52] Van Hassel HJ: Physiology of the human dental pulp, *Oral Surg Oral Med Oral Pathol* 32:126, 1971.
[53] Heyeraas KJ: Pulpal, microvascular, and tissue pressure, *J Dent Res* 64(spec no):585, 1985.
[54] Johnson RH, Dachi SF, Haley JV: Pulpal hyperemia: a correlation of clinical and histologic data from 706 teeth, *J Am Dent Assoc* 81:108, 1970.
[55] Bender IB: Pulpal pain diagnosis: a review, *J Endod* 26:175, 2000.
[56] Mumford JM: Pain perception threshold on stimulating human teeth and the histological condition of the pulp, *Br Dent J* 123:427, 1967.
[57] Kuyk JK, Walton RE: Comparison of the radiographic appearance of root canal size to its actual diameter, *J Endod* 16:528, 1990.
[58] Walton RE, Leonard LA: Cracked tooth: an etiology for "idiopathic" internal resorption? *J Endod* 12:167, 1986.
[59] Walton RE, Garnick JJ: The histology of periapical inflammatory lesions in permanent molars in monkeys, *J Endod* 12:49, 1986.
[60] Mumford JM: *Orofacial pain: aetiology, diagnosis and treatment*, ed 3, New York,1982, Churchill Livingstone.
[61] Perrini N, Fonzi L: Mast cells in human periapical lesions: ultrastructural aspects and their possible physiopathological implications, *J Endod* 11:1972, 1985.
[62] Aqrabawi J, Schilder H, Toselli P, et al: Biochemical and histochemical analysis of the enzyme arylsulfatase in human lesions of endodontic origin, *J Endod* 19:335, 1993.
[63] Shimauchi H, Takayama S, Miki Y, et al: The change of periapical exudate prostaglandin E2 levels during root canal treatment, *J Endod* 23:755, 1997.
[64] Miyauchi M, Takata T, Ito H, et al: Immunohistochemical detection of prostaglandins E2, F2 alpha, and 6-keto-prostaglandin F1 alpha in experimentally induced periapical inflammatory lesions in rats, *J Endod* 22:635, 1996.
[65] Anan H, Akamine A, Hara Y, et al: A histochemical study of bone remodeling during experimental apical periodontitis in rats, *J Endod* 17:332, 1991.
[66] Lim GC, Torabinejad M, Kettering J, et al: Interleukin 1-beta in symptomatic and asymptomatic human periradicular lesions, *J Endod* 20:225, 1994.
[67] Tyler LW, Matossian K, Todd R, et al: Eosinophil-derived transforming growth factors (TGF-alpha and TGF-beta 1) in human periradicular lesions, *J Endod* 25:619, 1999.
[68] Kawashima N, Stashenko P: Expression of bone-resorptive and regulatory cytokines in murine periapical inflammation, *Arch Oral Biol* 44:55, 1999.
[69] Stashenko P, Teles R, D'Souza R: Periapical inflammatory responses and their modulation, *Crit Rev Oral Biol Med* 9:4981, 1998.
[70] Torres JO, Torabinejad M, Matiz RA, et al: Presence of secretory IgA in human periapical lesions, *J Endod* 20:87, 1994.
[71] Baumgartner J, Falkler W Jr: Reactivity of IgG from explant cultures of periapical lesions with implicated microorganisms, *J Endod* 17:207, 1991.
[72] Kettering JD, Torabinejad M, Jones SL: Specificity of antibodies present in human periapical lesions, *J Endod* 17:213, 1991.
[73] Metzger Z: Macrophages in periapical lesions, *Endod Dent Traumatol* 16:1, 2000.
[74] Matsuo T, Ebisu S, Shimabukuro Y, et al: Quantitative analysis of immunocompetent cells in human periapical lesions: correlations with clinical findings of the involved teeth, *J Endod* 18:4970, 1992.
[75] Wang CY, Stashenko P: Characterization of bone-resorbing activity in human periapical lesions, *J Endod* 19:107, 1993.
[76] Paula-Silva FW, da Silva LA, Kapila YL: Matrix metalloproteinase expression in teeth with apical

periodontitis is differentially modulated by the modality of root canal treatment, *J Endod* 36:231, 2010.
[77] Matsui H, Yamasaki M, Nakata K, et al: Expression of MMP-8 and MMP-13 in the development of periradicular lesions, *Int Endod J* 44:739, 2011.
[78] de Paula-Silva FW, D'Silva NJ, da Silva LA, et al: High matrix metalloproteinase activity is a hallmark of periapical granulomas, *J Endod* 35:1234, 2009.
[79] Buzoglu HD, Unal H, Ulger C, et al: The zymographic evaluation of gelatinase (MMP-2 and -9) levels in acute and chronic periapical abscesses, *Oral Surg Oral Med Oral Pathol Oral Radiol Endod* 108:121, 2009.
[80] Kawashima N, Suzuki N, Yang G, et al: Kinetics of RANKL, RANK and OPG expressions in experimentally induced rat periapical lesions, *Oral Surg Oral Med Oral Pathol Oral Radiol Endod* 103:707, 2007.
[81] Saidenberg Kermanac'h N, Bessis N, Cohen-Solal M, et al: Osteoprotegerin and inflammation, *Eur Cytokine Netw* 13:144, 2002.
[82] Sabeti M, Simon J, Kermani V, et al: Detection of receptor activator of NF-κβ ligand in apical periodontitis, *J Endod* 31:17, 2005.
[83] Vernal R, Dezerega A, Dutzan N, et al: RANKL in human periapical granuloma: possible involvement in periapical bone destruction, *Oral Dis* 12:283, 2006.
[84] Morse DR, Seltzer S, Sinai I, et al: Endodontic classification, *J Am Dent Assoc* 94:685, 1977.
[85] Nobuhara WK, del Rio CE: Incidence of periradicular pathoses in endodontic treatment failures, *J Endod* 19:315, 1993.
[86] Maixner D, Green TL, Walton R: Histologic examination of condensing osteitis (abstract), *J Endod* 18:196, 1992.
[87] Hedin M, Polhagen L: Follow-up study of periradicular bone condensation, *Scand J Dent Res* 79:436, 1971.
[88] Baumgartner J, Picket A, Muller J: Microscopic examination of oral sinus tracts and their associated periapical lesions, *J Endod* 10:146, 1984.
[89] Andelin WE, Shabahang S, Wright K, et al: Identification of hard tissue after experimental pulp capping using dentin sialoprotein (DSP) as a marker, *J Endod* 29:646, 2003.
[90] Qin C, Brunn JC, Cadena E, et al: Dentin sialoprotein in bone and dentin sialophosphoprotein gene expressed by osteoblasts, *Connect Tissue Res* 44:179(suppl 1), 2003.
[91] Leprince JG, Zeitlin BD, Tolar M, et al: Interactions between immune system and mesenchymal stem cells in dental pulp and periapical tissues, *Int Endod J* 45:689, 2012.
[92] Kobayashi C, Yaegaki K, Calenic B, et al: Hydrogen sulfide causes apoptosis in human pulp stem cells, *J Endod* 37:479, 2011.
[93] Amler M: The time sequence of tissue regeneration in human extraction wounds, *Oral Surg Oral Med Oral Pathol* 27:309, 1969.
[94] Fouad A, Walton R, Rittman B: Healing of induced periapical lesions in ferret canines, *J Endod* 19:123, 1993.
[95] Danin J, Linder LE, Lundqvist G, et al: Tumor necrosis factor-alpha and transforming growth factor-$beta_1$ in chronic periapical lesions, *Oral Surg Oral Med Oral Pathol Oral Radiol Endod* 90:514, 2000.
[96] Leonardi R, Lanteri E, Stivala F, et al: Immunolocalization of CD44 adhesion molecules in human periradicular lesions, *Oral Surg Oral Med Oral Pathol Oral Radiol Endod* 89:480, 2000.
[97] Boyne PJ: Application of bone morphogenetic proteins in the treatment of clinical oral and maxillofacial osseous defects, *J Bone Joint Surg Am* 83A(suppl 1):S146, 2001.
[98] Fouad A, Burleson J: The effect of diabetes mellitus on endodontic treatment outcome: data from an electronic patient record, *J Am Dent Assoc* 134:43, 2003.
[99] Garber SE, Shabahang S, Escher AP, et al: The effect of hyperglycemia on pulpal healing in rats, *J Endod* 35:60, 2009.
[100] Eversole L: *Clinical outline of oral pathology*, ed 2, Philadelphia, 1984, Lea & Febiger.

5 CHAPTER

第5章　诊断、治疗计划及全身情况

Diagnosis, treatment planning, and systemic considerations

章节大纲

诊断

制订治疗计划

系统性的考虑

学习目标

阅读本章后，学生应该能够：

1. 认识到牙髓和根尖周状况的诊断和治疗应该是系统性检查和治疗计划的一部分。
2. 将牙髓病的诊疗计划整合到整体治疗方案中。
3. 理解全身和牙科病史对牙髓病诊断的重要性。
4. 针对患者主诉的病史和症状提出正确的问题。
5. 向患者清楚地阐述所遵循的诊断步骤。
6. 进行口内软、硬组织的检查，以判断牙髓和根尖周健康状况。
7. 应用和解读牙髓活力测试，并理解其局限性。
8. 知道何时及如何应用特殊检查方法，如实验性备洞和选择性麻醉。
9. 解读诊断性X线片。
10. 理解疼痛的机制，意识到疼痛感觉具有多变性。
11. 理解并识别什么是牵涉痛、痛觉过敏和异常性疼痛。
12. 结合病史、症状、检查以及测试等信息，做出牙髓和根尖周状况的专业诊断。
13. 明确根管治疗的适应证和禁忌证。
14. 认识辅助性治疗措施的适应证，如活髓治疗、漂白、截根术、根管外科手术、牙再植术、自体移植、牙半切术、根尖诱导成形术、正畸牵引术及根管再治疗等。
15. 确定需要改进治疗方式的问题，如操作并发症，牙隐裂，牙周问题，隔离困难，可修复性，战略价值，患者管理，医疗并发症，牙根或牙髓解剖变异，撞击伤和开口受限等。
16. 制订根管治疗计划，并整合到整体治疗计划中。
17. 根据诊断数据，为患者提供首选治疗方案和其他替代方案，并解释其过程。
18. 讨论推荐的治疗方案的预后。
19. 对根管治疗的潜在并发症进行分类。
20. 明确哪些治疗项目通常不在牙科毕业生的培训或经历范围，而哪些患者需要考虑转诊。
21. 认识牙髓病与系统性疾病的相互作用方式及机制。
22. 明确糖尿病、吸烟、遗传易感性、辐射、镰状细胞贫血和病毒感染等对牙髓病发病机制及其治疗结果的影响。
23. 明确急性和慢性牙髓感染引起或促成包括心血管疾病在内的全身性疾病的可能性。

通过以下3个步骤可将专业人员和非专业人员区别开来：（1）诊断；（2）治疗计划；（3）解决问题。助理可以向患者获取信息并进行相关检查，但只有牙医才能解释检查结果，确定诊断，并制订合适的治疗计划。

牙髓病的诊治主要发生于以下两种情况。第一种，急诊患者出现疼痛，并可能存在肿胀、牙错位、牙折或牙脱位等。第二种，存在牙髓或根尖周病变，但无症状，牙髓病的治疗是整体修复计划的一部分。在第一种情况下，紧急治疗是必要的，以减轻疼痛、防止感染扩散、固定脱位或松动的牙齿。在第二种情况下，最终的根管治疗是整体治疗计划的一部分。一旦急症得到缓解，第一种情况就变为了第二种情况。

在这两种情况下，必须详细记录病史并全面检查以建立诊断，进而给予有效的治疗（图5.1）。准确诊断是有效治疗的关键。而理解感染组织中的病理机制及过程则是准确诊断的关键（见第1章、第3章和第4章）。

诊断是通过症状、体征和临床测试认识疾病的科学。诊断通常是直截了当的，有时则不然。诊断过程的基本步骤如下：

1. 主诉
2. 病史（全身和口腔）
3. 口腔检查
4. 资料分析（以行鉴别诊断）
5. 治疗计划

牙髓和根尖周状况有以下几种可能的诊断（表5.1）：

- 牙髓诊断
  - 正常
  - 可复性牙髓炎
  - 不可复性牙髓炎
    - ·无症状
    - ·有症状
  - 牙髓坏死
- 根尖周诊断
  - 正常
  - 有症状根尖周炎
  - 无症状根尖周炎
  - 急性根尖脓肿
  - 慢性根尖脓肿
  - 致密性骨炎

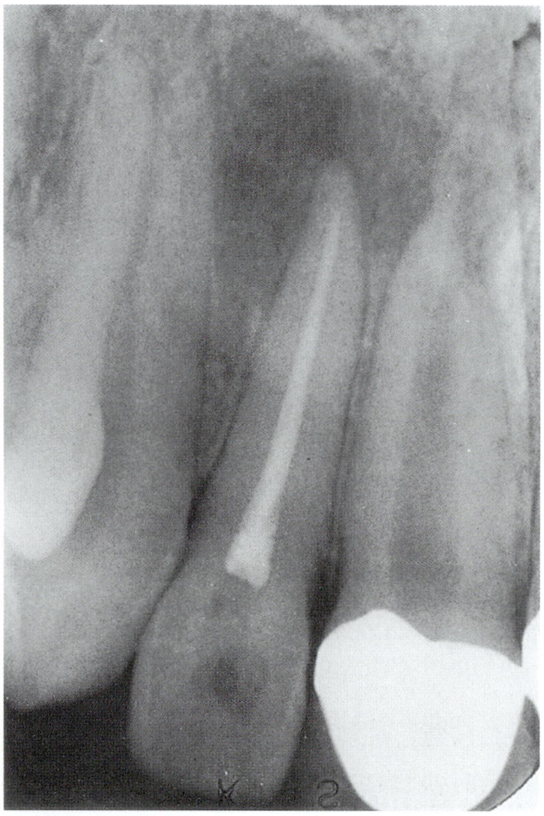

图5.1 在这个病例，依赖“临床经验”而不是充分的检查导致治疗错误。牙医仅依靠牙片（没有做其他测试），就认定侧切牙是疼痛的“患牙”。经治疗后，疼痛程度没有变化，患者被转诊以行根尖手术。术前与术后X线片及临床测试结果表明所“治疗”的侧切牙牙髓正常，而中切牙则有牙髓坏死和急性根尖脓肿。对真正的患牙行根管治疗后疼痛立即缓解。

这类疾病的病理过程已经在第4章阐述。

诊断是一门科学，且是一门不完美的科学，有时难以确诊，甚至是不可能确诊。具有重要临床意义的是，牙髓或根尖周病时常无明显症状，或无发病史[1]，需要仔细检查，以找到提示该疾病的体征。

疼痛作为一种主要症状，显然是患者和牙医所共同关注的问题。然而，它经常从真正起源点牵涉至另一个位置，导致误诊。另外，牙髓病变通常是无症状的[2]。阑尾炎就是一个典型的例子：疼痛似乎起源于患者肚脐，这与实际病变器官距离较远。类似的现象也可发生在口腔：疼痛从一颗牙牵涉到另一颗牙。此外，来源于颞下颌关节及相关肌肉组织、上颌窦感染，甚至心脏问题的疼痛都可以牵涉到牙齿[3]。牵涉痛的机制将在后面讨论，但对颜面部疼痛的诊断必须结合上述复杂因素综合考虑。

其他疾病，如神经痛、多发性硬化症、心肌缺血或精神疾病等，也可导致相同的症状。对疼痛多因素、多样性和复杂性的充分理解是准确诊断的基础，然后才能成功地治疗。

诊断

主诉

主诉是医生获得的第一信息，通常由患者主动告知。应该记录患者用自己的话对自己诉求的描述。毕竟，这是患者寻求治疗的原因，患者将依据痛苦是否得到缓解而判断疗效。临床医生必须密切关注患者的主诉，以获得其信任。诊断需要一个缜密而有条理的过程，只有获得信任以后，患者才会理解并充分合作。

值得注意的是，许多面部疼痛并不是牙源性的。患者和牙医都很容易将其与牙痛混淆。

病史

既往史

无论是刚填好健康问卷的新患者，还是再次就诊的患者，都要直接评估其既往史；这应该记录

表5.1 诊断术语

	症状	X线片	牙髓测试	根尖周测试
牙髓				
正常	无	无根尖改变	有反应	无敏感
可复性牙髓炎	对冷热刺激有或无轻度症状	无根尖改变	有反应	无敏感
不可复性无症状牙髓炎	与可复性牙髓炎相似（通过去龋，判断是否露髓）	无或仅有轻度根尖改变	有反应	无疼痛
不可复性有症状牙髓炎	冷热刺激引起重度疼痛；或有自发痛	无或仅有轻度根尖改变；仅一个例外：有时呈致密性骨炎	冷热刺激引起重度疼痛；或有自发痛	经常疼痛
牙髓坏死	对冷热刺激无反应；其他症状（见下表，根尖周）	见下表，根尖周	无反应	取决于根尖周状况
根尖周				
正常	无	无明显改变	有或无反应（取决于牙髓状况）	不敏感
有症状根尖周炎	咀嚼或压力情况下，疼痛剧烈	无明显改变，或有根尖周透射影	有或无反应（取决于牙髓状况）	叩诊或触诊疼痛
无症状根尖周炎及根尖囊肿	无或轻度	根尖透射影像	无反应	叩诊或触诊时无不适或轻度疼痛
急性根尖脓肿	肿胀，剧烈疼痛	通常有X线透射性病变	无反应	叩诊或触诊疼痛
慢性根尖脓肿	排脓窦道或牙龈脓肿	通常有X线透射性病变	无反应	不敏感
致密性骨炎	不一（取决于牙髓或根尖周状况）	骨小梁密度升高	有或无反应（取决于牙髓状况）	叩诊或触诊时有或没有疼痛

在临床病历中。一般而言，根管治疗患者的年龄较大，系统性疾病的发病率更高，且病情更复杂[4]。一些情况对于诊断牙髓疾病具有重要意义。例如，急性呼吸道感染，尤其是上颌窦来源的，常产生类似牙痛的症状。紧张一般导致咀嚼器官的神经肌肉疼痛，患者常常诉有牙痛等症状。

虽然根管治疗没有禁忌证，但某些情况可降低患者对治疗的反应能力[4]。获得性免疫缺陷综合征（艾滋病）同肝炎一样，严重地损害了免疫系统[5-6]。用来预防移植排斥反应、糖皮质激素缺乏和严重过敏反应的药物，可能导致类似的结果。2型糖尿病在普通人群中的发病率正在迅速增加，它可能影响牙髓病的发病机制或愈合（见下文，糖尿病）。活动性缺血性心脏病患者需要特别注意，并咨询心脏病专家的意见[7-8]。

与治疗相关的其他因素可能使诊断复杂化。在诊断和制订治疗计划时，双膦酸盐是需要考虑的一个因素（在系统性考虑的情况下讨论）。

更常见的是，疼痛和/或肿胀患者可能已经服用抗生素和镇痛药，这会掩盖临床症状和体征。

预防性使用抗生素

2007年，美国心脏协会的一个工作组结合美国牙科协会的意见，更新发布了预防性使用抗生素指南[9]。该指南显著减少了抗生素使用的适应证，仅限于以下几个心脏问题：（1）人工心脏瓣膜；（2）既往感染性心内膜炎史；（3）先天性不完全或修补过的心脏组织；（4）心脏移植手术。这些患者的用药方案为：术前30～60分钟，成人给予2g阿莫西林口服；儿童剂量为50mg/kg。对于过敏的患者，术前

30～60分钟给予克林霉素600mg是一个不错的选择。

最近，美国整形外科医师协会联合美国牙科协会更新了关节置换患者预防性使用抗生素的指南[10]。一般认为，在过去一年做过关节置换手术的患者存在感染风险，特别是免疫功能低下或免疫抑制、血友病或胰岛素依赖型糖尿病，以及有关节假体感染史的患者。最新指南显示，没有证据表明牙科治疗与人工关节感染直接相关，预防关节假体周围感染应使用口腔局部抗菌药，同时保持良好的口腔卫生习惯[11]。如果确实需要使用抗生素，推荐采用与心脏病患者相同的用药方案。

根管操作包括预备器械超出根尖孔、根尖外科手术或其他可能引起出血的操作，如有创的橡皮障安装及切排引流等，均可对心脏疾病或关节假体置换患者构成风险。

牙科病史

牙髓疾病通常有一个病史（图5.2）。近期的牙体创伤、修复治疗和颞下颌关节紊乱治疗史都可能与之相关。充分考虑整体情况将阐明其最合适的治疗方案。若患者牙列状况较差且有数颗牙齿缺失，则可能不是根管治疗和后续修复治疗的理想适合人群。

现病史

患者解释了就诊的原因（以患者自己的话在病历中记录下来）后，必须通过有条理的提问以获知具体细节。牙髓疾病的主诉通常局限于以下几个，患者可能有不止一个主诉，例如，疼痛和肿胀经常同时发生。最常见的主诉如下：

- 疼痛
- 肿胀
- 牙折
- 牙松动
- 牙体变色
- 口腔异味

如果有两个或多个并发的主诉，如疼痛和肿胀，每一个主诉的病史都必须记录。

疼痛是最明显和最重要的。理解疼痛生理学与痛觉传导通路对疼痛的诊断和治疗至关重要。疼痛

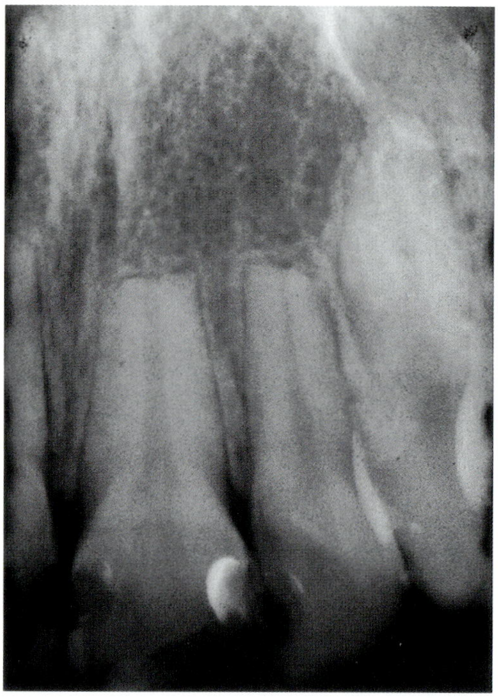

图5.2 短牙根，没有根尖周病变，正畸治疗史提示过去的牙齿移动引起牙根吸收。

的简要机制在这里介绍一下[12]。框图5.1和框图5.2以列表形式呈现了疼痛机制的关键要素。

疼痛是一种多因素且受调节的体验。疼痛的基本机制学说已经建立。牙髓主要由痛觉神经纤维支配，无论是Aδ（快传导；锐痛）或C纤维（慢传导；迟钝的，搏动性疼痛）。在炎症过程中，C纤维占主导地位，牙髓疼痛的特点是迟钝、搏动性和难以定位。牙周韧带（PDL）有更粗大的神经纤维支配，其中许多纤维是具有力学敏感性的，这就解释了为什么局部发炎已扩散到牙齿支撑组织时痛苦更容易定位。一级痛觉神经与脊髓灰质背角或脑干、三叉神经脊束核尾侧亚核的二级神经元相连。这是一个关键的转接，它调节了大部分疼痛机制。通过内源性阿片机制，中脑区下行束可以减少或预防神经活动进一步集中。这一机制参与的程度是可变的，但疼痛经历的大部分情感/动机成分是由下行束解释的。这就解释了为什么类似程度的组织损伤可能对应不同程度的疼痛。

持续不断的有害信息输入可能会引起二级神经元的变化，降低了它们的阈值和增加了它们的感受野[13-14]。这些属于中枢敏感要素，它们发生的一些变化将促成长期和慢性疼痛（框图5.2）。中枢敏感解释痛觉过敏、异常疼痛和自发性疼痛。一旦致

框图5.1 什么是疼痛？

- 由实际的或潜在的组织损伤或损害，引起的一种不愉快的感觉和情感体验
- 特定的“疼痛”系统包括感受器（对伤害性刺激敏感的受体）、小直径纤维、纤维束和中央处理区
- 伤害性刺激激活伤害性感受器，但这种激活不一定会导致疼痛
- 在疼痛通路的活性可以向上或向下，通过外周和中枢系统进行调节。特别地，降低阿片类药物的影响，可以促进或阻碍从一阶神经元的活性传输到更高中心，从而减少疼痛
- 情感、动机、文化因素基本上都可引起疼痛
- 痛觉过敏（对引起一般性疼痛的刺激的反应增加），异常性疼痛（通常不引起疼痛的刺激引起的疼痛）和自发性疼痛（没有刺激作用而发生的疼痛），源于炎症或损伤后周围和中枢性的变化。外周性损伤得到处理后，中枢性的变化可能持续存在
- 疼痛可能是急性或慢性的。急性疼痛来源于牙髓和根尖周的炎症或损伤。急性疼痛是保护性的。它可避免和规避损伤，或尽量减少组织损伤。当它继续下去，它迫使受损组织得到休整。慢性疼痛是无保护性的。它可能在损伤后持续很长一段时间，或与损伤无关。三叉神经痛和长期不明原因的疼痛属于慢性疼痛

框图5.2 什么是中枢致敏？

- 持续的伤害性输入导致束核尾侧亚核、脊髓背角核甚至丘脑功能的改变
- 低阈值（痛觉过敏）
- 广泛的接受域
- 自发活性
- 非痛觉性纤维（异常性疼痛）
- 一个主要的变化是对二级神经元的N-甲基-D-天冬氨酸（NMDA）受体上调

敏，这些二级神经元可能被多个区域聚集在它们身上的输入信号激活，这就是牵涉性痛的现象（框图5.3）。

关于牵涉性痛，起源于某一颗牙齿的疼痛感觉像是来自另一颗牙齿或其他区域，甚至是口腔以外的地方[2,15-19]。它也让某一颗牙齿似乎出现疼痛，而它的真正起源却是另一颗牙齿、神经肌肉系统（框图5.4）、上呼吸道，甚至心肌等。

当多颗牙齿或其他结构的神经元与活化的二级神经元汇聚时，来自这些结构的非伤害性神经元可能会诱导疼痛系统更高层次的活化和活性。更高级别的神经中枢可能会识别这些区域的疼痛活性。反

框图5.3 牵涉性疼痛的主要特征是什么？

- 常见
- 从未越过中线
- 可由其他牙齿或口外结构牵涉而来
- 麻醉疼痛的真正来源可减少或消除疼痛

框图5.4 病例：疼痛牵涉至咀嚼肌

主诉

左下颌骨中度持续性钝痛

病史

疼痛持续了几周，且早晨时最严重。冷热刺激不会加剧疼痛，轻度镇痛药可暂时缓解症状。几个月前行下颌后牙区三单位桥修复。最近没有急性感染史，也没有创伤史。转诊牙医已完成前磨牙基牙的根管治疗，但患牙症状无变化

检查

未见明显的口腔内软组织异常。左侧所有牙齿对牙髓活力测试与叩诊反应正常。X线片显示矿化组织无病变。下牙槽神经阻滞未能缓解疼痛。左侧咬肌触诊引起锐痛，特别是在口腔前部。咬合测试提示左侧咬合不平衡和早接触。在疼痛区域注入局部麻醉剂可缓解疼痛

诊断

牙科治疗后左侧咬肌的急性肌筋膜疼痛

病因

肌肉（可能在肌腱或筋膜）传入神经纤维与下颌基牙牙周传入神经纤维在脑干三叉神经相同的二级神经元汇聚。高级中枢的二级神经元投射无法区分这两种输入。高级神经中枢会“假设”，新的输入（来自肌肉）起源于同一位点的原始输入（来自牙齿）

过来也是如此。例如，来自上颌窦的疼痛输入信号像是源于某一颗牙齿（框图5.5）。

牵涉性痛现象

做诊断时必须考虑牵涉性痛现象[15,18-19]。外伤牙齿的识别和定位应该是在损伤早期明确，此时伤害感受器的活性占主导地位。而在损伤后期，疼痛来源的识别就更复杂，因为此时神经调节可通过牵涉性痛改变表现（框图5.6）。

当疼痛是主诉之一时，下面的问题应该提出：

1. 疼痛是什么时候开始的？
2. 痛在哪里？
3. 疼痛总是在同一个地方吗？
4. 疼痛的特征是什么（短暂性，锐痛，持久

框图5.5 诊断困难的指标是什么？

- 患者不能定位疼痛，或疼痛位置似乎在变化
- 无法找到引起牙齿疼痛的局部原因
- 痛苦是自发的或间歇性的，并且不一定与诱发刺激有关
- 刺激疑似患牙不会重现症状
- 疑似患牙无明确病因（龋齿、牙折）
- 似乎涉及不止一颗牙齿
- 症状是双侧的
- 选择性麻醉无法定位疼痛来源

框图5.6 病例：心理性疼痛

主诉

一名45岁的女性患者，出现来自双侧颞下颌关节和磨牙的连续的、温和的钝痛，偶尔剧痛。这种不适始于婚姻问题与经济困难。对其中一颗磨牙进行根管治疗后疼痛暂时缓解，就像咬合夹板治疗和抑郁症的药物治疗一样。然而，不适又出现了

检查

临床和影像学检查没有显示出牙齿异常。治疗似乎是成功的。对颞下颌关节的触诊关节未见异常。进一步问诊后得知其婚姻破裂后长期的情感压力

诊断

精神性的颜面部疼痛（暂定）

病因

疼痛起源于较高的神经中枢，可能是完全的情感性的。各种形式治疗方法的效果都是短暂的，因为它们会影响更高的中枢神经系统

治疗

长期的缓解取决于消除维持中枢神经系统的变化或对患者采用抑制作用的策略。向患者谨慎而客观地解释精神性疼痛。特别对器官和精神因素对疼痛体验的作用进行描述。显然，患者的确是经历痛苦，但因为没有明显的器质性病因，介入性牙科治疗不会带来疼痛的长期缓解。医生的抗抑郁药的处方几乎始终是治疗的一个组成部分

的，钝痛，搏动性的，连续的，偶尔的）？

5. 疼痛影响睡眠或工作吗？
6. 早晨时疼痛更严重吗？
7. 你躺下来的时候疼痛更严重吗？
8. 是什么引发了疼痛（外伤，咀嚼）？
9. 一旦开始，疼痛持续了多久？
10. 疼痛是持续性的，自发的，还是间歇性的？
11. 在什么情况下疼痛会加重（热，冷，咀嚼）？有什么可以使疼痛缓解的办法吗（冷，镇痛药）？

要求患者对疼痛进行量化通常是有用的，疼痛量级0～10，0表示没有疼痛，10表示你能想象到的最剧烈的疼痛。这种量化不仅可以让临床医生对问题的紧迫性和严重性有一个认识，也便于比较患者，尤其是有术后疼痛的患者不同次就诊时的疼痛程度。

如果主诉是肿胀或包括肿胀，以下类似的问题应该提出：

1. 肿胀是什么时候开始的？
2. 肿胀的大小增加有多快？
3. 肿胀的位置在哪里？
4. 肿胀是什么性质的（软、硬、触痛）？
5. 肿胀有流脓吗？
6. 肿胀是否对应了松动或触痛的患牙？

如果主诉包括牙折，那应判断创伤的时间和性质，尤其是是否有其他牙齿也受到了损伤，即使是看不见的损伤。嘴唇和牙龈是否也有受伤？同样，第一次观察到松动或变色牙、创伤史以及近期牙体修复史都应该记录下来。口腔异味可由多种原因导致，但往往是由慢性根尖周脓肿或牙周脓肿的窦道溢脓所致。

经过深入提问并得到可靠的答案，临床医生应该能够根据病史做出一个初步诊断。这只是一个假设性的诊断，需要后续的客观检查来进一步验证。明智的临床医生仍然对其他可能性持开放态度。

非牙源性疼痛

患者和牙医通常都认为面部下1/3尤其是下颌的疼痛与牙齿有关。而且，往往推断存在明显的牙髓或根尖周病，需要行根管治疗。因此，第一种方法是尝试找到有问题的牙齿，并认为必须行根管治疗。通常，事实并非如此。事实上，这种疼痛往往既不是牙源性的，也不与任何口腔组织有关。甚至可能没有病变或没有任何明确的病因。这些疼痛往往不符合神经调节模式和“徘徊”至不同的组织结构，它们有不同的描述，如非典型性面部疼痛、非牙源性牙痛、非典型性牙痛、持续性牙痛和心理性疼痛[20]。不幸的是，试图采用局部治疗，甚至镇痛药来解决这些痛苦都是无效的；疼痛仍然存在，给

患者和牙医带来太多的苦恼[21]。当患者出现这些不寻常的疼痛模式，全科牙医应考虑将患者转诊至牙髓病专家，以归纳或排除牙髓病致病源（见第6章）。通常，这些患者被进一步转诊到牙痛门诊或神经科医生，以检查是否存在神经系统疾病。

客观检查

对口外及口内组织进行检查、测试，并与其他牙齿和软组织进行比较，以找到病变。

口外检查

一般外观，肤色，面部不对称，肿胀，变色、发红，口外瘢痕、口外窦道和淋巴结肿大是体格检查的指标。仔细口外检查有助于确定患者主诉的原因，以及口内甚至口外炎症反应的存在及程度（图5.3）。

口内检查

软组织

软组织检查包括对唇、口腔黏膜、颊、舌、牙周组织、腭和肌肉的仔细视诊、指诊和探诊。评估这些组织，并记录异常情况。检查牙槽黏膜与附着龈，以判断是否存在变色、炎症、溃疡和窦道形成。窦道很常见。窦道（龈脓肿）通常意味着牙髓坏死和慢性根尖周脓肿（图5.4），有时是牙周脓肿。将牙胶尖放在窦道里偶尔可以辅助触诊及病变

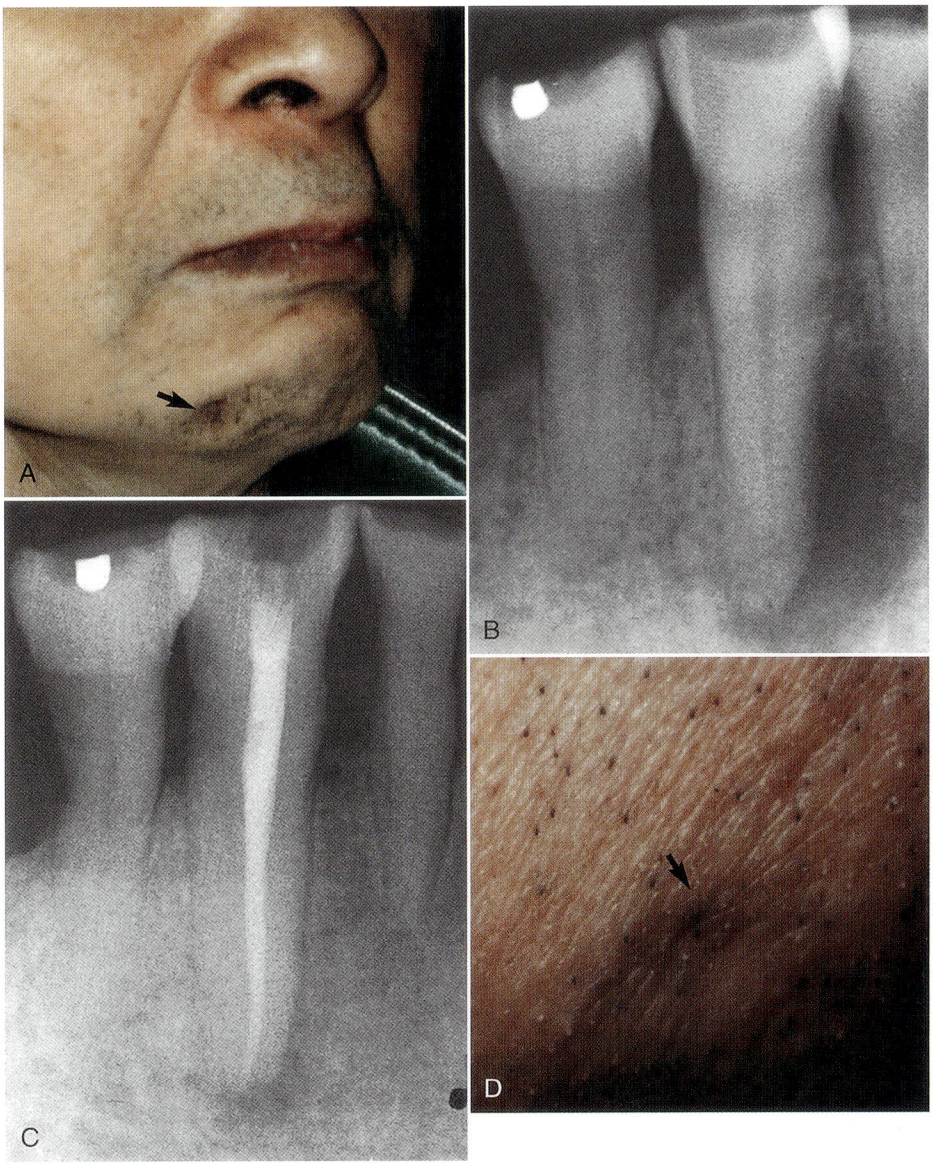

图5.3　口外窦道。A. 这个皮肤病损（箭头所示）曾被皮肤科医生误诊，并治疗了几个月都未见效。幸运的是，该患者的牙医判定它是一个排脓通道，来源于下前牙。B. 由于重度磨耗导致牙髓暴露，牙髓已经坏死。只是经过妥善的根管治疗（C），窦道和皮肤病损就完全愈合（D，箭头所示）。

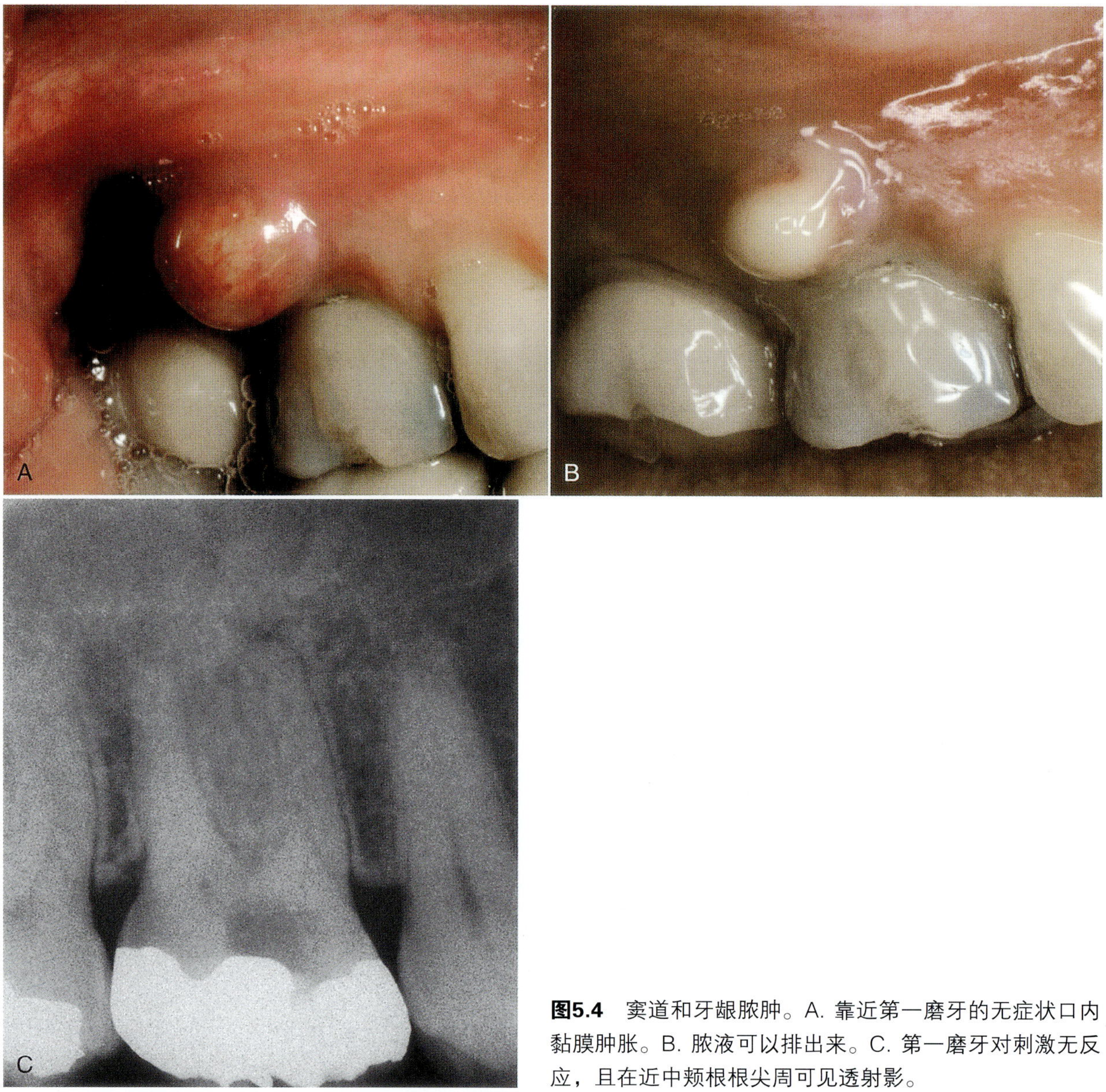

图5.4 窦道和牙龈脓肿。A. 靠近第一磨牙的无症状口内黏膜肿胀。B. 脓液可以排出来。C. 第一磨牙对刺激无反应，且在近中颊根根尖周可见透射影。

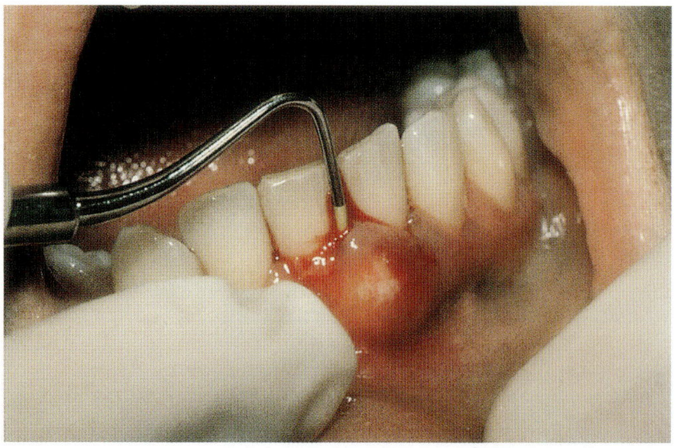

图5.5 牙周探诊揭示一个深的病损。牙髓坏死提示该病损是牙髓来源的，而非牙周来源。

来源的影像学定位。探测可以发现可能起源于根管感染的深而孤立的牙周缺损（图5.5）。

牙列

使用口镜和探针检查牙齿是否存在变色、牙折、磨损、酸蚀症、龋齿、不良修复体或其他异常。牙冠变色往往是牙髓病变的特征，或是早期根管治疗的后遗症。虽然在某些情况下，通过上述检查已经可以初步诊断，但严谨的临床医生会做进一步的临床和影像学检查，以明确诊断，再进行相关治疗。

临床测试

对于怀疑有病变的牙齿可以进行一些特殊测试。这些测试有固有的局限性，有些不能在每一颗牙齿上使用，测试结果本身也可能是不确定的。它们所提供的数据必须与其他所有可用的信息结合起来仔细解读。更重要的是，这些测试都不是针对牙齿的，而是测试在各种刺激下患者的反应，其结果是高度变异的。

对照牙

在进行任何测试时，选择相似类型的牙齿作为疑似患牙的对照（比较）牙非常重要。

这些对照牙临床测试提示患者会有什么预期的反应，并为疑似患牙的测试提供一个“校准”的基线。不应告知患者被测试的牙齿是对照牙或疑似患牙。重复测试时患者的反应方式或程度可能会不一样。第一次测试的结果是最有临床意义的。

所有测试可分成两组：叩诊与触诊，反映支持组织的健康情况；活力测试，反映牙髓组织的健康情况。

支持组织的叩诊与触诊

叩诊可以不同的方式进行。方法之一是用口镜柄的末端以平行或垂直牙冠方向轻敲牙齿的切端或咬合面。用手指的轻柔压力来检测牙齿，不该使用口镜柄直接叩击患牙。如果有痛苦反应，这可能提示根尖周炎症的存在。根尖周炎症可能会表现出剧烈的疼痛。如果患者主诉包括咀嚼疼痛，则使用另一种有效的方法，即咬诊，让患者依次在每颗牙齿之间咬棉签来判断（图5.6）。

邻牙和对侧对照牙也应叩诊。紧靠患牙的邻牙往往表现出叩诊敏感或不适，因为细胞因子和神经肽的局部传播，降低了痛阈。

叩诊牙齿的同时，通过将手指轻轻地放在牙齿的舌面，并用口镜柄从唇面轻推牙齿，以检测其松动度。牙齿的动度可以直观看见和感觉到。牙周组织健康时牙齿仅有不到1mm的生理性动度。松动度增加通常是牙周病的结果，但在有根尖周炎症，牙齿可能也有一定的松动度。根尖问题解决以后，这一动度会降低。

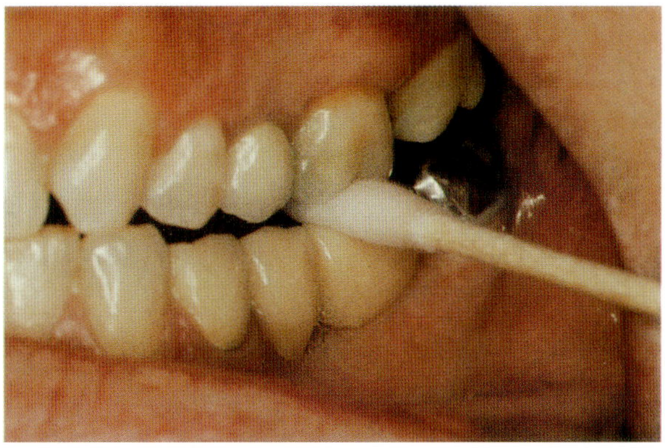

图5.6　咬诊。使用棉签做一定力度的咬诊引起疼痛是根尖周炎的良好指标。

触诊是对覆盖根尖部的黏膜施加恒定的压力。如叩诊一样，触诊可以判断炎症反应向根尖方向延伸了多少。触诊疼痛提示根尖周炎症反应。

牙髓活力测试

牙髓活力测试是一个重要甚至是关键性的检查。比较牙髓的组织学状况和牙髓活力测试的结果表明，两者之间只有有限的相关性。因此，这些测试的结果需要非常仔细地解读。有几种类型的活力测试，每一种都有许多应用技巧。并不是所有的测试都适合每一个病例，也不是所有的测试都同样可靠。总共有5种牙髓活力测试方法。其中4种分别使用冷、热、电或牙本质刺激，并记录患者的语言反应。第5种方法是检测牙髓血流量，其原理是炎症组织血流量增加，而坏死牙髓则没有血流。应基于患者的主诉和方法的可靠性来决定选用哪一种测试方法，以再现引发主诉的刺激。

在正确操作的情况下，牙髓电活力测试通常能判断牙齿内是否有活髓组织[22]。它不能确定该组织是否有炎症，也不能表明是否有部分坏死。牙髓活力冷测试也可以检测活髓组织。虽然不是很准确，但延迟痛可提示不可复性牙髓炎的存在。牙髓活力热测试是最不可靠的。在常规条件下，检测血流量或血流的存在比较困难，但随着技术的进步，这种方法可能会变得更有价值。

选择合适的牙髓测试方法

依据具体情况选择合适的牙髓测试方法。使用与引起患者主诉疼痛相似的刺激进行临床测试，会获得一些额外的有价值信息。当冷（或热）食物或饮料引发痛苦反应时，就采用牙髓活力冷（或热）测试，而非其他方法。在临床测试中复制患牙的症状往往可以揭示引起问题的患牙。总的来说，电刺激在识别牙髓坏死的作用上与冷（制冷剂）刺激类似[23]；当主诉是热刺激引起疼痛时，最好用热测试。

当其他测试不能确诊或无法使用，且疑似牙髓坏死时，采用试验性备洞磨除牙本质有助于诊断。例如，金属烤瓷冠修复的患牙往往难以通过标准的热或电测试准确判断牙髓状况。对于死髓牙，经过仔细的主观检查并向患者解释测试情况后，可在无麻醉的情况下开髓。对于活髓牙，仅磨除修复体或釉质表面不会产生太多不适；当磨除到牙本质时，会有一种突然的疼痛感。相反，如果没有不适或疼痛，牙髓则可能已经坏死；可以继续进行牙本质磨除操作。

冷测试　通常有3种方法用于冷测试：冷冻水（冰）、二氧化碳冰（干冰）和制冷剂。干冰需要特殊的设备（图5.7），而储存在喷雾器中的制冷剂使用起来更方便（图5.8）。普通冰的制冷能力弱，没有制冷剂或干冰的效果好。研究发现，喷在大棉球上的制冷剂是最有效的，它能显著降低全冠修复体覆盖下的髓室温度[24]。整体而言，制冷剂喷雾和干冰在牙髓活力测试上的作用是相当的[25]。

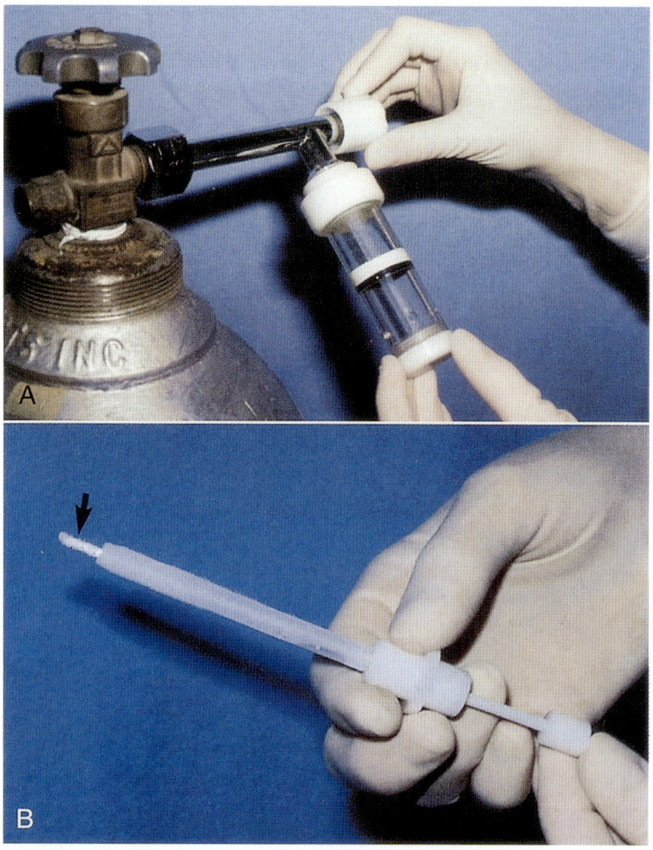

图5.7　干冰测验。A. 干冰储存罐和专用的干冰制造器。B. 制作一个干冰棒（箭头所示），用纱布缠住干冰棒，并使之接触患牙及对照牙。此法可用于各种修复体的患牙。(由W. Johnson医生授权提供）

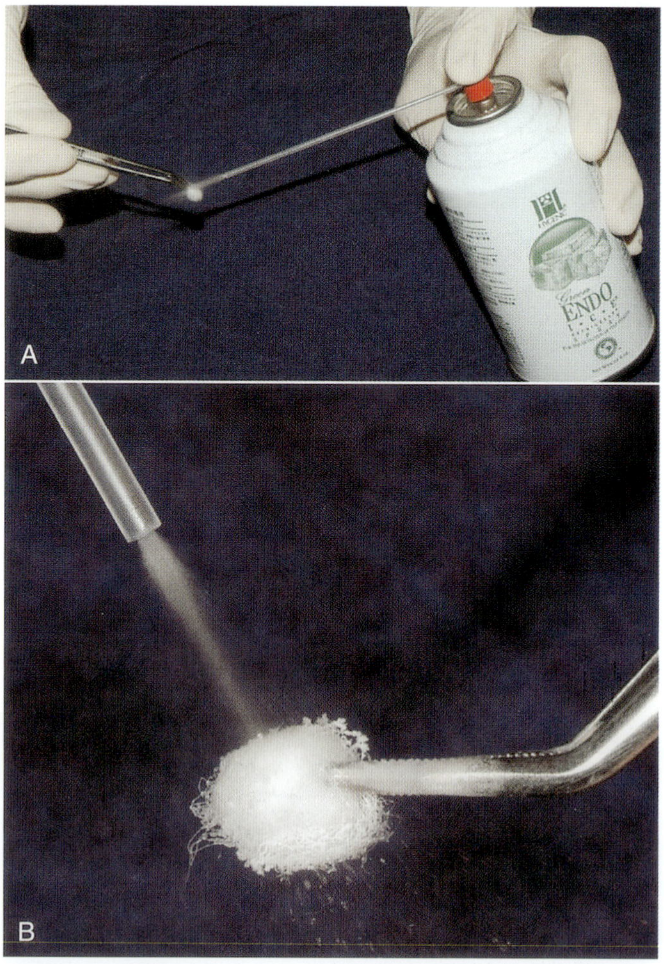

图5.8　A. 储存在压力罐中的制冷剂商品。B. 将制冷剂喷在大棉球上来判断牙髓反应，方便而有效。

用棉卷隔离牙齿并吹干后，将干冰或浸透制冷剂的大棉球进行冷测试[26]。对于活髓牙，这种刺激通常会导致短暂的锐痛。这种短暂的反应可能与牙髓是何种状态（正常、可复性或不可复性牙髓炎）无关。然而，强烈的且持续的疼痛反应通常提示不可复性牙髓炎。相反，坏死的牙髓组织没有反应。将冷测试用于髓腔钙化的牙齿往往出现假阴性反应，而当冷刺激接触到患牙牙龈或是活髓的邻牙，可出现假阳性反应。

冷测试对前牙比后牙更有效。当后牙对冷测试无反应时，尝试另一种牙髓活力测试方法（电测法）。令人惊讶的是，牙龈萎缩和附着丧失会降低冷测试的灵敏度[27]。

热测试　最好用橡皮障将患牙隔离，以防止假阳性反应。有各种不同的方法和材料可供使用。最好、最安全且最简单的方法是使用橡皮抛光杯摩擦牙面产热（图5.9）或应用热水。也可在牙面涂一层凡士林后，使用在火焰上加热过的牙胶接触牙齿表

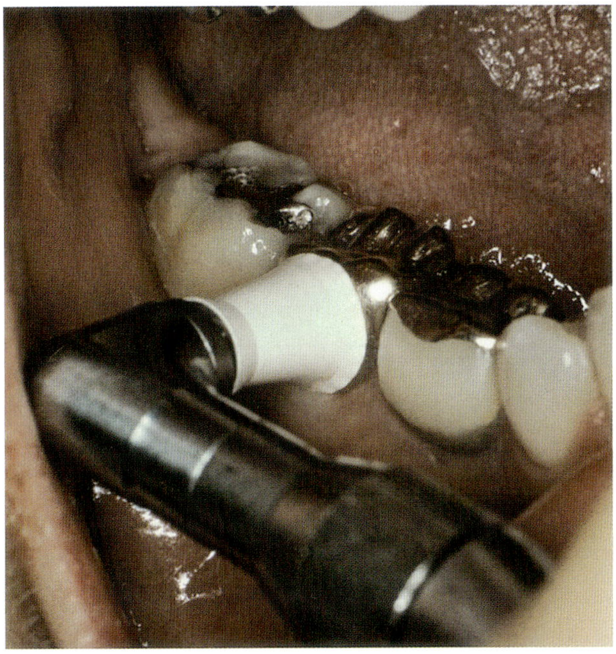

图5.9　在不使用润滑剂的情况下，将抛光杯在牙面以高速旋转产生一定的热量来做牙髓测试。

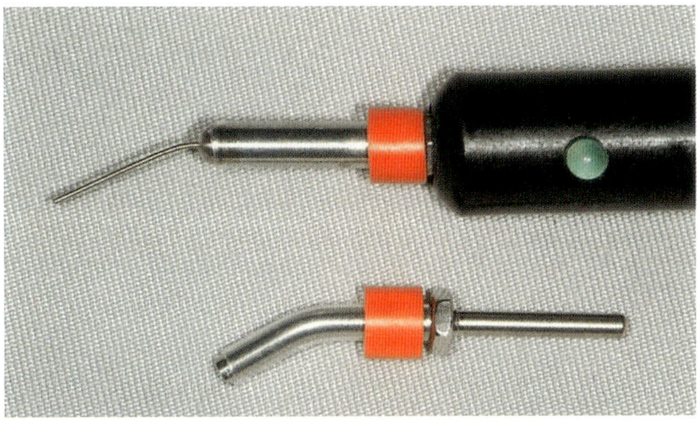

图5.10　目前有两种类型的电极。下面的是传统电极。上面的是微型电极，适用于仅有小部分牙体结构可用于电极接触时。

面。火焰加热过的器械难以控制，最好不用这种方法。电池供电的设备更好控制，且导热安全有效[28]。

热诊并不经常使用，但主要症状是热敏感且患者又不能定位患牙时，热诊有效。应用热源后，牙髓温度逐渐增加，直到引起疼痛。同冷诊一样，尖锐和非延迟性疼痛反应表明牙髓有活力（不一定是正常牙髓）。

牙髓电活力测试[29-30]　目前市面上所有的牙髓电活力测试仪均能产生一个强度可变的高频电流。这些测试仪是单极的，这意味着电流从探头流向牙齿，然后通过患者又回到测试仪。因此，牙髓任何部分的神经都被刺激。

带数字显示的牙髓电测试仪很受欢迎（图5.10）。这种测试仪相对其他电测试仪没有固有优

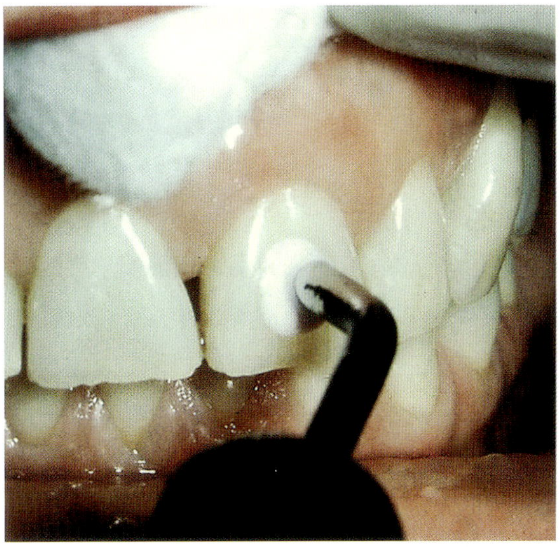

图5.11　将牙齿表面仔细清洁、干燥并隔离。涂少量传导剂于电极上，并将电极接触牙面。

势，但更容易使用。高读数通常意味着牙髓坏死。低读数显示牙髓有活力。正常对照牙的测试结果有助于确定这两者之间的界限。

确切读数是没有临床意义的，并不能反映牙髓细微的活力，同时也没有任何电活力测试仪能提示牙髓炎症的存在[30]。

所有的牙髓电测试仪的使用方式都类似。清洁、干燥并隔离患牙非常重要。用棉卷清洁牙面，隔离患牙，并用气枪彻底吹干。将少量的牙膏放在电极上。通过使用唇夹或让患者触摸金属把手形成闭合电路。将电极置于牙齿的唇颊面或舌面（图5.11），电流水平逐渐增加，直至被检测到。牙髓电测试仪不是绝对可靠的，其产生假阳性或假阴性的概率为10%～20%[31]。特别是细小根管，可能导致假阴性反应[29]。

热测试的意义

热或冷刺激后的疼痛加重和延迟都提示不可复性牙髓炎的存在。与对照牙齿比较，冷热刺激及其他测试都没有反应，通常表明牙髓坏死。

单一的测试很少能确切判断牙髓或根尖周病存在与否。使用两种或两种以上的牙髓测试方法可能更准确。牙髓活力测试数据必须与主诉、口腔检查、X线片等结果综合起来分析。使用干冰或制冷剂的牙髓冷测试的灵敏度（检测到经临床验证了的牙髓坏死的能力）为75%，特异性（识别正常牙髓的能

力）为92%。牙髓电测试的敏感性（EPT）是92%，特异性为75%[25]。由此可见，这两个测试是互补的，两者相结合有助于医生准确判断牙髓活力情况。

血流量的测定

检测牙髓血循环是一种发展中的技术，它有可能产生新的方法来确定活髓组织的存在并可能测试任何炎症的程度[32-34]。将传感器应用于牙釉质表面，通常是唇颊面和舌面神经。血流量可通过光束（双波长分光光度法）[35]、脉搏血氧饱和度[36-37]或激光多普勒血流仪来显示[35]。检测血液中的氧合血红蛋白或牙髓中的搏动可实现血液成分分析。这些方法目前更多的仍然是在实验室使用，而非临床，且设备昂贵。随着技术的进步、成本降低和经验的积累，这些设备将来用于牙髓敏感性测试是有可能的。

牙周检查

根尖和牙周病变可能会彼此相像，因此需要鉴别诊断（见第7章）。将建立牙周健康作为整体治疗计划的一部分也很重要。

探诊

探诊是一个重要的临床检查，在诊断根尖周病变时往往被忽视且未得到充分利用。牙周病及根尖周病变均可导致骨和牙周软组织的破坏，这种破坏可能难以通过牙片检测或鉴别诊断。

探诊有助于确定组织附着水平（牙周组织）。此外，探诊也可探查向牙颈部延伸的根尖周病变。探诊是一个具有判断预后价值的诊断手段。有些牙齿牙髓坏死并已形成向牙颈部延伸的根尖周炎症，但经过妥善的根管治疗后其预后良好。然而，重度牙周病患牙的根管治疗结果通常取决于牙周治疗的效果。应记录探诊深度，以备将来对比。

松动度

松动度检查可在一定程度上判断牙周韧带状况和预后。重度松动的牙齿通常牙周支持很少。有时，广泛的根尖周病变可显著改变牙周支持状况；但成功的根管治疗后，牙齿松动度通常会大幅减小。

影像学检查

X线片检查对矿化组织而言是必不可少的。然而，它们的价值往往被高估了。在检查中，临床医生经常是先研究牙片，而不是做视诊和探诊。这是错误的。影像学检查的合理时机应该是在全面了解病史和直接检查之后。所获得的影像学数据被作为整体检查的一部分来解释，而不是替代病史和直接检查。传统的影像学检查结果往往是被压缩过的二维图像，很多细节由于影像叠加而被隐藏。可以通过以不同角度拍摄多张牙片来减少该技术的局限性。最新技术进展可以实现三维（3D）手段，如锥形束CT（CBCT），有助于复杂病例的诊断。

X线片可用于评估龋病、缺损修复、根管治疗、牙髓病和根尖周异常、牙错位、神经血管束及上颌窦与根尖的关系及牙周病的任何骨丢失。它们也可揭示与牙髓无关的结构变化和骨性疾病（图5.12）。

根尖周病变

X线片在牙髓病诊断中的主要价值是判断根尖周组织的健康状况。炎症导致骨质吸收，并在根尖周形成一个X线透射区（一个“病变”）；然而，需要认识到的是，在X线片上能识别之前，病变就已经形成了[38]。此外，一些X线透射区可能是正常的，或非牙髓疾病来源的。牙髓来源的根尖周病变通常有4个特点：（1）根尖周硬骨板消失；（2）以不同角度拍摄X线片均可见的根尖周透射区；（3）透射区往往看起来像悬滴；（4）通常存在导致牙髓坏死的病损（图5.13）。

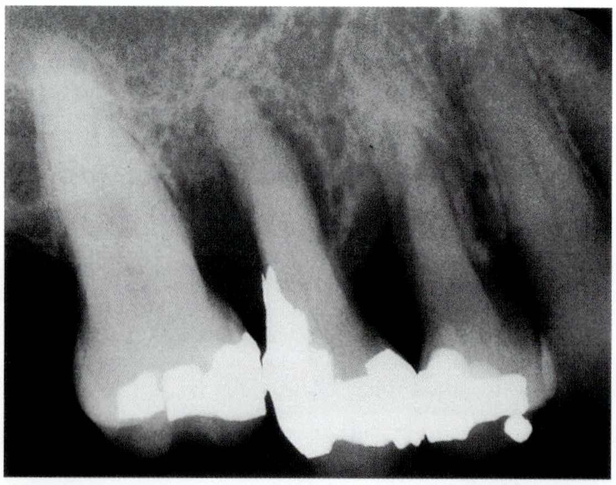

图5.12 在这个象限，水平和垂直骨丧失均很明显。所有牙齿都对牙髓活力测试有反应，因此，吸收性病损提示严重的牙周状况，而不是牙髓或根尖周病变。这种情况不需要根管治疗。

活髓牙根尖周巨大的透射影像通常不是牙髓来源的，要么是正常结构，或者是非牙髓病变。

X线阻射影也会发生[39–45]。致密性骨炎是牙髓或根尖周炎症的反应，它会导致骨密度的增加。它是一种弥散性、圆环状、边界模糊的骨髓样组织（图5.14）。

在下颌后牙区内界限清楚、更均质的正常结构通常是内生骨疣（或骨硬化），这属于非病理情况。同样的，在上颌磨牙根部有时可见圆环状结构。与普遍的认识相反，病变边缘阻射影（皮质）并不一定表明意味着囊肿[46–47]。

新的影像学技术可早期发现骨质变化，并运用新的手段来鉴别诊断[48–49]。数字减影技术可识别根尖周骨质吸收的早期微妙变化。磁共振成像可揭示软、硬组织结构的吸收性病变[50]。有研究已经开始显示它们应用于临床的一些益处。毫无疑问，这些设备或与之类似的仪器在未来将发挥更重要的作用。

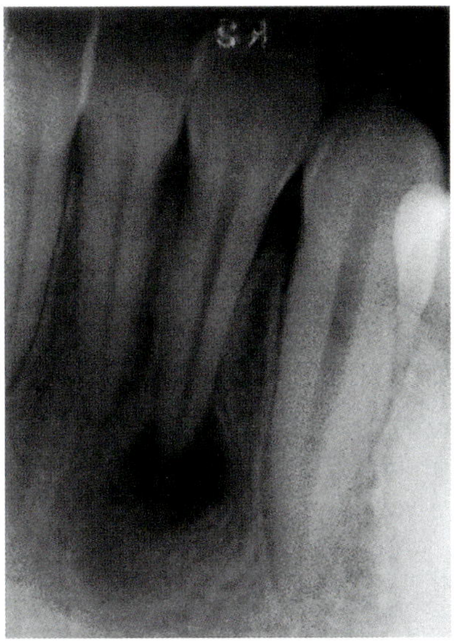

图5.13　牙髓病变的特征性表现。此X线片显示硬骨板的消失及悬滴状病变。该患者有创伤病史。不同角度的X线片显示病变一直在根尖周。(由 L. Wilcox医生授权提供)

牙髓病变

具有破牙本质活性的炎症牙髓可出现牙髓腔的异常扩大和标志性的内吸收（图5.15）。广泛弥散性髓腔钙化提示可能存在长期、低强度的刺激（不一定是不可复性牙髓炎）。在X线片上看来，牙本质形成像是“吞噬”根管[51]（通常是有外伤史的患者），并不意味着存在病变（图5.16）。这些牙齿通常不需要治疗，但若有治疗的必要，它们可以取得相当的成功。髓石是离散的，在髓室中偶尔发现的钙化小体，在X线平片上有时可见。它们没有病理性的意义，尽管有一项研究提示它们可能与心血管疾病有关[52]。通常它们不阻碍治疗过程中的根管入路。

其他的诊断程序

经过主观、客观检查和临床测试以后，通常可以得到准确诊断并建立合理的治疗计划。然而，如果情况特殊仍无法做出明确诊断，则需要进行一些其他的测试，如去龋、选择性麻醉、咬诊和透照等。

去龋

在一些情况下，判断龋坏波及深度对于明确牙髓诊断是必要的。临床上常见的一种情况是X线片上可见深龋，且牙髓对临床测试有反应，患者却没有

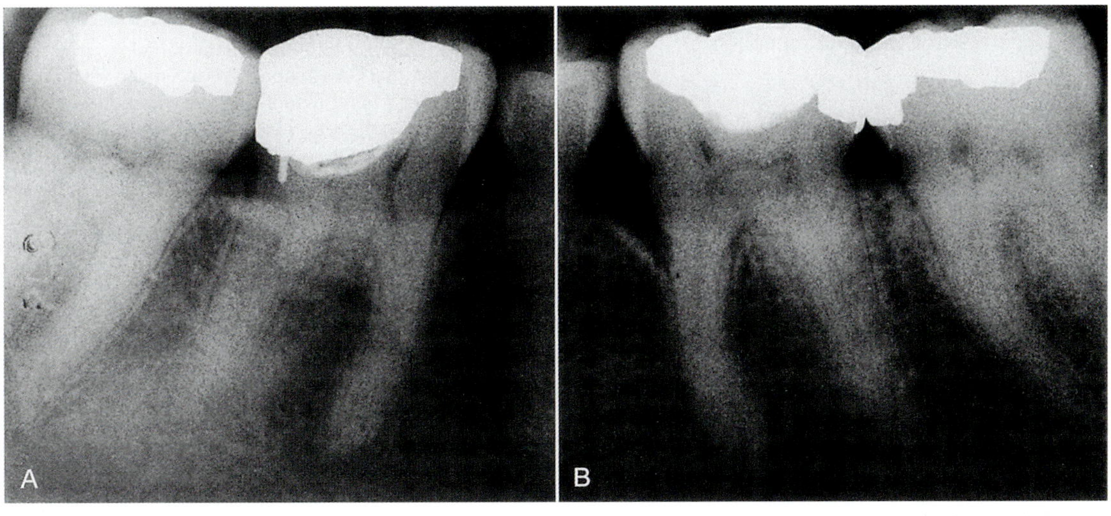

图5.14　致密性骨炎。A. 在远中根尖周可见弥散的骨小梁形成。B. 与之相反，对侧磨牙则可见正常的稀疏的骨小梁。

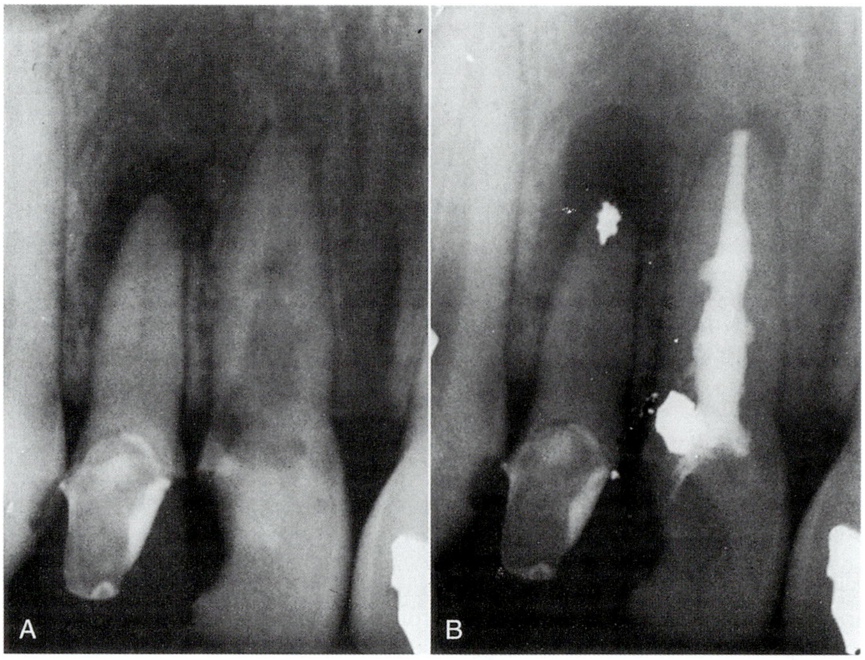

图5.15 损伤引起的不同牙髓反应。A. 中切牙可见广泛、穿孔性的内吸收。侧切牙可见钙化形成。B. 这些问题通过特定的手术和非手术治疗都能解决。

明显的病史或主诉症状。所有其他的检查结果都是正常的。最终确诊测试是完全去除龋坏组织，从而判断牙髓状态。如果牙髓已经暴露，且只有软龋覆盖，并且无明显症状，考虑为无症状的不可复性牙髓炎；如果牙髓没有暴露，则通常是可复性牙髓炎。

选择性麻醉

患者不能确定患牙时（通常是在上、下牙弓之间），选择性麻醉在定位疼痛牙齿上有一定作用。如果怀疑疼痛来源于下颌牙，行下颌神经阻滞麻醉后，若疼痛消失，即可确诊疼痛来源区域。单颗牙的选择性麻醉不适用于下颌骨。牙周膜注射通常麻痹几颗牙齿。然而，它对于上颌骨相对更有效。

咬诊

当患者咬合时出现短暂的锐痛时，用牙裂检测器（Tooth Slooth）或棉签做咬合试验，以重现患牙症状（图5.6）。让患者不同牙齿的各个牙尖都做咬合试验，直到患者感觉到与他或她咀嚼食物时一样的疼痛。这通常提示存在牙隐裂，且可能是隐藏在一个大的殆面修复体之下。

透照

透照有助于识别牙冠纵折，因为牙折断面不能传导光线。这个测试可将牙齿从折断面垂直分成明、暗两部分（见第8章更多信息）。

做出诊断

对于获知病史和检查而言，口头描述比操作更费时间，尤其是需要以良好的组织形式来记录它时。按照主观和客观检查的顺序，确保没有项目遗漏，并在初诊时各个检查阶段都实施并且有可查询记录。所有的资料均已获得并整合之后，必须对它们进行分析和解读。

检查结果按合理顺序排列，以形成牙髓病和根尖周病诊断（表5.1）。这个过程归纳如图5.17所示。所有检查结果都一致的情况并不常见，因为现有诊断手段仍有其局限性，且患者的反应也存在变异。

困难的诊断

幸运的是，在大多数情况下，如果经过了系统的询问病史和详细检查，得出牙髓状况的诊断是相对简单的。有一些病例则更具挑战性，可能需要转诊到牙髓病专科医生[53]。患者疼痛的来源往往难以定位。这种情况最常见于牙髓炎症。炎症一旦波及牙周组织，因其机械刺激感受器的强大作用，疼痛定位更容易。因此，在某些情况下，有必要先对症治疗，直到明确疼痛来源。尤其是疼痛区疑似主诉牙不止一颗时，首先对症治疗显得特别重要。

精明的临床医生总是会警惕疼痛来自非牙源性

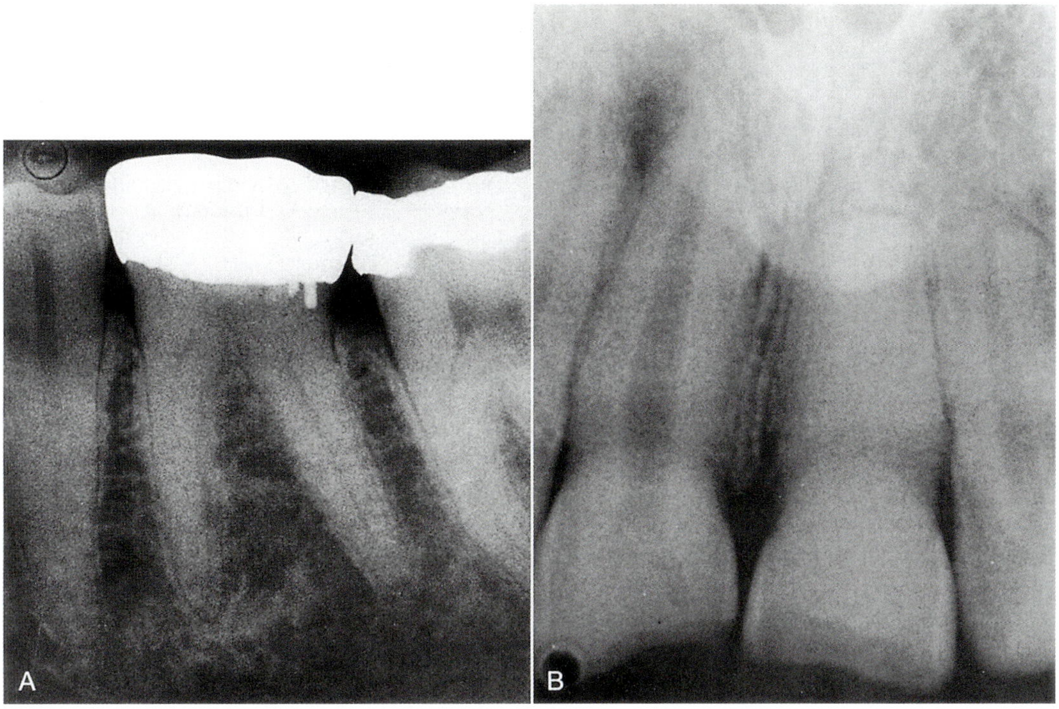

图5.16 钙化变性。A. 这种病变来源于龋病和修复体的反复刺激。B. 这种牙本质形成（堵塞）来源于创伤和牙髓刺激。A与B均不意味着病态。有时，根尖病变已经形成，此时需要治疗。（由 L. Wilcox医生授权提供）

疼痛的可能性。非典型性牙齿相关疼痛并不少见。有些检查结果确实会导致诊断困难。框图5.5列出了需要更谨慎地判断病情的一些因素。事实上，如果框图5.5中的检查结果存在，可能没有明显的病变，或根本没有病变，则无须治疗。

除了诊断病情和确定治疗方案，所使用的治疗手段也必须符合患者的期望。要选择正确的治疗方案，医生必须明确各种治疗方法的适应证和禁忌证，并知晓什么情况会让治疗变得困难。结合这方面的知识和病情诊断，以确定治疗计划。

制订治疗计划

一颗牙齿是否需要进行根管治疗，直接取决于其临床诊断（表5.1）。一旦确认需要进行治疗，在大多数的情况下，其选择很简单，所选技术应该是牙冠内的（有时称"传统的"、"正向的"或"非手术"的根管治疗）。当无法从冠方进入根尖部根管系统时，考虑行（逆向的）外科手术。正向治疗的难度变异很大，全科医生应在治疗开始之前对其进行评估。一旦临床医生判断有必要，并决定开始治疗，就应考虑患者的整体治疗计划，并做好根管治疗的定位。如果患者存在疼痛或是肿胀，必须立即处理这些急症，即使最终处置方案是将患者转诊到专科医生（见6章；牙髓病学急症处理见第10章）。

患者对完成根管治疗所需的就诊次数感兴趣。现有的证据表明，总体而言，不论是一次性根管治疗还是多次就诊的根管治疗，其成功率和术后并发症的发生率是一样的[54-60]。大多数患者更喜欢一次性根管治疗；有些人选择多次就诊，这取决于具体情况[61]。然而，某些治疗情况需要不止一次就诊。某些条件比较复杂，且耗费时间。鉴于此，最重要的是患者管理以及患者和术者的耐受程度。如果两者的任何一方感觉疲劳或挫败，则应终止本次就诊，放置暂封剂，并另约时间就诊。

另一种情况是患者有严重的根尖周炎症状或持续性根管内渗出。这些通常是急症，患者的耐受水平可能较低。此外，在这种情况下诊间急症的发生频率更高，而且如果根管已被封闭则急症处理难度更大。

可修复性

在确切的治疗开始之前，必须首先判断牙齿的可修复性。这通常需要完全去除修复体和龋坏组织，从而判断患牙是否能够挽救，并确定其修复方案[62]。

1. 主观表现	根尖周测试（无[0]，轻-中[+]，重[++]）	根尖周
主诉： **主要病史：** **牙科病史（选出所有合适的病史）** 1 创伤 2 龋病 3 龋性暴露 4 机械暴露 5 修复体 6 盖髓（直接或间接） 7 牙髓切断术 8 根管治疗 9 其他 ____ **温度刺激反应** 0 无反应　1 短暂的 2 持续的 **对咀嚼的反应** 0 无反应　1 轻-中度 2 重度 **疼痛性质**（选出所有合适的选项） 0 无反应　1 散射性的 2 自发性的　3 局限性的 **疼痛持续时间** 4 短暂　5 持久 **2. 客观体征和测试** （包括疑似患牙和对照牙） **牙位：** 牙髓测试（+，-，NA）： EPT ____ ____ ____ ____ 温度 ____ ____ ____ ____ 短暂 ____ ____ ____ ____ 持续 ____ ____ ____ ____ 牙本质 ____ ____ ____ ____ 刺激 ____ ____ ____ ____	叩诊 ____ ____ ____ ____ 触诊 ____ ____ ____ ____ **肿胀（若存在）** 口内　口外 局限性的　弥散性的 **窦道** 0 无 1 有 **需要诊断性去龋?** 是 否 结果：露髓 未露髓 **疑似患牙的牙周状况** 0 正常　1 广泛的牙松动 2 重度牙周炎　3 明显的牙周探诊深度 记录 M: D: 如果不正常，记录一下发现的问题： ____ ____ **牙隐裂或牙折的证据：** 0 是 1 否 2 NA 如果是，请解释 **3. X线片结果** 0 正常 1 根尖周透射影 2 根尖部牙根吸收 3 根尖阻射影 4 根分叉区病变 5 其他 **4. 诊断** 牙髓 1 正常 2 可复性牙髓炎 3 不可复性牙髓炎 4 牙髓坏死 5 NA	6 正常 7 有症状根尖周炎 8 无症状根尖周炎 9 慢性根尖脓肿 10 急性根尖脓肿 11 致密性骨炎 12 非牙髓源性病变 **5. 其他影响诊断和/或治疗的影像学或临床发现（解剖、隔湿、钙化，等等）** ____ 邻牙? ____ 是否需要转诊? ____ 若是，为什么? ____ **6. 牙髓和根尖周病变的病因** ____ ____ ____ **7. 术前预后评估** （包括牙髓、牙周和修复方面） 0 良好的 1 可疑的 2 不好的 若预后不好，为什么? ____ ____ ____ **8. 治疗计划** 牙髓治疗：____ ____ 急症处理：____ ____ 确定性的处理：____ ____ 牙周治疗：____ ____ 修复治疗：____ ____

图5.17　诊断和制订治疗计划的样表。

具体的治疗方法

牙髓炎

正常的或可复性牙髓炎

不需要根管治疗（除非是出于牙体修复的目的而做的选择性治疗）。对于可复性牙髓炎的患者，通常只要去除病因，并进行牙体修复即可。

不可复性牙髓炎

根管治疗中行牙髓摘除术适用于不可复性牙髓炎的治疗。当牙根尚在发育，并处在急症的情况下时，行牙髓切断术。根管内封药物不是用于疼痛控制，但可用于防止剩余牙髓组织被细菌污染。如果患者拒绝行根管治疗（或者是不切实际的），牙髓切断术可作为一种选择，且优于拔牙。然而，牙髓切断术的长期成功率尚不明确，虽然其短期成功率已被证明与根管治疗相差无几[63-64]。

坏死

牙髓坏死时，可行根管治疗或拔除患牙。

根尖周状况的诊断

正常

无须特殊治疗。

有症状的根尖周炎

对于有症状的根尖牙周炎患牙，应去除炎症的牙髓或坏死组织。去除疾病发生的诱因后，炎症得到解决。如果有骨内脓肿（无肿胀），则行根管清理和引流术。

无症状根尖周炎

无症状根尖周病的治疗方法是与有症状的根尖周炎相同。X线片上的病灶大小与治疗方法关系不大。经过适当的治疗后不同大小的病变都会愈合（图5.18）。

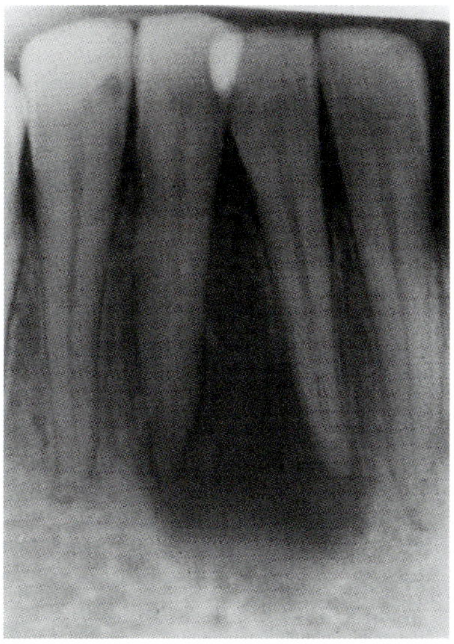

图5.18　鉴于其大小，该病变可能是根尖周囊肿。该病变与左侧中切牙牙髓坏死有关。虽然相邻切牙根尖被病变影像叠加，其牙髓并未受波及，因此不需要治疗。对左侧切牙进行妥当的根管治疗即可解决问题，而不需要手术。

急性根尖脓肿

急性根尖脓肿的基本治疗方法与前述的情况基本相同，此外还要通过牙齿开髓或软组织切口进行引流。有时候，引流无法实现，所以症状解除很慢。

慢性根尖脓肿

慢性根尖脓肿的治疗方法与前述病变基本是一致的，只是它已经有了自然引流。窦道通常会在根管清理和充填后几天到一个月消失。如果窦道持续，可能存在误诊，而病变可能是牙周脓肿。往根管系统和开髓口内导入氢氧化钙糊剂，并在约诊间始终保持开髓口的封闭状态。

致密性骨炎

致密性骨炎不需要特殊的治疗。在不同的牙髓状况下发生的致密性骨炎，其治疗方法也不一样。经过成功的根管治疗后，约50%的致密性骨炎会愈合。如果致密性骨炎没有愈合，那也没有明显的问题；除非有检查结果提示治疗失败，没有必要做进一步治疗。

拔牙替代根管治疗

有时，唯一明确的选择就是拔除患牙，这可能是因为并发的严重牙周病，费用因素，也或许是基于整体治疗计划的战略考虑。如果疼痛一直存在，说服患者接受治疗并不困难。他或她可能选择拔牙；必须先向患者解释这种自我破坏性的决定的负面后遗症。

引导无症状的患者接受特定治疗可能不容易。再次，最好的方法是告诉患者现在存在的疾病，且现在治疗的话效果最好。否则，疾病可能会发展到有症状，而此时治疗难度将更大，或者预后更差（图5.19）。

制订治疗计划时的考虑

诊断

在准确诊断之后给予恰当的治疗。由于诊断错误，许多治疗操作都是不恰当的（或没做）。牙髓病专科医生拥有丰富的临床经验，而全科牙医可能对某一个特殊问题不太熟悉。牵涉性痛是一个很好

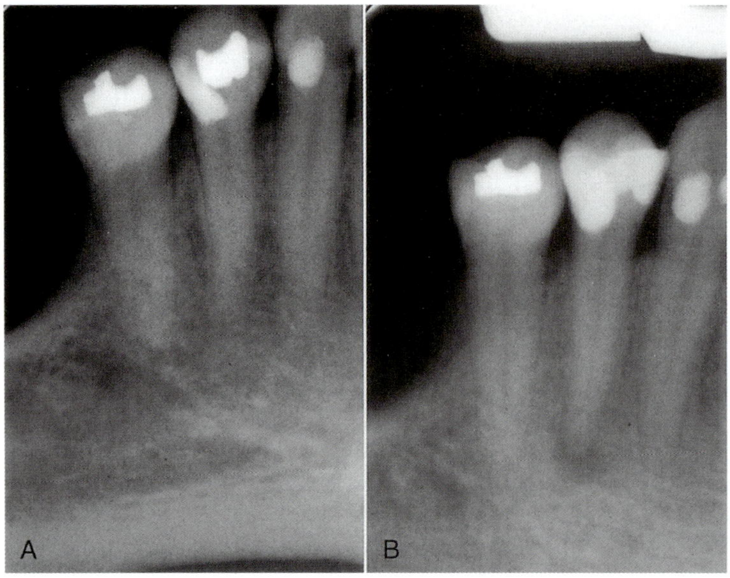

图5.19 A. 对右侧下颌第一前磨牙进行去龋，发现存在龋性露髓（诊断为无症状的不可复性牙髓炎）。患者拒绝根管治疗。B. 8个月后，发生牙髓坏死和无症状性根尖周炎，其预后更差。

的例子，它往往给医生带来重大的诊断挑战。除非已经明确诊断，否则不进行任何治疗，并考虑将患者转诊（框图5.6）。

牙髓牙周状况

如果不确定问题来源于牙髓还是牙周病变（或有其他原因），应将患者转诊。牙周牙髓病的鉴别诊断将在第7章中讨论。

吸收

吸收可能是内部的或外部的。穿孔性吸收（牙周牙髓常贯通）通常比较复杂。牙齿吸收，无论是内部的或外部的，都是高风险的，建议转诊后进一步评估和治疗（图5.20）。

有限的内吸收可能不会有治疗并发症，但根尖外部的吸收可能会彻底改变根尖部或牙根表面的几何形状。对于广泛的根尖或牙根表面吸收病例，最好是转诊。

X线片

质量良好的诊断和治疗X线片很关键。患者的特点，如呕吐、口腔解剖（如浅腭穹隆、大和小牙弓），可能影响高质量X线片的拍摄。

程序上的困难

健康与病史

全科医生可以治疗需要术前用药和存在影响诊治的并发症的患者。然而，必须对病情的严重程度进行评估。对于存在更严重紊乱的患者，最好由牙髓病专科医生提供治疗。专科治疗通常更合适，可以更好地预防和处理术中并发症（见第6章）。

身体限制

如果患者不能在牙椅上躺下或者张口受限，应考虑转诊。

修复性的考虑

严重的龋齿或外伤引起的牙折可能使得牙齿难以隔离或修复。

解剖

髓室

随着年龄的增加，髓腔空间逐渐减小。必须考虑髓室大小、髓石及根管钙化程度等情况。

根管钙化（钙化变性）

继发性和可能的第三期牙本质形成都会导致根管系统的缩窄，甚至在X线片上看不见根管影像（图5.21和图5.22）。

根管弯曲

根管很少是直的，虽然在唇颊方向投照的X线片上看起来像是直的。弯曲因子包括弯曲方向、严重程度和弯曲个数。下颌磨牙近中根“回弯”现象

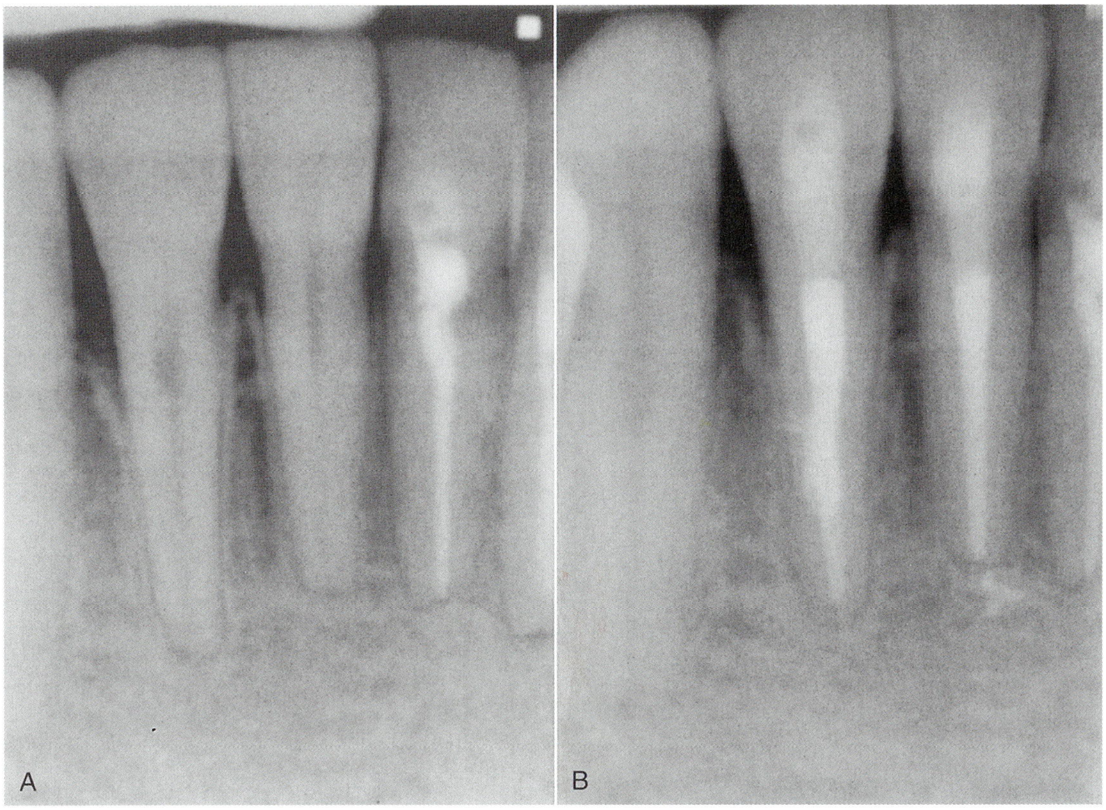

图5.20　A. 创伤导致的复杂情况。中切牙和侧切牙曾接受过治疗。其他中切牙无症状，对叩诊敏感，但对牙髓活力测试无反应。相邻的侧切牙可见内吸收（箭头所示），且无症状。必须仔细清理和成形此不规则的根管系统，术后片揭示了其根管系统的复杂性。B. 这种情形意味着高难度。

是特别常见的，两个根尖互相弯向对方。刺刀形（S形）根管难以疏通和预备（图5.23和图5.24）。

根管数目

好的原则就是始终期待找到一个“额外的”根管或牙根，除非术前X线片已经清楚地显示出确切的根管数量；事实是可能的确存在更多的根管（图5.25）。

多根管的治疗较为困难。例如，许多下颌切牙有两个根管，而下颌前磨牙则可能有多个根管。下颌第一磨牙远中根双根管的概率很高，而上颌磨牙近中颊根通常也有两个根管。

根长

很短或很长的牙根都可能给治疗带来挑战。

牙位

一般来说，第二磨牙和第三磨牙，尤其是上

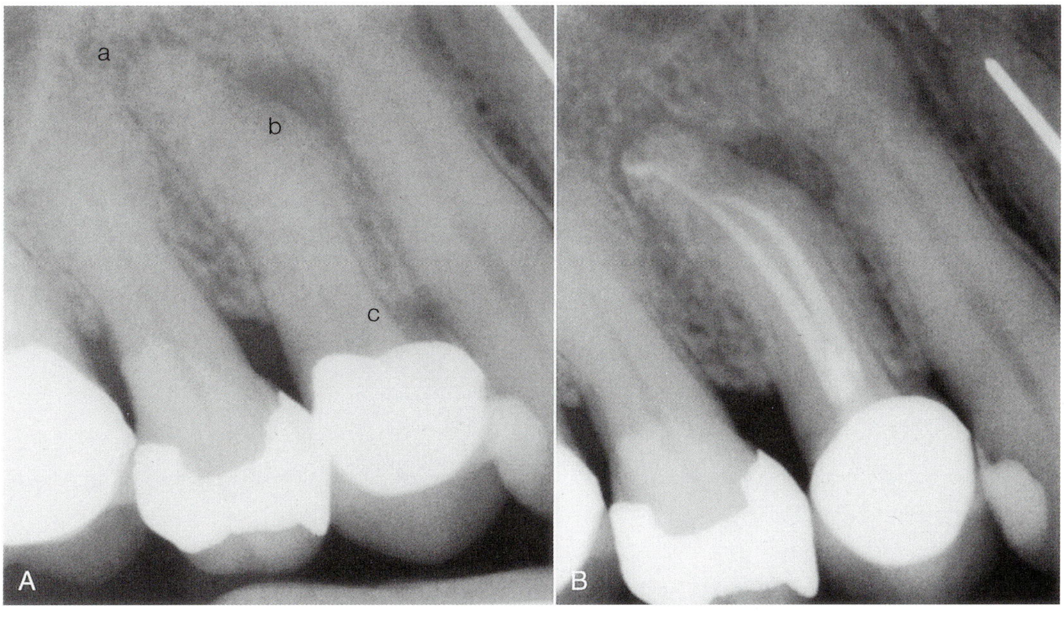

图5.21　A. 根尖周透射影（a）及根尖1/3处的近中透射影（b）。根管已经钙化、变窄，且在冠1/3处可见明显的近中凹陷（c）。患牙已行冠修复，这使得开髓更复杂。这是一个高风险病例。B. 术后，由于颊根比腭根短几毫米而形成的近中透射影，且有明显的远中向弯曲。临床医生在治疗时必须准备好去处理一些意想不到的问题。

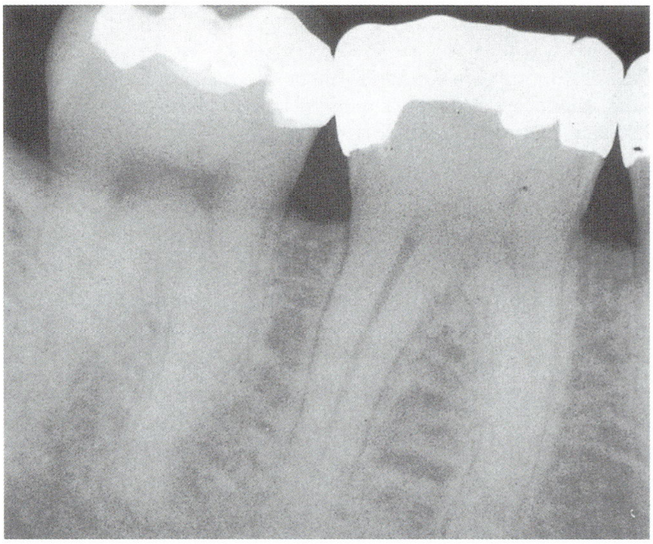

图5.22 髓室和根管可见钙化形成。这种情况治疗风险极大。

颌磨牙，特别是存在张口受限时，治疗难度较大。上颌第二磨牙颊向错位会给治疗带来许多困难。牙齿扭转、倾斜或拥挤都会使隔离和开髓更加复杂；也会妨碍根管清理、成形或充填，且难以修复。需要根管治疗的上颌第二磨牙应充分考虑是否应该拔除，特别当其不是重要功能牙时。正因为这些消极因素，牙齿的长期生存率受到影响。

根尖闭合度

根尖开口的大小与治疗的难度有关。新萌出的年轻恒牙根尖尚未发育完全，其治疗较复杂，往往需要特别操作；而且治疗的结果和持续时间也不可预测，这些都不好处理（见第2章和第6章）。

不寻常的解剖结构

变异的牙齿形态往往给治疗带来困难（图5.26）。

系统性的考虑

牙医是患者健康保障团队的成员，该团队的根本职责是确保患者的健康，包括口腔健康，并维持在最佳状态。过去二三十年来，口腔健康与全身健康的密切关系已经引起了广泛的关注，并已取得了许多进展。20世纪初期，牙髓感染被认为是一个感染病灶，可能会导致全身系统的各种急、慢性疾病。然而，近年来，引起上述效果的直接关系并没有得到证实。

这里介绍一下牙髓病和系统性疾病相互关系的现有证据。

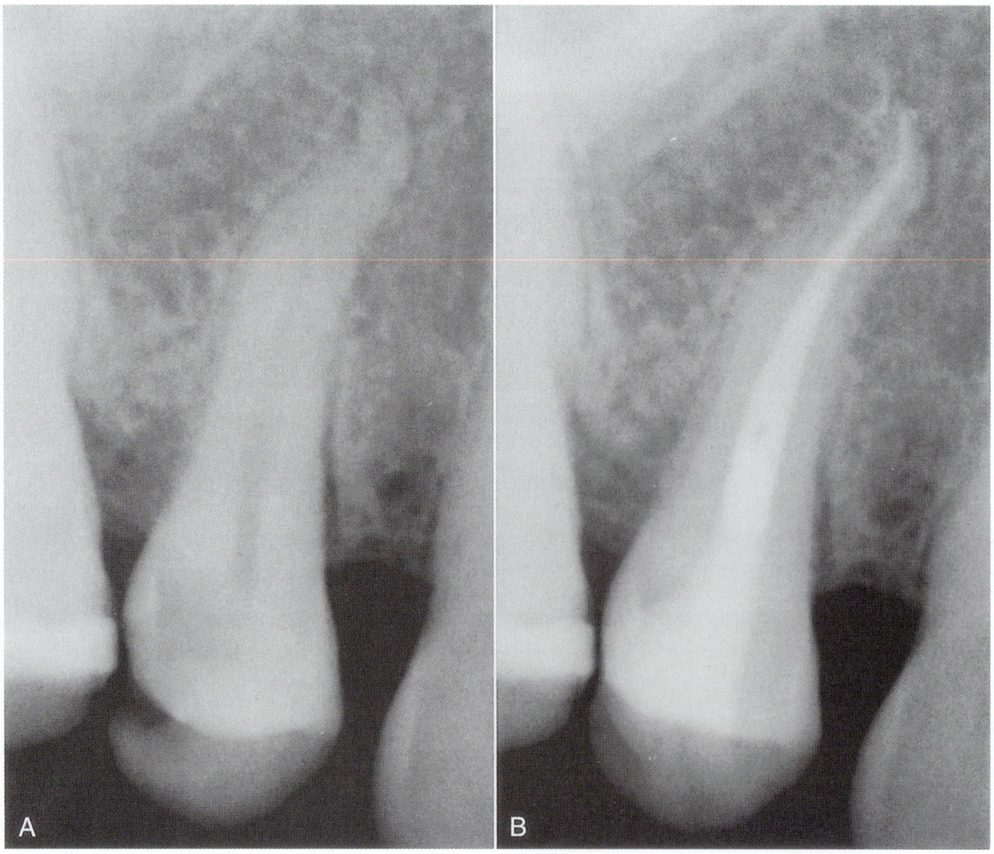

图5.23 A. 根尖1/3弯曲牙。弯曲的程度和位置提示临床医生注意，且要考虑转诊。B. 术后X线片提示，根尖1/3的弯曲得到保留。

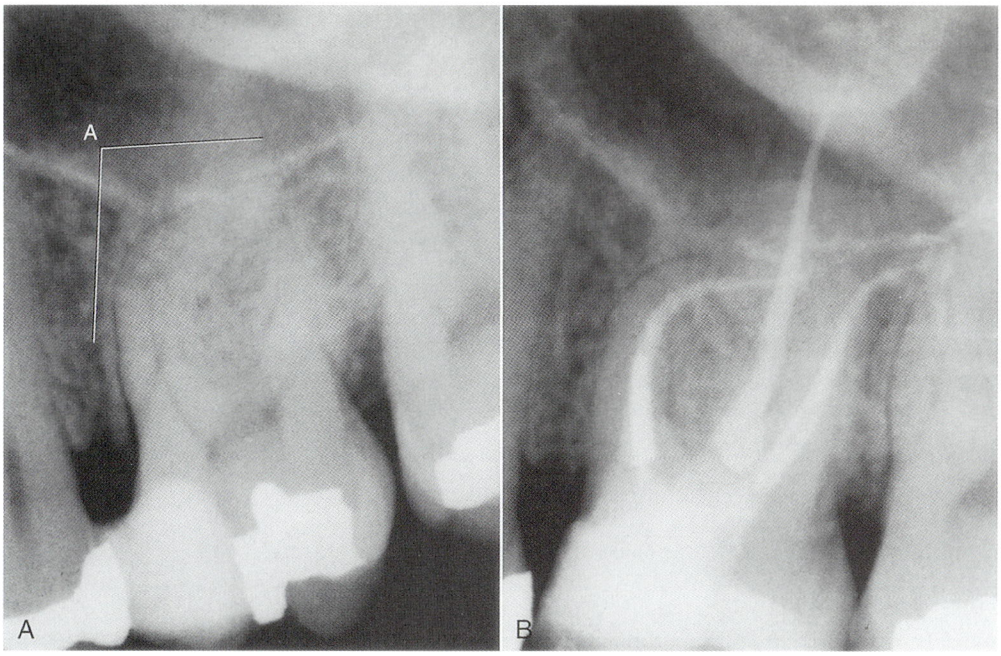

图5.24　A. 近中颊根的极度弯曲。由于其近乎90°角（A），这种情况属于极大风险范畴，应该考虑转诊。B. 注意术后X线片上远颊根的弯曲度。

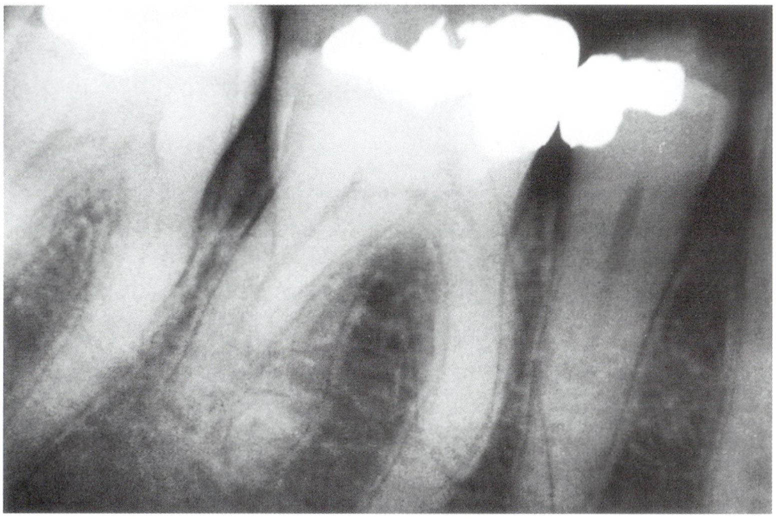

图5.25　下颌磨牙存在一个“额外的”远舌根。

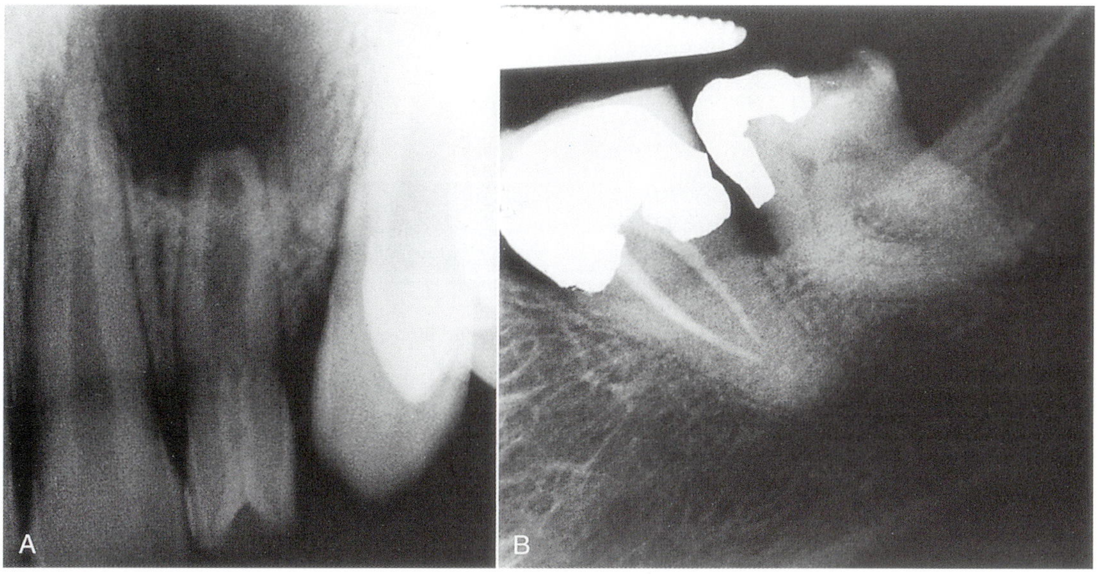

图5.26　解剖原因带来的困难。A. 牙内陷引起牙髓交通，继而坏死。不完全的牙本质形成和不规则的内部结构使得这些根管难以清理、成形和充填。病变的大小并不是非手术治疗的禁忌证。B. 第三磨牙牙根的重度弯曲和位置靠后，使得其治疗较为困难。

关于牙髓病和系统性疾病的相互关系，临床医生需要意识到以下3种因素：如前所述，全身性疾病可能引起类似牙髓来源的疼痛或根尖透射影像；全身性疾病可能促进或加重牙髓病变，或影响其治疗结果；牙髓感染可能引起或加重身体远端的感染的情况。

系统性疾病可能影响牙髓病变或其治疗

系统性疾病可能危害患者的免疫应答能力，进而对根管治疗结果产生不利影响[65]。Marending及其同事的一项研究显示，患者只要得了以下8种系统性疾病中任何一种，疾病愈合的机会都会显著下降。这类研究，引起了人们对于全身性疾病与牙髓病愈合相互影响的关注，但尚未揭示这种相互作用的机制或信号途径。一些特定疾病的影响将在下文分析。

糖尿病

糖尿病是影响全人类健康的最重要的慢性疾病之一。在美国，约2600万人（8%的人口）是糖尿病患者，更令人担忧的是，这其中1/3的人并不知道自己患有此病[66]。65岁以上人群中糖尿病的患病率已上升到27%[66]。糖尿病无法治愈，且有严重的并发症，包括心血管疾病、肾脏疾病、失明、截肢和牙周疾病，使其成为一个巨大的社会负担。

众所周知，糖尿病患者出现根尖周病的概率更高[67–70,73]。无论是糖尿病患者还是非糖尿病患者，其根管治疗纵向效果无明显差异[71–73]。然而，如果将术前有根尖周病变和无根尖周病变的患者进行比较，其治疗结果存在显著差异。对于有术前根尖周病变的病例，特别是控制了其他干扰因素后，糖尿病患者的根管治疗成功率显著低于非糖尿病患者[72]。最近研究显示，对于有术前根尖周病变且已得到恰当治疗的病例，术后2～4年残存根尖病变的面积与糖尿病患者和非糖尿病患者的血糖水平（以糖化血红蛋白计）均显著相关[74]。这与以前的研究结果是一致的，即根尖周炎病变的愈合与治疗时的餐后血糖水平相关[75]。

糖尿病患者，特别是那些血糖较高且有术前根管感染患者，治疗后愈合较慢，有几个原因。这些人可能选择性地被某些毒力更强的微生物感染[76]。他们可能有多种炎症细胞，如单核细胞，其特征是分泌大量的炎症介质，包括骨吸收因子，这是形成根尖周病变的关键[77]。血糖升高也会自发地引起晚期糖基化终末产物（AGEs）的过量表达。AGEs与其受体相互作用，导致骨吸收介质的产生[78]，从而引起持续性的根尖周病变。

高血压

高血压是心血管疾病的一个标志，可能预示着各种潜在疾病和并发症，包括糖尿病。高血压似乎与根管治疗后患牙的保持时间（牙齿在口腔中持续存在）降低有关。美国两个州的印第安人卫生处的一项研究调查了4500名患者[79]，其结果显示，在10年的观察时间内，糖尿病和/或高血压的患者行根管治疗后的患牙在口腔中的保持时间显著减少。另一个队列研究则包括超过49000颗牙齿，并随访了约2年时间，其结果也显示出糖尿病和/或高血压导致牙齿在口腔内的保持时间显著减少[80]。然而，值得注意的是，在缺乏准确的牙髓诊断和根尖健康评估的条件下，牙齿保持时间的研究必定会被“糖尿病和心血管疾病也与牙周疾病相关”这一事实所混淆，而后者对牙齿的丧失具有重要影响。

下颌骨放射性骨坏死或骨坏死的风险

颅颌面恶性肿瘤的患者接受放射治疗后，在口腔手术如拔牙等区域存在放射性骨坏死的风险。因此，许多此类患者为了规避放射性骨坏死的风险，对一些通常不适合治疗的牙齿，选择根管治疗以保留患牙。一份报告记录了22例放疗患者，他们在6个月内接受5000 cGy剂量的放疗照射，然后对放疗区域内患牙行根管治疗[81]。在平均19个月后发现，91%患者的治疗取得成功，这与其他研究中正常患者的根管治疗成功率平均水平是一致的。然而，放疗患者常伴有复杂的纤维组织增生等并发症，导致张口受限（图5.27）；同时，口干也会导致发复性龋坏，影响预后。

在过去的10年中，人们认识到接受双膦酸盐治疗的患者可能存在双膦酸盐相关的下颌骨坏死（BRONJ）的风险。静脉注射双膦酸盐类药物的患者，特别是不止一种药物同时使用时，这种风险更

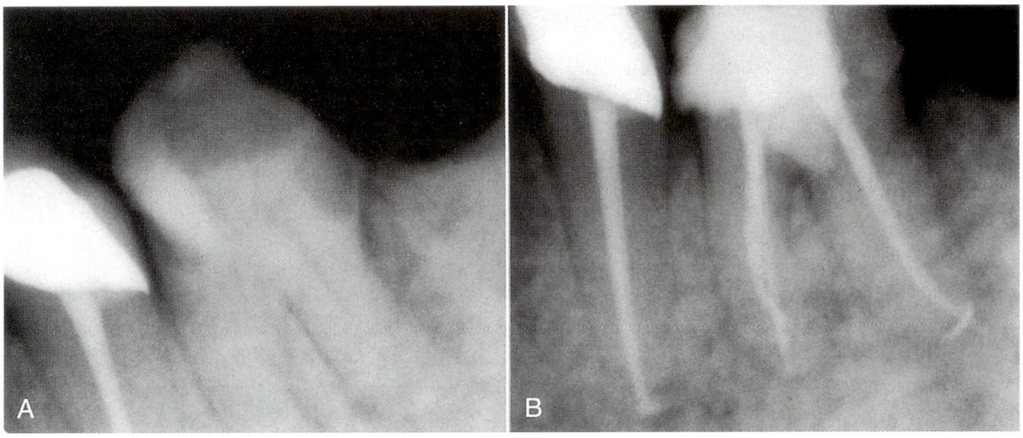

图5.27　这是一个因治疗口腔癌而行下颌骨右侧半切除术及放疗的老年患者。这导致严重的张口受限。患者开口度只有约15mm，这使得放入X线片感受器、口镜及牙科器械都非常困难。A. 质量欠佳的术前X线片显示之前做过的修复治疗危害到牙髓，引起根尖周病变。B. 采取一些治疗措施，以预防放射性骨坏死，并保持牙齿的功能。由于临床医生无法使用口镜和手机开髓，导致根分叉区域出现并发症。

大。随着双膦酸盐类药物使用时间的增加，或接受了外科手术如拔牙等，此类风险都会增大[82]。虽然罕见，在根管治疗[83]或根管外科手术[84]后可能会出现BRONJ。

对静脉注射双膦酸盐类药物的患者进行根管治疗时，应注意不要损伤软组织。例如，橡皮障夹应小心放置，避免损伤软组织和牙槽骨。

口服双膦酸盐类药物带来的BRONJ风险要低得多的。口服双膦酸盐类药物的患者的根管治疗的效果与其他患者没有区别[85]。

病毒感染

人类免疫缺陷病毒/艾滋病

一旦检测出人类免疫缺陷病毒（HIV，艾滋病病毒），医生担心的是HIV感染者的免疫力严重下降，尤其是对于CD4+细胞计数已降到200/mL以下的患者，牙髓病和/或根管治疗可能会引起严重的并发症。然而，一项队列研究表明，艾滋病患者虽然接受了各种口腔治疗，但并没有因根管治疗而遭受任何不必要的疼痛或感染[86]。此外，术后1年随访显示，HIV感染者和未感染者的治疗结果间无明显差异[87]。

疱疹病毒

影响人类的疱疹病毒有许多不同类型。包括：水痘–带状疱疹病毒（VZV），它引起带状疱疹感染；人类疱疹病毒（HHV1–8）；人类巨细胞病毒（CMV）和EB病毒（EBV）。

带状疱疹感染通常会引起诊断困难，因为疱疹水疱愈合后患者可能出现带状疱疹后遗神经痛，这很像牙髓来源的疼痛。详细记录病史和诊断性检查结果有助于医生判断病情，做出正确的决定和/或转诊。然而，带状疱疹感染也可诱发自发性牙髓病变[88–90]。

相较于单纯疱疹病毒感染，人类巨细胞病毒和/或EB病毒感染者的根尖周病变都会更大且更痛苦[91–92]。此外，不可复性牙髓炎或急性牙髓感染可能与EB病毒或人类疱疹病毒的高感染率有关[93–95]。然而，病毒感染是否会促进更有侵袭性的牙髓病变的产生，或者这些小研究的结果只是巧合而已，这些都尚未明确。

镰状细胞性贫血

镰状细胞性贫血的特点是先天性红细胞的异常，导致血氧不足。镰状细胞特征是这种疾病的一种温和形式，是由缺陷基因的纯合性转移引起的。镰状细胞贫血的口腔表现包括影像学检查“骨小梁式”骨，釉质矿化不足，钙化根管，深覆殆和深覆盖等[96]。一系列老年病例显示，镰状细胞贫血患者的某些非龋坏牙出现了自发的牙髓病变[97]。最新研究发现，镰刀细胞贫血患者口面部疼痛的发生率显著高于对照组；且6%的患者出现牙髓坏死症状，而这些牙齿没有其他明显的病因，对照组则没有此类症状[98]。

吸烟

吸烟导致的口腔健康问题，包括牙周病、口腔黏膜炎、口腔癌前病变和恶性病变的增多，已得到了很好的文献证明。最近，人们开始对吸烟与牙髓病及根尖周病的关系感兴趣。吸烟与根尖周病的高患病率有关[99-101]，并与随之而来作为牙髓、根尖周病的标志的根管治疗也有关系[102]。根管治疗的发生率会随着烟龄的增加而升高，而在评估前戒烟已达9年以上的人群则会降低。有研究显示，吸烟也会导致根管外科手术后疼痛和/或肿胀的发生率升高[103]。

遗传易感性

如今，许多疾病都与特定的基因突变有关，从而使得医生可为患者提供准确的风险评估，包括疾病发生率、疾病的可能进展和治疗结果等方面。例如，人们很早就注意到，某些个体编码白细胞介素-1β（IL-1β）的基因具有遗传多态性，它们出现一些疾病的表现更多，包括牙周病[104]。最近，已经有几个有关遗传多态性与根管治疗结果关联分析的报告。因此，有研究发现 IL-1β等位基因2与根管治疗后愈合减少有关[105]。另一项研究分析了具有遗传多态性的IL-1α（1或2）、IL-1β（1或2）、FcγRⅡA（R131或H131）和FcγRⅢb（NA1和NA2）等突变体。106FcγR是一种受体，使得单核细胞和巨噬细胞能够识别已同特异性抗原结合的抗体，并吞噬它们（这一过程被称为调理作用）；因此，它是宿主免疫反应关键一步。研究发现，FcγRⅡa基因的等位基因H131，与 FcγRⅡb基因的等位基因NA2，都明显对治疗结果不利[106]。然而，值得注意的是，这些关联并不能证明它们之间存在因果关系，尚需要大样本的研究来验证这些初步结论。

牙髓疾病可能引起或促成系统性疾病

口腔是消化系统的第一个重要器官，具有很大一部分的人类微生物组（见第3章）。口腔微生物的多样性与其暴露于饮食和环境因素有关，也与口腔环境的特点有关。完整的口腔黏膜防御了这些微生物的有害作用，它可以形成强大的免疫能力，并通过口腔卫生措施来抑制口腔微生物生物膜的形成。牙髓受到完整的牙釉质和牙本质的保护，以免受细菌侵袭，而牙周组织则受牙周附着和龈沟上皮保护。对于边缘性牙周炎或牙髓病变，没有了这些屏障，口腔微生物可以自由进入牙周组织或根尖周组织；就这样，通常的共生微生物变得具有致病性。

急性根管感染

毫无疑问，急性根管感染的细菌可引起菌血症，并迁移到局部淋巴结和筋膜间隙。有一些病例报告研究记录了急性根管感染与脑脓肿[107-110]、纵隔炎[111-113]及致命性坏死性筋膜炎的关系[114]。事实上，据最近报道，在美国每年约有8000名患者因根尖脓肿而住院，他们中的很多人都有共患的疾病，如糖尿病或高血压等[115]。因此，对于急性牙髓感染的患者，临床医生获得充分的诊断资料是必不可少的，并给予适当的治疗。对于脓肿的患者，应该测量体温，且必须评估是否存在淋巴结肿大、不适及筋膜间隙感染等。对于这些患者，应及时而彻底地清除局部刺激，包括脓肿的引流。对于那些筋膜间隙感染（蜂窝织炎）患者，也应给予辅助性抗生素，最重要的，应进行仔细监测直到他们病情好转。

慢性根管感染

在慢性根管感染中，根尖周病变中细菌存在及其规避免疫系统的证据尚不确凿。动物[116-117]和人体[118-119]研究表明，原发性病变中细菌较为少见（图5.28）。而根管治疗失败后持续性根尖周病变中的细菌数量则明显更多[120-121]。若细菌存在于根尖周区，则可形成生物膜，并向不同位点缓慢迁移，引起一些慢性疾病。

慢性感染根管中的细菌可从根管环境迁移而引发全身性疾病，研究其可能性的方法之一就是分析这两种疾病的流行病学关系。一份报告研究了40岁以下成年男性的根尖周病变年数与冠心病发病的关系[122]。另一项研究显示，心肌梗死患者出现缺牙和根尖周病变的情况显著高于对照组[123]。

另一个针对卫生职业人群的较大队列研究表明，冠心病与一个或多个根管治疗后的牙齿（作为牙髓或根尖周病变的标记）显著相关[124]。毫无疑问，尽管样本量较大，但这些相关关系不能证明存

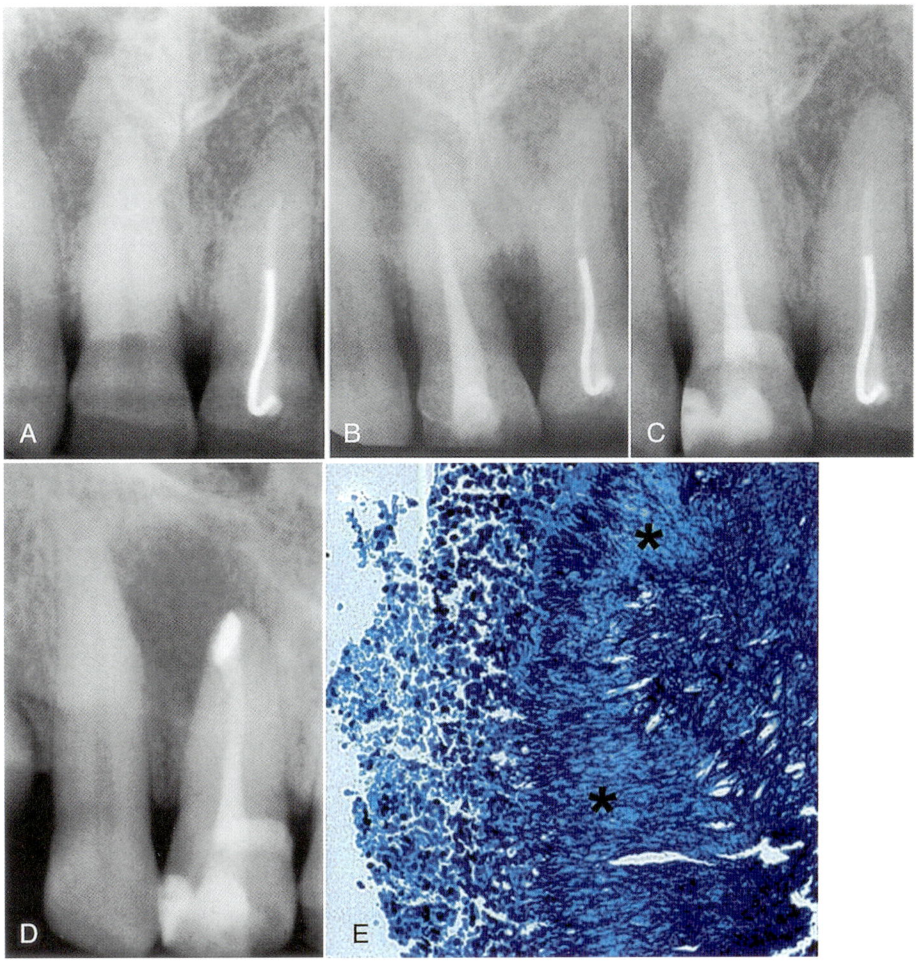

图5.28 根尖周放线菌病。A. 术前X线片显示8#牙齿出现牙髓坏死和慢性根尖周脓肿的体征。B. 完成根管治疗。C. 6个月后复查见一个持续性存在的窦道。D. 实施根尖切除手术，并对切除组织进行活检。E. 活检结果提示重度炎症周围可见光化学纤维。（由Blythe Kaufman医生授权提供）

在因果关系，因为相关的变量可能还与其他未经检验的环境、饮食或遗传等因素有关。然而，一些学者提出了这些不同疾病之间相互关系的问题，有必要做进一步的动物和人类研究。需要做一些干预性研究来证明其因果关系，很明显这些执行起来有难度，因为涉及伦理问题。

参考文献

[1] Niederman R, Clarkson J, Richards D: The Affordable Care Act and evidence-based care, *J Am Dent Assoc* 142:364-367, 2011.
[2] Michaelson PL, Holland GR: Is pulpitis painful? *Int Endod J* 35:829-832, 2002.
[3] Kreiner M, Okeson JP: Toothache of cardiac origin, *J Orofac Pain* 13:201-207, 1999.
[4] Walton RE: Endodontic considerations in the geriatric patient, *Dent Clin North Am* 41:795-816, 1997.
[5] Murray CA, Saunders WP: Root canal treatment and general health: a review of the literature, *Int Endod J* 33:1-18, 2000.
[6] Suchina JA, Levine D, Flaitz CM, et al: Retrospective clinical and radiologic evaluation of nonsurgical endodontic treatment in human immunodeficiency virus (HIV) infection, *J Contemp Dent Pract* 7:1-8, 2006.
[7] Findler M, Galili D, Meidan Z, et al: Dental treatment in very high risk patients with active ischemic heart disease, *Oral Surg Oral Med Oral Pathol* 76:298-300, 1993.
[8] Niwa H, Sato Y, Matsuura H: Safety of dental treatment in patients with previously diagnosed acute myocardial infarction or unstable angina pectoris, *Oral Surg Oral Med Oral Pathol Oral Radiol Endod* 89:35-41, 2000.
[9] Wilson W, Taubert KA, Gewitz M, et al: Prevention of infective endocarditis: guidelines from the American Heart Association—a guideline from the American Heart Association Rheumatic Fever, Endocarditis and Kawasaki Disease Committee; the Council on Cardiovascular Disease in the Young; the Council on Clinical Cardiology; the Council on Cardiovascular Surgery and Anesthesia; and the Quality of Care and Outcomes Research Interdisciplinary Working Group, *J Am Dent Assoc* 138:739-745, 47, 2007.
[10] American Academy of Orthopaedic Surgeons/American Dental Association: AAOS/ADA guidelines for management of patients with artificial joint replacement. Available at: www.ada.org/2157.aspx?currentTab=2#replace. Accessed October 8, 2013.
[11] Watters W III, Rethman MP, Hanson NB, et al: Prevention of orthopaedic implant infection in patients undergoing dental procedures, *J Am Acad Orthop Surg* 21:180-189, 2013.
[12] Lund JP: *Orofacial pain: from basic science to clinical management—the transfer of knowledge in pain research to education*, Chicago, 2000, Quintessence.
[13] Hu B, Chiang CY, Hu JW, et al: P2X receptors in trigeminal subnucleus caudalis modulate central sensitization in trigeminal subnucleus oralis, *J Neurophysiol* 88:1614-1624, 2002.
[14] Torneck CD, Kwan CL, Hu JW: Inflammatory lesions of the tooth pulp induce changes in brainstem neurons of the rat trigeminal subnucleus oralis, *J Dent Res* 75:553-561, 1996.
[15] Ehrmann EH: The diagnosis of referred orofacial dental pain, *Aust Endod J* 28:75-81, 2002.
[16] Reeh ES, elDeeb ME: Referred pain of muscular origin resembling endodontic involvement: case report, *Oral Surg Oral Med Oral Pathol* 71:223-227, 1991.

[17] Silverglade D: Dental pain without dental etiology: a manifestation of referred pain from otitis media, *ASDC J Dent Child* 47:358-359, 1980.
[18] Wright EF, Gullickson DC: Identifying acute pulpalgia as a factor in TMD pain, *J Am Dent Assoc* 127:773-780, 1996.
[19] Wright EF, Gullickson DC: Dental pulpalgia contributing to bilateral preauricular pain and tinnitus, *J Orofac Pain* 10:166-168, 1996.
[20] Baad-Hansen L: Atypical odontalgia: pathophysiology and clinical management, *J Oral Rehab* 35:1-11, 2008.
[21] Benjamin P: Pain after routine endodontic therapy may not have originated from the treated tooth: a critical summary, *J Am Dent Assoc* 142:1383, 2011.
[22] Miller SO, Johnson JD, Allemang JD, et al: Cold testing through full-coverage restorations, *J Endod* 30:695-700, 2004.
[23] Chen E, Abbott PV: Evaluation of accuracy, reliability, and repeatability of five dental pulp tests, *J Endod* 37:1619-1623, 2011.
[24] Jones VR, Rivera EM, Walton RE: Comparison of carbon dioxide versus refrigerant spray to determine pulpal responsiveness, *J Endod* 28:531-533, 2002.
[25] Weisleder R, Yamauchi S, Caplan DJ, et al: The validity of pulp testing: a clinical study, *J Am Dent Assoc* 140:1013-1017, 2009.
[26] Jones DM: Effect of the type carrier used on the results of dichlorodifluoromethane application to teeth, *J Endod* 25:692-694, 1999.
[27] Rutsatz C, Baumhardt SG, Feldens CA, et al: Response of pulp sensibility test is strongly influenced by periodontal attachment loss and gingival recession, *J Endod* 38:580-583, 2012.
[28] Bierma MM, McClanahan S, Baisden MK, et al: Comparison of heat-testing methodology, *J Endod* 38:1106-1109, 2012.
[29] Myers JW: Demonstration of a possible source of error with an electric pulp tester, *J Endod* 24:199-200, 1998.
[30] Petersson K, Söderström C, Kiani-Anaraki M, et al: Evaluation of the ability of thermal and electrical tests to register pulp vitality, *Endod Dent Traumatol* 15:127-131, 1999.
[31] Rosenberg RJ: Using heat to assess pulp inflammation, *J Am Dent Assoc* 122:77-78, 1991.
[32] Emshoff R, Moschen I, Strobl H: Use of laser Doppler flowmetry to predict vitality of luxated or avulsed permanent teeth, *Oral Surg Oral Med Oral Pathol Oral Radiol Endod* 98:750-755, 2004.
[33] Evans D, Reid J, Strang R, et al: A comparison of laser Doppler flowmetry with other methods of assessing the vitality of traumatised anterior teeth, *Endod Dent Traumatol* 15:284-290, 1999.
[34] Sasano T, Onodera D, Hashimoto K, et al: Possible application of transmitted laser light for the assessment of human pulp vitality. Part 2. Increased laser power for enhanced detection of pulpal blood flow, *Dent Traumatol* 21:37-41, 2005.
[35] Akpinar KE, Er K, Polat S, et al: Effect of gingiva on laser Doppler pulpal blood flow measurements, *J Endod* 30:138-140, 2004.
[36] Radhakrishnan S, Munshi AK, Hegde AM: Pulse oximetry: a diagnostic instrument in pulpal vitality testing, *J Clin Pediatr Dent* 26:141-145, 2002.
[37] Schnettler JM, Wallace JA: Pulse oximetry as a diagnostic tool of pulpal vitality, *J Endod* 17:488-490, 1991.
[38] Tanomaru-Filho M, Jorge EG, Duarte MA, et al: Comparative radiographic and histological analyses of periapical lesion development, *Oral Surg Oral Med Oral Pathol Oral Radiol Endod* 107:442-447, 2009.
[39] Bender IB, Mori K: The radiopaque lesion: a diagnostic consideration, *Endod Dent Traumatol* 1:2-12, 1985.
[40] Caliskan MK, Türkün M, Oztop F: Histological evaluation of a tooth with hyperplastic pulpitis and periapical osteosclerosis, *Int Endod J* 30:347-351, 1997.
[41] Eversole LR, Stone CE, Strub D: Focal sclerosing osteomyelitis/focal periapical osteopetrosis: radiographic patterns, *Oral Surg Oral Med Oral Pathol* 58:456-460, 1984.
[42] Marmary Y, Kutiner G: A radiographic survey of periapical jawbone lesions, *Oral Surg Oral Med Oral Pathol* 61:405-8, 1986.
[43] Monahan R: Periapical and localized radiopacities, *Dent Clin North Am* 38:113-136, 1994.
[44] Purton DG, Chandler NP: Sclerotic bone lesions: report of three cases, *N Z Dent J* 93:14-16, 1997.
[45] Stheeman SE, Mileman PA, van't Hof MA, et al: Diagnostic confidence and the accuracy of treatment decisions for radiopaque periapical lesions, *Int Endod J* 28:121-128, 1995.
[46] Ricucci D, Mannocci F, Pitt Ford TR: A study of periapical lesions correlating the presence of a radiopaque lamina with histological findings, *Oral Surg Oral Med Oral Pathol Oral Radiol Endod* 101:389-394, 2006.
[47] Shrout MK, Hall JM, Hildebolt CE: Differentiation of periapical granulomas and radicular cysts by digital radiometric analysis, *Oral Surg Oral Med Oral Pathol* 76:356-361, 1993.
[48] de Paula-Silva FW, Wu MK, Leonardo MR, et al: Accuracy of periapical radiography and cone-beam computed tomography scans in diagnosing apical periodontitis using histopathological findings as a gold standard, *J Endod* 35:1009-1012, 2009.
[49] Holtzmann DJ, Johnson WT, Southard TE, et al: Storage-phosphor computed radiography versus film radiography in the detection of pathologic periradicular bone loss in cadavers, *Oral Surg Oral Med Oral Pathol Oral Radiol Endod* 86:90-97, 1998.
[50] Idiyatullin D, Corum C, Moeller S, et al: Dental magnetic resonance imaging: making the invisible visible, *J Endod* 37:745-752, 2011.
[51] McCabe PS, Dummer PM: Pulp canal obliteration: an endodontic diagnosis and treatment challenge, *Int Endod J* 45:177-197, 2012.
[52] Edds AC, Walden JE, Scheetz JP, et al: Pilot study of correlation of pulp stones with cardiovascular disease, *J Endod* 31:504-506, 2005.
[53] Krell K, Walton R: *Odontalgia: diagnosing pulpal, periapical and periodontal pain,* Hagerstown, Md, 1976, Harper & Row.
[54] Glennon JP, Ng YL, Setchell DJ, et al: Prevalence of and factors affecting postpreparation pain in patients undergoing two-visit root canal treatment, *Int Endod J* 37:29-37, 2004.
[55] Inamoto K, Kojima K, Nagamatsu K, et al: A survey of the incidence of single-visit endodontics, *J Endod* 28:371-374, 2002.
[56] Kvist T, Molander A, Dahlén G, et al: Microbiological evaluation of one- and two-visit endodontic treatment of teeth with apical periodontitis: a randomized, clinical trial, *J Endod* 30:572-576, 2004.
[57] Peters LB, Wesselink PR: Periapical healing of endodontically treated teeth in one and two visits obturated in the presence or absence of detectable microorganisms, *Int Endod J* 35:660-667, 2002.
[58] Roane JB, Dryden JA, Grimes EW: Incidence of postoperative pain after single- and multiple-visit endodontic procedures, *Oral Surg Oral Med Oral Pathol* 55:68-72, 1983.
[59] Sathorn C, Parashos P, Messer HH: Effectiveness of single- versus multiple-visit endodontic treatment of teeth with apical periodontitis: a systematic review and meta-analysis, *Int Endod J* 38:347-355, 2005.
[60] Spangberg LS: Evidence-based endodontics: the one-visit treatment idea, *Oral Surg Oral Med Oral Pathol Oral Radiol Endod* 91:617-618, 2001.
[61] Vela KC, Walton RE, Trope M, et al: Patient preferences regarding one-visit versus two-visit root canal therapy, *J Endod* 38:1322-1325, 2012.
[62] Abbott PV: Assessing restored teeth with pulp and periapical diseases for the presence of cracks, caries and marginal breakdown, *Aus Dent J* 49, 2004; 49(1):33-9
[63] Asgary S, Eghbal MJ: A clinical trial of pulpotomy vs root canal therapy of mature molars, *J Dent Res* 89:1080-1085, 2010.
[64] McDougal RA, Delano EO, Caplan D, et al: Success of an alternative for interim management of irreversible pulpitis, *J Am Dent Assoc* 135:1707-1712, 2004.
[65] Marending M, Peters OA, Zehnder M: Factors affecting the outcome of orthograde root canal therapy in a general dentistry hospital practice, *Oral Surg Oral Med Oral Pathol Oral Radiol Endod* 99:119-124, 2005.
[66] National Institute of Diabetes and Digestive and Kidney Disease: National diabetes statistics fact sheet: general information and national estimates on diabetes in the United States, 2000. Bethesda, Md, 2012, US Department of Health and Human Services, National Institutes of Health. http://www2.niddk.nih.gov/Accessed October 20, 2012.
[67] Britto LR, Katz J, Guelmann M, Heft M: Periradicular radiographic assessment in diabetic and control individuals, *Oral Surg Oral Med Oral Pathol Oral Radiol Endod* 96:449-452, 2003.
[68] Falk H, Hugoson A, Thorstensson H: Number of teeth, prevalence of caries and periapical lesions in insulin-dependent diabetics, *Scand J Dent Res* 97:198-206, 1989.
[69] Lopez-Lopez J, Jane-Salas E, Estrugo-Devesa A, et al: Periapical and endodontic status of type 2 diabetic patients in Catalonia, Spain: a cross-sectional study, *J Endod* 37:598-601, 2011.
[70] Segura-Egea JJ, Jimenez-Pinzon A, Rios-Santos JV, et al: High prevalence of apical periodontitis amongst type 2 diabetic patients, *Int Endod J* 38:564-569, 2005.
[71] Doyle SL, Hodges JS, Pesun IJ, et al: Factors affecting outcomes for single-tooth implants and endodontic restorations, *J Endod* 33:399-402, 2007.
[72] Fouad AF, Burleson J: The effect of diabetes mellitus on endodontic treatment outcome: data from an electronic patient record, *J Am Dent Assoc* 134:43-51; quiz, 117-118; 2003.
[73] Ng YL, Mann V, Gulabivala K: A prospective study of the factors affecting outcomes of nonsurgical root canal treatment. Part 1. Periapical health, *Int Endod J* 44:583-609, 2011.
[74] Fein JE, Caplan DJ, Hicks ML, et al: The relationship between diabetic control and periapical lesion resolution, *J Endod* 38:e37, 2012.
[75] Cheraskin E, Ringsdorf WM Jr: The biology of the endodontic patient. Part 3. Variability in periapical healing and blood glucose, *J Oral Med* 23:87-90, 1968.
[76] Fouad AF, Kum KY, Clawson ML, et al: Molecular characterization of the presence of *Eubacterium* spp and *Streptococcus* spp in endodontic infections, *Oral Microbiol Immunol* 18:249-255, 2003.
[77] Salvi GE, Beck JD, Offenbacher S: PGE2, IL-1 beta, and TNF-alpha responses in diabetics as modifiers of periodontal disease expression, *Ann Periodontol* 3:40-50, 1998.
[78] Lalla E, Lamster IB, Schmidt AM: Enhanced interaction of advanced glycation end products with their cellular receptor RAGE: implications for the pathogenesis of accelerated periodontal disease in diabetes, *Ann Periodontol* 3:13-19, 1998.
[79] Mindiola MJ, Mickel AK, Sami C, et al: Endodontic treatment in an American Indian population: a 10-year retrospective study, *J Endod* 32:828-832, 2006.
[80] Wang CH, Chueh LH, Chen SC, et al: Impact of diabetes mellitus, hypertension, and coronary artery disease on tooth extraction after nonsurgical endodontic treatment, *J Endod* 37:1-5, 2011.
[81] Lilly JP, Cox D, Arcuri M, et al: An evaluation of root canal treatment in patients who have received irradiation to the mandible and maxilla, *Oral Surg Oral Med Oral Pathol Oral Radiol Endod* 86:224-226, 1998.
[82] Badros A, Weikel D, Salama A, et al: Osteonecrosis of the jaw in multiple myeloma patients: clinical features and risk factors, *J Clin Oncol* 24:945-952, 2006.
[83] Sarathy AP, Bourgeois SL, Goodell GG: Bisphosphonate-associated osteonecrosis of the jaws and endodontic treatment: two case reports, *J Endod* 31:759-763, 2005.
[84] Katz H: Endodontic implications of bisphosphonate-associated osteonecrosis of the jaws: a report of three cases, *J Endod* 31:831-834, 2005.
[85] Hsiao A, Glickman G, He J: A retrospective clinical and radiographic study on healing of periradicular lesions in patients taking oral bisphosphonates, *J Endod* 35:1525-1528, 2009.
[86] Glick M, Abel SN, Muzyka BC, et al: Dental complications after treating patients with AIDS, *J Am Dent Assoc* 125:296-301, 1994.

[87] Quesnell BT, Alves M, Hawkinson RW Jr, et al: The effect of human immunodeficiency virus on endodontic treatment outcome, *J Endod* 31:633-636, 2005.
[88] Goon WW, Jacobsen PL: Prodromal odontalgia and multiple devitalized teeth caused by a herpes zoster infection of the trigeminal nerve: report of case, *J Am Dent Assoc* 116:500-504, 1988.
[89] Gregory WB Jr, Brooks LE, Penick EC: Herpes zoster associated with pulpless teeth, *J Endod* 1:32-35, 1975.
[90] Sigurdsson A, Jacoway JR: Herpes zoster infection presenting as an acute pulpitis, *Oral Surg Oral Med Oral Pathol Oral Radiol Endod* 80:92-95, 1995.
[91] Sabeti M, Slots J: Herpesviral-bacterial coinfection in periapical pathosis, *J Endod* 30:69-72, 2004.
[92] Slots J, Nowzari H, Sabeti M: Cytomegalovirus infection in symptomatic periapical pathosis, *Int Endod J* 37:519-524, 2004.
[93] Chen V, Chen Y, Li H, et al: Herpesviruses in abscesses and cellulitis of endodontic origin, *J Endod* 35:182-188, 2009.
[94] Li H, Chen V, Chen Y, et al: Herpesviruses in endodontic pathoses: association of Epstein-Barr virus with irreversible pulpitis and apical periodontitis, *J Endod* 35:23-29, 2009.
[95] Ferreira DC, Paiva SS, Carmo FL, et al: Identification of herpesviruses types 1 to 8 and human papillomavirus in acute apical abscesses, *J Endod* 37:10-16, 2011.
[96] Taylor LB, Nowak AJ, Giller RH, et al: Sickle cell anemia: a review of the dental concerns and a retrospective study of dental and bony changes, *Spec Care Dentist* 15:38-42, 1995.
[97] Andrews CH, England MC Jr, Kemp WB: Sickle cell anemia: an etiological factor in pulpal necrosis, *J Endod* 9:249-252, 1983.
[98] Demirbas Kaya A, Aktener BO, Unsal C: Pulpal necrosis with sickle cell anaemia, *Int Endod J* 37:602-606, 2004.
[99] Kirkevang LL, Wenzel A: Risk indicators for apical periodontitis, *Community Dent Oral Epidemiol* 31:59-67, 2003.
[100] Segura-Egea JJ, Castellanos-Cosano L, Velasco-Ortega E, et al: Relationship between smoking and endodontic variables in hypertensive patients, *J Endod* 37:764-767, 2011.
[101] Segura-Egea JJ, Jimenez-Pinzon A, Rios-Santos JV, et al: High prevalence of apical periodontitis amongst smokers in a sample of Spanish adults, *Int Endod J* 41:310-316, 2008.
[102] Krall EA, Abreu Sosa C, Garcia C, et al: Cigarette smoking increases the risk of root canal treatment, *J Dent Res* 85:313-317, 2006.
[103] Garcia B, Penarrocha M, Marti E, et al: Pain and swelling after periapical surgery related to oral hygiene and smoking, *Oral Surg Oral Med Oral Pathol Oral Radiol Endod* 104:271-276, 2007.
[104] Engebretson SP, Lamster IB, Herrera-Abreu M, et al: The influence of interleukin gene polymorphism on expression of interleukin-1 beta and tumor necrosis factor-alpha in periodontal tissue and gingival crevicular fluid, *J Periodontol* 70:567-573, 1999.
[105] Morsani JM, Aminoshariae A, Han YW, et al: Genetic predisposition to persistent apical periodontitis, *J Endod* 37:455-459, 2011.
[106] Siqueira JF Jr, Rocas IN, Provenzano JC, et al: Relationship between Fcgamma receptor and interleukin-1 gene polymorphisms and post-treatment apical periodontitis, *J Endod* 35:1186-1192, 2009.
[107] Aldous JA, Powell GL, Stensaas SS: Brain abscess of odontogenic origin: report of case, *J Am Dent Assoc* 115:861-863, 1987.
[108] Li X, Tronstad L, Olsen I: Brain abscesses caused by oral infection, *Endod Dent Traumatol* 15:95-101, 1999.
[109] Mylona E, Vadala C, Papastamopoulos V, et al: Brain abscess caused by *Enterococcus faecalis* following a dental procedure in a patient with hereditary hemorrhagic telangiectasia, *J Clin Microbiol* 50:1807-1809, 2012.
[110] Saal CJ, Mason JC, Cheuk SL, et al: Brain abscess from chronic odontogenic cause: report of case, *J Am Dent Assoc* 117:453-455, 1988.
[111] Bonapart IE, Stevens HP, Kerver AJ, et al: Rare complications of an odontogenic abscess: mediastinitis, thoracic empyema and cardiac tamponade, *J Oral Maxillofac Surg* 53:610-613, 1995.
[112] Furst IM, Ersil P, Caminiti M: A rare complication of tooth abscess: Ludwig's angina and mediastinitis, *J Can Dent Assoc* 67:324-327, 2001.
[113] Garatea-Crelgo J, Gay-Escoda C: Mediastinitis from odontogenic infection: report of three cases and review of the literature, *Int J Oral Maxillofac Surg* 20:65-68, 1991.
[114] Stoykewych AA, Beecroft WA, Cogan AG: Fatal necrotizing fasciitis of dental origin, *J Can Dent Assoc* 58:59-62, 1992.
[115] Allareddy V, Lin CY, Shah A, et al: Outcomes in patients hospitalized for periapical abscess in the United States: an analysis involving the use of a nationwide inpatient sample, *J Am Dent Assoc* 141:1107-1116, 2010.
[116] Fouad AF, Walton RE, Rittman BR: Induced periapical lesions in ferret canines: histologic and radiographic evaluation, *Endod Dent Traumatol* 8:56-62, 1992.
[117] Walton RE, Ardjmand K: Histological evaluation of the presence of bacteria in induced periapical lesions in monkeys, *J Endod* 18:216-227, 1992.
[118] Nair P: Light and electron microscopic studies of root canal flora and periapical lesions, *J Endod* 13:29-39, 1987.
[119] Ricucci D, Pascon EA, Ford TR, et al: Epithelium and bacteria in periapical lesions, *Oral Surg Oral Med Oral Pathol Oral Radiol Endod* 101:239-249, 2006.
[120] Sunde PT, Olsen I, Gobel UB, et al: Fluorescence in situ hybridization (FISH) for direct visualization of bacteria in periapical lesions of asymptomatic root-filled teeth, *Microbiology* 149:1095-1102, 2003.
[121] Sunde PT, Olsen I, Debelian GJ, et al: Microbiota of periapical lesions refractory to endodontic therapy, *J Endod* 28:304-310, 2002.
[122] Caplan DJ, Chasen JB, Krall EA, et al: Lesions of endodontic origin and risk of coronary heart disease, *J Dent Res* 85:996-1,000, 2006.
[123] Willershausen B, Kasaj A, Willershausen I, et al: Association between chronic dental infection and acute myocardial infarction, *J Endod* 35:626-630, 2009.
[124] Joshipura KJ, Pitiphat W, Hung HC, et al: Pulpal inflammation and incidence of coronary heart disease, *J Endod* 32:99-103, 2006.

CHAPTER 6

第6章 全科牙医和牙髓病专科医生的沟通与联系

Interaction between the general dentist and the endodontist

章节大纲

- 美国专科医师资格认证
- 美国牙髓病专科诊疗数据
- 牙髓病专科医生与全科牙医之间的沟通
- 牙髓病专科的诊疗及病历记录
- 病例的诊断和分类
- 全科牙医的要求
- 牙髓病专科医生的要求

学习目标

阅读本章后，学生应该能够：

1. 理解转诊的重要性。
2. 了解成为牙髓专科医生所需的教育程度及背景。
3. 认识美国全科牙医和牙髓病专科医生开展牙髓病治疗的情况。
4. 掌握全科牙医和牙髓病专科医生之间理想的沟通方法。
5. 定义牙髓病治疗的标准。
6. 掌握转诊牙髓专科医生的指征。
7. 熟悉牙髓病治疗相关的材料和治疗步骤等信息。
8. 认识到完善的病历记录和治疗同样重要。

如果一个患者需要做根管治疗来保留患牙，那么他或她总是希望得到最好的治疗品质。全科牙医也能够完成这样的治疗，主要取决于个人的经验以及治疗本身的复杂程度。然而，对于较复杂的病例，牙髓病专科医生将会提供更好的治疗[1]。如果全科医生不能提供符合标准的治疗，应该转诊到牙髓病专科医生[2]。顾名思义，全科医生提供给患者的治疗标准应该近似于牙髓病专科的标准[3]。研究表明，专科医生完成的根管治疗的成功率高于全科医生完成的病例[4-5]。一个主要的因素是全科医生经常操作一些超出其能力之外的根管治疗。这章会介绍牙髓病医生专科教育的信息、美国全科医生和专科医生完成的牙髓治疗数据、全科医生和专科医生沟通的方法以及美国牙髓病协会推荐的病例难度分级的评价标准，这些标准有利于防止全科医生在进行根管治疗术前、术中以及术后出现错误。

美国专科医师资格认证

在美国，美国牙科协会（American Dental Association, ADA）认可牙科领域的9个专业，这意味着专科会员能够开展其专业领域内的临床实践。这些专科包括牙科公共卫生、牙髓病、口腔颌面放射、口腔颌面外科、口腔病理、口腔正畸、儿童牙科、牙周病、口腔修复。牙髓病专科医生需要接受2~3年的美国牙科协会认证的专科高级培训课程。通过培训，牙髓病专科住院医师会接触到大量来自不同患者的不同难度水平的病例。高级牙髓病专科培训课程同时也会让专科医生学习大量的研究论文，这些论文可能涉及本专业不同的研究方向或者本专业与其他牙科或医学研究领域的关系。另外，牙髓病专科住院医师还会参与一个研究项目，这会使他们懂得科研的基本原理，其中包括如何提出研究问题、合理的设计课题、科学的报道研究结果等。完成培训计划后，许多专科医生还必须接受美国牙髓病协会严格的认证过程。

美国牙髓病专科诊疗数据

在美国，全科医生做了大部分的牙髓病诊疗（图6.1），这也是为什么牙科学校在临床前课程中必须教授全科医生能够处理一般牙髓病病例的牙髓病学知识的原因。根据美国牙科协会2007年（目前可以获得的最新数据）发表的牙科治疗情况统计调查显示，每年有1500万初治疗的牙髓病治疗病例[6]，牙髓病专科医生完成了其中的1/4，另外，牙髓病专科医生几乎完成了所有的牙髓病再治疗病例（60万/年）以及2/3的牙髓病外科治疗（30万/年）。

全科医生开展的牙髓病治疗水平变化较大，这取决于培训的水平、个人兴趣以及在相应地区是否有牙髓病专科医生。作为大部分患者初次治疗的提供者，全科牙医必须熟悉牙髓病诊断以及急症处理的基本原则，其中包括创伤处理。即使全科牙医例行转诊牙髓病患者给专科医生，他或她必须知道牙髓疾病的一般病因，准确解释患者的症状和体征，并为大部分病例进行牙髓活力测试。只有达到这个水平，全科医生才能准确判断治疗、转诊的适应证和时机，才有利于在需要联系时，在患者和专科医生之间建立融洽的沟通渠道。

一般来说，保险大数据说明牙髓治疗后的患牙保存（或者说存活）率在94%～97%[7-8]。专科医生治疗的患牙存活率似乎高于全科医生治疗的病例[4-5]。最近类似的信息表明全科医生治疗的患牙存活率约为81%[9]，就像前面提到的，一个重要的原因可能是全科医生经常开展超出其能力范围的治疗。另外可能的因素是消毒流程不严格，如在一些全科医生诊室，未看到使用橡皮障[10]。

全科医生决定是治疗还是转诊到牙髓病专科医生涉及许多因素。因为全科医生开展了大量的牙髓病治疗，所以建立常规转诊流程，确定转诊时机和如何转诊就非常重要。特殊的专科操作标准，理想的医生之间的沟通方法是为患者提供高标准治疗的重要保证。

牙髓病专科医生与全科牙医之间的沟通

当遇到急诊或复杂病例需要会诊时，全科牙医就会和牙髓病专科医生之间进行沟通，讨论针对患者的理想治疗方案，或者关于牙髓病治疗有关方法、步骤或材料的最新证据。许多牙髓病专科医生还致力于在当地学习俱乐部或区域会议的演讲，以推动这一领域最新的技术和实践。大部分的交流是通过打印的表格或信件的形式进行，可以给患者转交或通过邮寄的方式送达。电话沟通患者的信息与想法是最常见安全有效的方法。电子表格的沟通也逐渐流行。然而，许多电子表格的交流方式，如电子邮件、短信以及在线通道并不十分安全。有些邮件程序允许加密，这种方法在与患者进行交流中必须使用。有些治疗管理软件程序还可以提供安全的信息上传和阅读的在线网址。根据医疗电子交换法案（HIPAA），有19条信息单元构成保护健康信息（PHI），可以用于识别患者。其中包括：姓名、出生年月日、联系方式以及健康卡号和其余的信息一起都必须遵照法律予以保守秘密。

牙髓病专科的诊疗及病历记录

牙科治疗的标准难以定义，而且随着群体和地理位置的不同变化非常大。

然而，普遍接受的观点是：合法的标准是面

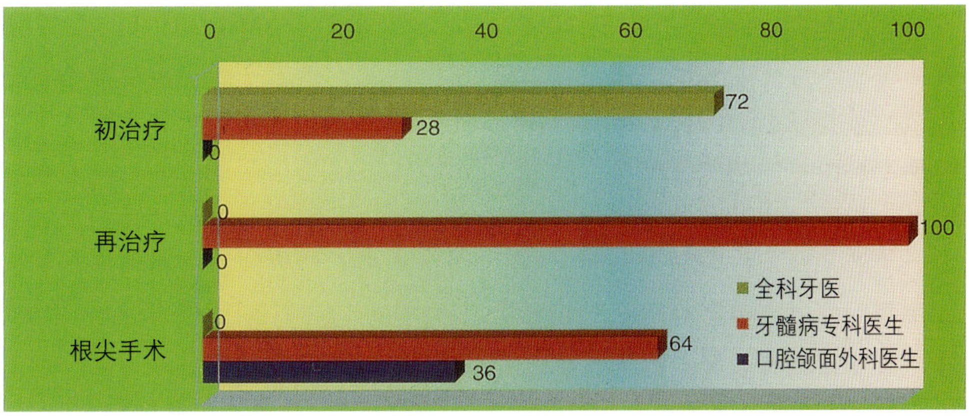

图6.1　全科牙医、牙髓病专科医生和口腔颌面外科医生治疗的牙髓病比例。（数据引自 Molven O: The frequency, technical standard and results of endodontic therapy, *Nor Tannlasg Tidsskr* 86:142, 1976）

临相似的临床环境时，一个慎重的牙医应该能够掌控和提供一定水平的技能、知识以及治疗。在那些诉讼的案例中常常提到的问题是：“在相似的环境下，一个慎重的牙医会怎么做？”

总的来看，牙髓病专科医生负责编写牙学院的训练课程，确定学生毕业时必须掌握的临床技能，教授临床前实习学生牙髓病学知识，因此，是牙髓病专科医生制订了牙髓病治疗的标准，并且全科牙医也被期望满足同样的标准。全科牙医学习这些原则，在经验水平范围内将这些原则运用于常规的病例中。当病例复杂，而术者又缺少这一领域的训练，即全科牙医不能提供同样标准的治疗时，普遍期望的是患者应该转诊给牙髓病专科医生。还有就是继续教育培训非常重要，这些培训必须是来自这一领域有资质的专家，获批的继续教育课程，以及教育素材是来源于教科书和研究论文，而不是具有潜在利益冲突的商业会议。

当没有达到标准时，我们也许更容易去描述牙髓病治疗的标准。这些失误的例子包括：

- 面对复杂的治疗流程没有转诊患者
- 在诊断牙髓病时没有进行合适的牙髓活力测试
- 根管非手术治疗中未使用橡皮障
- 未使用消毒技术和感染控制措施

牙医有义务记录患者的临床和X线检查情况，这些信息是诊断的重要依据。如前面提到的，有许多病例并不符合常见的临床状况，而且难以确诊。遇到这样的病例，牙医仍然要运用原则、记录临床发现，必要时转诊、会诊。虽然不是每一个患者都能正确诊断，但是针对每位患者，认真做好临床评价和记录是一个正规牙医应该遵守的标准。记录是治疗过程中发生了什么的重要证据，同时必须非常详细。还要记录转诊到专科医生的病例情况以及患者拒绝转诊建议的情况。最后，记录还要包括与患者讨论多种治疗方案，患者了解治疗可能带来的风险以及并发症，最后接受治疗的知情同意情况。在牙髓病治疗中，记住一点非常重要，就是根管充填并不意味着治疗完成，充分的冠部封闭和根充后2~4年的随访是保证治疗成功的关键。

病例的诊断和分类

决定病例治疗和转诊主要依赖于不同的风险因素，其中包括牙医的技术水平和病例的难度[11]。

美国牙髓病协会（AAE）的病例选择系统

美国牙髓病协会（AAE）发表了针对全科牙医的指南来帮助他们对疾病的难度水平进行分类（图6.2）。这些指南在许多牙学院被使用，用于教授临床前学生如何识别需要转诊到牙髓病专科医生的病例。这一指南用低难度、中等难度、高难度3个分类标准。他们帮助术者识别病例难度参数，判断病例是否在其操作能力水平范围内。开始的时候，这一评价过程可能显得比较麻烦。然而，多次使用和熟悉后减小了患者和全科牙医的风险，可以为患者提供理想的高品质治疗。转会诊可以发生在治疗前、治疗中以及治疗后任何时间。

I.治疗前转诊

复杂的医学和行为问题

当患者健康状况较差，行走不便，其治疗方案需要相应改变或与内科医生治疗之间有相互影响时，最好由牙髓病专科医生进行处理。这些患者通常不能耐受躺在牙椅上长时间的治疗，可能需要静脉镇静治疗或在手术室中进行，或者需要术前用药和治疗中的严密监测，这些因素使得治疗变得复杂化，即使治疗的技术层面似乎并不复杂。

情感和身体的限制

焦虑或/和身体限制可能会对提供合适的治疗产生问题。焦虑一般多由以前不好的牙科治疗体验导致的，将会干扰诊断和治疗。交谈过程中能够给患者提供信心与保证，并且耐心可以获得患者的配合。张口受限会使得治疗牙齿和根管难度加大，对于重度的张口受限，应该考虑为患者转诊。情感和身体问题应该仔细地进行评价，如果问题出现，患者应该被转诊。对于有严重咽反射的患者，需要由牙髓病专科医生进行静脉镇静。

AAE牙髓病难度评分表和指南

患者信息

姓名：________________________________

地址：________________________________

城市/国家/邮编：__________________________

电话：________________________________

处理

在诊所治疗：　是□　　　否□

转诊患者到：

____

日期：________________________________

使用AAE牙髓病病例难度评分表的指南

为了在牙髓病课程中使用，AAE设计了牙髓病病例难度评分表。评分表使得病例选择更加高效、更加一致和更加容易记录。牙医也可以选择使用评分表来帮助决定是否需要转诊和病历保存。

这张表格中列出的情况是潜在的危险因素，可能会增加治疗的复杂性和影响治疗的结果。难度的不同水平是通过一系列不为牙医控制的临床客观情况而设置的。危险因素会影响提供持续的可预期治疗的能力，以及影响是否提供恰当的治疗和治疗质量。

难度的水平

低难度　　术前情况显示一般性复杂（不复杂）。这类病例一般表现低难度分类中列举的一些因素。具有有限经验有能力的术者进行治疗可以达到预期的治疗结果。

中等难度　　术前情况复杂。这类病例一般表现中等难度分类中列举的一个或多个患者或治疗因素。一个有经验、有能力的术者进行治疗，获得预期的治疗结果也是一种挑战。

高难度　　术前情况异常复杂。这类病例一般表现中等难度分类中列举的多个因素，或者至少有一项高难度分类中的因素。即使一个有非常丰富经验，且治疗成功范例较多的术者进行治疗，获得预期的治疗结果也是一种挑战。

综合评价每一个病例，确定难度的水平，如果难度水平超出你的经验和能力，你也许需要考虑转诊给牙髓病专科医生。

感谢加拿大牙髓病协会以及其他一些机构对制订这张表格做出的贡献。

图6.2　美国牙髓病协会的病例难度分级（由AAE授权发表）。

AAE牙髓病难度评分表

分类和亚类	低难度	中等难度	高难度
A.患者因素			
病史	□ 无疾病史（ASA分类1级*）	□ 有一种或多种疾病（ASA分类2级*）	□ 有复杂的疾病/严重的疾病/行动障碍（ASA分类3～5级*）
麻醉	□ 无麻醉问题	□ 不能耐受血管收缩药	□ 难以获得麻醉效果
患者的性格	□ 配合和包容	□ 焦虑但配合	□ 不配合
开口度	□ 无受限	□ 轻度张口受限	□ 重度张口受限
咽反射	□ 无	□ 拍片或治疗时偶尔出现	□ 非常严重的咽反射已经影响过去的治疗
急性症状	□ 轻度疼痛和肿胀	□ 中等疼痛和肿胀	□ 重度疼痛和肿胀
B.诊断和治疗因素			
诊断	□ 症状体征与牙髓和根尖周情况一致	□ 需对常见的症状和体征进行一定的鉴别诊断	□ 困惑而复杂的症状和体征：诊断困难 □ 存在慢性颌面部疼痛史
X线的难度	□ 获取和读片的难度较小	□ 获取和读片的难度中等（例如腭穹隆较深，前庭沟较浅，存在骨隆突）	□ 获取和读片的难度非常大（例如存在重叠的一些解剖结构）
牙位	□ 前牙/前磨牙 □ 轻度倾斜（<10°） □ 轻度扭转（<10°）	□ 第一磨牙 □ 中度倾斜（10°～30°） □ 中度扭转（10°～30°）	□ 第二或第三磨牙 □ 重度倾斜（>30°） □ 重度扭转（>30°）
牙齿隔湿	□ 可以例行放置橡皮障	□ 放置橡皮障前需要简单的术前处理	□ 放置橡皮障前需要复杂的术前处理
牙冠形态的变异	□ 正常的牙冠原始外形	□ 全覆盖修复 □ 烤瓷修复 □ 桥基牙 □ 与正常牙冠和牙根形态相比有中度变异 □ 残冠	□ 修复体不能反映原始的解剖形态和牙长轴方向 □ 与正常牙冠和牙根形态相比有重度变异（如融合牙、牙中牙）
根管和牙根的形态	□ 直或轻度弯曲（<10°） □ 根尖孔闭合（直径<1mm）	□ 中度弯曲（10°～30°） □ 牙冠长轴与牙根长轴中度偏离，根尖孔直径1～1.5mm	□ 重度弯曲（>30°）或者S形弯曲 □ 下颌前磨牙或前牙有2个牙根 □ 上颌前磨牙有3个牙根 □ 根管在根中或根尖区有分叉 □ 牙齿非常长（>25mm） □ 根尖孔敞开（直径>1.5mm）
根管X线表现	□ 根管影像清晰，没有消失	□ 根管和髓腔影像清晰，但是缩小 □ 有髓石	□ 不明确的根管影像 □ 根管影像消失
吸收	□ 没有吸收的证据	□ 轻度的根尖吸收	□ 严重的根尖吸收 □ 内吸收 □ 外吸收
C.其他考虑的因素			
外伤史	□ 乳牙或恒牙不复杂的冠折	□ 恒牙复杂的冠折 □ 牙半脱位	□ 乳牙复杂的冠折 □ 水平根折 □ 牙槽骨骨折 □ 嵌入、脱出或侧向牙脱位 □ 完全性牙脱位
根管治疗史	□ 无治疗史	□ 有开髓治疗史但无并发症	□ 有开髓治疗史但有并发症（如侧穿、根管不通、台阶、折断器械） □ 有非手术或手术根管治疗史，并已经完成
牙周牙髓情况	□ 无或者有轻度的牙周病	□ 同时存在中度的牙周病	□ 同时存在重度的牙周病 □ 隐裂牙导致牙周病变 □ 牙髓-牙周联合病变 □ 根管治疗前有牙根截除

* ASA美国麻醉协会分类系统
1级：无系统疾病，患者健康
2级：患者有轻度的系统疾病，但无功能受限，如已控制的高血压
3级：患者有严重的系统疾病，限制了患者的活动，但没有完全的运动丧失
4级：患者有严重的系统疾病，使患者丧失完全的运动能力，有时可能危及生命
5级：无论是否进行外科干预，患者的生命不会超过24小时

 图6.2（续）

复杂的诊断

正确治疗来源于正确的诊断。诊断困难包括：不确定的检测结果，非特异性或非一般性疼痛来自非牙髓源性的根尖周病损、牙髓或牙周的病损，以及吸收。

就像第5章提到的，术者必须能够运用患者的症状和体征，临床和X线检查结果，临床测试结果来建立牙髓和根尖周疾病的诊断，制订相应的治疗计划。运用好这些原则可以使得全科医生能够针对大部分病例做出正确的诊断（图6.3）。然而，有许多病例即使用这些原则仍然不能完全解决问题，术者需要专门的知识来认识和处理这种不常见的患者主诉或者临床状况。这些复杂的病例包括以下情况：当诊断实验提供有争议的结果，或者结果与临床发现和X线检查结果不符，牙外伤以及其并发症，根管治疗后患牙出现症状的诊断（图6.4），和/或颌面部疼痛或非牙髓源性疼痛类似牙髓疾病疼痛的病例。

X线诊断的难点

X线检查是帮助正确诊断和制订治疗计划重要的工具。有些病例获得和解释X线片非常困难，这种患者就需要转诊给牙髓病专科医生。这种情况常发生在肌源性张口受限患者，这种患者常常接受过颌面部肌肉组织的放射治疗，和/或存在严重的呕吐情况，和/或口腔空间较小。

牙在牙弓中的位置

许多牙医是基于牙在牙弓中的位置选择做根管治疗。然而，除了这一因素外，还有许多其他因素会增加根管治疗的难度。有可能给一个患者做第二磨牙的根管治疗反而比另外一个需要做前磨牙根管治疗容易一些。

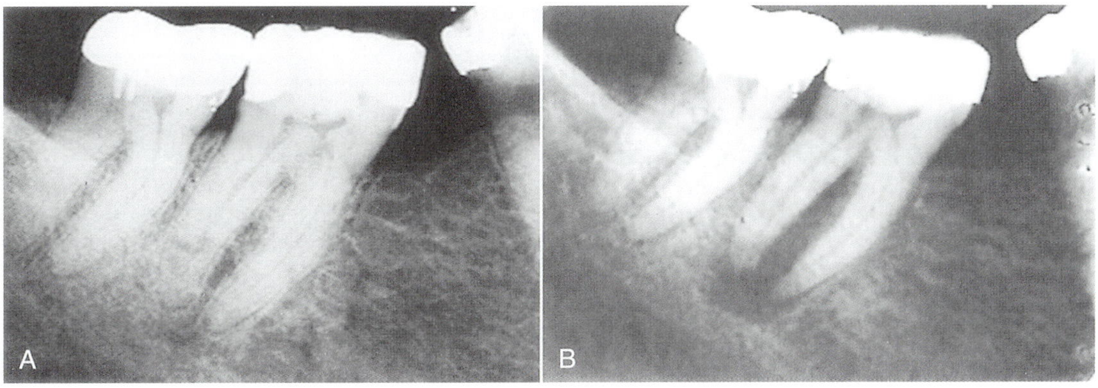

图6.3　简单诊断的例子。30#牙有龋坏并且对牙髓测试无反应。A. 牙医去除充填体，因为“牙髓并没有暴露”，而予以暂时充填。B. 3个月后，根尖周病损逐渐形成。在初始诊断为牙髓坏死时，就应该进行根管治疗。

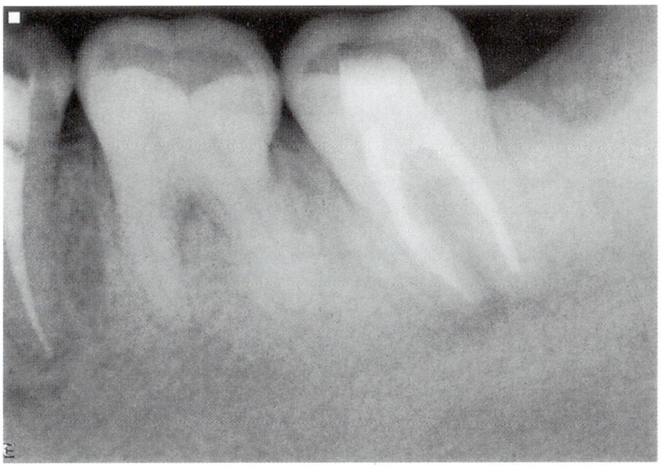

图6.4　复杂诊断的例子。患者有左下后牙区慢性钝痛。两年前由牙髓病专科医生实施了根管治疗，并且病损似乎在愈合中。主诉症状消失，X线片提示可能存在骨组织病损。这个病例被颌面外科医生诊断为慢性硬化性骨髓炎。

局麻的难度

有些患者会告知对局麻药物过敏（心动过速常常会和过敏相混淆）。患者可能会把对麻药中的肾上腺素产生的不良反应当成了过敏反应。主要的困难是当牙髓发生严重的炎症时，特别在下颌磨牙[12]，如果局麻难以实施，常常会使一名合作的患者变成恐惧和不合作的患者。当难以获得有效的局麻时，也应该考虑到转诊。

橡皮障隔离

对于严重的龋坏或者冠折患牙，非常难以隔湿和修复，拔除患牙也许是最好的选择。有些时候，在根管治疗前需要通过冠延长术来建立生物学宽度，这种情况需要转诊到牙周病专科医生那里进行治疗。

形态的难度

对于需要根管治疗的患牙，在制订治疗计划时，还需要考虑许多解剖因素。

髓腔和根管钙化

随着牙龄的增长，髓腔和根管会钙化。在决定根管治疗前，患牙髓腔、根管的大小，是否存在髓石，根管系统的钙化都应该考虑（图6.5）。

患牙开髓和解剖难度

如图6.2中所示，存在一些情况限制了患牙的开髓，这时候常规治疗方法难以进行。这些情况包括：患者张口受限（尤其是磨牙的治疗）、存在全冠修复体患牙、严重的倾斜或扭转患牙、龋坏到龈下需要做冠延长的患牙或者需要其他一些方法以获得良好隔湿的患牙、工作长度非常长的磨牙。在最后一种情况，尽管常规修复程序容易操作，但使用长器械预备这些根管却是一种挑战（图6.6）。

有许多解剖变异需要转诊给牙髓病专科医生，其中包括根尖未发育完全的患牙、根管重度弯曲的患牙或者根管钙化的患牙。全科牙医必须知道这些变异，当怀疑存在不能定位的根管时，或者这种变异不常见或者治疗后疾病并不好转，也需要通过会诊或转诊来解决。全科牙医可能难以处理的解剖变异包括下颌前磨牙存在一个以上根管、上颌前磨牙存在两个以上根管、下颌磨牙存在远中舌根、C形根管、牙内陷和畸形中央尖、融合的双生牙、存在畸形腭侧沟的牙、存在侧方或J形缺损的牙（可能有不常见根管分支存在）。

存在修复体

许多需要根管治疗的患牙存在铸造的修复体[13]。修复后的解剖形态常常与冠部原始的形态不一致，髓腔定位较困难。当需要做根管治疗的牙是固定桥的一部分，在准备开髓前需要仔细检查修复体与原始牙冠的角度以及在牙弓中的位置。在上颌第一前磨牙、侧切牙、下颌切牙时，这种评估更加重要，因为这些牙齿近远中径狭窄，开髓时容易出现冠部或根部侧穿。金属冠的开髓比非贵金属冠开髓要容易。烤瓷冠比较脆，在开髓时容易出现崩瓷。当在术前X线片看不清髓腔和根管口时，考虑转诊给牙髓病专科医生（图6.7）。

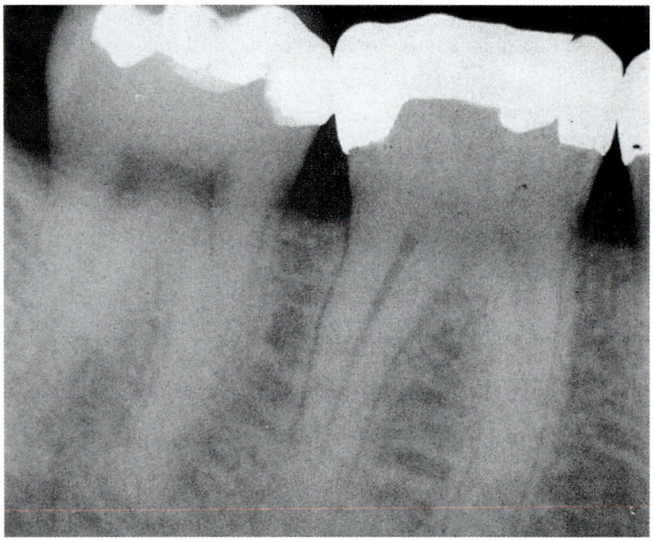

图6.5 髓腔和根管显示钙化表现，这种情况治疗时存在较大的风险。

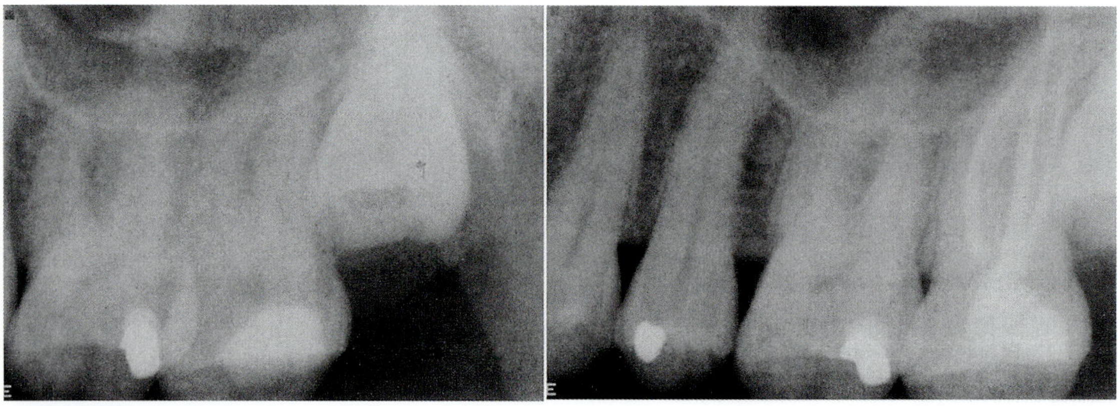

图6.6 左上颌第二磨牙的工作长度达到26~28mm。

牙根吸收的病例

牙根吸收存在许多不同的情况（见第11章相关的内容及处理）。然而，这里需要强调的重点是牙根吸收存在许多不同的病因、发病机制、处理方法和预后。高级继续教育课程中一般有关于牙根吸收的科学文献的讲授。因为牙根吸收的病例并不常见，建议全科牙医知晓牙根吸收的临床表现并及时转诊给牙髓病专科医生。牙根吸收的表现偶尔也会类似龋齿，牙医必须能够鉴别这两种疾病临床表现的差异（图6.8）。

牙髓–牙周联合病变

另一个复杂的诊断情况是当患牙存在牙周袋可能与牙髓坏死有关。如果对患牙牙周袋的来源存在质疑，最好将患者转诊给牙髓病或牙周病专科医生。边缘性牙周炎最好由牙周病专科医生做出评价。牙髓病或牙周病专科医生能够很好地鉴别诊断出病损是来源于牙髓还是牙周（牙髓–牙周联合病变的鉴别诊断在第7章讨论）。

牙外伤、再治疗和牙外科

许多关于牙外伤分类、再治疗以及牙外科的内容会在后面相应章节中讨论（分别见第11章、20章、21章）。这里对全科牙医与牙髓病专科医生的联系做一个总结。许多牙外伤的患者首先就诊于全科牙医那里，全科牙医有义务进行急诊处理和恰当的分诊。关于最新的牙外伤处理指南应该被张贴和不断地学习。经过必需的检查和临床测试后，做出诊断，其中必须包括外伤区域所有牙的牙髓和根尖情况。处理包括首先处理软组织、复位脱位牙和/或修复折断牙。专科医生必须参与严重牙外伤和并发症的诊断和处理，其中包括牙脱位、根折、牙根吸收、根尖孔未发育完全、行动受限或存在复杂身体疾病的患者、外伤的后遗症等。

全科医生起到非常重要的角色，作为患者口腔健康的守护者，检查和转诊以前根管治疗失败的患者。许多这样的病例没有症状，了解这些病例就需要充分的临床和X线检查。全科牙医必须知道牙髓病治疗的步骤并给患者做相应的卫生宣教。在建议拔牙后种植或修复之前，全科牙医给患者提供各种可能的治疗方案非常重要。当全科牙医认为需要别的专家来确定治疗预后和治疗方案时，必须向牙髓病专科转会诊。回顾一下牙髓病专科医生做的许多外科和非外科再治疗病例，可能许多在第一次就诊时就应该转诊到专科医生那里去治疗（图6.9）。全科牙医如果发现病例复杂就会及时转诊，而不会冒

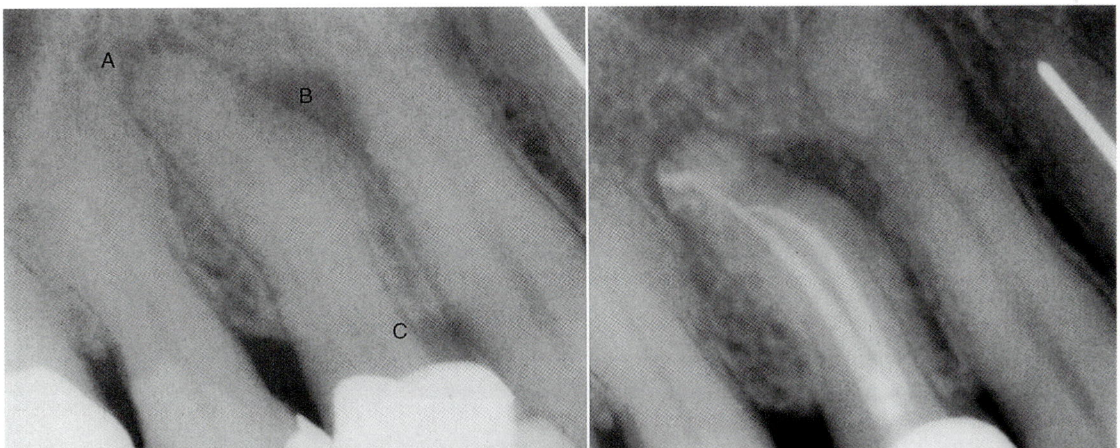

图6.7　A. 根尖区透射影像（A）和近中根尖1/3透射影像（B）。根管钙化，牙根狭窄，并且冠部1/3近中处有明显的凹陷（C）。牙齿还存在冠修复体，增加了开髓的复杂性。这是一例高风险的病例。B. 治疗后X线所示，近中透射影像来源于颊侧牙根，颊侧根管比腭侧短几毫米，且存在一个明显的远中向弯曲。术者必须能够处理治疗中未预期出现的复杂问题。

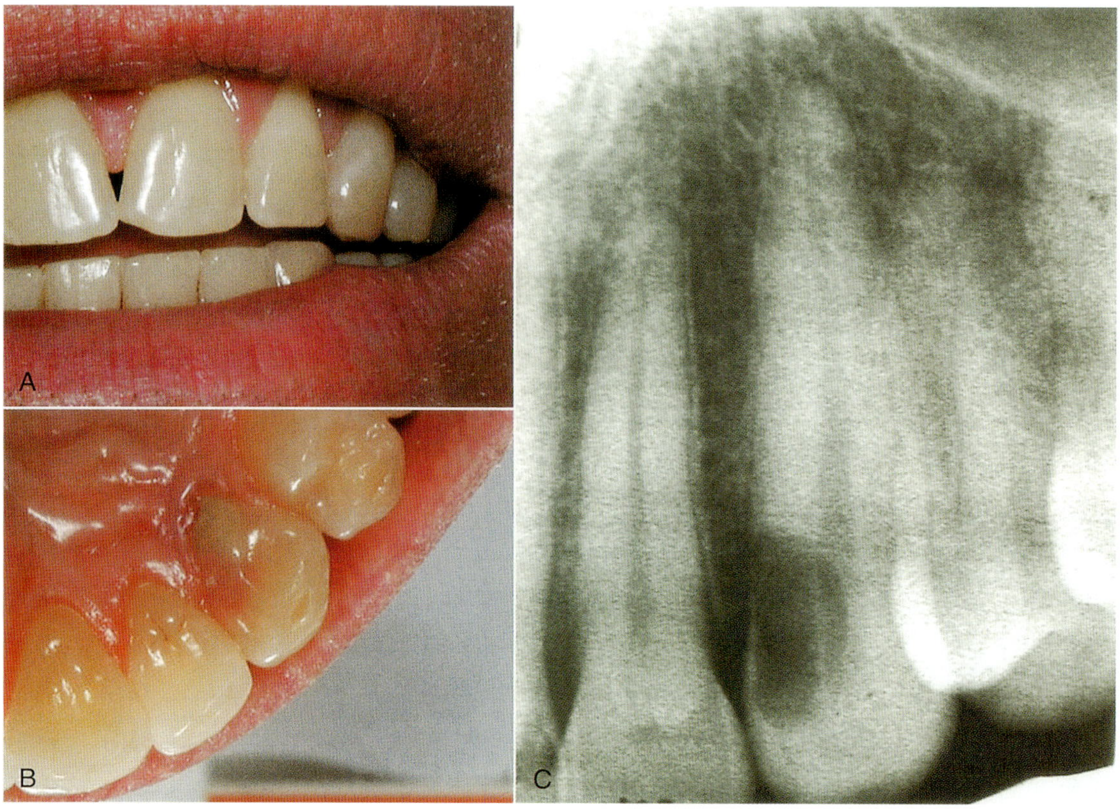

图6.8 一般检查时发现颈部侵袭性吸收。A. 临床表现上唇面并没有较大的变化。B. 舌侧有粉红色改变，与内吸收有关，提示存在活的牙髓。C. 病损已经波及牙槽骨边缘以下，处理这种病例是专科医生的治疗范围。这种情况不同于龋齿，常常波及龈下或牙槽嵴以下，临床上难以发现（不像软龋），并且进展较快，但不会使牙齿缺失。

险进行治疗，导致问题出现。有许多看似普通的治疗，结果却出现了问题，这时候转诊给牙髓病专科医生可以帮助获得好的治疗效果（图6.10）。

Ⅱ. 治疗中转诊

在制订治疗计划时与患者讨论转诊的时机非常重要。开始治疗就有问题会出现然后需要转诊，这给患者感觉不是好的治疗。早期转诊可以避免治疗导致的并发症，改善疑难病例的治疗预后。治疗中的转诊会导致患者的误解以及患者失去信任。治疗中转诊还会导致经济问题，牙髓病专科医生是全额收费，患者不应该为一颗牙付两次费用。

尽管有这些预警和考量，一些不期望出现的问题在治疗中还是会出现，这时候还是需要转诊。与患者详细解释并打电话与牙髓病专科医生沟通非常重要，可以防止出现更多的问题。治疗中需要转诊的情况包括：急症（疼痛和/或肿胀）、并发症、不能获得有效的麻醉以及其他一些阻碍完成根管治疗的因素。

急症

大部分严重的疼痛和肿胀出现在初次治疗前。急诊处理后，大部分患者24～48小时疼痛会显著缓解。根管治疗中出现急症并不常见[14]，然而有些患者在初次根管治疗后会出现疼痛和/或肿胀。全科牙医可以选择局部处理和全身系统用药的方法来治疗这种急症。如果效果不佳，可以按流程转诊。

治疗并发症

根管治疗中出现的并发症包括：台阶形成、形成人工根管、牙根侧穿、器械分离、次氯酸钠外渗、欠充和超充等（原因、预防和预后在第19章详细讨论）。建议与牙髓病专科医生会诊来通过非外科方法进行处理。有些病例可能需要外科方法处理并进行随访。这些病例的治疗方法以及长期的预后评价一般超出了全科牙医的能力范围。

Ⅲ. 治疗后转诊

根管治疗后持续存在疼痛、病变和窦道提示治

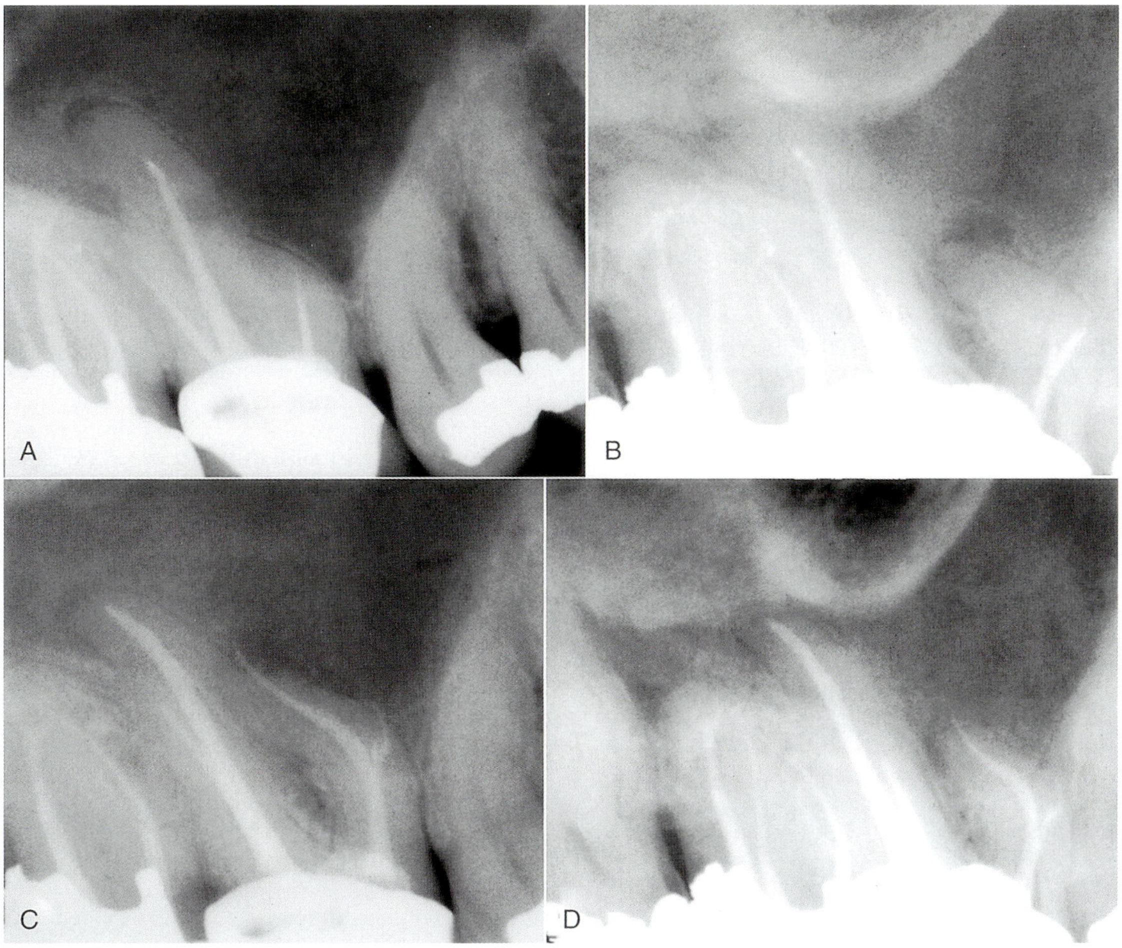

图6.9　这个患者在全科牙医那里进行3#牙的根管治疗，该牙近中颊侧根管（MB）重度弯曲。牙医完成了根管治疗和冠修复。A. 3个月后，该患者因为持续的疼痛被转诊到牙髓病专科医生那里。正位投照的X线片显示MB根管不能疏通到工作长度可能存在穿孔。腭侧和远中颊侧根管根尖部有阻塞，腭根根尖部有一个小的透射影像。B. 远中投射的X线显示近中颊侧根管（MB）侧穿，病损与这个牙根有关，根尖有牙根吸收。C. 再治疗成功疏通MB和腭侧根管，穿孔点用三氧化聚合物（MTA）封闭。D. 6个月随访显示病损愈合，症状和体征消失。

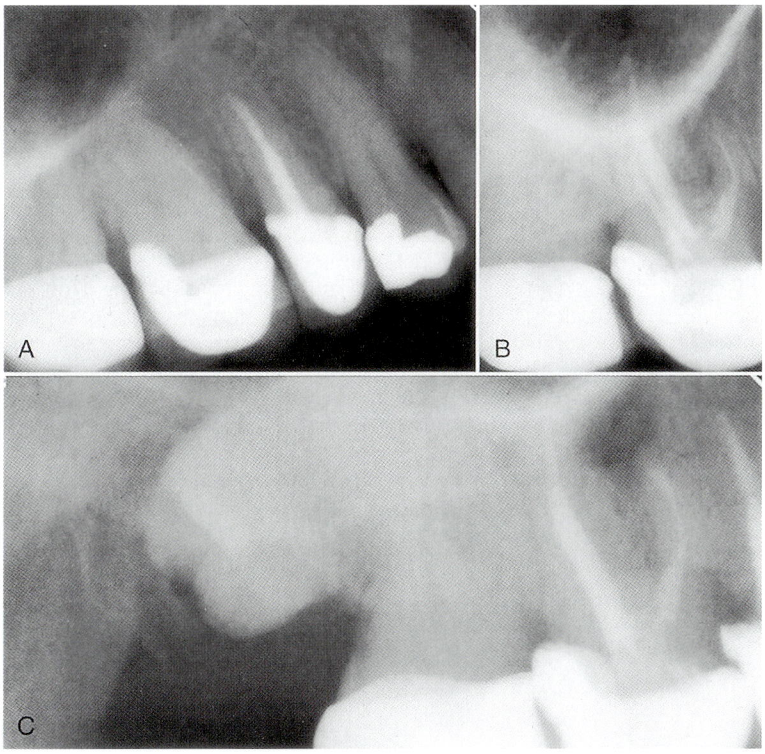

图6.10　A. 机用器械分离在上颌第一磨牙近中颊侧根管（MB）内，根尖存在病损。B. 分离器械位于弯曲点以下，难以取出，因此仅完成非手术治疗。C. 针对近中颊侧牙根进行根尖手术治疗，用MTA倒充填，这样确保邻近断械的根尖区被良好地封闭，减小治疗失败的可能。

疗失败，需要进一步地评价和治疗。

疼痛

如果治疗后出现或持续存在疼痛和/或肿胀，患者需要被转会诊给牙髓病专科医生。这些症状可能与清理不彻底、充填不完善、遗漏根管、根折或其他一些因素有关。进一步处理的方法可能需要手术或非手术再治疗。

病变

根管治疗后根尖区持续存在病损或出现新的病损表明根管治疗的失败。需要通过手术或非手术再治疗来解决问题。

窦道

治疗后牙髓源性牙周病损或窦道不愈合时，就需要将患者转诊给牙髓病专科医生。出现新的病损或窦道也表明治疗的失败，患者也需要转诊给牙髓病专科医生。

全科牙医的要求

需要通过邮寄或电子邮件的方式（不鼓励让患者转交的方式）给牙髓病专科医生提供明确的书面记录、有关发现和治疗史、合适的X线片（原件或复印件）。这些记录应该包括患牙是如何纳入治疗计划的以及预期的修复方案。

牙髓病专科医生的要求

专科牙医同时为患者和转诊医生提供服务，并且对双方负责。他们必须提供恰当的治疗方法，并且与转诊医生和患者做好沟通。当治疗完成时，转诊医生必须收到书面的确认记录，其中包括充填后X线片，患牙治疗的经过，期望的随访时间，治疗的预后（短期和长期预后），异常的发现和情况等。给出最后的修复建议也是合适的。

治疗前和治疗中，牙髓病专科医生需要向患者解释治疗方案的重要步骤以及预期的结果。完成治疗后，患者需要被告知预后、恰当的随访维护以及需要回到转诊医生那去完成进一步治疗和任何可能的及未来的治疗程序[15]。

参考文献

[1] Molven O: The frequency, technical standard and results of endodontic therapy, *Nor Tannlasg Tidsskr* 86:142, 1976.
[2] Scharwatt BR: The general practitioner and endodontist, *Dent Clin North Am* 23:747, 1974.
[3] Cohen S, Schwartz S: Endodontic complications and the law, *J Endod* 13:191, 1987.
[4] Ericksen H: Endodontology-epidemiologic consideration, *Endod Dent Trauma* 7:189, 1991.
[5] Alley BS, Kitchens GG, Alley LW, et al: A comparison of survival of teeth following endodontic treatment performed by general dentists or by specialists, *Oral Surg Oral Med Oral Pathol Oral Radiol Endod* 98(1):115-118, 2004.
[6] American Dental Association: *The 2005-2006 survey of dental services rendered*, Chicago, 2007, The Association.
[7] Lazarski MP, Walker WA III, Flores CM, et al: Epidemiological evaluation of the outcomes of nonsurgical root canal treatment in a large cohort of insured dental patients. *J Endod* 27:791-796, 2001.
[8] Salehrabi R, Rotstein I: Endodontic treatment outcomes in a large patient population in the USA: an epidemiological studyl, *J Endod* 30:846-850, 2004.
[9] Bernstein SD, Horowitz AJ, Man M, et al: Outcomes of endodontic therapy in general practice: a study by the Practitioners Engaged in Applied Research and Learning Network, *J Am Dent Assoc* 143:478-487, 2012.
[10] Anabtawi MF, Gilbert GH, Bauer MR, et al: Rubber dam use during root canal treatment: findings from the Dental Practice–Based Research Network, *J Am Dent Assoc* 144:179-186, 2013.
[11] Caplan D, Reams G, Weintraub J: Recommendations for endodontic referral among practitioners in a dental HMO, *J Endod* 25:369, 1999.
[12] Seltzer S, Bender IB: *The dental pulp: biologic considerations in dental practice*, ed 3, p 127, St Louis, 1990, Ishiyaku Euro-America.
[13] Burns R, Herbranson E: Tooth morphology and cavity preparation. In Cohen S, Burns RC, editors: *Pathways of the pulp*, ed 8, St Louis, 2001, Mosby.
[14] Walton R, Fouad A: Endodontic interappointment flare-ups: a prospective study of incidence and related factors, *J Endod* 18:172, 1992.
[15] Kramer S: Communications regarding referrals, *Risk Manage Rep* I(IV):4, 1989.

7 CHAPTER

第7章 牙髓－牙周的相互关系

Endodontic–periodontic interrelationship

章节大纲

牙髓与牙周之间的交通途径
牙髓疾病及牙髓治疗对牙周的影响
牙周疾病及牙周治疗对牙髓的影响
诊断牙髓－牙周病变的临床及影像学检查
牙髓－牙周病变的分型及鉴别诊断

学习目标

阅读本章后，学生应该能够：

1. 描绘牙髓与根尖周组织之间解剖学交通途径。
2. 描述牙髓疾病及牙髓治疗对牙周的影响。
3. 描述牙周疾病及牙周治疗对牙髓的影响。
4. 在鉴别牙周袋来源时能够识别关键的临床及影像学依据。
5. 了解牙髓－牙周联合病变的分类。
6. 评估预后并能判断哪些病例需要转诊。

牙周专科医生将一名46岁的患者转诊至牙髓专科医生处，转诊原因是为了明确诊断并酌情进行根管治疗，患者无特殊病史。患者几年来一直在牙周专科医生处接受治疗。他主诉最近一个前牙出现了局部牙龈肿胀。临床检查显示患者全口有中度牙周炎，左侧上颌侧切牙有局限的重度牙周炎症。这颗牙齿无充填体，叩诊和扪诊疼痛。与对侧同名牙及邻牙相比，左上侧切牙的牙髓状态处于正常范围。牙周探诊显示牙周袋深度3～9mm。患者的影像学检查显示多数上颌前牙均存在中度的骨吸收，左侧上颌切牙有局限三角形骨丧失。根尖周未见低密度影。

牙髓专科医生随即联系转诊的牙周专科医生，告知其患者左上颌侧切牙的牙周袋是由牙周来源的，根管治疗不能改善这个牙齿的预后。牙周专科医生认为这个牙的牙周状况已经稳定了一段时间，近期才出现了深牙周袋，这应该与牙髓有关，进行根管治疗将有助于改善这颗牙的牙周状况。牙髓专科医生并不认同这一观点，而患者则被夹在中间无所适从。虽然看上去这种情况不太可能发生，但实际上这类场景在全球各地的牙科诊所中每天都在上演。这说明临床上牙髓与牙周病变之间的相互关系非常重要。

大量的研究已经表明微生物的存在是牙髓和／或根尖周病变发展的基础[1-4]。对感染根管内的样本进行培养，主要存在的微生物是革兰阴性厌氧菌[5-6]。当牙髓直接暴露（龋病或外伤）或冠方存在微渗漏时，细菌就能够进入根管内[7-11]。感染牙髓内的细菌及其产物会进入根尖周组织，在相应区域引发炎症及免疫反应。根尖周炎症的程度取决于根管系统内细菌的毒力以及疾病过程中机体的免疫反应。根尖周的表现多种多样，可以从局限的根尖病变到大范围的病损，大的病损可通过牙根表面走行的类似牙周袋的窦道（图7.1）与口腔相通[12]。

对牙周炎患牙冠部牙周组织的病理改变进行研究，结果显示其发病机制与根尖周病损的机制相似[13]。

两者的主要区别在于始发来源及发展方向不同。根尖周病损可以向根方或冠方扩展，而牙周病变仅向根尖方向发展。如同我们所预料的，两种病损在发展过程中的表现在某些阶段会很相似，这给临床诊断造成了不同程度的困难（图7.1）。

只有基于正确的诊断，才能对有牙周袋的牙齿

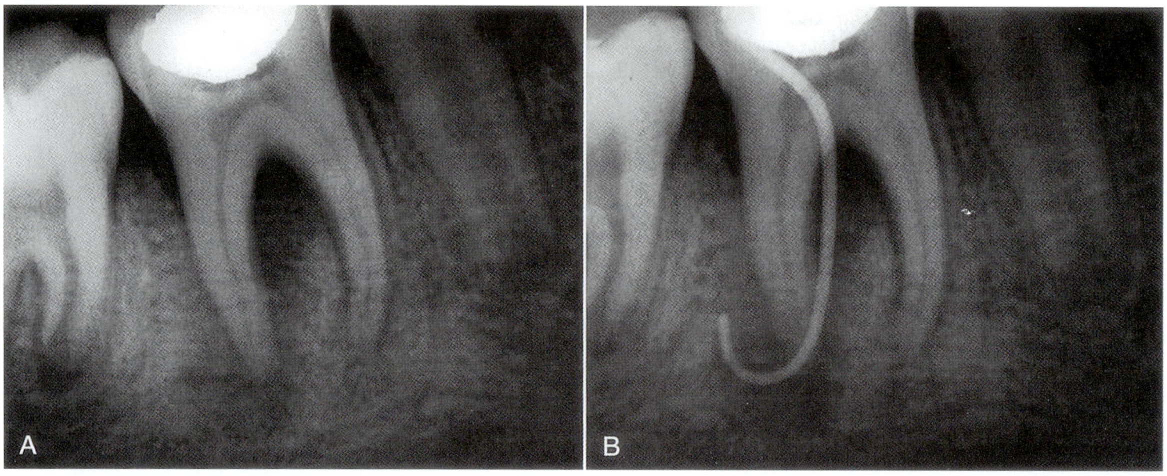

图7.1 A. 右下颌第一磨牙牙髓坏死引起根尖周病变，病变沿远中根近中面及根分叉区域扩展。B. 使用牙胶尖探查窦道来源显示，病变经由牙齿颊侧的窄牙周袋与口腔相通。

是否需要进行根管治疗或牙周治疗（或同时进行）做出决策。在实施正确的治疗前，必须对患者检查过程中获得的信息进行全面细致的分析。当涉及牙髓-牙周联合病变的治疗时，仔细的诊断可以避免医生和患者之间的误解。本章的目的是从不同的方面来讨论这一问题，包括：（1）牙髓与牙周之间的交通途径；（2）牙周疾病及其治疗对牙髓的影响；（3）牙髓病变及其治疗对牙周的影响；（4）临床及影像学诊断流程；（5）病变分类。

牙髓与牙周之间的交通途径

牙髓与牙周组织在胚胎发育上有着密切的关系[14]。牙髓由牙乳头发育而来，牙乳头则来源于神经嵴迁移分化出的细胞。牙周组织由牙囊发育而来。外胚间充质组织源自Hertwig's上皮根鞘（图7.2）。当牙根的第一层牙本质形成后，Hertwig's上皮根鞘开始分解，周围环绕的牙囊细胞得以迁移并接触到新形成的牙本质表面。牙囊细胞分化为成牙骨质细胞，最初的牙骨质开始形成。这种无细胞牙骨质最终可以对牙周膜（PDL）细胞提供支持。随着牙根的发育，牙髓组织与牙周组织之间的联系被局限在根尖孔和侧支根管[14]。某些个体的牙根冠方存在先天牙骨质缺失，或牙骨质在牙周治疗中被去除，都有可能会通过暴露的牙本质小管形成牙髓与牙周组织之间的交通。牙髓组织与牙周组织之间的交通途径包括根尖孔、侧支根管和牙本质小管。

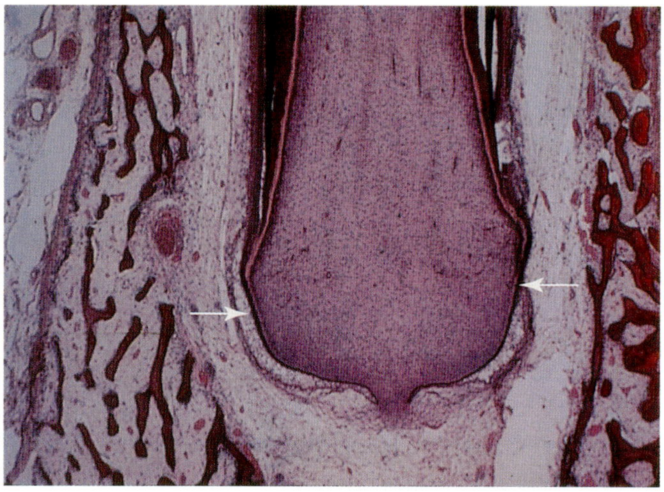

图7.2 Hertwig's上皮根鞘（箭头所示）将牙乳头（未来的牙髓）与牙囊（未来的牙周组织）分隔开。

根尖孔

根尖孔是牙髓与牙周膜之间的主要交通途径（图7.3）。在根尖可能存在一个或多个根尖孔。多个根尖孔更常发生在多根牙。感染根管内的病原刺激物可经由根尖孔扩散至根尖周组织，引发炎症反应，可以导致根尖牙周膜的破坏及牙槽骨、牙骨质、牙本质的吸收。

牙髓疾病可以通过根尖孔导致根尖牙周膜感染，这之间的因果关系已经很明确。但是对于牙周炎是否会影响牙髓活力状态仍无确切的证据。

侧支根管

在牙根部牙本质形成前，局部上皮根鞘发生卷叠形成侧支根管或副根管[14]。这些根管构成了牙髓与牙周膜之间的直接通道，可以单一或多个，或细或粗，可位于牙根的任意部位（图7.4）。这类根管在不同类型的牙齿及牙根的不同部位发生率各异。通常来说，后牙侧支根管的发生率高于前牙，牙根根尖段侧支根管发生率高于根冠部[15–17]。根据不同研究，磨牙根分叉区域副根管的发生率低至2%~3%，高可达76.8%[18–20]。明确存在的侧支根管能够将病原刺激物自牙髓传送至牙周组织，反之亦然。侧支根管能够将足量的病原刺激物自坏死牙髓传送至根尖周组织引起牙根侧方病变（图7.5A）。然而，当牙周病损累及侧支根管时，牙髓很少会受到影响出现病变[21–22]。这是由于生活牙髓的防御能够对抗来自于牙周组织的病原刺激物。

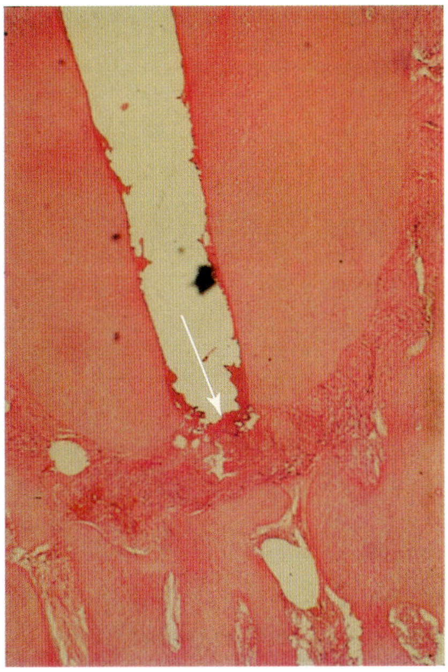

图7.3　根尖孔（箭头所示）是牙髓与牙周膜之间主要的连接通道。

患有重度牙周疾病的牙齿其牙髓通常不会出现严重的病变，如不可复性牙髓炎或牙髓坏死等，这一点已经通过组织学切片研究得到证实[23–24]。尽管侧支根管在牙根较为常见，但通常无法在常规X线片上观察到[25]。常常是在使用根管封闭剂等显影材料充填根管系统后才会显示出侧支根管（图7.5B）。在根管充填之前，一些影像学表现可以提示存在侧支根管，主要包括：（1）牙根表面侧方的凹陷；（2）牙根表面侧方局部区域牙周膜增宽；（3）根尖周组织内存在明显的侧方病变（图7.6）。在根管充填后，侧支根管的位置与粗细常会显示出来（图7.7）。如果在进行完善的根管治疗后，牙周依然有窄而深的、未扩展到根尖孔的牙周袋存在，其原因可能是存在被感染的侧支根管。

牙本质小管

牙根部的牙本质小管自牙髓向牙骨质牙本质界（CDJ）扩展，在牙髓与根面牙骨质之间相对呈直线走行。牙本质小管的直径在1 ~ 3 μm[26–27]。牙根冠部牙本质小管的直径大于根尖部（图7.8）。据报道每平方毫米牙本质小管的数量在4900~90000[26]。牙本质小管的直径与数量自冠方向根方递减（图7.8）。在釉牙骨质界（CEJ）处，牙本质小管的数量大约是每平方毫米15000。牙本质小管内含有成牙本质细胞突，神经纤维及组织液。随着牙齿的增龄变化或受刺激，牙本质小管发生钙化，数量下降。

研究显示，感染根管内的细菌会侵入到牙本质小管内（图7.9）[28–37]。当感染根管内的细菌及其产物试图通过牙本质小管进入牙周组织时，牙根表面

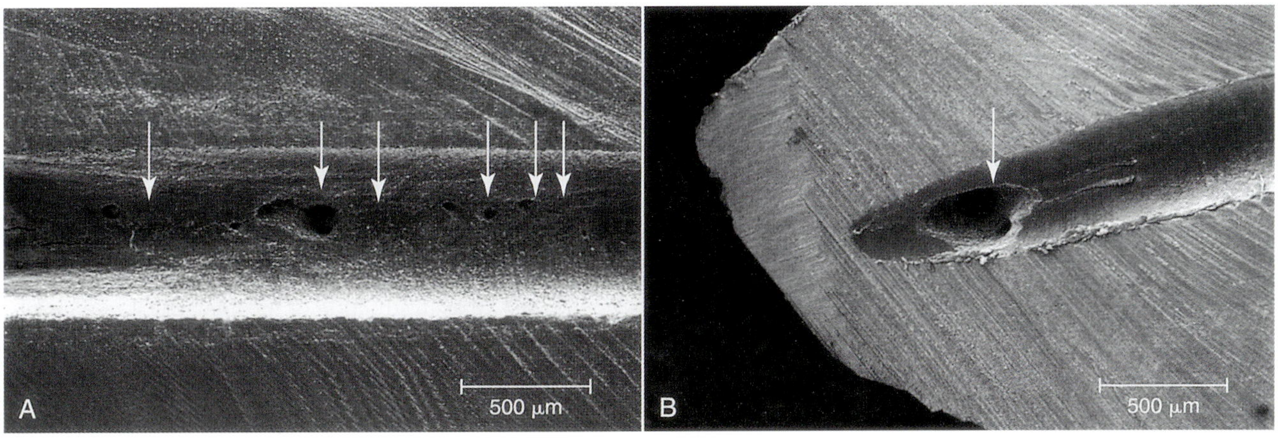

图7.4　扫描电镜照片显示，使用MTAD去除玷污层后，在侧切牙根管根中部（A）和根尖部（B）表面可见到多个不同直径的侧支根管。（放大倍数，x100）

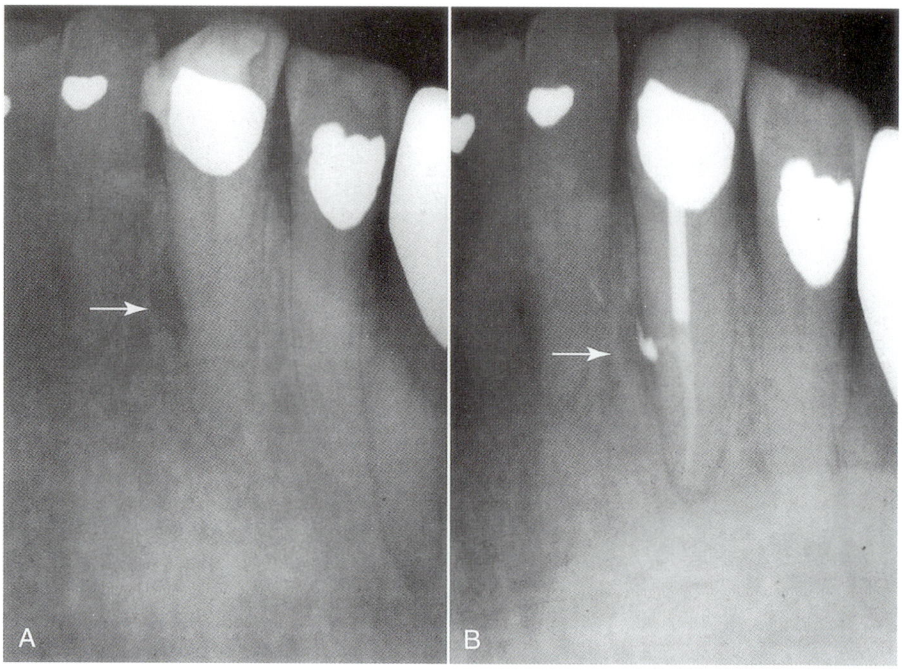

图7.5 A. 根尖片提示在牙髓坏死的下颌尖牙存在侧支根管（箭头所示）。B. 根管充填后的根尖片上才能显示侧支根管的位置，已放置桩。

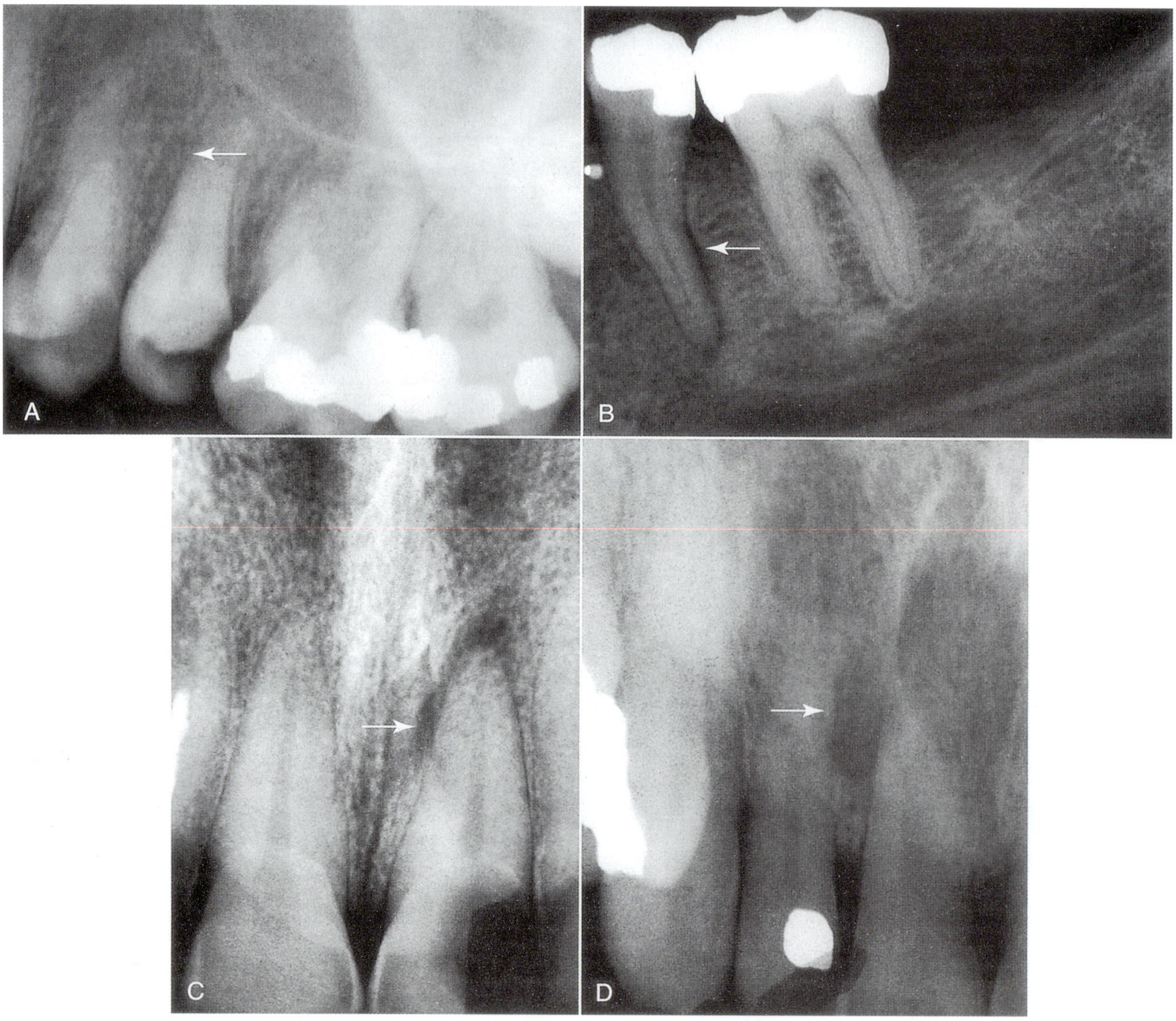

图7.6 以下情况应怀疑存在侧支根管：当牙根表面存在凹陷时（A），或牙根侧方表面局部牙周膜增宽（B），或在根尖周组织内有小的侧方病变（C）或大的侧方病变（D）。

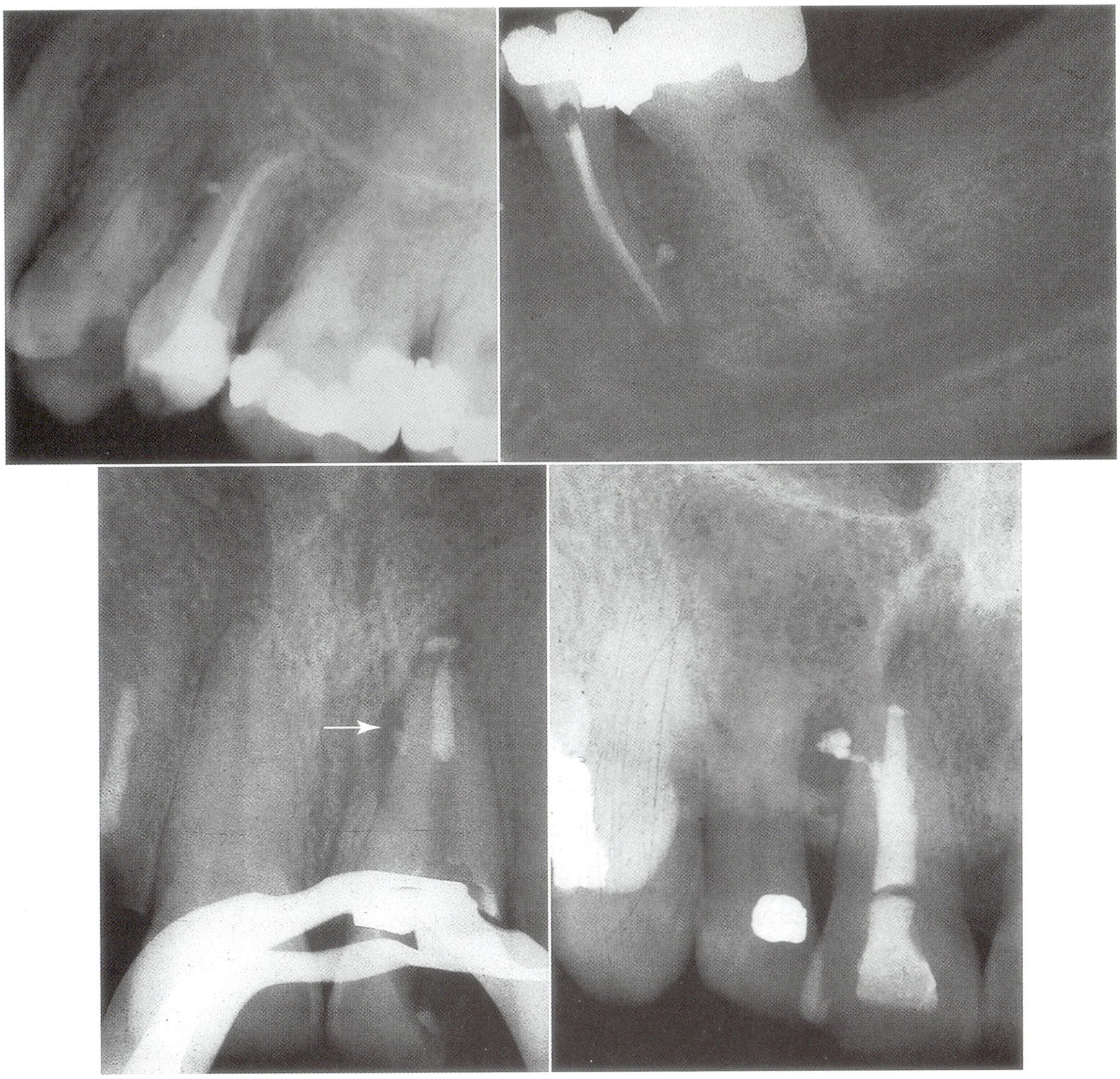

图7.7　根管充填后可以显示出侧支根管的位置，根管充填材料经由牙髓与牙周组织间的连接通道被挤出。

连续完整的牙骨质可以成为防止扩散的有效屏障，反之亦然。釉牙骨质界（CEJ）[38]处牙本质表面牙骨质先天缺失，龋坏或是牙周治疗引起牙骨质缺损，都会导致相当数量的牙本质小管开放，成为牙髓与根尖周组织间的通路。从理论上来说，牙本质小管通路能够在感染根管及感染的牙周组织间双向传递细菌及毒性产物。然而，研究显示，牙骨质缺失后根面暴露在口腔环境中并不会引起牙髓的显著变化[39-40]。

活的牙髓组织在牙本质小管内有内容物，组织液会向外流动，这都有助于延缓细菌在小管内的侵入。在牙本质暴露部位聚集的宿主防御细胞及炎症介质、牙本质硬化、修复性牙本质的形成也能够限制甚至阻止细菌通过牙本质小管侵入牙髓[41]。当牙本质厚度显著降低以及通透性增高时，这些防御因素的作用明显降低。另外，如果牙髓坏死，暴露的牙本质小管就成为了细菌进入并定植在牙髓的“康庄大道”。Nagaoka及其同事的研究显示，与活髓牙相比，细菌侵入牙本质小管的速度在牙髓坏死的牙齿更为迅速[42]。

牙髓疾病及牙髓治疗对牙周的影响

牙髓疾病可能会引起牙周组织的病理性变化。

病因学

根管系统内存在的或根管治疗过程引发的病原刺激可以分为生物和非生物两类[12]。生物刺激指不同种类的细菌及病毒。非生物刺激包括机械的、温度的或化学性刺激。机械、温度和化学刺激造成的炎症反应通常是短暂不持续的。细菌是造成根尖周

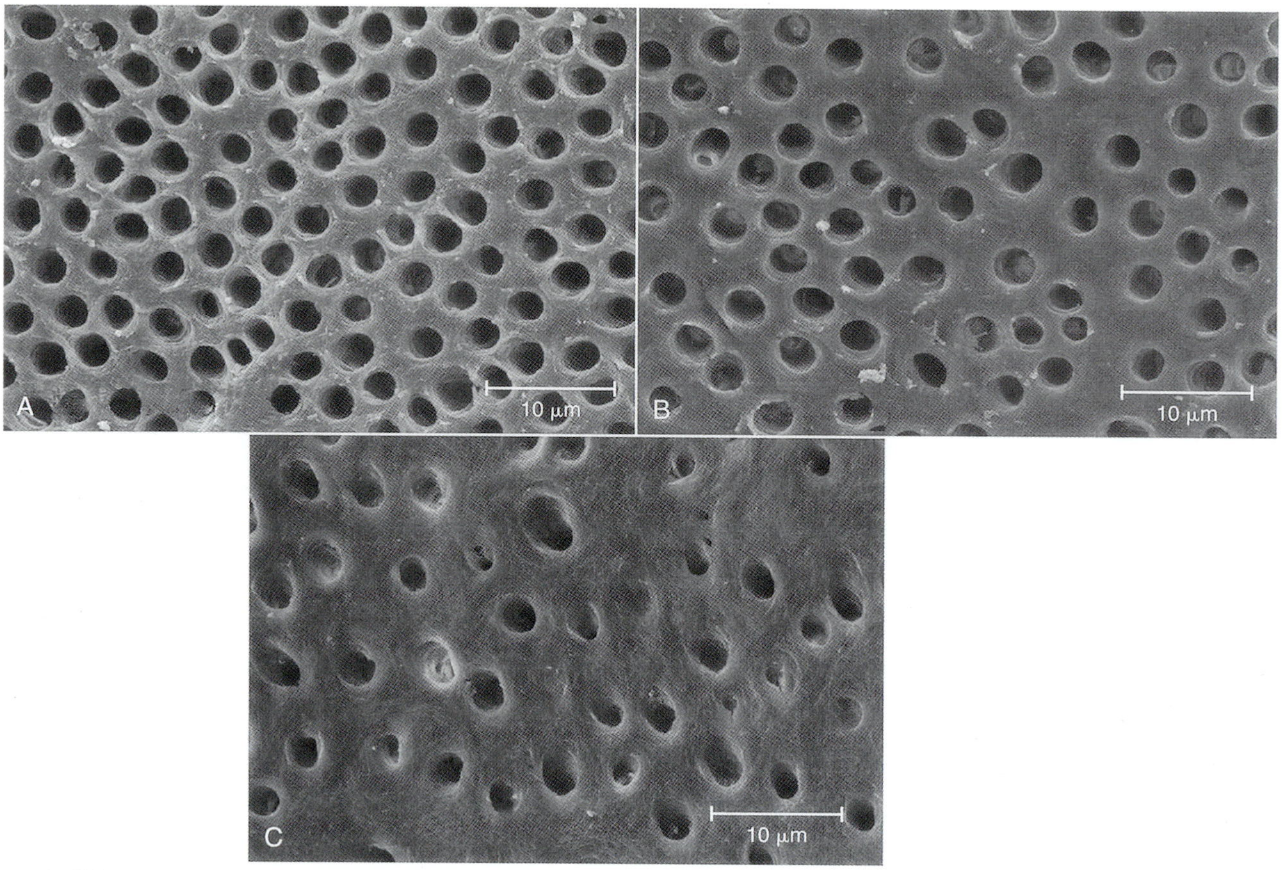

图7.8 扫描电镜照片显示，使用MTAD去除玷污层后，在单根牙牙根冠部（A）、中部（B）和根尖部（C）牙本质小管的情况。牙本质小管的直径和数量自冠方向根尖方向减少。（放大倍数，X5000）

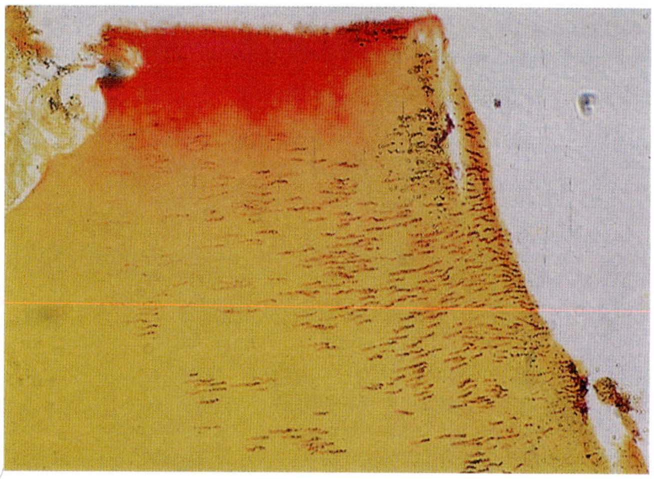

图7.9 狗前磨牙感染根管组织学切片显示细菌侵入牙本质小管。（Brown Brenn 染色，放大倍数，X60）

组织病理改变的主要原因[1]。革兰阴性厌氧菌是感染根管内最常见的微生物[43]。除细菌外[44]，在感染根管内也分离出了其他的病原体，如螺旋体[45-49]、真菌[50-53]和病毒等[54-56]。非生物刺激还包括外源性异物，如牙本质牙骨质碎片、根管充填材料和食物残渣等。

发病机制

牙髓炎症和坏死会导致根尖周组织发生病理变化。不可复性牙髓炎会在根尖周组织引起炎症反应，使牙齿对压力刺激更为敏感。牙髓坏死后，感染根管内的病原刺激物进入根尖周，为了让感染局限，避免出现骨髓炎，宿主防御系统在根尖周激活了一系列反应来对抗刺激物[12]。这些反应非常复杂，通常通过非特异性炎症介质和特殊免疫反应调节（图7.10）。根据病原刺激物的性质、持续时间、宿主反应程度的不同，根尖周组织可以出现从轻度炎症到广泛组织破坏等不同程度的变化。

作用

牙髓坏死后根尖周的变化并非仅仅局限在根尖周组织。与根面相邻的任何部位组织都会发生变化，炎症可以通过类似牙周袋的通道引流（图7.11A）。在这样的病变中，根尖周组织被炎性结缔组织替代。这种现象可以与因牙周疾病引起的牙周附着丧失相对比。在彻底清理并充填根管系统之

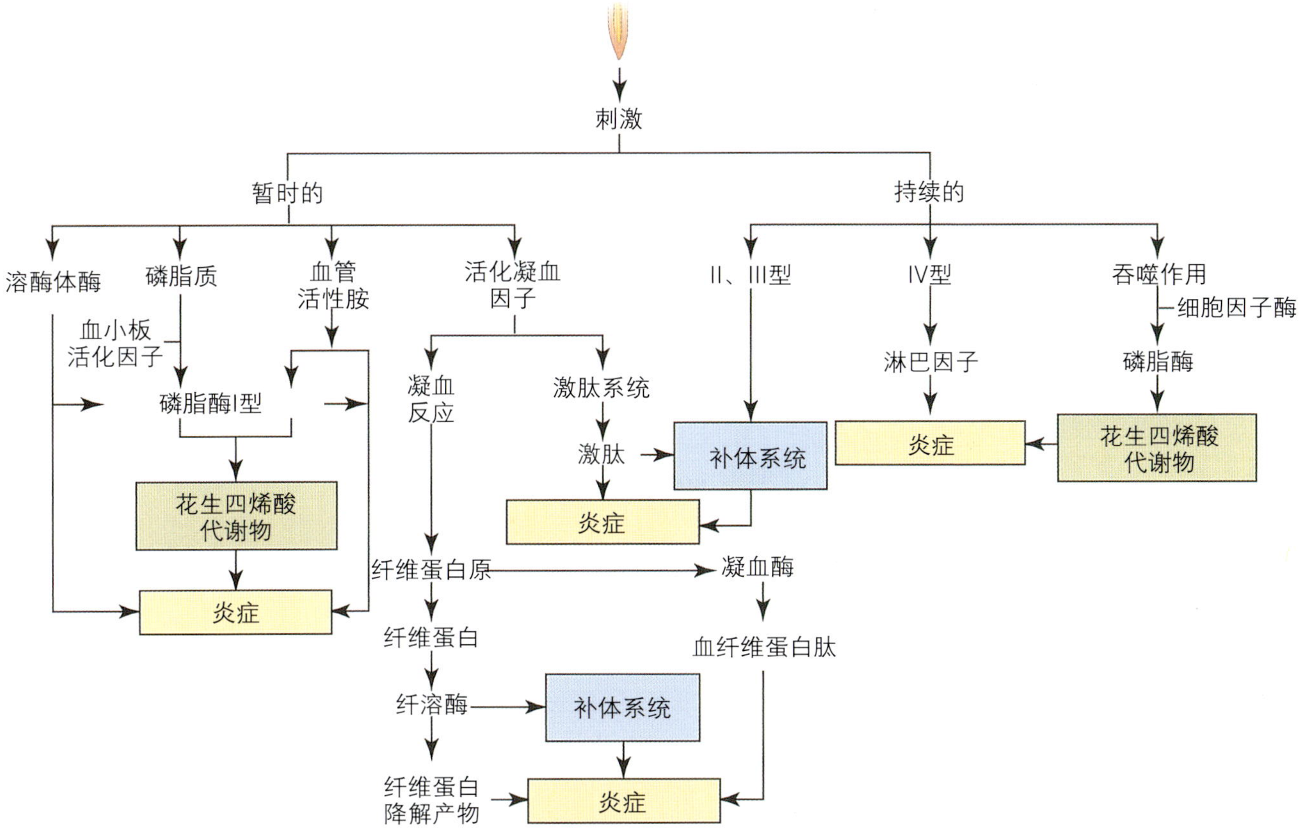

图7.10　根尖周发病机制中的非特异与特异性炎症反应通道。

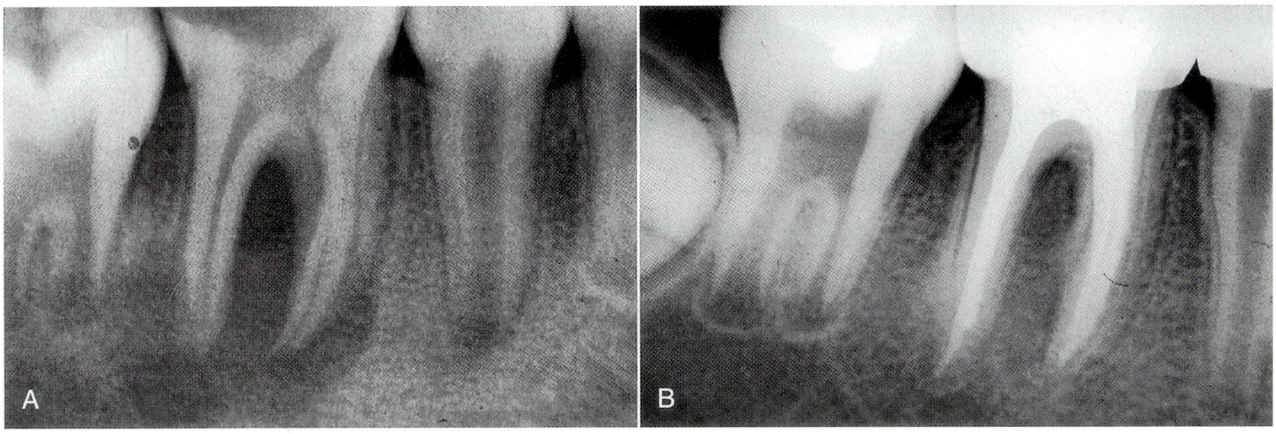

图7.11　A. 右下颌第一磨牙牙髓坏死导致根尖周病变，向根分叉区域扩展。B. 对根管系统进行彻底清理、成形、充填后病变愈合。

后，根尖周组织的病理改变通常就能消除，牙周组织会重新恢复正常（图7.11B和图7.12）。以往有研究推测，在牙周治疗后，根管内使用的材料，如根管封闭剂或根管封药，可能会穿透牙本质小管，引起牙骨质坏死，延缓或导致牙周组织难以愈合。然而，关于根管治疗会影响牙周治疗长期效果这一观点，并没有得到充分的证据支持[57]。

根管治疗操作中的意外，如多根牙髓腔预备过程中髓室底穿孔、根管清理成形中牙根带状穿孔、桩道预备时根管侧穿等，都会损伤牙周组织（图7.13A）。使用生物相容性修复材料封闭穿孔可以消除感染，使牙髓来源的牙周袋愈合（图7.13B～D）。根管治疗后发生的牙根纵裂常会形成类似牙周疾病的窄而深的牙周袋（图7.14）。

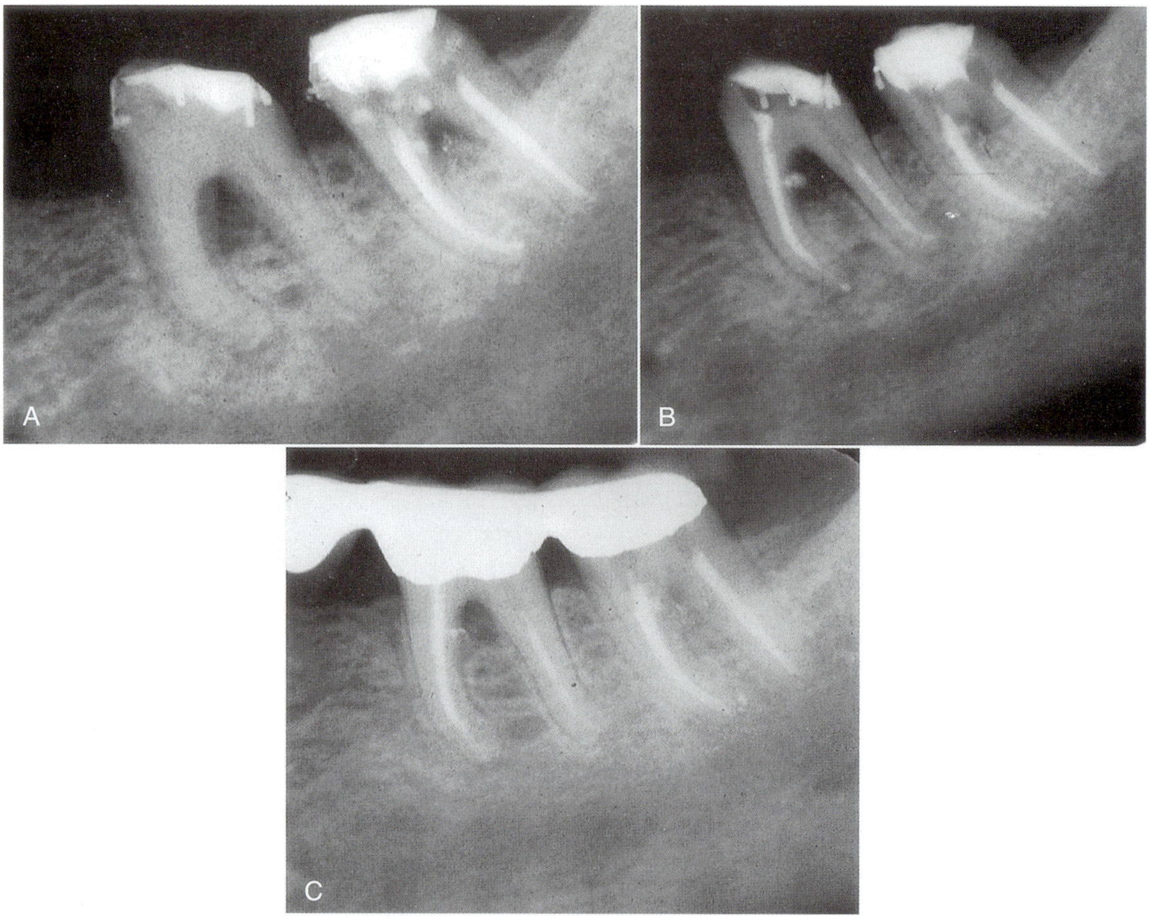

图7.12 A. 术前根尖片显示左下颌第一磨牙存在根分叉病变。B. 根管治疗后根尖片显示存在侧支根管。C. 18个月后复查根尖片显示根分叉病变基本愈合。

牙周疾病及牙周治疗对牙髓的影响

正如前文讨论过的，根管系统内的病原刺激物能够通过根尖孔或侧支根管进入牙周组织，引起牙齿周围组织的病理变化[12]。然而，牙周疾病能否通过同一通道对牙髓造成影响还存在争议[17,23-24,58]。由于牙髓与牙周疾病的病因，发病机制和进展各不相同，这可以在一定程度上解释为何两种组织会有不同的反应。

病因学

与牙髓及根尖周病变相似，牙周炎也是感染性疾病。对人体龈下菌斑样本的检测显示存在300~400种细菌[59]。当然，其中10~20种可能在牙周病理发展过程中起主要作用[60]。牙周疾病涉及的微生物主要是革兰阴性厌氧杆菌，还包括部分厌氧球菌及大量厌氧螺旋体[59]。与牙周破坏相关的主要细菌包括牙龈卟啉单胞菌、中间普雷沃菌、福赛斯拟杆菌、伴放线菌聚集杆菌和齿垢密螺旋体[61]。Page及其同事认为龈下微生物菌丛以生物膜形式存在，这种复杂的微生态环境可以保护细菌免受机体防御的影响，对化学治疗药物也有很强的抵抗力[62]。除牙周炎症中存在的生物膜外，刮治和根面平整等牙周治疗也会影响牙髓。

发病机制

前文曾提到，牙周袋中的病原微生物与宿主防御机制之间的相互作用非常复杂，可以被特异或非特异反应介导。已有数篇关于慢性边缘性牙周病的发病机制的综述发表[59,61-65]。这些综述从细胞和分子机制方面提供了最新的研究进展，进一步阐明了生物膜与宿主反应之间的相互作用导致牙龈、牙周膜和牙槽骨破坏的机制。虽然细菌是牙周疾病发生的基本条件，但是对于病变的发展而言仅有细菌是不够的[62]。宿主的易感性、获得的环境危险因素，如吸烟和宿主基因构成等也决定了牙周病的发生、发展

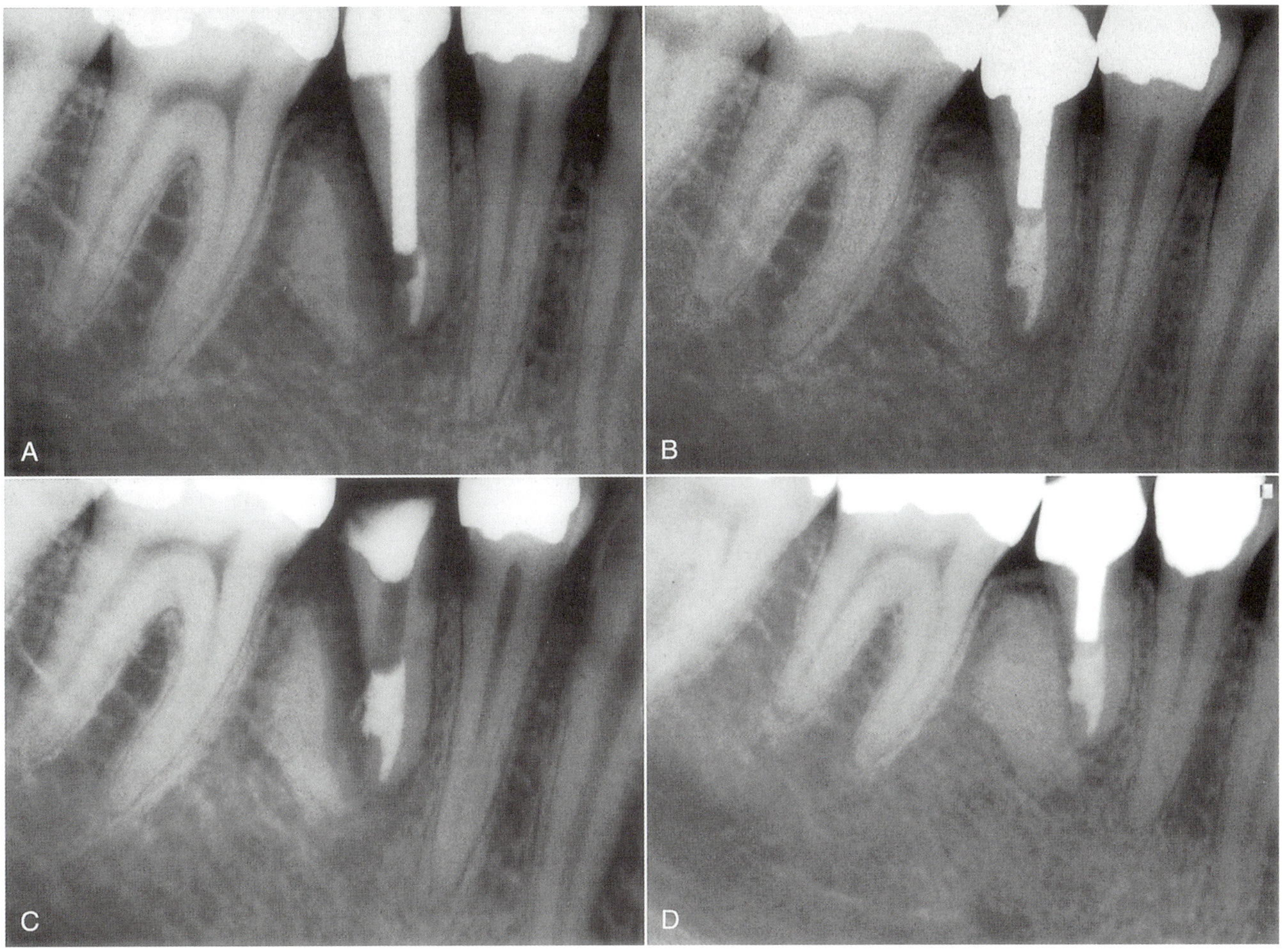

图7.13　A. 左下颌第二前磨牙术前根尖片显示存在桩侧穿。在牙齿远中面可探及牙周袋。B. 去除桩并使用MTA修补穿孔后的根尖片。C. 14个月后复查根尖片显示病变明显缩小。D. 5年后复查根尖片显示病变完全愈合。（由N. Chivian医生授权提供）

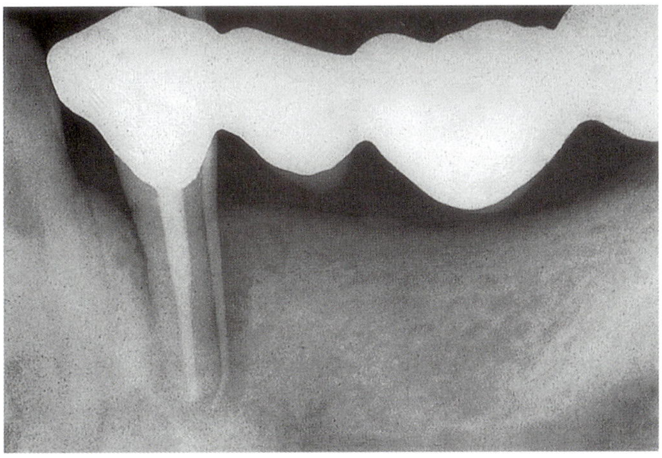

图7.14　左下颌第一前磨牙牙根纵裂，形成窄而深的骨缺损。牙胶尖可显示出病变的位置和程度。

和预后[62]。基于以上影响因素，牙周组织的反应可以出现从轻度炎症到广泛牙周组织破坏等不同程度的变化。

作用

重度牙周炎与肉芽组织的形成相关，肉芽组织内有防御细胞浸润，没有或仅有少量细菌。这一点与坏死牙髓组织不同，坏死牙髓内会有大量病原刺激物，主要是细菌及其产物，这些刺激物会引起牙周组织的病理改变。虽然教科书及文献已经指出牙周病损会导致牙髓感染甚至坏死[17]，但是这种反应尚未被完全证实（图7.15）。Seltzer等[17]认为暴露于口腔菌群的侧支根管会将毒性产物传入牙髓，引起牙髓萎缩、退化、炎症和吸收。与此相反，其他研究者发现牙周疾病与牙髓的炎症性反应之间几乎没有因果关系[23,39,66]。也有证据表明重度牙周炎症时，在根尖或靠近根尖处根面有菌斑形成会引起牙髓的感染和坏死[21]。

在一项为期3年的回顾性影像学研究中，Jansson等发现，对于存在感染根管的患者，其边缘骨丧失量是没有牙髓感染患者的大约3倍[67]。Jansson和

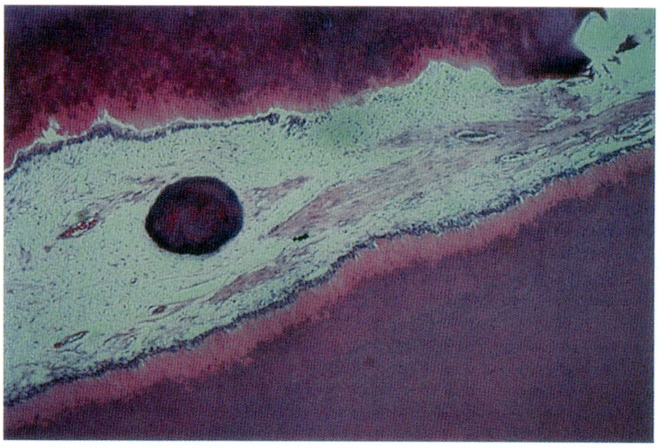

图7.15 重度牙周炎患牙的牙髓并未出现明显的萎缩、降解、炎症或吸收等变化[24]。

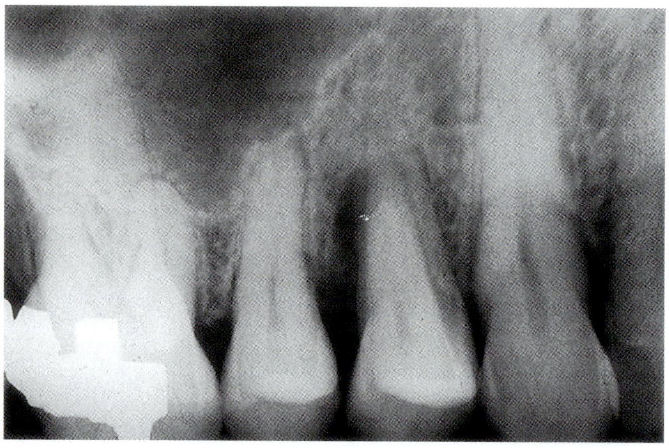

图7.16 右上颌根尖片显示在此区域内存在广泛的牙周炎症，伴有三角形骨吸收。前磨牙和尖牙存在颊舌侧骨板缺损。

Ehnevid在另一篇文章中研究了下颌磨牙牙髓感染对牙周探诊深度及根分叉病变的影响[68]。结果发现有牙髓感染的下颌磨牙在根分叉区域存在更多的附着丧失。作者认为出现这一结果是由于感染根管内的病原微生物通过下颌磨牙根分叉区域的副根管及牙本质小管进入牙周。与之相反，其他学者的研究没有发现边缘骨吸收与牙髓感染之间存在关联[69]。

深部刮治与根面平整会去除牙骨质，造成牙本质小管甚至是侧支根管开放。侵入性牙周治疗，如深部刮治切断根尖血管，也会导致牙髓坏死。

诊断牙髓-牙周病变的临床及影像学检查

临床医生必须对所获得的主观和客观检查进行系统分析，才能获得正确的诊断并实施恰当的治疗。仅依赖于某一项检查会导致误诊及实施不恰当的治疗。诊断检查要包括主观症状和体征，视诊和影像学检查，临床检查。

主观症状和体征

需要全面了解患者的病史，包括疼痛部位、持续时间、程度、频率、缓解疼痛的用药史等，这将有助于判断患者的主诉性质。一般来说，牙周疾病呈慢性，广泛性进程，通常疼痛轻微或没有明显疼痛。与之相反，牙髓和根尖周病变常较局限，更易引起急性症状，需服用止痛药。

视诊

对牙齿和牙龈组织的视诊检查能够提供对诊断有价值的初始信息。龋病，大面积充填体，牙冠变色等情况通常与牙髓病变有关。无明显冠部缺损，有菌斑、牙石以及广泛的牙龈炎或牙周炎提示存在牙周疾病。

影像学检查

牙周病变通常表现为自牙颈部向根尖方向扩展的角形牙槽骨丧失（图7.16）。与之相反，根尖病变引起根尖周组织破坏，很少会朝向冠方（CEJ）扩展（图7.17A）。角形骨丧失通常是牙周疾病的特征性表现，除此之外，颊侧或/和舌侧骨板缺损时，在骨丧失的水平处可以见到与牙齿和根管的明确界限。在鉴别牙髓来源病变和牙周来源病变时，局限或广泛的骨丧失是重要的影像学依据。牙周病变经常累及多颗牙（图7.16），虽然并非总是如此。与之相反，根尖病变通常局限在单颗牙，在对根管进行完善的清理、成形和充填后病变会愈合（图7.17B）。

临床检查

临床检查包括活力测试、叩诊、扪诊和牙周探诊。

活力测试

活力测试检查的结果通常是可靠的，但并非绝对。不可复性牙髓炎时，牙髓对冷或热刺激会产生过度反应。牙髓坏死的患牙通常对温度测试或电活力测试无反应。与之相反，患有牙周病变的患牙通常为活髓，牙髓反应正常。

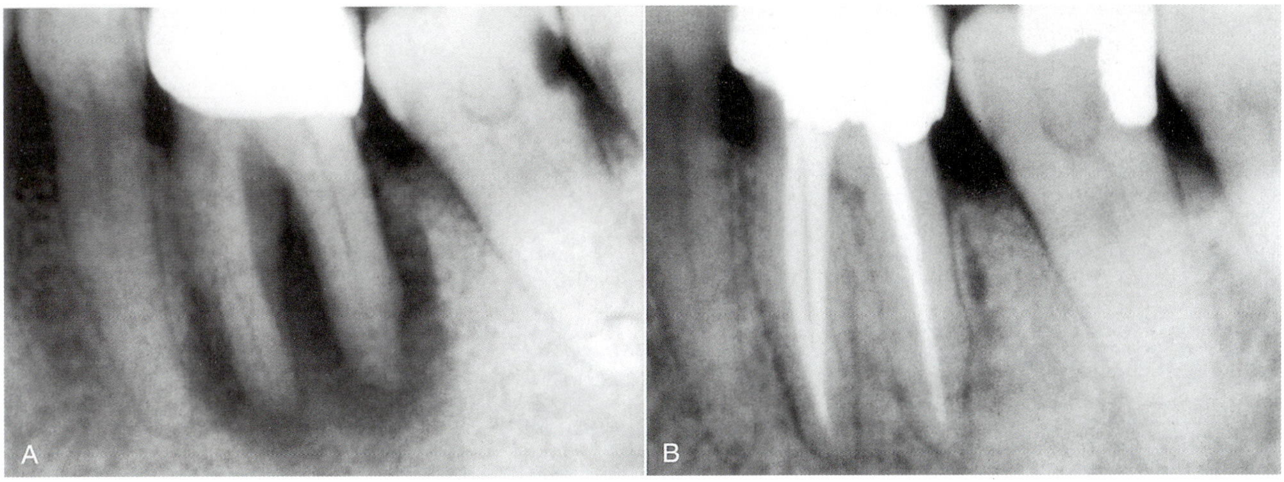

图7.17 A. 左侧下颌第一磨牙大面积根尖周病变，向釉牙骨质界（CEJ）扩展。B. 对根管系统进行彻底清理、成形和充填后病变愈合。

触诊和叩诊

冠方软组织触诊不适常提示存在牙龈炎或牙周炎。牙髓坏死的牙齿根尖区触诊不适提示存在根尖周病变。叩诊阳性时，在某种程度上表明牙周膜存在炎症反应（这种炎症反应可以来自牙髓或牙周病变）。但是，利用叩诊来鉴别两种疾病并不可靠。

探诊

来自于牙周病变的牙周袋通常较宽，一般不会扩展至患牙的根尖。但是牙髓来源的牙周袋常较窄，且通向侧支根管的开口或根尖孔。发育沟（图7.18）、牙根纵裂（图7.14）、釉珠（图7.19）可能会形成类似牙髓来源样病变的窄深牙周袋[70]。

牙髓－牙周病变的分型及鉴别诊断

牙周疾病和牙髓来源的根尖周病变均可以引起牙周病损如骨缺损、牙周袋，以及以肿胀和窦道、不适感等出现的软组织病变[57]。根据来源的不同，多名学者将病变分成数组[70-72]。牙周病损可以被分为3种原发类型：

- 牙髓来源
- 牙周来源
- 牙髓－牙周来源（真正的联合病变）

这种分类方法基于病变的发展途径，有助于深入理解不同类型病变的发病机制、临床症状体征、治疗及预后。在少数的病例中，长期的原发牙髓或牙周病损会转变为继发的联合病变。

原发于牙髓源性的牙周病损

牙髓/根尖周来源的牙周病损多见于存在牙髓坏死的单根牙（图7.20A）或牙髓部分坏死的多根牙（图7.11A、图7.12A和图7.17A）。患者可以有或没有不适症状。偶尔会有局部脓肿伴有肿胀。

视诊检查患牙存在可导致牙髓坏死的龋坏和/或大的充填体。影像学检查显示有与单颗牙相关的根尖周病变。牙齿对温度测试或电活力测试无反应。患牙对触诊和叩诊检查表现为疼痛或正常。牙周探诊除个别区域有窄牙周袋外，其他位置的探诊深度正常。自窦道口放入牙胶尖或使用牙周探针探查可以显示病损深度，通常到达根尖或侧支根管的开口处。

治疗和预后

牙髓来源的牙周病损可以被看作是向冠方扩展的根尖周病变，其来源是根管系统内的毒性物质（图7.20A）。这种病损并非真正的牙周袋，在对根管系统进行充分清理、成形和充填后，通常会完全愈合（图7.11B、图7.12B、图7.17B和图7.20B）。这种病损并不需要额外的牙周治疗，会很快消失，预后良好。

原发于牙周源性的牙周病损

牙周源性的牙周病损通常有广泛的牙龈炎和/或牙周炎，有大量菌斑堆积和/或牙石形成。除急性牙周脓肿外，患者通常没有明显症状。患牙可以有或

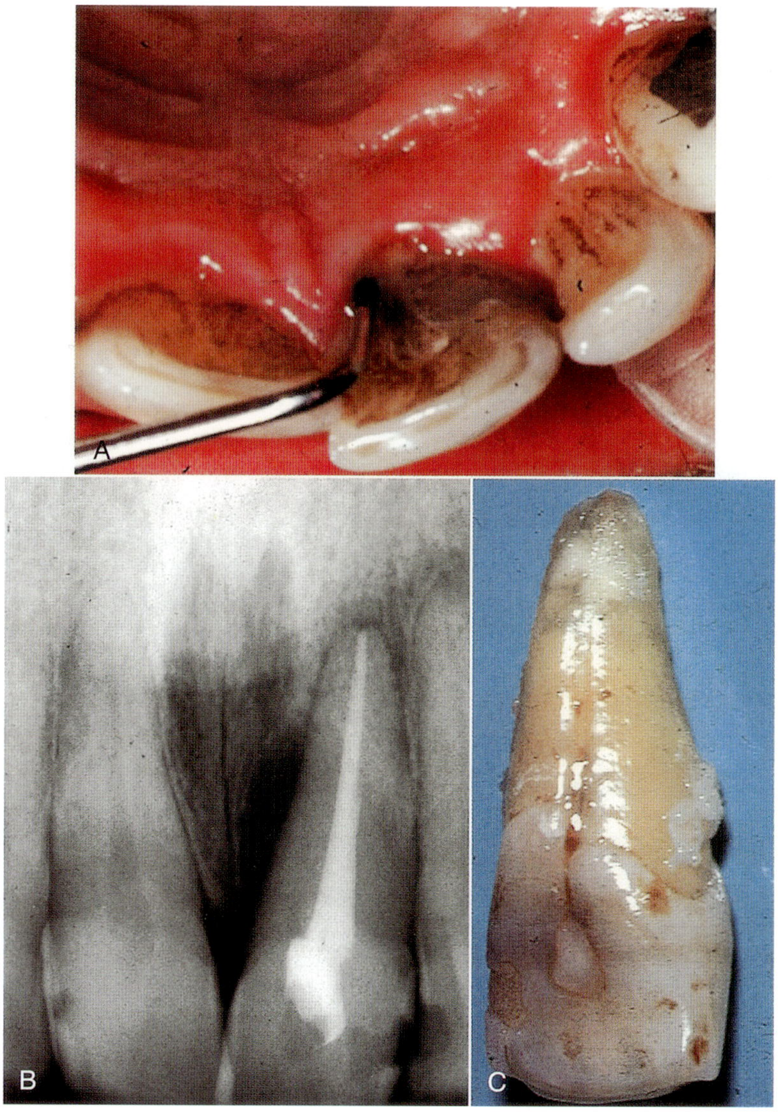

图7.18 A. 左侧上颌中切牙舌侧沟导致局部形成窄而深的牙周袋。B. 根尖片可见根尖周低密度影。由于牙周骨缺损无法控制，患牙最终被拔除（C）。

没有充填治疗史，常有不同程度的松动。影像学检查显示患牙及邻牙沿着根面方向存在广泛的水平骨吸收及垂直骨吸收（图7.21）。患牙对牙髓活力测试的反应在正常范围内。与牙髓来源的病损不同，牙周来源的病损宽大并呈V形[57]。探诊时，牙槽嵴顶处的深度在正常范围内，随后以“逐步深入”的形式，探诊深度增加。到达最低点后，探诊深度以“逐步升高”的形式在牙周袋的另一侧恢复到正常深度[70]。

治疗和预后

由于原发牙周源性的牙周病损并非牙髓/根尖周来源，根管治疗并不会见效。仅建议进行牙周治疗。这类病损的预后完全取决于牙周治疗。在多根牙偶尔会需要通过牙根切除或牙半切去除不能保留的牙根，此时需要将根管治疗作为牙周治疗的辅助手段。

原发于牙髓–牙周来源的牙周病损（真正的联合病变）

原发于牙髓–牙周来源的牙周病损，或称为真正的联合病变，有两个同时发生的病变，发生率远低于前两类病变。一个病变是来自坏死牙髓引起的独立的根尖周病变。另一个是向根尖周方向进展的独立存在的牙周病变（图7.22A）。根据各自病变的发展阶段，病变之间可以保持独立或互相连通。真正的联合病变常具有广泛牙龈炎和/或牙周炎的临床症状体征，无或仅有轻微不适。患牙可无或有充填治疗史，常有松动度。影像学检查显示患牙及邻牙可存在沿根面的广泛的水平骨吸收及垂直骨吸收，患牙根尖有独立的根尖病变。患牙对冷测、热测、电活力测试或备洞测试均无反应。与牙髓来源病变的不同之处在于，这类病损形态宽，呈V形[57]。对联合病变患牙进行牙周检查及探诊，病损具有牙周来源病变的特点，存在菌斑、牙石、牙周炎、宽阔圆锥形的牙周袋。

治疗及预后

真正联合病变的治疗包括牙髓治疗和牙周治疗（图7.22B）。患牙总的预后取决于各个独立病变的预后。如果根尖病变与牙周病变相连通，成功的根管治疗可以消除牙髓来源的病变，将联合病变转化为牙周来源的病变。因此，患牙的预后主要取决于牙周治疗的结果。但总体来说，这类病变的预后并不乐观。

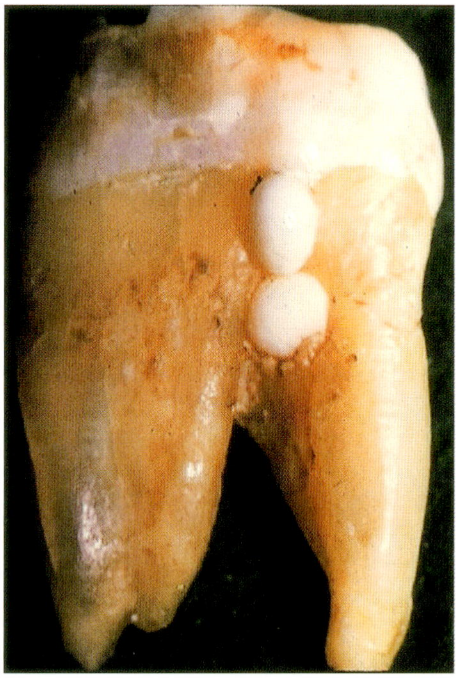

图7.19　多根牙的釉珠会造成窄而深的牙周袋，形态类似于牙髓来源病变。

继发性牙髓–牙周病损

理论上，长期持续的牙髓或牙周来源病损会转换为联合病变[71–72]。Hiatt曾推断长期存在的牙髓来源病损会自我发展为真正的牙周病损[73]。在转化为真正的联合病变后，除了根管治疗之外，也需要额外进行牙周治疗。然而，并没有证据表明这种转化会真正发生。临床观察显示，陈旧的牙髓来源病损在根管治疗之后能够痊愈，无须进行牙周治疗。虽然比较少见，但长期存在的牙周来源病损可能会造成牙髓坏死。如果出现这种情况，牙周病损就成为了真正的联合病变，需要同时进行根管治疗和牙周治疗。

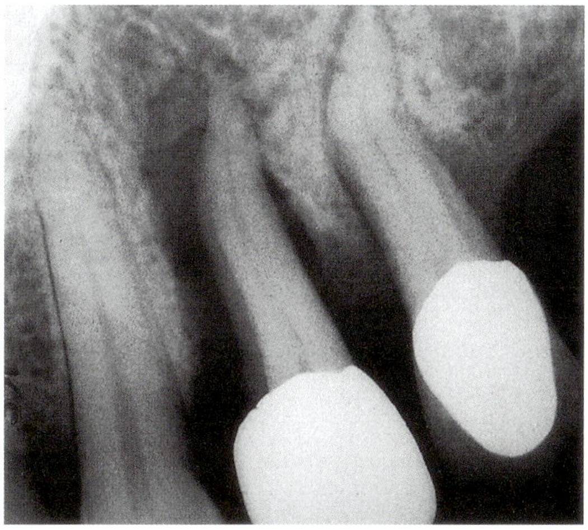

图7.21　左上颌前磨牙区域根尖片显示存在重度牙周病变，沿着牙根面有广泛的垂直和水平骨丧失。

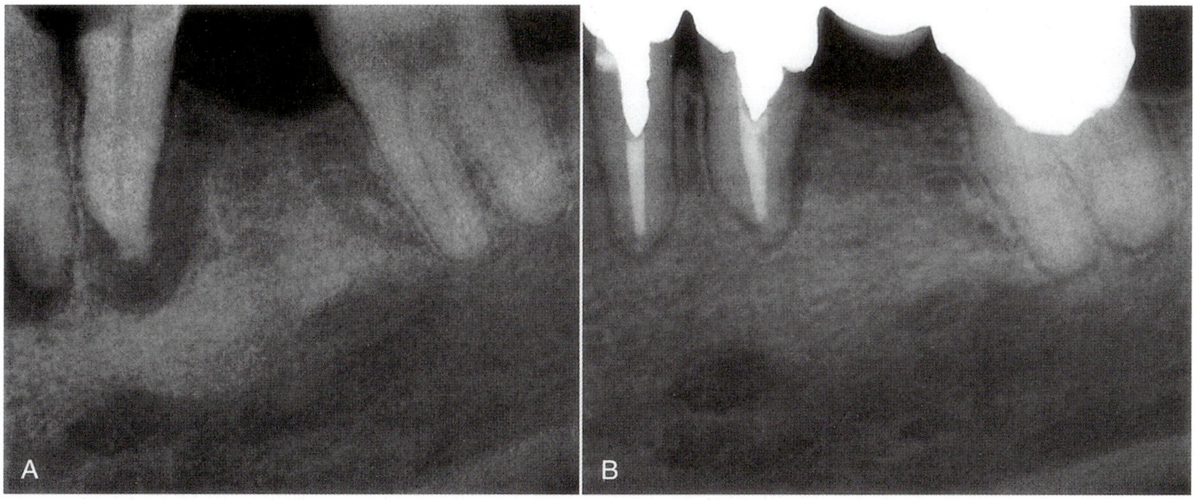

图7.20　A. 左下颌第二前磨牙牙髓坏死导致牙齿远中面出现牙周骨缺损。B. 对根管系统进行彻底的清理、成形和充填，1年后病变愈合。

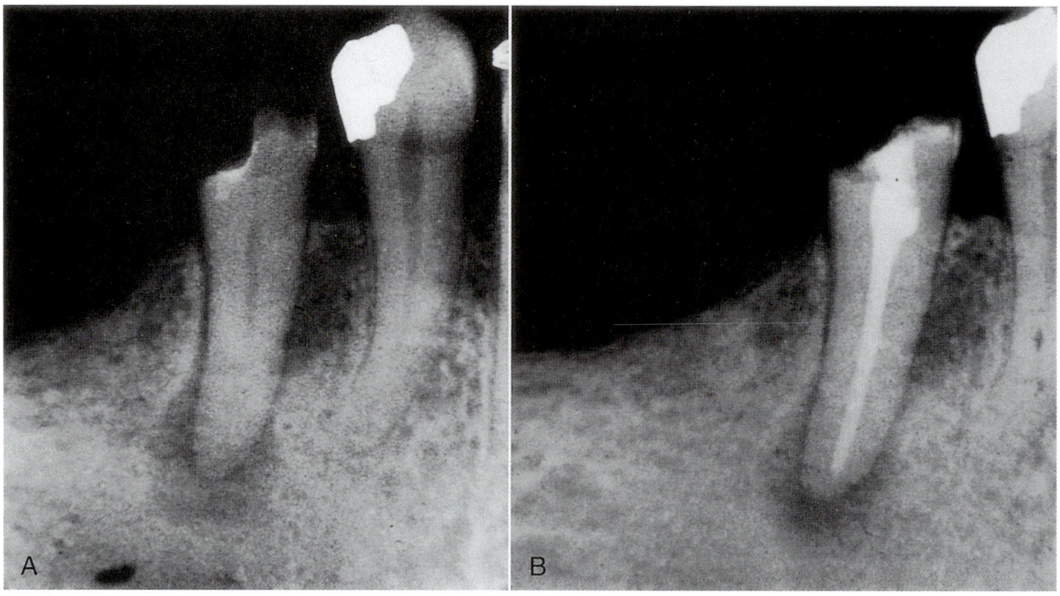

图7.22 A. 在下颌第二前磨牙可观察到真正的牙髓–牙周联合病变。B. 对患牙进行牙髓及牙周治疗，6个月复查病变有明显减轻。

参考文献

[1] Kakehashi S, Stanley HR, Fitzgerald RJ: The effects of surgical exposures of dental pulps in germ-free and conventional laboratory rats, *Oral Surg Oral Med Oral Pathol* 20:340, 1965.
[2] Bergenholtz G: Micro-organisms from necrotic pulp of traumatized teeth, *Odontol Revy* 25:347, 1974.
[3] Sundqvist G: Bacteriological studies of necrotic dental pulps, odontol doctoral dissertation no 7, Umeå, Sweden, 1976, University of Umeå.
[4] Möller ÅJR, Fabricius L, Dahlén G, et al: Influence on periapical tissues of indigenous oral bacteria and necrotic pulp tissue in monkeys, *Scand J Dent Res* 89:475, 1981.
[5] Fabricius L, Dahlén G, Öhman AE, et al: Predominant indigenous oral bacteria isolated from infected root canals after varied times of closure, *Scand J Dent Res* 90:134, 1982.
[6] Kantz WE, Henry CA: Isolation and classification of anaerobic bacteria from intact pulp chambers of non-vital teeth in man, *Arch Oral Biol* 19:91, 1974.
[7] Swanson K, Madison S: An evaluation of coronal microleakage in endodontically treated teeth. I. Time periods, *J Endod* 13:56, 1987.
[8] Madison S, Swanson K, Chiles S: An evaluation of coronal microleakage in endodontically treated teeth. II. Sealer types, *J Endod* 13:109, 1987.
[9] Madison S, Wilcox LR: An evaluation of coronal microleakage in endodontically treated teeth. III. In vivo study, *J Endod* 14:455, 1988.
[10] Torabinejad M, Ung B, Kettering JD: In vitro bacterial penetration of coronally unsealed endodontically treated teeth, *J Endod* 16:566, 1990.
[11] Magura ME, Kafrawy AH, Brown CE Jr, et al: Human saliva coronal microleakage in obturated root canals: an in vitro study, *J Endod* 17:324, 1991.
[12] Torabinejad M, Shabahang S: Pulp and periapical pathosis. In Torabinejad M, Walton RE, editors: *Endodontics: principles and practice*, ed 4, St Louis, 2009, Saunders/Elsevier.
[13] Seymour GJ: Possible mechanisms involved in the immunoregulation of chronic inflammatory periodontal disease, *J Dent Res* 66:2, 1987.
[14] Holland GR, Torabinejad M: The dental pulp and periradicular tissues. In Torabinejad M, Walton RE, editors: *Endodontics: principles and practice*, ed 4, St Louis, 2009, Saunders/Elsevier.
[15] Hess W: *The anatomy of the root canals of the teeth of the permanent dentition*, London, 1925, John Bale Sons, Danielsson.
[16] Green D: Morphology of the pulp cavity of the permanent teeth, *Oral Surg Oral Med Oral Pathol* 8:743, 1955.
[17] Seltzer S, Bender IB, Ziontz M: The interrelationship of pulp and periodontal disease, *Oral Surg Oral Med Oral Pathol* 16:1474, 1963.
[18] DeDeus DD: Frequency, location, and direction of the labial secondary and accessory canals, *J Endod* 1:361, 1975.
[19] Burch JG, Hulen S: A study of the presence of accessory foramina and the topography of molar furcations, *Oral Surg Oral Med Oral Pathol* 38:451, 1974.
[20] Vertucci FJ, Anthony RL: A scanning electron microscopic investigation of accessory foramina in the furcation and pulp chamber floor of molar teeth, *Oral Surg Oral Med Oral Pathol* 62:312, 1986.
[21] Langeland K, Rodrigues H, Dowden W: Periodontal disease, bacteria and pulpal histopathology, *Oral Surg Oral Med Oral Pathol* 37:257, 1974.
[22] Nicholls E: Lateral radicular disease due to labial branching of the root canal, *Oral Surg Oral Med Oral Pathol* 16:837, 1963.
[23] Czarnecki R, Schilder H: A histological evaluation of the human pulp in teeth with varying degrees of periodontal disease, *J Endod* 5:242, 1979.
[24] Torabinejad M, Kiger RD: A histologic evaluation of dental pulp tissue of a patient with periodontal disease, *Oral Surg Oral Med Oral Pathol* 59:198, 1985.
[25] Pineda F, Kuttler Y: Mesiodistal and buccolingual roentgenographic investigation of 7,275 root canals, *Oral Surg Oral Med Oral Pathol* 33:101, 1972.
[26] Mjör IA, Nordahl I: The density and branching of dentinal tubules in human teeth, *Arch Oral Biol* 41:401, 1996.
[27] Garberoglio R, Brännström M: Scanning electron microscopic investigation of human dentinal tubules, *Arch Oral Biol* 21:355, 1976.
[28] Ando N, Hoshino E: Predominant obligate anaerobes invading the deep layers of root canal dentine, *Int Endod J* 23:20, 1990.
[29] Armitage GC, Ryder MI, Wilcox SE: Cemental changes in teeth with heavily infected root canals, *J Endod* 9:127, 1983.
[30] Sen BH, Piskin B, Demirci T: Observation of bacteria and fungi in infected root canals and dentinal tubules by SEM, *Endod Dent Traumatol* 11:6, 1995.
[31] Horiba N, Maekawa Y, Matsumoto T, et al: A study of the distribution of endotoxin in the dentinal wall of infected root canals, *J Endod* 16:331, 1990.
[32] Akpata ES, Blechman H: Bacterial invasion of pulpal dentin wall in vitro, *J Dent Res* 61:435, 1982.
[33] Haapasalo M, Ørstavik D: In vitro infection and disinfection of dentinal tubules, *J Dent Res* 66:1375, 1987.
[34] Ørstavik D, Haapasalo M: Disinfection by endodontic irrigants and dressings of experimentally infected dentinal tubules, *Endod Dent Traumatol* 6:142, 1990.
[35] Siqueira JF Jr, de Uzeda M, Fonseca MEF: A scanning electron microscopic evaluation of in vitro dentinal tubule penetration by selected anaerobic bacteria, *J Endod* 22:308, 1996.
[36] Perez F, Rochd T, Lodter J-P, et al: In vitro study of the penetration of three bacterial strains into root dentine, *Oral Surg Oral Med Oral Pathol* 76:97, 1993.
[37] Peters LB, Wesselink PR, Buijs JF, et al: Viable bacteria in root dentinal tubules of teeth with apical periodontitis, *J Endod* 27:76, 2001.
[38] Muller CJ, Van Wyk CW: The amelo-cemental junction, *J Dent Assoc S Afr* 39:799, 1984.
[39] Bergenholtz G, Lindhe J: Effect of experimentally induced marginal periodontitis and periodontal scaling on the dental pulp, *J Clin Periodontol* 5:59, 1978.
[40] Walton RE, Leonard L, Sharawy M, et al: Effects on pulp and dentin of iontophoresis of sodium fluoride on exposed roots in dogs, *Oral Surg Oral Med Oral Pathol* 48:454, 1979.
[41] Pashley DH: Dynamics of the pulpo-dentin complex, *Crit Rev Oral Biol Med* 7:104, 1996.
[42] Nagaoka S, Miyazaki Y, Liu HJ, et al: Bacterial invasion into dentinal tubules of human vital and nonvital teeth, *J Endod* 21:70, 1995.
[43] Siqueira JF, Rocas I: Endodontic microbiology. In Torabinejad M, Walton RE, editors: *Endodontics: principles and practice*, ed 4, St Louis, 2009, Saunders/Elsevier.

[44] Baumgartner JC: Microbiologic aspects of endodontic infections, *J Calif Dent Assoc* 32:459, 2004.
[45] Molven O, Olsen I, Kerekes K: Scanning electron microscopy of bacteria in the apical part of root canals in permanent teeth with periapical lesions, *Endod Dent Traumatol* 7:226, 1991.
[46] Dahle UR, Tronstad L, Olsen I: Observation of an unusually large spirochete in endodontic infection, *Oral Microbiol Immunol* 8:251, 1993.
[47] Siqueira JF Jr, Rocas IN, Souto R, et al: Checkerboard DNA-DNA hybridization analysis of endodontic infections, *Oral Surg Oral Med Oral Pathol Oral Radiol Endod* 89:744, 2000.
[48] Rocas IN, Siqueira JF Jr, Santos KR, et al: "Red complex" (*Bacteroides forsythus, Porphyromonas gingivalis,* and *Treponema denticola*) in endodontic infections: a molecular approach, *Oral Surg Oral Med Oral Pathol Oral Radiol Endod* 91:468, 2001.
[49] Jung IY, Choi BK, Kum KY, et al: Identification of oral spirochetes at the species level and their association with other bacteria in endodontic infections, *Oral Surg Oral Med Oral Pathol Oral Radiol Endod* 92:329, 2001.
[50] Siqueira JF, Sen BH: Fungi in endodontic infections, *Oral Surg Oral Med Oral Pathol Oral Radiol Endod* 97:632, 2004.
[51] Sen BH, Piskin B, Demirci T: Observations of bacteria and fungi in infected root canals and dentinal tubules by SEM, *Endod Dent Traumatol* 11:6, 1995.
[52] Nair PNR, Sjogren U, Krey G, et al: Intraradicular bacteria and fungi in root-filled, asymptomatic human teeth with therapy resistant periapical lesions: a long term light and electron microscopic follow-up study, *J Endod* 16:580, 1990.
[53] Waltimo TM, Siren EK, Torkko HL, et al: Fungi in therapy-resistant apical periodontitis, *Int Endod J* 30:96, 1997.
[54] Contreras A, Nowzari H, Slots J: Herpes viruses in periodontal pocket and gingival tissue specimens, *Oral Microbiol Immunol* 15:15, 2000.
[55] Sabeti M, Simon JH, Nowzari H, et al: Cytomegalovirus and Epstein-Barr virus active infection in periapical lesions of teeth with intact crowns, *J Endod* 29:321, 2003.
[56] Contreras A, Slots J: Herpesvirus in human periodontal disease, *J Periodont Res* 35:3, 2000.
[57] Bergenholtz G: Interrelationship between periodontics and endodontics. In Lindhe J, editor: *Textbook of clinical periodontology*, Copenhagen, 1983, Munksgaard.
[58] Bender IB, Seltzer S: The effect of periodontal disease on the pulp, *Oral Surg Oral Med Oral Pathol* 33:458, 1972.
[59] Kinane DF: Causation and pathogenesis of periodontal disease, *Periodontol 2000* 25:8, 2001.
[60] Socransky S, Haffajee A: Evidence of bacterial aetiology: a historical perspective, *Periodontol 2000* 5:7,1994.
[61] Zambon JJ: Periodontal diseases: microbial factors, *Ann Periodontol* 1:879, 1996.
[62] Page RC, Offenbacher S, Schroeder HE, et al: Advances in the pathogenesis of periodontitis: summary of developments, clinical implications and future directions, *Periodontol 2000* 14:216, 1997.
[63] Page RC, Kornman KS: The pathogenesis of human periodontitis: an introduction, *Periodontol 2000* 14:9, 1997.
[64] Hart TC, Kornman KS: Genetic factors in the pathogenesis of periodontitis, *Periodontol 2000* 14:202, 1997.
[65] Schenkein HA, Van Dyke TE: Early-onset periodontitis: systemic aspects of etiology and pathogenesis, *Periodontol 2000* 6:7, 1994.
[66] Mazur B, Massler M: Influence of periodontal disease on the dental pulp, *Oral Surg Oral Med Oral Pathol* 17:592, 1964.
[67] Jansson L, Ehnevid H, Lindskog S, et al: The influence of endodontic infection on progression of marginal bone loss in periodontitis, *J Clin Periodontol* 22:729, 1995.
[68] Jansson L, Ehnevid H: The influence of endodontic infection on periodontal status in mandibular molars, *J Clin Periodontol* 69:1392, 1998.
[69] Miyashita H, Bergenholtz G, Gröndahl K: Impact of endodontic conditions on marginal bone loss, *J Clin Periodontol* 69:158, 1998.
[70] Harrington GW: The perio-endo question: differential diagnosis, *Dent Clin North Am* 23:673, 1979.
[71] Simon JHS, Glick DH, Frank AL: The relationship of endodontic-periodontic lesions, *J Clin Periodontol* 43:202, 1972.
[72] Rotstein I, Simon JHS: Diagnosis, prognosis and decision-making in the treatment of combined periodontal-endodontic lesions, *Periodontol 2000* 34:165, 2004.
[73] Hiatt W: Pulpal periodontal disease, *J Clin Periodontol* 48:598, 1977.

CHAPTER 8

第8章　牙纵裂

Longitudinal tooth fractures

章节大纲

发生率	**牙隐裂**
分类	**牙劈裂**
釉质裂纹	**牙根纵裂**
牙尖折裂	

学习目标

阅读本章后，学生应该能够：

1. 定义和区分釉质裂纹、牙尖折裂、牙隐裂、牙劈裂以及牙根纵裂。
2. 描述这些牙体折裂的原因。
3. 列举和描述牙本质折裂的5个注意事项（特征）。
4. 从发生率、发病机制、临床表现、病因、诊断、治疗、预后及预防几方面来大致描述5种牙体折裂。
5. 鉴别患有疑难牙体折裂需要转诊的患者。

牙隐裂等相关疾病以及牙根纵裂，是指随时间推移，发生在牙冠和/或牙根的纵向折裂。与多发生在前牙，由撞击性创伤引起的横向折裂是不同的。所有的牙齿都可发生纵向折裂，其发生的原因多是咬合压力及牙科中的某些操作造成的。纵向，既表明折裂方向呈垂直向，也意味着折裂随时间推移而形成[1]。

目前，对于牙纵裂的研究相对较少，尤其是在与诊断和治疗相关的临床研究领域。大多数的治疗方法是依据传统观念来制订[2,3]。因此，很多推荐的方法只是以经验为基础，而没有被临床对照实验所证实。这一章节主要讲述了随时间推移，沿冠根垂直向或牙体长轴方向形成的纵裂[1,4]。

牙纵裂的治疗是具有挑战性的。有时这种折裂并不难诊断或处理，但有时折裂又是灾难性的以至于患牙须拔除。尽管如此，在诊断和治疗都存在相当困难的情况下，这些患者可以考虑转诊。

发生率

牙纵裂的发生率是在增长的。这种不幸现象的原因有很多。其中之一就是随着牙齿拔除数量的减少，老年患者口内存留牙齿增多。因此更多的牙齿经历了复杂的治疗程序，在口内存留的时间延长。这些程序包括修复和牙髓治疗都会去除一定量的牙本质，从而减弱了牙体的内部强度。最近，研究者认为过度使用EDTA、漂白剂和氢氧化钙也与牙纵裂的发生有关[5–7]。但在近年的一篇系统评价中，对于使用氢氧化钙1个月或更少时间是否会产生不良影响并无定论[8]。同时，牙齿也可吸收超过牙本质强度并逐渐改变牙齿结构的外部力量，通常是咬合力。当破坏性力量超过牙本质或牙釉质的弹性极限时，折裂就会发生[9]。因此，牙齿存留的时间越长及其承受的力越多，最终发生折裂的概率越大。另一个发生率增长的原因是临床医生对牙纵裂意识的增强以及对牙纵裂诊断和鉴别能力的增强。当然这种折裂并不仅仅局限于老年患者，也并不仅仅发生在经过修复和牙髓治疗的牙齿上[10–13]。

分类

牙纵裂共分为5类。按程度由轻到重分为：（1）釉质裂纹；（2）牙尖折裂；（3）牙隐裂；（4）牙劈裂；（5）牙根纵裂。尽管这些折裂各不相同，但在临床研究中经常被混淆或合并[14-18]。这会引起误会，导致不正确的诊断和不合适的治疗。这些分类都可以被称为垂直向裂纹或折裂，但每一种分类从发生率、发病机制、临床表现、病因、诊断、治疗、预后及预防来讲都是各异的。对这些区别的分析有利于未来流行病学研究，而流行病学研究的目的在于找到防止牙纵裂的更好方法。表8.1从研究结果、诊断方法和治疗几方面来鉴别5种疾病类别。读者可在阅读本章时参考此表。

折裂主要发生在两个区域，牙冠和牙根。不管哪个区域都有可能是折裂发生的起始点或折裂的主要破坏区域。发生在牙冠（通常向牙根延伸）时，这些损伤通常以釉质裂纹、牙尖折裂、牙隐裂或牙劈裂的形式存在（图8.1），后三者通常（延伸）至牙根。发生在牙根时表现为牙根纵裂（图8.2）。牙纵裂发生的部位与分离的折裂片通常决定了采取何种临床决策与治疗手段[4]。

釉质裂纹

釉质裂纹很常见，尤其见于成人恒牙（框图8.1）。在后牙，裂纹通常越过边缘嵴分布于颊舌侧表面，在前牙表现为从切端到牙颈部的垂直性长裂纹（图8.3）。釉质裂纹仅局限于牙釉质[2-3,14]。

釉质裂纹会自然发生，但有修复史和撞击性创伤史的患者其发生率增加。目前尚不明确釉质裂纹是否会引发牙本质折裂（可能性较小）。除了经常会与牙隐裂混淆以外，釉质裂纹并不重要。

表8.1 牙纵裂的分类

	釉质裂纹	牙尖折裂	牙隐裂	牙劈裂	牙根纵裂
部位	仅釉质 一般在边缘嵴	牙冠和牙根颈缘	仅牙冠或牙冠至牙根扩展（深度不一）	牙冠和牙根；扩展至邻近表面	仅牙根
方向	骀龈向	近远中向和颊舌向	近远中向	近远中向	颊舌向
起始点	骀面	骀面	骀面	骀面	牙根（任意水平）
病因	骀力，热应力	薄弱牙尖，不良习惯	不良习惯，薄弱牙体组织	不良习惯，薄弱牙体组织	楔入性根管桩，根管充填力，根部牙本质过度去除
症状	无症状	尖锐的咀嚼痛和冷刺激痛	高度多样化	咀嚼痛	无症状或轻微
体征	无	无明显体征	多样化	分离的折裂片，牙周脓肿	多样化
鉴别	直视，透照法	直视，去除修复体	咬诊，去除修复体	去除修复体	翻瓣和透照法
诊断方法	无	可见的折裂牙尖，咬诊，透照法	透照法，染色法，撬动产生楔力（未完全折裂），单独或窄的牙周探诊，咬诊，显微放大	楔形折裂片（分离的）	翻瓣和透照法
治疗	无须治疗，美学治疗	去除牙尖和/或修复	根据牙髓和根尖周诊断判断是否行根管治疗，全牙尖覆盖修复	多样化，必须去除折裂片并修复或拔除	去除折裂牙根或拔牙，固定和/或活动桥修复，种植修复
预后	很好	很好	可疑或不良	难以保留完整牙体，去除折裂片后预后不定	折裂牙根保留无望
预防	无须预防	保守的Ⅱ类修复，冠部保护（薄弱牙尖覆盖）	摒除不良习惯（如咀嚼冰块），冠部保护（薄弱牙尖覆盖）	摒除不良习惯，冠部保护（薄弱牙尖覆盖）	最小化根部牙本质磨除量，避免楔入性根管桩，减少充填压力

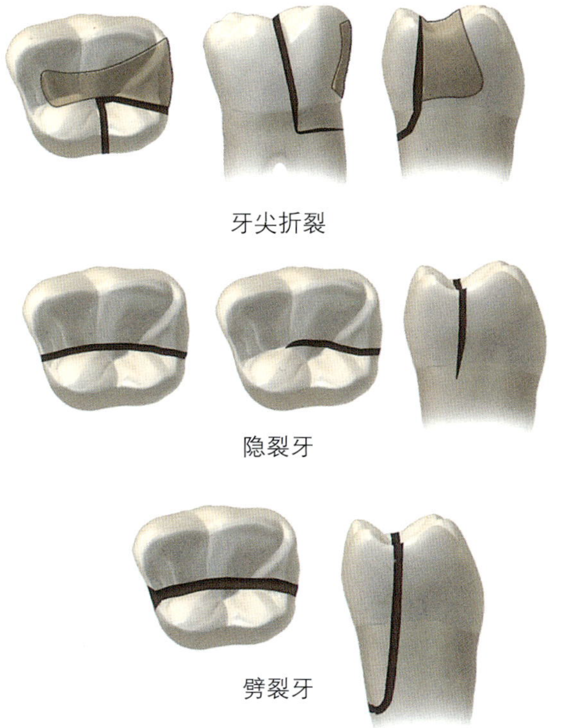

图8.1 源于船面并扩展至牙根的3种不同折裂类型。

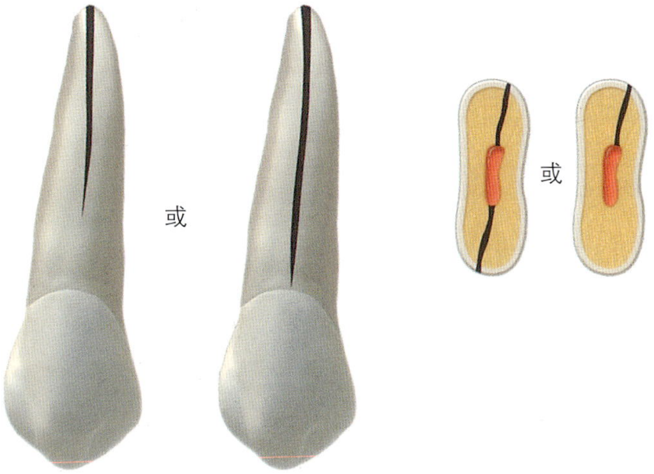

图8.2 这种折裂发生并止于牙根。折裂通常会扩展到颊面和舌面，但可能并不同时扩展到颊舌两面或从根尖扩展到牙颈部。

牙尖折裂

牙尖折裂相对容易诊断和治疗，通常预后较好（表8.1）。

发生率

牙尖折裂较本章讨论的其他主要的疾病更为常见，所幸的是牙尖折裂的损害性最小并且最容易处理[2-3]。这类折裂常见于有着大面积龋或大面积修复体但无法保护薄弱牙尖的牙齿上[19]。

框图8.1 牙纵裂的注意事项

患者须被告知以下事实：

1. 牙纵裂并不是诊断，而是表现。未与髓腔相通的牙纵裂并不影响牙髓和根尖周病的诊断。而与牙髓相通的牙纵裂会导致细菌感染，从而影响牙髓和根尖周病的诊断。
2. 牙纵裂由过度的力导致，这些力通常是（并不总是）长期的力。
3. 是否存在牙折裂及折裂的程度在临床上很难确定，因为这些折裂通常非常细小且在它们发展之前并不明显。折裂线也可能隐藏在充填体、骨及牙龈下面，甚至翻瓣后都不可见。
4. 随着时间的推移，折裂表面易被着色而变得更明显。
5. 尽管开始的时候很细小，折裂依然有发展的趋势，这种发展可能很缓慢。这就类似于发生在挡风玻璃上的细小裂纹在几个月或几年后会变长。
6. 在折裂发生的早期，体征和症状通常并不显现，但几个月、几年或几十年后会变得明显。

发病机制

牙尖折裂与牙尖缺少支持有关，特别是在当因大面积龋而造成牙体组织缺损后放置了修复体时。另一种容易与之混淆的牙尖折裂是由外伤引起，常是向上击打下颌引起上下颌牙齿间的猛烈撞击。这类折裂即刻发生（也就是说不是随时间逐渐形成的），所以即使最终结果会造成一颗或多颗牙尖的缺失，但严格意义上来讲它们不属于牙纵裂这个类型。如前所述，“纵向”这个术语，既表明折裂方向呈垂直向，也意味着折裂是随时间推移而形成的。幸运的是，这种情况不常见。一次外伤可能会造成折裂或几颗牙尖的缺失，特别是上颌前磨牙。

临床表现

牙尖折裂通常和薄弱牙尖相连的脆弱边缘嵴有关。这种情况下减弱了牙本质对牙尖的支持，而这种支持主要由边缘嵴提供[20]。在磨牙，牙尖折裂涉及一颗或两颗牙尖。一颗牙尖的折裂包括近远中向和颊舌向的折裂（图8.4）。因此，折裂线（图8.1）跨过边缘嵴，向下延伸至颊沟或舌沟，一般延伸至牙颈部并与龈缘平齐（或延伸至龈下，这种情况更为常见）。如果牙尖折裂包括了两颗牙尖，折裂线包括近中向和远中向，并不包括颊向或舌向。两颗近中或两颗远中牙尖很少同时折裂。

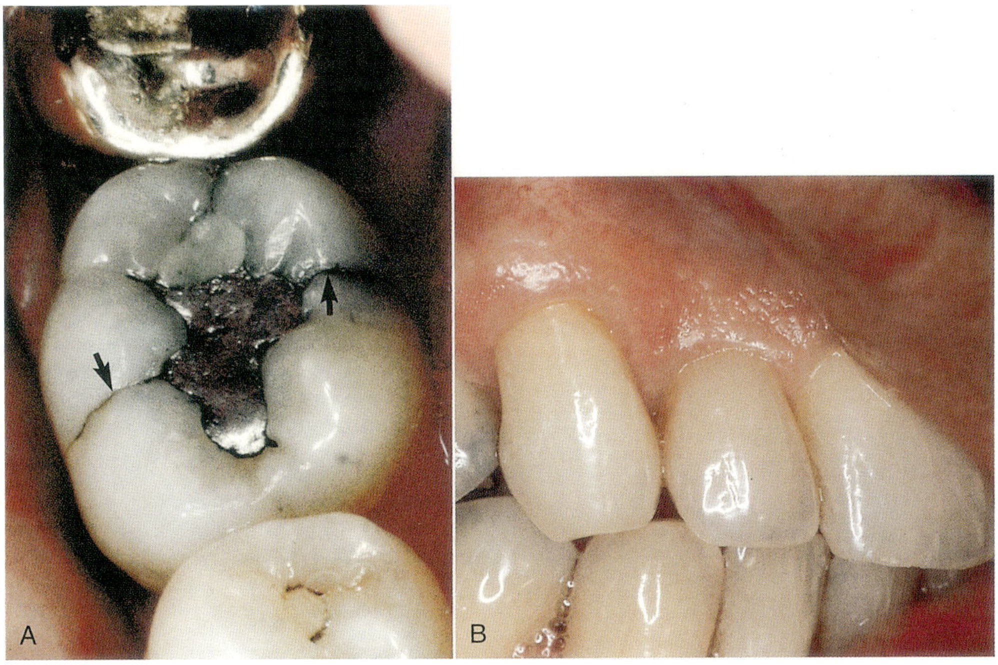

图8.3 釉质裂纹很常见。裂纹局限在牙釉质并不延伸至牙本质。A. 这个磨牙显示出跨过边缘嵴的釉质裂纹并且穿过颊沟和舌沟（箭头所示）。B. 垂直的釉质裂纹常见于前牙，特别是老年患者。

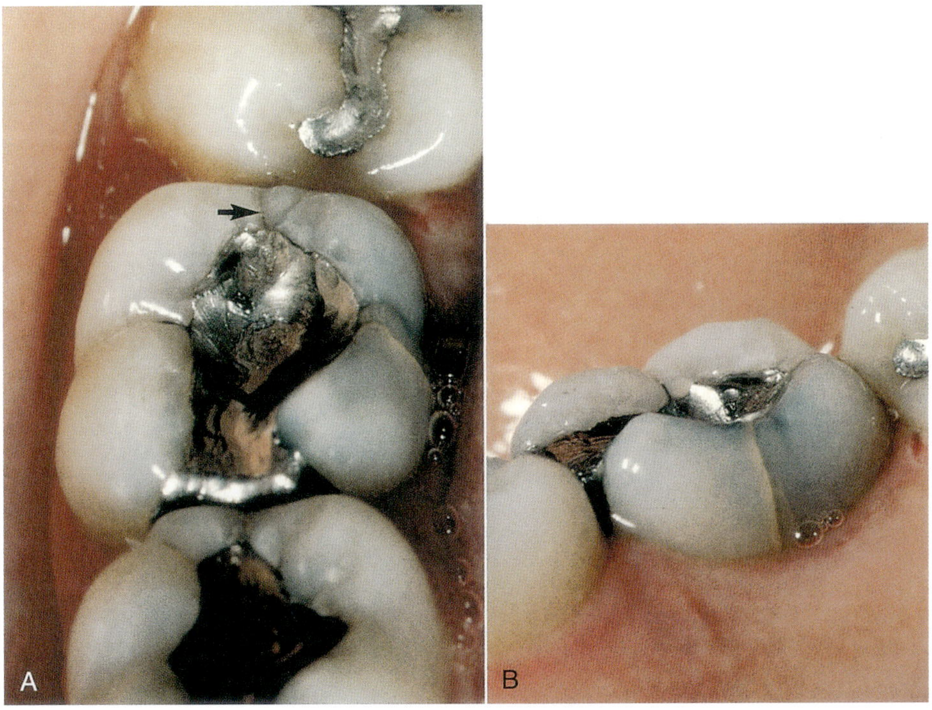

图8.4 牙尖折裂。A. 这类折裂常与 II 类修复有关，延伸跨过至少一个边缘嵴（箭头所示），并常常向下延伸至舌面或颊面。B. 这些折裂随着时间的推移被着色，通常会有症状，并会阻止光透照。

牙尖折裂是从窝洞船面洞底的线角开始（图8.5）。这种损害一般包括上皮附着部分，通常延伸不超过牙根的颈1/3[21]。通常牙髓不会暴露，特别是在有着较小髓腔的老年人的牙齿上。

病因

有大面积邻面深龋或随之 II 类修复治疗的病史，是该病发生的典型病因。这些牙尖折裂偶尔也发生于未修复的有着大面积潜行性龋的牙齿上。

诊断

主观表现

患者主诉通常是咀嚼时短暂而尖锐的疼痛，对温度变化特别是冷刺激敏感。通常咀嚼释放时疼痛

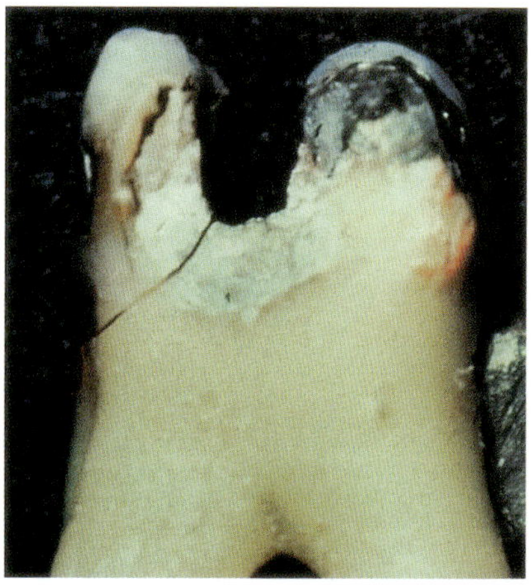

图8.5 牙尖折裂。典型的折裂发生在洞的线角到牙颈部表面。

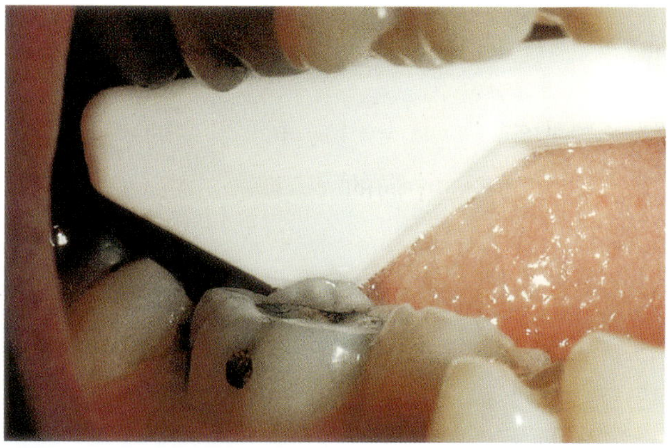

图8.6 专用咬诊器械，例如Tooth Slooth，当患者用对颌牙研磨时，将其放于一颗牙尖上。在施加压力或压力释放下的锐痛表明牙尖折裂或牙隐裂。

更明显（不是在牙齿咬紧时，而是牙齿在咀嚼接触后分开时）。无剧痛和自发痛，只有遇到刺激才会发生疼痛。有趣的是，当牙尖最终折裂时，症状通常会缓解。

客观检查

最有参考性的检查是咬诊[13]。患者可以咬在棉签、橡胶抛光（Burlew）轮或咬诊专用器械（Tooth Slooth或Frac Finder）（图8.6）上进行检查。当咬合力集中于折裂牙尖或快速张嘴时会引起疼痛[22]。除非牙髓长时间暴露于细菌环境从而可能导致牙髓坏死外，患者通常对牙髓测试敏感。

影像学表现

放射图像没有太大用处，因为牙尖折裂一般在放射图像上通常是不可见的。

其他表现

通常需要去除修复体来观察下面的牙本质。这时折裂可能容易被观察到，或者通过染色或透照法显现[23-24]。时间较久的折裂可能已经被染色了（图8.4）。牙尖折裂线通常起源于洞底的线角。用手术显微镜能很容易地观察到。

治疗

通常不保留折裂牙尖。去除折裂牙尖，视情况对牙齿进行修复治疗。修复体可能是延伸至根方或折裂边缘的3/4冠或全冠。因为牙髓一般没有暴露，所以通常不需要根管治疗。偶尔也不需要修复治疗，牙齿可以在缺失一颗牙尖的状态下继续行使功能。

如果折裂的牙尖不移动，折裂线可能没有延伸至龈下的牙根表面。这种情况下，折裂的牙尖可以不去除，应行修复治疗来加强牙尖强度并固定折裂片。

预后

由于牙尖折裂一般较表浅，所以有良好的远期预后。偶尔折裂会变深至牙龈附着之下，治疗会变得更有难度。深度增加的牙尖折裂的治疗方法将在本章稍后讲述。

预防

避免去除过多牙本质。修复体的宽度，尤其是深度应尽量小[25]。楔形的修复体，比如嵌体，需要足够的牙本质支持。应该降低薄弱牙尖或将其覆盖；银汞合金和金的高嵌体都具有抗折性[26-28]。用于牙釉质或牙本质粘接并放置不合适的复合树脂修复体在聚合作用下会过度收缩。这种收缩作用可能使牙尖移动并变得脆弱，致使它们对咬合力和折裂更敏感。

对于修复治疗而言，冠边缘上方保留1～2mm的牙本质肩领最为重要[29-32]。

对于树脂粘接来说，如果使用专业特殊技术，则能加固脆弱的牙尖[33-35]。然而，在发生牙尖折裂方面，树脂复合材料与银汞合金是一样的[36-39]。因此，粘接的修复体只能提供暂时的加固作用[40]。

牙隐裂

牙隐裂定义为从牙冠延伸至龈下的不完全牙齿折裂，通常是近远中向的[12]。折裂可能通过一侧或两侧边缘嵴并延伸至邻面。折裂仅限于牙冠内或者也可能向邻近牙根延伸（表8.1）。牙隐裂也被称为不完全（青枝）折裂，这表明了它们折裂的形式[14,23,41]。牙隐裂是牙尖折裂的变异，但其折裂线更集中分布于𬌗面（图8.1）。牙隐裂的影响更严重，因为这些折裂线的范围更集中并且折裂方向更趋向于根方（表8.1）。

发生率

牙隐裂的发生率尚不明确但明显在上升[14,42,43]。研究表明，在转诊给牙髓病专科医生的患者中，有10%的牙齿有一个或两个边缘嵴隐裂[43]。尽管牙隐裂可以发生于任何年龄的成年人，但是它们主要见于老年患者[10,12]。尽管隐裂牙通常很少或根本没有经过修复治疗，但修复体的长度和复杂度是其相关因素[12,14]。多年的咀嚼，特别是对硬物的咀嚼，也是一个相关因素。持续和反复作用力最终会引起牙体组织的疲劳，从而将导致细小裂纹，且裂纹会持续扩展[44]。

研究表明，牙隐裂最常发生于下颌第二磨牙（包括已修复和未修复的），其次是下颌第一磨牙，再次是上颌第二磨牙或上颌前磨牙[12-13,43,45]。前牙偶尔会发生真性裂纹，通常是由外伤或修复体而导致的牙体组织脆弱引起的。隐裂很少发生在下颌前磨牙。此外，进行过Ⅰ类修复的牙齿，特别是磨牙，它们发生的折裂频率和进行过Ⅱ类修复的牙齿是一样的。因此，牙隐裂发生并不总是由于开髓通路预备、龋或修复治疗导致的牙体组织的损害[22,46]。曾经有人推测经过根管治疗后的牙齿更脆弱，因此更易折裂。然而，相关证据并不支持这个假设[20,47-51]。

发病机制

如前所述，牙隐裂的发生常常取决于时间和患者的习惯。显然，超过牙本质强度的力是疾病发生的主要原因。这些力在后牙区较大（如更靠近下颌骨支点的位置），将引起“胡桃夹”效应[12,52]。

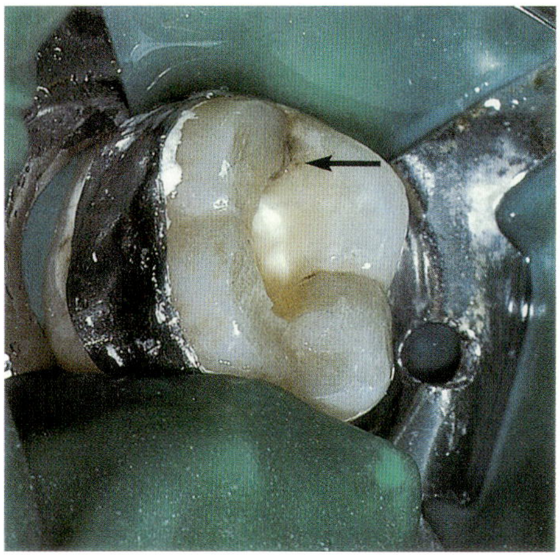

图8.7 牙隐裂。裂纹沿着洞底延伸并跨过两侧边缘嵴，在远中更明显（箭头所示）。近远中向的裂纹目前最常见。

尽管𬌗面解剖特点（深裂纹或突出的或功能性牙尖）和咬合功能紊乱会导致牙齿更易发生隐裂，但这些因素仅仅是推测，因为没有相关证据来证明其与牙隐裂相关。

临床表现

牙齿上的裂纹几乎总是近远中向的[12]（图8.7），尽管下颌磨牙偶尔（罕见地）有朝向颊舌面的裂纹。由于磨牙颊面和舌面上的裂纹易被肉眼看到，所以经常会被误诊为颊舌向的牙隐裂（图8.3A），但是它们实际上是沿着颊沟和舌沟形成的釉质裂纹。

裂纹跨过一侧或两侧边缘嵴是它的一个临床特征。裂纹一般朝颊舌侧并发展至根面，通常为舌侧。因为折裂从𬌗面开始，所以裂纹从𬌗面向牙颈部表面和牙根延伸。这些裂纹越是集中（从𬌗面正中开始），裂纹在剪向根面之前就会延伸得越深。这种折裂被认为是青枝折裂是由于它是一种不完全折裂（延伸至近中或远中面），或者没有延伸到颊侧或舌侧根面[14]。楔力产生不可分离的碎片表示发生了完全折裂，正如劈裂牙（见本章后面关于劈裂牙的部分）。直接垂直的𬌗面正中的折裂可能会很深。在上颌磨牙，折裂可能会延伸至根分叉（图8.8）。在下颌磨牙，折裂偶尔会延伸至根尖（图8.9）。

折裂可以累及或不累及牙髓。折裂越集中，牙髓暴露的可能性也将越大。偶尔，裂纹朝颊舌面发展而远离牙髓，但临床上很难对隐裂是否会累及牙髓做出判断。因此很多隐裂牙都需要根管治疗，且

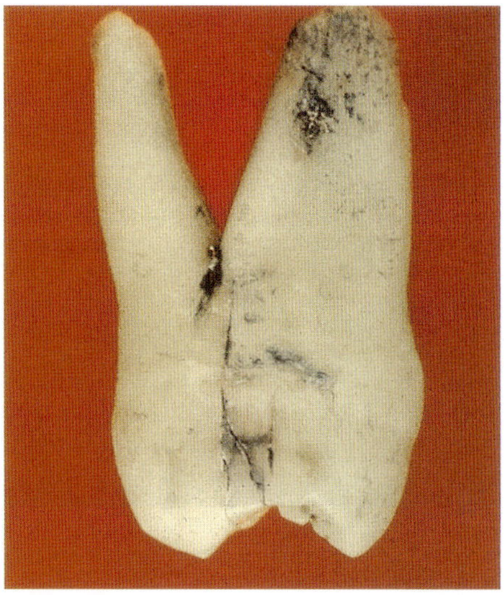

图8.8 牙隐裂。折裂呈近远中向延伸跨过边缘嵴并向下延伸至靠近根分叉处（青枝折裂）。由于裂纹位于牙周组织之下并紧挨邻牙，裂纹的范围通常难以确定。

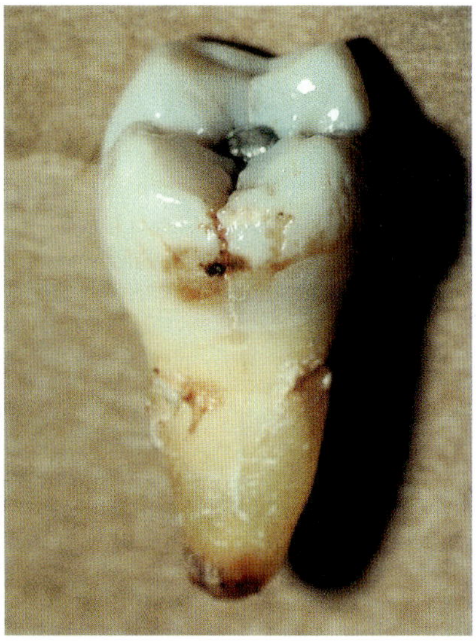

图8.9 在轻微修复过的第二磨牙上的正中折裂延伸向根尖。这类折裂治疗无望。

最好在冠修复之前进行。在根管治疗和修复治疗的过程中，楔力必须尽可能小，避免加重折裂。

病因

牙隐裂常见于咀嚼坚硬、较脆的食品（冰、未爆开的爆米花、硬糖等）的患者。这些患者由于咬合力较大而有发达的咀嚼肌并表现出较为严重的𬌗面磨耗[52]。

然而，牙隐裂可能会发生于没有不良的咀嚼习惯以及没有发达的咀嚼肌的患者。如果这些牙齿已经过修复，那可能会是Ⅰ类或较深的Ⅱ类修复体。有趣的是，有大面积Ⅱ类修复体的隐裂牙更容易发生牙尖折裂，它们产生的影响反而较小[53]。

热应力也被认为是隐裂的病因之一，但尚无明确的证据。据推测，修复体和牙体组织热膨胀系数和收缩系数的不同会导致牙本质强度变弱并出现隐裂[54]。

诊断

牙隐裂的检查结果多样，由于很多因素的不同，因此牙隐裂的影像学表现、体征和症状也会随之不同。这种多样性和不可预知性使牙隐裂的诊断和治疗都变得很复杂。再者，隐裂仅仅是一种临床表现，对于是否存在牙髓病及根尖周病则还需要其他临床症状及指征。

主观表现

牙隐裂常表现出所谓的牙隐裂综合征[52]。这个综合征以咀嚼（咬紧或松开）颗粒状、坚硬的食物所产生的剧痛和冷刺激造成的尖锐、短暂的疼痛为特征[53,55–56]。牙尖折裂也有这些表现。然而，牙隐裂还可能表现出各种各样的症状，从较轻微的症状逐渐进展为不可复性牙髓炎、牙髓坏死、根尖周炎从而出现不同程度的自发痛[24]。若牙髓已经坏死，甚至会出现急性根尖脓肿，并可伴肿胀及窦道。换句话说，一旦折裂延伸至牙髓使牙髓暴露，严重的牙髓和/或根尖周病变将会发生。这就解释了为什么牙隐裂有着多样的体征和症状的原因，并且易被混淆误诊；由于牙隐裂的许多症状和体征并不具有特征性，因此不能将这些症状和体征定义为牙隐裂综合征[57]。

客观检查

牙髓和根尖周检查有着多样的结果。牙髓通常是有活力的（活髓）[52]，但也有可能没有活力（坏死）。根尖周检查也呈现出多样的结果，但若牙髓有活力，叩诊和触诊通常不会引起疼痛。提倡使用定向叩诊。若叩诊使裂纹分离将会引起疼痛。反向叩诊通常没有症状。这种疼痛可能和牙周膜的本体感受器受刺激有关。

影像学表现

因为折裂是近远中向的，所以放射图像上不可见。放射图像是用来帮助诊断牙髓/根尖周的状况。尽管偶尔放射片会显示较为明显的病变，但通常是没有显著表现的。有时邻面骨质的丧失（水平、垂直或分叉的）与折裂有关；骨质丧失的程度将随着隐裂严重程度的增加而增加。

对于更为准确的牙隐裂的检查方法，目前还在研究中，比如锥形束CT（CBCT）、超声和红外热成像，这将帮助我们用非破坏性的方法来鉴别牙纵裂[58-71]。

其他表现

牙隐裂需与后牙牙冠上跨过边缘嵴或颊舌面的釉质裂纹相鉴别，通常采用透照法。对于釉质裂纹来说，透射光从有裂纹的牙齿的颊面或舌面射入后透射光将不会被阻挡或反射，整个牙齿在颊舌方向上被照亮。

当怀疑牙齿有隐裂时，使裂纹的长度和位置变得可见非常重要。直接视察（此外，显微镜是有帮助的）、染色和透照法通常是有效的[24,72-73]。首先去掉殆面和邻面的修复体[74]，再进行透照（图8.10）时，通常会呈现出透射光突然阻断的特征。在透照下，从隐裂纹到靠近光源一侧的牙体组织发亮。裂纹中包含一层薄空气层，它不易传播光。因此，裂纹（或折裂）阻挡或反射光线，造成远离光源的部分发暗。

用亚甲蓝、碘酒或龋检测染料给牙染色，同样会发现隐裂纹，尽管这是不可预知的。用浸有亚甲蓝或其他染料的棉拭子放在洞底。染料可以被立刻冲洗掉，使裂纹显露出来，或者染料也可以被像过渡性修复材料（IRM）这样的暂封材料封存在洞内。几天后去除暂封材料和棉拭子。染料和裂纹接触时间足够长以至于裂纹能够清楚地显示出来（图8.11）。应提前告知患者牙齿会暂时被染成蓝色（图8.11），有些患者可能会因此放弃此项检查。

使用手术显微镜观察对鉴别隐裂的发生及其范围有很大帮助（图8.12）。

偶尔（特别是裂纹集中时），有必要通过牙髓通路预备来显示裂纹的延伸程度（图8.12）。在髓室顶和冠髓被去除后，有裂纹的髓室底是可以透照的（不要与生理性的沟槽结构混淆）。将染料封存数天对显示裂纹有帮助。此外，通过显微镜观察是更具有决定性的鉴别方法。

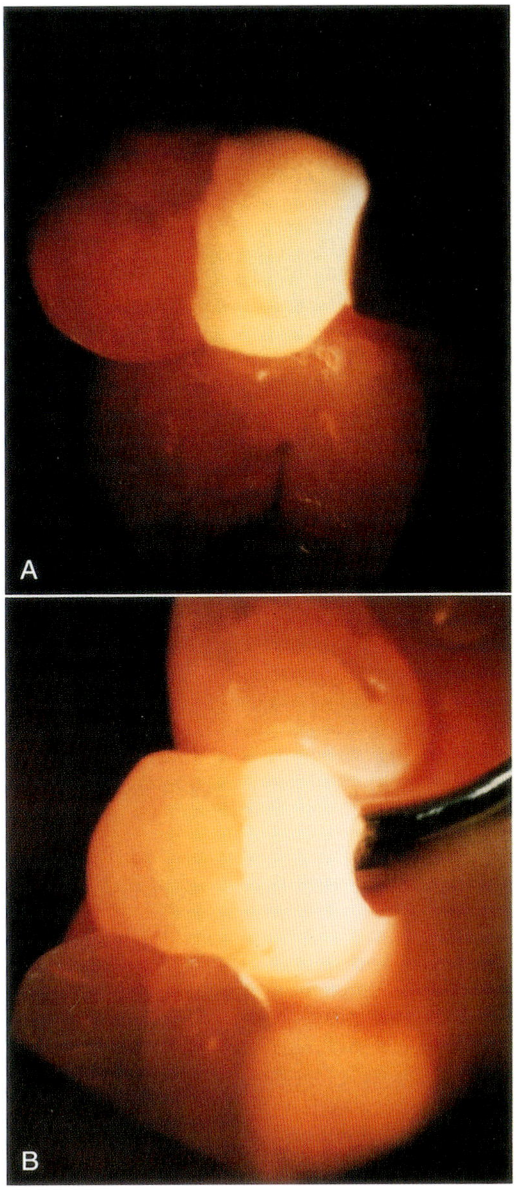

图8.10 牙隐裂。A. 通过牙本质反射的透照光，折裂线呈现出亮度的突变。B. 为了比较，未发生隐裂但有釉质裂纹的相邻前磨牙能很容易透射光线。

去除洞底位于理想开髓路径上的隐裂纹，有利于去除向根方延伸的隐裂纹和/或判断隐裂纹向根方扩展的程度，同时评估牙髓是否被累及（图8.13）。然而，裂纹的远处延伸部分很小并且不可见（即使在染色后）。因此，裂纹可能比观察到的延伸得更深。去除折裂线附近的牙体组织可以了解其延伸程度，但也许会使牙齿变得不可修复。这些过程，特别是去除邻近边缘嵴和牙体组织就意味着去除健康牙体组织，会降低牙齿强度和抗折性[75-76]。

楔力可以用来判断牙齿折裂的部分是否分离

（图8.13）。如果已经检测到裂纹，去除所有的修复体，试着用器械在相对的洞壁施以适当的压力来分离折裂的牙体。如果没有检测到动度，可归类为牙隐裂；如果出现分离，则是牙劈裂（后述）。在检测前必须告知患者可能造成的后果（例如听到折裂声和/或感到疼痛）。医生和患者可能会因为怕造成医源性牙劈裂或产生疼痛而对施向折裂的牙体力犹豫不决。然而，如果适当的力都会使裂纹加剧，那么牙齿随后也极有可能发生劈裂，必须及时告知患者。

牙周探诊很重要并且能发现隐裂的大致深度和严重程度。去除邻间修复体很有帮助，因为这使得牙周探针更容易进入相应位置。但是龈下的折裂常不能通过探诊检查出来。因此，探诊深度不深并不能排除牙隐裂。若探诊深度深则表明病情严重且预后较差[77]。对牙齿近中和远中的探诊深度的记录必须与其他6个正常探诊位点一起被包括在总共8个探诊位点中。

特别当患者诉咀嚼痛时，选择性咬诊是很有帮助的（见前面牙尖折裂的部分；同样见图8.6）[13]。

治疗

框图8.1列举了关于牙纵裂的6项重要注意事项。当医生和患者同时了解其并发症和不确定的后果时，就可以制订治疗方案。在很多情况下，拔牙是合理的治疗方案。其很大程度上取决于折裂的性质（深度和位置）（框图8.2）。此外，千万不要用楔力分离折裂的牙体。如果牙齿折裂的部分没有分开，那么还有很多治疗方法来保持牙齿的完整性。如果邻殆面的折裂集中在颊舌方向并涉及窝洞预备的洞底时，有几种治疗方法可选择。如果没有不可复性牙髓炎或牙髓坏死的症状，可以进行冠修复，但是有些牙齿最终会出现不可复性牙髓炎和牙髓坏死[43,78]，那就需要穿过修复的冠来进行牙髓治疗。

进一步检查

在建立牙髓通路后，检查髓室底。如果隐裂延伸至髓室底，一般情况下治疗是无望的，首选拔牙（图8.12）[79]。上颌磨牙例外，可沿折裂进行半切，保留一半（或两半）牙冠和支持的牙根。很多治疗都是复杂的，应考虑将患者转诊到牙髓病专科医生处。如果在髓室底发现部分折裂，牙冠可以用不锈钢或正畸带环固定（图8.12），或用临时冠来保护牙尖直到最后修复完成[23,80]。这也有助于判断在根管治疗期间症状是否减轻。据推测（未被证实）如果疼痛症状没有缓解，那么预后更为不良并且可能需要拔牙。

修复

如果隐裂是不完全的（没有到达根面），牙齿修复方法是固定折裂的牙体（木桶板效应）并保护牙尖。若是永久修复，尽管带斜面的高嵌体可能足矣，但首选全冠修复。避免使用桩和内部楔形的固位装置。酸蚀过的牙本质粘接树脂也许有助于防止牙冠上的隐裂纹扩展，但需要更多的研究来支持这个观点[81–83]。银汞合金会膨胀并且收缩时有一个楔入效应，所以不是个好的选择。

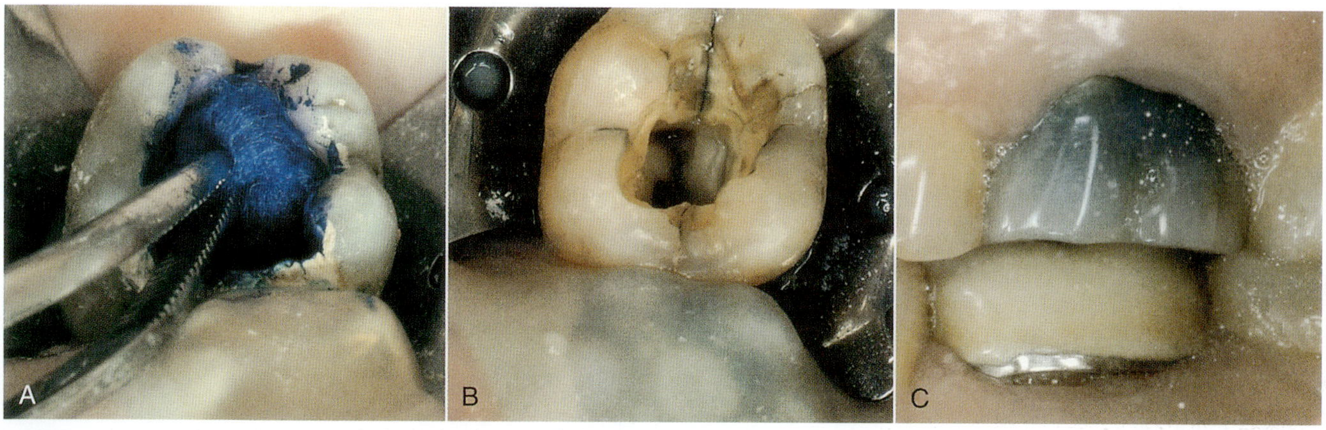

图8.11 A. 将沾有显示液的棉球（这个病例用的是亚甲蓝）放于洞内几分钟或者封存1周。B. 这种技术会清楚地显示折裂及其范围。C. 染色液可能会使牙齿变色。

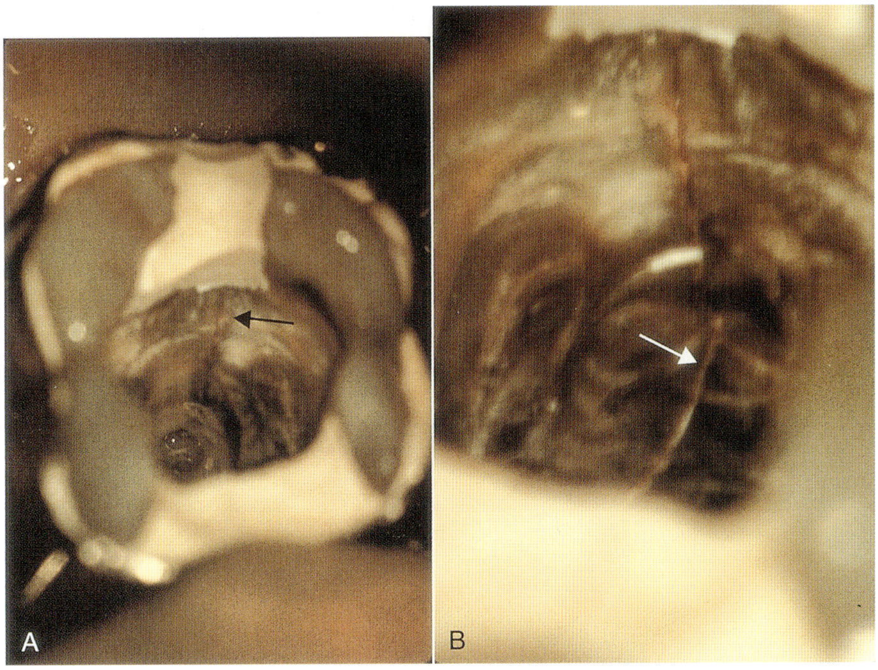

图8.12　在放大和光照下进行评估。A. 为了尽量减少折裂牙体的移动，可放置正畸带环。现已形成通路来确定折裂的深度（箭头所示）。B. 折裂（箭头所示）延伸穿过髓底。预后差。

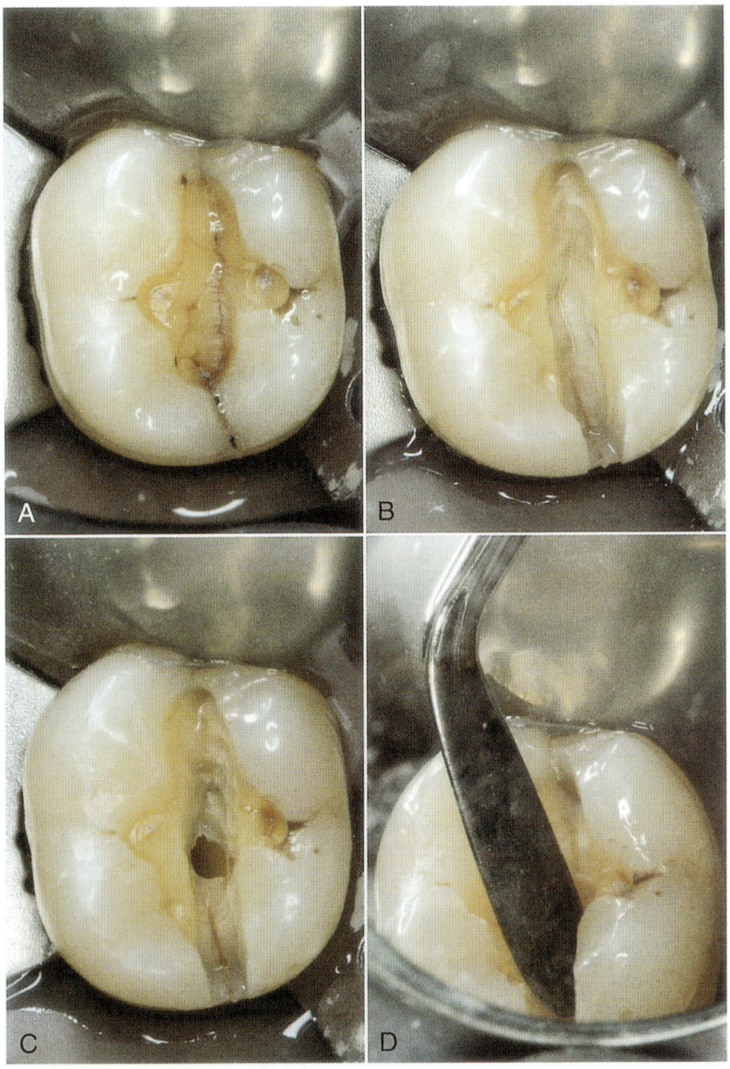

图8.13　A. 去除银汞修复体后显示出洞底近远中向的牙隐裂。B. 去除洞底远中和根方位于理想开髓路径上的隐裂纹。C. 进一步去除牙体组织显示折裂扩展至髓腔内。D. 用楔力来确定折裂牙体是否可移动。

预后

总体预后取决于病情，但最多只能达到预后可疑。患者应被告知在治疗过程中可能出现的后果和不可预知性。隐裂可能会继续发展成为牙劈裂，造成严重的后果，需要拔牙或进一步治疗（图8.14）。此外，应该告知患者，其他牙也可能出现裂纹并在将来显现出来。

总之，折裂源在𬌗面越集中，远期预后越差。这些裂纹会保持集中并越来越深，结果会造成牙齿和牙周组织的严重损害。换句话讲，牙隐裂最终会发展成为牙劈裂或引起严重的牙周缺损。

一项研究表明，在转诊回全科牙医处进行冠修复的伴有可复性牙髓炎的牙隐裂患者中，有20%会发展为不可复性牙髓炎或牙髓坏死，随后需要牙髓治疗或拔牙[43]。同样，另一项研究发现，大约80%的由隐裂导致的可复性牙髓炎的病例，可以保守治疗而不做牙髓治疗[84]。

预防

一般来说，应鼓励患者摒弃如嚼冰等有害的习惯。此外，应尽早为防止牙尖折裂提供更多建议。应该尽量少用深的Ⅰ类或Ⅱ类修复体，特别是在上颌前磨牙上（有利于保护牙尖）[85]。改变𬌗面解剖或改变咬合关系对预防不起作用。

框图8.2　牙隐裂的预后及治疗建议

1. 明确牙髓及根尖周情况的诊断。治疗取决于诊断。这项评估中包括确定牙隐裂的表现如何与诊断、预后和治疗相关（见框图8.1，第1条）。
2. 提供治疗方案供患者选择。
3. 回答患者的问题并实施患者所选择的治疗方案。
4. 牙隐裂的预后较其他牙纵裂多变。确定隐裂的位置和程度可能有助于判断预后和决定何时建议患者拔除患牙。需要通过相关技术，进一步明确牙体内部以及位于釉牙骨质界下方邻面的裂纹深度。当隐裂表现为以下几种情况时，其预后从“不确定”变为“差”（按顺序）：
   - 涉及一个边缘嵴，限于牙冠部分
   - 涉及两个边缘嵴，限于牙冠部分
   - 涉及一个或多个边缘嵴以及仅一个窝洞的邻面侧壁
   - 涉及一个或多个边缘嵴以及预备后洞形的底面（可能包括去除修复体）
   - 涉及一个边缘嵴且自牙冠延伸至牙根表面（难以观察到）
   - 涉及两个边缘嵴且自牙冠延伸至牙根表面（难以观察到）
   - 涉及一个或多个边缘嵴且延伸至一个或多个根管口
   - 涉及一个或多个边缘嵴以及髓室底
   - 涉及根分叉（只能在手术探查或拔除后确定）

牙劈裂

牙劈裂是牙隐裂的进展演化。此时，牙齿完全折裂且折裂线延伸至牙齿任意区域的表面[11]。根中或根尖1/3可被累及。没有牙本质连接；各劈裂部分完全分离（图8.14C）。牙齿可能突然发生劈裂，但更多情况下是由不完全折裂长期进展为劈裂（表8.1）。

发生率

和牙隐裂一样，牙劈裂的发生明显在增多[86]。显然，很多牙隐裂相关因素是牙劈裂特有的病因。有假设提出：根管治疗削弱牙本质并使牙齿更易发生严重的折裂，但这可能性不大[20,48-50]。

发病机制

引起牙隐裂的因素也可引起牙劈裂。一些隐裂牙的裂纹进而发展为完全劈裂的原因仍未明确。两个主要原因可能是：（1）作用于现有修复体上持久的破坏性楔力或脱位力；（2）超过剩余完整牙本质弹性极限的新的创伤性外力。

临床表现

牙劈裂的裂纹主要为跨过双侧边缘嵴并向深处延伸致根面断裂的近远中向裂纹。裂纹越靠近船面居中位置就越有延伸至根尖的趋势，也更具破坏性。劈裂牙体的一部分或两部分都可出现松动（或两部分分离）。这些折裂通常累及牙髓。折裂位置越居中，牙髓暴露的可能性越大。

病因

牙劈裂的病因与牙隐裂一致。牙劈裂可能更常见于根管治疗后的牙齿，但这并不是因为根管治疗

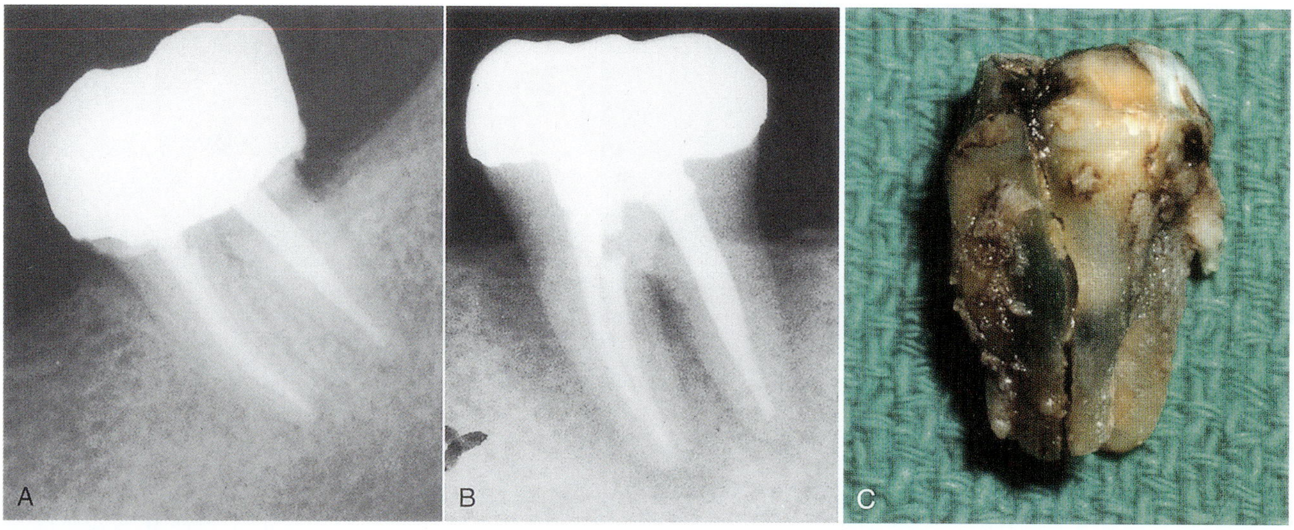

图8.14　牙隐裂最终导致牙劈裂。A. 患牙诊断为牙隐裂，对其完成了根管治疗并制作了全冠。B. 3年半后，裂纹变明显，并伴随周围广泛骨组织破坏。C. 随时间推移，裂纹发展，最终导致牙齿劈裂。注意其折裂为近远中向，并同时涉及牙冠和牙根两部分。

本身使牙本质脱水或改变进而使牙齿变脆弱[87]，而是龋洞、修复体或过度牙体预备已经使这些牙齿的强度下降[10]。

诊断

牙劈裂不同于牙隐裂，并没有多种易造成混淆的体征、症状和检查结果。一般而言，牙劈裂更容易鉴别。医生以及患者都能发现的较为严重的牙周破坏是牙劈裂的一个显著特点。

主观表现

通常，患者主诉为咀嚼时明显疼痛。正中𬌗接触时的疼痛往往较咀嚼时轻。患牙可能存在牙周脓肿，这点常导致误诊。

客观检查

客观检查并没有特别的帮助，但应包括牙髓和根尖周的检查。

影像学表现

牙劈裂在放射图像上的表现一部分取决于牙髓的状态，但更多的是反映牙周组织的破坏。经常可见邻面或根间牙槽骨有明显的水平丧失（图8.14B，图8.15A）。劈裂线通常是近远中向的，在放射图像上不可见。如果借助CBCT进行观察，这种近远中向的折裂线更易被发现，而且可能表现出更大程度的破坏，表明可能需要拔除患牙。

其他表现

最重要的考虑因素是裂纹的范围和严重程度，这往往需要去除修复体后进行判断。就劈裂牙而言，折裂线通常易见于修复体下方或邻近修复体，可以累及𬌗面及双侧边缘嵴。

楔入折裂线以确定劈裂部分是否分离也很重要。和检查牙隐裂一样，告知患者可能的结果后，将器械放入窝洞中。以适中的力度沿洞壁楔入，然后就能看到洞壁分离（图8.15B）。手术显微镜是一个十分有用的辅助工具。牙体的分离动度表明是彻底贯通的断裂。

牙周探诊常表现为深部缺损，往往可在邻近折裂处探及。这里再次强调，去除现有修复体有助于肉眼观察邻间隙区域。

治疗

保留完整的牙齿是不可能的。如果劈裂严重（如深达根尖），那么牙齿必须拔除。如果延伸至根面上的折裂线距离根尖较远（局限于根中至根颈1/3），那么较小的折裂片会有明显动度，这样就有可能实施一种较好的方案，即拔除较小的折裂片，保留剩余牙体。

根据患牙情况，可采用不同的方法来保留患牙。以下列举一些医生选择的方案：

- 拔除折裂片，然后决定治疗和修复方案。但是，以下的选择（暂时保留断裂部分）是首选的，且一般不那么复杂。

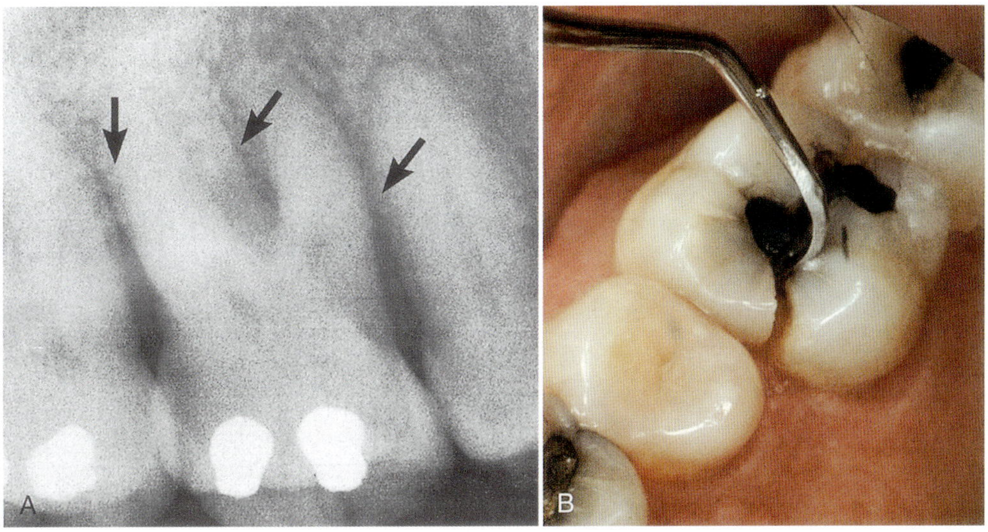

图8.15 牙劈裂。A. 牙劈裂经常表现为邻间及根分叉区明显的水平向与垂直向骨吸收（箭头所示）。B. 这颗磨牙表现了牙劈裂的明确体征：楔入时折裂牙体发生分离。

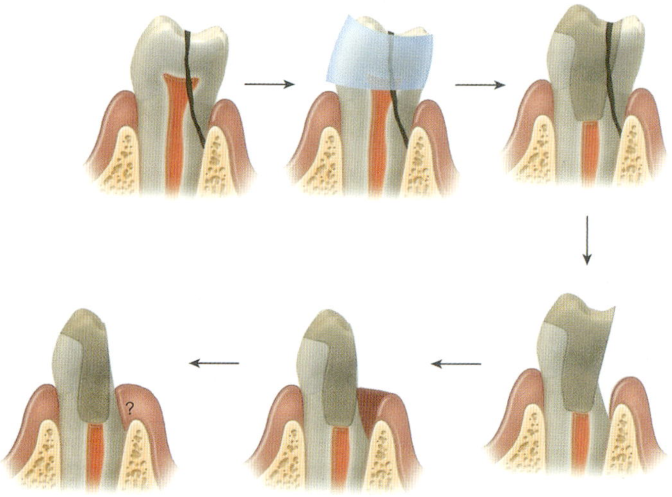

图8.16 一项治疗某些牙劈裂和牙尖折裂的技术。左上至左下：用成形片或带环固定分离的折裂片。进行根管治疗后制作一个银汞核高嵌体。拔除折裂片并修整银汞外形。牙周组织会愈合且通常能再附着。附着的性质（结缔组织或上皮组织）不明。通常可以建立正常的龈沟深度。

- 暂时保留折裂片（图8.16）。首先，在使用橡皮障的过程中，利用橡皮障夹的力量隔离患牙，并将折裂片固定在一起。完成根管治疗（如果之前没有进行），采用具有固位作用的银汞核进行修复（覆盖薄弱牙尖）或采用粘接修复。然后拔除折裂片。使肉芽组织增生以占据空间，牙周膜再附着于根面牙本质表面。最终的修复体通常是银汞核，但也可能是全冠，冠边缘与牙周新附着相邻
- 拔除折裂片并进行冠延长或正畸牵引。首先拔除松动的折裂片，然后进行根管治疗，随后进行冠延长术或正畸牵引，并制作合适的修复体。在大多数情况下，由于牙根表面的断裂位置太深，这个方案是不太容易实施
- 拔除折裂片后不做进一步处理。此方案适用于根管治疗在劈裂之前就已完成且牙齿已被修复。必须用永久性修复材料（如银汞）填满整个髓腔，并完整覆盖牙体边缘，根管内充填材料不可暴露在外（图8.17）。缺损处经常有肉芽长入，在折裂的牙本质表面发生再附着

假如劈裂并未延伸至牙髓，那么拔除断裂部分，上皮及牙周组织通常会再附着于新暴露的牙本质表面（图8.17）。

总之，牙劈裂的治疗可能复杂也可能相对简单，这取决于患牙的情况。由于有些情况可能会很复杂，应考虑将这些患者转诊至牙髓病专科医生处进行诊断和治疗。

预后

和预期中一样，牙劈裂的预后是存在差异的。一些劈裂牙的治疗是成功的，而另一些即便尝试治疗也注定会失败。当折裂延伸至根中及根颈部1/3时尚有可能获得治疗与修复的成功。假如断面位于根中至根尖1/3，那么预后较差。当折裂较深，通常会有过多的牙髓空间暴露于牙周组织，进行根管治疗并修复这个空间会造成深牙周缺损。

如若采取更保守的方案（如在根管治疗及修复过程中将折裂片暂时保留），那么有时在治疗完成之前是无法预估其成功或失败的。在完成根管治疗和拔除折裂部分之后，牙医可能遗憾地发现，折裂实在太深以致牙齿无法保留。患者必须在治疗开始前被告知所有这些可能性。

预防

一般而言，牙劈裂的预防措施与牙隐裂建议的预防措施相似：摒弃对牙齿结构有所损害和造成楔力的口腔习惯。患牙需要进行范围较大、较深的牙体预备时，应用高嵌体或全冠保护。大范围的牙体预备还需要适当的牙尖保护[20]。当然，有隐裂的牙齿通常都需要用加固牙尖的修复体来防止裂纹延伸和进展为牙劈裂。

牙根纵裂

牙根纵裂（VRF）由于其治疗简单而区别于之前所述的其他类型的牙纵裂（表8.1）。然而，因为牙根纵裂的症状与其他疾病相似，所以它的诊断是复

杂且困难的[28,88–91]。因为治疗无非是拔牙或者拔除折裂的牙根，所以诊断错误会产生严重后果。

发生率

总体发生率尚不明确。但是牙根纵裂并不少见[28,92]。牙根纵裂更常发生在那些经过复杂的修复性治疗，如根管治疗和根管内固位桩修复的牙齿上。

发病机制

牙根纵裂是由根管内的楔力引起的。过度的楔力超过了根部牙本质的结合强度，导致牙体硬组织发生疲劳和折裂。牙根纵裂产生的刺激物，可以引起邻近牙周组织严重的炎症反应[93]。通常，这种牙周破坏以及伴随的表现、体征和症状将引起患者和牙医注意。

临床表现

牙根纵裂主要发生于颊舌面（图8.2）[88,92,94–100]。折裂线呈纵向，可以较短，也可以从根尖延伸至牙颈部，累及整个牙根（图8.18）。这些裂纹可能是从牙根内部（根管壁）开始向外发展到牙根表面。另外，纵裂也可以起始于根尖孔或者牙根中部[101]。但是，也不全是这样（图8.2），牙根纵裂可既不延伸至颊舌侧牙根表面也不从根尖延伸至牙颈部牙根表面。

虽然牙根纵裂通常仅有轻微的临床体征和症状，但是它们对牙周组织的影响最终是毁灭性的和无法解决的。

病因

牙根纵裂有两个主要的病因（唯一被证明的两个）：（1）桩的放置（粘固）；（2）根管充填时产生的加压力[102–105]。唯一报道的发生于未经牙髓治疗的牙齿上的牙根纵裂病例来自于中国患者[106–107]。其他病因比如咬合力、修复体的楔力、金属桩的腐蚀和膨胀以及手术后倒充填物的膨胀也有被提及，但是尚

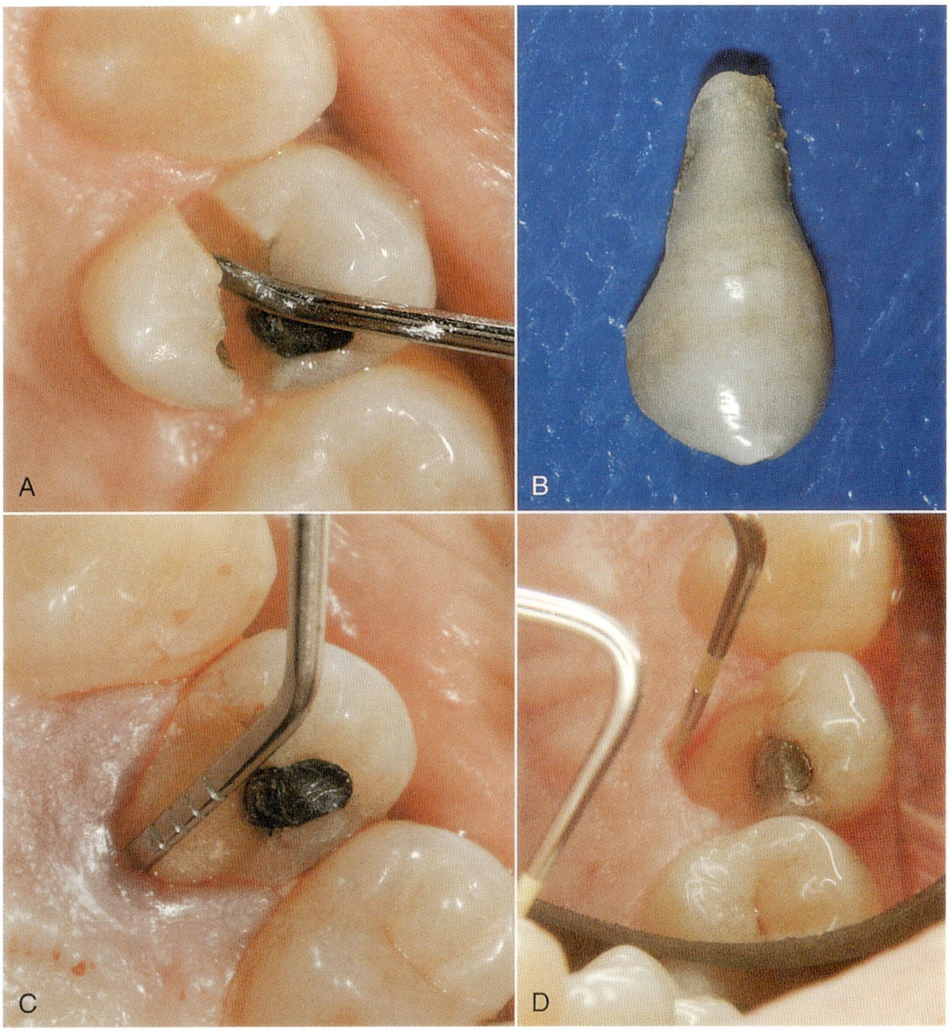

图8.17　一项治疗折裂的技术：前磨牙的“单尖化”。A. 折裂的舌尖。B. 折裂延伸至深部龈下组织。C. 深探诊缺损。D. 经过短暂的愈合期后，牙周组织已经重新附着，形成正常的龈沟深度。

缺乏足够证据表明它们引起牙根纵裂。

根管充填术中的侧向和垂直向加压力可以引起过度的楔力而导致牙根纵裂。*根管内固位桩也与其相关[102-103,114-116]。然而，经过牙髓治疗没有根管桩的冠修复的牙齿也会发生牙根纵裂[117]。桩修复从两个方面引起楔力。一方面在桩的粘固过程产生楔力，另一方面在锥形桩或是依靠摩擦固位的桩的就位过程中产生楔力[102,109]。在桩粘固和修复后作用在其上面的咬合力也是一个因素，但可能是次要的。桩的放置（粘固）会产生比侧向加压更大的楔力[109]。

牙根纵裂的发生易受特定的牙根形状和尺寸的影响。弯曲和颊舌向宽而近远中向窄的牙根特别容易纵裂[98,101,113]。例如下颌切牙和前磨牙，上颌第二前磨牙，上颌磨牙的近颊根，下颌磨牙的近中根和远中根。圆形、卵圆形或者体积大的牙根（如上颌中切牙、上颌磨牙的腭根和上颌尖牙）不容易纵裂。

根管预备或桩预备过程中过度去除牙本质使得牙根更容易发生纵裂[96,114,118]。加压过程中的另一个导致纵裂的因素是放置过多的辅尖，这需要侧压针的多次插入[101,108]。锥形的非弹性的加压器械进入弯曲根管也可能引起牙根的变形和纵裂[110]。根管充填的材料显然不能增加经过机械化学预备后根管的抗折性[116]。用不含有无机三氧化聚合物（MTA）的玻璃离子及其复合物做根管内屏障时，它们能提高抗折性[119]。对经过牙髓治疗后成功和失败的牙齿的回顾性研究显示有3%～13%的失败是由于裂纹或折裂造成的[92,120-122]。

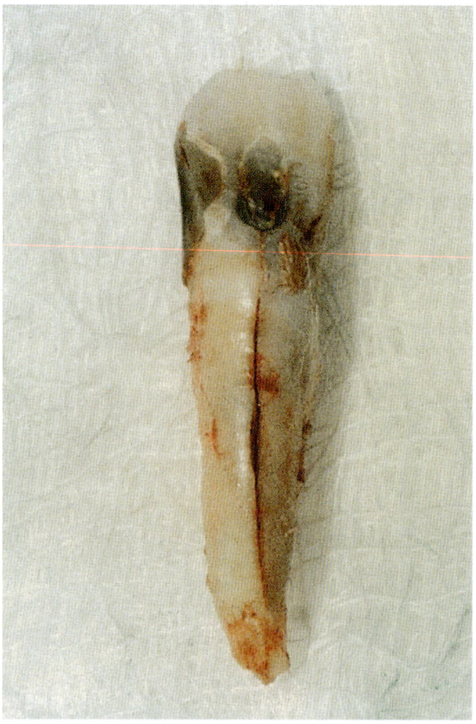

图8.18 这个前牙的牙根纵裂延伸至颊舌两侧并且从根尖延伸至牙颈部。

*参考文献[92], [96], [100], [101], [103]以及[108-113]

诊断

牙根纵裂在出现各种体征、症状和其他临床表现时变得明显。这些表现可能与其他类型的疾病比如牙周病或失败的根管治疗类似。临床表现的多样化经常使得牙根纵裂的诊断很复杂[94]。有趣的是，因为牙根纵裂经常被误认为牙周病损或失败的根管治疗，所以牙医可能把这些难以诊断的病例转诊给牙周或牙髓病专科医生，认为它们可能需要牙周治疗或牙髓再治疗。

Michelich等对42个临床病例进行了研究，报道了牙根纵裂的诊断性表现[28]。下面多数信息采自这个研究并结合了其他的报道。在诊断经牙髓治疗后的牙齿是否发生牙根纵裂时，对于临床与影像学评估的诊断准确率与临床效果尚缺乏相关的循证医学数据[123]。

主观表现

症状往往是很轻微的。牙根纵裂很少出现疼痛；经常是无症状或表现为轻微的、不明显的体征和症状。时常可以检查到牙齿有些松动，但是许多牙齿是稳固的。根尖周的症状（压痛或咀嚼痛）是常见但轻微的。

因为许多牙根纵裂与牙周病损相似，所以牙周型脓肿（现有或既往体征）是常见的表现[93,103]。事实上，患者通常是因为这种局部的肿胀前去就诊。

客观检查

根尖周的触诊和叩诊不是特别有帮助。牙周探诊的表现更具有诊断性。值得注意的是，一些牙根纵裂的牙齿探诊表现是正常的[28,92,100]。大多数则具有明显窄而深或是矩形的探诊表现，这是较典型的牙髓型病损的探诊表现[94,97,103,124]。这些深的探诊深度不一定在颊舌两侧都很明显。总的来说，牙周探诊本身并不一定是诊断牙根纵裂的金标准，但它们对诊断是有帮助的。

影像学表现

放射图像上也呈现出多样化的表现。有时没有明显改变[28,125]。然而，当这些影像学改变出现时，骨吸收是显著的，从根尖沿着牙根的侧面延伸，通常包括牙颈部的角形吸收（图8.19）[92,100,125–126]。牙根纵裂的许多骨吸收方式与其他类型的疾病相似。骨吸收可以遍布根尖区并沿着一个牙根表面延伸，被称为“J形”或“日晕状”吸收[92,100,125–126]。因为骨吸收在根尖呈“悬滴”状，所以它们类似于失败的根管治疗的表现[92,100,125–126]。只有一小部分牙齿可见牙根折裂片分离（图8.20）[28]。有趣的是，牙根纵裂用CT比用传统的放射技术更容易被检查出来[58–68]。当用CBCT检查时，我们更常见的是能看到骨吸收的相关表现，而较难直接观察到折裂线。

有人主张用分隔根管充填材料和根管壁的透射影来诊断牙根纵裂。然而，这条透射影可能是伪影，不完善的根管充填，骨叠加的影像或是其他与折裂混淆的影像结构。因此，放射图像是有帮助的，但除了极少数折裂非常明显的病例外它并不单独具有诊断性。

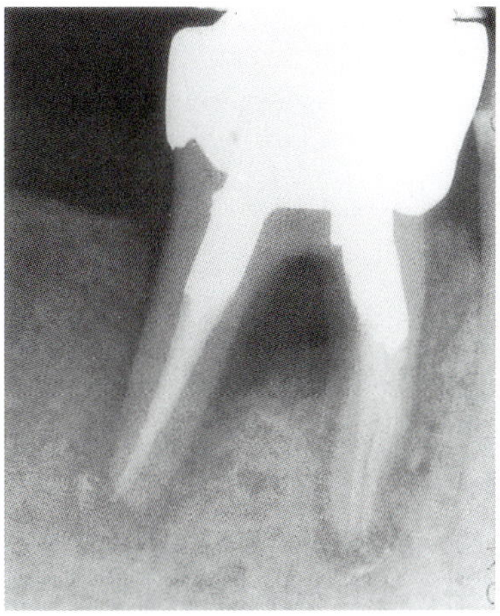

图8.19　远中牙根纵裂。常见的影像表现为牙槽骨吸收。这种吸收沿着纵裂的牙根扩展到根分叉。

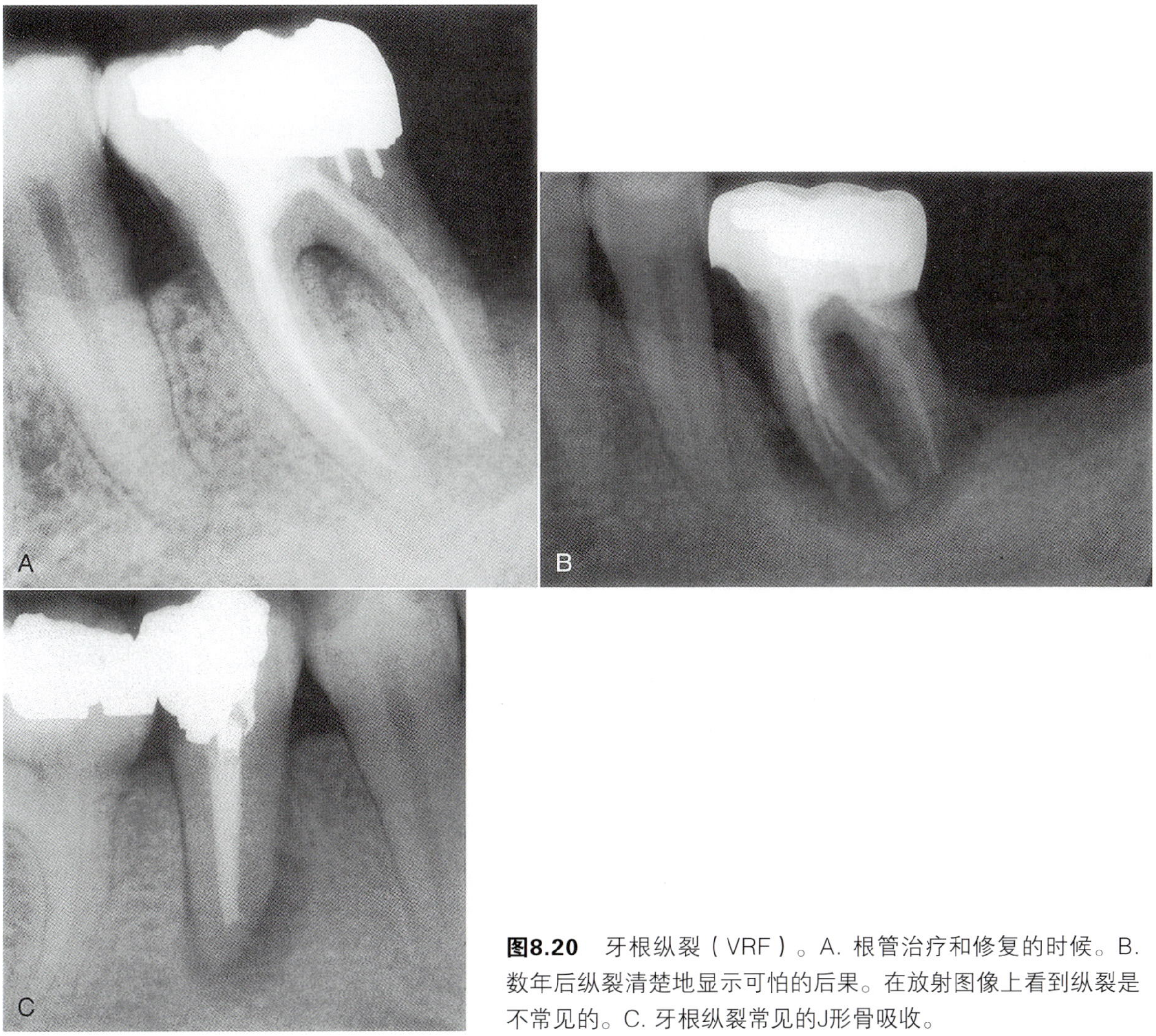

图8.20　牙根纵裂（VRF）。A. 根管治疗和修复的时候。B. 数年后纵裂清楚地显示可怕的后果。在放射图像上看到纵裂是不常见的。C. 牙根纵裂常见的J形骨吸收。

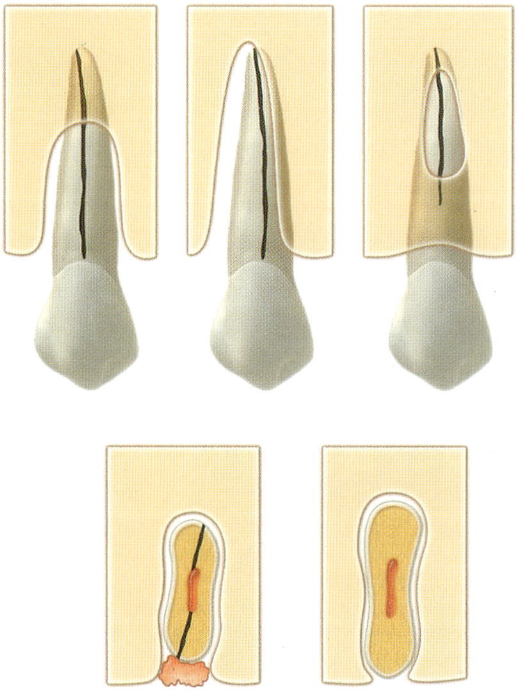

图8.21 翻瓣后可见的牙根纵裂。骨吸收形式与充满肉芽组织的卵圆形或矩形“穿孔样”缺损一致（牙根纵裂）。这与常见的骨开窗不同。

牙科病史

几乎所有牙根纵裂的牙齿都进行过根管治疗[16]，并且许多经过铸造或预成桩修复。传统的锥形楔入桩核本身不容易折裂，但可能产生导致牙折的更大破坏力[127-128]。较新型的纤维桩核系统本身较易折裂，并且导致修复失败的原因更多可能是因为桩核本身的折裂而非牙体组织折裂[82,128-132]。设计差（太长或太宽）的桩是常见的元凶[15]。

牙髓和修复治疗可能在纵裂发生之前已经完成了数月或数年。在根管治疗或修复过程中，已形成对牙根的作用力（尚未发生折裂）[96,103,107,109]。这些力储存在根部牙本质内，但直到后来才引起真正的纵裂。无论患者还是牙医可能都不会把纵裂与早期的治疗联系起来。

其他表现

体征、症状和影像学表现具有多样化。然而，在经过根管治疗（可有或没有桩修复）的牙齿附近出现窦道，尤其在附着龈上出现以及探到窄而独立的牙周缺损被认为是牙根纵裂的特征性表现[92,94,100,133]。

使用多角度拍摄的传统放射图像和/或CBCT可能有助于诊断；然而，翻瓣是确诊纵裂唯一可靠的诊断途径。术中将牙根表面的软组织翻开，去除覆盖根面的牙槽骨是鉴别牙根纵裂的最佳方法[28,88]。牙根纵裂有一致的形式（图8.21）。牙根表面的牙槽骨呈典型的椭圆形“穿孔样”缺损。这个缺损可以表现为在不同牙根水平的裂开或穿孔。缺损中充满肉芽组织。

当炎症组织被去除，在牙根上通常（但不总是）能看到纵裂（图8.22）。手术显微镜是有用的。如果纵裂不明显，裂纹可能隐藏着或非常小而没有发展。然而，仅仅凭借牙槽骨特征性的穿孔样缺损，及其内部充满的肉芽组织来诊断牙根纵裂，这种做法是被强烈质疑的[28]。透照或染色是有帮助的。牙根末端也可以被切除并且通过显微放大检查裂纹。

纵裂特征

在拔除牙根纵裂的牙后，纵裂的组织学特征已经被描述[93]。所有的裂纹从根管延伸到至少牙根的一个表面但不一定同时延伸至牙根的两个表面（图8.23）。裂纹通常延伸至颊舌侧牙根表面（图8.23）。相似的，裂纹通常仅延伸至牙根部分长度，一般延伸到根尖而不总是到牙颈部。

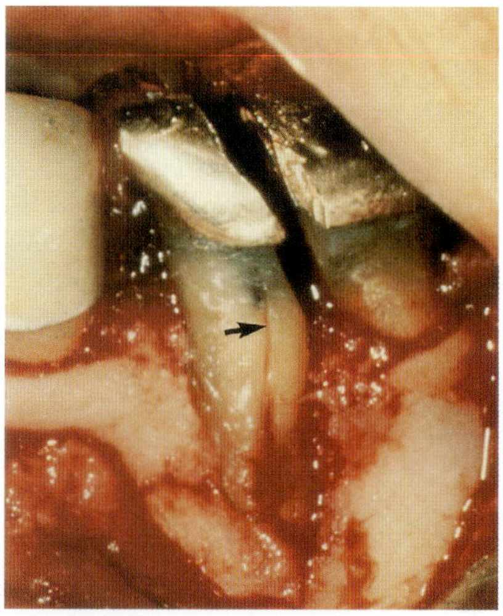

图8.22 牙根纵裂通常但不总是在翻瓣后才能确诊（箭头所示）。通常（比如这个病例）牙槽骨已经吸收，出现一个长的骨缺损。这个磨牙已经被半切，折裂的近中部分现在必须被拔除。

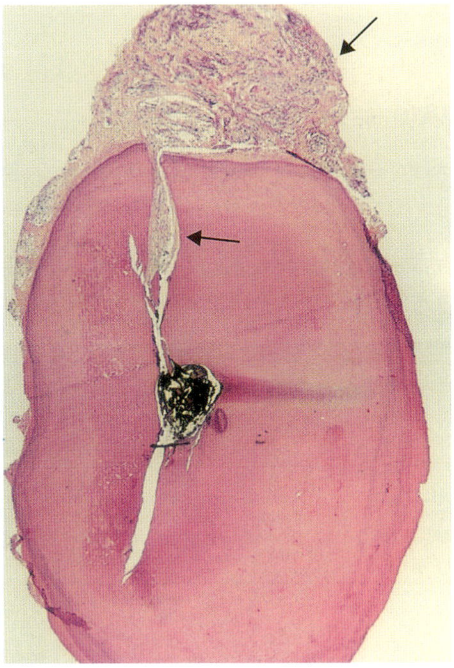

图8.23　牙根纵裂。这个组织学横截面显示折裂线仅延伸至牙根的一个表面和根管内。裂隙内和牙根表面有炎症组织（箭头所示）。

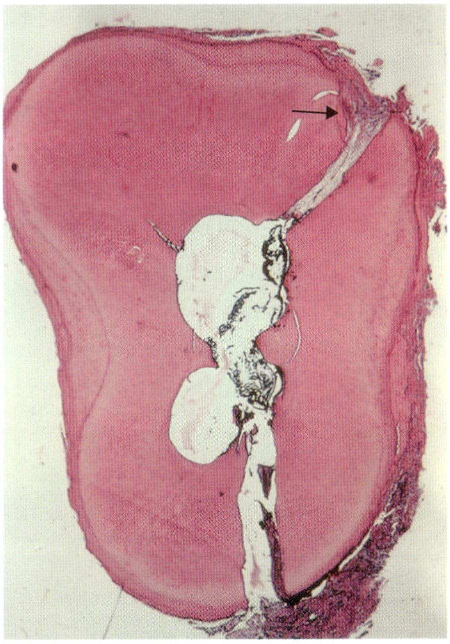

图8.24　牙根纵裂延伸至牙根的两个表面（颊侧和舌侧）。颊侧牙根表面吸收（箭头所示）且有结缔组织向内生长。舌侧含有坏死碎片和细菌。

Walton和同事们发现许多刺激物占据了裂隙和邻近的根管，可以引起表面炎症[93]。细菌、封闭剂颗粒以及非晶体材料藏匿于裂纹内。邻近裂纹的根管内除了聚集的细菌外通常还含有坏死组织。邻近裂纹的牙周组织产生慢性炎症。偶尔，结缔组织朝根管方向长入裂隙内，这通常与牙根表面的吸收有关（图8.24）。牙根纵裂类似于一个非常长的根尖孔，使含有细菌的坏死牙髓与外界相通——因此它的预后是无望的。

治疗

如前所述，唯一可预知的治疗是去除纵裂的牙根。在多根牙，这可以通过牙根切除（截根）或半切术来完成（图8.22）[134]。

其他手术或非手术方法被提出来尝试减少裂纹或保留牙根：放置氢氧化钙，固定折裂部分，尝试用粘接树脂、环氧树脂、玻璃离子或MTA来粘接折裂的部分[7,135-137]。一种特殊的方法是拔除患牙，用激光、水门汀或粘接剂修复裂纹，然后再植患牙[138-141]。另一种不寻常的方法是将有纵裂的牙根旋转180°后进行意向性再植，使有裂纹的表面和有肉芽组织的被破坏的牙槽骨部分定位在对侧健康的牙槽骨上，健康的牙周膜纤维附着于之前骨质破坏区域的表面；这样重组后，希望两侧都更有可能有效地愈合[142-143]。这些建议的大部分方法都是不切实际的并且没有显示出长期的效果。也有学者提出可利用手术来进行修复，比如去除其中一个纵裂的部分或在手术暴露和预备后用汞合金或树脂修复，但很少有成功的记录。

预后

目前，一个有牙根纵裂的牙齿的预后几乎是没有希望的。

预防

因为牙根纵裂的病因已知晓，所以其预防并不困难。最重要的预防方式是：（1）避免根管内牙本质的过度去除；（2）把内部楔力降到最小。根部牙本质的结合力是相当大的但是也容易减小。应该选择牙本质预备量最小的治疗和修复方法。用过度扩大根管和切削力过大的器械比如锥度较大的镍钛锉进行根管预备，必须持续评估它们对改变牙齿抗折性的影响[99,112,114-146]。

充填材料的加压必须被小心地控制。更有弹性的和锥度较小的短柄充填器和加压器是比较好的，因为它们比硬的、传统的长柄加压器更安全[108,110,147-148]。

桩使牙根变得脆弱，除非它们必须用来作为固位的基础，否则不应该被使用（见第17章）[149]。但是最不容易引起压力和牙本质折裂的桩是有弹性的（包括碳纤维）或圆柱形（平行）预成桩，虽然这些桩并不适用于所有的修复情况[102,128,150]。有时也需要用到铸造桩或一些锥形预成桩。它们的形状会产生容易劈开牙根或引起牙本质应变的楔力，尤其是在缺乏牙本质肩领的牙根上使用[29-32,151-153]。任何被使用的桩应该尽可能小，选择被动固位的桩，避免通过螺纹锁住或嵌入牙根内[102]。粘固需要小心缓慢地完成；在粘固材料中留一个排气孔也许是有用的。选择一个较牙体组织更易折裂（还有多种修复方案可选择）的桩肯定更有利于口腔内天然牙的保留。

参考文献

[1] Rivera EM, Williamson A: Diagnosis and treatment planning: cracked tooth, *Tex Dent J* 120(3):278-283, 2003.
[2] American Association of Endodontists: Cracking the cracked tooth code, *Endodontics: Colleagues for Excellence* [newsletter], fall/winter 1997, Chicago, 1997, The Association.
[3] Rivera EM, Walton RE: Cracking the cracked tooth code: detection and treatment of various longitudinal tooth fractures, *Endodontics: Colleagues for Excellence* [newsletter], summer 2008, Chicago, 2008, American Association of Endodontists.
[4] Rivera EM, Walton RE: Longitudinal tooth fractures: findings that contribute to complex endodontic diagnoses, *Endod Topics* 16(1):82-111, 2009.
[5] Woo JM, Ho S, Tam LE: The effect of bleaching time on dentin fracture toughness in vitro, *J Esthet Restor Dent* 22(3):179-184, 2010.
[6] Mai S, Kim YK, Arola DD, et al: Differential aggressiveness of ethylenediamine tetraacetic acid in causing canal wall erosion in the presence of sodium hypochlorite, *J Dent* 38(3):201-206, 2010.
[7] Andreasen JO, Munksgaard EC, Bakland LK: Comparison of fracture resistance in root canals of immature sheep teeth after filling with calcium hydroxide or MTA, *Dent Traumatol* 22(3):154-156, 2006.
[8] Yassen GH, Platt JA: The effect of nonsetting calcium hydroxide on root fracture and mechanical properties of radicular dentine: a systematic review, *Int Endod J* 46(2):112-118 2013.
[9] Carter JM, Sorenson SE, Johnson RR, et al: Punch shear testing of extracted vital and endodontically treated teeth, *J Dent Biomech* 16(10):841-848, 1983.
[10] Eakle WS, Maxwell EH, Braly BV: Fractures of posterior teeth in adults, *J Am Dent Assoc* 112(2):215-218, 1986.
[11] Ehrmann EH, Tyas MJ: Cracked tooth syndrome: diagnosis, treatment and correlation between symptoms and post-extraction findings, *Aust Dent J* 35(2):105-112, 1990.
[12] Hiatt WH: Incomplete crown-root fracture in pulpal-periodontal disease, *J Periodontol* 44(6):369-379, 1973.
[13] Seo DG, Yi YA, Shin SJ, et al: Analysis of factors associated with cracked teeth, *J Endod* 38(3):288-292, 2012.
[14] Abou-Rass M: Crack lines: the precursors of tooth fractures—their diagnosis and treatment, *Quintessence Int* 14(4):437-447, 1983.
[15] Cohen S, Blanco L, Berman L: Vertical root fractures: clinical and radiographic diagnosis, *J Am Dent Assoc* 134(4):434-441, 2003.
[16] Gher ME Jr, Dunlap RM, Anderson MH, et al: Clinical survey of fractured teeth [published erratum appears in *J Am Dent Assoc* 114(5):584, 1987], *J Am Dent Assoc* 114(2):174-177, 1987.
[17] Opdam NJ, Roeters JM: The effectiveness of bonded composite restorations in the treatment of painful, cracked teeth: six-month clinical evaluation, *Oper Dent* 28(4):327-333, 2003.
[18] Cohen S, Berman LH, Blanco L, et al: A demographic analysis of vertical root fractures, *J Endod* 32(12):1160-1163, 2006.
[19] Fennis WM, Kuijs RH, Kreulen CM, et al: A survey of cusp fractures in a population of general dental practices, *Int J Prosthodont* 15(6):559-563, 2002.
[20] Reeh ES, Messer HH, Douglas WH: Reduction in tooth stiffness as a result of endodontic and restorative procedures, *J Endod* 15(11):512-516, 1989.
[21] Cavel WT, Kelsey WP, Blankenau RJ: An in vivo study of cuspal fracture, *J Prosthet Dent* 53(1):38-42, 1985.
[22] Kahler B, Moule A, Stenzel D: Bacterial contamination of cracks in symptomatic vital teeth, *Aust Endod J* 26(3):115-118, 2000.
[23] Ailor JE Jr: Managing incomplete tooth fractures, *J Am Dent Assoc* 131(8):1168-1174, 2000.
[24] Brynjulfsen A, Fristad I, Grevstad T, et al: Incompletely fractured teeth associated with diffuse longstanding orofacial pain: diagnosis and treatment outcome, *Int Endod J* 35(5):461-466, 2002.
[25] Re GJ, Norling BK, Draheim RN: Fracture resistance of lower molars with varying faciocclusolingual amalgam restorations, *J Prosthet Dent* 47(5):518-521, 1982.
[26] Salis SG, Hood JA, Kirk EE, et al: Impact-fracture energy of human premolar teeth, *J Prosthet Dent* 58(1):43-48, 1987.
[27] El Ayouti A, Serry MI, Geis-Gerstorfer J, et al: Influence of cusp coverage on the fracture resistance of premolars with endodontic access cavities, *Int Endod J* 44(6):543-549, 2011.
[28] Michelich RJ, Smith GN, Walton RE: Vertical root fractures: clinical features, Unpublished data, 2012.
[29] Sorensen JA, Engelman MJ: Ferrule design and fracture resistance of endodontically treated teeth, *J Prosthet Dent* 63(5):529-536, 1990.
[30] Ng CC, Dumbrigue HB, Al-Bayat MI, et al: Influence of remaining coronal tooth structure location on the fracture resistance of restored endodontically treated anterior teeth, *J Prosthet Dent* 95(4):290-296, 2006.
[31] Tan PL, Aquilino SA, Gratton DG, et al: In vitro fracture resistance of endodontically treated central incisors with varying ferrule heights and configurations, *J Prosthet Dent* 93(4):331-336, 2005.
[32] Juloski J, Radovic I, Goracci C, et al: Ferrule effect: a literature review, *J Endod* 38(1):11-19, 2012.
[33] Reeh ES, Douglas WH, Messer HH: Stiffness of endodontically treated teeth related to restoration technique, *J Dent Res* 68(11):1540-1544, 1989.
[34] Rasheed AA: Effect of bonding amalgam on the reinforcement of teeth, *J Prosthet Dent* 93(1):51-55, 2005.
[35] Santos MJ, Bezerra RB: Fracture resistance of maxillary premolars restored with direct and indirect adhesive techniques, *J Can Dent Assoc* 71(8):585, 2005.
[36] Allara FW Jr, Diefenderfer KE, Molinaro JD: Effect of three direct restorative materials on molar cuspal fracture resistance, *Am J Dent* 17(4):228-232, 2004.
[37] Hurmuzlu F, Serper A, Siso SH, et al: In vitro fracture resistance of root-filled teeth using new-generation dentine bonding adhesives, *Int Endod J* 36(11):770-773, 2003.
[38] Zidan O, Abdel-Keriem U: The effect of amalgam bonding on the stiffness of teeth weakened by cavity preparation, *Dent Mater* 19(7):680-685, 2003.
[39] Wahl MJ, Schmitt MM, Overton DA, et al: Prevalence of cusp fractures in teeth restored with amalgam and with resin-based composite, *J Am Dent Assoc* 135(8):1127-1132; quiz, 64-65; 2004.
[40] Setcos JC, Staninec M, Wilson NH: Bonding of amalgam restorations: existing knowledge and future prospects, *Oper Dent* 25(2):121-129, 2000.
[41] Bakland LK: Tooth infractions. In Ingle JI, Bakland LK, Baumgartner JC, editors: Ingle's endodontics 6, ed 6, pp 660-675, Hamilton, Ontario, 2008, BC Decker.
[42] Ehrmann EH: Endodontics or root canal therapy, *Aust Fam Physician* 6(10):1227-1241, 1977.
[43] Krell KV, Rivera EM: A six year evaluation of cracked teeth diagnosed with reversible pulpitis: treatment and prognosis, *J Endod* 33(12):1405-1407, 2007.
[44] Ivancik J, Neerchal NK, Romberg E, et al: The reduction in fatigue crack growth resistance of dentin with depth, *J Dent Res* 90(8):1031-1036, 2011.
[45] Weine FS: Initiating endodontic therapy in posterior teeth. III. Mandibular molars, *Compend Contin Educ Dent* 4(2):153-161, 1983.
[46] Berman LH, Kuttler S: Fracture necrosis: diagnosis, prognosis assessment, and treatment recommendations, *J Endod* 36(3):442-446, 2010.
[47] Howe CA, McKendry DJ: Effect of endodontic access preparation on resistance to crown-root fracture, *J Am Dent Assoc* 121(6):712-715, 1990.
[48] Rivera EM, Yamauchi M: Site comparisons of dentine collagen cross-links from extracted human teeth, *Arch Oral Biol* 38(7):541-546, 1993.
[49] Rivera EM, Yamauchi M: Collagen cross-links of root-filled and normal dentin, *J Dent Res* Special Issue, Abstract #98(69):121, 1990.
[50] Sedgley CM, Messer HH: Are endodontically treated teeth more brittle? *J Endod* 18(7):332-335, 1992.
[51] Cheron RA, Marshall SJ, Goodis HE, et al: Nanomechanical properties of endodontically treated teeth, *J Endod* 37(11):1562-1565, 2011.
[52] Cameron CE: The cracked tooth syndrome: additional findings, *J Am Dent Assoc* 93(5):971-975, 1976.
[53] Homewood CI: Cracked tooth syndrome: incidence, clinical findings and treatment, *Aust Dent J* 43(4):217-222, 1998.
[54] Brown WS, Jacobs HR, Thompson RE: Thermal fatigue in teeth, *J Dent Res* 51(2):461-467, 1972.
[55] Nguyen V, Palmer G: A review of the diagnosis and management of the cracked tooth, *Dent Update* 36(6):338-340; 42, 45-46 passim; 2009.
[56] Banerji S, Mehta SB, Millar BJ: Cracked tooth syndrome. Part 1. Aetiology and diagnosis, *Br Dent J* 208(10):459-463, 2010.
[57] Kahler W: The cracked tooth conundrum: terminology, classification, diagnosis, and management, *Am J Dent* 21(5):275-282, 2008.
[58] Youssefzadeh S, Gahleitner A, Dorffner R, et al: Dental vertical root fractures: value of CT in detection, *Radiology* 210(2):545-549, 1999.
[59] Hannig C, Dullin C, Hulsmann M, et al: Three-dimensional, non-destructive visualization

of vertical root fractures using flat panel volume detector computer tomography: an ex vivo in vitro case report, *Int Endod J* 38(12):904-913, 2005.
[60] Mora MA, Mol A, Tyndall DA, et al: Effect of the number of basis images on the detection of longitudinal tooth fractures using local computed tomography, *Dentomaxillofac Radiol* 36(7):382-386, 2007.
[61] Mora MA, Mol A, Tyndall DA, et al: In vitro assessment of local computed tomography for the detection of longitudinal tooth fractures, *Oral Surg Oral Med Oral Pathol Oral Radiol Endod* 103(6):825-829, 2007.
[62] Hassan B, Metska ME, Ozok AR, et al: Detection of vertical root fractures in endodontically treated teeth by a cone beam computed tomography scan, *J Endod* 35(5):719-722, 2009.
[63] Kamburoglu K, Murat S, Yuksel SP, et al: Detection of vertical root fracture using cone-beam computerized tomography: an in vitro assessment, *Oral Surg Oral Med Oral Pathol Oral Radiol Endod* 109(2):e74-e81, 2010.
[64] Ozer SY: Detection of vertical root fractures by using cone beam computed tomography with variable voxel sizes in an in vitro model, *J Endod* 37(1):75-79, 2011.
[65] Tang L, Zhou XD, Wang Y, et al: Detection of vertical root fracture using cone beam computed tomography: report of two cases, *Dent Traumatol* 27(6):484-488, 2011.
[66] Wang P, Yan XB, Lui DG, et al: Detection of dental root fractures by using cone-beam computed tomography, *Dentomaxillofac Radiol* 40(5):290-298, 2011.
[67] Kajan ZD, Taromsari M: Value of cone beam CT in detection of dental root fractures, *Dentomaxillofac Radiol* 41(1):3-10, 2012.
[68] Metska ME, Aartman IH, Wesselink PR, et al: Detection of vertical root fractures in vivo in endodontically treated teeth by cone-beam computed tomography scans, *J Endod* 38(10):1344-1347, 2012.
[69] Kambungton J, Janhom A, Prapayasatok S, et al: Assessment of vertical root fractures using three imaging modalities: cone beam CT, intraoral digital radiography and film, *Dentomaxillofac Radiol* 41(2):91-95, 2012.
[70] Culjat MO, Singh RS, Brown ER, et al: Ultrasound crack detection in a simulated human tooth, *Dentomaxillofac Radiol* 34(2):80-85, 2005.
[71] Matsushita-Tokugawa M, Miura J, Iwami Y, et al: Detection of dentinal microcracks using infrared thermography, *J Endod* 39(1):88-91, 2013.
[72] Wright HM Jr, Loushine RJ, Weller RN, et al: Identification of resected root-end dentinal cracks: a comparative study of transillumination and dyes, *J Endod* 30(10):712-715, 2004.
[73] Alassaad SS: Incomplete cusp fractures: early diagnosis and communication with patients using fiber-optic transillumination and intraoral photography, *Gen Dent* 59(2):132-135, 2011.
[74] Abbott PV: Assessing restored teeth with pulp and periapical diseases for the presence of cracks, caries and marginal breakdown, *Aust Dent J* 49(1):33-39; quiz, 45; 2004.
[75] Gorucu J, Ozgunaltay G: Fracture resistance of teeth with Class II bonded amalgam and new tooth-colored restorations, *Oper Dent* 28(5):501-507, 2003.
[76] Seow LL, Toh CG, Wilson NH: Remaining tooth structure associated with various preparation designs for the endodontically treated maxillary second premolar, *Eur J Prosthodont Restor Dent* 13(2):57-64, 2005.
[77] Tan L, Chen NN, Poon CY, et al: Survival of root filled cracked teeth in a tertiary institution, *Int Endod J* 39(11):886-889, 2006.
[78] Paul RA, Tamse A, Rosenberg E: Cracked and broken teeth: definitions, differential diagnosis and treatment, *Refuat Hapeh Vehashinayim* 24(2):7-12; 68; 2007.
[79] Turp JC, Gobetti JP: The cracked tooth syndrome: an elusive diagnosis, *J Am Dent Assoc* 127(10):1502-1507, 1996.
[80] Pane ES, Palamara JE, Messer HH: Stainless steel bands in endodontics: effects on cuspal flexure and fracture resistance, *Int Endod J* 35(5):467-471, 2002.
[81] Franchi M, Breschi L, Ruggeri O: Cusp fracture resistance in composite-amalgam combined restorations, *J Dent* 27(1):47-52, 1999.
[82] Fennis WM, Tezvergil A, Kuijs RH, et al: In vitro fracture resistance of fiber reinforced cusp-replacing composite restorations, *Dent Mater* 21(6):565-572, 2005.
[83] Kruzic JJ, Nalla RK, Kinney JH, et al: Mechanistic aspects of in vitro fatigue-crack growth in dentin, *Biomaterials* 26(10):1195-1204, 2005.
[84] Abbott P, Leow N: Predictable management of cracked teeth with reversible pulpitis, *Aust Dent J* 54(4):306-315, 2009.
[85] Blaser PK, Lund MR, Cochran MA, et al: Effect of designs of Class II preparations on resistance of teeth to fracture, *Oper Dent* 8(1):6-10, 1983.
[86] Geurtsen W, Schwarze T, Gunay H: Diagnosis, therapy, and prevention of the cracked tooth syndrome, *Quintessence Int* 34(6):409-417, 2003.
[87] Huang T-JG, Schilder H, Nathanson D: Effect of moisture content and endodontic treatment on some mechanical properties of human dentin, *J Endod* 18(5):209-215, 1992.
[88] Pitts DL, Natkin E: Diagnosis and treatment of vertical root fractures, *J Endod* 9(8):338-346, 1983.
[89] Bhaskar U, Logani A, Shah N: True vertical tooth root fracture: case report and review, *Contemp Clin Dent* 2(3):265-268, 2011.
[90] Tamse A: Iatrogenic vertical root fractures in endodontically treated teeth, *Endod Dent Traumatol* 4(5):190-196, 1988.
[91] Moule AJ, Kahler B: Diagnosis and management of teeth with vertical root fractures, *Aust Dent J* 44(2):75-87, 1999.
[92] Tamse A: Vertical root fractures in endodontically treated teeth. In Ingle JI, Bakland LK, Baumgartner JC, editors. Ingle's endodontics 6, ed 6, pp 676-689, Hamilton, Ontario, 2008, BC Decker.
[93] Walton RE, Michelich RJ, Smith GN: The histopathogenesis of vertical root fractures, *J Endod* 10(2):48-56, 1984.
[94] Tamse A, Fuss Z, Lustig J, et al: An evaluation of endodontically treated vertically fractured teeth, *J Endod* 25(7):506-508, 1999.
[95] Pitts DL, Matheny HE, Nicholls JI: An in vitro study of spreader loads required to cause vertical root fracture during lateral condensation, *J Endod* 9(12):544-550, 1983.
[96] Ricks-Williamson LJ, Fotos PG, Goel VK, et al: A three-dimensional finite-element stress analysis of an endodontically prepared maxillary central incisor, *J Endod* 21(7):362-367, 1995.
[97] Lustig JP, Tamse A, Fuss Z: Pattern of bone resorption in vertically fractured, endodontically treated teeth, *Oral Surg Oral Med Oral Pathol Oral Radiol Endod* 90(2):224-227, 2000.
[98] Lertchirakarn V, Palamara JE, Messer HH: Patterns of vertical root fracture: factors affecting stress distribution in the root canal, *J Endod* 29(8):523-528, 2003.
[99] Lam PP, Palamara JE, Messer HH: Fracture strength of tooth roots following canal preparation by hand and rotary instrumentation, *J Endod* 31(7):529-532, 2005.
[100] Tamse A: Vertical root fractures in endodontically treated teeth: diagnostic signs and clinical management, *Endod Topics* 13:84-94, 2006.
[101] Holcomb JQ, Pitts DL, Nicholls JI: Further investigation of spreader loads required to cause vertical root fracture during lateral condensation, *J Endod* 13(6):277-284, 1987.
[102] Ross R, Nicholls J, Harrington G: A comparison of strains generated during placement of five endodontic posts, *J Endod* 17(9):450-456, 1991.
[103] Meister F Jr, Lommel TJ, Gerstein H: Diagnosis and possible causes of vertical root fractures, *Oral Surg Oral Med Oral Pathol* 49(3):243-253, 1980.
[104] Fuss Z, Lustig J, Tamse A: Prevalence of vertical root fractures in extracted endodontically treated teeth, *Int Endod J* 32(4):283-286, 1999.
[105] Testori T, Badino M, Castagnola M: Vertical root fractures in endodontically treated teeth: a clinical survey of 36 cases, *J Endod* 19(2):87-91, 1993.
[106] Yang SF, Rivera EM, Walton RE: Vertical root fracture in nonendodontically treated teeth, *J Endod* 21(6):337-339, 1995.
[107] Chan CP, Lin CP, Tseng SC, et al: Vertical root fracture in endodontically versus nonendodontically treated teeth: a survey of 315 cases in Chinese patients, *Oral Surg Oral Med Oral Pathol Oral Radiol Endod* 87(4):504-507, 1999.
[108] Dang DA, Walton RE: Vertical root fracture and root distortion: effect of spreader design, *J Endod* 15(7):294-301, 1989.
[109] Obermayr G, Walton RE, Leary JM, et al: Vertical root fracture and relative deformation during obturation and post cementation, *J Prosthet Dent* 66(2):181-187, 1991.
[110] Murgel CA, Walton RE: Vertical root fracture and dentin deformation in curved roots: the influence of spreader design, *Endod Dent Traumatol* 6(6):273-278, 1990.
[111] Okitsu M, Takahashi H, Yoshioka T, et al: Effective factors including periodontal ligament on vertical root fractures, *Dent Mater J* 24(1):66-69, 2005.
[112] Sathorn C, Palamara JE, Messer HH: A comparison of the effects of two canal preparation techniques on root fracture susceptibility and fracture pattern, *J Endod* 31(4):283-287, 2005.
[113] Sathorn C, Palamara JE, Palamara D, et al: Effect of root canal size and external root surface morphology on fracture susceptibility and pattern: a finite element analysis, *J Endod* 31(4):288-292, 2005.
[114] Kishen A: Mechanisms and risk factors for fracture predilection in endodontically treated teeth, *Endod Topics* 13:57-83, 2006.
[115] Kishen A, Kumar GV, Chen NN: Stress-strain response in human dentine: rethinking fracture predilection in postcore restored teeth, *Dent Traumatol* 20(2):90-100, 2004.
[116] Al-Omiri MK, Rayyan MR, Abu-Hammad O: Stress analysis of endodontically treated teeth restored with post-retained crowns: a finite element analysis study, *J Am Dent Assoc* 142(3):289-300, 2011.
[117] Schwarz S, Lohbauer U, Petschelt A, et al: Vertical root fractures in crowned teeth: a report of 32 cases, *Quintessence Int* 43(1):37-43, 2012.
[118] Trope M, Ray HL Jr: Resistance to fracture of endodontically treated roots, *Oral Surg Oral Med Oral Pathol* 73(1):99-102, 1992.
[119] Nagas E, Uyanik O, Altundasar E, et al: Effect of different intraorifice barriers on the fracture resistance of roots obturated with Resilon or gutta-percha, *J Endod* 36(6):1061-1063, 2010.
[120] Spielman H, Schaffer SB, Cohen MG, et al: Restorative outcomes for endodontically treated teeth in the Practitioners Engaged in Applied Research and Learning network, *J Am Dent Assoc* 143(7):746-755, 2012.
[121] Toure B, Faye B, Kane AW, et al: Analysis of reasons for extraction of endodontically treated teeth: a prospective study, *J Endod* 37(11):1512-1515, 2011.
[122] Goodacre CJ, Spolnik KJ: The prosthodontic management of endodontically treated teeth: a literature review. I. Success and failure data, treatment concepts, *J Prosthodont* 3(4):243-250, 1994.
[123] Tsesis I, Rosen E, Tamse A, et al: Diagnosis of vertical root fractures in endodontically treated teeth based on clinical and radiographic indices: a systematic review, *J Endod* 36(9):1455-1458, 2010.
[124] Harrington GW: The perio-endo question: differential diagnosis. *Dent Clin North Am* 23(4):673-690, 1979.
[125] Tamse A, Kaffe I, Lustig J, et al: Radiographic features of vertically fractured endodontically treated mesial roots of mandibular molars, *Oral Surg Oral Med Oral Pathol Oral Radiol Endod* 101(6):797-802, 2006.
[126] Tamse A, Fuss Z, Lustig J, et al: Radiographic features of vertically fractured, endodontically treated maxillary premolars, *Oral Surg Oral Med Oral Pathol Oral Radiol Endod* 88(3):348-352, 1999.
[127] Standlee JP, Caputo AA, Collard EW, et al: Analysis of stress distribution by endodontic posts, *Oral Surg Oral Med Oral Pathol* 33(6):952-960, 1972.
[128] Sirimai S, Riis DN, Morgano SM: An in vitro study of the fracture resistance and the incidence of vertical root fracture of pulpless teeth restored with six post-and-core systems, *J Prosthet Dent* 81(3):262-269, 1999.
[129] Hayashi M, Takahashi Y, Imazato S, et al: Fracture resistance of pulpless teeth restored with post-cores and crowns, *Dent Mater* 22(5):477-485, 2006.
[130] Fernandes AS, Shetty S, Coutinho I: Factors

determining post selection: a literature review, *J Prosthet Dent* 90(6):556-562, 2003.
[131] Maccari PC, Conceicao EN, Nunes MF: Fracture resistance of endodontically treated teeth restored with three different prefabricated esthetic posts, *J Esthet Restor Dent* 15(1):25-30; discussion, 31; 2003.
[132] Newman MP, Yaman P, Dennison J, et al: Fracture resistance of endodontically treated teeth restored with composite posts, *J Prosthet Dent* 89(4):360-367, 2003.
[133] Nicopoulou-Karayianni K, Bragger U, Lang NP: Patterns of periodontal destruction associated with incomplete root fractures, *Dentomaxillofac Radiol* 26(6):321-326, 1997.
[134] Kurtzman GM, Silverstein LH, Shatz PC: Hemisection as an alternative treatment for vertically fractured mandibular molars, *Compend Contin Educ Dent* 27(2):126-129, 2006.
[135] Doyon GE, Dumsha T, von Fraunhofer JA: Fracture resistance of human root dentin exposed to intracanal calcium hydroxide, *J Endod* 31(12):895-897, 2005.
[136] Taschieri S, Tamse A, Del Fabbro M, et al: A new surgical technique for preservation of endodontically treated teeth with coronally located vertical root fractures: a prospective case series, *Oral Surg Oral Med Oral Pathol Oral Radiol Endod* 110(6):e45-e52, 2010.
[137] Floratos SG, Kratchman SI: Surgical management of vertical root fractures for posterior teeth: report of four cases, *J Endod* 38(4):550-555, 2012.
[138] Arikan F, Franko M, Gurkan A: Replantation of a vertically fractured maxillary central incisor after repair with adhesive resin, *Int Endod J* 41(2):173-179, 2008.
[139] Ozturk M, Unal GC: A successful treatment of vertical root fracture: a case report and 4-year follow-up, *Dent Traumatol* 24(5):e56-e60, 2008.
[140] Unver S, Onay EO, Ungor M: Intentional re-plantation of a vertically fractured tooth repaired with an adhesive resin, *Int Endod J* 44(11):1069-1078, 2011.
[141] Ozer SY, Unlu G, Deger Y: Diagnosis and treatment of endodontically treated teeth with vertical root fracture: three case reports with two-year follow-up, *J Endod* 37(1):97-102, 2011.
[142] Kudou Y, Kubota M: Replantation with intentional rotation of a complete vertically fractured root using adhesive resin cement, *Dent Traumatol* 19(2):115-117, 2003.
[143] Kawai K, Masaka N: Vertical root fracture treated by bonding fragments and rotational replantation, *Dent Traumatol* 18(1):42-45, 2002.
[144] Milani AS, Froughreyhani M, Rahimi S, et al: The effect of root canal preparation on the development of dentin cracks, *Iran Endod J* 7(4):177-182, 2012.
[145] Zandbiglari T, Davids H, Schafer E: Influence of instrument taper on the resistance to fracture of endodontically treated roots, *Oral Surg Oral Med Oral Pathol Oral Radiol Endod* 101(1):126-131, 2006.
[146] Wilcox LR, Roskelley C, Sutton T: The relationship of root canal enlargement to finger-spreader induced vertical root fracture [in process citation], *J Endod* 23(8):533-534, 1997.
[147] Lindauer PA, Campbell AD, Hicks ML, et al: Vertical root fractures in curved roots under simulated clinical conditions, *J Endod* 15(8):345-349, 1989.
[148] Piskin B, Aydin B, Sarikanat M: The effect of spreader size on fracture resistance of maxillary incisor roots, *Int Endod J* 41(1):54-59, 2008.
[149] Rosen E, Tsesis I, Tamse A, et al: Medico-legal aspects of vertical root fractures in root filled teeth, *Int Endod J* 45(1):7-11, 2012.
[150] Goodacre CJ: Carbon fiber posts may have fewer failures than metal posts, *J Evid Based Dent Pract* 10(1):32-34, 2010.
[151] Mezzomo E, Massa F, Libera SD: Fracture resistance of teeth restored with two different post-and-core designs cemented with two different cements: an in vitro study. I, *Quintessence Int* 34(4):301-306, 2003.
[152] Naumann M, Preuss A, Rosentritt M: Effect of incomplete crown ferrules on load capacity of endodontically treated maxillary incisors restored with fiber posts, composite build-ups, and all-ceramic crowns: an in vitro evaluation after chewing simulation, *Acta Odontol Scand* 64(1):31-36, 2006.
[153] Peroz I, Blankenstein F, Lange KP, et al: Restoring endodontically treated teeth with posts and cores: a review, *Quintessence Int* 36(9):737-746, 2005.

9 CHAPTER

第9章　局部麻醉

Local anesthesia

章节大纲

影响牙髓麻醉的因素
早期管理
牙体修复的常规牙髓麻醉
牙体修复的下颌麻醉
牙体修复的上颌麻醉
上下颌牙体修复的补充麻醉
牙髓治疗的麻醉困难
下颌牙牙髓治疗的补充麻醉
牙髓或根尖周病的麻醉管理
外科手术的麻醉

学习目标

阅读本章后，学生应该能够：

1. 解释为什么恐惧、焦虑、疲劳和组织炎症会影响麻醉效果。
2. 明确痛阈的定义及其影响因素。
3. 描述有助于获得良好麻醉效果的患者管理技巧。
4. 列出有助于减少注射疼痛的各种方法。
5. 描述传统局麻的“常规”方法：何时及如何麻醉。
6. 描述在哪些情况下传统麻醉方法存在困难。
7. 描述若标准的神经阻滞或浸润技术无法获得牙髓麻醉，何时使用补充技术。
8. 评估骨膜浸润法、牙周膜注射和牙髓腔内注射等各种技术。
9. 讨论特定的牙髓病和根尖周病的麻醉方法：有症状不可复性牙髓炎、有症状牙髓坏死牙、无症状牙髓坏死牙以及外科手术等。

当拔一颗松动或疼痛牙时，应该用红糖、常春藤和绿油来抹患者的鼻子；建议他屏住呼吸，咬住一块石头，并闭上嘴巴。将引起疼痛的液体从口腔里引流出来，液体可装满3个罐子；用纯油清理鼻子和酒精漱口后，牙齿就不痛了，并可轻易地拔除。

Scribonius，公元47年

这段引言阐述了几乎2000年前Scribonius的“麻醉”方法。他确信能做到无痛拔牙，显然，他用的是一种相当原始的压力麻醉技术。即使在现代，麻醉技术仍然是牙医们所关注的——如何获得适当的麻醉水平，以让患者相对舒适地接受牙髓治疗。对于牙髓病患者而言，获得良好麻醉有困难且具有挑战性。许多患者生动而又确切地讲述了各种痛苦经历。虽然常规麻醉对于牙体修复是有效的，牙髓治疗中的某些特殊情况仍需要其他麻醉技术和特殊方法。

影响牙髓麻醉的因素

除了组织结构改变，情绪波动也会影响局麻效果[1]。那些心烦意乱及有牙髓或根尖周炎症的患者痛阈更低（即很少的刺激就能引起疼痛）[2]。此外，三叉神经是一个复杂的混合性神经，它提供口腔结构的主要感觉神经支配。熟练掌握其解剖特征有助于麻醉成功。

恐惧与焦虑

很多牙髓病患者都听说过关于根管治疗的恐怖故事。其原因或许不是治疗本身，而是牙痛或牙“感染”的经历。他们生动地回忆起治疗前牙齿引起的疼痛、肿胀和不眠夜。治疗本身一般不吓人；一项针对正在接受治疗的牙髓病患者的调查显示，96%的人同意进一步完成根管治疗[3]。因此，由于对未知事物的恐惧且听过各种令人不快的故事，患者感到恐惧或焦虑。这种情绪影响他们的认知，也影响他们对疼痛的反应。许多患者可以有效地掩饰这种恐惧。

疲劳

经过好几天，牙痛患者都睡不好，吃不香，或者身体功能不正常。此外，许多患者对预约就诊感到恐惧或焦虑。最终的结果是患者的压力管理能力下降，对疼痛的耐受性也变差。

组织炎症

炎症组织的痛阈更低[4]，这就是所谓的异常性疼痛现象。换言之，炎症组织更敏感，对轻微刺激即有反应[4]。因此，对于正常情况下不被察觉或只引起轻微反应的刺激，炎症组织会出现疼痛反应。由于根管治疗通常涉及炎症牙髓或根尖周组织，这一现象的重要性不言而喻。一个相关的并发症就是，炎症组织的麻醉更加困难[5]。

晒伤是敏感性增加现象的一个很好例证。暴露晒伤的组织更容易产生炎症。在这种情况下，皮肤痛阈降低，对刺激变得相当敏感，且疼痛。这一原理也适用于炎症牙髓和根尖周组织[6]。

以往失败的麻醉经历

不幸的是，常规技术并不总能获得良好的牙髓麻醉效果。之前有过麻醉困难的牙齿可能再次遭遇麻醉失败[7]。这些患者可能会恐惧（痛阈更低），且普遍会认为“普鲁卡因对我没什么用”，或“要注射很多次才能麻醉我的牙齿”。临床医生应预见到此类患者的麻醉困难。通常，需要进行心理管理，并采取辅助的局麻技术。

早期管理

治疗的早期阶段最重要。如果患者管理妥当，且麻醉顺利，痛阈就会升高。其结果是麻醉效果更好，恐惧更少，患者更配合。

心理干预方法

心理干预方法包括4个C：控制（control），沟通（communication），关注（concern）和信心（confidence）。控制是很重要的，可通过获得和保持心理优势实现。沟通可通过倾听患者并解释接下来要做什么和预期结果是什么来实现。关心是指告知患者我们理解他们的忧虑。信心体现在肢体语言、专业的治疗操作和沟通方式上，让患者对牙医的管理能力、临床诊断和治疗水平有信心。管理好4个C，能有效地安抚患者，从而提高痛阈。

注射疼痛相关话题

赢得患者的信任

赢得患者的信任至关重要。在注射前，建立沟通，表现出同情心，理解患者的恐惧心理及牙齿问题，这些能显著增强患者的信任水平[8]。最重要的是，对牙医来说，赢得患者的信任才能控制局面，这是成功治疗的前提。

表面麻醉

常见的方法是使用表面麻醉剂作为辅助，以实现无痛注射。一些研究表明表面麻醉是有效的[9–11]，而其他研究则不然[12–13]。使用表面麻醉最重要的作用不是减少黏膜敏感性，而在于尽一切可能避免疼痛。另一个方面是暗示的力量，即表面麻醉可减少注射疼痛。当注射麻药前，用棉签蘸取少量表面麻醉凝胶在干燥的黏膜上涂1~2分钟[14]。

麻药升温

一个普遍的观念是，将麻药升温到接近或高于体温时，患者更能耐受，注射疼痛也更少。一些研究表明麻药升温并没有减少注射疼痛[15–17]，而其他的研究则发现增温的确可减少疼痛[18–20]。麻药增温究竟是否有效尚待进一步研究。

针头刺入

最初，将针头轻柔地刺入黏膜组织。

小号针头

人们普遍的错误观念是，针头越小，疼痛越少，这对牙科注射针头来说是不正确的。在注射时，患者无法辨别25号、27号和30号针头的差异[21]。这些不同规格的针头有类似的横向散布面和抗折断能力[22-23]。然而，为防止下牙槽神经阻滞麻醉时断针，不要使用30号针头，也不要将针头放入针座内[24]。27号针头适用于大多数常规牙科注射。

缓慢推注

缓慢推注既减少了局部组织压力又减轻了患者的不适感[25]。下牙槽神经阻滞麻醉时，缓慢推注比快速注射更舒适[25-26]。缓慢推注可通过计算机控制麻药输送系统（CCLAD）来实现（图9.1）。大多数关于CCLAD的研究都将其与标准的注射器注射相比较[27-33]，结果普遍是CCLAD更优[29-33]。尽管CCLAD减少了注射疼痛，但这一系统无法实现无痛注射[27-33]。

两步注射法

两步注射法包括：开始时，仅在黏膜下缓慢注射约1/4针管的麻药。局部麻木后，再将针管内剩余的麻药向深处推注到目标位点。两步注射法减少了下牙槽神经阻滞麻醉时女性患者的痛苦[34]。这种注射技术适用于恐惧、焦虑的患者以及儿童，但也可用于其他任何人。它对于任何注射都是有效的，包括下牙槽神经阻滞。

疼痛的性别差异

女人往往比男人更怕疼，更难以接受、更害怕疼痛[35,36]。焦虑也可以调节男性和女性对于疼痛反应的差异[36]。显然，与男性相比，女性对于疼痛的反应更大，麻醉的挑战也更大。

麻醉的时机

最好在每次就诊时都给予麻醉。人们普遍认为，对于牙髓坏死和有根尖周病变的患牙，在不麻醉的情况下，器械在根管内操作不会引起疼痛。在根尖部几毫米内偶尔会存在活的炎症组织[37]。这种炎症组织包含神经，且对刺激敏感。根管预备时器械会刺激炎症组织，也产生了组织压力。如果不麻醉的话，这些因素会导致患者不适。

一个过时的观念认为，在不麻醉的情况下，通过将器械插入牙髓坏死的根管，直到患者出现“眨眼反应”来判断根管长度。不幸的是，患者的感觉和反应太不准确。当器械距离根尖还很远时，患者就可能出现疼痛，或者当器械已超出根尖几毫米外了，一些患者可能还没有感觉。就精确性而言，不麻醉情况下辅助判断根管长度不能取代X线片或根尖定位仪。另一个误解是，在根管清理和成形后，根管充填时不需要麻醉。不幸的是，在充填时会产生压力，少量封闭剂可能被挤出根尖孔。这对于患者来说相当不舒服。如果已对局部软硬组织实施麻醉，患者（和牙医）更放心。

辅助性药物治疗

镇静药（口服、吸入、静脉注射）对焦虑患者

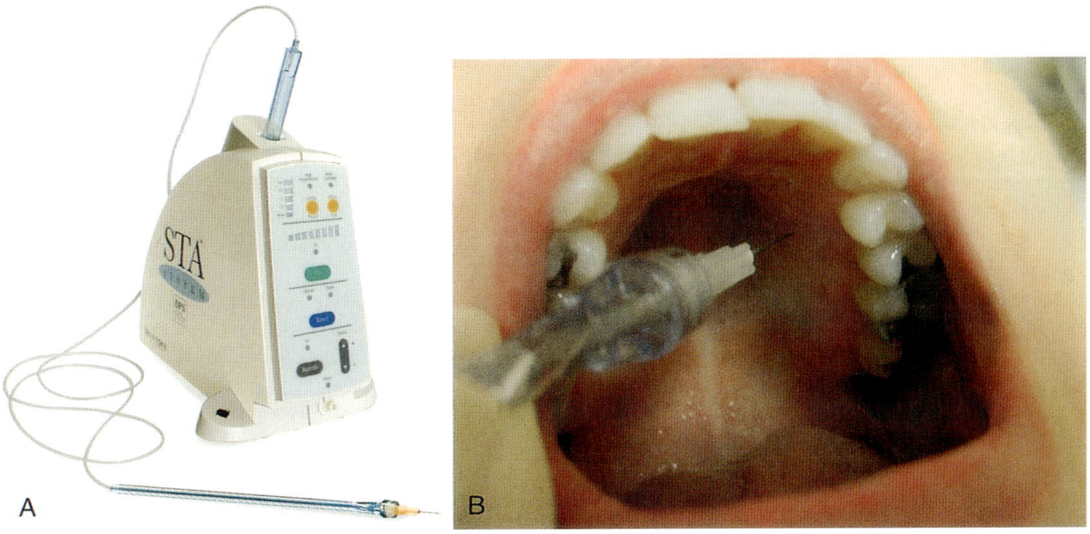

图9.1　A. 计算机控制的注射装置。注意机头组件和微管。B. 专业手机和针适用于多数情况。（由美国新泽西州Livingston Milestone Scientific公司授权提供）

有益。然而，即使是清醒镇静，牙科治疗中也需要局部麻醉以消除疼痛[38–40]。笑气麻醉有助于减少有症状不可复性牙髓炎患者的术中疼痛[39]。关于控制焦虑的药物将在第10章讨论。

牙体修复的常规牙髓麻醉

局部麻醉的成功存在变数。两项针对患者和牙医的调查表明，麻醉不充分在牙体修复治疗中比较常见[7,41]。有几个因素可影响麻醉效果，如治疗的类型（根管治疗、拔牙、牙体修复、牙周治疗等），牙列的位置（上颌或下颌），患者的焦虑水平和炎症等。本章强调牙髓麻醉的循证要求，这有别于口腔外科、种植牙、牙周病和儿童牙科的麻醉。

很多临床研究客观评价了局麻药物和技术。在临床治疗开始前，可通过喷制冷剂（图9.2）或牙髓电活力测试（图9.3）评估牙髓麻醉的效果。喷制冷剂使用起来最容易。用镊子夹持棉球，然后将制冷剂喷在棉球上，然后放置于牙面上（图9.4）。在实施麻醉后，若无症状活髓牙对刺激无牙髓反应，意味着已获得良好的麻醉[42–43]。实验研究分析了局部麻醉的应用，将在后续章节中讨论。常规注射技术在其他教科书中会有详细阐述。

牙体修复的下颌麻醉

利多卡因加肾上腺素和血管收缩剂

最常用的局麻药是含1：100000肾上腺素的2%利

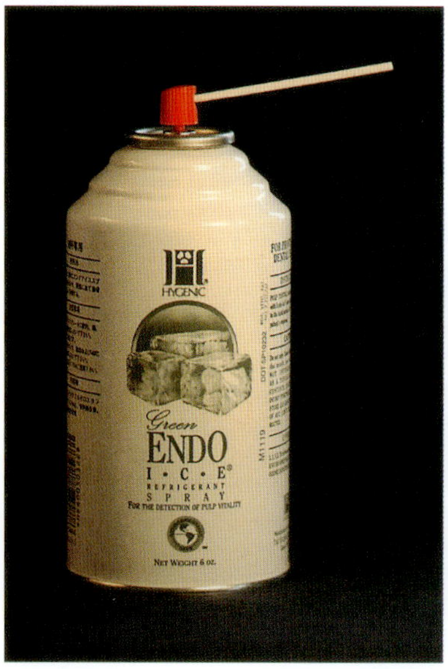

图9.2 在临床操作前，使用制冷剂测试牙髓麻醉。（由俄亥俄州Cuyahoga Falls Coltene / whaledent公司授权提供）

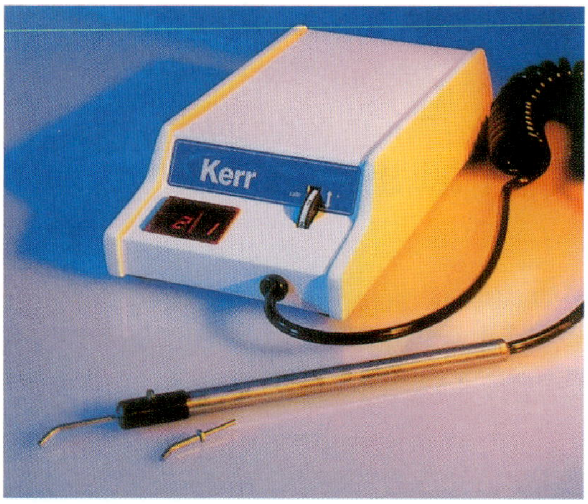

图9.3 在临床操作前，也可用牙髓电活力测试仪（EPT）测试牙髓麻醉。（由加州Glendora SybronEndo公司授权提供）

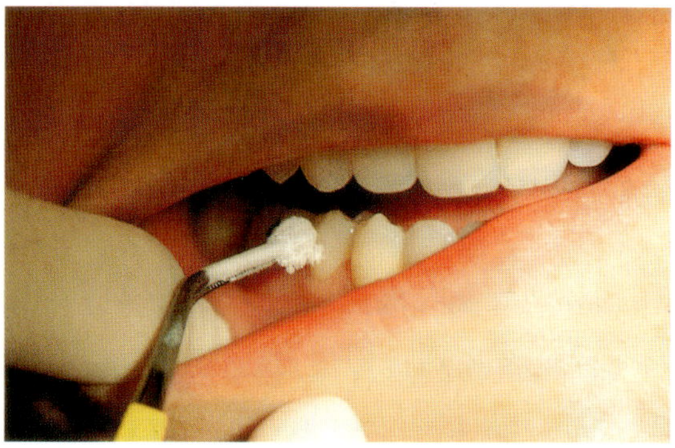

图9.4 将喷有制冷剂的棉球涂布于牙齿表面。

多卡因，这是一种安全、有效的药物[14,44]。该药适用于本章节中的所有操作，特殊情况除外。

血管收缩剂通常也是安全的。但是高血压（收缩压高于200mmHg，舒张压高于115mmHg）、心律失常、严重心血管疾病、不稳定型心绞痛的患者、6个月内有心肌梗死病史者或脑血管意外者都要避免使用血管收缩剂[14]。这些情况是常规牙科治疗的禁忌证。服用抗抑郁药、非选择性β阻断剂、治疗帕金森病的药物和可卡因的患者也存在风险[14,44]。对于服用这些药物的患者，可采用甲哌卡因（3%卡波卡因）进行下牙槽神经阻滞麻醉。

下牙槽神经阻滞的相关麻醉因素

最常见的下颌麻醉方法是下牙槽神经阻滞麻醉，但这种方法也最容易失败[44]。后续章节将讨论注射一支含1：100000肾上腺素的2%利多卡因麻药的麻醉成功（和不成功）后的预期体征。

嘴唇麻木

嘴唇麻木通常发生在注射后4～6分钟[44–51]。嘴唇麻木只说明阻断了唇部软组织的神经，不一定表明牙髓麻醉了[44–54]。如果嘴唇都没麻，则说明麻醉失败。如果这种情况经常发生，则应该评估术者的注射技术水平。

软组织麻醉

黏膜或牙龈对尖锐探针刺激无反应并不意味着牙髓麻醉成功[44–54]。

牙髓麻醉起效

磨牙和前磨牙获得牙髓麻醉通常需要5～9分钟，前牙则需14～19分钟[44–54]。某些患者麻醉起效很快，而有些人却很慢[44–54]。

持续时间

下颌牙髓麻醉的持续时间很长[44–54]。如果下颌麻醉成功，通常（但不总是）可持续约2.5小时。

成功

下颌磨牙和前磨牙牙髓麻醉成功率往往较高，而下前牙则较低。在实施了看似成功的下牙槽神经阻滞麻醉（即嘴唇和下颌麻木）后，并不是所有的患者都能获得牙髓麻醉。在这种情况下，还需要其他麻醉方法。

增加麻醉成功率的其他尝试

增加剂量

将麻药剂量从一支增加到两支，并不能提高下牙槽神经阻滞麻醉的牙髓麻醉成功率[44–45,53–54]。

增加肾上腺素浓度

下牙槽神经阻滞麻醉时，增加肾上腺素浓度（1：50000）并不能提高牙髓麻醉的成功率[54–55]。

替代麻药

含1：20000左旋异丙肾上腺素的2%甲哌卡因，含1：200000肾上腺素4%普鲁卡因，和普通溶液（3%甲哌卡因和4%丙胺卡因）

作为替代方案，含1：20000左旋异丙肾上腺素的2%甲哌卡因、含1：200000肾上腺素的4%普鲁卡因和普通溶液（3%甲哌卡因和4%丙胺卡因）在下牙槽神经阻滞后约1小时内与含1：100000肾上腺素的2%利多卡因是等效的，都可获得牙髓麻醉[48,51]。

运用含肾上腺素的4%阿替卡因进行下牙槽神经阻滞麻醉

阿替卡因是一种安全有效的局麻药[56–65]。阿替卡因能提供更好的局麻效果，因而受到青睐[66]。然而，在下牙槽神经阻滞麻醉中，临床试验未发现阿替卡因优于利多卡因的任何证据[61,64]。

阿替卡因，类似普鲁卡因，可能会引起神经病变[67]。一些学者发现阿替卡因或丙胺卡因引起感觉异常（涉及唇或舌）的发病率比利多卡因或甲哌卡因更高[67–79]。其他作者使用阿替卡因时并未发现有更高的发生率[70]。然而，因为下牙槽神经阻滞麻醉时，阿替卡因和利多卡因产生的牙髓麻醉效果差异不大，且某些律师也很清楚阿替卡因与感觉异常可能有联系，所以使用阿替卡因进行浸润麻醉而不是阻滞麻醉就比较合理。

长效麻药

布比卡因和依替卡因的临床试验已应用于口腔手术、牙髓病和牙周病等[71–74]。这些药物能提供更持久的镇痛作用，且适用于术后镇痛。然而，并不是所有的患者都希望长时间的嘴唇麻木[72]。对于有术后疼痛的患者，可以开点镇痛药。与利多卡因相比，布比卡因的下颌麻醉起效慢但持续时间更长，几乎是前者的2倍（约4小时）[52]。

利多卡因缓冲液

用碳酸氢钠缓冲利多卡因可以提高后者的pH。在临床医学中，有证据表明缓冲后的利多卡因可减少注射疼痛[75–76]。在牙医学中，一些研究[77–80]发现缓冲后的利多卡因可减少注射疼痛[77–78]，且起效快。然而，其他牙科研究没有得出类似结论[81–82]。目前有一个商品化缓冲系统（OnPharma，Los Gatos，California），但尚没有关于此系统的同行评议研究。有待进一步研究论证。

替代注射及位置

Gow–Gates及Vizarani–Akinosi技术

无论Gow–Gates技术[83]还是Vizarani–Akinosi技术[84]，相较于标准的下牙槽神经阻滞注射技术并无明显优势[85–90]。这些技术不能取代标准方法，但当标准方法不能使用时，这种方法就很有用；例如，Vizarani法可用于牙关紧闭、嘴巴张不开时。

在颏孔处行切牙神经阻滞/浸润麻醉

切牙神经阻滞麻醉用于前磨牙麻醉的成功率为80%～83%，持续时间为20～30分钟[50,91–93]。对中切牙和侧切牙则无效[50]。

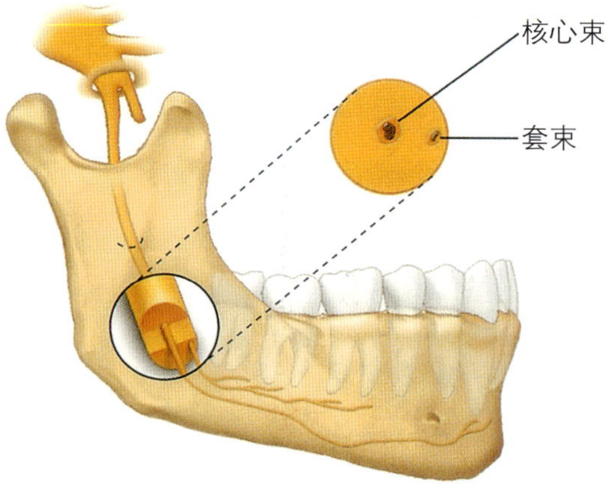

图9.5 中心核理论。神经束的大直径和大密度会抑制麻药扩散，影响牙髓麻醉效果。

利多卡因浸润注射

对于下颌牙髓麻醉，仅用利多卡因做唇侧或舌侧浸润注射是无效的[94–96]。

阿替卡因浸润注射

用阿替卡因做下颌第一磨牙颊侧浸润，效果显著优于利多卡因[97–100]。然而，阿替卡因单用无法麻醉第一磨牙。用含1：100000或1：200000肾上腺素的4%阿替卡因做颊侧浸润，其效果没有差别[101]。

在前牙，用阿替卡因做颊侧和舌侧浸润可获得牙髓初步麻醉，但60分钟后其效果减弱[102–103]。

下牙槽神经阻滞失败机制的评估

进针位置的准确性

进针位置的准确并不能保证神经阻滞成功[104–105]。有趣的是，即使注射前采用超声或末梢神经刺激仪定位下牙槽神经也不会提高麻醉成功率[106–107]。即使已被注射到正确位置，麻药可能无法完全扩散到神经干（图9.5），进而到达和阻滞所有神经，最终导致麻醉失败[108]。

针头偏转和针头斜面

针头偏转已被认为是下牙槽神经阻滞失败的原因[23,109–112]。然而，两个研究表明，针头斜面的方向（远离或朝向下颌孔或下颌支）并不影响下牙槽神经阻滞的成功[113–114]。

副神经支配

解剖证据表明，副神经支配来自下颌舌骨神经分支[115]。一项研究除采用下牙槽神经阻滞外，还进行磨牙后窝舌侧及下颌下舌骨神经注射，结果显示并不能增强牙髓麻醉效果[116]。因此，下颌舌骨神经不是下牙槽神经阻滞失败的主要因素。

交叉神经支配

对侧下牙槽神经的交叉支配被牵涉于下前牙下颌神经阻滞牙髓麻醉失败中。交叉支配确实存在于切牙，但不是切牙下牙槽神经阻滞失败的主要原因[117]。

红头发

在临床医学上，红头发女性利多卡因皮下注射的效果减弱，且地氟醚用量增加[118]。然而，在牙医学上，红头发与下牙槽神经阻滞的成功率无关。红头发与更高程度的牙科焦虑相关[118]。

提高下牙槽神经阻滞成功率的方法

下牙槽神经阻滞后行阿替卡因浸润

一个重要的临床发现是，第一磨牙、前磨牙和前牙行牙槽神经阻滞后补充阿替卡因浸润，可获得约1小时的牙髓麻醉[102,119–120]。第二磨牙则可能需要补充骨内或牙周韧带注射以获得麻醉成功。

下齿槽神经阻滞后骨内麻醉

用含血管收缩剂的利多卡因和甲哌卡因追加骨内注射，能促进下牙槽神经阻滞快速起效，并增加其成功率，持续时间约60分钟[121-122]。用3%甲哌卡因能使牙髓麻醉约30分钟[123]。

下牙槽神经阻滞后牙周韧带麻醉

用含1：100000肾上腺素的2%利多卡因追加牙周韧带注射，提高了牙槽神经阻滞的成功率，但持续时间只有23分钟左右[124]。

注射速度和麻醉成功

下牙槽神经阻滞时，缓慢推注比快速注射的麻醉成功率更高[25]，但这不适用于不可复性牙髓炎的患者[26]。

疼痛与炎症

大多数研究是在没有症状及炎症的情况下评估麻醉效果；如果出现这些情况，结果会不一样[5,125]。就像下文分析的一样，那些存在有症状牙髓炎或根尖周病（和/或伴有焦虑的）的患者存在严重的麻醉问题。

牙体修复的上颌麻醉

除非另有规定，上颌麻醉常用的是含1：100000肾上腺素的2%利多卡因。

麻醉相关因素

上颌麻醉比下颌麻醉更加成功。上颌牙最常见的注射方法为浸润麻醉法。使用该方法注射一支麻药后，预计会产生几种情况。

唇/颊麻木或牙齿丧失感觉

唇/颊麻木通常发生在几分钟内。唇、颊麻木及叩诊无感觉并不一定意味着获得了牙髓麻醉。此外，唇或颊麻木与牙髓麻醉持续时间并不相符，因为牙髓麻醉的时间与软组织并不一样[44,126-134]。

成功

浸润可获得非常高的牙髓麻醉成功率（87%～92%）[11,44,126-134]。然而，因为对麻药反应、操作者的手法、解剖变异及牙位等差异，某些患者可能不会获得麻醉。

麻醉起效

牙髓麻醉通常在注射后3~5分钟起效[44,126-134]。

牙髓麻醉的持续时间

上颌浸润麻醉的一个问题是牙髓麻醉持续时间[44,126-134]。前牙牙髓麻醉效果在注射约30分钟后开始减弱，60分钟后麻醉效果大部分消失[44,126-134]。前磨牙与第一磨牙牙髓麻醉效果能持续40～45分钟，然后开始减弱[44,126-134]。根据治疗操作持续时间和受波及的牙齿数量情况，追加额外的局部麻醉。

替代麻药

甲哌卡因和丙胺卡因普通溶液

甲哌卡因和丙胺卡因麻醉持续时间比较短[132-133]。因此，这些麻药适用于持续时间短（10～15分钟）的治疗操作。

含1：200000肾上腺素的4%普鲁卡因，含1：20000左旋异丙肾上腺素的2%甲哌卡因，含1：100000肾上腺素的4%阿替卡因

用含1：200000肾上腺素的4%普鲁卡因、含1：20000左旋异丙肾上腺素的2%甲哌卡因及含1：100000肾上腺素的4%阿替卡因与1：100000肾上腺素的2%利多卡因的麻醉持续时间相似[129,133-134]。

含肾上腺素的布比卡因

与利多卡因相比，布比卡因麻醉前牙的成功率更低[127,135]。两种制剂对于第一磨牙的麻醉无明显差异[127]。没有哪一种制剂的牙髓麻醉时间可达1小时[127,135]。

增加牙髓麻醉的持续时间

增加麻药剂量

两支含肾上腺素的2%利多卡因可延长牙髓麻醉时间，但也达不到60分钟[128]。

增加肾上腺素浓度

将肾上腺素浓度增加到1：50000后，提高了侧切牙的麻醉时间，而不是第一磨牙[132]。没有哪颗牙的麻醉持续时间可达到60分钟[132]。

30分钟后再次浸润麻醉

在前牙浸润麻醉30分钟后和后牙45分钟后，增加一支含肾上腺素的2%利多卡因浸润，能显著延长牙髓麻醉持续时间，这可能是延长牙髓麻醉持续时间的最好方式[131]。

替代注射方式

上牙槽后神经阻滞麻醉（PSA）能麻醉第二磨牙和80%的第一磨牙[136-137]。麻醉第一磨牙需要在近中做补充浸润注射。一般来说，对于常规牙体修复治疗，不提倡上牙槽后神经阻滞麻醉。对于上颌磨牙，浸润麻醉更好。

眶下神经阻滞麻醉会导致嘴唇麻木但并不能麻醉切牙牙髓[138-139]。它通常可麻醉尖牙和前磨牙，但持续时间不足1小时[138-139]。一般来说，对于常规牙体修复，并不提倡眶下神经阻滞麻醉。单颗牙的浸润麻醉效果更好。

三叉神经第二分支阻滞通常只能麻醉磨牙和第二前磨牙，但不能麻醉第一前磨牙、尖牙，或侧切牙和中切牙[140-141]。上颌结节注射法（上牙槽后神经阻滞麻醉）比腭大孔注射法（腭前神经阻滞麻醉）更好，因为它更简单，且痛苦更少[140]。一般来说，对于常规牙体修复而言，并不提倡第二分支阻滞法。单颗牙的浸润法更好。

一般提倡采用腭前神经（P-ASA）阻滞法麻醉所有的上颌切牙，该方法仅需在腭侧行切牙管注射[142]。然而，这种方法无法诱导可预见性的切牙和尖牙牙髓麻醉[143]，而且往往很痛[31]。

一般提倡采用上牙槽前、中神经阻滞法麻醉单侧上颌中切牙、侧切牙、尖牙及第一前磨牙、第二前磨牙，该方法只需在前磨牙区行腭侧注射[144]。然而，这种方法无法诱导可预见性的上颌牙麻醉[145]，而且往往很痛[32]。

疼痛、炎症和焦虑

如前所述，给疼痛、炎症（或两者都有）或焦虑的患者注射麻药时，结果可能出现异常。

上下颌牙体修复的补充麻醉

适应证

如果标准注射无效，则进行补充注射。只有当患者没有表现出软组织麻醉的“典型”迹象时，才重复注射。一般来说，如果出现了该典型迹象，重复注射不是很有效[146]。例如，下牙槽神经阻滞后，患者出现嘴唇、下颌和舌头麻木和该象限内牙齿“像死了一样”。在开髓前，一个有用的判断办法是用冷（制冷剂）或牙髓电活力仪测试牙齿的牙髓活力[42-43]。如果冷刺激引起疼痛，则需要补充注射麻药。下牙槽神经阻滞失败后，希望通过再次注射获得成功那是痴心妄想；第一次失败后，第二次尝试通常也会以失败告终。牙医应该直接进行补充注射。3种补充技术是：（1）浸润注射法；（2）骨内（IO）注射；（3）牙周膜（PDL）注射法。

浸润

上颌补充利多卡因浸润

因为上颌浸润法牙髓麻醉的时间不足60分钟，前牙在30分钟时和前磨牙和磨牙在45分钟时分别增加一支含肾上腺素的2%利多卡因能显著提高牙髓麻醉持续时间，且这可能是延长上颌牙麻醉持续时间的最好方式[131]。

下颌阿替卡因浸润

一个重要的临床发现是，下牙槽神经阻滞后，在第一磨牙和前磨牙颊侧，在前牙唇侧用阿替卡因做浸润麻醉，可以获得约1小时的牙髓麻醉[102,119-120]。下颌第二磨牙可能需要补充骨内注射或牙周韧带注射。

骨内麻醉

实证研究和临床应用表明骨内注射是有效的。当有需要补充麻醉时（如下颌第二磨牙）[121-123]，骨内注射结合传统的注射方法显得尤为有用。 骨内注射将局麻药直接注入松质骨。有一个由两部件构成的骨内注射系统（Stabident；Fairfax Dental, Miami, Florida；图9.6）。一部分是一个慢速机头驱动的穿孔器，可穿通皮质骨钻一个小洞（图9.7）。通过配套的27号针头（超短的注射器针头）（图9.8）将麻醉药注入松质骨。另一个骨内系统采用引导套（X-tip；Dentsply, York, Pennsylvania；图9.9），穿孔后引导套留在里面（图9.10）。引导帽可引导针头，需重复注射时它起引导作用。这个系统可穿通附着龈或牙槽黏膜[147]。

Stabident系统的使用技巧

穿孔和注射的区域是在邻牙颊侧龈缘的水平线和通过待注射牙齿的远中牙间乳头的垂直线。这两条线交叉点下方约2mm被选定为穿孔位点；该位点必须在附着龈上。先采用浸润法麻醉软组织。穿孔器放在垂直于皮质骨的牙龈上。针尖轻轻靠在骨上，临床医生全速推进机头，轻压，对准骨面，然后稍稍拔除穿孔器，再次朝骨面推进（啄的动作）。持续这种动作，直至"突破"进入松质骨（这过程需要2~5秒）[147]。

采用标准的握笔法握持注射器，针头对准并插入穿孔处。在1~2分钟缓慢地将一满管麻药推入。如果遇到阻力，将针旋转约90°并再次推药。如果这样做还是失败，则应将针抽出并检查是否堵塞。如果针管并不阻塞，则重新插入或用新的机头穿孔，重复注射[147]。

穿孔器折断

金属穿孔器与塑料枢盖折断的情况很罕见。如果发生这种情况，可用止血钳轻松地取出穿孔器；目前还没有关于穿孔器折断的报告[121-123,147-149]。

注射不适

当骨内注射用作主要注射时，约1/4的时间会有疼痛[148-150]。当骨内注射作为补充注射时，则更少的患者感到疼痛[121-123,151-152]。

选择穿孔部位

在牙齿远中行穿孔和骨内注射时，麻醉效果最好[121-123,147-149,151-152]。但第二磨牙例外，在其近中注射

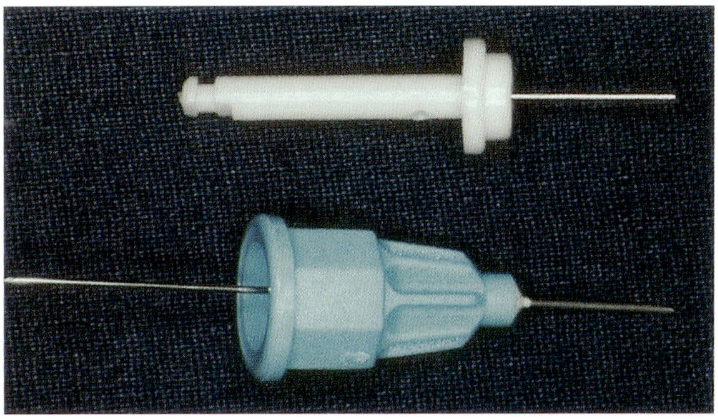

图9.6 骨内注射系统的组成部分。穿孔器（上）是一个小而尖、门闩形的钻头，用来穿通软组织和骨组织。针头（下）较短，且是小号，通过直接插入将麻药注射到骨穿孔处。

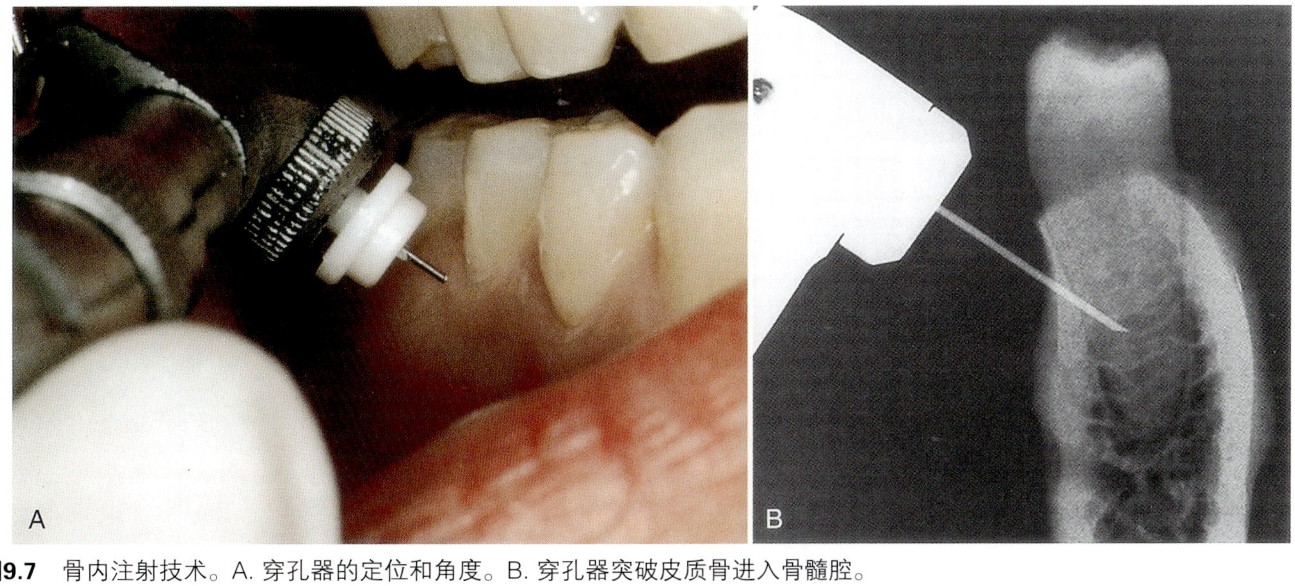

图9.7 骨内注射技术。A. 穿孔器的定位和角度。B. 穿孔器突破皮质骨进入骨髓腔。

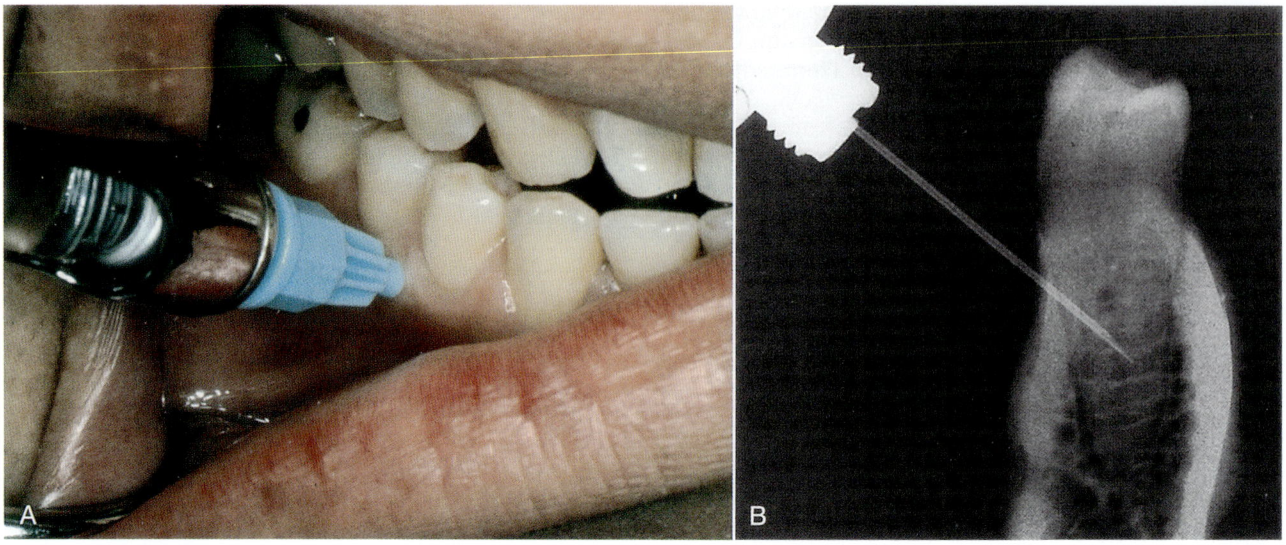

图9.8 A. 针头直接插入到开口中。B. 麻药注入骨髓腔，随之广泛扩散阻断牙神经。

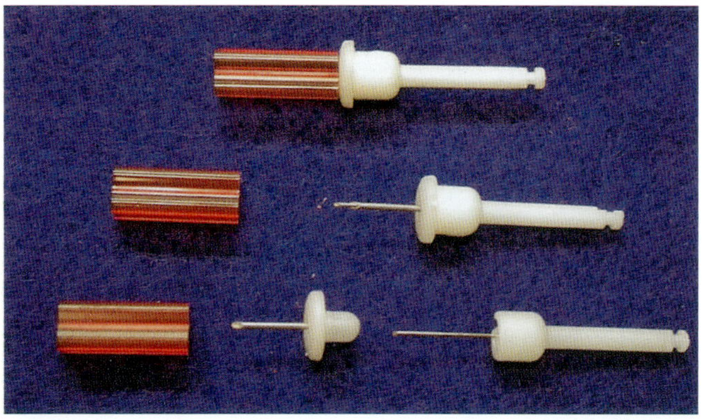

图9.9 另一种骨内注射系统的组成：钻头和导向套和盖子（上）。钻头（一个特殊的空心针）引导导向套通过皮质板（中间），在两者之间可分离和抽出（下）。剩下的导向套可容纳27号针头，以注射麻药。

麻醉效果更好[121-123,147-149,151-152]。

麻药

据报道，采用含1：100000肾上腺素的2%利多卡因与或含1：20000左旋异丙肾上腺素的2%甲哌卡因，对于无疼痛的患者行下牙槽神经阻滞麻醉后，再行骨内注射补充麻醉，效果很好[121-122]。然而，由于长效麻药（含1：200000肾上腺素的0.5%布比卡因）[153]存在心血管不良反应，且牙髓麻醉的持续时间不足，与利多卡因相比，该药并没有任何优势。3%甲哌卡因是有效的，但牙髓麻醉持续时间短[123]。

麻醉起效

骨内注射麻醉起效快[121-123,147-149,151-152]。没有麻醉等待期。

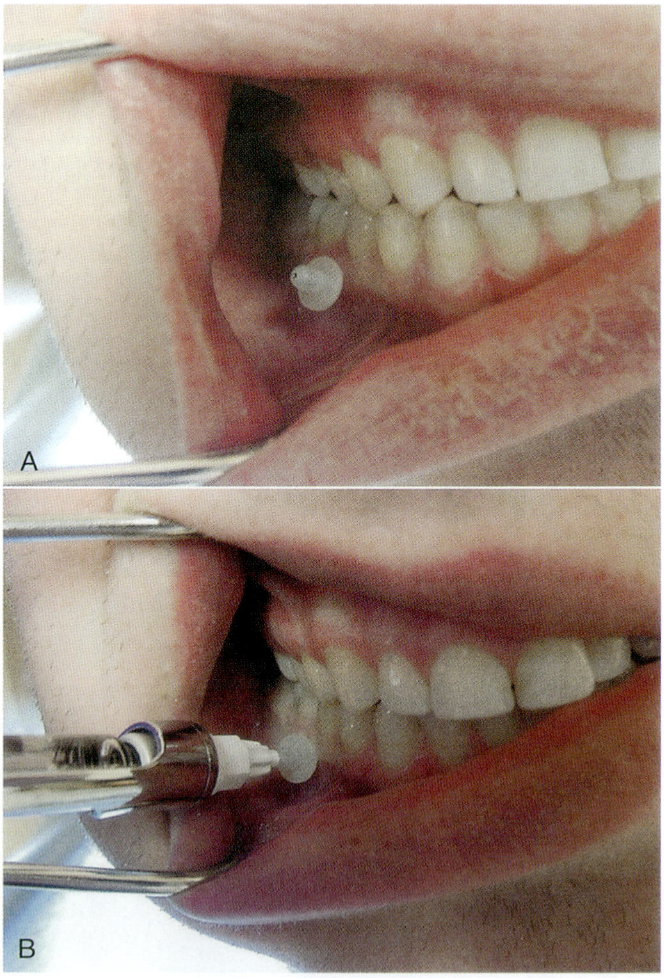

图9.10 A. 穿通软组织及骨后，穿孔器可作为导向套。B. 麻醉针头放置在导向套内。

成功

当骨内注射被用作无疼痛患者下牙槽神经阻滞后的补充麻醉时，成功率很高[121-122]。

失败

如果行骨内注射时麻药从穿孔处喷出来（回流），麻醉会失败[147]。此时，需要重新穿孔或选择另一个位点穿孔。

持续时间

当骨内注射作为主要麻醉方法时，在1小时后牙髓麻醉效果持续下降[148-149]。与含1：100000肾上腺素的2%利多卡因相比，3%甲哌卡因的麻醉持续时间更短[149]。当骨内注射利多卡因被用作无疼痛患者下牙槽神经阻滞后补充麻醉时，在1小时内牙髓麻醉效果良好[121-122]。用3%甲哌卡因做补充骨内注射时，麻醉持续时间较短[123]。

术后疼痛及问题

骨内注射被用作主要麻醉和补充麻醉时，大多数患者术后无疼痛或仅有轻度疼痛[121-123,147-149,151-152]。低于5%的患者在穿孔部位有渗出液和/或局部肿胀，可能是因为在穿孔过程中产热过高。

全身反应

用含血管收缩剂（肾上腺素或左旋异肾上腺素）的麻药做骨内注射主要麻醉和补充麻醉时，大多数患者心率增加[148-149,151-152,154]。当使用这些药物时，应在注射前告知患者可能出现心动过速，以减轻他或她的焦虑。当使用3%甲哌卡因时，没有发生显著的心率增加[149,155]。用骨内注射时，静脉血内利多卡因浓度与浸润注射时相同[156]。因此，浸润注射时利多卡因最大用量及并发症预防措施同样适用于骨内注射[156]。

医疗禁忌证

服用抗抑郁药、非选择性β阻断剂、治疗帕金森病的药物和可卡因的患者不应该使用含有肾上腺素或左旋异丙肾上腺素的骨内注射药物[44]，更推荐3%甲哌卡因。

注意事项

骨内注射不能用于有根尖周透射性病变或有蜂窝织炎或脓肿的疼痛坏死牙。这种情况下，骨内注射将非常痛苦，且麻醉效果也不好。

牙周膜注射法

如果常规注射不成功，牙周膜注射也是一个有效的技术[157-158]。该技术的麻醉效果弱于骨内注射，但仍有其临床价值[146]。

方法

牙周膜注射的操作（图9.11）不难，但需要练习和熟悉。将标准注射器或压力注射器装配30号超短针头或27号或25号短针头。针头以与牙长轴成30°角插入近中龈沟。用手指或止血钳夹持针头并放置在牙周膜（楔入牙根与牙槽骨之间）。对注射器手柄慢慢加压（常规注射器）10～20秒，或连续缓慢推注一次或两次（压力注射器）。阻力很重要。如果没有阻力，麻药容易流出龈沟，此时需要重新放置针头，直到出现阻力。然后在远中面上重复注射。每个部位只需要注射少量麻药（约0.2mL）。

作用机制

牙周膜注射法将麻药通过筛状板（图9.12）注入骨髓腔及牙齿内及周围的脉管系统（图9.13和图9.14）[157-160]。麻药的主要路径不是牙周韧带，其作用机制与对神经的直接压力无关[161-162]。

无症状患者的注射不适感

当牙周膜注射用作主要麻醉方法时，针头插入及注射过程约1/3时间是痛苦的[161-163]。对于上颌前牙，牙周膜注射可能相当痛苦[163]，不应使用；更推荐浸润麻醉。牙周膜注射用作下牙槽神经阻滞后的补充注射时，疼痛的可能性较低[124]。

麻醉起效

行牙周膜注射时麻醉起效迅速，无须等待即可开始临床操作[161-163]。如果麻醉仍不够，有必要再次注射。

无症状牙齿的成功

当牙周膜注射作为主要麻醉法时，上、下颌后牙的麻醉成功率约75%，牙髓麻醉持续时间为10~15

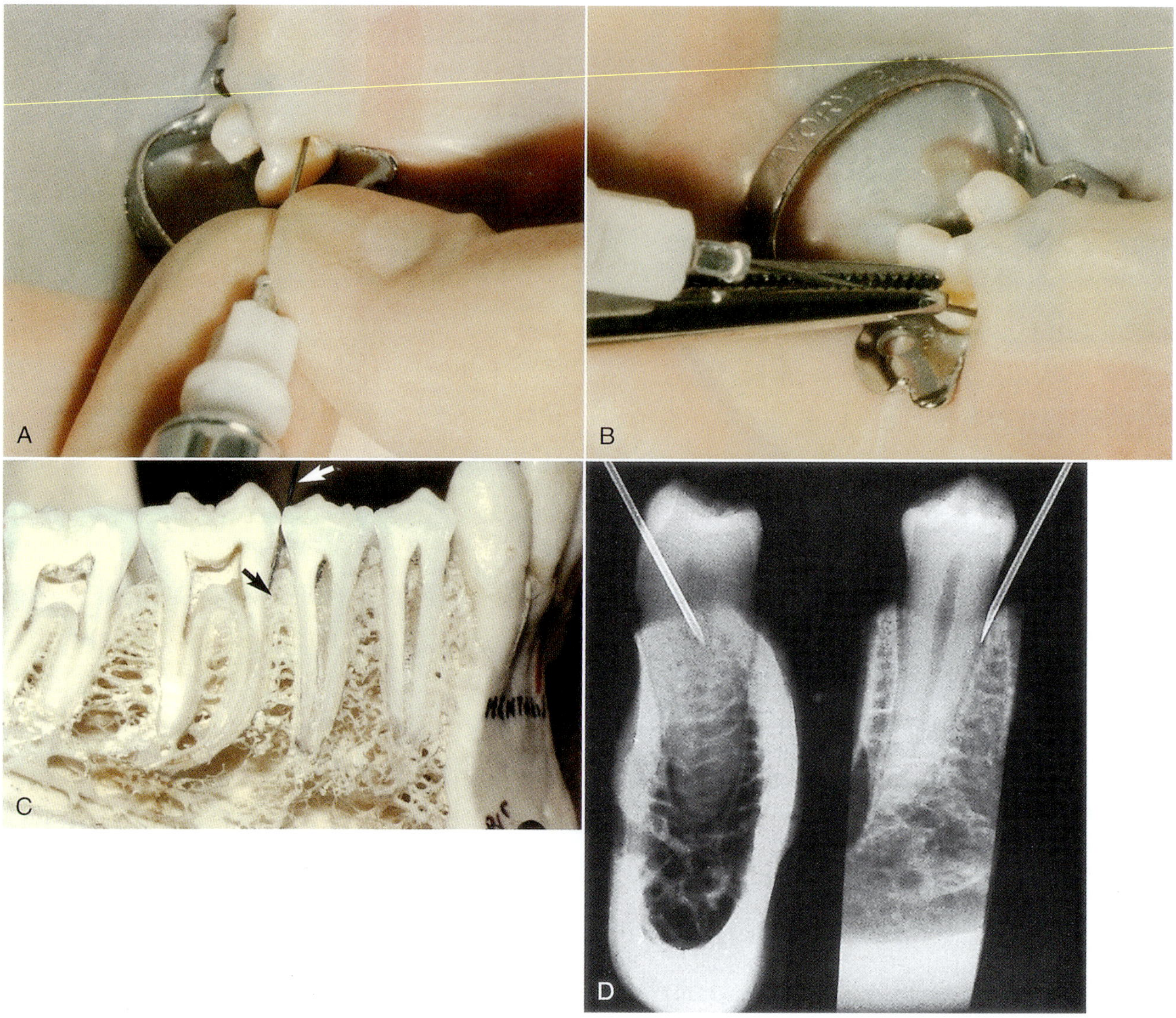

图9.11 牙周膜注射。A. 用手指扶着将针头插入牙周膜，防止针头弯曲。B. 止血钳可替代手指来支持和引导针头。注意带或不带橡胶标识的地方。C. 注意针头（箭头所示）的方向和位置。针尖将楔入骨与根面之间。D. 针的角度相对于牙齿的长轴（左）。大约30° 的角度，将针尖放置在靠近根的中线位置。

分钟[162-163]。前牙麻醉成功率则较低[162-164]。不含血管收缩剂（3%甲哌卡因）或含较低血管收缩剂浓度（1：200000肾上腺素的布比卡因）的麻药都不是很有效[162,165-167]。阿替卡因的效果与利多卡因相似[63]。

当牙周膜注射作为补充麻醉（常规技术无法获得充分麻醉）时，成功率较高，但牙髓麻醉持续时间约为23分钟[124]。

无症状牙的持续时间

牙周膜注射的牙髓麻醉时间（不论是用作主要麻醉或补充麻醉）为10～15分钟[63,124,161-163]。

无症状牙的术后不适

当牙周膜注射作为主要麻醉时，1/3~3/4的患者发生术后疼痛，持续14小时至3天[63,124,161-163,168-169]。阿替卡因和利多卡因的效果无差异[63]。不适感与针头插入造成的损伤有关，而与液体推注压力无关[168]。约有1/3的患者感觉牙齿胀痛[162-163]。

选择性麻醉

有人建议将牙周膜注射法用于疼痛且难以定位的不可复性牙髓炎的鉴别诊断[170]。然而，单颗牙牙周膜注射时，邻牙也会被麻醉[161-163]。因此，这种注射不能用于鉴别诊断。

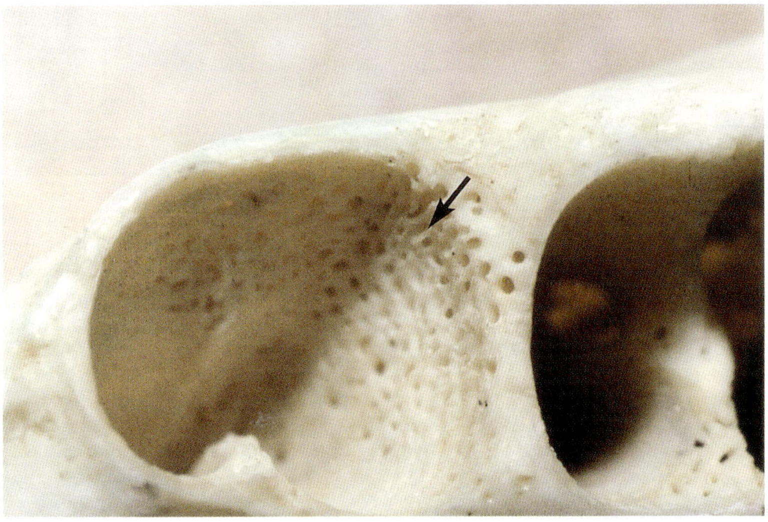

图9.12　第二磨牙的拔牙窝。该筛板骨尤其是颈部呈多孔结构（箭头所示）。行牙周膜注射时，这是大多数麻药进入骨髓腔的通道。

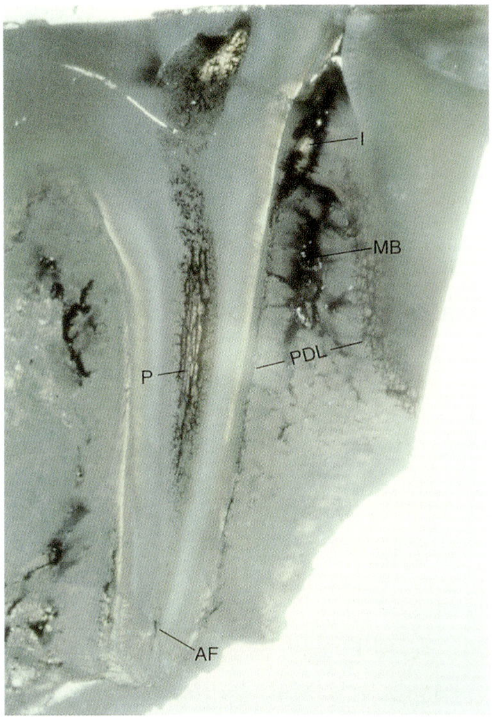

图9.13　用碳染料行狗牙周膜注射揭示了染料颗粒的分布。颗粒集中在注射部位（I）、髓质骨（MB）、根尖孔（AF）和注射牙的牙髓（P）。染料颗粒通过注射部位的牙周膜和邻牙的牙周膜（PDL）扩散。

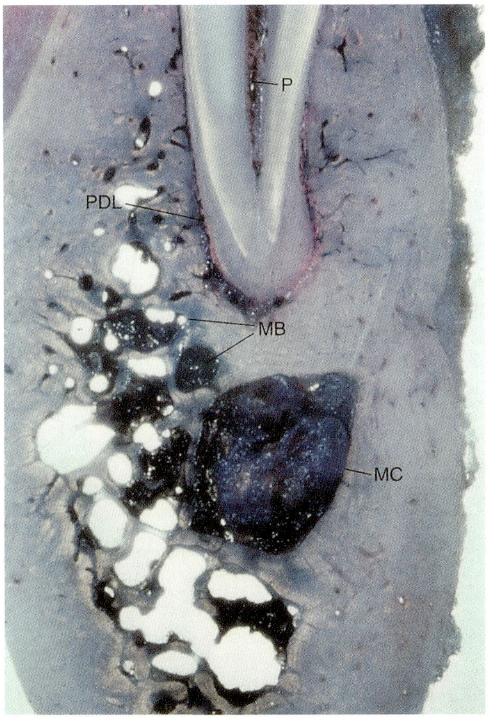

图9.14　在远中牙周膜注射染料。这个包括牙尖及周围结构的正面切片显示，染料分布于牙髓（P）、牙周膜（PDL）、髓质骨（MB）与下颌管（MC）。牙周膜注射后麻药的广泛分布可麻醉邻牙。

全身影响

尽管有些学者[171]发现牙周膜注射导致心率加快，然而对人类的研究表明这些注射不会引起心率的显著变化[169,172]。

其他因素

不同的针头型号（25号、27号或30号）对于牙周膜注射是等效的[173]。特殊的压力注射器已上市（图9.15），但尚无证据表明其比标准注射器更有效[162-163,173]。

牙周组织损伤

临床和动物研究表明，牙周膜注射是相对安全的[161-163,169,174-179]。仅限于针头穿刺的区域出现轻微局部损伤（图9.16），随后自行修复[174]。在某些情况下，可能会发生牙周感染。临床医生应该意识到可能会发生这种情况[162-163]。牙周膜注射后牙根吸收的情况也有报道，可随着时间推移逐渐愈合[178-179]。注射到牙周病区域不太可能会形成破坏[180]。

牙髓损伤

临床和动物研究表明，牙周膜注射对牙髓无副作用[161–163,181–182]。然而，牙髓的生理性变化确实存在，包括由肾上腺素引起的快速、显著而持久的血流量降低[183]。这种血流改变即使与修复性治疗同时发生，也不会引起确切的损伤[184]。牙周膜注射可能不会导致严重的牙髓损伤，虽然尚没有对于龋坏牙及全冠制备时牙周膜注射麻醉的研究。

乳牙损伤

在乳牙行牙周膜注射后可出现继承恒牙轻微的釉质发育不全[185]。然而，这种影响是由局麻药的细胞毒性造成的，而非由现行的注射引起。因此，该注射方法可用于乳牙麻醉。

注意事项

牙周膜注射法不适用于牙髓坏死、根尖周病变，或者蜂窝织炎或脓肿形成的患牙，这将是非常痛苦的，而且可能麻醉效果也不好。

牙髓治疗的麻醉困难

以下是一个经典的场景：诊断为不可复性牙髓炎。牙医实施标准的下牙槽神经阻滞麻醉术。患者出现典型的麻醉体征（嘴唇麻木及牙齿或某一象限的迟钝）。隔湿后，进行开髓。当钻头在切割釉质时，患者无任何感觉。一旦钻入牙本质或还没到牙髓暴露，患者感到剧烈疼痛。显然，牙髓麻醉效果不好，需要补充麻醉。以下是有关出现这个问题的原因的一些学说。

1. 麻药可能无法完全渗透到支配牙髓的感觉神经，尤其在下颌骨。
2. 中央核心理论指出，神经束的外周神经支配磨牙，而内部神经则支配前牙（图9.5）。即使已被推注到正确位点，麻药可能无法扩散到神经干，以致不能麻醉所有的神经。这一理论解释了为什么下牙槽神经阻滞麻醉前牙失败率更高[44–55]。
3. 炎症导致局部组织改变。这一普遍理论认为，炎症组织更低的pH降低了麻药穿透神经细胞膜的能力[14]。因此，所麻醉的神经数量也较少。这一理论可能解释了局部肿胀，但它与下颌骨的麻醉困难无关[44]。它并没有解释下牙槽神经阻滞不能麻醉有牙髓炎的下颌磨牙的这一主要问题。注射位点远离炎症区域及组织pH的变化与麻醉问题无关。
4. 痛觉过敏。痛觉感受器（疼痛受体）通路的变化是一个貌似更合理的解释。这一理论指出，炎症组织中的神经改变了静息电位，并降低兴奋性阈值。这些变化不局限于炎症牙髓本身，而是影响整个神经膜，延伸到中枢神经系统[5–6]。由于兴奋阈值降低，局麻药不能阻止脉冲传导[5]。
5. 恐惧。疼痛患者常常焦虑不安，这会降低痛阈。最初的恐惧导致痛阈降低，从而导致麻醉困难，这又会使恐惧增加，从而使患者崩

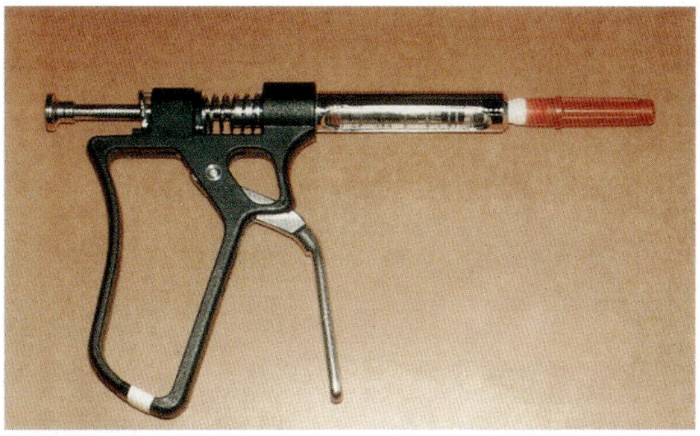

图9.15 牙周膜注射的专用注射器。虽然这些装置的注射压力更大，尚没有证据表明其优于标准注射器。

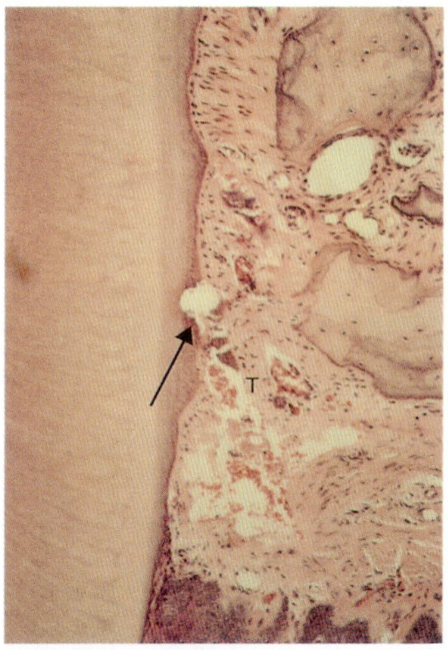

图9.16 注射位点。针道（T），明显在结缔组织中，在牙骨质端结束（箭头所示）。在穿孔处以外，包括根尖部的组织未见明显变化。

溃、丧失信心等，这就形成了一个恶性循环。因此，如果这个循环越来越明显，医生应立即停止治疗和恢复控制，另约就诊时间，或者考虑转诊到牙髓病专科医生。如果对牙医有信心，大多数患者在根管治疗的初始阶段能忍耐一定程度的疼痛。然而，他们无法忍受反复疼痛！

6. 注射后等待时间不够。牙医没留足够的时间去等麻药扩散及阻断感觉神经。麻醉起效可能很慢，尤其是下牙槽神经阻滞麻醉。

有症状不可复性牙髓炎的下牙槽神经阻滞麻醉成功率

在下颌后牙的临床研究中，对于有症状不可复性牙髓炎的患者，下牙槽神经阻滞麻醉的成功率为15%～57%[38–40,61,186–197]。对于这类患者，阿替卡因并不优于利多卡因[61,192]。

一些学者认为注射两支麻药比一支麻药好[195]。然而，一些研究表明使用了两支麻药，其成功率与一支相似[38,191,196]。

不可复性牙髓炎上颌磨牙浸润麻醉的成功率

临床研究报告表示，不可复性牙髓炎上颌后牙行颊侧浸润麻醉，其成功率为54%~88%[186,198–199]。虽然有人发现阿替卡因与利多卡因不同[200]，但其他人并没有发现此差异[199,201–202]。

无症状不可复性牙髓炎与有症状的不可复性牙髓炎

有自发痛的（有症状的不可复性牙髓炎）患者下牙槽神经阻滞麻醉的成功率低于那些没有自发痛或只有刺激痛的（无症状的不可复性牙髓炎）患者[203]。评估临床成功率时应区分这些患者，这非常重要，因为他们的成功率不一样。

下颌牙牙髓治疗的补充麻醉

阿替卡因颊侧浸润补充麻醉

虽然阿替卡因浸润在牙体修复中是一种有效的补充麻醉技术（在下牙槽神经阻滞后），但对于根管治疗的患牙，其麻醉效果不好[146,190–191,196]。利多卡因做颊侧浸润的效果也不好[197]。无论是单独颊侧浸润，还是颊舌侧浸润或者下牙槽神经阻滞后再做浸润，牙髓麻醉效果都不好[194,197,204–205]。

因此，骨内注射和牙周膜注射是首选的方法，牙髓腔内注射仅适用于特殊的牙髓状况。

补充骨内注射

据报道，骨内注射作为不可复性牙髓炎的补充注射，成功率很高（约90%）[186,190–191,206]。利多卡因和阿替卡因没有区别[206]。3%甲哌卡因具有80%的成功率，3%甲哌卡因做补充骨内注射其成功率提高到98%[187]。

虽然某些研究[207–208]提示仅用骨内注射就可以成功麻醉不可复性牙髓炎患者，但能否成功尚不确定[186,190–191,195]。

牙周膜补充注射

牙周膜补充注射比骨内补充注射成功率低[146,209]。例如，对于不可复性牙髓炎患者，使用计算机控制的局麻传输系统（图9.1）行补充牙周膜注射，成功率大约50%[210]。其他研究报告成功率为75%[146,189]。再次注射可以提高成功率[173,189]。

牙髓腔内补充注射

除了上述的补充浸润、骨内和牙周膜注射外，当其他方法失败时，也可行牙髓腔内注射。

适应证

行下牙槽神经阻滞后，有时骨内和牙周膜补充注射都不能获得理想的麻醉效果，即使重复注射效果也不佳，当器械进入牙髓时，疼痛持续存在。这是牙髓腔内注射的适应证。然而，在没有行下牙槽阻滞麻醉加骨内注射或者牙周膜注射的情况下，不应进行牙髓腔内注射。在没有进行其他补充麻醉时行牙髓内注射会很痛。

优点和缺点

虽然牙髓内注射有些普遍，它有缺点也有优点，使它成为补充注射的最后选择。主要的缺点是，针头需要直接插入牙髓，牙髓非常敏感，因此，这种注射方法可能非常痛苦。此外，如果不是在压力下，其注射效果也是不可预知的。一旦麻醉成功，其持续时间较短（5~15分钟）。因此，必须立即去除牙髓，以正确的工作长度进行根管预备，防止疼痛复发。另一个缺点是，只有牙髓暴露后才能进行髓腔内注射；而通常的情况是牙髓暴露之前就需要麻醉。

其优点是如果牙髓内注射在有阻力情况下进行，可获得理想的麻醉效果。麻醉立刻起效，而不需要特殊的注射器或针头，虽然要达到预期的阻力可能需要不同的方法。

作用机制

强阻力已被证明是获得麻醉最主要的因素[211-212]。被动地将麻药放入髓腔是不够的，麻药不会扩散整个牙髓。因此，牙髓内麻醉不仅仅取决于麻药，也取决于压力。

方法

必须告知患者，打一点点麻醉将确保舒适，注射时将有“一个剧烈的感觉”。

一种方法是用棉球堵住开髓口形成反压，以防止麻药倒流（图9.17）[211-212]。已可使用其他堵塞物，如牙胶、蜡、橡胶片等。如果可能的话，髓室顶应采用半圆形钻，使针头紧贴钻孔。

另一种方法是在揭去髓室顶后将麻药注射到每个根管。在常规注射器上装配一个弯的短针头。用手指支撑针轴防止弯曲，针位于入口，然后沿着根管向下移动，随着麻药慢慢起效，到达根尖止点。慢慢给注射器手柄施加压力，持续时间为5~10秒，以达到最大压力。如果没有阻力，麻药会从开髓口流出。将针头插入更深，或将其抽出，换一个直径更大的针头（或塞一个棉球），重复注射。每个根管都这样做。

牙髓或根尖周病的麻醉管理

有症状不可复性牙髓炎

对于不可复性牙髓炎，最难麻醉的是下颌磨牙，其次是下颌及上颌前磨牙、上颌磨牙、下颌前牙和上颌前牙。炎症牙髓必须完全预备和清除。另

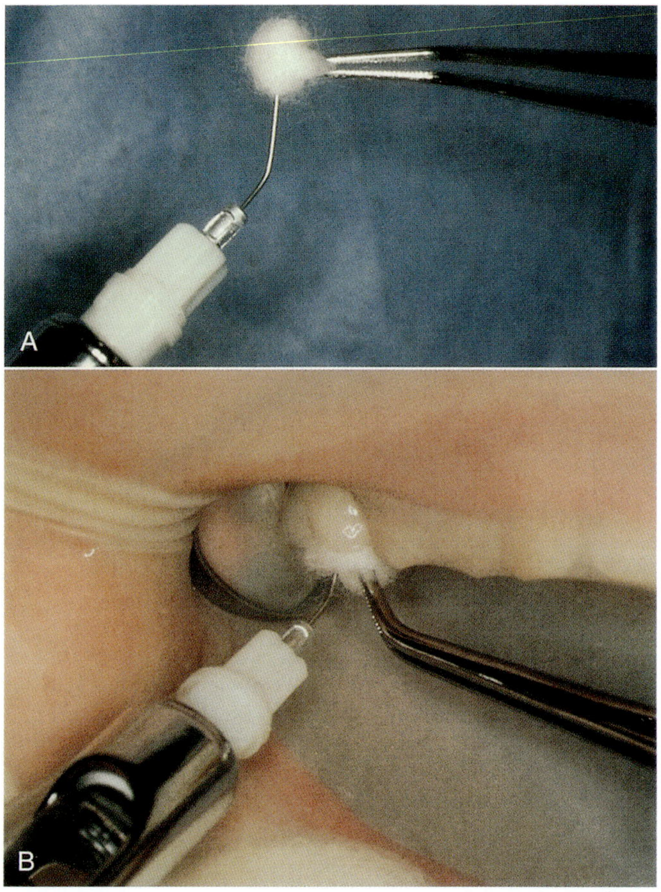

图9.17 牙髓腔内注射技术。A. 将针头45° 弯曲。将针头放入开髓口，用一棉球压住针头，以塞住注射处（提前告知患者可能存在不适感！）。B. 棉球压实，并保持在开髓口，缓慢推进注射器。患者通常感觉剧痛，同时注射器手柄上有阻力，这种阻力通常意味着麻醉成功。

外，牙髓组织，尤其是在髓腔，感觉神经支配非常丰富。这些因素，以及其他与炎症反应对感觉神经影响相关的因素，和一些常规技术的失败，给不可复性牙髓炎患者的麻醉带来挑战。

病情不同结果会不一样。在某些情况下，炎症活髓仅存于根管尖部，髓室中组织已坏死，对冷刺激或牙髓电活力测试无反应。显然，在这种情况下，器械进入髓室没有问题，但当操作者试图将根管锉放入至工作长度时，会引起剧烈疼痛。骨内或牙周膜注射是有益的，髓腔内注射法同样适用。然而，不可复性牙髓炎必须与有症状的根尖脓肿坏死牙相区别，因为骨内、牙周膜和髓腔内注射禁用于后者。

一般性考虑

使用基本技术将麻药注入患者体内，在出现软组织麻木后，疼痛减轻，患者放松。然而，通常在

开髓或触及牙髓时，会出现疼痛，因为不是所有的感觉神经都被阻断。一个有效的方法是在开髓前用冷刺激（制冷剂）来测试牙髓活力[186,189]。如果患者有反应，就要给予骨内或牙周膜注射[186,189]。然而，没有反应并不能保证完全麻醉。告知患者，如果治疗过程中感到疼痛或“预感”到即将出现疼痛时，治疗将立即停止。然后进行适当的补充注射。有时，所有的办法都失败了，在这种情况下，最好将患牙暂封，并将患者转诊到牙髓病专科医生。

下颌后牙

对于下颌后牙，常规行下牙槽神经阻滞麻醉，对于磨牙通常结合颊侧注射。用制冷剂测试患牙。若结果是阴性的，可以进行下一步治疗；若结果是阳性的，在开髓前需行骨内或牙周膜注射。在补充骨内注射前，用一支含1：100000肾上腺素的4%阿替卡因做颊侧浸润麻醉，以减少注射疼痛。若开髓时感觉疼痛，则需要重复骨内或牙周膜注射；若髓腔已经暴露，则需要行髓腔内注射。通常，由于下颌麻醉的持续时间较长，一旦摘除牙髓，疼痛也会进一步减轻[47-52,186]。

下颌前牙

对于下颌前牙，行下牙槽神经阻滞麻醉。用制冷剂测试牙齿。若结果是阴性的，可进行下一步治疗；若结果是阳性的，在开髓前需行骨内注射（下颌前牙的牙周膜注射麻醉效果不好）。在补充骨内注射前，用一支含1：100000肾上腺素的4%阿替卡因做颊侧浸润，减少注射疼痛。如果开髓时感到疼痛，则需要重复骨内注射。若还不成功，则补充髓腔内注射。

上颌后牙

上颌后牙麻醉方法与总论叙述的大致相同，仅含1 :100000肾上腺素的2%利多卡因的初始剂量增加了一倍（3.6mL），以行颊、腭侧浸润。用制冷剂测试牙齿。若结果是阴性的，可进行下一步操作；若结果是阳性的，在开髓前需要骨内或牙周膜注射。若在开髓时感觉疼痛，则需要重复骨内或牙周膜注射，在某些情况下，可能需要补充髓腔内注射。

上颌骨麻醉的持续时间短于下颌骨[126-134]。因此，若在预备或充填时发生疼痛，则需要行基本和/或补充注射。

上颌前牙

对于上颌前牙，最初的麻醉是做唇侧浸润，偶尔做腭部浸润。用制冷剂测试患牙。若结果是阴性的，可进行下一步操作；若结果是阳性的，开髓前需行骨内注射（牙周膜注射无效[163]）。很少情况下需要行骨内注射。麻醉的持续时间可能少于1小时，需要补充浸润麻醉[126-134]。

有症状且牙髓坏死的患牙

有症状且牙髓坏死的诊断意味着疼痛和/或肿胀及根尖周炎。由于牙髓坏死，根尖周组织炎症，其麻醉是不一样的。这些患牙在治疗过程中可能会疼痛。

对于下颌牙，行下牙槽神经阻滞麻醉和颊侧浸润（用于磨牙）。对于上颌牙，若没有肿胀，采用常规浸润麻醉；若存在软组织肿胀（蜂窝织炎或脓肿），在肿胀的任意侧浸润。有时需要行局部阻滞麻醉。缓慢进行开髓。通常，只要牙齿扭转不大，使用高速手机开髓不会引起不适感。若轻柔地使用器械，根管锉放入和清创也不会引起太多疼痛。

偶尔，常规注射无法获得充分的麻醉效果。骨内、牙周膜和髓腔内注射又是禁忌。尽管这些方法对于活髓有效，但对于根尖周病变是痛苦且无效的。由于骨组织炎症，应该告知患者麻醉效果不好。可行腭前神经注射或上牙槽后神经阻滞（上颌结节技术）麻醉，作为上颌磨牙麻醉的备选方法。对于前牙及前磨牙，眶内注射在一定程度上可麻醉骨与软组织。

对于有严重术前疼痛的患者，没有行开髓引流术（或没达到切开引流的条件），长效麻醉药（如布比卡因）可能有助于控制下颌牙术后疼痛；然而，这对于上颌牙齿不是很有效[127,135]。下颌麻醉持续时间通常不及口服止痛药的效果长[52]。

无症状牙髓坏死的患牙

无症状牙齿最容易麻醉。尽管可尝试在不麻醉的情况下操作，活的敏感牙髓（根尖周组织向根管内生长）可能存在于根尖部，或者插入锉会导致根管内压力和渗出液向根尖方向推出。

常规注射通常是：下颌牙行下牙槽神经阻滞和颊侧注射（磨牙），上颌牙则行浸润麻醉。患者一般感觉舒适。很少情况下，在根管预备过程中可能出现敏感，需要行骨内或牙周膜注射。髓腔内注射则不适合，因为细菌和碎片可能被推出根尖孔。若治疗时间较长，则需要行上颌骨补充浸润麻醉。

外科手术的麻醉

切开引流

在脓肿切开引流前，给予一定的麻醉，患者能更好地耐受治疗。然而，脓肿患者获得理想麻醉效果较为困难，这一点应向其解释。对于下颌磨牙，应行下牙槽神经阻滞加颊侧浸润；对于下颌前磨牙和前牙，应行下牙槽神经阻滞加唇侧浸润。对于上颌牙，应在肿胀近远端浸润麻醉。对于腭部肿胀，在腭大孔（后牙区）或在鼻腭孔（前牙区）注射少量麻药行浸润麻醉。不论肿胀位于前牙区还是后牙区，都应行侧方浸润。

禁止将麻药直接注入肿胀处。这些炎症组织痛觉过敏，且难以麻醉。传统观念认为，麻醉药可能受到炎症组织低pH的影响，效果欠佳，且直接注射会“引起感染扩散”。尽管这两种观点都没有得到证实。然而，避免直接注射到肿胀区的原因是注射压力会导致疼痛，且这种麻醉方法无效。理论上，肿胀区域血供更丰富；因此，麻药迅速扩散进入全身血液循环，减弱它的作用。此外，水肿和脓液会稀释麻药。

根尖手术

大多数根尖手术应该由牙髓病专科医生来做，因为这些医生接受过外科手术，上、下颌骨的根尖骨解剖，放大技术的使用，复杂根管的解剖，以及用于根尖倒预备和倒充填的先进显微外科技术等高级培训。

根尖手术还涉及软、硬组织的麻醉。此外，通常存在炎症。对于下颌骨，行下牙槽神经注射相当有效。在前庭沟处补充浸润具有收缩血管的作用，尤其是在下颌前牙区。对于上颌骨，浸润和阻滞注射通常是有效的，通常在手术区域需行大剂量的麻药注射。

如果手术区域存在炎症或患者感到恐惧，麻醉可能不会完全成功。此外，手术麻醉的有效性比非手术麻醉的效果减少了一半。对于皮瓣转移和骨开窗，麻药会被血液稀释，并被冲洗液清除[213]。

一直倡导使用长效麻药[14,72,214]。对于下颌骨，这是相当有效的。对于上颌骨，长效麻药的肾上腺素浓度更低，这导致术中出血更多[215]。建议在根尖手术结束后使用长效麻药[14]。然而，术后疼痛通常不严重，镇痛药即可控制[215]。

参考文献

[1] Walton R, Torabinejad M: Managing local anesthesia problems in the endodontic patient, *J Am Dent Assoc* 123:97, 1992.
[2] Walton R: Managing endodontic anaesthesia problems, *Endod Pract* 1:15, 1998.
[3] LeClaire A, Skidmore A, Griffin J Jr, et al: Endodontic fear survey, *J Endod* 14:560, 1988.
[4] Rood J, Pateromichelakis S: Inflammation and peripheral nerve sensitization, *Br J Oral Surg* 19:67, 1981.
[5] Wallace J, Michanowicz A, Mundell R, et al: A pilot study of the clinical problem of regionally anesthetizing the pulp of an acutely inflamed mandibular molar, *Oral Surg Oral Med Oral Pathol* 59:517, 1985.
[6] Byers M, Taylor P, Khayat B, et al: Effects of injury and inflammation on pulpal and periapical nerves, *J Endod* 16:78, 1990.
[7] Weinstein P, Milgrom P, Kaufman E, et al: Patient perceptions of failure to achieve optimal local anesthesia, *Gen Dent* May-June 33:218, 1985.
[8] Fiset L, Milgrom P, Weinstein P: Psychophysiological responses to dental injections, *J Am Dent Assoc* 11:4, 1985.
[9] Meechan J: Intra-oral topical anaesthetics: a review, *J Dent* 28:3, 2000.
[10] Rosivack R, Koenigsberg S, Maxwell K: An analysis of the effectiveness of two topical anesthetics, *Anesth Prog* 37:290, 1990.
[11] Nusstein J, Beck M: Effectiveness of 20% benzocaine as a topical anesthetic for intraoral injections, *Anesth Prog* 50:159, 2003.
[12] Parirokh M, Sadeghi A, Nakhaee N, et al: Effect of topical anesthesia on pain during infiltration injection and success of anesthesia for maxillary central incisors, *J Endod* 38:1553, 2012.
[13] Martin M, Ramsay D, Whitney C, et al: Topical anesthesia: differentiating the pharmacological and psychological contributions to efficacy, *Anesth Prog* 41:40, 1994.
[14] Malamed S: *Handbook of local anesthesia*, ed 6, St Louis, 2012, Elsevier/Mosby.
[15] Martin S, Jones JS, Wynn BN: Does warming local anesthetic reduce the pain of subcutaneous injection? *Am J Emerg Med* 14:10, 1996.
[16] Colaric KB, Overton DT, Moore K: Pain reduction in lidocaine administration through buffering and warming, *Am J Emerg Med* 16:353, 1998.
[17] Sultan J: Towards evidence based emergency medicine: best BETs from Manchester Royal Infirmary—effect of warming local anaesthetics on pain of infiltration, *Emerg Med J* 24:723, 2007.
[18] Fialkov JA, McDougall EP: Warmed local anesthetic reduces pain of infiltration, *Ann Plast Surg* 36:11, 1996.
[19] Bell RW, Butt ZA, Gardner RF: Warming lignocaine reduces the pain of injection during local anaesthetic eyelid surgery, *Eye (London)* 10:558, 1996.
[20] Sultan J: Towards evidence based emergency medicine: best BETs from Manchester Royal Infirmary—the effect of warming local anaesthetics on pain of infiltration, *Emerg Med J* 24:791, 2007.
[21] Fuller N, Menke R, Meyers W: Perception of pain to intraoral penetration of three needles, *J Am Dent Assoc* 99:822, 1979.
[22] Cooley R, Robison S: Comparative evaluation of the 30-gauge dental needle, *Oral Surg Oral Med Oral Pathol* 48:400, 1979.
[23] Robison S, Mayhew R, Cowan R, et al: Comparative study of deflection characteristics and fragility of 25-, 27-, and 30-gauge short dental needles, *J Am Dent Assoc* 109:920, 1984.

[24] Pogrel MA: Broken local anesthetic needles: a case series of 16 patients, with recommendations, *J Am Dent Assoc* 140:1517, 2009.
[25] Kanaa H, Meechan J, Corbett P, et al: Speed of injection influences efficacy of inferior alveolar nerve blocks: a double-blind randomized controlled trial in volunteers, *J Endod* 32:919, 2006.
[26] Aggarwal V, Singla M, Miglani S, et al: A prospective, randomized single-blind evaluation of effect of injection speed on anesthetic efficacy of inferior alveolar nerve block in patients with symptomatic irreversible pulpitis, *J Endod* 38:1578, 2012.
[27] Saloum FS, Baumgartner JC, Marshall G, et al: A clinical comparison of pain perception to the Wand and a traditional syringe, *Oral Surg Oral Med Oral Pathol Oral Radiol Endod* 86:691, 2000.
[28] Goodell GG, Gallagher FJ, Nicoll BK: Comparison of a controlled injection pressure system with a conventional technique, *Oral Surg Oral Med Oral Pathol Oral Radiol Endod* 90:88, 2000.
[29] Nicholson JW, Berry TG, Summitt JB, et al: Pain perception and utility: a comparison of the syringe and computerized local injection techniques, *Gen Dent* 249:167, 2001.
[30] Primosch RE, Brooks R: Influence of anesthetic flow rate delivered by the Wand local anesthetic system on pain response to palatal injections, *Am J Dent* 15:15, 2002.
[31] Nusstein J, Burns Y, Reader A, et al: Injection pain and postinjection pain of the palatal anterior superior alveolar injection, administered with the Wand Plus system, comparing 2% lidocaine with 1:100,000 epinephrine to 3% mepivacaine, *Oral Surg Oral Med Oral Pathol Oral Radiol Endodon* 97:164, 2004.
[32] Nusstein J, Lee S, Reader A, et al: Injection pain and postinjection pain of the anterior middle superior alveolar injection administered with the Wand or conventional syringe, *Oral Surg Oral Med Oral Pathol Oral Radiol Endod* 98:124, 2004.
[33] Palm AM, Kirkegaard U, Poulsen S: The wand versus traditional injection for mandibular nerve block in children and adolescents: perceived pain and time of onset, *Pediatr Dent* 26:481, 2004.
[34] Nusstein J, Steinkruger G, Reader A, et al: The effects of a two-stage injection technique on inferior alveolar nerve block injection pain, *Anesth Prog* 53:126, 2006.
[35] Liddell A, Locker D: Gender and age differences in attitudes to dental pain and dental control, *Community Dent Oral Epidemiol* 25:314, 1997.
[36] Fillingim R, Edwards R, Powell T: The relationship of sex and clinical pain to experimental pain responses, *Pain* 83:419, 1999.
[37] Lin L, Shovlin F, Skribner J, et al: Pulp biopsies from the teeth associated with periapical radiolucency, *J Endod* 10:436, 1984.
[38] Lindemann M, Reader A, Nusstein J, et al: Effect of sublingual triazolam on the success of inferior alveolar nerve block in patients with irreversible pulpitis, *J Endod* 34:1167, 2008.
[39] Stanley W, Drum M, Nusstein J, et al: Effect of nitrous oxide on the efficacy of the inferior alveolar nerve block in patients with irreversible pulpitis, *J Endod* 38:565, 2012.
[40] Khademi AA, Saatchi M, Minaiyan M, et al: Effect of preoperative alprazolam on the success of inferior alveolar nerve block for teeth with irreversible pulpitis, *J Endod* 38:1337, 2012.
[41] Kaufman E, Weinstein P, Milgrom P: Difficulties in achieving local anesthesia, *J Am Dent Assoc* 108:205, 1984.
[42] Dreven L, Reader A, Beck M, et al: An evaluation of an electric pulp tester as a measure of analgesia in human vital teeth, *J Endod* 13:233, 1987.
[43] Certosimo A, Archer R: A clinical evaluation of the electric pulp tester as an indicator of local anesthesia, *Oper Dent* 21:25, 1996.
[44] Reader A, Nusstein J, Drum M: *Successful local anesthesia for restorative dentistry and endodontics*, Hanover Park, Ill, 2011, Quintessence.
[45] Nusstein J, Reader A, Beck M: Anesthetic efficacy of different volumes of lidocaine with epinephrine for inferior alveolar nerve blocks, *Gen Dent* 50:372, 2002.
[46] Ågren E, Danielsson K: Conduction block analgesia in the mandible, *Swed Dent J* 5:81, 1981.
[47] Vreeland D, Reader A, Beck M, et al: An evaluation of volumes and concentrations of lidocaine in human inferior alveolar nerve block, *J Endod* 15:6, 1989.
[48] Hinkley S, Reader A, Beck M, et al: An evaluation of 4% prilocaine with 1:200,000 epinephrine and 2% mepivacaine with 1:20,000 levonordefrin compared with 2% lidocaine with 1:100,000 epinephrine for inferior alveolar nerve block, *Anesth Prog* 38:84, 1991.
[49] Chaney M, Kerby R, Reader A, et al: An evaluation of lidocaine hydrocarbonate compared with lidocaine hydrochloride for inferior alveolar nerve block, *Anesth Prog* 38:212, 1992.
[50] Nist R, Reader A, Beck M, et al: An evaluation of the incisive nerve block and combination inferior alveolar and incisive nerve blocks in mandibular anesthesia, *J Endod* 18:455, 1992.
[51] McLean C, Reader A, Beck M, et al: An evaluation of 4% prilocaine and 3% mepivacaine compared with 2% lidocaine (1:100,000 epinephrine) for inferior alveolar nerve block, *J Endod* 19:146, 1993.
[52] Fernandez C, Reader A, Beck M, et al: A prospective, randomized, double-blind comparison of bupivacaine and lidocaine for inferior alveolar nerve blocks, *J Endod* 31:499, 2005.
[53] Yared GM, Dagher BF: Evaluation of lidocaine in human inferior alveolar nerve block, *J Endod* 23:575, 1997.
[54] Wali M, Drum M, Reader A, et al: Prospective, randomized single-blind study of the anesthetic efficacy of 1.8 and 3.6 milliliters of 2% lidocaine with 1:50,000 epinephrine for inferior alveolar nerve blocks, *J Endod* 36:1459, 2010.
[55] Dagher FB, Yared GM, Machtou P: An evaluation of 2% lidocaine with different concentrations of epinephrine for inferior alveolar nerve block, *J Endod* 23:178, 1997.
[56] Malamed SF, Gagnon S, LeBlanc D: Articaine hydrochloride: a study of the safety of a new amide local anesthetic, *J Am Dent Assoc* 132:177, 2001.
[57] Oertel R, Rahn R, Kirch W: Clinical pharmacokinetics of articaine, *Clin Pharmacokinet* 33:417, 1997.
[58] Malamed SF, Gagnon S, Leblanc D: A comparison between articaine HCl and lidocaine HCl in pediatric dental patients, *Pediatr Dent* 22:307, 2000.
[59] Malamed SF, Gagnon S, Leblanc D: Efficacy of articaine: a new amide local anesthetic, *J Am Dent Assoc* 131:635, 2000.
[60] Haas DA, Harper DG, Saso MA, et al: Comparison of articaine and prilocaine anesthesia by infiltration in maxillary and mandibular arches, *Anesth Prog* 37:230, 1990.
[61] Claffey E, Reader A, Nusstein J, et al: Anesthetic efficacy of articaine for inferior alveolar nerve blocks in patients with irreversible pulpitis, *J Endod* 30:568, 2004.
[62] Vahatalo K, Antila H, Lehtinen R: Articaine and lidocaine for maxillary infiltration anesthesia, *Anesth Prog* 40:114, 1993.
[63] Berlin J, Nusstein J, Reader A, et al: Efficacy of articaine and lidocaine in a primary intraligamentary injection administered with a computer-controlled local anesthetic delivery system, *Oral Surg Oral Med Oral Pathol Oral Radiol Endod* 99:361, 2005.
[64] Mikesell P, Nusstein J, Reader A, et al: A comparison of articaine and lidocaine for inferior alveolar nerve blocks, *J Endod* 31:265, 2005.
[65] Moore PA, Boynes SG, Hersh EV, et al: The anesthetic efficacy of 4 percent articaine 1:200,000 epinephrine: two controlled clinical trials, *J Am Dent Assoc* 137:1572, 2006.
[66] Schertzer ER, Malamed SF: Articaine vs lidocaine, *J Am Dent Assoc* 131:1248, 2000.
[67] Haas DA, Lennon D: A 21-year retrospective study of reports of paresthesia following local anesthetic administration, *J Can Dent Assoc* 61:319, 1995.
[68] Gaffen AS, Haas DA: Retrospective review of voluntary reports of nonsurgical paresthesia in dentistry, *J Can Dent Assoc* 75:579, 2009.
[69] Garisto GA, Gaffen AS, Lawrence HP, et al: Occurrence of paresthesia after dental local anesthetic administration in the United States, *J Am Dent Assoc* 141:836, 2010.
[70] Pogrel M: Permanent nerve damage from inferior alveolar nerve blocks: an update to include articaine, *J Calif Dent Assoc* 35:271, 2007.
[71] Davis W, Oakley J, Smith E: Comparison of the effectiveness of etidocaine and lidocaine as local anesthetic agents during oral surgery, *Anesth Prog* 31:159, 1984.
[72] Rosenquist J, Rosenquist K, Lee P: Comparison between lidocaine and bupivacaine as local anesthetics with diflunisal for postoperative pain control after lower third molar surgery, *Anesth Prog* 35:1, 1988.
[73] Dunsky J, Moore P: Long-acting local anesthetics: a comparison of bupivacaine and etidocaine in endodontics, *J Endod* 10:6, 1984.
[74] Crout R, Koraido G, Moore P: A clinical trial of long-acting local anesthetics for periodontal surgery, *Anesth Prog* 37:194, 1990.
[75] Cepeda MS, Tzortzopoulou A, Thackrey M, et al: Adjusting the pH of lidocaine for reducing pain on injection (review), *Cochrane Database Syst Rev* 2010.
[76] Hanna MN, Elhassan A, Veloso PM, et al: Efficacy of bicarbonate in decreasing pain on intradermal injection of local anesthetics: a meta analysis, *Reg Anesth Pain Med* 34:122, 2009.
[77] Bowles WH, Frysh H, Emmons R: Clinical evaluation of buffered local anesthetic, *Gen Dent* 43:182, 1995.
[78] Kashyap VM, Desai R, Reddy PB, et al: Effect of alkalinisation of lignocaine for intraoral nerve block on pain during injection, and speed of onset of anaesthesia, *Br J Oral Maxillofac Surg* 49:e72, 2011.
[79] Al-Sultan AF: Effectiveness of pH adjusted lidocaine versus commercial lidocaine for maxillary infiltration anesthesia, *Al-Rafidain Dent J* 4:34, 2004.
[80] Al-Sultan AF, Fathie WK, Hamid RS: A clinical evaluation on the alkalization of local anesthetic solution in periapical surgery, *Al-Rafidain Dent J* 6:71, 2006.
[81] Whitcomb M, Drum M, Reader A, et al: A prospective, randomized double-blind study of the anesthetic efficacy of sodium bicarbonate buffered 2% lidocaine with 1:100,000 epinephrine in inferior alveolar nerve blocks, *Anesth Prog* 57:59, 2010.
[82] Primosch RE, Robinson L: Pain elicited during intraoral infiltration with buffered lidocaine, *Am J Dent* 9:5, 1996.
[83] Gow-Gates G: Mandibular conduction anesthesia: a new technique using extra-oral landmarks, *Oral Surg Oral Med Oral Pathol* 36:321, 1973.
[84] Akinosi J: A new approach to the mandibular nerve block, *Br J Oral Surg* 15:83, 1977.
[85] Todorovic L, Stajcic Z, Petrovic V: Mandibular versus inferior alveolar dental anaesthesia: clinical assessment of 3 different techniques, *Int J Oral Maxillofac Surg* 15:733, 1986.
[86] Goldberg S, Reader A, Drum M, et al: Comparison of the anesthetic efficacy of the conventional inferior alveolar, Gow-Gates, and Vazirani-Akinosi techniques, *J Endod* 34:1306, 2008.
[87] Montagnese T, Reader A, Melfi R: A comparative study of the Gow-Gates technique and a standard technique for mandibular anesthesia, *J Endod* 10:158, 1984.
[88] Sisk AL: Evaluation of the Akinosi mandibular block technique in oral surgery, *Oral Maxillofac Surg* 44:113, 1986.
[89] Yucel E, Hutchison IL: A comparative evaluation of the conventional and closed mouth technique for inferior alveolar nerve block, *Aust Dent J* 40:15, 1995.
[90] Martinez GJM, Benito PB, Fernandez CF, et al: A comparative study of direct mandibular nerve block and the Akinosi technique, *Med Oral* 8:143, 2003.
[91] Joyce AP, Donnelly JC: Evaluation of the effectiveness and comfort of incisive nerve anesthesia given inside or outside the mental foramen, *J Endod* 19:409, 1993.
[92] Whitworth JM, Kanaa MD, Corbett IP, et al: Influence of injection speed on the effectiveness of incisive/mental nerve block: a randomized, controlled, double-blind study in adult volunteers, *J Endod* 33:1149, 2007.
[93] Batista da Silva C, Berto LA, Volpato MC, et al: Anesthetic efficacy of articaine and lidocaine for incisive/mental nerve block, *J Endod* 36:438, 2010.
[94] Yonchak T, Reader A, Beck M, et al: Anesthetic efficacy of infiltrations in mandibular anterior teeth, *Anes Prog* 48:55, 2001.
[95] Meechan JG, Ledvinka JI: Pulpal anesthesia for mandibular central incisor teeth: a comparison of infiltration and intraligamentary injections, *Int Endod J* 35:629, 2002.

[96] Meechan JG, Kanaa MD, Corbett IP, et al: Pulpal anesthesia for permanent first molar teeth: a double-blind randomized cross-over trial comparing buccal and buccal plus lingual infiltration injections in volunteers, *Int Endod J* 39:764, 2006.
[97] Kanaa MD, Whitworth JM, Corbett IP, et al: Articaine and lidocaine mandibular buccal infiltration anesthesia: a prospective randomized double-blind cross-over study, *J Endod* 32:296, 2006.
[98] Jung Y, Kim JH, Kim ES, et al: An evaluation of buccal infiltrations and inferior alveolar nerve blocks in pulpal anesthesia for mandibular first molars, *J Endod* 34:11, 2008.
[99] Corbett IP, Kanaa MD, Whitworth JM, et al: Articaine infiltration for anesthesia of mandibular first molars, *J Endod* 34:514, 2008.
[100] Robertson D, Nusstein J, Reader A, et al: The anesthetic efficacy of articaine in buccal infiltration of mandibular posterior teeth, *J Am Dent Assoc* 138:1104, 2007.
[101] McEntire M, Nusstein J, Drum M, et al: Anesthetic efficacyof 4% articaine with 1:100,000 epinephrine versus 4% articaine with 1:200,000 epinephrine as a primary buccal infiltration in the mandibular first molar, *J Endod* 37:450, 2011.
[102] Nuzum FM, Drum M, Nusstein J, et al: Anesthetic efficacy of articaine for combination labial plus lingual infiltrations versus labial infiltration in the mandibular lateral incisor, *J Endod* 36:952, 2010.
[103] Jaber A, Whitworth JM, Corbett IP, et al: The efficacy of infiltration anaesthesia for adult mandibular incisors: a randomized double-blind cross-over trial comparing articaine and lidocaine buccal and buccal plus lingual infiltrations, *Br Dent J* 209:E16, 2010.
[104] Berns J, Sadove M: Mandibular block injection: a method of study using an injected radiopaque material, *J Am Dent Assoc* 65:735, 1962.
[105] Galbreath J: Tracing the course of the mandibular block injection, *Oral Surg Oral Med Oral Pathol* 30:571, 1970.
[106] Hannan L, Reader A, Nist R, et al: The use of ultrasound for guiding needle placement for inferior alveolar nerve blocks, *Oral Surg Oral Med Oral Pathol Oral Radiol Endod* 87:658, 1999.
[107] Simon F, Reader A, Drum M, et al: A prospective, randomized single-blind study of the anesthetic efficacy of the inferior alveolar nerve block administered with a peripheral nerve stimulator, *J Endod* 36:429, 2010.
[108] Strichartz G: Molecular mechanisms of nerve block by local anesthetics, *Anesthesiology* 45:421, 1976.
[109] Cooley R, Robison S: Comparative evaluation of the 30-gauge dental needle, *Oral Surg Oral Med Oral Pathol* 48:400, 1979.
[110] Davidson M: Bevel-oriented mandibular injections: needle deflection can be beneficial, *Gen Dent* 37:410, 1989.
[111] Hochman MN, Friedman MJ: In vitro study of needle deflection: a linear insertion technique versus a bidirectional rotation insertion technique, *Quintessence Int* 31:33, 2000.
[112] Aldous J: Needle deflection: a factor in the administration of local anesthetics, *J Am Dent Assoc* 77:602, 1968.
[113] Kennedy S, Reader A, Nusstein J, et al: The significance of needle deflection in success of the inferior alveolar nerve block in patients with irreversible pulpitis, *J Endod* 29:630, 2003.
[114] Steinkruger G, Nusstein J, Reader A, et al: The significance of needle bevel orientation in achieving a successful inferior alveolar nerve block, *J Am Dent Assoc* 137:1685, 2006.
[115] Wilson S, Johns P, Fuller P: The inferior and mylohyoid nerves: an anatomic study and relationship to local anesthesia of the anterior mandibular teeth, *J Am Dent Assoc* 108:350, 1984.
[116] Clark S, Reader A, Beck M, et al: Anesthetic efficacy of the mylohyoid nerve block and combination inferior alveolar nerve block/mylohyoid nerve block, *Oral Surg Oral Med Oral Pathol Oral Radiol Endod* 87:557, 1999.
[117] Yonchak T, Reader A, Beck M, et al: Anesthetic efficacy of unilateral and bilateral inferior alveolar nerve blocks to determine cross innervation in anterior teeth, *Oral Surg Oral Med Oral Pathol Oral Radiol Endod* 92:132, 2001.
[118] Droll B, Drum M, Nusstein J, et al: Anesthetic efficacy of the inferior alveolar nerve block in red-haired women, *J Endod* 38:1564, 2012.
[119] Haase A, Reader A, Nusstein J, et al: Comparing anesthetic efficacy of articaine versus lidocaine as a supplemental buccal infiltration of the mandibular first molar after an inferior alveolar nerve block, *J Am Dent Assoc* 139:1228, 2008.
[120] Kanaa MD, Whitworth JM, Corbett IP, et al: Articaine buccal infiltration enhances the effectiveness of lidocaine inferior alveolar nerve block, *Int Endod J* 42:238, 2009.
[121] Dunbar D, Reader A, Nist R, et al: Anesthetic efficacy of the intraosseous injection after an inferior alveolar nerve block, *J Endod* 22(9):481-486, 1996.
[122] Guglielmo A, Reader A, Nist R, et al: Anesthetic efficacy and heart rate effects of the supplemental intraosseous injection of 2% mepivacaine with 1:20,000 levonordefrin, *Oral Surg Oral Med Oral Pathol Oral Radiol Endod* 87:284, 1999.
[123] Gallatin E, Stabile P, Reader A, et al: Anesthetic efficacy and heart rate effects of the intraosseous injection of 3% mepivacaine after an inferior alveolar nerve block, *Oral Surg Oral Med Oral Pathol Oral Radiol Endod* 89:83, 2000.
[124] Childers M, Reader A, Nist R, et al: Anesthetic efficacy of the periodontal ligament injection after an inferior alveolar nerve block, *J Endod* 22:317, 1996.
[125] Bunczak-Reeh M, Hargreaves K: Effect of inflammation on the delivery of drugs to dental pulp, *J Endod* 24:822, 1998.
[126] Nusstein J, Wood M, Reader A, et al: Comparison of the degree of pulpal anesthesia achieved with the intraosseous injection and infiltration injection using 2% lidocaine with 1:100,000 epinephrine, *Gen Dent* 53:50, 2005.
[127] Gross R, McCartney M, Reader A, et al: A prospective, randomized, double-blind comparison of bupivacaine and lidocaine for maxillary infiltrations, *J Endod* 33:1021, 2007.
[128] Mikesell A, Drum M, Reader A, et al: Anesthetic efficacy of 1.8 mL and 3.6 mL of 2% lidocaine with 1:100,000 epinephrine for maxillary infiltrations, *J Endod* 34:121, 2008.
[129] Evans G, Nusstein J, Drum M, et al: A prospective, randomized double-blind comparison of articaine and lidocaine for maxillary infiltrations, *J Endod* 34:389, 2008.
[130] Brunetto PC, Ranali J, Ambrosano GMB, et al: Anesthetic efficacy of 3 volumes of lidocaine with epinephrine in maxillary infiltration anesthesia, *Anesth Prog* 55:29, 2008.
[131] Scott J, Drum M, Reader A, et al: The efficacy of a repeated infiltration in prolonging duration of pulpal anesthesia in maxillary lateral incisors, *J Am Dent Assoc* 140:318, 2009.
[132] Mason R, Drum M, Reader A, et al: A prospective, randomized, double-blind comparison of 2% lidocaine with 1:100,000 and 1:50,000 epinephrine and 3% mepivacaine for maxillary infiltrations, *J Endod* 35:1173, 2009.
[133] Katz S, Drum M, Reader A, et al: A prospective, randomized, double-blind comparison of 2% lidocaine with 1:100,000 epinephrine, 4% prilocaine with 1:200,000 epinephrine and 4% prilocaine for maxillary infiltrations, *Anesth Prog* 57:45, 2010.
[134] Lawaty I, Drum M, Reader A, et al: A prospective, randomized, double-blind comparison of 2% mepivacaine with 1:20,000 levonordefrin versus 2% lidocaine with 1:100,000 epinephrine for maxillary infiltrations, *Anesth Prog* 57:139, 2010.
[135] Danielsson K, Evers H, Nordenram A: Long-acting local anesthetics in oral surgery: an experimental evaluation of bupivacaine and etidocaine for oral infiltration anesthesia, *Anesth Prog* March/April 32:65-68, 1985.
[136] Loetscher C, Melton D, Walton R: Injection regimen for anesthesia of the maxillary first molar, *J Am Dent Assoc* 117:337, 1988.
[137] Pfeil L, Drum M, Reader A, et al: Anesthetic efficacy of 1.8 milliters and 3.6 milliters of 2% lidocaine with 1:100,000 epinephrine for posterior superior alveolar nerve blocks, *J Endod* 36:598, 2010.
[138] Berberich G, Reader A, Drum M, et al: A prospective, randomized, double-blind comparison of the anesthetic efficacy of 2% lidocaine with 1:100,000 and 1:50,000 epinephrine and 3% mepivacaine in the intraoral, infraorbital nerve block, *J Endod* 35:1498, 2009.
[139] Karkut B, Reader A, Drum M, et al: A comparison of the local anesthetic efficacy of the extraoral versus the intraoral infraorbital nerve block, *J Am Dent Assoc* 141:185, 2010.
[140] Broering R, Reader A, Drum M, et al: A prospective, randomized comparison of the anesthetic efficacy of the greater palatine and high tuberosity second division nerve blocks, *J Endod* 35:1337, 2009.
[141] Forloine A, Drum M, Reader A, et al: A prospective, randomized, double-blind comparison of the anesthetic efficacy of two percent lidocaine with 1:100,000 epinephrine and three percent mepivacaine in the maxillary high tuberosity second division nerve block, *J Endod* 36:1770, 2010.
[142] Friedman M, Hochman M: P-ASA block injection: a new palatal technique to anesthetize maxillary anterior teeth, *J Esthet Dent* 11:63, 1999.
[143] Burns Y, Reader A, Nusstein J, et al: Anesthetic efficacy of the palatal anterior superior alveolar injection, *J Am Dent Assoc* 135:1269, 2004.
[144] Friedman M, Hochman M: Using AMSA and P-ASA nerve blocks for esthetic restorative dentistry, *Gen Dent* 5:506, 2001.
[145] Lee S, Reader A, Nusstein J, et al: Anesthetic efficacy of the anterior middle superior alveolar (AMSA) injection, *Anesth Prog* 51:80, 2004.
[146] Kanaa MD, Whitworth JM, Meechan JG: A prospective trial of different supplementary local anesthetic techniques after failure of inferior alveolar nerve block in patients with irreversible pulpitis in mandibular teeth, *J Endod* 38:421, 2012.
[147] Gallatin J, Reader A, Nusstein J, et al: A comparison of two intraosseous anesthetic techniques in mandibular posterior teeth, *J Am Dent Assoc* 134:1476, 2003.
[148] Coggins R, Reader A, Nist R, et al: Anesthetic efficacy of the intraosseous injection in maxillary and mandibular teeth, *Oral Surg Oral Med Oral Pathol Oral Radiol Endod* 81:634, 1996.
[149] Replogle K, Reader A, Nist R, et al: Anesthetic efficacy of the intraosseous injection of 2% lidocaine (1:100,000 epinephrine) and 3% mepivacaine in mandibular first molars, *Oral Surg Oral Med Oral Pathol Oral Radiol Endod* 83:30, 1997.
[150] Gallatin J, Nusstein J, Reader A, et al: A comparison of injection pain and postoperative pain of two intraosseous anesthetic techniques, *Anesth Prog* 50:111, 2003.
[151] Reitz J, Reader A, Nist R, et al: Anesthetic efficacy of the intraosseous injection of 0.9 ml of 2% lidocaine (1:100,000 epinephrine) to augment an inferior alveolar nerve block, *Oral Surg Oral Med Oral Pathol Oral Radiol Endod* 86:516, 1998.
[152] Stabile P, Reader A, Gallatin E, et al: Anesthetic efficacy and heart rate effects of the intraosseous injection of 1.5% etidocaine (1:200,000 epinephrine) after an inferior alveolar nerve block, *Oral Surg Oral Med Oral Pathol Oral Radiol Endod* 89:407, 2000.
[153] Bacsik CJ, Swift JQ, Hargreaves KM: Toxic systemic reactions of bupivacaine and etidocaine hydrochloride, *Oral Surg Oral Med Oral Pathol Oral Radiol Endod* 79:18, 1995.
[154] Chamberlain TM, Davis RD, Murchison DF, et al: Systemic effects of an intraosseous injection of 2% lidocaine with 1:100,000 epinephrine, *Gen Dent* May-June 48:299-302, 2000.
[155] Gallatin E, Stabile P, Reader A, et al: Anesthetic efficacy and heart rate effects of the intraosseous injection of 3% mepivacaine after an inferior alveolar nerve block, *Oral Surg Oral Med Oral Pathol Oral Radiol Endod* 89:83, 2000.
[156] Wood M, Reader A, Nusstein JM, et al: Comparison of intraosseous and infiltration injections for venous lidocaine blood concentrations and heart rate changes after injection of 2% lidocaine with 1:100,000 epinephrine, *J Endod* 31:435, 2005.
[157] Smith G, Walton R, Abbott B: Clinical evaluation of periodontal ligament anesthesia using a pressure syringe, *J Am Dent Assoc* 107:953, 1983.
[158] Eriksen H, Aamdal H, Kerekes K: Periodontal

anesthesia: a clinical evaluation, *Endod Dent Traumatol* 2:267, 1986.
[159] Dreyer W, van Heerden J, Joubert J: The route of periodontal ligament injection of local anesthetic solution, *J Endod* 9:471, 1983.
[160] Tagger M, Tagger E, Sarnat H: Periodontal ligament injection: spread of solution in the dog, *J Endod* 20:283, 1994.
[161] Moore K, Reader A, Meyers W, et al: A comparison of the periodontal ligament injection using 2% lidocaine with 1 : 100,000 epinephrine and saline in human mandibular premolars, *Anesth Prog* 34:181, 1987.
[162] Schleder J, Reader A, Beck M, et al: The periodontal ligament injection: a comparison of 2% lidocaine, 3% mepivacaine, and 1 : 100,000 epinephrine to 2% lidocaine with 1 : 100,000 epinephrine in human mandibular premolars, *J Endod* 14:397, 1988.
[163] White J, Reader A, Beck M, et al: The periodontal ligament injection: a comparison of the efficacy in human maxillary and mandibular teeth, *J Endod* 14:508, 1988.
[164] Meechan JG, Ledvinka JI: Pulpal anesthesia for mandibular central incisor teeth: a comparison of infiltration and intraligamentary injections, *Int Endod J* 35:629, 2002.
[165] Johnson G, Hlava G, Kalkwarf K: A comparison of periodontal intraligamental anesthesia using etidocaine HCl and lidocaine HCl, *Anesth Prog* 32:202, 1985.
[166] Gray R, Lomax A, Rood J: Periodontal ligament injection: alternative solutions, *Anesth Prog* 37:293, 1990.
[167] Meechan JG: A comparison of ropivacaine and lidocaine with epinephrine for intraligamentary anesthesia, *Oral Surg Oral Med Oral Pathol Oral Radiol Endod* 93:469, 2002.
[168] D'Souza J, Walton R, Peterson L: Periodontal ligament injection: an evaluation of extent of anesthesia and postinjection discomfort, *J Am Dent Assoc* 114:341, 1987.
[169] Nusstein J, Berlin J, Reader A, et al: Comparison of injection pain, heart rate increase and post-injection pain of articaine and lidocaine in a primary intraligamentary injection administered with a computer-controlled local anesthetic delivery system, *Anesth Prog* 51:126, 2004.
[170] Simon D, Jacobs L, Senia S, et al: Intraligamentary anesthesia as an aid in endodontic diagnosis, *Oral Surg Oral Med Oral Pathol* 54:77, 1982.
[171] Pashley D: Systemic effects of intraligamental injections, *J Endod* 12:501, 1986.
[172] Cannell H, Kerwala C, Webster K, et al: Are intraligamentary injections intravascular? *Br Dent J* 175:281, 1993.
[173] Walton R, Abbott B: Periodontal ligament injection: a clinical evaluation, *J Am Dent Assoc* 103:103, 1981.
[174] Walton R, Garnick J: The periodontal ligament injection: histologic effects on the periodontium in monkeys, *J Endod* 8:22, 1981.
[175] List G, Meister F Jr, Nery E, et al: Gingival crevicular fluid response to various solutions using the intraligamentary injection, *Quintessence Int* 19:559, 1988.
[176] Brannström M, Nordenvall K, Hedstrom K: Periodontal tissue changes after intraligamentary anesthesia, *J Dent Child* 11(12):417, 1982.
[177] Galili D, Kaufman E, Garfunkel A, et al: Intraligamental anesthesia: a histological study, *Int J Oral Surg* 13:511, 1984.
[178] Roahen J, Marshall J: The effects of periodontal ligament injection on pulpal and periodontal tissues, *J Endod* 16:28, 1990.
[179] Pertot W, Dejou J: Bone and root resorption: effects of the force developed during periodontal ligament injections in dogs, *Oral Surg Oral Med Oral Pathol* 74:357, 1992.
[180] Cromley NL, Adams DF: The effect of intraligamentary injections on diseased periodontiums in dogs, *Gen Dent* 39:33, 1991.
[181] Peurach J: Pulpal response to intraligamentary injection in cynomolgus monkey, *Anesth Prog* 32:73, 1985.
[182] Torabinejad M, Peters D, Peckham N, et al: Electron microscopic changes in human pulps after intraligamental injection, *Oral Surg Oral Med Oral Pathol* 76:219, 1993.
[183] Kim S: Ligamental injection: a physiological explanation of its efficacy, *J Endod* 12:486, 1986.
[184] Plamondon T, Walton R, Graham G, et al: Pulp response to the combined effects of cavity preparation and periodontal ligament injection, *Oper Dent* 15:86, 1990.
[185] Brannström M, Lindsko S, Nordenvall K: Enamel hypoplasia in permanent teeth induced by periodontal ligament anesthesia of primary teeth, *J Am Dent Assoc* 109:735, 1984.
[186] Nusstein J, Reader A, Nist R, et al: Anesthetic efficacy of the supplemental intraosseous injection of 2% lidocaine with 1 : 100,000 epinephrine in irreversible pulpitis, *J Endod* 24:487, 1998.
[187] Reisman D, Reader A, Nist R, et al: Anesthetic efficacy of the supplemental intraosseous injection of 3% mepivacaine in irreversible pulpitis, *Oral Surg Oral Med Oral Pathol Oral Radiol Endod* 84:676, 1997.
[188] Kennedy S, Reader A, Nusstein J, et al: The significance of needle deflection in success of the inferior alveolar nerve block in patients with irreversible pulpitis, *J Endod* 29:630, 2003.
[189] Cohen H, Cha B, Spangberg L: Endodontic anesthesia in mandibular molars: a clinical study, *J Endod* 19:370, 1993.
[190] Matthews R, Drum M, Reader A, et al: Articaine for supplemental, buccal mandibular infiltration anesthesia in patients with irreversible pulpitis when the inferior alveolar nerve block fails, *J Endod* 35:343, 2009.
[191] Oleson M, Drum M, Reader A, et al: Effect of preoperative ibuprofen on the success of the inferior alveolar nerve block in patients with irreversible pulpitis, *J Endod* 36:379, 2010.
[192] Tortamano IP, Siviero M, Costa CG, et al: A comparison of the anesthetic efficacy of articaine and lidocaine in patients with irreversible pulpitis, *J Endod* 35:165, 2009.
[193] Aggarwal V, Jain A, Kabi D: Anesthetic efficacy of supplemental buccal and lingual infiltrations of articaine and lidocaine after an inferior alveolar nerve block in patients with irreversible pulpitis, *J Endod* 35:925, 2009.
[194] Aggarwal V, Singla M, Kabi D: Comparative evaluation of anesthetic efficacy of Gow-Gates mandibular conduction anesthesia, Vazirani-Akinosi technique, buccal-plus-lingual infiltrations, and conventional inferior alveolar nerve anesthesia in patients with irreversible pulpitis, *Oral Surg Oral Med Oral Pathol Oral Radiol Endod* 109:303, 2010.
[195] Aggarwal V, Singla M, Miglani S, et al: Comparative evaluation of 1.8 mL and 3.6 mL of 2% lidocaine with 1 : 200,000 epinephrine for inferior alveolar nerve block in patients with irreversible pulpitis: a prospective, randomized single-blind study, *J Endod* 38:753, 2012.
[196] Simpson M, Drum M, Reader A, et al: Effect of preoperative ibuprofen/acetaminophen on the success of the inferior alveolar nerve block in patients with symptomatic irreversible pulpitis, *J Endod* 37:593, 2011.
[197] Parirokh M, Satvati SA, Sharifi R, et al: Efficacy of combining a buccal infiltration with an inferior alveolar nerve block for mandibular molars with irreversible pulpitis, *Oral Surg Oral Med Oral Pathol Oral Radiol Endod* 109:468, 2010.
[198] Aggarwal V, Singla M, Miglani S, et al: A prospective, randomized, single-blind comparative evaluation of anesthetic efficacy of posterior alveolar nerve blocks, buccal infiltrations, and buccal plus palatal infiltrations in patients with
[199] Kanaa MD, Whitworth JM, Meechan JG: A comparison of the efficacy of 4% articaine with 1 : 100,000 epinephrine and 2% lidocaine with 1 : 80,000 epinephrine in achieving pulpal anesthesia in maxillary teeth with irreversible pulpitis, *J Endod* 38:279, 2012.
[200] Srinivasan N, Kavitha M, Loganathan CS, et al: Comparison of anesthetic efficacy of 4% articaine and 2% lidocaine for maxillary buccal infiltration in patients with irreversible pulpitis, *Oral Surg Oral Med Oral Pathol Oral Radiol Endod* 107:133, 2009.
[201] Sherman MG, Flax M, Namerow K, et al: Anesthetic efficacy of the Gow-Gates injection and maxillary infiltration with articaine and lidocaine for irreversible pulpitis, *J Endod* 34:656, 2008.
[202] Rosenberg PA, Amin KG, Zibari Y, et al: Comparison of 4% articaine with 1 : 100,000 epinephrine and 2% lidocaine with 1 : 100,000 epinephrine when used as a supplemental anesthetic, *J Endod* 33:403, 2007.
[203] Argueta-Figueroa L, Arzate-Sosa G, Mendieta-Zeron H: Anesthetic efficacy of articaine for inferior alveolar nerve blocks in patients with symptomatic versus asymptomatic irreversible pulpitis, *Gen Dent* 60:e39, 2012.
[204] Aggarwal V, Singla M, Rizvi A, et al: Comparative evaluation of local infiltration of articaine, articaine plus ketorolac, and dexamethasone on anesthetic efficacy of inferior alveolar nerve block with lidocaine in patients with irreversible pulpitis, *J Endod* 37:445, 2011.
[205] Poorni S, Veniashok B, Senthilkumar AD, et al: Anesthetic efficacy of four percent articaine for pulpal anesthesia by using inferior alveolar nerve block and buccal infiltration techniques in patients with irreversible pulpitis: a prospective randomized double-blind clinical trial, *J Endod* 37:1603, 2011.
[206] Bigby J, Reader A, Nusstein J, et al: Articaine for supplemental intraosseous anesthesia in patients with irreversible pulpitis, *J Endod* 32:1044, 2006.
[207] Reemers T, Glickman G, Spears R, et al: The efficacy of the IntraFlow intraosseous injection as a primary anesthesia technique, *J Endod* 34:280, 2008.
[208] Pereira LA, Groppo FC, Bergamaschi CD, et al: Articaine (4%) with epinephrine (1 : 100,000 or 1 : 200,000) in intraosseous injections in symptomatic irreversible pulpitis of mandibular molars: anesthetic efficacy and cardiovascular effects, *Oral Surg Oral Med Oral Pathol Oral Radiol Endod* 116(2):e85-91, 2013.
[209] Zarei M, Ghoddusi J, Sharifi E, et al: Comparison of the anesthetic efficacy of and heart rate changes after periodontal ligament or intraosseous X-tip injection in mandibular molars: a randomized controlled clinical trial, *Int Endod J* 45:921, 2012.
[210] Nusstein J, Claffey E, Reader A, et al: Anesthetic effectiveness of the supplemental intraligamentary injection, administered with a computer-controlled local anesthetic delivery system, in patients with irreversible pulpitis, *J Endod* 31:354, 2005.
[211] Birchfield J, Rosenberg P: Role of the anesthetic solution in intrapulpal anesthesia, *J Endod* 1:26, 1975.
[212] VanGheluwe J, Walton R: Intrapulpal injection: factors related to effectiveness, *Oral Surg Oral Med Oral Pathol Oral Radiol Endod* 83:38, 1997.
[213] Yamazaki S, Seino H, Ozawa S, et al: Elevation of a periosteal flap with irrigation of the bone for minor oral surgery reduces the duration of action of infiltration anesthesia, *Anes Prog* 53:8, 2006.
[214] Davis W, Oakley J, Smith E: Comparison of the effectiveness of etidocaine and lidocaine as local anesthetic agents during oral surgery, *Anesth Prog* 31:159, 1984.
[215] Meechan J, Blair G: The effect of two different local anaesthetic solutions on pain experience following apicoectomy, *Br Dent J* 175:410, 1993.

CHAPTER 10

第10章　牙髓病急症及治疗

Endodontic emergencies and therapeutics

章节大纲

诊断和治疗计划	**诊间急症**
症状加重的发病率	**治疗**
急症种类	**急症的药物治疗**

学习目标

阅读本章后，学生应该能够：

1. 了解急症的发生率。
2. 描述牙髓病急症正确的诊断程序。
3. 描述初诊医患沟通和患者管理方面的注意事项。
4. 描述医务人员在鉴别急诊与非急诊病例中的作用。
5. 鉴别急症的种类：治疗前、诊间及根充后。
6. 描述牙髓与根尖周病理状态诊断分类的正确命名。
7. 描述急症的病因和管理。
8. 熟悉可以导致或加剧感染进程的解剖因素。
9. 认识深度麻醉的重要性。
10. 描述加重病情的潜在诱发因素，包括遗传、性别和焦虑。
11. 在急症病例中术前、术中和术后使用药物（例如抗焦虑药、麻醉药、抗炎药、止痛药和抗生素）。

牙髓病急症是临床工作中重要且复杂的部分。适当的诊断和治疗需要医师具备牙髓病和根尖周病学知识，以及具备选用适当的检查方法进行诊断的能力。诊断结果必须与患者的体格检查、牙科治疗史和主诉结合，从而选择最佳的诊疗流程及方法去处理急症。临床医生必须了解疼痛机制、掌握局部麻醉法、制订合理治疗方法并且具备患者管理技巧。急症可能发生在初次治疗前、治疗期间、根管充填后即刻或已充填的根管[1-6]。本章将回顾与急症有关的临床因素、生物学因素和易感因素。

处理急症的即刻目标是通过消除造成患者痛苦的主要原因来控制病情，通常是伴有或不伴有肿胀的疼痛。牙髓急症的定义各有不同，但是严重的疼痛和肿胀是典型的标志。急症通常被定义为牙髓治疗后需要临时就诊和紧急处理的伴有或不伴有肿胀的剧烈疼痛[7]。外伤损伤也可能是急诊的原因（详见第11章）。

诊断和治疗计划

确认引起伴有或不伴肿胀疼痛的原因是急症处理中的首要关键步骤。没有准确的诊断，治疗则难以见效。首先，临床医生必须鉴别病因是牙源性还是非牙源性。对急症明确病因的鉴别如下：一些潜在因素必须加以考虑，包括微生物、咬合情况、心理状态以及牙源性或非牙源性相关疼痛。通常情况下，患者的主诉、现病史以及疾病发作时的症状这些信息对医生下初步诊断已经足够，但是后续必须借助X线片和临床检查结果确诊。

很多典型患者的自述症状可以提供关键的诊断信息。例如，有患者描述自己只在咬硬物时才会出现即刻的、尖锐的针刺样疼痛，甚至触诊疼痛。这几句简短的话便是强有力的线索，提示医师寻找牙体组织上有无垂直向或其他形式的牙隐裂（图10.1）。

相比而言，有患者自述夜间疼醒，白天症状减轻，只有晚上睡觉时又再次出现疼痛，不符合不可复性牙髓炎的典型症状。这类患者则需要进行夜磨牙、颞下颌关节紊乱症和不可复性牙髓炎的鉴别诊断。

优秀的诊断专家必须是耐心的聆听者，并且能够将信息整合。基础临床检查包括触诊、叩诊、热

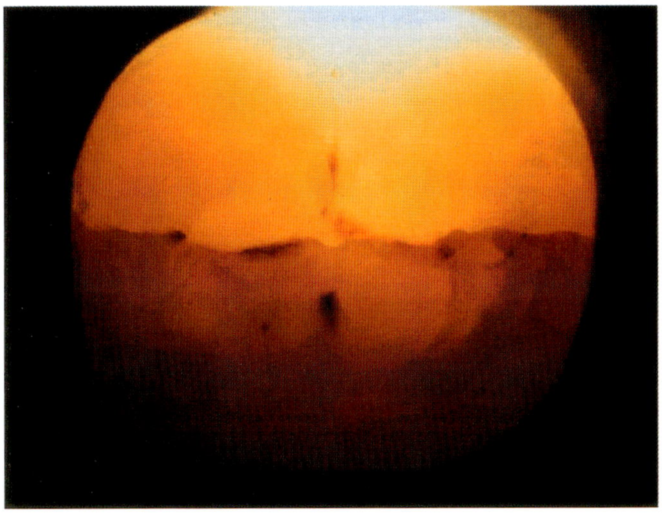

图10.1 从颊侧用强光透照牙齿的照片显示，牙齿近中到远中的裂纹从不同角度观察表现明显不同。光的传送在裂纹处显著减少。当用这样的光照射完整牙齿时，光的强度在船面是逐渐减弱的。这个裂纹限制了光的传播，所以可以很简单地做出诊断。

诊和电活力测试。X线检查包括根尖片、咬合翼片和CBCT是诊断依据的必要组成部分。临床医生不要仅靠一种X线片就做出诊断（对于诊断程序的进一步讨论详见第5章）。

开始治疗前，需将治疗计划涉及的一系列问题一一明确。必要时需要与其他牙医或专业人士会诊。一旦明确诊断，患牙牙髓治疗的预后就成为重点考虑的问题。影响预后的因素包括患牙的可修复性、冠根比、牙周状态和整体的修复计划，除此之外系统健康也可影响治疗计划。医生为患者制订合适的计划，还需从其他牙医和内科医生得到额外信息。患者的牙科治疗史也是影响治疗计划的一个因素。当患者口内多颗牙缺失且口腔卫生条件差时，牙髓治疗的预后就不能确定，因为他并不是适合的病例。还要考虑的基本问题是如何维护患者口腔健康利益的最大化。牙髓治疗或者种植修复哪个才是更好的治疗方式？有文献回顾表明，在正确计划并完善治疗的情况下，牙髓治疗和种植修复的成功率都很高。

症状加重的发病率

症状加重的发生率为1.5%[8]～20%[9]。发生率的估值范围很广，主要是由于每个人对加重的定义不同，且在研究设计和其他程序方面有区别。患者持续频繁出现症状加重，是提醒医生评估治疗过程的信号，比如检查测量仪器的精准度以及器械选择是否正确。治疗过程中任何一个步骤出问题都会导致症状加重的高发生率。

患者初诊

急症患者的初诊通常需在牙髓治疗前与之电话沟通。患者可能自述经历了由长期轻微的疼痛变为严重疼痛的过程。此时，口腔医生应对患者的病情做出基本判断，是否为急症、疼痛来源是否为牙源性。只通过电话沟通不可能完全明确患者的情况，还是推荐医生面诊这类急症患者，从而更好地明确诊断，制订合适的治疗计划。

接听初诊电话的医务人员必须提前接受训练。知道如何分辨真正的紧急情况。当他们无法明确事件的紧急程度时，需临床医生做出最终决定。

患者管理

患者的焦虑是影响牙髓治疗效果的重要因素，特别是急诊。超过200例研究表明在治疗前后应先人为干预，减少患者焦虑程度，从而降低术后疼痛强度、止痛剂的摄入量并且加快恢复[10]。有临床研究表明，使用视觉模拟焦虑量表评估患者，焦虑得分越高，在治疗过程中局麻止痛效果越差[11]。在治疗开始前与患者进行详尽沟通也是治疗过程中的关键一步，可以与患者讨论选择何种止痛方法，比如使用深度局部麻醉。

深度麻醉

对不可复性牙髓炎患牙实施深度局麻是有挑战并且非常重要的。上颌患牙的麻醉通常在颊侧和腭侧采用浸润麻醉或阻滞麻醉。如果深度麻醉被定义为疼痛感完全消失，那么下颌磨牙只进行单一注射通常是不够的。为了达到深度麻醉，骨膜内注射、牙周膜内注射和牙髓内注射都是有效的辅助注射方法（见于第9章）。不能只依靠唇部麻木来判断麻醉的程度。还是建议临床医生在开始治疗前重新检查主诉。在缺少主诉的情况下，不管是热诊敏感还是叩诊疼痛，都是确定有无达到深度麻醉的最佳方法。

急症种类

治疗前急症

如前所述，患者的现病史可能由长期轻微的疼痛突然转变为难以忍受的疼痛伴脓肿。在开始治疗前做出明确诊断很重要。通常高度焦虑的患者发生急症会使诊断和治疗复杂化。引起治疗前急症的原因可能是不可复性牙髓炎、牙周炎或牙髓坏死伴或不伴根尖周病变及脓肿。脓肿可能局限或弥散。基于生物因素考虑，每种症状都需要不同的治疗方法。

不可复性牙髓炎的处理

基本的生物学过程可以解释不可复性牙髓炎患牙炎症加重的原因。不可复性牙髓炎常是由龋病或不良修复体微渗漏造成牙髓细菌感染引起。不可复性牙髓炎加重的特征是剧烈疼痛。可能存在引起疼痛的诱因，并且疼痛的程度持续加重。不可复性牙髓炎的患牙根管中通常没有细菌定植。感染通常限制在暴露于口腔中的冠髓。只要根髓保持活力，就能抵抗微生物的侵袭和定植[12]。

有研究证实，急诊中去除冠髓（牙髓切断术）是缓解疼痛的有效方法（图10.2）[13]。如果时间允许，在工作长度测量后，去除根管内所有的牙髓组织更可取。有临床研究表明，与牙髓切断术（6%）相比，部分牙髓摘除术可能导致更高的术后疼痛率（13%）。其他与治疗后疼痛有关的重要因素包括女性，年轻人和磨牙。急症的定义为：24小时内急诊不能被布洛芬、阿司匹林、泰诺控制的疼痛[14]。从根管系统内移除炎症组织和感染残髓，而不将感染物质从根尖孔挤压至根尖周组织是很有挑战性的。精确测量工作长度并且严格按其进行根管预备是避免并发症发生的关键。

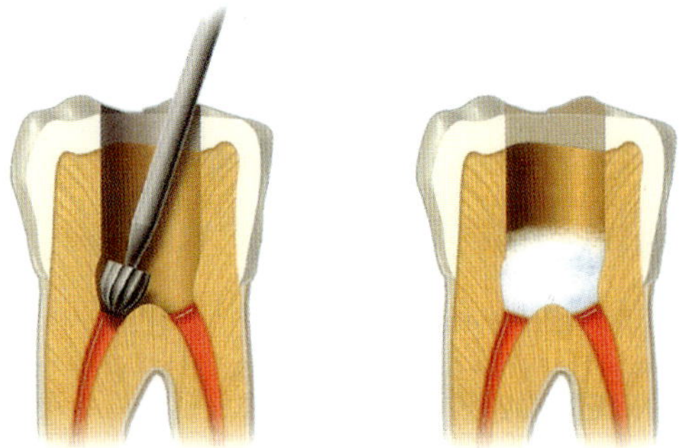

图10.2 去除冠髓。经牙髓切断术后，在牙髓断面放置一个干棉球并用充填材料临时充填可减轻不可复性牙髓炎的疼痛。

诊间急症

急症的病因

有大量的关于急症多因素病因的假说。病因包括超出根尖止点的医源性机械刺激和/或将牙本质碎屑和感染的牙髓组织推到根尖周组织。治疗操作中的意外常会阻碍治疗或使治疗无法完成，例如无法达到彻底机械清创或无法完全封闭根管系统阻止细菌进入。治疗感染患牙时发生操作意外的风险更高[15]。同样有化学因素的影响，包括冲洗、根管封药和封闭剂[7]。根管治疗的操作意外不是治疗失败的直接原因；它们加大了治疗失败的风险，因为临床医生无法消除感染根管内的微生物[16]。

治疗次数也是急症产生的原因之一。一项回顾性研究比较了坏死磨牙的一次性治疗与二次治疗的急症率[17]，并将第一和第二磨牙牙髓坏死的402位患者治疗的记录进行了比较。一次性治疗具有95%的可信度优势。然而，回顾性研究无法控制病例需要一次或多次治疗，而一些其他研究也表明，急症的发病率在单次或多次治疗中是没有区别的[1]。

诊间急症通常发生在根管预备器械后。生物因素导致的不可复性牙髓炎（活髓）的疼痛和牙髓坏死（死髓）患牙发生的脓肿疼痛是不同的，下文进行了回顾。

通常，医源性失误会引起急症，比如根管内有残髓。工作长度确定后，临床医生必须遵循完全清创的原则清理根管。这并不是指根管充填前充分的根管成形，而是要将根管内所有的牙髓组织去除。

最重要的是，在急症治疗开始之前，临床医生需了解造成急症的生物学因素。例如，是否有造成急症的医源性损伤？是否使用正确的方式测量工作长度？或是在根管预备中未保持正确工作长度？另一个合理考虑的因素是牙齿的咬合关系。治疗后是否存在咬合高点？这样会加重牙周膜炎症反应，导致牙周膜炎。

已有研究证实，无菌牙本质碎屑被推出根尖孔不会引起组织炎症反应。但是被细菌感染的牙本质碎屑会引起炎症反应[18-19]。死髓牙（坏死的，感染的）碎屑可能会被推出到根尖周组织，引起免疫和炎症反应。在制订合适的治疗计划之前必须考虑周全，并确定是否使用止痛剂和/或抗生素。值得重视的是切勿使用抗生素治疗不可复性牙髓炎的疼痛[20-21]。

死髓牙急症的生物学因素

如果我们将不可复性牙髓炎（活髓）的治疗看作一项生物学的挑战，即在去除炎症组织的情况下不加重疼痛症状，那么死髓牙的治疗则是涉及微生物的问题。死髓牙病例中，引起牙髓治疗后疼痛和并发症的最常见病因就是微生物。死髓牙炎症加重通常发生在根尖周区域，是由挤压出根尖孔的细菌和组织碎屑引起免疫/炎症反应。炎症加重的特点是伴或不伴有肿胀的疼痛。肿胀可以弥散或局限，也可成为蜂窝织炎。

如前所述，无菌的牙本质碎屑被挤压出根尖孔后不会导致组织的免疫反应，然而那些被细菌污染的组织碎屑会引发炎症反应[18]。

没有肿胀的死髓牙的治疗焦点仍是根管。根管再预备和冲洗是基本的治疗方法，旨在减少根管内细菌数量。如果肿胀存在，临床医生需要考虑先行切开引流，之后再进行根管预备和根管冲洗。不能仅使用抗生素而不行根管预备和冲洗。虽然脓肿切开引流可直接排脓减少根尖周组织的压力，但是根管预备和冲洗针对的是致病的主要因素，即根管中残留的细菌。

根管充填后急症

组织学研究证实，当根管预备和充填的止点都位于根尖狭窄冠方时，根尖周组织的不良反应最小[22]。有临床研究表明，对根尖周病变的患牙，当根管充填时止点位于距影像学根尖0～2mm时，可获得最好的治疗效果[23]。同样研究发现，根管充填明显欠填或超填时均无法获得良好预后。其他研究报告同样支持这些观点[24-25]。

根管充填后急症可能包括疼痛和弥散性脓肿。触诊、叩诊或咀嚼不适通常是根管充填后疼痛的提示。在患牙出现以上症状时，强烈建议推迟根管充填时机直到患者疼痛症状消失，患牙可正常行使功能。在根管充填后急症的治疗中，临床医生必须决定是否有去除根充物的必要。最终的决定大多取决于患牙充填前的状况。这是关键因素。根管预备后症状消失还是依然存在？持续存在症状的患牙如进行根管充填通常会发生术后并发症。同样应考虑肿胀的性质。如果存在肿胀，是否是弥散型，是否变大或是否有波动感？根充后急症的治疗包括药物治疗，例如止痛剂和抗生素，严重的甚至需要脓肿切开引流和根管再治疗。临床医生必须考虑周全之后再判断造成患者症状的主要病因，是否为机体炎症反应，是否由于治疗操作引起或是急性感染所致。在大部分临床病例中，如果根管治疗严格遵循基本原则，根管充填物是没必要去除的，疼痛症状可用止痛药缓解。

易感因素

越来越多的研究结果表明，一些易感因素包括遗传，性别和焦虑程度会诱发患者的疼痛症状并影响治疗结果。

遗传

有研究结果表明，炎症介质白细胞介素1β（IL-1β）相关的特异性标记物是宿主免疫反应的关键调节因子，其可促进根尖周病的易感性增加[25]。也有研究结果表明，遗传因素与伴随症状的牙源性脓肿的个体易感性有关[26]。

性别

有证据明确表明，女性发生临床疼痛的风险更大。在过去10～15年中，越来越多的证据表明男性和女性对于临床和试验疼痛的反应是有本质区别的[27]。研究发现，在麻醉时天生红色头发的女性比深色头发的女性多需要19%的地氟烷（挥发性麻醉剂）。同时有人得出结论，红色头发的女性是需要麻醉的一个表现型[28]。2005年有研究发现，红色头发的人更易发生热诊敏感且利多卡因局麻效果较差。最近的研究发现，红色头发的女性对于牙科治疗有明显的抵触心理，这可能由于其过去有局麻无效的不愉快就诊经历，使焦虑加重。天生红色头发或/和黑素皮质素受体-1（MC1R）变异的患者会由于焦虑而逃避口腔保健[29,30]。这个结果具有性别特异性，并未发现男性患者有此表现。然而，在麻药效果上红色头发女性与深色头发女性是没有差异的[30]。

焦虑

大量研究表明，在牙髓治疗前和治疗后进行人为干预，可减少焦虑程度并减轻术后的疼痛强度，减少止痛药用量，加速组织愈合[10,31]。有临床研究表明，使用视觉模拟焦虑量表评估患者，焦虑得分越高，在治疗过程中麻醉止痛效果越差，不论麻药注射剂量的多少[11]。

急症的微生物学

本节完善了第3章牙髓微生物学的内容。

活髓摘除后的患牙发生急性疼痛的原因一般不涉及微生物，除非发生了医源性感染，或是诊间暂封物发生了微渗漏。在所有临床操作中，都必须注意不能将细菌带入到根管内。当髓腔观察到出血时，可能的是继发感染或组织损伤。当诊断为死髓牙的牙髓出血时，可能的原因是根尖周感染，产生强烈的炎症反应，导致髓腔压力增高，迫使血液向外引流。坏死的牙髓中可发现许多不同的微生物种类比如病毒、细菌和真菌[32]。近期，在原发感染根管中又新发现了一种古细菌[33]。去除牙本质小管以及根管侧支中的细菌微生物是存在难度的。

根管中微生物的来源

在牙髓病的自然病史中，细菌来源通常为龋源性，这也是牙髓病最常见的感染来源。牙周病、牙外伤、磨损甚至是完好的牙齿发生殆创伤，都可能是微生物侵入的途径。细菌的直径很小，在1μm左右，而牙本质小管的直径是其4倍。随着年龄增长，管周牙本质的增厚可能阻碍微生物的侵入，但是这并不能完全消除[34]。

初始阶段根管中的微生物往往是需氧菌，经过几天氧气的消耗，根管中的优势菌变为兼性或专性厌氧菌。虽然革兰阴性杆菌这类细菌不常见，但是根管中微生物大多数都是它，由于在缺氧的环境中细菌产能低下，它的繁殖率很低。在根管治疗的过程中，氧气进入到根管会使兼性厌氧菌的产能方式转变为更高效的柠檬酸循环（三羧酸循环），进而导致炎症急性发作。

Kakehashi和他的同事在1965年的经典实验完美地阐释了细菌和其他微生物在牙髓病病理学中的重要意义[35]。活髓牙开髓不去髓，在没有微生物存在的情况下不会发病。尽管食物残渣会嵌入到开髓孔接触到牙髓，但牙髓仍有活力。对照组建立传统的动物模型，显示细菌可侵入到牙髓组织中并到达根尖周区域，类似于患者典型的临床表现。实验组与对照组唯一的不同是有无细菌，这清楚地论证了细菌微生物是牙髓疾病的主要致病因素。因此医生在治疗牙髓病的过程中应重视根管消毒，并且防止细菌进入到根尖周组织。

使用橡皮障被认为是所有牙科医生在进行牙髓治疗时的标准操作[36]。它有防止患者误吞误吸器械和防止细菌渗露至开髓处这两个作用。

根管中现已发现了大量的微生物，很大程度上这有赖于新型基因指纹分析技术。很多新发现的根管内微生物都无法在传统实验室中培养。Siqueira和Rocas报道：迄今为止记录在册的微生物种类已达460余种[37]。使用其他方法估算9类急性感染和8类慢性感染中的微生物的种类，已达900余种[38]。

微生物可直接侵入宿主，并通过分泌胶原酶、透明质酸酶、明胶酶和其他酶来增强侵袭力。微生物的毒性也同样重要，趋化性也是有助于细菌侵入的另一特性。有学者推论，发生炎症的区域有促进细菌吸附的作用，这种作用被称为引菌作用，但是目前还没有明确的证据支持这个论点。然而细菌通过这个方式直接侵袭相邻组织是被证实的，它可以通过血液和淋巴循环系统播散[39]。

有人质疑使用牙科综合治疗台中的水进行根管冲洗会导致感染。有证据表明，牙科综合治疗台中的水往往是被污染的，这确实构成了问题。

牙科综合治疗台中定植着数量惊人的微生物。主要由两个原因导致：一是狭窄的通道会降低水流速，这会使菌斑生物膜在几天内形成，每次使用治疗台中的水时，都会有脱落的细菌进入到水流中。二是治疗台中塑料质地的管道更有利于细菌的附着。Atlas和同事[40]发现其中68%都有嗜肺军团菌和其他种类的军团菌，细菌浓度大于1000/mL的占36%，大于10000/mL的占19%[40]。Fotos的团队发现口腔医务人员体内军团菌抗体的检出率高于常人[41]。Shepherd的研究团队发现不按照商业标准配置过氧化氢离子转换消毒清洁剂时，会导致感染的持续存在[42]。有趣的是，他们在80%的样本中发现了口腔链球菌，他们认为这些细菌来源于其他患者，尽管牙科综合治疗台都装备有防回流阀。使用无菌输液袋中的无菌水更加方便，但是一些牙科设备生产厂家设计了压力室，通过加压将水泵出。输送水的塑料管必须经过消毒，但是目前大多数牙科综合治疗台达不到这一要求，但这为外科手术专用冲洗提供了选择。

考虑到这些因素，使用牙科综合治疗台的水进行根管冲洗是不明智的。牙齿开髓后为机体与外部环境打开了一个通道，这个通道可能会使致病菌进入。

根管消毒剂

相比于抗生素起效需要一定时间，选用合适的根管消毒剂可以迅速达到杀菌效果，它是牙髓治疗中的关键点。次氯酸钠仍是临床上常用的根管消毒剂，因为它不仅拥有非常有效的非特异性杀灭微生物的能力，它还是唯一一种可以溶解根管中残髓组织的消毒剂。为了达到这些效果，必须使用更高浓度的消毒剂且作用于根管充足的时间。充足的时间对于杀灭牙本质小管中的微生物也很重要的。在根管中局部使用抗生素的情况又开始增多，尤其是应用于牙髓血运重建。临床医生不能随意保证牙髓治疗过程有多快，因为将根管内牙髓组织清理干净后，根管消毒剂至少要作用15分钟，才能达到良好的消毒作用。

感染的症状体征

感染的早期诊断以及积极的后续治疗在患者护理中很重要。由于细菌耐药性越来越严重，对于患者的监测就显得尤为重要。提醒患者感染加重时及时就医，以及给予适当救治同样是牙医的责任。同时，医生必须培训自己的医务人员能识别患者感染的迹象，并及时给予患者合适的救治。感染的症状有：肿胀、不适、疼痛及发热。

当出现感染加重的症状体征时，可能需要住院由感染疾病专科医生护理救治。肿胀可能直接导致相邻组织感染。这类并发症包括筋膜感染，向下可扩散至纵隔感染，向上可播散到脑内感染。虽然感染经血行播散很危险，但是它没有明显的肿胀症状。不适感可能是心内膜炎唯一的症状，而且它可能在感染发生后数周才出现。由于引起疼痛症状的原因众多，需要仔细评估。感染继发疼痛的症状可能被止疼药掩盖，而且患者会低估或夸大疼痛程度。体温升高虽然不常发生，但它却是感染扩散至根尖区外的直接症状。发热是很重要的体征，应被包含于全面检查中。感染合并发热的患者应考虑使用全身抗生素药物治疗。

微生物耐药

微生物的耐药性已急剧增加，造成这种情况有很多原因，医生有时被迫会选择消除感染的旧方法——局部引流技术，这种技术在抗生素被发现使用前是临床上的常用方法。当我们逐步深入了解微生物交换遗传物质的能力时，得到唯一一个合理推论，即以后微生物的耐药性只会越来越强。很多研究人员在积极地寻找更加有效的抗菌药物，但是这些实验的结果并不确定。而且即使研究出了新型药物，随着时间的推移，细菌多半也会对其产生耐药。

治疗

根管清创及消毒

有研究证实，机械预备尽管无法达到完全灭菌，但是它确实可以减少细菌的数量[43]。物理性去除坏死的牙髓组织可明显减少细菌的数量，但是也有研究表明机械预备不能完全去除牙髓组织[44]。即便使用最好的冲洗方法，细菌仍会存在[45]。

消毒剂会在微生物适应这些强力化学药物前迅速将其杀灭，所以一般杀菌效果很好。但是医生也应该注意消毒药物在杀菌的同时会损伤宿主细胞，而且消毒药物不能到达根尖周区域。相比于抗生素可以通过细菌特定的代谢方式和表面结构靶向作用于细菌从而不破坏宿主细胞，消毒剂的作用更为快速且不加区分。

脓液引流

脓肿脓液引流能够促进愈合（图10.3和图

10.4）。将坏死淋巴细胞以及感染中的优势菌去除可以明显改善症状，并预防感染加重。局部血流的恢复有助于抗生素达到并维持有效浓度，并减少局部组织酸性，同时还可提高局麻效果。窦道的存在可慢速地引流脓液，大大降低急症的发生。外科切开引流是治疗感染的有效方法，引流条的放置可以预防上皮过早闭合（图10.5）。如果感染组织中有异物或大量的坏死组织则需手术处理[46]，Mohammadi和Abbott推荐使用这种方法，因为这样可以预防根管消毒剂意外进入根尖周区域造成组织损伤[47]。

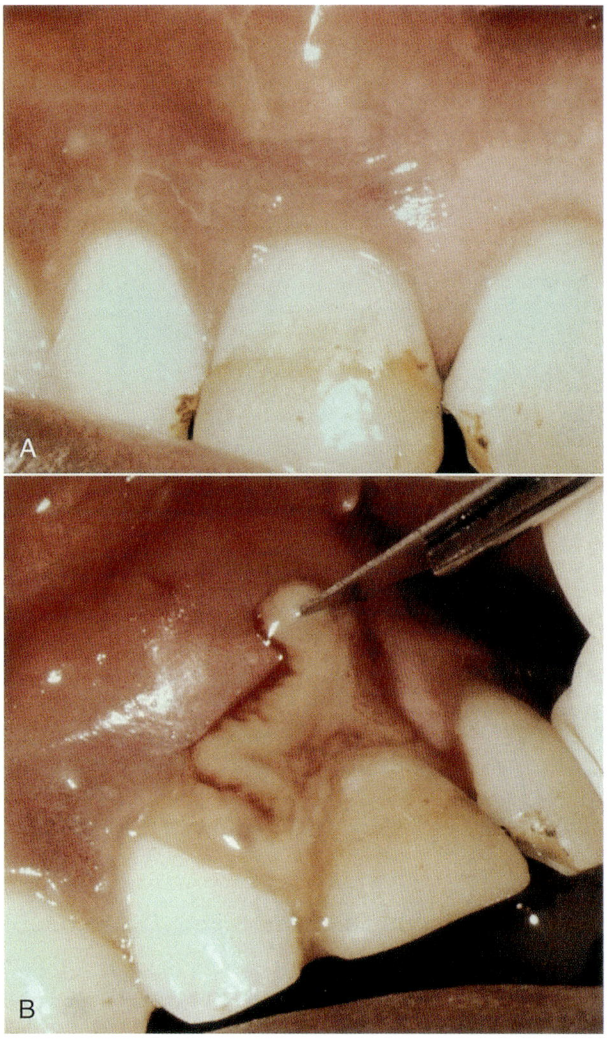

图10.3 A. 局部肿胀。B. 在对侵犯的切牙根管清理成形后进行脓肿切开引流。（由 E. Rivera授权提供）

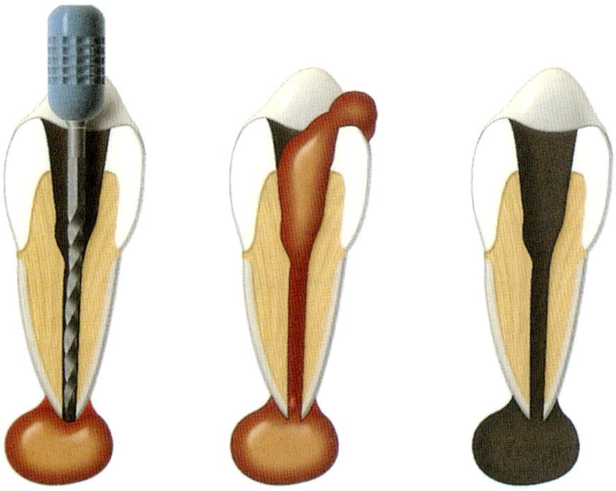

图10.4 在患牙开髓并建立引流通道后，器械预备应限于根管系统内。根管中的脓液被引流，不仅去除了刺激因素还释放了压力。

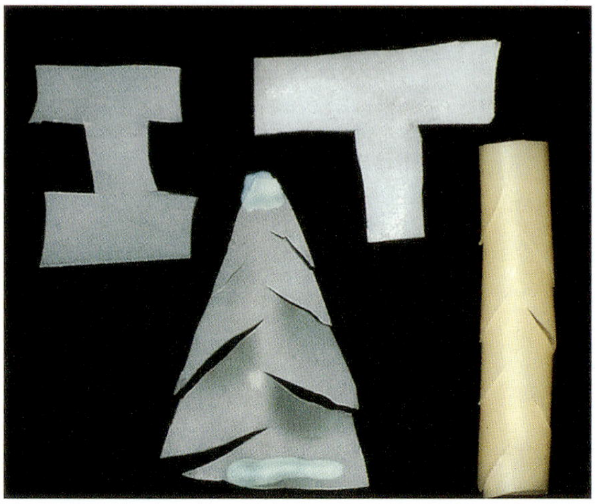

图10.5 橡胶引流条的种类。从左到右，分别为 I 形引流条、圣诞树形引流条、T形引流条，以及有斜形切口的Penrose引流条。这些引流条可以自己保持固位，不需要在切口边缘进行缝合。

急症的药物治疗

抗生素

近一个世纪以来，抗生素药物的使用大大降低了细菌感染的发病率和死亡率。然而我们目前面临的情况是细菌对抗生素的耐药性越来越强。这个难题可以从细菌的遗传多样性的角度来考虑，细菌在所有物种中，拥有百万数量级的基因库[48]。细菌可以发生突变，但是它们更常通过以下方式进化：直接从它们所处的环境中获取新的遗传物质；从其他微生物获得，比如相互结合（甚至可以跨越物种界限），或者从病毒（噬菌体）转移。使微生物频繁接触抗生素最终导致细菌更加耐药的原因中，有一个具有重要意义，即为了提高畜牧业的动物生存率，过度地应用抗生素。对于临床医生，了解抗生素的作用非常重要。预期会达到的效果，作用模式，在脓肿及骨中的浓度，以及其分解代谢的时间和速率。选择用抗生素药物一定要根据患者的病史，密切的随访也很重要，要在合适的时候选择更换药物种类，或是在感染的症状体征减轻的时候随时减少剂量或停药。

抗生素联合使用会更加有效。但是对于急性炎症，还是推荐避免将减少蛋白质合成的这类抗生素与杀灭活性细菌的这类抗生素联用。使用广谱抗生素或者某些抗生素联合使用会导致肠道芽孢菌产气荚膜杆菌的过度繁殖，这会对患者造成严重甚至危及生命的后果[49]。使用抗生素药物要有责任心，要意识到并且要会处理可能出现各种不良反应，并对患者实施合理的监控及管理。

以下两种情况不能开抗生素处方："以防有感染"或是"预防感染发生"。严格对照的研究表明，牙髓炎的疼痛是无法通过全身抗生素用药缓解的。在某一试验中，对自身牙髓炎的疼痛进行了等级评分，经过为期7天的用药后进行牙髓治疗，并比较治疗后的疼痛级别[21]，结果40名牙髓炎疼痛的研究对象在实验过程中不论是服用了青霉素还是服用了安慰剂，最终都需要服用止痛药缓解疼痛[70]。还有学者指出，完全地去除牙髓是缓解牙髓炎疼痛的最可靠的方法[50]。

传统的抗生素已被限制只能用于细菌感染，而且根据抗菌药的不同代谢方式及组成，实现抗生素的靶向用药。抗生素根据杀菌速度分类为以下3类。第一类可以直接快速地杀灭细菌；第二类通过破坏细菌的细胞壁或直接攻击细菌的DNA；第三类效果比较慢，它的作用机制是减少核糖体蛋白质形成。第一类抗生素有青霉素类、头孢菌素类、氟喹诺酮类和甲硝唑，它们可迅速杀灭细菌。起效较慢的抗生素包括大环内酯类、四环素类、氯霉素和克林霉素。一般来说对于感染活跃期的治疗，无须各类抗生素药物都使用，因为仅仅抑制蛋白质的合成就可以延迟细菌的繁殖，从而减少细菌的数量，削弱细菌的杀伤力。

抗生素不会直接治愈感染，它只能辅助机体的防御功能。大多数的感染会涉及多种细菌微生物，消灭其中共生关系中的重要细菌，打破细菌生存的平衡才是最重要的[32]。

目前使用抗生素的指征有两种：一种是治疗活跃期感染，另一种是预防感染。对于不同的治疗目的，抗生素药物的使用也大不相同。在治疗活跃期感染的时候，可以局部使用也可全身系统使用抗生素。Grossman最初建议根管内封抗生素药物[51]，近期有临床病例指出在完全去除根管内细菌后，会促进根尖周干细胞增殖分化从而促进牙髓再生。多数情况，当患者发生全身性感染时才会给予口服抗生素。可以明确的是，由于抗生素的过度使用导致的人及农场动物的感染控制失败的病例越来越多，因此研究人员正致力于开发更多种类的新型抗生素药物，但是总有一天也会被细菌微生物攻破，这种情况同时也为微生物扩大物种多样性提供了巨大的资源。正如前文所述，细菌除了会进行基因突变，它们彼此之间还可以共享遗传物质，这种共享甚至可以跨越物种。所以在没有明确感染指征时，明智的医生不会轻易给患者开抗生素。而且医生要在治疗过程中和治疗后的随访中，对患者进行合理用药宣教，避免滥用抗生素。

对于活跃期感染的治疗，理想的抗生素应只对引起感染的特定病原微生物有效，并且疗程要持续到机体的防御系统将感染控制住后。细菌培养和药敏试验应成为其中的一部分[52]。

预防性用药的适应证为某些心脏疾病的治疗及人工关节置换术后，预防性使用抗生素的目的是帮助机体抵抗细菌的侵袭。预防性用药的原则是大剂量，短期，广谱[53]。

我们不能依赖抗生素来治愈疾病。存在难治性感染的患者更应知道如何去寻求帮助。使用抗生素后可能发生严重的并发症，如艰难梭菌这类孢子形成型厌氧菌可在大肠内过度繁殖，目前这种情况的发病率在不断增加，且具有较高的死亡率[54–55]。脑脓肿是一种已知的口腔感染并发症，死亡率高[56]。海绵窦感染往往由口腔感染引起，死亡率同样高得惊人。还有Lemierre综合征，某些牙髓病病原菌如坏死梭杆菌可通过颈静脉进入肺部。熟悉感染通过筋膜直接蔓延的这一途径很重要，因为它是通过血管或淋巴管转移。

有研究表明，较低的抗生素药物浓度会增加细菌的耐药性[57]，所以这也提示医生在有明确的指征支持使用抗生素药物时，一定要给足用量，并且要指导患者一定要遵医嘱不能私自减少剂量[57]。

所有的医疗从业者都要比以往更加谨慎地避免细菌与抗菌药物不必要的接触，否则细菌耐药问题会更加严峻。抗生素应该尽量用在活跃期的感染，但是要注意具体问题具体分析，在真正需要使用抗生素的时候要果断。在开具抗生素处方前，一切重要的问题要明确：患者有无发热，以及是否有症状和体征表明感染范围已超出牙本身？患者免疫力是否低下？要权衡使用抗生素后潜在的优点和劣势。如果有症状和体征提示感染是局限的，而且患者免疫力良好，那么将牙髓彻底去除并进行彻底的清创就足够了，这样做可以将多数牙髓组织去除，同时将多数细菌微生物清除，有利于引流。但是如果感染已经进展到根尖区以外的组织，那么全身系统用抗生素药物治疗是可以的[58]。

止痛药

对于疼痛的处理医患沟通显得尤为重要。加拿大有学者研究表明，接受治疗后的患者如果接到医生的回访电话得到安抚，则需要较少的止痛药[59]。在某些时候，仅医生的安抚就足够了。

疼痛是机体出现问题的警示。虽然对疼痛的反应因人而异，但是它确实是急症定义中的一部分。一般患者在感觉不舒服时才会寻求治疗，症状的处理对牙医和患者都很重要。通常情况下，可以通过药物来提高患者的疼痛阈值，同时对于感染引起的疼痛可使用局部或全身抗生素来缓解。

阿片类药物、对乙酰氨基酚和非甾体抗炎药

对于开药者，具备足够的药理学知识储备很重要，要会看药物说明书。开药前有些重要因素要考虑：药物的半衰期，给药间隔，服用药物与食物的相容性，患者的药物过敏史，在基本用药周期中可能出现的药物不良反应，本节讨论内容仅限于急症用药的特殊原则。

止痛药可分为两大类，阿片类药物和非阿片类药物。几乎所有牙齿疼痛都来自炎症，炎症可以是由细菌或其他原因引起。阿片类药物和对乙酰氨基酚主要作用于中枢神经系统（CNS）。相反，炎症抑制药物，如糖皮质激素和非甾体类消炎药（NSAIDs）在减少损伤部位的疼痛方面非常有效[60]。非甾体类抗炎药与对乙酰氨基酚结合会更有效[61–62]。

最近的一项拔牙研究发现，对乙酰氨基酚和布洛芬的组合止痛效果优于布洛芬加阿片类药物或对乙酰氨基酚加阿片类药物[63]。虽说长期以来临床上医生经常给患者开经典的阿片类药物（如可卡因和氢可酮），但是它们的效果远不如直接控制炎症的药物[64]。而且阿片类药物有严重的副作用，比如镇静、保护性反射减弱以及除成瘾外的全中枢系统抑制。

图10.6展示了简化版的止痛药的选择策略。

糖皮质激素

糖皮质激素是20世纪50年代开始应用的药物，它通过阻断炎症反应中产生前列腺素和白三烯的途径来抑制炎症和疼痛。由于炎症被抑制，研究人员原本认为使用糖皮质激素会阻碍患者巨噬细胞的吞噬杀菌的能力，但是1974年Olds和他的同事研究发现，给予患者常用的糖皮质激素剂量对巨噬细胞吞噬灭菌能力的影响微乎其微[65]。

荷兰有研究人员的动物实验发现，在做牙髓摘除术的过程中，系统应用糖皮质激素会局限牙髓炎症。根尖周病变的面积变为原本的1/3，神经切断部位的神经生长的数量减少[66]。

有研究表明，不可复性牙髓炎的疼痛在最终牙髓治疗前可能已经明显缓解[67]，因为疾病的发作有时间限制，临床医生可以根据情况选择长效的局部麻醉药[68]。

虽然牙髓摘除术止痛效果好，但是它同样具有风险。可能引起根尖周感染扩散。糖皮质激素的应用导致炎症反应减弱，可能会延长疾病的自然病程，导致牙髓坏死的过程持续很多天[67]。

类固醇（称为糖皮质激素更准确）是由其他激素调控肾上腺皮质分泌的一种激素。慢性类固醇激素分泌过多，可能由肾上腺肿瘤引起，会导致库欣综合征。在治疗过程中长期应用糖皮质激素同样会出现库欣综合征。这样的患者抗压能力差，在给患者增加糖皮质激素剂量时一定要考虑患者生理状态和心理压力程度。通常情况下，类固醇停药需要逐步减少剂量，以便肾上腺恢复正常功能。如果只是单次给药，则不会对肾上腺功能产生抑制，不需要逐步减少剂量。Langeland和他的同事在光学显微镜下观察直接应用糖皮质激素的牙髓，并未发现其与对照组有明显差异[69]。

灵活的镇痛策略

	阿司匹林类药物适用	阿司匹林类药物禁忌
轻微疼痛	布洛芬400～600mg	对乙酰氨基酚325mg
中度疼痛	布洛芬400～600mg+对乙酰氨基酚325mg	对乙酰氨基酚650mg
重度疼痛	布洛芬400～600mg+氢可酮7.5mg和对乙酰氨基酚300mg	对乙酰氨基酚325mg和羟考酮10mg

图10.6 基于患者病史、目前疼痛程度以及治疗后预期疼痛程度的简化止痛药选择策略。

参考文献

[1] Walton R, Fouad A: Endodontic interappointment flare-ups: a prospective study of incidence and related factors, *J Endod* 18:172, 1992.

[2] Mor C, Rotstein I, Friedman S: Incidence of interappointment emergency associated with endodontic therapy, *J Endod* 18:509, 1992.

[3] Marshall JG, Liesinger AW: Factors associated with endodontic posttreatment pain, *J Endod* 19:573, 1993.

[4] Albashaireh ZS, Alnegrish AS: Postobturation pain after single- and multiple-visit endodontic therapy: a prospective study, *J Dent* 26:227, 1998.

[5] Glennon JP, Ng YL, Setchell DJ, et al: Prevalence of and factors affecting postpreparation pain in patients undergoing two-visit root canal treatment, *Int Endod J* 37(1):29-37, 2004.

[6] Ng YL, Glennon JP, Setchell DJ, et al: Prevalence of and factors affecting post-obturation pain in patients undergoing root canal treatment, *Int Endod J* 37(6):381-391, 2004.

[7] Tsesis I, Faivishevsky V, Fuss Z, et al: Flare-ups after endodontic treatment: a meta-analysis of literature, *J Endod* 34:1177-1181, 2008.

[8] Imura N, Zuolo ML: Factors associated with endodontic flare-ups: a prospective study, *Int Endod J* 29(6):382-386, 1995.

[9] Morse DR, Koren LZ, Esposito JV, et al: Asymptomatic teeth with necrotic pulps and associated periapical radiolucencies: relationship of flare-ups to endodontic instrumentation, antibiotic usage and stress, in three separate practices at three different time periods. Part 1, *Int J Psychosom* 33:5-17, 1986.

[10] Carr DB, Goudas LC: Acute pain, *The Lancet* 353:2051-2058, 1999.

[11] DiBernardi J, Fisch G, Rosenberg PA: Preoperative levels of anxiety as a predictor of successful local anesthesia, *J Endod* 35:432, 2009.

[12] Siqueira JF: Reaction of periradicular tissues to root canal treatment: benefits and drawbacks, *Endod Topics* 10:123-147, 2005.

[13] Hasselgren G, Reit C: Emergency pulpotomy: pain relieving effect with and without sedative dressings, *J Endod* 15:254, 1989.

[14] Oguntebi BR, Deshepper EJ, Taylor TS, et al: Postoperative pain incidence related to the type of emergency treatment of symptomatic pulpitis, *Oral Surg Oral Med Oral Pathol* 73:479-483, 1992.

[15] Siquiera JF Jr: Aetiology of root canal treatment failure: why well-treated teeth can fail, *Int Endod J* 34(1):1-10, 2001.

[16] Lin LM, Rosenberg PA, Lin J: Do procedural errors cause endodontic treatment failure? *J Am Dent Assoc* 136:187-191, 2005.

[17] Eleazer PD, Eleazer KR: Flare-up rate in pulpally necrotic molars in one-visit versus two-visit endodontic treatment was examined, *J Endod* 24:614-616, 1998.

[18] Tronstad L: Tissue reactions following apical plugging of the root canal with dentin chips in monkey teeth subjected to pulpectomy, *Oral Surg Oral Med Oral Pathol* 45:297-304, 1978.

[19] Rosenberg PA, Babick PJ, Schertzer L, et al: The effect of occlusal reduction on pain after endodontic instrumentation, *J Endod* 24:492, 1998.

[20] Walton R: Interappointment flare-ups: incidence, related factors, prevention and management, *Endod Topics* 67, 2002.

[21] Keenan JV, Farman AG, Fedorowicz Z, et al: Antibiotic use for irreversible pulpitis, *Cochrane Database Syst Rev* 2:CD004969, 2005.

[22] Ricucci D, Langeland K: Apical limit of instrumentation and obturation. Part 2. A histological study, *J Int Endod* 31:394-409, 1998.

[23] Sjogren U, Hagglund B, Sundqvist G, et al: Factors affecting the long term results of endodontic treatment, *J Endod* 16:498-504, 1990.

[24] Strindberg LZ: The dependence of the results of pulp therapy on certain factors, *Acta Odontol Scand* 14(Suppl 21):1-175, 1956.

[25] Morsani JM, Aminoshariae A, Han YW, et al: Genetic predisposition to persistent apical periodontitis, *J Endod* 37:4:455-459, 2011.

[26] De Sá AR, Moreira PR, Xavier GM, et al: Association of CD14, IL1B, IL6, IL10 and TNFA functional gene polymorphisms with symptomatic dental abscesses, *Int Endod J* 40:563-572, 2007.

[27] Fillingim RB, King CD, Ribeiro-Dasilva MC: Sex, gender, and pain: a review of recent clinical and experimental findings, *J Pain* 10:5, 447-485, 2009.

[28] Liem EB, Lin CM, Suleman MI, et al: Increased anesthetic requirement in redheads, *Anesthesiology* 101:279-283, 2004.

[29] Binkley CJ, Beacham A, Neace W: Genetic variations associated with red hair color and fear of dental pain: anxiety regarding dental care and avoidance of dental care, *J Am Dent Assoc* 140:896-905, 2009.

[30] Droll B, Drum M, Nusstein J, et al: Anesthetic efficacy of the inferior alveolar nerve block in red-haired women, *J Endod* 38(12):1564-1569, 2012.

[31] Eli I, Schwartz-Arad D, Baht R, et al: Effect of anxiety on the experience of pain in implant insertion, *Clin Oral Implant Res* 14:1, 115-118, 2003.

[32] Siqueira J, Alves FR, Rocas IN: Pyrosequencing analysis of the apical root canal microbiota, *J Endod* 37(11):1499-1503, 2011.

[33] Vianna ME, Conrads G, Gomes BPFA, et al: Identification and quantification of Archaea involved in primary endodontic infections, *J Clin Microbiol* 44(4):1274-1282, 2006.

[34] Kakoli P, Nandakumar R, Romberg E, et al: The effect of age on bacterial penetration of radicular dentin, *J Endod* 35(1):78-81, 2009.

[35] Kakehashi S, Stanley JR, Fitzgerald RJ: The effects of surgical exposures of dental pulps in germ-free and conventional laboratory rats, *Oral Surg Oral Med Oral Pathol* 20:340-349, 1965.

[36] Cohen S, Schwartz S: Endodontic complications and the law, *J Endod* 13(4):191-197, 1967.

[37] Siqueira JF, Rocas IN: Diversity of endodontic microbiota revisited, *J Dent Res* 88(11):969-981, 2009.

[38] Santos AL, Siqueira JF, Rocas IN, et al: Comparing the bacterial diversity of acute and chronic dental root canal infections, *PLoS One* 6(11):e28088, doi:10.1371/journal.pone.0028088, 2011.

[39] Mims C, Dimmock N, Nash A, et al, editors: *Mims' pathogenesis of infectious disease*, ed 4, pp 106-135, London, 1995, Academic Press.

[40] Atlas RM, Williams JF, Huntington MK: *Legionella* contamination of dental unit waters, *Appl Environ Microbiol* 61(4):1208-1213, 1995.

[41] Fotos PG, Westfall HN, Snyder IS, et al: Prevalence of *Legionella*-specific IgG and IgM antibody in dental clinic population, *J Dent Res* 64(12):1382-1385, 1985.

[42] Shepherd PA, Shojaei MA, Eleazer PD, et al: Clearance of biofilms from dental unit waterlines through the use of hydroperoxide ion-phase transfer catalysts, *Quintessence Int* 32:755-761, 2001.

[43] Dalton BC, Orstavik D, Phillips C, et al: Bacterial reduction with nickel-titanium rotary instrumentation, *J Endod* 24(11):763-767, 1998.

[44] Peters OA, Boessler C, Paque F: Root canal preparation with a novel nickel-titanium instrument evaluated with micro-computed tomography: canal surface preparation over time, *J Endod* 36(6):1068-1072, 2010.

[45] Zehnder M: Root canal irrigants, *J Endod* 32(5):389-398, 2006.

[46] Marshall JC, al Naqqbi A: Principles of source control in management of sepsis, *Crit Care Clin* 25(4):753-768, 2009.

[47] Mohammadi Z, Abbott PV: On the local applications of antibiotics and antibiotic-based agents in endodontics and dental traumatology, *Int Endod J* 42:555-567, 2009.

[48] Qin J, Li R, Raes J, et al: A human gut microbial gene catalogue established by metagenomic sequencing, *Nature* 464:59-67, 2010.

[49] Blondeau JM: What have we learned about antimicrobial use and the risks for *Clostridium difficile*–associated diarrhoea? *J Antimicrob Chemother* 63(2):238-242, 2009.

[50] Foaud AF: Are antibiotics effective for endodontic pain? *Endod Topics* 2:52-66, 2002.

[51] Grossman LI: Polyantibiotic treatment of pulpless teeth, *J Am Dent Assoc* 43:265-278, 1951.

[52] Harris T, Crawford PJM: Case report: teeth and tonsils—the use of culture and sensitivity testing for antibiotic prescribing in dental infection, *Br Dent J* 202(8):463-464, 2007.

[53] Gutierrez JL, Bagan JV, Bascones A, et al: Consensus document on the use of antibiotic prophylaxis in dental surgery and procedures, *Med Oral Patol Oral Cir Bucal* 111:e188-e205, 2006.

[54] Armbruster S, Goldkind L: A 5-year retrospective review of experience with *Clostridium difficile*–associated diarrhea, *Mil Med* 177(4):456-459, 2012.

[55] Noren T: *Clostridium difficile* and the disease it causes, *Methods Mol Biol* 646:9-35, 2010.

[56] Li X, Tronstad L, Olsen I: Brain abscesses caused by oral infection, *Endod Dent Traumatol*

15(3):95-101, 1999.

[57] Zhang Q, Lambert B, Lio D, et al: Acceleration of emergence of bacterial antibiotic resistance in connected microenvironments, *Science* 333(6050):1764-1767, 2011.

[58] Skucaite N, Peciuliene V, Maciulskiene V: Microbial infection and its control in cases of symptomatic apical periodontitis: a review, *Medicina* 45(5):343-350, 2009.

[59] Touyz LZ, Marchand S: The influence of postoperative telephone calls on pain perception: a study of 118 periodontal surgical procedures, *J Orofac Pain* 12:219-225, 1998.

[60] Keiser K, Hargreaves KM: Building effective strategies for the management of endodontic pain, *Endod Topics* 3:92-104, 2002.

[61] Mehlisch DR, Aspley S, Daniels SE, et al: Comparison of the analgesic efficacy of concurrent ibuprofen and paracetamol with ibuprofen and paracetamol alone in the management of moderate to severe acute postoperative dental pain in adolescents and adults: a randomized, double-blind, placebo-controlled, parallel-group, single-dose, two-center, modified factorial study, *Clin Ther* 32(5):882-895, 2010.

[62] Menhinick KA, Gutmann JL, Regan JD, et al: The efficacy of pain control following nonsurgical root canal treatment using ibuprofen or a combination of ibuprofen and acetaminophen in a randomized double-blind, placebo-controlled study, *Int Endod J* 37(8):531-541, 2004.

[63] Daniels SE, Goulder MA, Aspley S, et al: A randomized, five-parallel-group, placebo-controlled trial comparing the efficacy and tolerability of analgesic combinations, including a novel single-tablet combination of ibuprofen/paracetamol, for postoperative dental pain, *Pain* 152:632-642, 2011.

[64] Beaver WT: Mild analgesics: a review of their clinical pharmacology, *Am J Med Sci* 251:576-599, 1966.

[65] Olds JW, Reed WP, Eberle B, et al: Corticosteroids, serum, and phagocytosis: in vitro and in vivo studies, *Infect Immun* 9(3):524-529, 1974.

[66] Holland GR: Steroids reduce the periapical inflammatory and neural changes after pulpectomy, *J Endod* 22(9):455-458, 1996.

[67] Gallatin E, Reader A, Nist R, et al: Pain reduction in untreated irreversible pulpitis using an intraosseous injection of Depo-Medrol, *J Endod* 26:633-638, 2000.

[68] Glassman G, Krasner P, Morse DR, et al: A prospective randomized double-blind trial on efficacy of dexamethasone for endodontic interappointment pain in teeth with asymptomatic inflamed pulps, *Oral Surg Oral Med Oral Pathol* 67:96-100, 1989.

[69] Langeland K, Langeland LK, Anderson DM: Corticosteroids in dentistry, *Int Dent J* 27(3):217-251, 1977.

[70] Nagle D, Reader A, Beck M, et al: Effect of systemic penicillin on pain in untreated irreversible pulpitis, *Oral Surg Oral Med Oral Pathol Oral Radiol Endod* 90(5):636-640, 2000.

11 CHAPTER

第11章　牙外伤的处理

Management of traumatic dental injuries

章节大纲

检查和诊断
牙体硬组织和牙髓损伤
牙周组织损伤
乳牙列外伤的处理
预防

学习目标

阅读本章后，学生应该能够：

1. 描述釉质折裂、非复杂性冠折、复杂性冠折、冠根折、根折、牙震荡、半脱位、脱位（侧方、脱出性、嵌入性）、撕脱和牙槽折裂的临床和X线特点。
2. 描述牙髓、根尖周组织和目标1中列出的硬组织损伤的短期和长期反应。
3. 列出检查牙外伤患者需要的相关信息（健康史、创伤性质和症状）。
4. 描述牙外伤患者检查中使用的诊断试验和操作，并解读检查结果。
5. 描述不同类型创伤恰当的治疗策略（即刻和长期）。
6. 识别牙外伤的后果。
7. 识别髓腔钙化并描述治疗应考虑的因素。
8. 识别表面吸收、炎症性（感染相关的）吸收、替代性（粘连相关的）吸收并描述它们各自的治疗策略。
9. 描述乳牙列和恒牙列外伤治疗策略的差异。

牙外伤可直接或间接地累及牙髓和牙周组织；因此评估和治疗牙外伤时，牙髓因素的考量非常重要。本章旨在描述牙外伤的发生率、病因、检查步骤、急诊处置、治疗方案及外伤牙后遗症。乳牙也会发生外伤，因此在本章单独的一部分中介绍。牙外伤的治疗建议基于国际牙外伤学会发布的指南，该组织在其官网（www.iadt-dentaltrauma.org）上发布定期更新的指南。

流行病学研究显示，牙外伤发生率的范围是25%~58%，最常发生的年龄组是8~12岁儿童[1-5]。Sgan-Cohen及其同事报道的发生率为29.6%[4]。严重创伤（至少累及牙本质）的发生率为13.5%，常发生于深覆盖、开唇露齿的儿童。跌倒是牙外伤的主要病因（44.9%），运动和暴力也是重要的病因。釉质或釉质-牙本质折裂是牙外伤最常见的结果。最常受伤的牙是上颌中切牙（88%）、上颌侧切牙（7%）和下颌切牙（5%）。篮球是牙外伤发生率最高的运动，男运动员每100个赛季发生10.6次外伤，而女运动员每100个赛季发生5次外伤[6]。篮球运动员牙外伤发生率高于足球运动员5倍，因此前者必须使用防护牙托。

年龄是牙外伤的重要因素。25%的14岁儿童会发生累及恒牙的外伤[1,7]。年龄的意义是一种“好消息/坏消息”情况。好的消息是儿童的牙髓较成人血供更佳，具有更好的修复潜能。坏的消息是牙髓损伤后牙根发育中断，导致牙根薄弱。牙颈部折裂常自发地产生，薄弱牙本质的轻度外伤也会导致其发生。因此，儿童牙外伤需不遗余力地保存牙髓活力。

牙外伤分类有助于更好地沟通和传播信息。本章中使用的分类系统基于Andreasen和Andreasen对国际卫生组织分类的改良（框图11.1）[1,8]。Feliciano和de Franca Caldas评估了164篇文章和54种不同分类，得出的结论是Andreasen分类是最常用的分类系统（32%）[9]。以下治疗建议基于国际牙外伤学会（IADT）的官方指南[10-12]。

检查和诊断

牙外伤患者的检查应包括病史（主诉、现病

框图11.1 牙外伤分类

- 釉质折裂：仅累及釉质，包括釉质剥脱和不完全折裂或釉质裂纹
- 冠折未露髓：一种累及釉质和牙本质，无牙髓暴露的非复杂性折裂
- 冠折露髓：一种累及釉质和牙本质，伴牙髓暴露的复杂性折裂
- 冠–根折：牙折累及釉质、牙本质和牙骨质，可累及或不累及牙髓
- 根折：累及牙骨质、牙本质和牙髓的牙根折裂；也可被称为水平根折
- 脱位伤：牙脱位，包括牙震荡、半脱位、脱出性脱位、侧方脱位和嵌入性脱位
- 撕脱：牙从牙槽窝中完全移位
- 牙槽突折裂（上颌或下颌）：牙槽窝、牙槽突折裂或粉碎性骨折

表11.1 牙齿发育的影像学分类

分类	描述
0	无牙囊
1	牙囊存在
2	钙化开始
3	1/3牙冠发育完成
4	2/3牙冠发育完成
5	牙冠几乎全部发育完成
6	牙冠全部发育完成
7	1/3牙根发育完成
8	2/3牙根发育完成
9	牙根开放（根尖开放）
10	根尖发育完成

史、相关病史）和临床检查。本章的重点是与牙外伤密切相关的各项检查[13]。

牙根发育阶段和牙外伤

对恒牙发育各阶段的认知可影响诊断、治疗计划和结果，因而对于各个牙科专科的临床实践都是至关重要的。1960年Nolla发表了一套基于X线解读的牙发育分类系统（表11.1）[14]。该系统已被广泛使用[15-16]，对外伤牙的恰当诊断和治疗尤为重要。1976年Fulling和Andreasen证实，由于牙髓中Aδ神经纤维的晚期分化，萌出中、未发育成熟牙对于热量、电流刺激缺乏可靠、可预见的反应[17]。对于牙齿未发育成熟的年轻患者，干冰和二氯二氟甲烷（DDM）是最可靠的牙髓敏感测试方法，然后是电活力测试、氯乙烷和冰[18]。因此，由于缺乏可靠的临床测试，在随访检查期间，牙根发育和牙本质成熟的X线证据极为重要，可为医生提供活髓存在的可靠信息。

病史

应系统性的快速获得牙外伤的相关信息。

主诉

主诉是患者使用自己的语言，对当前问题的简单陈述：例如，“我弄坏了牙”或“我的牙松了”。具有明显外伤的患者，主诉可能也无法说明病情。

现病史

为获得现病(外伤)史，医生可询问如下一些具体问题。

- 外伤是何时、如何发生的？记录事故发生的日期和时间。记录应包括外伤是如何发生的（如自行车事故、操场、暴力或其他）。这些信息非常重要，可有助于寻找撕脱牙和嵌入软组织的牙折片，评估可能发生的感染，确定与治疗方法的选择和愈合潜能相关的时间因素，完成事故报告
- 您的口腔或牙齿在过去经历过任何其他的外伤吗？容易受到外伤或经常参加接触性运动的人可能经历过多次外伤[13]。较早的一次外伤可能导致冠折或根折发生，但是可能在晚些时候才发现。之前发生的外伤可能会影响牙髓和牙周组织的愈合潜能。应提高对儿童躯体虐待的关注
- 您的牙齿现在有什么问题吗？患者常见的症状包括疼痛、松动度、咬合干扰。患者对于症状的描述有助于诊断

病史

患者的病史常具有非常重要的意义。例如，患者可能对医生开具的药物过敏，正在使用的药物可能与医生推荐使用的新药相互影响，或者可能具有

影响治疗的医疗状况。医生应记录患者的破伤风免疫状况；发生牙齿撕脱、唇和软组织病变穿孔等污染性创伤的患者应加强免疫[19]。

医生应考虑是否需要评估患者的神经系统。脑震荡是由于头部直接或间接受力所导致的脑功能紊乱[20]。脑震荡是一种功能性而非结构性的创伤，是旋转或角向力引发脑组织的剪切应力所致；不需要直接作用头部。尽管脑震荡也可影响多个临床领域（如躯体、认知、情感）（框图11.2），头痛是其最常见的症状。患者的体征和症状是非特异性的；因此，医生必须明确特定的外伤机制和症状间的时间关联[20]。对于怀疑脑震荡的病例，医生应将患者立即转诊做详尽的神经系统检查。

框图11.2　脑震荡可能出现的症状

情感/情绪症状
- 焦虑/紧张
- 黏人
- 情绪压抑
- 易怒*
- 人格改变
- 悲伤

认知症状
- 失忆
- 意识不清
- 延迟的语言或其他反应
- 注意力集中困难*
- 记忆困难*
- 定向障碍*
- 感觉模糊*
- 感觉迟钝*
- 感觉眩晕
- 无法聚焦
- 意识丧失
- 言语不清
- 目光呆滞

睡眠
- 睡眠减少
- 难以入睡
- 嗜睡
- 睡眠增加*

躯体/体格症状
- 视力模糊
- 抽搐
- 眩晕/平衡能力差
- 疲劳
- 头痛
- 头晕
- 畏光
- 恶心
- 畏噪
- 麻木/刺痛
- 耳鸣
- 呕吐

*最常见的症状

摘自Scorza KA, Raleigh MF, O' Connor FG: Current concepts in concussion: evaluation and management, *Am Fam Physician* 85:123-132, 2012

临床检查

除牙齿和支持组织外，医生应检查患者的唇部、口腔软组织和面部骨骼。

软组织

评估软组织的目的是确定组织损伤的程度，识别和去除伤口中的异物。对于冠折伴邻近软组织撕裂伤的情况，肉眼和X线检查伤口中有无牙齿碎片。异物可能会嵌入唇部。需缝合严重的撕裂伤（图11.1）。

面部骨骼

评估面部骨骼是否存在下颌或牙槽突骨折。当这些骨折累及牙槽窝时，可能会导致折裂线上的牙齿牙髓坏死[21-22]。当多个牙移位或整体移动时，当牙齿移位较严重时，当存在咬合错位时，或当牙龈组织持续出血时，怀疑可能发生牙槽骨折。

牙齿和支持组织

检查牙齿和支持组织应提供牙齿硬组织、牙髓、牙周膜和牙槽窝损伤的相关信息。下面部分为系统性进行信息采集提供方法指南。

松动

医生应（轻柔地）检查牙齿松动度，注意当一颗牙齿移动时是否伴有邻牙移动（提示牙槽骨折）。记录牙齿水平方向的松动度：正常松动度为0；轻微松动（少于1mm）为1；松动较明显（1～3mm）为2；水平和垂直方向松动较严重（大于3mm）为3，如牙齿不松动，叩诊有粘连音（金属音）。牙齿正常松动度消失可能提示骨粘连或牙齿“锁”入骨中，比如嵌入和侧方脱位。

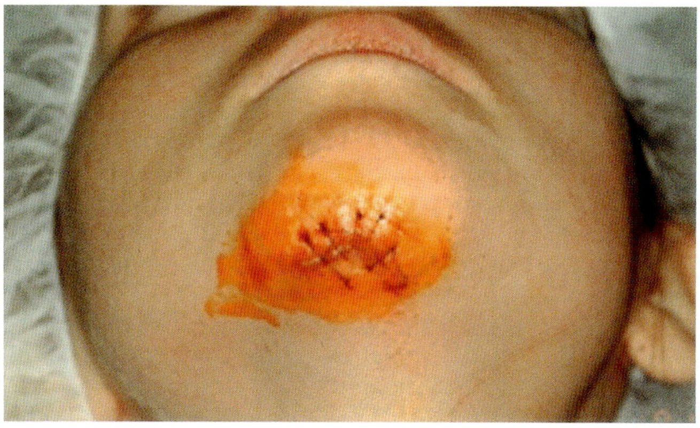

图11.1 已缝合的软组织撕裂伤。

移位

移位牙是指牙齿从正常位置移出。如牙移位由外伤所致，则称为脱位（本章稍后讨论）。

牙周损伤

牙齿支持组织包括牙周韧带受到损伤会肿胀及出血，受伤的牙齿对叩诊敏感，即使是轻微的敲击。根尖移位可损伤进入根尖孔的血管，破坏牙髓血供，导致牙髓坏死[23]。

叩诊有助于识别牙周损伤。因为即使轻微的敲击也会使外伤牙对产生敏锐的疼痛，所以要轻柔地进行叩诊。在一项涵盖组织学、细菌学、影像学的研究中，Andreasen证实只有当患牙确诊为牙髓坏死时，叩诊疼痛才与感染、坏死的牙髓有关[24]。所以应给予叩诊特别关注，尤其是牙齿一直确切地表现为叩诊异常疼痛时。应当首先检查未受伤的牙齿，以增强患者自信，并让其理解操作过程。除了检查患者的主诉牙外，还应检查几颗邻牙或对颌牙。这样可以识别出未被患者意识到或者没有明显临床症状的其他外伤牙。如果后续的并发症累及这些邻牙或对颌牙其中的一颗，先前的信息有助于诊断。

牙髓损伤

理想的牙髓损伤反应是外伤后的完全恢复。其他两种有可能发生的结果是：钙化变性，牙髓组织逐渐被钙化的组织所替代（临床上可表现为使牙冠变黄）或者牙髓坏死，后者可导致牙根炎症性（感染相关的）外吸收[25]。牙髓腔内偶尔会发生吸收（内吸收）。总之，发生吸收的牙齿可能没有任何临床症状，这就强调了需要随访控制。

需要通过症状、病史及临床测试确定牙髓状态（参看第5章）。推荐两种适用于外伤牙的临床检查：牙髓电活力测试（EPT）及使用二氟二氯甲烷（DDM）的冷测试（Endo-Ice; Hygenic Corp., Akron, Ohio）。这两种检查测试髓腔里的神经组织（尤其是A δ 神经），用于评估和检测牙髓状态是非常可靠的，牙根未完全发育完成的牙齿除外[7,23]。然而，评估牙髓的血供是判定牙髓活力的终极检测手段。当前证据表明激光多普勒血流仪（LDF）[26-28]及脉搏血氧计可准确评估牙髓血流（图11.2）[29-32]。Gopikrishna及其同事[31]比较了定制的脉搏血氧计牙科探针与EPT及温度测试测量近期受伤的恒牙牙髓活力状态的效率。结果显示温度及电测试阳性反应的牙齿所占的比率，从开始的0增加至第28天的29.4%，2个月时为82.35%，6个月时为94.11%，然而，整个研究期间内从开始测试到第6个月，所有患者中脉搏血氧计的阳性活力读数保持一致。

X线检查

X线片可显示骨和牙折线及牙根发育阶段。水平根折及侧方脱位常被忽略，因为常规的拍射角度会遗漏与X线束不平行的折裂线。因此，检查外伤牙需常规拍摄多张X线片，以确保完全发现和诊断外

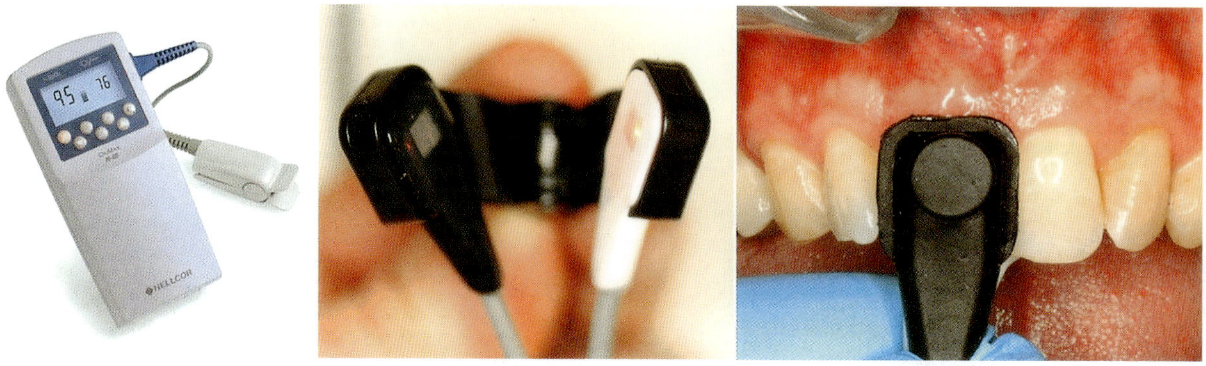

 图11.2 脉搏血氧计和市售的贴合牙冠的传感器。（由Covidien授权提供）

伤[7,23]。

胶片大小应足以容纳两颗切牙，无影像弯曲或者失真。持片夹的使用也非常重要，以尽可能地获得标准化的X线片，尤其是为了后续比较。

三维（3D）数字射线成像的发展带来了新的视角，能够从三维空间来评估解剖结构，包括硬组织和软组织[33]。传统的投影片（平片）是三维物体的二维影像；3D成像克服了其主要缺点，可提供真实的解剖学表现并消除叠印。多项研究报道了CT和数字X线片在鉴别诊断[34-36]、评估治疗效果[37-38]、牙髓病学[39]、颌面手术[40-42]、种植[43-44]和正畸中的应用，可对牙齿、颌面结构重建和影像进行可靠的线性测量[45-47]。2007年首次将牙外伤作为CBCT使用的适应证[48-49]。一些在根尖片上较直观的病例（图11.3），三维评估可能显示出不同的、更为复杂情况（图11.4）。

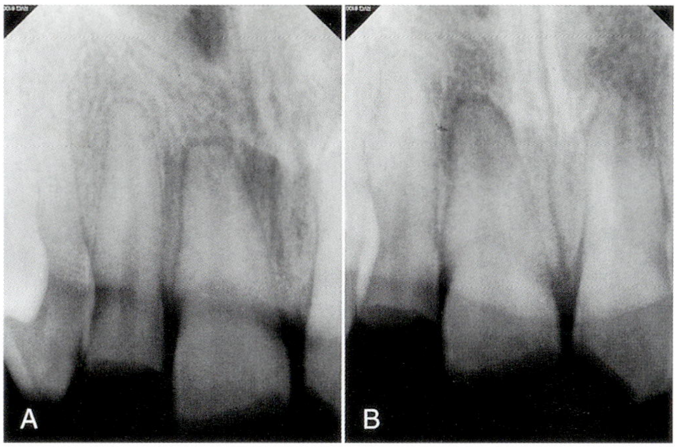

图11.3　右上中切牙、侧切牙及左上中切牙复杂性冠折。A和B. 不同水平角度的根尖片。

彻底的检查和精确的记录是制订恰当治疗计划的基础。收集的信息也为事故报告提供支撑材料，可满足即刻或后期的法律或者保险的需要。

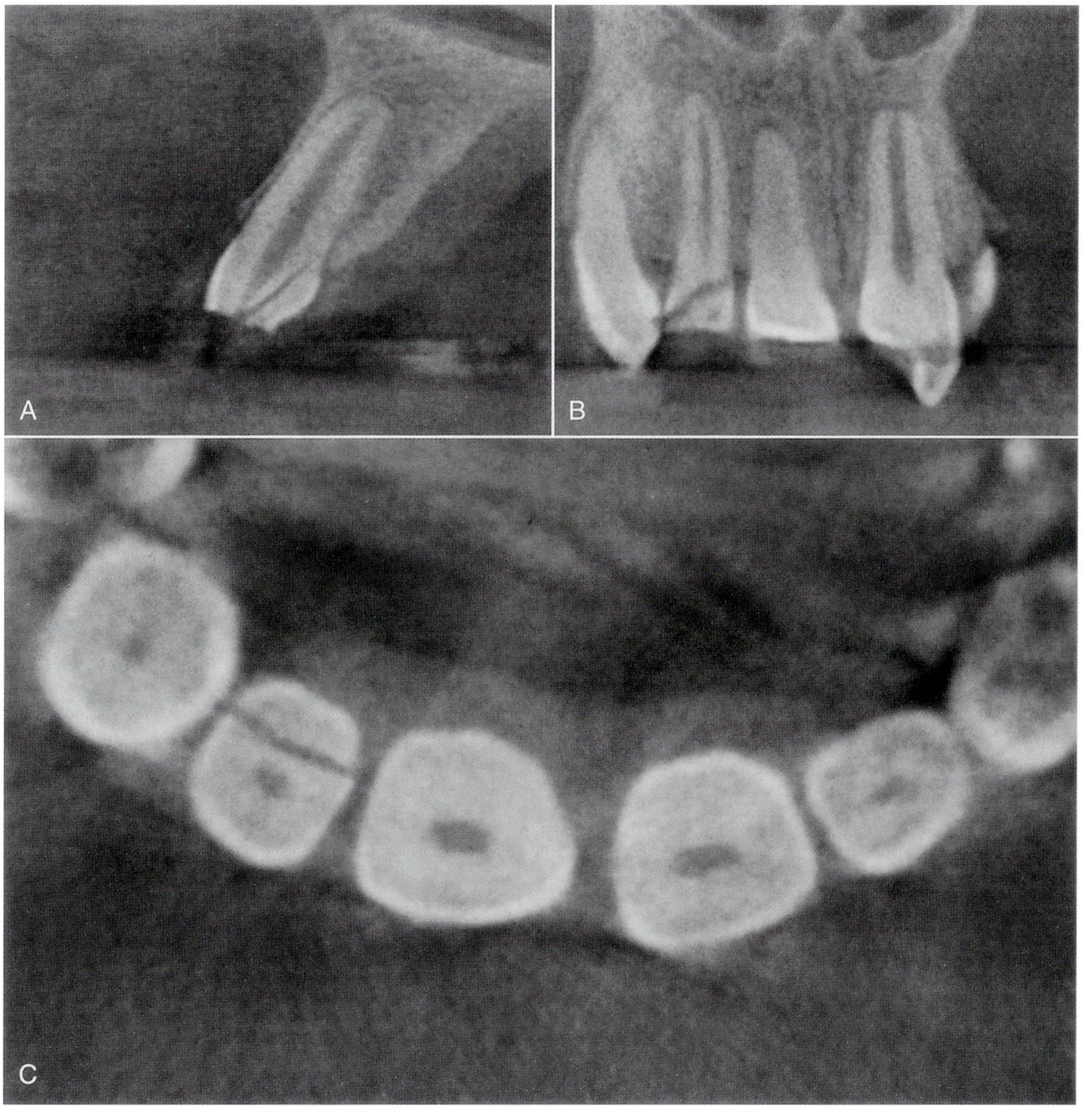

图11.4　A～C. 右上中切牙、侧切牙及左上中切牙复杂性根折（与图11.5的病例相同）。

牙体硬组织和牙髓损伤

牙釉质折裂

局限于釉质的缺损或者裂纹本身不会对牙髓构成损害。其预后较好，然而造成釉质折裂的创伤折断也可能会导致牙齿移位（脱位），破坏供给牙髓的血管。如果牙齿叩诊敏感或者有其他的外伤指征，医生应根据外伤的类型（如半脱位、脱位）（见本章节后续内容），遵照推荐的指南。医生需要做的是磨削并平滑粗糙的釉质边缘或者修复丧失的牙体组织。

非复杂性冠折

简述

非复杂性冠折累及牙釉质和牙本质，牙髓未暴露。此种损伤通常不会有严重的疼痛，不需要紧急处理。其预后很好，除非伴有脱位伤，常导致患牙叩诊敏感[23]。如果存在这种情况，医生根据诊断和损伤的类型（见本章节后续内容），遵循以下治疗建议。

治疗

自酸蚀技术出现以来，使用复合树脂对冠折前牙行保守修复而不损伤牙髓已成为可能（图11.5）。更保守的治疗是将牙釉质-牙本质断片重新粘回。这需要在酸蚀釉质后使用牙本质粘接剂，以增加已修复切牙的抗折强度。临床试验和粘接研究都已证实将牙本质-牙釉质折断片重新粘回是一种合理的修复治疗，且不会损伤牙髓[50]。通常折断片粘接代表了前牙折裂治疗的一种进展。使用耐磨率与邻近未受伤牙相同的正常牙齿组织恢复牙齿解剖形态，同时也可以可靠地监测牙髓状态。

修复的椅旁时间较短，之后使用的间接贴面技术可以增强粘接力，或者恢复折裂切牙，是一种保守的改善美观和功能的方法[51]。

复杂性冠折

简述

复杂性冠折累及牙釉质、牙本质及牙髓。因为牙髓暴露，所以较为复杂。需要关注患牙折裂程度、牙根发育阶段以及受伤的时间。

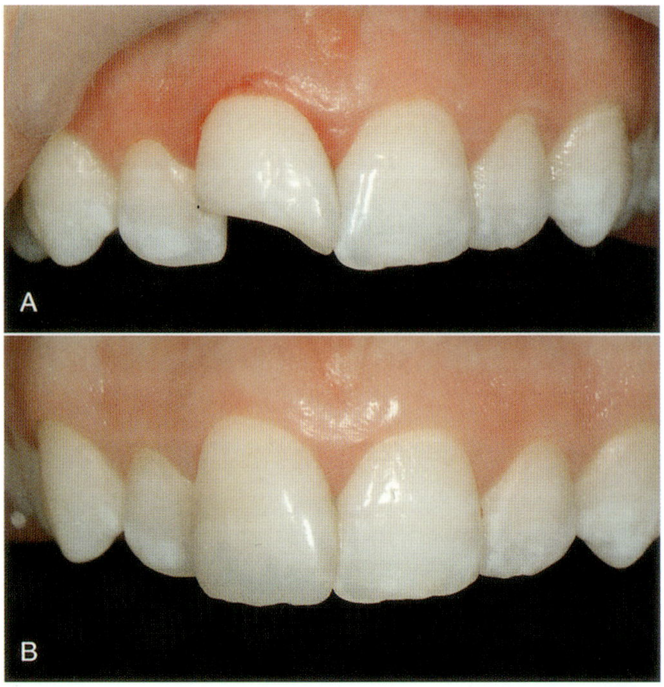

图11.5 右上中切牙非复杂性冠折。术前（A）和复合树脂修复后（B）。（由 Gabriela Ibarra医生授权提供）

考虑折裂的程度有助于确定牙髓治疗及修复所需。轻度折裂可以采取活髓治疗并使用酸蚀复合树脂修复体进行修复。范围较广的折裂可能需要根管治疗，并根据患者的年龄选择使用桩核冠修复（图11.6）。

牙根成熟阶段是在牙髓切除术和牙髓摘除术间做出选择的重要因素。未成熟的牙齿根管壁薄弱，需要尽力保留牙髓使牙根继续发育。实现这个目的最好方法是浅层（部分）活髓切除术（见本章节后续内容）。活髓治疗后使用酸蚀复合树脂修复或者将折断片重新粘回在成熟的牙齿中是可行的。然而，如果牙齿的缺损程度需要冠修复，推荐行根管治疗[10]。

受伤后和检查之间的时间间隔可能会直接影响牙髓的健康。通常，牙齿治疗越早，保留牙髓的预后越好。然而，一般来说，暴露少于1周的牙髓可行活髓切除术。有报道称暴露数周的牙髓，活髓切除术也会成功[52–54]。

冠折的治疗

冠折、牙髓暴露的牙齿可在修复牙体组织缺损前行盖髓术、活髓切除术（活髓治疗）或者根管治疗。如果计划对患牙行活髓治疗，外伤后尽早治疗

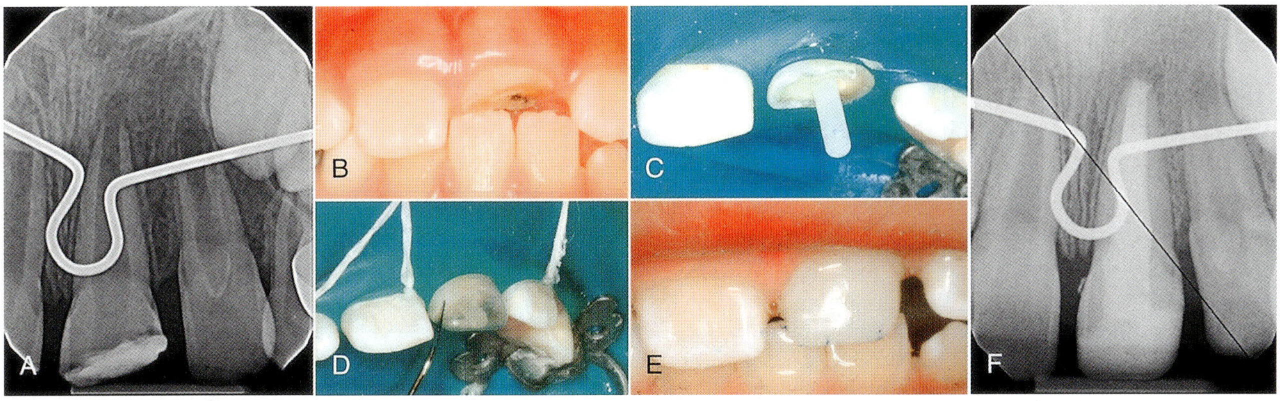

图11.6　左上中切牙复杂性冠折。术前根尖片（A）和临床照片（B）。C和D. 根管治疗完成后，放置纤维桩，然后冠修复。术后临床照片（E）和最终的根尖片（F）。

非常重要。

活髓治疗

牙髓暴露的牙齿推荐使用活髓治疗的主要原因是为了保存牙髓的活力。这对于未成熟牙尤为重要，因为牙根继续发育会形成强壮的牙根，比薄壁牙根抗折更强。

在过去，活髓切除术意味将牙髓组织去除至颈缘或者颈缘以下。该部位牙髓组织的丧失会阻止牙本质的形成，牙齿变得薄弱更易折断。近年来，Cvek推广了一种更加保守和表浅的活髓切除术，被称为Cvek技术[52]。这种表浅或者部分活髓摘除术，保留了全部的根髓和大部分的冠髓，可使牙根中形成更多的硬组织。

未成熟的牙的整个牙冠折断时，需将牙髓去除至平颈缘或至颈缘以下，然后行活髓切除术以促进牙根充分发育，以便能够进行后续的全冠或者桩核冠修复，这种情况相对少见。近年来，无机三氧化聚合物［MTA; 例如，ProRoot MTA（Tulsa Dental Products, Tulsa, Oklahoma）］代替了氢氧化钙，改良了活髓切断术[55-56]。

病例选择

所有可使用酸蚀复合树脂进行修复的成熟和未成熟的牙齿，都可行表浅（部分）活髓切除术。通常未成熟牙更适合这种治疗，其原因已陈述在前。

技术

表浅（部分）活髓切除术的操作（图11.7）始于局麻和橡皮障隔离。用生理盐水或次氯酸钠冲洗暴露的牙本质。使用刮匙从牙髓创面去除挤出的肉芽组织；这可有助于更加准确地确定露髓点的范围和位置。然后去除露髓点下方2mm深的牙髓组织。去除的牙髓组织相对较少，这就是该项技术称为表浅（部分）活髓切除术的原因。

使用安装在高速手机上水冷却的金刚砂小球钻（2号或者4号的球钻）完成该操作。轻柔地、逐步地拭除表层的牙髓组织，始于露髓点延伸至露髓点下方2mm深的牙髓。

将牙髓切断至理想水平后，在牙髓创面周围就会形成牙本质架。使用无菌盐水轻柔地冲洗创面，可在5分钟内止血。然后再次冲洗创面以去除血凝块，然后敷以氢氧化钙。然后使用玻璃离子等硬固的水门汀仔细封闭剩余窝洞。水门汀固化后，使用酸蚀复合树脂修复患牙。

因为氢氧化钙衬里随时间而崩解，所以只要有可能，应于6～12个月后需要重新进入患牙，去除初始的氢氧化钙层，使用牙本质粘接材料将其替换。这样可防止初始氢氧化钙崩解处微渗漏，在新生牙本质桥和其上的修复体之间形成空隙。

如果使用MTA替代氢氧化钙，不必等到创面彻底止血。这种材料需要水分固化，可直接置于牙髓组织上。操作过程中，应小心避免将材料压入牙髓中；医生应使用湿棉球轻柔地以小的增量将材料敷在牙髓上。使用MTA白色粉末填满牙髓切断的空间，与牙本质断面完全齐平。MTA将在4～6小时后固化。在此期间，没必要使用修复体保护材料，但是患者应避免使用患牙。MTA凝固后，可使用复合

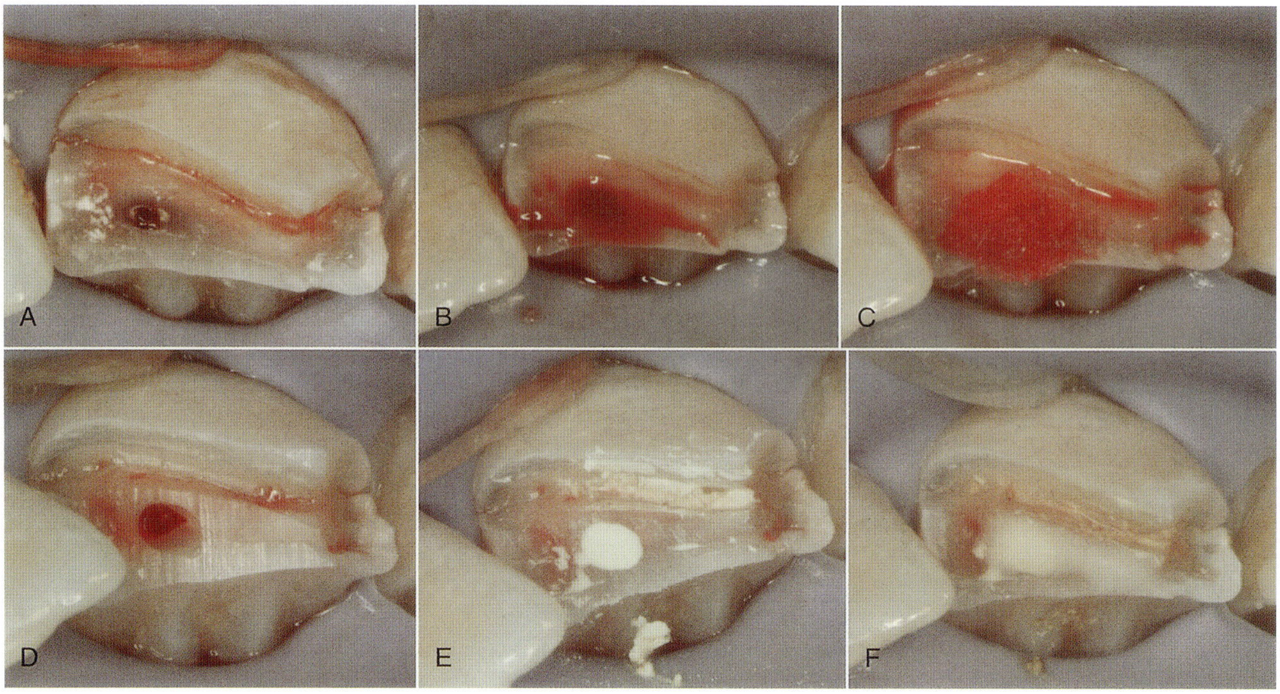

图11.7 右上中切牙复杂性冠折。部分活髓切除术的临床操作步骤如下：A. 牙髓已暴露；B. 将牙髓组织切至露髓点下方2mm；C. 加压止血（浸有生理盐水的棉球）；D. 止血成功；E. 白色MTA封闭；F. 使用一层玻璃离子保护MTA。

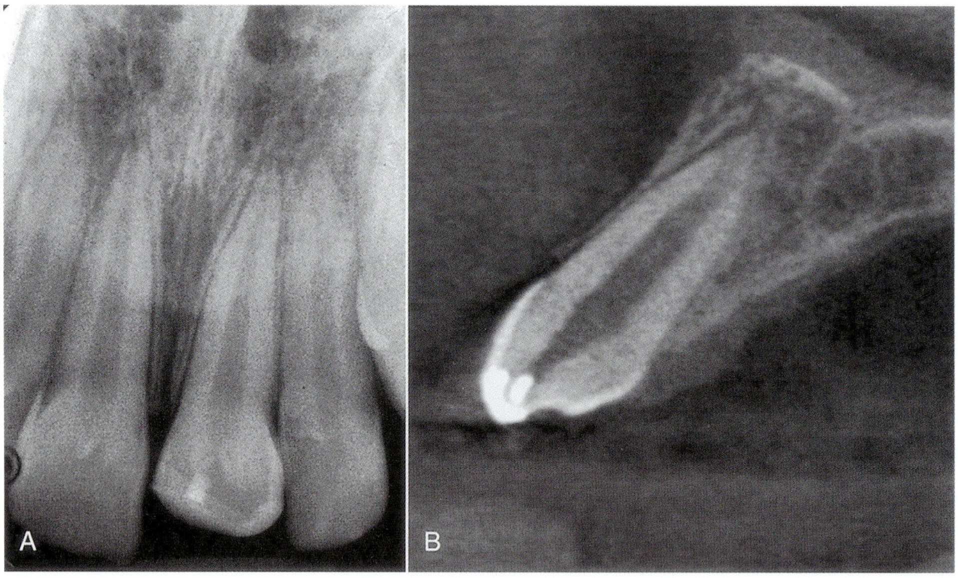

图11.8 部分活髓切除术后6个月随访。根尖片（A）和CBCT矢状位（B）。

树脂或将折断片重新粘回修复牙齿[55]。没有必要随后再打开牙齿，因为MTA较稳定，不会像氢氧化钙一样分解。

治疗评价

治疗6个月并且其后每年对患牙进行评估。成功的牙髓切除术可被视作一种确定性治疗，长期成功率非常高（图11.8）[54,57]。

根管治疗

牙根发育成熟的牙齿可行活髓切断术或根管治疗。根管治疗常需满足修复需要。例如，如冠折至龈缘，根管治疗后可行桩核冠修复。

冠根折

简述

冠根折常呈斜形，同时累及牙冠和牙根。前牙

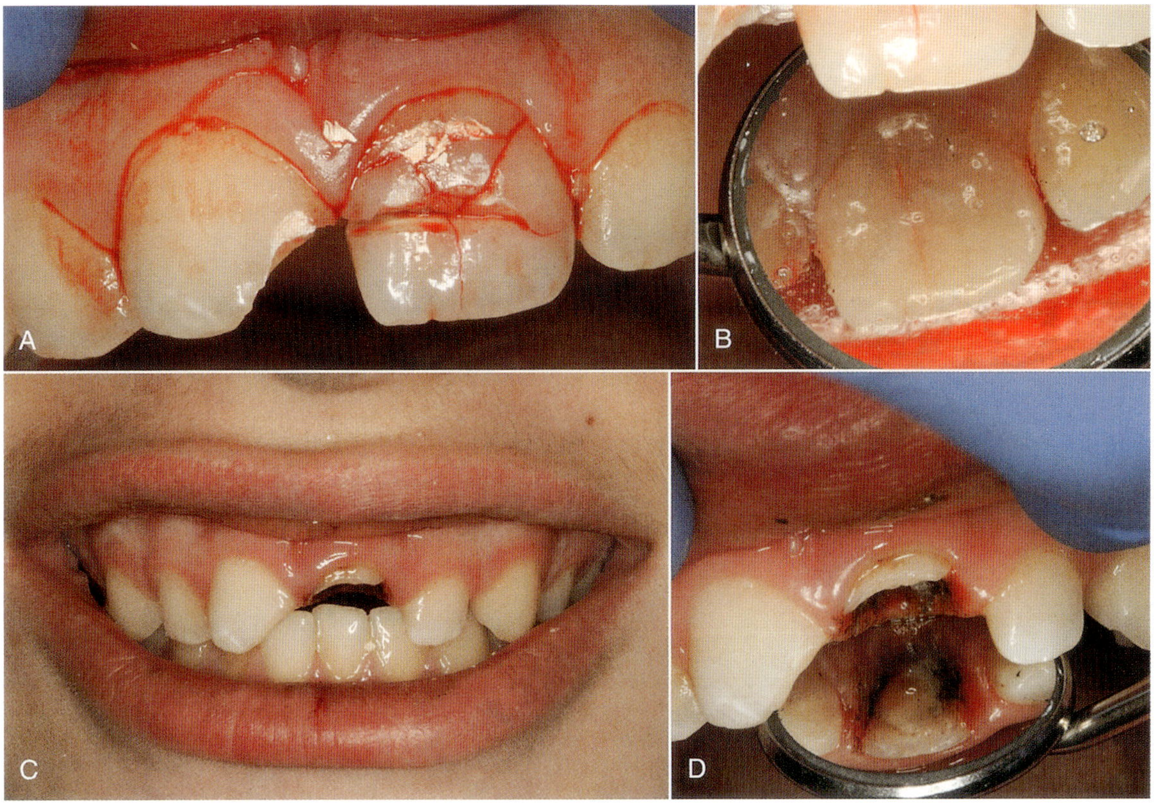

图11.9 A和B. 冠根折发生后即刻的颊侧和舌侧照片。C和D. 折断碎片去除后的照片。

表现为凿开状骨折，即斜形劈开牙冠，向龈下延伸至牙根表面。这种类型的牙折类似于冠折，但其范围更大、更严重。另外一种是牙冠粉碎性折裂（图11.9）。碎片依靠附着于牙周膜的折裂部分维持在原位置。所有这些牙折中，牙髓通常暴露。

与其他较少累及后牙的外伤相比，冠根折常常累及前磨牙和磨牙。牙尖折裂常延伸至龈下。然而诊断上很难识别早期发展阶段的冠根折。同样很难探测和诊断牙根纵裂。

后牙的冠根折不总是由单次外伤引起，尽管自行车或机动车事故有时可能会产生这样后果。下颌受到猛击会增加风险，导致上下颌相互撞击。下颌皮肤擦伤可能是此类撞击的一种体征。应使用锐利的探针检查所有后牙，以探查松动折断片的移动。

检查

冠根折是一种复杂的损伤，评估和治疗都很困难。直到最近，才推荐去除所有松动的折断片，以确定损伤的程度。在某些情况下，这仍是必要的。然而随着新型粘接剂的使用，现在至少可将松动的折断片临时粘接。目前建议尽量将松动的折断片粘在一起，特别是未发育成熟的牙齿[10]。必须使用临床判断来确定采取以上哪一种做法。

对于牙冠裂成数片的牙齿，常发现这种粉碎效果已延伸至牙根。多角度X线片及CBCT影像可有助于识别根部的折裂线（图11.10）[7,48]。

紧急处理

冠根折患常伴有疼痛；这种损伤常需要紧急处理，包括粘接松动的折断片，同时也常需要牙髓治疗（图11.11）。如果牙根未发育成熟，活髓切除术优于牙髓摘除术，反之，牙齿发育成熟的患者，应首选牙髓摘除术（图11.12）。应推迟确定性治疗，直至已制订大体的牙髓和修复治疗方案。

治疗计划

冠根折常因露髓及牙体大量缺损而变得复杂。在制订治疗计划时，必须考虑很多问题：

- 哪种治疗方法对患牙更好，活髓切除术还是牙髓摘除术？
- 去除所有松动折断片后，还有足够的牙体组织来支持修复体吗？或者，如果将不成熟牙的松动折断片粘回，它能够维持到牙槽骨发育到足以放置种植体吗？

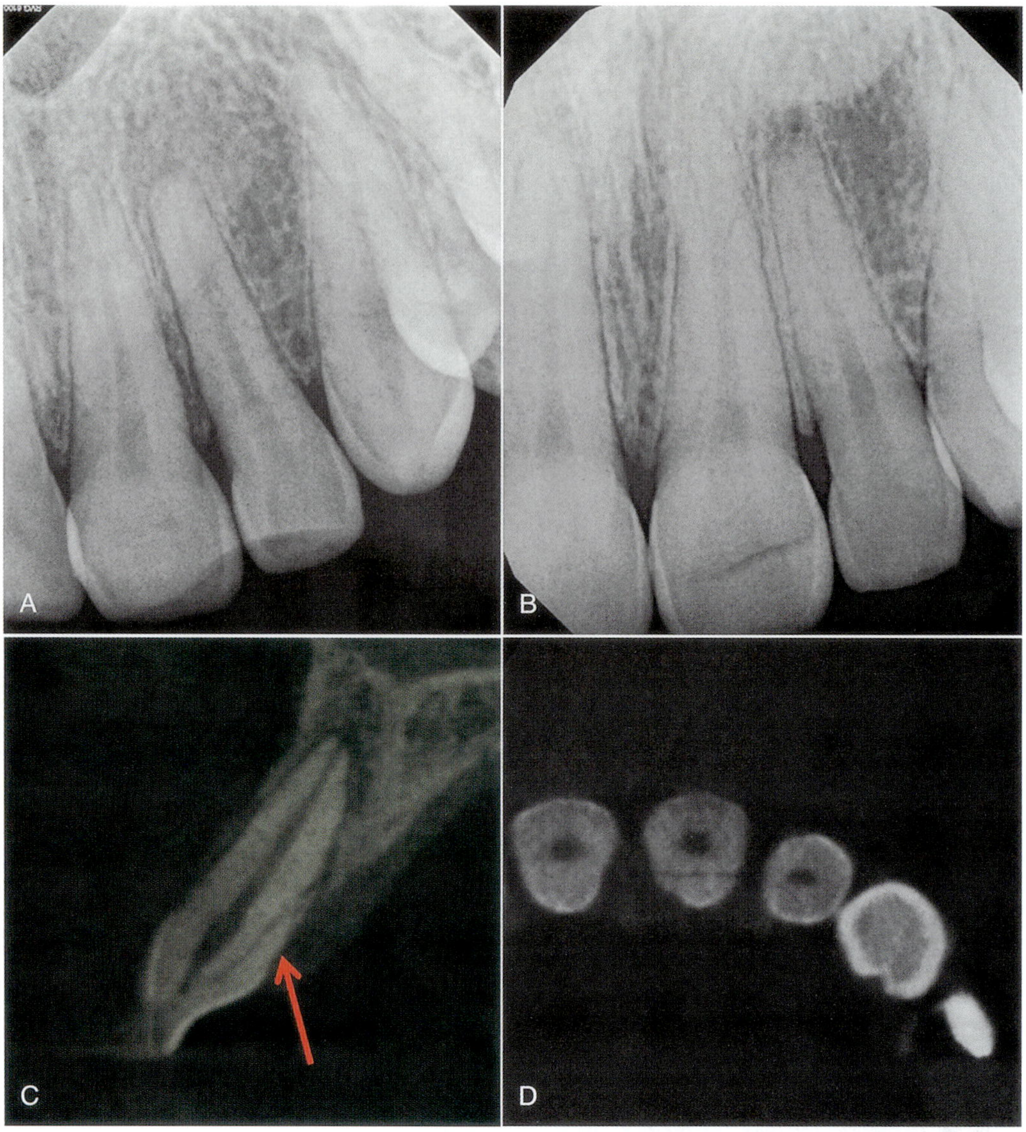

图11.10 A和B. 根尖片显示冠折线。C和D. CBCT矢状片和轴位片确定骨折线的存在和范围（箭头所示）。

- 龈下裂纹位于修复体边缘以下，需要牙根牵引还是牙龈成形术，或是牙槽骨成形术？
- 是否应该拔除患牙，使用固定桥或种植体替代？或者，如果选择拔除患牙，是否可以正畸关闭间隙？

这只是很多需要回答的问题中的一小部分，不仅是冠根折，其他复杂的外伤情况也是如此。由于这些问题的复杂性，组成儿童牙科学、牙髓病学、牙周病学、口腔正畸学、口腔颌面外科学及口腔修复学等多学科专家团队，有益于制订治疗方案。

根折

简述

牙根的折裂被称为牙槽骨内根折、水平性根折和横向根折。根折较少发生，所以很难发现[1,7,13,58]。如果X线束穿过折裂线，X线片上就能看到根折线。因为这些折裂线常是横向倾斜的（累及牙髓、牙本质、牙骨质），如果X线中心束不与折裂线平行或接近平行，这些折裂线就可能被遗漏。因此，当怀疑根折时，除常规的平行投照外，也需要大角度的垂直投照。该附加角度［例如，缩短的或者咬合视角（接近45° 角）］可以发现很多折裂线，特别是根尖区（图11.13）[58–59]。最近，May及其同事证实，传统X线片上结果不一致或者显示折裂线位于根中1/3的病例，CBCT非常有用[60]。在这些病例中，CBCT可以排除或者确定累及颊舌平面颈1/3的斜形折裂线（图11.14）。

临床上，根折可能表现为牙齿活动或移位并伴有咬合痛。症状通常轻微。如果冠折段不存在或稍微松动移位，患者可能没有主诉或者不会寻求治

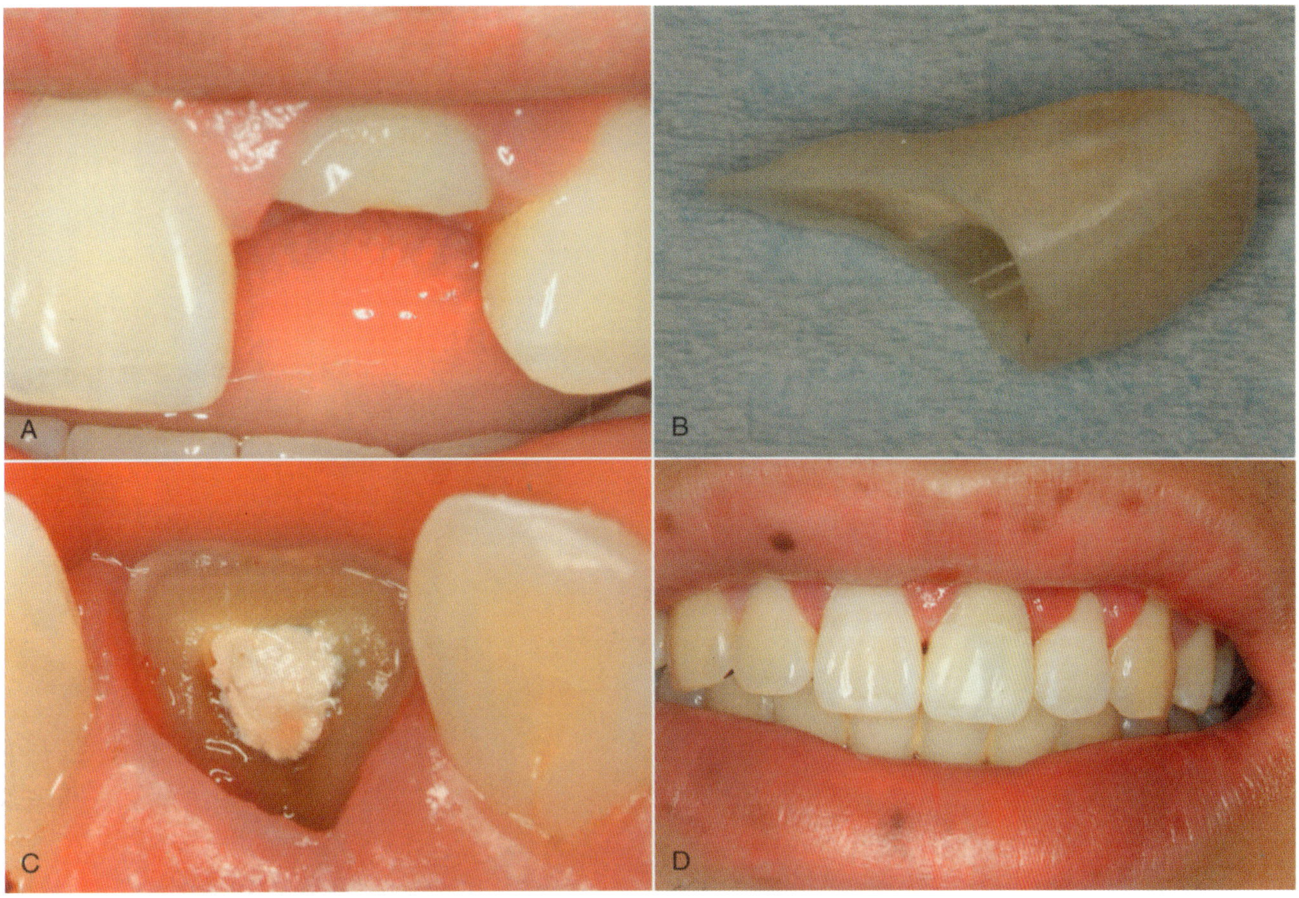

图11.11　左上中切牙冠根折。使用酸蚀/树脂将冠折片固定到剩余牙体组织上。

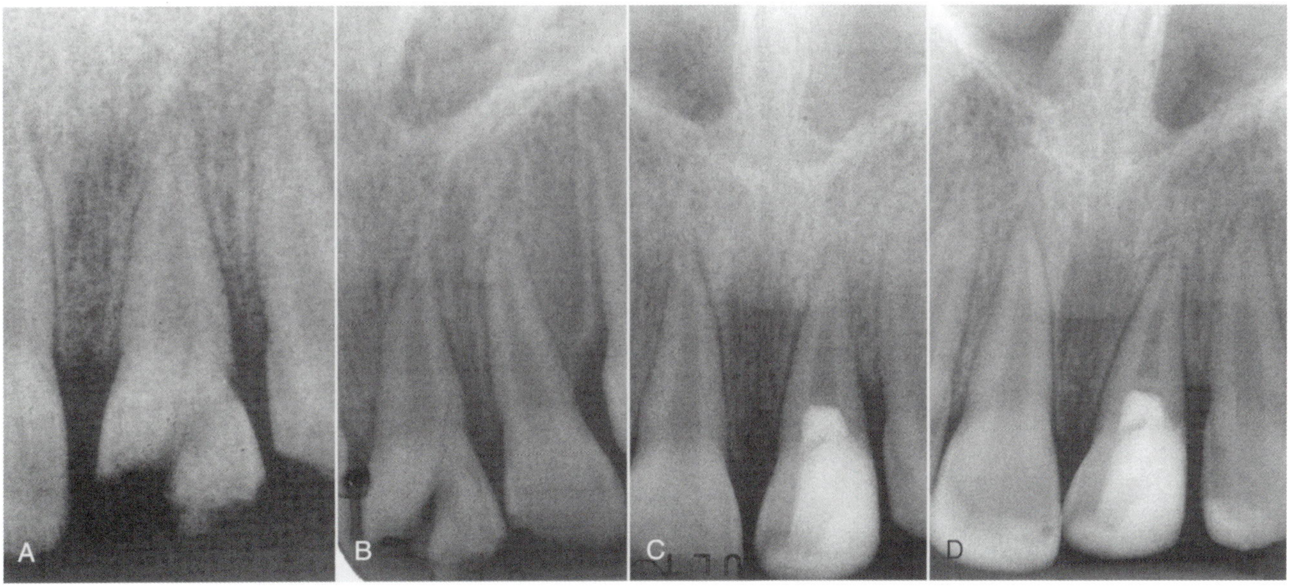

图11.12　颈部活髓切除术治疗左上中切牙冠根折。A和B. 不同水平角度的根尖片。C. 2个月随访片。D. 6个月随访片。

疗[61]。通常来说，折裂线越接近颈部，冠折段活动和移位越严重，如冠折段未及时复位，牙髓坏死的可能性越大。颈部或者根中1/3折裂宜用夹板固定[10,62,63]。根尖部折裂常不需要立即治疗，但是需要长期观察[62]。

紧急处理

根折的初始治疗，应为优先复位和固定患牙，以获得最佳效果（图11.15）。外伤后移位冠折段的复位越早越简单；延迟复位可能需要正畸干预才能将移位的冠折段移动到理想的位置。

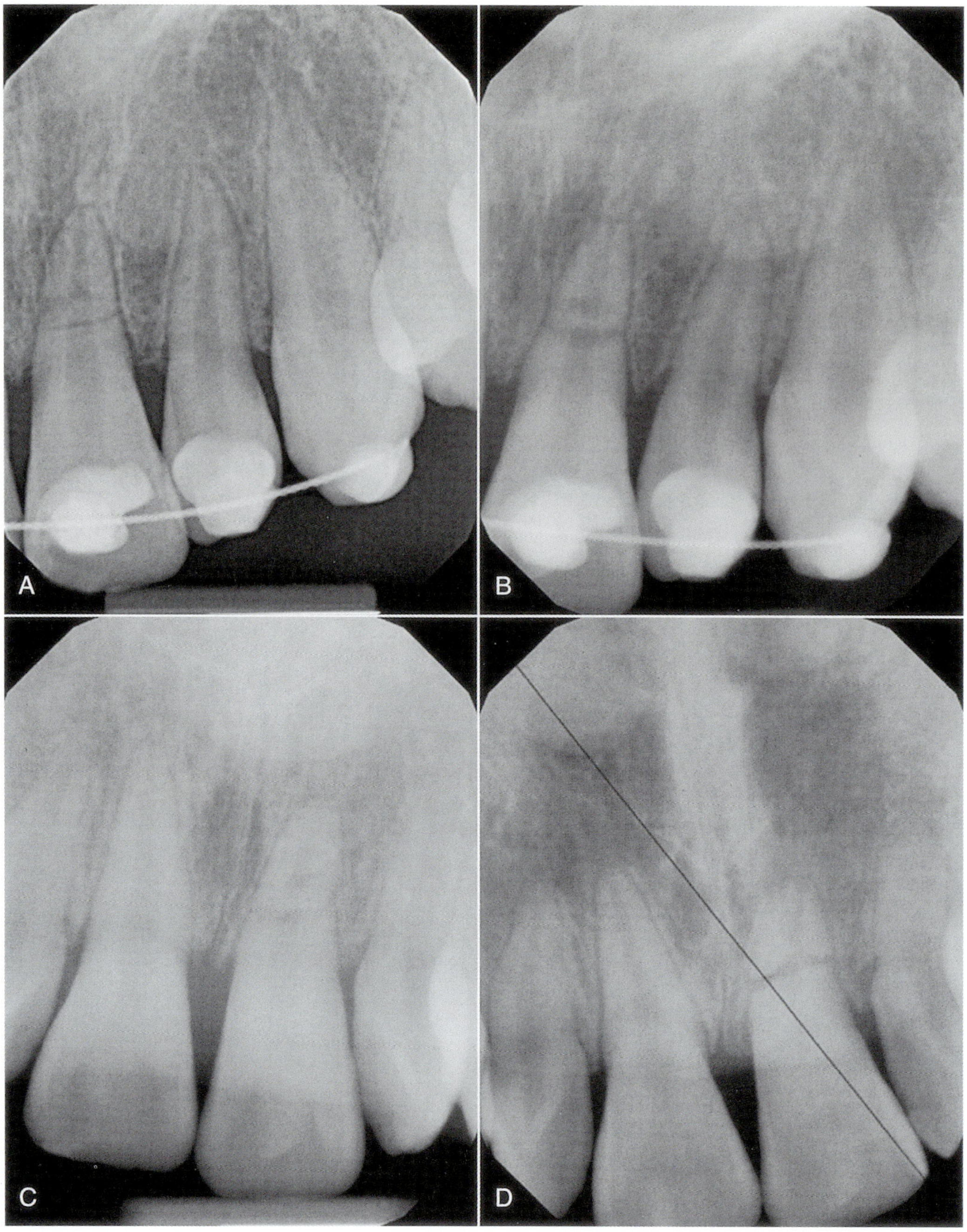

图11.13 左上中切牙根折。A和B. 复位和夹板固位后的即刻X线片。C. 6个月随访片。D. 18个月随访片。

复位后，需使用夹板固定冠折段以利于牙周组织修复（图11.15）。4~6周的固定通常已足够，除非折裂线接近牙槽嵴顶，这种情况夹板固定时间需延长[62]。必须定期监测紧急处理的结果。

根折并发症

根折常见的并发症为一段（常为冠折段）或两段钙化变性（X线上根管闭塞），所以牙髓电活力测试读数可能特别高或者没有读数。然而如果没有其他牙髓坏死的证据（折裂线侧方的骨质病变、不可复性牙髓炎的症状或者牙髓坏死），EPT无反应并不是根管治疗的指征。大多数根折患牙会自发地或者夹板固定后愈合[64-66]（图11.13）。

根管治疗

当病变存在时，宜行根管治疗，通常由于冠部断段牙髓坏死的发展，随后导致折裂线附近的炎症病变（图11.16）[66]。如患牙需牙髓治疗，该治疗常较复杂，可考虑转诊给牙髓病专家。与其他情况下的根管治疗相比，当需要对水平根折患牙行根管治

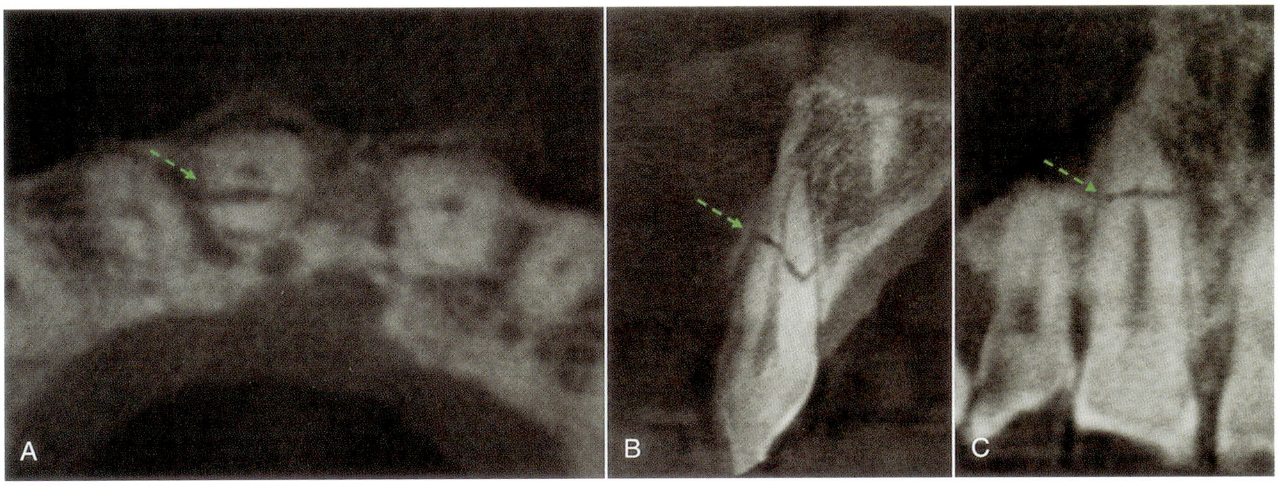

图11.14 左上中切牙根折。CBCT三维显示折裂线：轴位（A），矢状位（B），冠状位（C）。

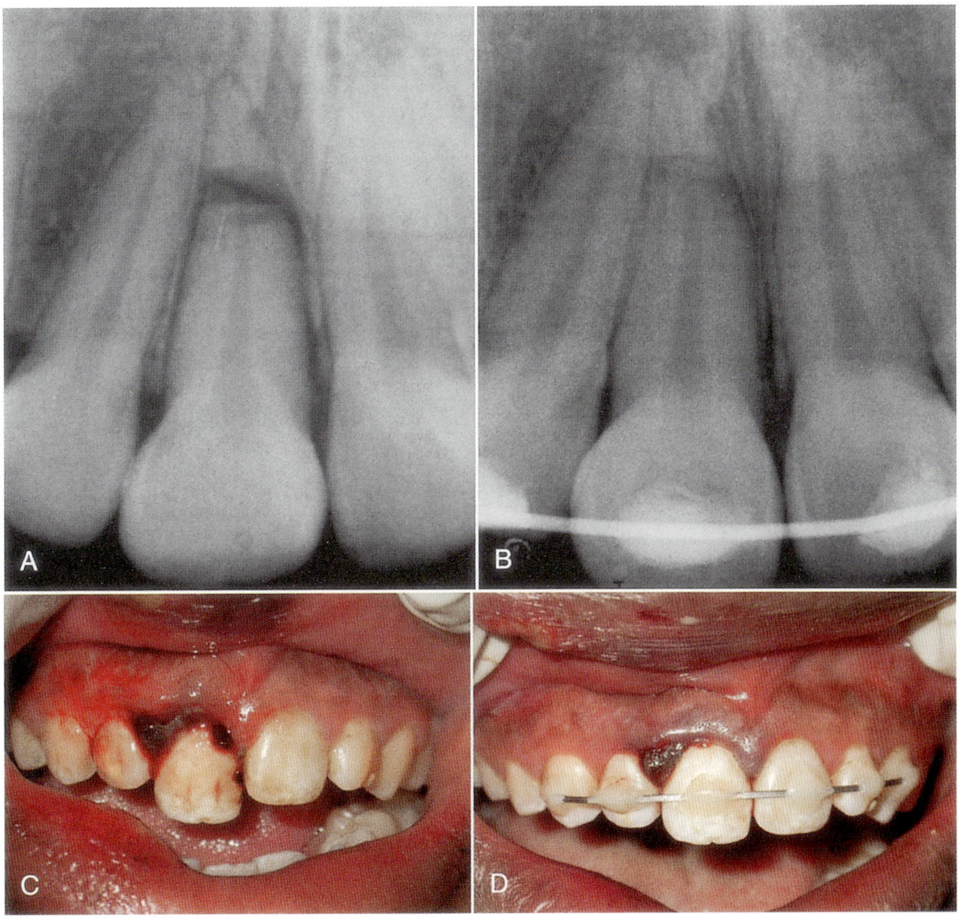

图11.15 右上中切牙根折。A和B. 患者到达急诊科时拍摄的根尖片和临床照片。C和D. 复位和夹板固定。

疗时，治疗常限于折裂线冠方的根管。根尖断段的牙髓常保持活力[66–69]。

牙周组织损伤

牙周组织的损伤包括牙齿支持组织的创伤，常影响牙髓的神经和血液供给。病因常为突然的撞击，比如击打或者在摔倒过程中撞到硬物上[70]。通常情况下，移位越严重，牙周组织和牙髓的伤害越大。表11.2总结了不同类型牙周组织损伤相关的典型临床和X线表现。

牙震荡

牙齿震荡后，仅伴有叩诊敏感。松动度正常，不移位。牙髓测试反应正常，X线片上无变化。

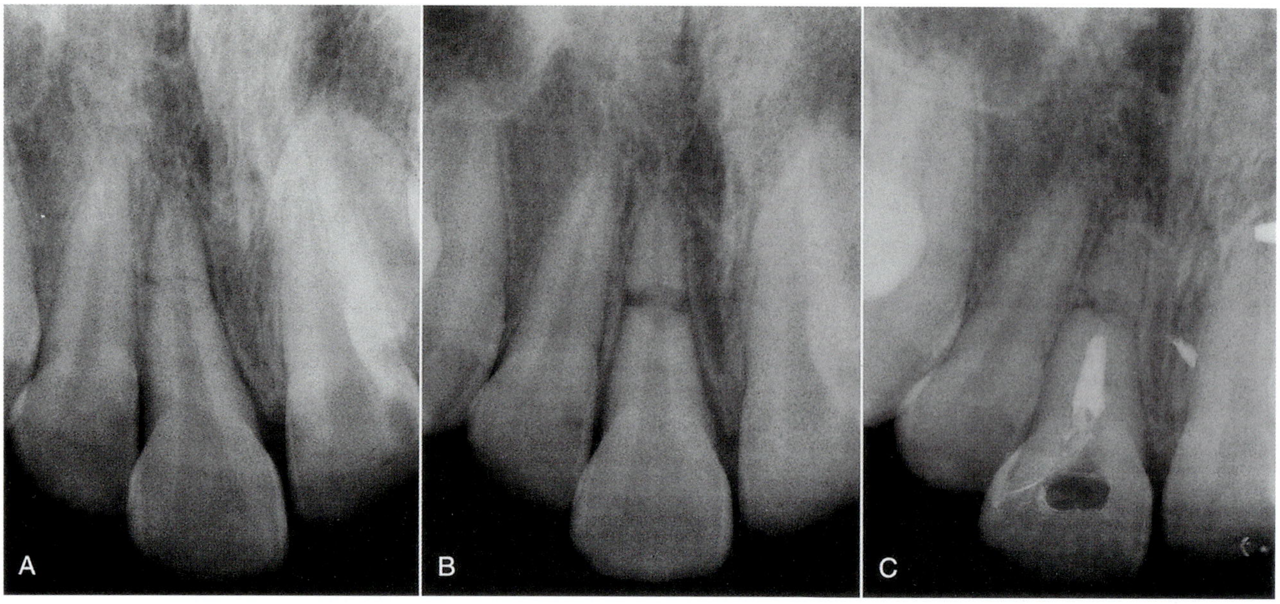

图11.16 右上中切牙根折。A. 术前根尖片。B. 1个月后，去除夹板后拍摄的根尖片。注意冠折段和根折段已分离。对冠折段行根管治疗。C. 2年随访片。

表11.2 牙周膜常见损伤的鉴别诊断

	叩诊敏感	松动	移位
牙震荡	有	无	无
半脱位	有	有	无
脱位	有	有	有

半脱位

伴脱位的牙齿叩诊敏感，同时松动度增加。尽管可能出现龈沟出血，该临床表现并不能支持诊断。牙齿没有移位，牙髓测试反应正常，有时外伤早期无反应。X线表现无明显变化。

脱位

牙脱位会造成牙齿支持组织的损伤，表现为牙松动、临床或者X线片上发现牙齿移位。牙齿可能出现3个方向的移位：脱出性、侧方性或者嵌入性。

脱出性脱位

脱出性脱位的牙齿会沿长轴从牙槽窝中部分移位。脱出的牙齿松动度明显增加，X线片显示牙齿移位。牙髓测试无反应[10,17-18]。

侧方性脱位

通过定义可知，侧方脱位的牙齿会向舌侧、颊侧、近中或者远中移位（也就是水平方向离开正常位置）。然而，因为撞击总来自面部，所以牙冠会向舌侧移位、根尖向颊侧移位，导致随后的牙槽骨骨折。如果根尖移位至周围的牙槽骨内，牙齿可能会非常稳固。叩击有金属音可能表明根尖已被压入牙槽骨内。

嵌入性脱位

嵌入性脱位的牙齿会被轴向（根尖）方向压入牙槽窝，有时甚至临床上看不到牙冠。牙齿没有移动度，像骨粘连一样[71]。

检查和诊断

5种类型脱位外伤的临床描述足够做出初步诊断。需持续监测牙髓状态，直到做出明确诊断，某些病例可能需要数月或数年。常用DDM和EPT监测牙髓活力[72]。

牙震荡患牙通常对牙髓测试有反应。因为损伤并不严重，牙髓血供很可能会恢复正常。

半脱位的牙齿可能会保持或者恢复牙髓活力，但是比牙震荡的牙齿的预后稍差。牙震荡和半脱位病例中，根尖开放的未成熟牙预后较好。

脱出性脱位、侧方脱位以及嵌入性脱位使牙齿发生移位，所以根尖的血管和神经会受到更多的损伤。脱出性、侧方以及嵌入性脱位的牙齿，牙髓常无反应。即便是牙髓有活力（有血供在），因为感觉神经的永久性损伤也不会恢复反应。根尖开放的未成熟牙是例外；即便是严重的损伤后，这些牙齿也通常会恢复或者保持牙髓活力[23,72]。

监测牙髓活力需要制订一个足够长时间（2年或者更长时间）的牙髓测试和X线评估计划，以使结果确定具有一定程度的准确性。牙髓活力测试、X线表现以及对发展变化的临床症状和牙冠颜色的改变进行观察，可以很好地监测牙髓状态[23,25,72]。

牙髓检测

敏感性测试，包括冷刺激（DDM）和EPT，都是用来评估受伤牙感觉反应的方法；检测应包括多颗邻牙和对颌牙。患牙牙髓最初无反应或者牙髓电活力测试仪读数较高并非异常。4～6周后再测试，记录结果并与先前的结果对比。如果牙髓在两次测试中都有反应，那么牙髓存活的预后较好。牙髓最初无反应，第二次就诊时有反应，表明牙髓活力可能恢复，尽管也有牙髓活力随后反转的病例[31,73-75]。如果牙髓两次测试都无反应，那么预后就有问题，牙髓的状态也不确定。如果没有其他表明牙髓坏死的症状，3～4个月后再次测试。牙髓持续无反应可能表明牙髓因血管埂塞坏死，但是牙髓无反应并不足以做出牙髓坏死的诊断。因为，牙髓可能永久的失去感觉神经支配，但是血供可能恢复。一段时间后，如果牙髓恢复，测试常有反应[72]。

影像学评估

外伤后的最初拍摄的X线片并不能显示牙髓状态。然而，初次X线片非常重要，可用于评估牙齿和牙槽骨外伤的一般情况并与随后拍摄的X线片进行对比。Cohenca及其同事[48]证实使用CBCT对于牙脱位非常重要，特别对于常伴有牙槽骨折的侧方脱位。3D影像可用于更好地诊断牙槽骨折，确定牙齿在牙槽窝内的正确位置。图11.17和图11.18展示的病例中，患者被诊断为侧方脱位。3张根尖片都不能够显示牙齿与牙槽窝的相对位置（图11.17），而CBCT扫描可以清楚地证实显示皮质骨折以及根尖的颊向移位（图11.18）。

X线片可用于外吸收和根尖骨质改变的早期诊断和治疗。吸收性病变，特别是外吸收，外伤后可能会很快发生；如果不尽力阻止该破坏性病变，大部分牙根会很快丧失。及时的牙髓干预可终止炎症性（炎症相关的）吸收[23,72]。

定期的X线片检查可显示发育中的牙齿牙根是否继续生长（牙髓恢复的阳性体征），其他的表现可能会有钙化或者闭塞，这是未成熟牙脱出外伤后的常见表现[76]。又被称为钙化变性，这种根管可能是部分闭塞或近于完全闭塞（数年以后），除非有症状和体征表明牙髓坏死这种情况不需要根管治疗[76]。

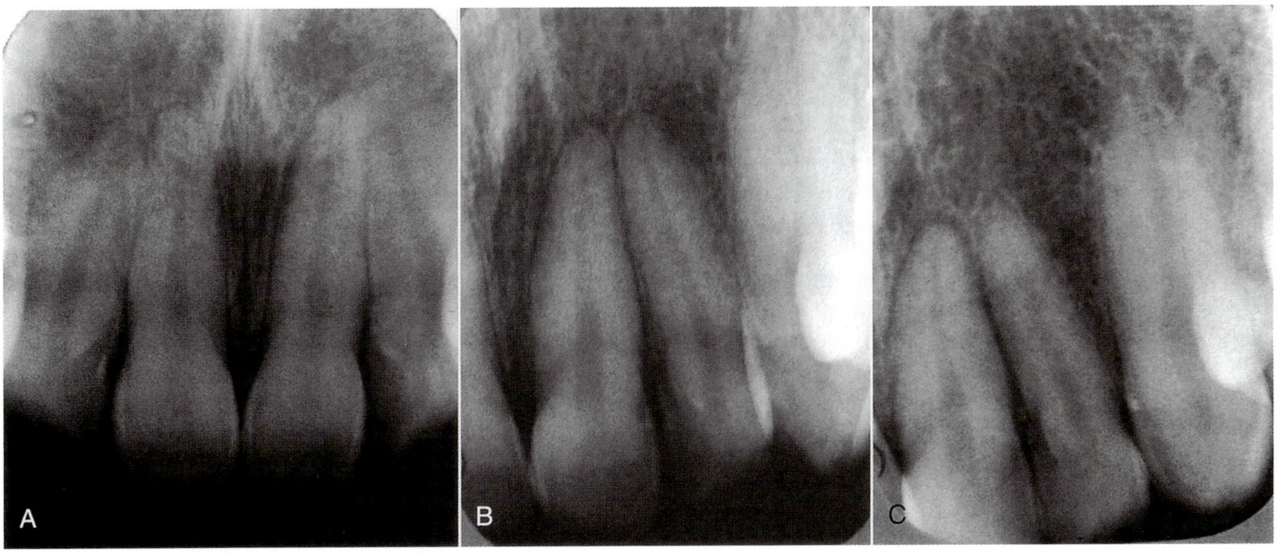

图11.17　A～C. 根尖片无法显示牙齿与牙槽窝的位置关系。

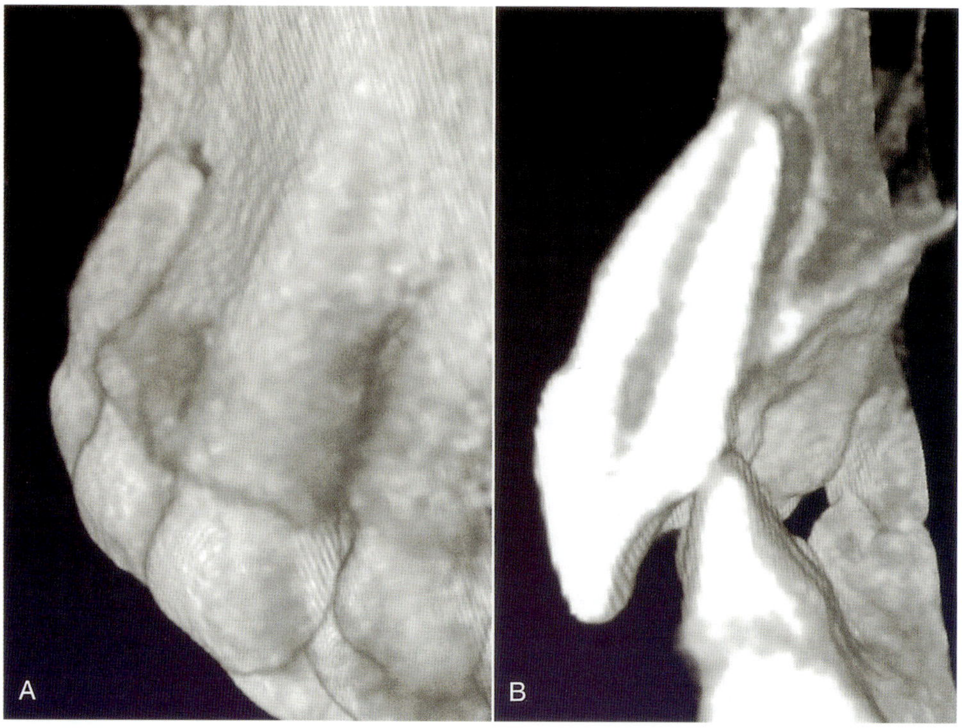

图11.18 CBCT。轴向体积重建（A）和矢状面观（B）显示左上中切牙侧方脱位，伴随有牙槽骨折。

牙冠变色

牙髓损伤会引起牙冠变色，甚至会在外伤仅仅几天后出现。最初牙冠易变为粉红色，随后如果牙髓未恢复而坏死，牙冠可变为暗灰色，透明度下降（图11.19）。此外，牙髓钙化变性也可导致牙冠颜色改变。牙冠颜色很可能变为黄色到棕色，但并不表明牙髓病变。诊断牙髓坏死也需要其他的一些体征、表现或者症状[72,76]。

牙冠变色也可反转。常在外伤后很快发生，表明牙髓仍有活力。因为外伤牙齿可有一些不可预测的颜色变化，所以推荐长期评估[72]。

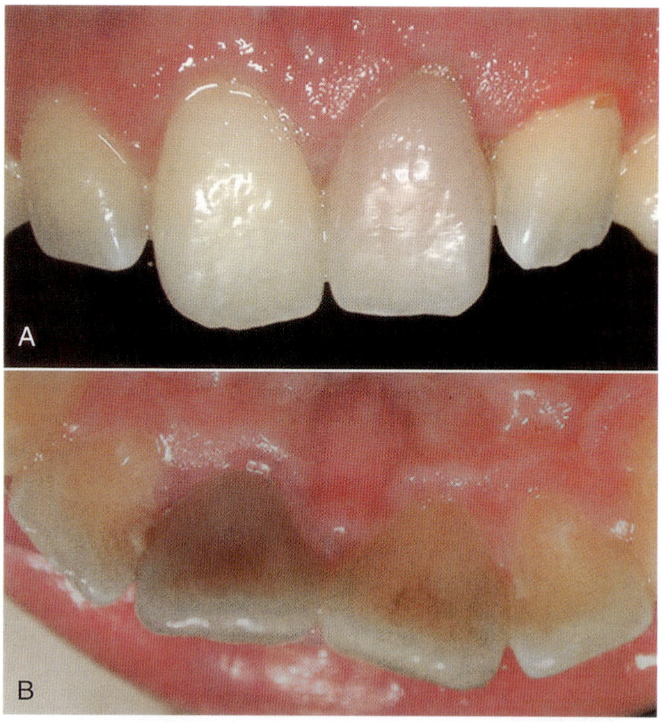

图11.19 牙脱位后，牙髓损伤导致牙冠变色：颊面观（A）和舌面观（B）。

脱位牙的治疗

外伤性脱位，不管是哪种类型，其诊断和治疗都相当复杂，需要与专家会诊。牙震荡不需要立即治疗，推荐2周内进食软食，如果可能，患者应尽量避免咬物，直到敏感症状消失。如前所述监测牙髓活力。半脱位也同样不需要立即治疗，除非牙齿中度松动；如果牙齿存在Ⅱ°松动，需要短期固定（1～2周）[77,78]。

脱出性或者侧方性脱位需要复位和夹板固定。根据外伤的严重程度，确定夹板固定时间。脱出性脱位仅需要固定2周。伴有牙槽骨折的侧方性脱位需要固定4周[10]。专业判断可决定这些建议，并做出一些变化。诊断为不可复性牙髓炎或牙髓坏死的患牙需要行根管治疗。以上诊断常需要一些共同的体征和症状，比如牙冠变色、牙髓测试无反应、X线上可见的根尖周病变[10]。然而成熟牙严重的脱出性或侧方脱位，应在2周内行根管治疗（图11.20）。

嵌入性脱位的治疗依牙根发育程度而定[79-80]。根尖开放的不成熟牙可自发地复位。一项临床研究显示，牙根已发育完成的12～17岁年轻患者，牙齿可能会自发性地再萌出，这是边缘性牙周愈合相关的最佳治疗方法[80]。对于牙根完成的年龄较大（大于17岁）患者，应尝试手术或正畸牵引。除牙根不成熟、牙髓可重建血运的病例外，嵌入的牙齿宜行根管治疗[81]。由于牙髓不愈等并发症常无症状，因而应认真监测患者。如果X线片上有牙髓坏死（牙根未继续发育）的表现，患牙应行根管治疗[10]。

牙髓坏死的脱位牙宜行根管治疗。脱位牙常伴牙骨质破坏；如果牙髓感染，髓腔内的细菌会引发外吸收。为阻止正在发生的吸收并预防额外吸收，根管治疗过程中尽力消毒根管系统尤为重要。在根管充填之前，推荐将氢氧化钙置于根管2周以助消毒[82]。

撕脱性损伤

简述

撕脱牙是指完全从牙槽窝中脱出的牙齿。如果脱位后很快再植（即刻再植），牙周膜愈合的可能性很大。脱出的时间以及使用的存储介质是影响再植成功的关键因素。保持牙齿潮湿和尽量避免触摸

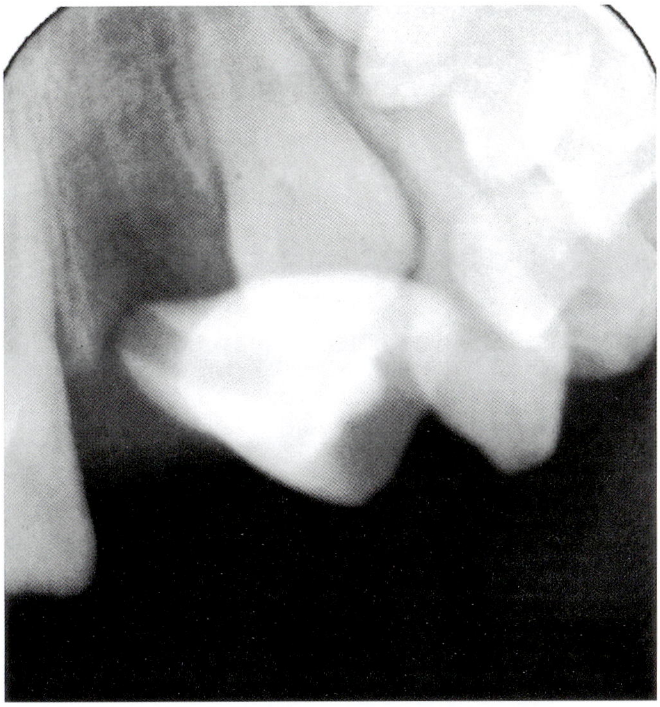

图11.20　严重的脱出性脱位。牙齿仅由软组织固位。

牙根非常重要，这样可以保护牙周膜细胞以及牙根表面附着的纤维[11,83-86]。

治疗

撕脱伤可能会出现3种情况：（1）有人会打电话咨询撕脱牙的相关建议，可以为即刻再植创造良机（几分钟内）;（2）患者可能会被带到诊室，牙齿存储在生理性的存储介质、等渗平衡液或者干燥存储（口外干燥时间不超过60分钟）（3）牙齿已于体外超过1小时，没有置于存储介质中。

即刻再植

撕脱牙即刻再植可改善愈后[83-86]。很多人（如父母、体育老师或其他人）知道紧急处理方法，可现场再植。有一些人可能会电话咨询。

当已于事故发生地点将牙再植的患者来到诊室时，需要临床和X线片共同检查再植情况。医生需要寻找邻牙或对颌牙的其他损伤，评估再植牙的稳定性和对齐。以下部分将概述治疗操作，但不包括再植步骤。

撕脱牙1小时内再植——根尖闭合的牙齿

如果在外伤地点不能进行牙再植，应将受伤者带到诊室，牙齿运送时应保持潮湿[11,87-88]。最常用的存储介质是汉克斯平衡盐溶液（HBSS）[89]，目前已有商品化的套装（Save-a-Tooth; Phoenix-Lazerus, Pottstown, Pennsylvania）。但是如果没有HBSS，牛奶也是一种极好的替代选择[89-92]。也可使用唾液，然而水不能很好地保持牙根表面的细胞活力[83-86]。

当患者到达诊室后，推荐以下的步骤：

1. 将牙齿放在一个盛有生理盐水的杯子里，准备再植。
2. 受伤区域拍摄X线片，以寻找牙槽骨折的相关证据。如有必要，考虑使用CBCT。
3. 仔细检查撕脱部位是否有可去除的松动骨折片。如果牙槽骨塌陷，使用器械将其轻轻展开。
4. 使用生理盐水轻柔地冲洗牙槽窝以去除污染的血凝块。
5. 使用拔牙钳夹持牙冠，避免触摸牙根。

6. 检查牙齿是否存在碎片，如果有，使用装有生理盐水的注射器轻柔地去除碎片。
7. 使用钳子将部分牙齿插入牙槽窝；手指轻柔加压使牙齿完全就位，或者患者咬一块纱布以完成就位。
8. 检查是否对齐，纠正创伤殆。牢固缝合撕裂的软组织，尤其是颈部。
9. 弹性夹板固定患牙2周；直径0.016英寸（0.4mm）的尼龙丝、不锈钢丝或者镍钛丝弹性极佳[93]。

撕脱牙1小时内再植——根尖开放的牙齿

当患者到达诊室后，推荐以下步骤:

1. 将牙齿放在一个盛有生理盐水的杯子里，准备再植。
2. 局麻。
3. 检查牙槽窝，寻找有无窝壁折裂。
4. 如果可行，患牙再植前，将四环素类为主的抗生素敷在牙根表面[11,94–98]。
5. 使用轻微的指压将牙齿复位。
6. 缝合牙龈的撕裂伤，特别是颈缘。
7. 核实再植牙的正确位置。
8. 弹性夹板［0.016英寸（0.4mm）直径的金属丝］固定2周。

小于9岁的儿童，阿莫西林50mg/kg体重分次使用，每8小时一次，使用7天。如果前一次注射破伤风疫苗超过了5年，推荐再次注射。

成熟的牙齿最好在外伤1周后、拆除牙弓夹板前（在治疗过程中牙弓夹板可以稳固牙齿）行根管治疗。时机对于防止炎症性牙根外吸收的发生发展至关重要的。根尖孔开放的未成熟不宜行根管治疗；它们可以重建血运，但是再植后2个月、6个月、12个月必须定期评估。如果后续的评估发现牙髓坏死，患牙需行根管治疗，可能还需要做根尖诱导成形术[11,94]。

牙齿干燥时间超过1小时再植——根尖孔闭合的牙齿

如果牙齿离开牙槽窝超过1小时（也没有储存在合适的介质中），无论牙齿发育位于哪个阶段，牙周膜细胞和纤维都将不能幸存。牙根替代性吸收（以骨粘连为特点）很可能是牙再植的最终结果。所以再植前应使用氟化物处理根面，以减慢吸收过程。

当患者到达诊室后，推荐以下步骤：

1. 检查牙齿撕脱部位，检查X线片上是否存在牙槽骨折的证据。
2. 使用干纱布去除黏附在牙根表面的碎片和软组织块。
3. 在延迟再植的病例中，患牙应于再植前或再植7～10天后行根管治疗，与其他的再植情况一样。
4. 小心地抽吸牙槽窝以去除血凝块，使用生理盐水冲洗牙槽窝。
5. 轻柔地将牙齿再植入牙槽窝内，检查是否对齐及咬合接触。
6. 弹性夹板固定4周［0.016英寸（0.4mm）直径的金属丝］。

建议将牙齿在浓度为2.4%的氟化钠溶液（酸化到pH为5.5）中浸泡20分钟，可以减慢骨替代的速度[99]，但也不是必须这么做。

患者指导

撕脱牙再植的患者推荐使用抗生素[100]。12岁及以上的患者，推荐使用强力霉素100mg/次，每天2次，使用7天。或者使用阿莫西林500mg/次，每天3次，使用7天。12岁以下的儿童可使用青霉素V，25～50mg/kg体重分次服用，每6小时一次，使用7天[11]。如果前一次破伤风疫苗的注射时间超过了5年，推荐再次注射[19]。支持性护理非常重要。指导患者（或者父母）进软食2周，每次饭后使用软毛牙刷刷牙，使用氯己定（0.12%）漱口1周，每天2次。

牙外伤的并发症

牙髓坏死

当患牙诊断为牙髓坏死时，需要考虑的主要因素就是牙根的发育阶段。如果牙根完全成熟，根管治疗是最佳治疗方式。根尖开放的不成熟牙，可选择的治疗方式包括根尖诱导成形术和血管再生术。

经典的根尖诱导成形术长时间使用氢氧化钙，可长达18个月。然而如此漫长的治疗过程可能会导致牙颈部（薄弱的牙本质壁）发生冠根折，并且无法即刻完成永久性的、美观的修复。

多种方法和材料用于诱导根尖屏障的形成。2001年Witherspoon和Ham报道，使用MTA对牙髓坏死的未成熟牙行一次性根尖诱导获得了较为理想的结果[101]。此外，MTA被用作根尖屏障时，没必要诊间封药。

大量有关牙髓血运重建的体内和体外研究取得了可喜的结果，其在治疗伴有牙髓坏死和根尖周炎的未成熟牙治疗方面获得了非常多的关注[102–103]。与根尖诱导成形术相比，牙髓血运重建术的优点是可以使牙根继续发育成熟[104–105]。

根管闭塞（钙化变性）

牙髓血运良好的未成熟牙，脱位伤后常发生根管完全或部分钙化[76]。根管可能部分或近乎完全闭塞（几年之后），不需要行根管治疗，除非出现牙髓坏死的症状或者体征[76]。

牙根吸收

牙根外吸收常发生于撕脱后再植的牙齿。可分为3种类型：表面、炎症性和外部替代[106–107]。

表面吸收

也称为“修复相关性吸收”，表面吸收较为短暂，再植牙的牙骨质上可见吸收缺损。X线片上常不可见。如果吸收不再继续，新生的牙骨质沉积可修复缺损。

炎症性（感染相关的）吸收

牙髓组织感染坏死与牙周膜损伤同时存在会导致炎症性吸收发生。它发生于再植牙（图11.21）及

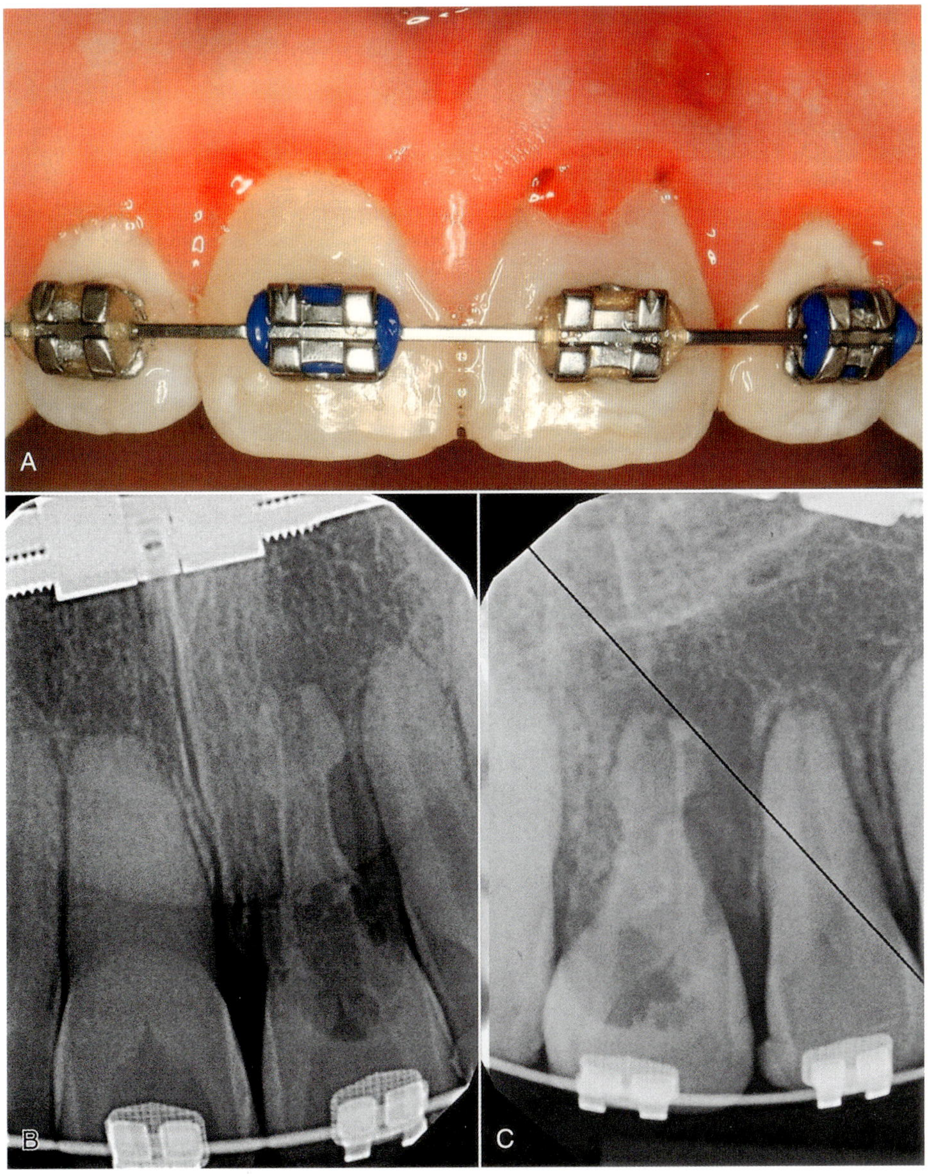

图11.21 14岁患者，右上中切牙撕脱伤，再植5年后随访。临床照片（A）和X线片（B和C）示牙根炎症外吸收。

其他类型的脱位牙中。其特征是牙体组织和相邻牙槽骨组织的丧失。去除坏死感染的牙髓组织后吸收常会停止，其预后较好。因此推荐根尖闭合的再植牙行根管治疗，以防止炎症性吸收的发生。

外部替代性（PDL相关性）吸收

在替代性吸收中，牙体组织被吸收，并被骨组织替代（图11.22），骨组织直接与牙根表面融合，导致骨粘连。骨粘连的主要特征是患牙无正常的生理动度，牙齿无法随邻牙正常萌出（年轻患者会出现低位咬合），叩诊时会发出“坚实的”金属音。替代性吸收目前尚无可行的治疗方法，这种吸收会一直持续直到牙根完全被骨组织替代。将牙槽外干燥时间较长的牙齿再植前浸入氟化物中，可以明显地减慢（但不能停止）吸收过程[88,106]。

根管治疗

成熟撕脱牙再植后，牙髓血运无法重建[85]。根尖宽敞的未成熟的牙可发生牙髓血运重建，但是结果不可预测，需要认真监测患牙。这些牙齿需要长期进行X线片监测，以发现牙髓坏死的证据。

对于成熟的再植牙，根管治疗是明确指征，理想的治疗时间是再植后的7～10天。治疗期间需保留夹板以稳固患牙。作为一种具有抗菌性的根管内诊间用药，氢氧化钙可有助于消毒[82,106]。如果牙齿再植后数周才行根管治疗，根管已感染，氢氧化钙特别有益。由于氢氧化钙可能会影响牙体结构，所以不推荐长期使用[108]。Rosenberg及其同事证实，与使用牙胶尖充填根管相比，使用氢氧化钙充填根管，可削弱牙本质23%～43.9%，延长氢氧化钙封药时间，会导致抗折能力明显下降[109]。

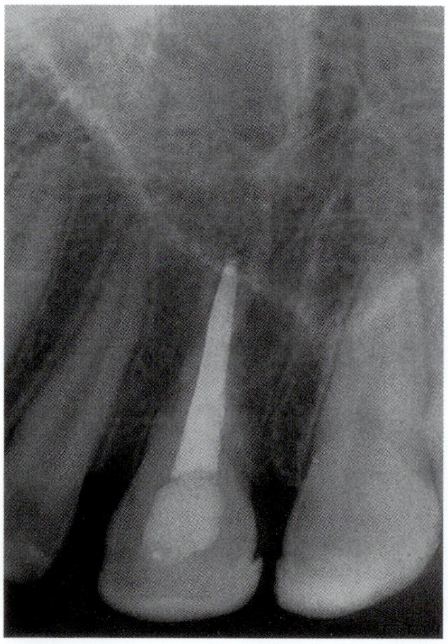

图11.22 12岁患者，右上中切牙再植2年后拍摄的根尖片。注意牙根存在替代性吸收（骨替代牙本质），无射线透射区。

治疗过程包括清理和成形，放置氢氧化钙至少1～2周[82]。使用牙胶尖和糊剂封闭根管。需对牙齿进行长期的评估，以监测可能发生的吸收。

开髓口的修复，包括临时和暂时的修复，是治疗成功的关键。这对于阻止细菌渗漏进入根管系统是非常重要的。为了长期的稳定性，可使用牙本质粘接剂以及酸蚀复合树脂修复。

牙槽骨骨折

牙髓坏死常与牙槽骨折有关，牙槽骨折也与其他重要的面部损伤也有关系[21-22]。

最初需要诊断出骨折的存在（图11.23），然后进行治疗，包括复位和夹板固定于相邻牙上。如果条件允许，推荐使用CBCT。口腔颌面外科医生通常会完成该操作。当患者可以进行牙齿检查时，应对骨折线及其邻牙进行评估。患牙牙髓活力测试无反应，而且3～6个月未反转，表明牙髓已坏死，但是在根管治疗之前，也需要其他一些指征（根尖周透射影和症状）[110]。

乳牙列外伤的处理

儿童牙外伤总是让患者和家长都会感到紧张。临床和X线检查后，需要仔细地诊断以推荐保守的、符合生物学基础的紧急治疗，并避免损伤正在发育的继承恒牙（图11.24）[12,111]。

脱位伤常见于乳牙列；大部分情况可以不做处理，等待舌和唇的生理性力量自行将脱位牙复位。需要进行紧急处理的是冠折露髓以及牙齿移位影响咬合的情况，比如根折、牙槽骨折、脱出性脱位和侧方性脱位（图11.25）。处理幼儿患者的医生，应具备以下能力：安全地使用镇静剂；处理乳牙根尖与正在发育的继承恒牙之间的密切关系；乳牙牙根吸收的程度。这些都是在选择合理治疗方案时应该考虑的重要因素[12,111]。

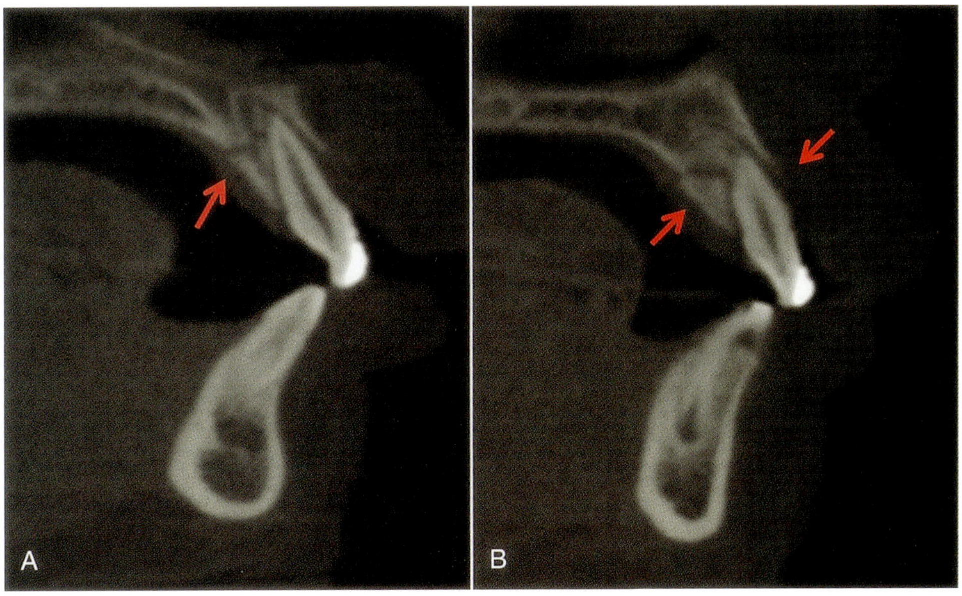

图11.23 牙槽骨舌侧（A和B）和颊侧（B）皮质骨骨板折裂。

冠折未露髓

幼儿边缘锐利的坏牙冠折需要紧急处理。可用玻璃离子或者复合树脂修复乳牙，或者不修复，仅将断端磨平。

冠折露髓

冠折露髓较为棘手，特别是幼儿。根据患者的年龄和配合程度，治疗包括氢氧化钙活髓切断术、牙髓摘除术或拔除。如果可行活髓治疗，折断的牙冠部分可由复合树脂修复。

冠根折

乳牙冠根折常会暴露牙髓，是拔除的适应证。

根折

冠部明显移位的根折，去除冠折部分，原位保留根尖是首选的治疗方法。任何试图移动根尖的操作都可能会损伤下方的恒牙胚。无明显松动度的根折不需要治疗，除非出现后续的问题。

牙槽骨骨折

牙槽骨折是严重的损伤，需要在全麻下进行治疗。需要将移位的部分复位，夹板固定至邻牙4周。

脱位损伤

牙震荡和半脱位不需要治疗，而是需要保持良好的口腔卫生，以预防愈合过程中可能出现的并发症。牙冠变色常是患者的就诊主诉。因为牙冠变色可能与牙髓状态并不相关[112–114]，牙冠持续变灰不能作为根管治疗的适应证[115]，除非窦道或脓肿形成。变色的乳牙牙冠可能恢复正常颜色，这可能是牙髓恢复的表现（图11.26）。牙齿发生脱位损伤后常出现根管闭塞[116]。乳牙牙冠会变成暗黄色，这不是病理性的，不需要治疗。

侧方性和脱出性脱位不需要治疗；如果有咬合干扰，需要复位；如果情况较严重，患牙需拔除。

应仔细评估嵌入性脱位的牙齿以确定嵌入的方向。X线片可为确定牙齿嵌入的位置及其与继承恒牙的关系提供有价值的信息[117]。如果嵌入的牙齿在X线片上缩短，其根尖应朝向X线束。因此，这些牙齿应该对继承恒牙没有影响，可以不处理让其再萌出。如果患牙在X线片上拉长，根尖应朝向继承恒牙，可能会对恒牙胚造成危害。如果患牙侵犯继承恒牙，需将其小心拔除。还需评估恒牙胚的对称性。

撕脱

不推荐再植撕脱的乳牙，因为可能会损伤继承恒牙（图11.27）。严重冲撞引起牙齿撕脱的同时可能会导致严重损伤，所以必须避免治疗对替换牙造成额外损伤。此外，应要求父母带来撕脱的牙齿，以保证牙齿未嵌入。X线检查确定撕脱牙确定恒牙胚的发育阶段。

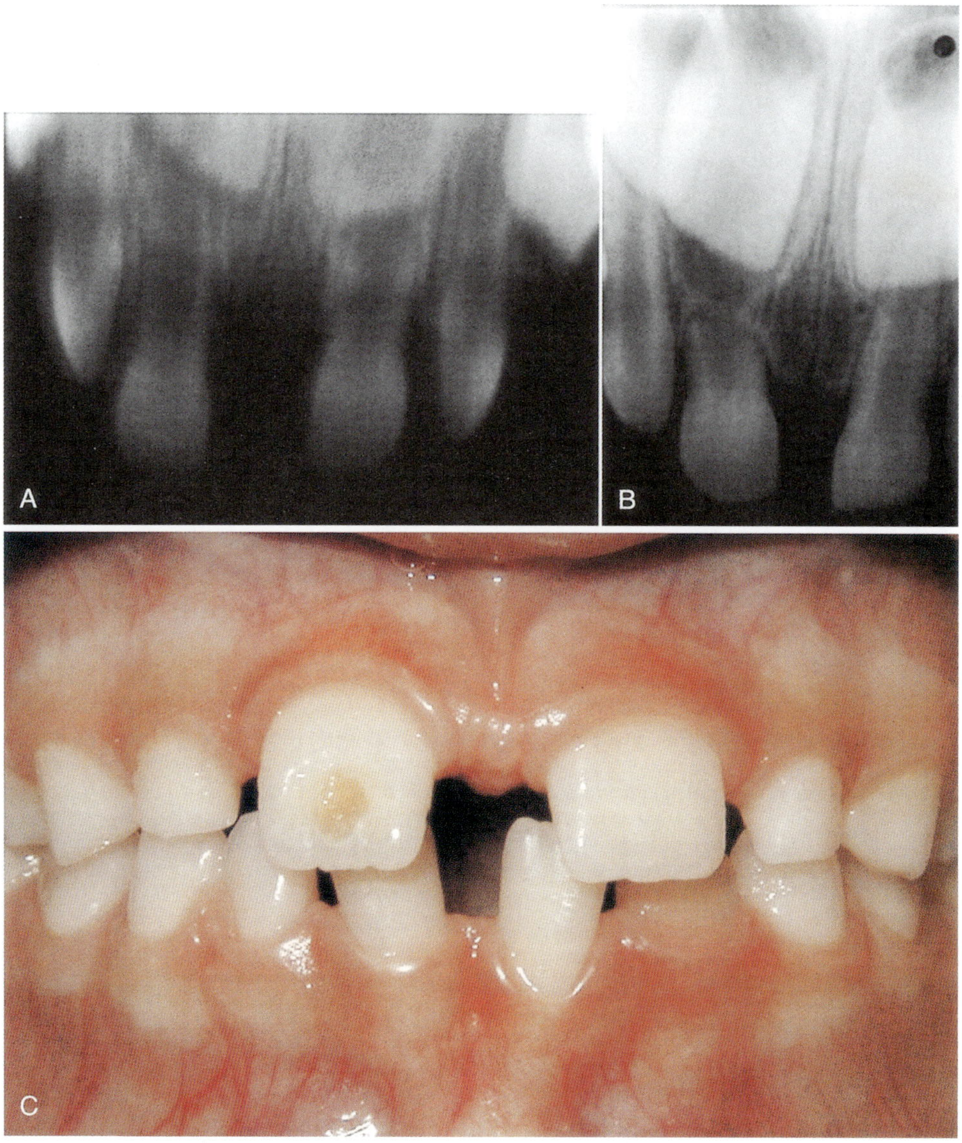

图11.24 乳中切牙撕脱再植后，恒切牙釉质发育不良。1岁男孩摔倒后中切牙撞到桌子。右上乳中切牙撕脱，再植。患者口服阿莫西林7天。A. 外伤时拍摄的X线片显示再植的未成熟中切牙。B. 术后3年5个月随访，牙根几乎完全被吸收。对侧牙牙根完全形成。C. 7年后的随访，右侧继承恒牙牙冠釉质发育不良。

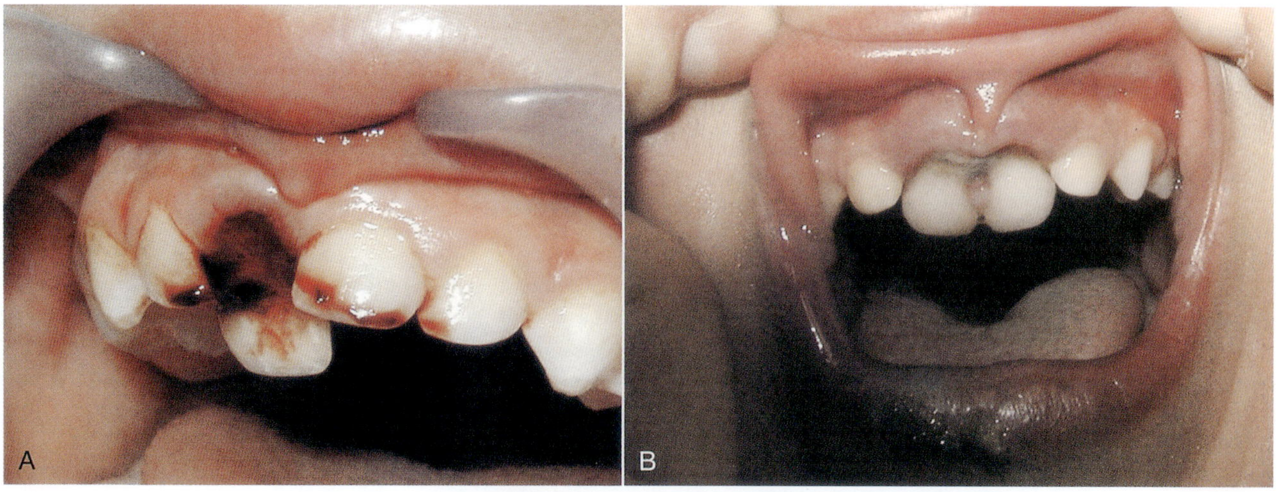

图11.25 乳牙列外伤后应优先缓解疼痛，恢复咀嚼功能。A. 严重的牙齿移位。B. 上颌乳中切牙脱出性脱位。

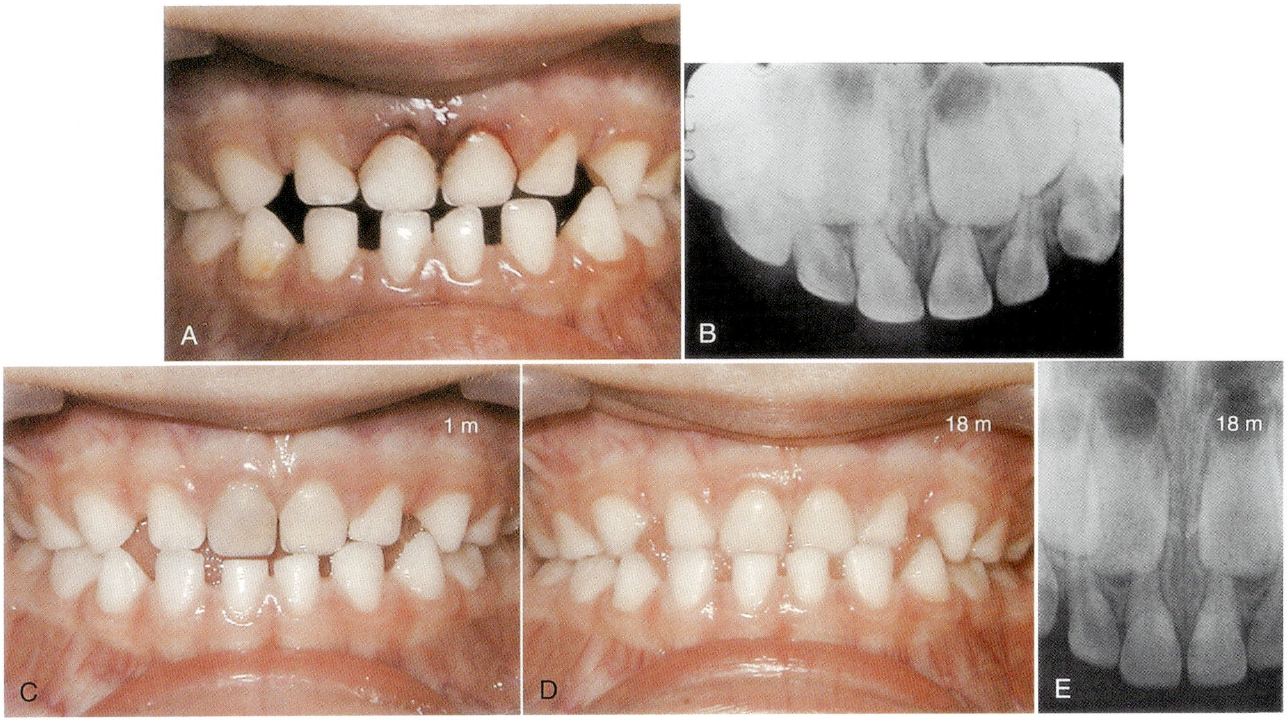

图11.26　乳牙半脱位后变色。5岁女孩玩耍时摔倒，前牙撞到地板上。A. 患者外伤后1小时内到达诊室行临床检查。上颌中切牙都松动但未移位。可见龈沟出血。因存在较小的咬合干扰，轻微地调磨对颌牙。对其母亲进行口腔卫生指导包括局部使用氯己定。B. 外伤时拍摄的X线片上无影像学改变。C. 1个月后，没有咬合干扰，但是中切牙都变成了灰暗色。D. 18个月随访，牙冠颜色恢复正常。E. 根尖片显示外伤牙的根管闭塞。

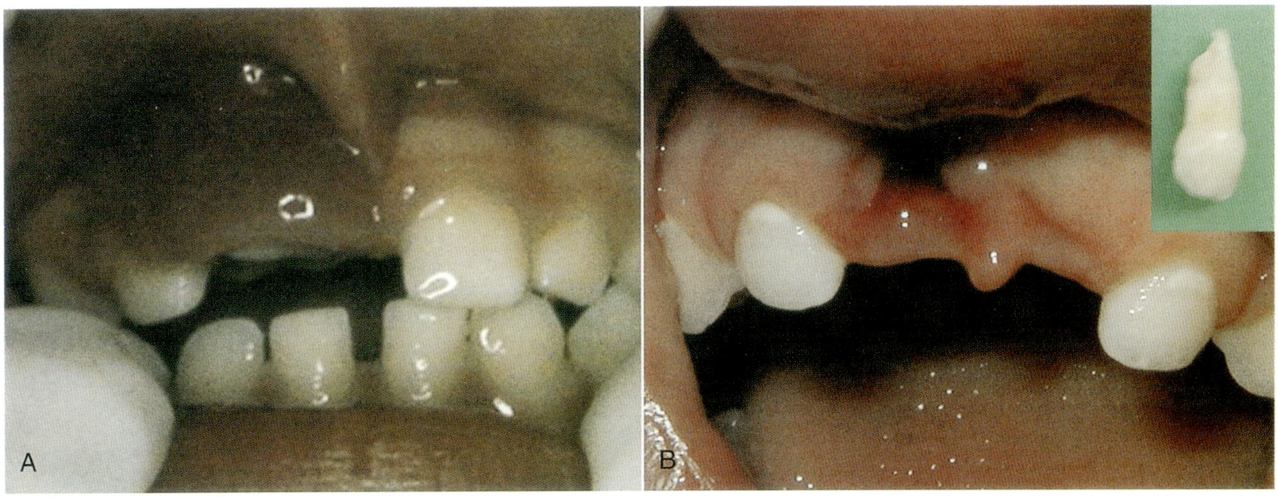

图11.27　正确诊断乳牙列嵌入性脱位和撕脱伤的重要性。A. 嵌入性脱位。右上中切牙深嵌入牙槽窝内，有牙齿撕脱的表现。B. 撕脱伤。撕脱的牙齿被带到诊室，确定其没有嵌入。

患者指导

应指导父母如何给外伤后的孩子刷牙。每次饭后要认真地进行口腔保健，此外还应该每天两次使用氯己定，使用1周，避免牙菌斑形成。同时也应限制奶嘴的使用。

预防

牙外伤常需要终生随访治疗。现代牙科的综合实践必须包含口腔创伤预防。预防措施应包括宣教、易感儿童早期正畸治疗、接触性运动的保护装置。宣教的内容不仅要包括预防牙外伤，也应包括外伤发生地点治疗的实施原则。多项研究报道，需对非专业人员[118]、老师[119]、教练[119-120]、内科医生[121]、护士、医务辅助人员[122]，甚至是牙医[123]进行宣教。牙外伤更常常见于切端覆盖超过7mm和/或开唇露齿的儿童[4,124]。这些患者的上颌前牙直接暴露于任何的撞击而无软组织的介入。因此推荐早期正畸治疗，以预防牙外伤。

牙科专业人员有责任教育患者以及大众，在接触性体育运动中使用防护牙托。也应向运动员或者运动员的父母提供一些便宜的防护装备。运动牙托已推荐使用了数十年，运动员有着不同的接受程度。当前研究证实，定制的牙托对大学运动员的运动表现和力量没有不良影响，佩戴也很舒适，不会引起呼吸困难[125–126]。

参考文献

[1] Andreasen JO, Andreasen FM: Classification, etiology and epidemiology of traumatic dental injuries. In Andreasen JO, Andreasen FM, editors: *Textbook and color atlas of traumatic injuries to the teeth*, ed 3, Copenhagen, 1994, Munksgaard.

[2] Gutmann JL, Gutmann MS: Cause, incidence, and prevention of trauma to teeth. *Dent Clin North Am* 39:1-13, 1995.

[3] Camp JH: Management of sports-related root fractures, *Dent Clin North Am* 44:95-109, vi-vii, 2000.

[4] Sgan-Cohen HD, Megnagi G, Jacobi Y: Dental trauma and its association with anatomic, behavioral, and social variables among fifth and sixth grade schoolchildren in Jerusalem, *Community Dent Oral Epidemiol* 33:174-180, 2005.

[5] Hecova H, Tzigkounakis V, Merglova V, et al: A retrospective study of 889 injured permanent teeth, *Dent Traumatol* 26:466-475, 2010.

[6] Cohenca N, Roges RA, Roges R: The incidence and severity of dental trauma in intercollegiate athletes, *J Am Dent Assoc* 138:1121-1126, 2007.

[7] Andreasen JO, Andreasen FM, Bakland L, et al: *Traumatic dental injuries: a manual*, ed 2, Oxford, UK, 2003, Blackwell Munksgaard.

[8] World Health Organization: Application of the international classification of diseases to dentistry and stomatology, In. 3 ed. Geneva, 1993, ICD-DA.

[9] Feliciano KM, de Franca Caldas A Jr: A systematic review of the diagnostic classifications of traumatic dental injuries, *Dent Traumatol* 22:71-76, 2006.

[10] Diangelis AJ, Andreasen JO, Ebeleseder KA, et al: International Association of Dental Traumatology guidelines for the management of traumatic dental injuries. Part 1. Fractures and luxations of permanent teeth, *Dent Traumatol* 28:2-12, 2012.

[11] Andersson L, Andreasen JO, Day P, et al: International Association of Dental Traumatology guidelines for the management of traumatic dental injuries. Part 2. Avulsion of permanent teeth, *Dent Traumatol* 28:88-96, 2012.

[12] Malmgren B, Andreasen JO, Flores MT, et al: International Association of Dental Traumatology guidelines for the management of traumatic dental injuries. Part 3. Injuries in the primary dentition, *Dent Traumatol* 28:174-182, 2012.

[13] Bakland LK, Andreasen JO: Examination of the dentally traumatized patient, *J Calif Dent Assoc* 24:35-37, 40-44, 1996.

[14] Nolla CM: The development of the permanent teeth, *J Dent Child* 27:254-266, 1960.

[15] de Oliveira DM, de Souza Andrade ES, et al: Correlation of the radiographic and morphological features of the dental follicle of third molars with incomplete root formation, *Int J Med Sci* 5:36-40, 2008.

[16] Pioto NR, Costa B, Gomide MR: Dental development of the permanent lateral incisor in patients with incomplete and complete unilateral cleft lip, *Cleft Palate Craniofac J* 42:517-520, 2005.

[17] Fulling HJ, Andreasen JO: Influence of maturation status and tooth type of permanent teeth upon electrometric and thermal pulp testing, *Scand J Dent Res* 84:286-290, 1976.

[18] Fuss Z, Trowbridge H, Bender IB, et al: Assessment of reliability of electrical and thermal pulp testing agents, *J Endod* 12:301-305, 1986.

[19] Arnon SS: Tetanus. In Behrman R, Kleigman R, Arvin AM, editors: *Nelson's textbook of pediatrics*, ed 15, Philadelphia, 1995, Saunders.

[20] Scorza KA, Raleigh MF, O'Connor FG: Current concepts in concussion: evaluation and management, *Am Fam Physician* 85:123-132,

[21] Kamboozia AH, Punnia-Moorthy A: The fate of teeth in mandibular fracture lines: a clinical and radiographic follow-up study, *Int J Oral Maxillofac Surg* 22:97-101, 1993.

[22] Oikarinen K, Lahti J, Raustia AM: Prognosis of permanent teeth in the line of mandibular fractures, *Endod Dent Traumatol* 6:177-182, 1990.

[23] Andreasen FM, Andreasen JO: Diagnosis of luxation injuries: the importance of standardized clinical, radiographic and photographic techniques in clinical investigations, *Endod Dent Traumatol* 1:160-169, 1985.

[24] Andreasen FM: Histological and bacteriological study of pulps extirpated after luxation injuries, *Endod Dent Traumatol* 4:170-181, 1988.

[25] Andreasen FM, Pedersen BV: Prognosis of luxated permanent teeth: the development of pulp necrosis, *Endod Dent Traumatol* 1:207-220, 1985.

[26] Setzer FC, Challagulla P, Kataoka SH, et al: Effect of tooth isolation on laser Doppler readings, *Int Endod J* 46(6):517-522, 2013.

[27] Emshoff R, Moschen I, Strobl H: Use of laser Doppler flowmetry to predict vitality of luxated or avulsed permanent teeth, *Oral Surg Oral Med Oral Pathol Oral Radiol Endod* 98:750-755, 2004.

[28] Emshoff R, Emshoff I, Moschen I, et al: Laser Doppler flow measurements of pulpal blood flow and severity of dental injury, *Int Endod J* 37:463-467, 2004.

[29] Radhakrishnan S, Munshi AK, Hegde AM: Pulse oximetry: a diagnostic instrument in pulpal vitality testing, *J Clin Pediatr Dent* 26:141-145, 2002.

[30] Schnettler JM, Wallace JA: Pulse oximetry as a diagnostic tool of pulpal vitality, *J Endod* 17:488-490, 1991.

[31] Gopikrishna V, Tinagupta K, Kandaswamy D: Comparison of electrical, thermal, and pulse oximetry methods for assessing pulp vitality in recently traumatized teeth, *J Endod* 33:531-535, 2007.

[32] Gopikrishna V, Tinagupta K, Kandaswamy D: Evaluation of efficacy of a new custom-made pulse oximeter dental probe in comparison with the electrical and thermal tests for assessing pulp vitality, *J Endod* 33:411-414, 2007.

[33] Scarfe WC: Imaging of maxillofacial trauma: evolutions and emerging revolutions, *Oral Surg Oral Med Oral Pathol Oral Radiol Endod* 100:S75-S96, 2005.

[34] Simon JH, Enciso R, Malfaz JM, et al: Differential diagnosis of large periapical lesions using cone beam computed tomography measurements and biopsy, *J Endod* 32:833-837, 2006.

[35] Trope M, Pettigrew J, Petras J, et al: Differentiation of radicular cyst and granulomas using computerized tomography, *Endod Dent Traumatol* 5:69-72, 1989.

[36] Shrout MK, Hall JM, Hildebolt CE: Differentiation of periapical granulomas and radicular cysts by digital radiometric analysis, *Oral Surg Oral Med Oral Pathol* 76:356-361, 1993.

[37] Cotti E, Vargiu P, Dettori C, et al: Computerized tomography in the management and follow-up of extensive periapical lesion, *Endod Dent Traumatol* 15:186-189, 1999.

[38] Camps J, Pommel L, Bukiet F: Evaluation of periapical lesion healing by correction of gray values, *J Endod* 30:762-766, 2004.

[39] Cotton TP, Geisler TM, Holden DT, et al: Endodontic applications of cone beam volumetric tomography, *J Endod* 33:1121-1132, 2007.

[40] Ziegler CM, Woertche R, Brief J, et al: Clinical indications for digital volume tomography in oral and maxillofacial surgery, *Dentomaxillofac Radiol* 31:126-130, 2002.

[41] Danforth RA, Peck J, Hall P: Cone beam volume tomography: an imaging option for diagnosis of complex mandibular third molar anatomical relationships, *J Calif Dent Assoc* 31:847-852, 2003.

[42] Eggers G, Mukhamadiev D, Hassfeld S: Detection of foreign bodies of the head with digital volume tomography, *Dentomaxillofac Radiol* 34:74-79, 2005.

[43] Hatcher DC, Dial C, Mayorga C: Cone beam CT for presurgical assessment of implant sites, *J Calif Dent Assoc* 31:825-833, 2003.

[44] Sato S, Arai Y, Shinoda K, et al: Clinical application of a new cone beam computerized tomography system to assess multiple two-dimensional images for the preoperative treatment planning of maxillary implants: case reports, *Quintessence Int* 35:525-528, 2004.

[45] Maki K, Inou N, Takanishi A, et al: Computer-assisted simulations in orthodontic diagnosis and the application of a new cone beam x-ray computed tomography, *Orthod Craniofac Res* 6(Suppl 1):95-101; discussion, 79-82; 2003.

[46] Baumrind S, Carlson S, Beers A, et al: Using three-dimensional imaging to assess treatment outcomes in orthodontics: a progress report from the University of the Pacific, *Orthod Craniofac Res* 6(Suppl 1):132-142, 2003.

[47] Danforth RA, Dus I, Mah J: 3-D volume imaging for dentistry: a new dimension, *J Calif Dent Assoc* 31:817-823, 2003.

[48] Cohenca N, Simon JH, Roges R, et al: Clinical indications for digital imaging in dento-alveolar trauma. Part 1. Traumatic injuries, *Dent Traumatol* 23:95-104, 2007.

[49] Cohenca N, Simon JH, Mathur A, et al: Clinical indications for digital imaging in dento-alveolar trauma. Part 2. Root resorption, *Dent Traumatol* 23:105-113, 2007.

[50] Farik B, Munksgaard EC, Kreiborg S, et al: Adhesive bonding of fragmented anterior teeth, *Endod Dent Traumatol* 14:119-123, 1998.

[51] Andreasen FM, Flugge E, Daugaard-Jensen J, et al: Treatment of crown fractured incisors with laminate veneer restorations: an experimental study, *Endod Dent Traumatol* 8:30-35, 1992.

[52] Cvek M: A clinical report on partial pulpotomy and capping with calcium hydroxide in permanent incisors with complicated crown fracture, *J Endod* 4:232-237, 1978.

[53] Fuks AB, Cosack A, Klein H, et al: Partial pulpotomy as a treatment alternative for exposed pulps in crown-fractured permanent incisors, *Endod Dent Traumatol* 3:100-102, 1987.

[54] Mejare I, Cvek M: Partial pulpotomy in young permanent teeth with deep carious lesions, *Endod Dent Traumatol* 9:238-242, 1993.

[55] Bakland LK: Management of traumatically injured pulps in immature teeth using MTA, *J Calif Dent Assoc* 28:855-858, 2000.

[56] Ford TR, Torabinejad M, Abedi HR, et al: Using mineral trioxide aggregate as a pulp-capping material, *J Am Dent Assoc* 127:1491-1494, 1996.

[57] Fuks AB, Gavra S, Chosack A: Long-term followup of traumatized incisors treated by partial pulpotomy, *Pediatr Dent* 15:334-336, 1993.

[58] Andreasen JO, Andreasen FM: Root fractures. In Andreasen JO, Andreasen FM, editors. *Textbook and color atlas of traumatic injuries to the teeth*. ed 3, Copenhagen, 1994, Munksgaard.

[59] Bender IB, Freedland JB: Clinical considerations in the diagnosis and treatment of intra-alveolar root fractures, *J Am Dent Assoc* 107:595-600, 1983.

[60] May J, Cohenca N, Peters OA: Contemporary management of horizontal root fractures to the

permanent dentition: diagnosis—radiologic assessment to include cone beam computed tomography, *J Endod* 39:S20-S25, 2013.
[61] Andreasen FM, Andreasen JO, Bayer T: Prognosis of root-fractured permanent incisors: prediction of healing modalities, *Endod Dent Traumatol* 5:11-22, 1989.
[62] Andreasen JO, Andreasen FM, Mejare I, et al: Healing of 400 intra-alveolar root fractures. Part 2. Effect of treatment factors such as treatment delay, repositioning, splinting type and period and antibiotics, *Dent Traumatol* 2004;20:203-211, 2004.
[63] Andreasen JO, Andreasen FM, Mejare I, et al: Healing of 400 intra-alveolar root fractures. Part 1. Effect of pre-injury and injury factors such as sex, age, stage of root development, fracture type, location of fracture and severity of dislocation, *Dent Traumatol* 20:192-202, 2004.
[64] Herweijer JA, Torabinejad M, Bakland LK: Healing of horizontal root fractures, *J Endod* 18:118-122, 1992.
[65] Zachrisson BU, Jacobsen I: Long-term prognosis of 66 permanent anterior teeth with root fracture, *Scand J Dent Res* 83:345-354, 1975.
[66] Andreasen JO, Hjorting-Hansen E: Intraalveolar root fractures: radiographic and histologic study of 50 cases, *J Oral Surg* 25:414-426, 1967.
[67] Cvek M, Andreasen JO, Borum MK: Healing of 208 intra-alveolar root fractures in patients aged 7-17 years, *Dent Traumatol* 17:53-62, 2001.
[68] Welbury R, Kinirons MJ, Day P, et al: Outcomes for root-fractured permanent incisors: a retrospective study, *Pediatr Dent* 24:98-102, 2002.
[69] Cvek M, Mejare I, Andreasen JO: Conservative endodontic treatment of teeth fractured in the middle or apical part of the root, *Dent Traumatol* 20:261-269, 2004.
[70] Crona-Larsson G, Noren JG: Luxation injuries to permanent teeth: a retrospective study of etiological factors, *Endod Dent Traumatol* 5:176-179, 1989.
[71] Andreasen JO, Bakland LK, Matras RC, et al: Traumatic intrusion of permanent teeth. Part 1. An epidemiological study of 216 intruded permanent teeth, *Dent Traumatol* 22:83-89, 2006.
[72] Andreasen FM: Pulpal healing after luxation injuries and root fracture in the permanent dentition, *Endod Dent Traumatol* 1989;5:111-131, 1989.
[73] Cohenca N, Karni S, Rotstein I: Transient apical breakdown following tooth luxation, *Dent Traumatol* 19:289-291, 2003.
[74] Andreasen FM: Transient root resorption after dental trauma: the clinician's dilemma, *J Esthet Restor Dent* 15:80-92, 2003.
[75] Andreasen FM: Transient apical breakdown and its relation to color and sensibility changes after luxation injuries to teeth, *Endod Dent Traumatol* 2:9-19, 1986.
[76] Andreasen FM, Zhijie Y, Thomsen BL, et al: Occurrence of pulp canal obliteration after luxation injuries in the permanent dentition, *Endod Dent Traumatol* 3:103-115, 1987.
[77] Mandel U, Viidik A: Effect of splinting on the mechanical and histological properties of the healing periodontal ligament in the vervet monkey (Cercopithecus aethiops), *Arch Oral Biol* 34:209-217, 1989.
[78] Nasjleti CE, Castelli WA, Caffesse RG: The effects of different splinting times on replantation of teeth in monkeys, *Oral Surg Oral Med Oral Pathol* 53:557-566, 1982.
[79] Humphrey JM, Kenny DJ, Barrett EJ: Clinical outcomes for permanent incisor luxations in a pediatric population. I. Intrusions, *Dent Traumatol* 19:266-273, 2003.
[80] Andreasen JO, Bakland LK, Andreasen FM: Traumatic intrusion of permanent teeth. Part 3. A clinical study of the effect of treatment variables such as treatment delay, method of repositioning, type of splint, length of splinting and antibiotics on 140 teeth, *Dent Traumatol* 22:99-111, 2006.
[81] Andreasen JO, Bakland LK, Andreasen FM: Traumatic intrusion of permanent teeth. Part 2. A clinical study of the effect of preinjury and injury factors, such as sex, age, stage of root development, tooth location, and extent of injury including number of intruded teeth on 140 intruded permanent teeth, *Dent Traumatol* 22:90-98, 2006.
[82] Trope M, Moshonov J, Nissan R, et al: Short- vs long-term calcium hydroxide treatment of established inflammatory root resorption in replanted dog teeth, *Endod Dent Traumatol* 11:124-128, 1995.
[83] Andreasen JO, Borum MK, Andreasen FM: Replantation of 400 avulsed permanent incisors. Part 3. Factors related to root growth, *Endod Dent Traumatol* 11:69-75, 1995.
[84] Andreasen JO, Borum MK, Jacobsen HL, et al: Replantation of 400 avulsed permanent incisors. Part 4. Factors related to periodontal ligament healing, *Endod Dent Traumatol* 11:76-89, 1995.
[85] Andreasen JO, Borum MK, Jacobsen HL, et al: Replantation of 400 avulsed permanent incisors. Part 2. Factors related to pulpal healing, *Endod Dent Traumatol* 11:59-68, 1995.
[86] Andreasen JO, Borum MK, Jacobsen HL, et al: Replantation of 400 avulsed permanent incisors. Part 1. Diagnosis of healing complications, *Endod Dent Traumatol* 11:51-58, 1995.
[87] Trope M: Avulsion and replantation, *Refuat Hapeh Vehashinayim* 19:6-15, 76, 2002.
[88] Trope M: Clinical management of the avulsed tooth: present strategies and future directions, *Dent Traumatol* 18:1-11, 2002.
[89] Blomlof L: Storage of human periodontal ligament cells in a combination of different media, *J Dent Res* 60:1904-1906, 1981.
[90] Blomlof L, Lindskog S, Hammarstrom L: Periodontal healing of exarticulated monkey teeth stored in milk or saliva, *Scand J Dent Res* 89:251-259, 1981.
[91] Blomlof L, Otteskog P, Hammarstrom L: Effect of storage in media with different ion strengths and osmolalities on human periodontal ligament cells, *Scand J Dent Res* 89:180-187, 1981.
[92] Blomlof L: Milk and saliva as possible storage media for traumatically exarticulated teeth prior to replantation, *Swed Dent J Suppl* 8:1-26, 1981.
[93] Kwan SC, Johnson JD, Cohenca N: The effect of splint material and thickness on tooth mobility after extraction and replantation using a human cadaveric model, *Dent Traumatol* 28:277-281, 2012.
[94] Kling M, Cvek M, Mejare I: Rate and predictability of pulp revascularization in therapeutically reimplanted permanent incisors, *Endod Dent Traumatol* 2:83-89, 1986.
[95] Cvek M, Cleaton-Jones P, Austin J, et al: Effect of topical application of doxycycline on pulp revascularization and periodontal healing in reimplanted monkey incisors, *Endod Dent Traumatol* 6:170-176, 1990.
[96] Cvek M, Cleaton-Jones P, Austin J, et al: Pulp revascularization in reimplanted immature monkey incisors: predictability and the effect of antibiotic systemic prophylaxis, *Endod Dent Traumatol* 6:157-169, 1990.
[97] Yanpiset K, Trope M: Pulp revascularization of replanted immature dog teeth after different treatment methods, *Endod Dent Traumatol* 16:211-217, 2000.
[98] Ritter AL, Ritter AV, Murrah V, et al: Pulp revascularization of replanted immature dog teeth after treatment with minocycline and doxycycline assessed by laser Doppler flowmetry, radiography, and histology, *Dent Traumatol* 20:75-84, 2004.
[99] Shulman LB, Gedalia I, Feingold RM: Fluoride concentration in root surfaces and alveolar bone of fluoride-immersed monkey incisors 3 weeks after replantation, *J Dent Res* 52:1314-1316, 1973.
[100] Hammarstrom L, Pierce A, Blomlof L, et al: Tooth avulsion and replantation: a review, *Endod Dent Traumatol* 2:1-8, 1986.
[101] Witherspoon DE, Ham K: One-visit apexification: technique for inducing root-end barrier formation in apical closures, *Pract Proced Aesthet Dent* 13:455-460; quiz, 62; 2001.
[102] Bose R, Nummikoski P, Hargreaves K: A retrospective evaluation of radiographic outcomes in immature teeth with necrotic root canal systems treated with regenerative endodontic procedures, *J Endod* 35:1343-1349, 2009.
[103] Iwaya SI, Ikawa M, Kubota M: Revascularization of an immature permanent tooth with apical periodontitis and sinus tract, *Dent Traumatol* 17:185-187, 2001.
[104] Yamauchi N, Nagaoka H, Yamauchi S, et al: Immunohistological characterization of newly formed tissues after regenerative procedure in immature dog teeth, *J Endod* 37:1636-1641, 2011.
[105] Yamauchi N, Yamauchi S, Nagaoka H, et al: Tissue engineering strategies for immature teeth with apical periodontitis, *J Endod* 37:390-397, 2011.
[106] Trope M, Yesilsoy C, Koren L, et al: Effect of different endodontic treatment protocols on periodontal repair and root resorption of replanted dog teeth, *J Endod* 18:492-496, 1992.
[107] Andreasen JO, Andreasen FM: Root resorption following traumatic dental injuries, *Proc Finn Dent Soc* 88(Suppl 1):95-114, 1992.
[108] Andreasen JO, Farik B, Munksgaard EC: Long-term calcium hydroxide as a root canal dressing may increase risk of root fracture, *Dent Traumatol* 18:134-137, 2002.
[109] Rosenberg B, Murray PE, Namerow K: The effect of calcium hydroxide root filling on dentin fracture strength, *Dent Traumatol* 23:26-29, 2007.
[110] Andreasen JO: Fractures of the alveolar process of the jaw: a clinical and radiographic follow-up study, *Scand J Dent Res* 78:263-272, 1970.
[111] Flores MT: Traumatic injuries in the primary dentition, *Dent Traumatol* 18:287-298, 2002.
[112] Soxman JA, Nazif MM, Bouquot J: Pulpal pathology in relation to discoloration of primary anterior teeth, *ASDC J Dent Child* 51:282-284, 1984.
[113] Croll TP, Pascon EA, Langeland K: Traumatically injured primary incisors: a clinical and histological study, *ASDC J Dent Child* 54:401-422, 1987.
[114] Holan G, Fuks AB: The diagnostic value of coronal dark-gray discoloration in primary teeth following traumatic injuries, *Pediatr Dent* 18:224-227, 1996.
[115] Holan G: Long-term effect of different treatment modalities for traumatized primary incisors presenting dark coronal discoloration with no other signs of injury, *Dent Traumatol* 22:14-17, 2006.
[116] Borum MK, Andreasen JO: Sequelae of trauma to primary maxillary incisors. I. Complications in the primary dentition, *Endod Dent Traumatol* 14:31-44, 1998.
[117] Holan G, Ram D: Sequelae and prognosis of intruded primary incisors: a retrospective study, *Pediatr Dent* 21:242-247, 1999.
[118] Stokes AN, Anderson HK, Cowan TM: Lay and professional knowledge of methods for emergency management of avulsed teeth, *Endod Dent Traumatol* 8:160-162, 1992.
[119] Holan G, Cohenca N, Brin I, et al: An oral health promotion program for the prevention of complications following avulsion: the effect on knowledge of physical education teachers, *Dent Traumatol* 22:323-327, 2006.
[120] Perunski S, Lang B, Pohl Y, et al: Level of information concerning dental injuries and their prevention in Swiss basketball: a survey among players and coaches, *Dent Traumatol* 21:195-200, 2005.
[121] Holan G, Shmueli Y: Knowledge of physicians in hospital emergency rooms in Israel on their role in cases of avulsion of permanent incisors, *Int J Paediatr Dent* 13:13-19, 2003.
[122] Lin S, Levin L, Emodi O, et al: Physician and emergency medical technicians' knowledge and experience regarding dental trauma, *Dent Traumatol* 22:124-126, 2006.
[123] Cohenca N, Forrest JL, Rotstein I: Knowledge of oral health professionals of treatment of avulsed teeth, *Dent Traumatol* 22:296-301, 2006.
[124] Brin I, Ben-Bassat Y, Heling I, et al: Profile of an orthodontic patient at risk of dental trauma, *Endod Dent Traumatol* 16:111-115, 2000.
[125] Duddy FA, Weissman J, Lee RA Sr, et al: Influence of different types of mouthguards on strength and performance of collegiate athletes: a controlled-randomized trial, *Dent Traumatol* 28:263-267, 2012.
[126] Kececi AD, Cetin C, Eroglu E, et al: Do custom-made mouth guards have negative effects on aerobic performance capacity of athletes? *Dent Traumatol* 21:276-280, 2005.

CHAPTER 12

第12章　牙髓影像学

Endodontic radiography

章节大纲

影像学在牙髓病学中的重要性	**髓腔影像学解剖**
影像拍摄顺序	**鉴别诊断**
曝光注意事项	**特殊技术**
偏移投照	**新技术**

学习目标

阅读本章后，学生应该能够：

1. 描述影像学在牙髓病诊断、治疗以及术后评估中的重要性。
2. 讨论X线在牙髓病学中的特殊应用。
3. 讨论限制曝光量的原因。
4. 识别X线片上颌、下颌的解剖特点。
5. 描述其影像学特征以区分牙髓来源和非牙髓来源（正常和病理的）的射线透射影和阻射影。
6. 了解从水平和垂直方向改变投照角度形成图像偏移的原因。
7. 描述如何确定偏角X线片的三维信息［例如，颊舌侧的结构（SLOB）规则］。
8. 描述正位和偏角投照可见到的牙齿结构。
9. 讨论如何在偏角X线片上探查及定位遗漏的根管或牙根。
10. 描述拍摄X线片的技巧（例如，口内有橡皮障时，如何安放胶片/感光板以及遮线筒对准）。
11. 描述拍摄每个牙位时胶片/感应器的放置和遮线筒对准方面的具体细节。
12. 描述牙片快速成像的局限性。
13. 描述定位“钙化”根管的影像技术。
14. 讨论解读X线片的限制因素。
15. 描述牙髓影像学中目前或将来使用的一些新技术。
16. 描述口外放置胶片和遮线筒对准的技术。
17. 描述CBCT在牙髓病学中的特殊适应证。

“我们厌恶X射线……通过X射线肉眼就能看到他人的骨头，同时也能看透8英尺的实木。关于它令人憎恶的有伤风化之处，不必赘述。但是在政府关注之前，我们强烈呼吁对X射线进行最严格的立法限制。也许最好的做法是，所有的文明国度联合起来烧掉关于X射线的所有著作，处死X射线所有的发现者并将世上所有的钨酸盐集于一处，埋葬于大海之中。”

the Pall Mall Gazette社论，伦敦，1896

很明显（也很幸运），这篇发表在伦敦报刊上的社论表达出的忧虑并没有影响大众对X射线的看法。X射线是必需的，它是牙医的第二副“眼睛”。这在牙髓病学中尤其如此，很多的诊断和治疗决策都是基于影像学发现。大多数需要关注的结构是无法用肉眼看到的，因此对影像的依赖也相当大。X线显然是一种必需品，也是一种幸事。然而从安全性和时间方面考虑，也有一些不利因素，还有不幸的是，X射线通常被过分解读或未充分解读 。

X线曝光是不可逆的过程，因此只有在必要的情况下才拍摄X线片。随着对辐射安全的不断重视及对使用X线合理性的担忧，总的曝光量必须最小化[1]。然而，通过计算发现口腔和其他组织的曝光量是很低的，相应其造成的风险也最小（但有一些）[2-3]。

另一个关心的是时间问题，即拍摄和处理每张X线片所需的时间——时间就是金钱。因此从安全性和时间方面考虑，只有在必要时才拍摄X线片。

本章讨论影像学在牙髓病学中的应用。影像学作为牙科领域中的一门学科，随着技术的发展，变得日益重要，近来被授予特殊地位，取代牙髓病学成为最年轻的牙科专业[4]。近年来，随着技术的发展，新的设备和方法需要经过专门的培训并获得经验。本章随后会讨论如何将这些新设备和方法应用到牙髓病的诊断和治疗中。

影像学在牙髓病学中的重要性

X线片在3个方面行使基本功能：诊断、治疗以及术后评估或随访。每个方面都有局限性，且需要其特殊方法。一张单独的X线片仅仅是三维（3D）物体的二维投影。为了获得最大化的信息，必须将第三维度的影像信息可视化并解读[5]，3D影像技术的出现，比如CBCT（本章后面内容会讨论到），强化了这一理念。

数字X线摄影

数字X线摄影在牙科领域中的应用日益普遍。与传统X线片相比，虽然其存在技术优势，但是有着相同的局限性。总的来说，两种方法在诊断和治疗相关的准确度上是相当的。本章将进一步讨论相关影响因素和注意事项。

诊断

影像诊断不仅要识别病变的存在和性质，同时要确定牙根及牙髓解剖，与其他正常结构做出特征性鉴别。

识别病变

需要具备相关知识的人士仔细阅读影像片，识别出牙髓、根尖周、牙周及其他骨质病变的指征性变化。大多数变化比较明显，但是有些变化很细微。

确定牙根及髓腔解剖

不仅要确定牙根及根管的数目，还要识别异常的牙齿解剖，比如牙内陷、C形根管[6]；确定根管弯曲度、根管之间的关系以及根管定位[7-8]。个别牙根和根管的横断面解剖也需要特征性鉴别（图12.1）。

鉴别正常结构

许多透射和阻射的结构通常位置接近。这些结构常常互相重叠，使牙冠和牙根的影像模糊[9]。必须识别和鉴别出正常与病变的牙体结构。

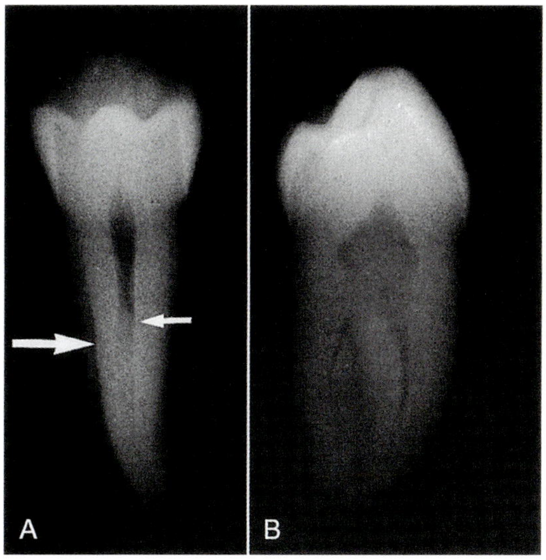

图12.1　A. 该前磨牙的正面投照，只提供了牙髓/牙根形态的有限信息。“快速中断”（小箭头所示）常提示根管二分叉。近中面有两个牙根突出，提示两个凸面和一个凹面（大箭头所示）；而远中面则没有这样的突起，提示平整或凸起的。B. 同一颗前磨牙的邻面观，存在两个明显的根管，分别位于各自的“牙根突起”内。

治疗

拍摄术中片时，口内若有橡皮障会给胶片的放置和射线管的定位带来困难。但在治疗期间拍摄的这些X线片有着特殊的应用。

确定工作长度

可以精确测量从参照点到X线片上根尖的距离。此距离为根管预备和充填的长度[10]。

移动相互重叠的结构

阻射的解剖结构常会重叠，使得牙根和根尖的影像模糊。通过使用特殊的射线管角度，这些阻射的结构可以被“避开”，从而可以清晰地显示根尖。

定位根管

根管定位对治疗成功至关重要。标准和特殊技术能让牙医判断并确定在开髓时难以定位的根管位置。

区分根管和牙周膜间隙

根管止于髓室和根尖。牙周膜间隙位于牙根表

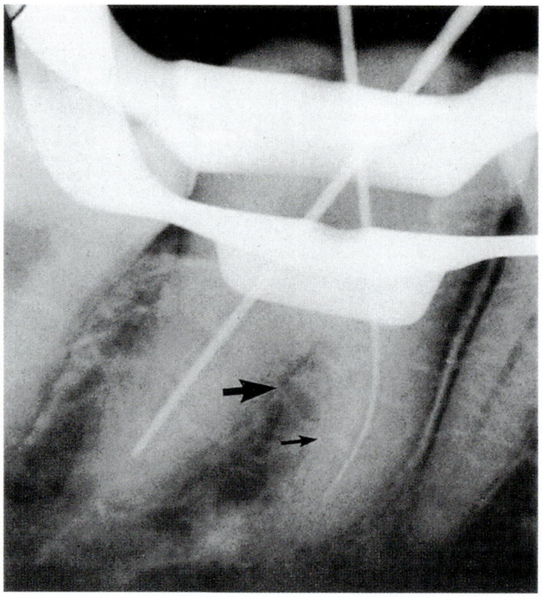

图12.2 远中偏角投照显示出牙根表面的轮廓（大箭头所示）和牙周膜间隙（小箭头所示）以及其邻近的硬骨板。K锉在近颊根管内［舌侧相同，颊侧相反（SLOB）规则］。

面和（磨牙）根分叉的部位，与硬骨板相毗邻（图12.2）。

充填质量评估

术后X线片可以提供大量关于根管预备和充填的信息。到根尖的长度、密度、锥度、原始根管形态的保留，以及每个根管充填的综合质量都可以通过这些X线片确定。

随访评估

根管治疗最终的成功是通过治疗后数月或数年时间来判定的。失败的根管治疗常常无体征或症状，因此X线片对于评估根尖周状态至关重要[11]。

识别新的病变

X线片可以很好地检测到治疗后出现的病变及病变的性质。这些病变可能是根尖周、牙周或非牙髓来源的。这些病变通常不会表现出明显的症状或体征，只能通过X线片探测到（图12.3）。

评估愈合情况

治疗前的病变应该正在愈合或已经愈合。对于治疗成功（已愈合）的病例，随访X线片上能够明显看出正常结构的恢复情况（图12.4）。

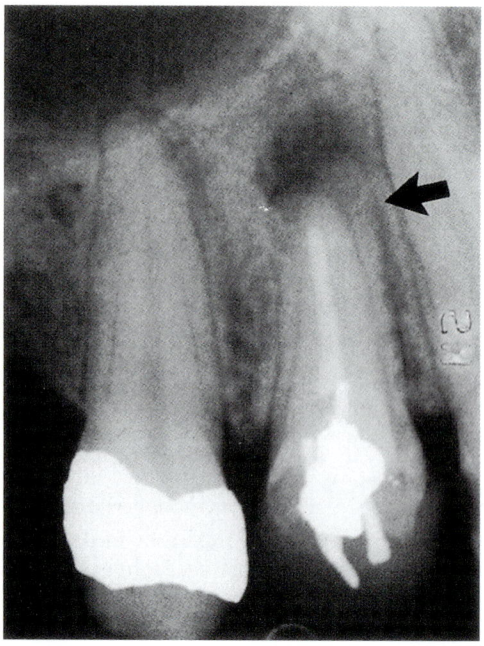

图12.3 因遗漏牙根或根管导致的根管治疗失败。近中偏角投照的X线片显示遗漏了舌侧牙根（箭头所示）。（由L.Wilcox医生授权提供）

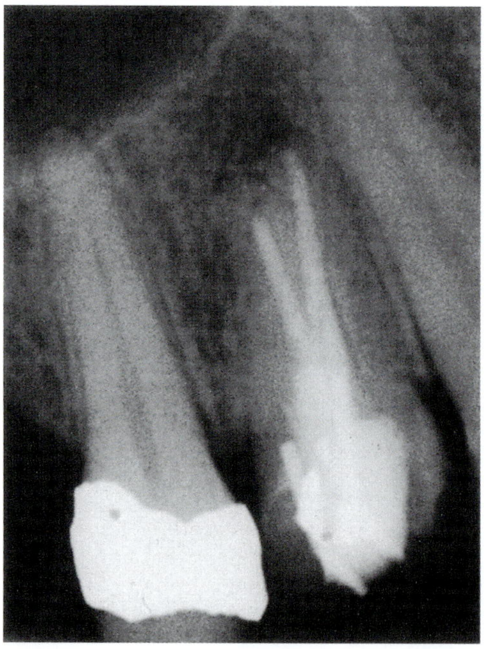

图12.4 图12.3所示的同一颗牙。术后9个月随访片显示骨质几乎完全再生，提示病变正在愈合中。该患牙须尽快完成永久修复。（由L.Wilcox医生授权提供）

特殊应用

X线片应该发挥其最大优势。以下的技术能够很大程度提高诊断的准确性，明确诊断并控制治疗操作。

偏移投照

垂直向尤其是水平向改变遮线筒投照角度，可以改变图像，增加解读信息[5,12]。图像偏移后可以显示出三维空间及重叠的结构，还能对颊舌侧平面的结构进行辨认和定位。

术中片

术中片是重要的治疗辅助手段，但是需在必要时谨慎拍摄。

影像拍摄顺序

每次拍摄X线片都有推荐的顺序和数量。数量指的是尽可能使用最小量，尽管特殊情况下可能需要额外拍摄。

诊断X线片

数量

拍摄X线片的数量视情况而定。对于大多数病例的诊断，仅需一次。胶片和遮线筒（通常最好是平行投照）放置在合适的位置，牙片上至少能看到根尖以下3～4mm。初诊片主要用来探测病变，提供牙根和髓腔解剖的大体信息。咬合翼片可辅助确定龋坏的范围或者检测龋坏或边缘不密合的牙冠。通常没有必要拍额外的牙片来确认额外的根管，除非是进行根管治疗的牙齿，可通过X线片偏移投照识别额外根管。

如果还有其他现成的牙片，每张牙片可提供稍微从不同角度反映的同一颗牙的情况（图12.5）。建议检查每一张能看见患牙的X线片。

投照角度

使用平行投照技术拍摄的X线片毫无疑问是最准确的[13]。优点是：（1）失真较少，清晰度较好；（2）对于初始和后续拍摄的X线片，其胶片和遮线筒的放置具有可重复性。这种可重复性非常重要，它可以评估根尖周是否发生了变化，以提示病变愈合或者没有愈合。平行投照设备可以提高拍片重复性。

在某些特殊情况下，无法进行平行投照，比如较低的腭穹隆、上颌隆突，尤其是牙根很长或者咽反射重、难以配合的患者；这时就需要选择其他投照技术。第二选择是改良后的平行投照技术，准确度最差的是分角线投照技术。

术中片

特殊情况需要特殊考虑。遵守最基本的规则，尽一切可能获得最佳质量的X线片，但是拍术中片时仍存在一定的局限性。这时就需要患者的配合，比如用手握住胶片或固定传感器。

通常这类X线片既不平行又没有平分角度。所使用的投照方法称为“改良的平行投照技术”[14]。胶片基本上没有与牙体平行，但是中心射线垂直射入胶片表面。在牙髓治疗过程中拍摄X线片时，需要对遮线筒水平向的角度做进一步的调整。本章后面的内容将讨论胶片/传感器和遮线筒放置以及影像学解读方面的具体细节。

工作长度

一般而言，工作长度的确定仅需拍摄一次X线片。如果牙根的确有或者可能有两个重叠的根管，从近中或者远中偏角投照是绝对有必要的；此时正面投照不是特别有用[15]。若要确认新发现的根管或者

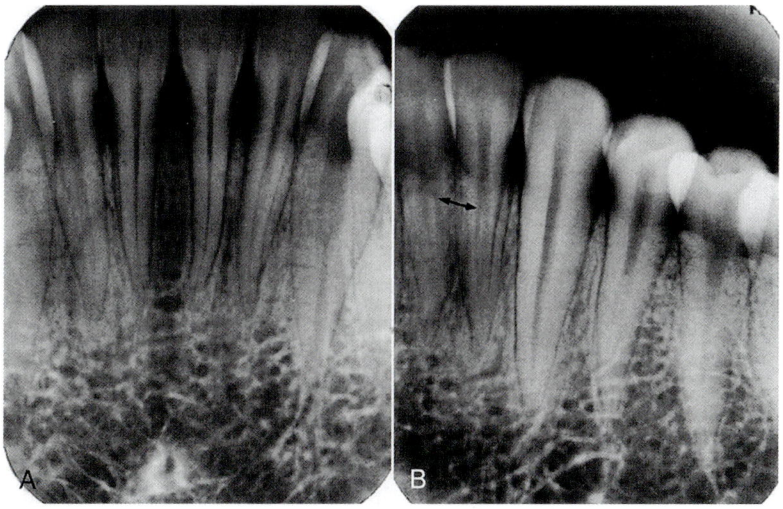

图12.5　A．切牙正面投照，显示为单根管和单牙根。B．（尖牙）远中投照角度提供了不同的视角。侧切牙和中切牙的根管在根中1/3处二分叉（箭头所示），并且在根尖1/3处融合。

测量其工作长度（图12.6），或者第一张牙片没有拍到根尖时，可能需要拍摄额外的牙片。

主尖

与拍摄确定工作长度片遵循同样的规则。使用适当的技术，只需要拍摄一张X线片来评估主牙胶尖的长度是否合适。主尖应该达到或者非常接近正确的工作长度（第18章中将讨论试主尖的操作步骤）。

其他方面的注意事项

通常有必要拍摄额外的术中片，比如辅助定位根管或确定是否发生了操作意外（穿孔、器械分离或形成台阶）。根据需要改变遮线筒位置和投照角度。当怀疑主尖不合适时，可拍摄临时的充填片，即主尖与糊剂被压实但尚未最终充填时拍X线片。长度或密度方面的失误可以在这个阶段得以纠正。

充填

拍摄充填片的基本规则同初诊片。至少应该平行投照。多根管的牙齿可增加偏角投照以分别评估每个重叠且又独立的根管。然而，X线片只能粗略地反映充填的长度和质量[16-17]。

随访评估

拍随访片的基本规则同初诊片和充填片（平行投照和曝光因素）。有一点例外，如果治疗存在问题或是治疗失败，常需要额外拍摄偏角X线片，以寻找遗漏的根管或其他的异常情况。

曝光注意事项

为获得质量和解读诊断信息最大化的X线片，恰当设置X线机以及认真处理胶片非常重要。一直以来都在使用和对比D速胶片（Ultraspeed）和E速胶片（Ektaspeed）。尽管D速胶片的对比度稍好一点，但这两种类型的胶片具有相当的总体适宜性[18]。最新的Ektaspeed plus胶片产生的图像质量与D速胶片类似，但是前者的辐射量为后者的一半[19]。

为获得阻射和透射结构的最大对比度，最佳设定为70kV。曝光时间和毫安数应针对每台机器个性化地设置。因此，推荐使用E速胶片和 Ektaspeed Plus胶片，使X线辐射量最小化（70kV）且清晰度最大化。

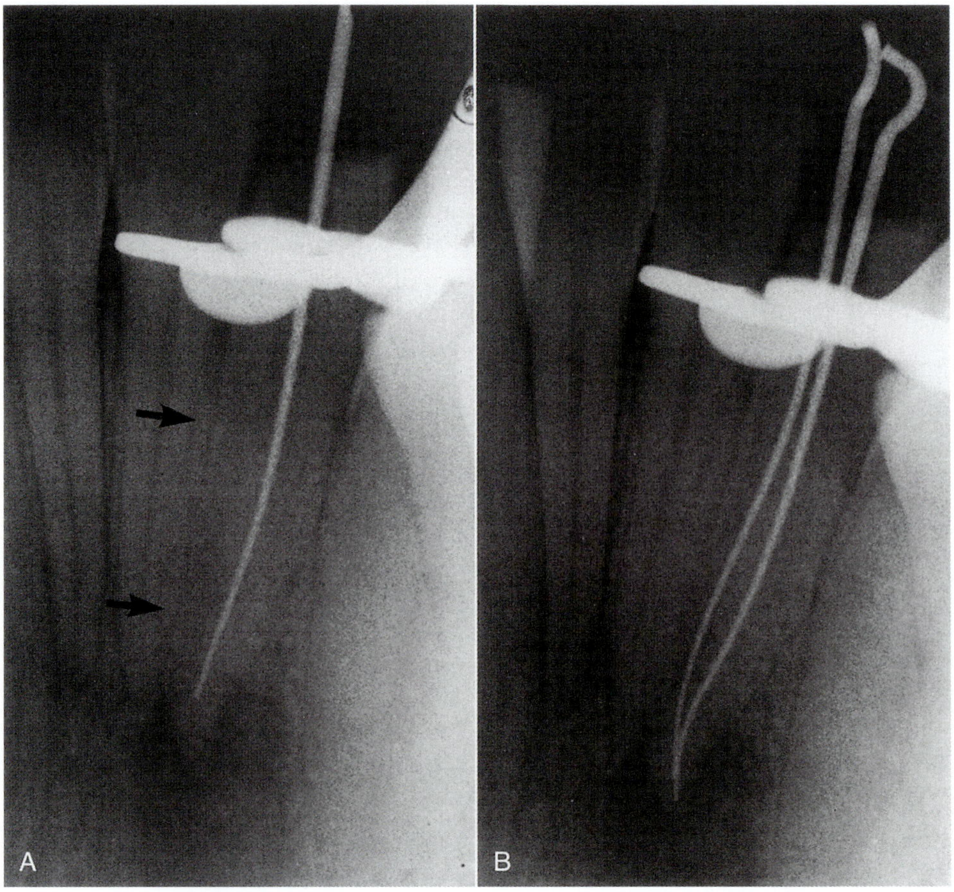

图12.6 识别和定位根管。切牙扭转，需要拍摄近中偏角X线片。A.箭头所示为牙根近中面，提示K锉偏离牙根中心。因此，该K锉位于唇侧根管内。B.在舌侧寻找到根管。两根管在根尖处融合。

数字X线片比传统X线片需要的曝光时间更少，这是一个确切的优势。一般而言，在临床准确性方面传统和数字X线片似乎没有明显差别[20]，不同的数字影像系统之间也是如此[21]。

偏移投照

偏移投照可以显示三维的信息。

基本规则

图像偏移

重叠的结构

偏移投照技术能够将颊舌侧结构分开并识别[5]。比如上颌磨牙近颊根有两个根管的情况，通过偏移投照可以将两个根管分开并同时看到。

确认颊舌向结构

组织结构和胶片定位的相对运动规则可用于区分目标的位置（图12.7和图12.8）。

SLOB规则

当两个目标物体与胶片或者传感器处于固定的位置，彼此呈颊舌向关系，从水平向或者垂直向移动X线束（遮线筒）时，两个目标物体的成像朝相反方向移动（图12.9）。位于唇（颊）侧的物体向更远处移动；位于舌侧的物体与遮线筒移动的方向相同。最终形成的影像片上，舌侧物体与遮线筒方向相对一致而颊侧物体朝相反方向移动[22]。此为SLOB规则（舌侧相同，颊侧相反），SLOB即“same lingual，opposite buccal”的首字母。

可以设想闭上一只眼，伸出两手指放在另一只眼的前方，两手指在视线方向重叠。头朝一边移动，然后移动到另一边，两手指的相对位置发生改变。当两个重叠的牙根（两根手指）与放射源（眼睛）以及中心射线（视线）相对运动时会产生同样的效应。当使用遮线筒偏移技术投照时，关键在于要知道偏移的方向并确定哪个结构位于唇（颊）侧或者舌侧。否则，可能发生严重的错误。

适应证和优点

分离和确认相互重叠的根管

对于唇（颊）舌平面上有可能有两个根管的牙齿，分离并确认相互重叠的根管很有必要。除了上颌前牙（单根管，罕见情况除外），几乎所有的牙齿至少有一个牙根可能出现这种情况。

移动并确认相互重叠的结构

有时候，牙根表面有射线阻射物体。比如上颌颧突，常常使上颌磨牙的根尖模糊不清。这种致密

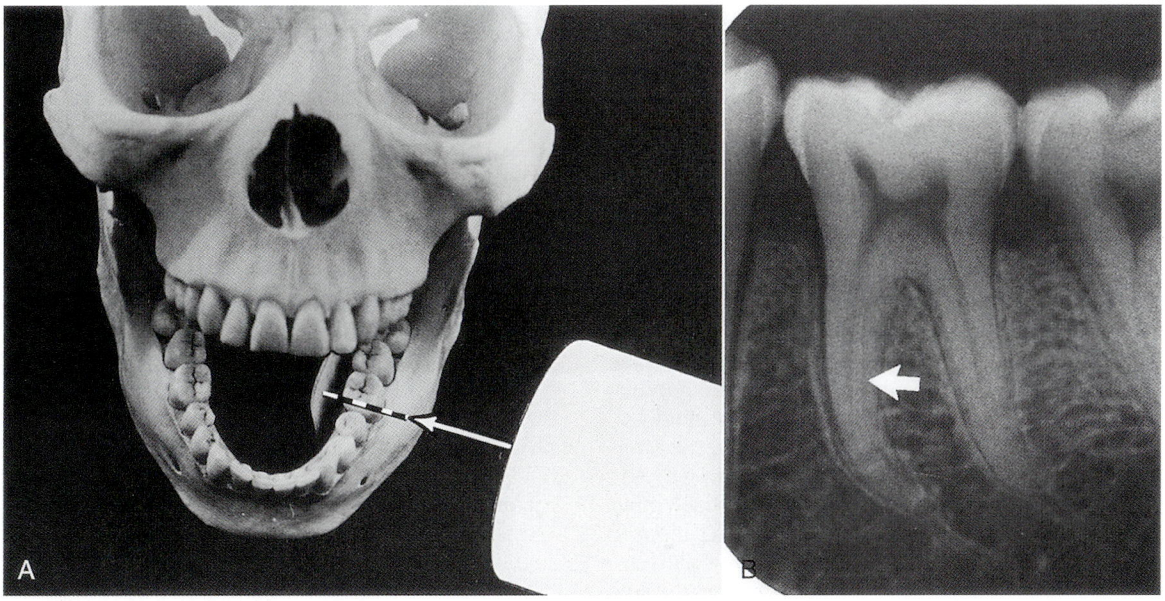

图12.7　A. 胶片与牙弓平面平行。遮线筒中心X线束（箭头所示）与胶片成直角。这是水平向或垂直向偏角拍摄时最基本的遮线筒–胶片关系。B. 下颌第一磨牙轮廓清楚，但是结构重叠（位于颊舌平面的根管），所提供的信息有限。箭头所示为牙周膜间隙（邻近重叠牙根的凸面），而不是第二个根管。（引自Walton R:Endodontic radiographic techniques,*Dent Radiogr Photogr* 46:51,1973）

的结构位于牙根颊侧，近中移动遮线筒，可以将颧突“移向”远中（图12.10）。此外，减小遮线筒的垂直向角度可以将颧突影像“推向”上方。

确定工作长度

每个重叠的根管可以从根管口追踪到根尖（图12.11）。

确定弯曲度

可应用SLOB规则确定弯曲度。依靠弯曲结构与遮线筒相对移动的方向，可以判定此弯曲结构位于颊侧还是舌侧，并能够测定弯曲度。

定位颊舌位置

SLOB规则可用于定位牙根表面或者根管内的结构。比如定位侧穿或者外吸收的部位：位于颊侧还是舌侧？水平方向不同角度拍摄的两张X线片很容易解决这个问题（图12.12）。

找到未发现的根管

SLOB规则还可应用在开髓预备过程中。有一条根管解剖学格言，如果一个牙根只有一个根管，那么此根管位于牙根中心。如果开髓后最初只发现一个根管，因为可能存在另一个根管，可以将器械置于根管中，然后从近中或者远中偏角拍摄X线片，如

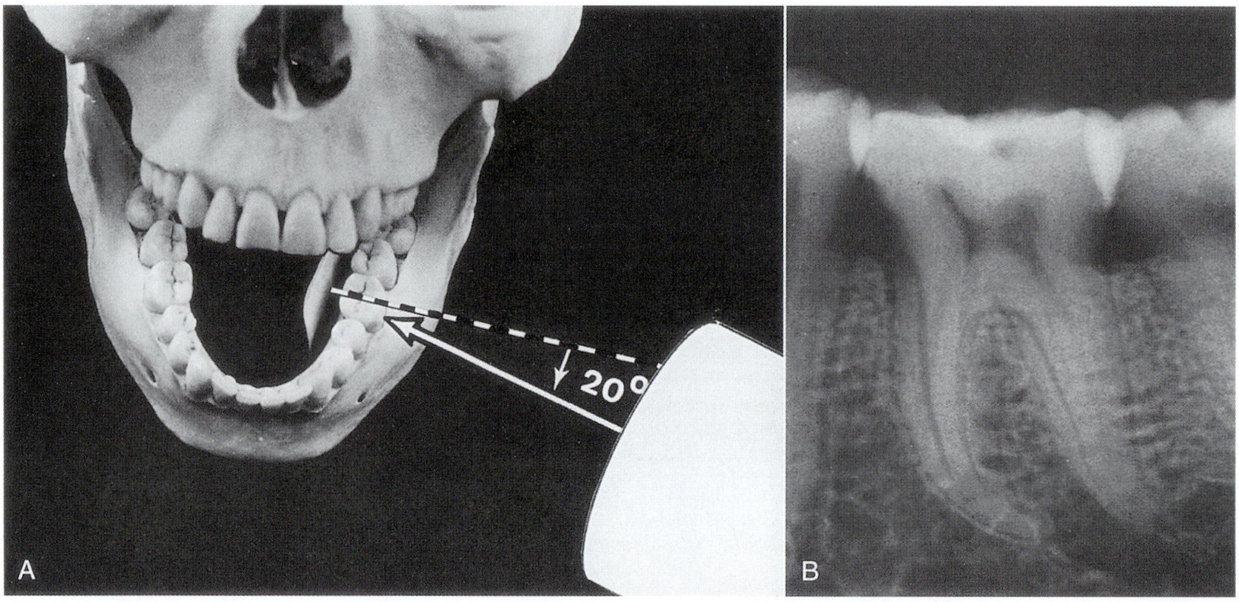

图12.8 A. 遮线筒在水平方向向近中倾斜20°（近中偏角投照）。B. 拍出的X线片能显示出牙根和根管第三维度的形态特点。例如，第一磨牙远中根可见两个根管。（引自Walton R: Endodontic radiographic techniques, *Dent Radiogr Photogr* 46:51,1973）

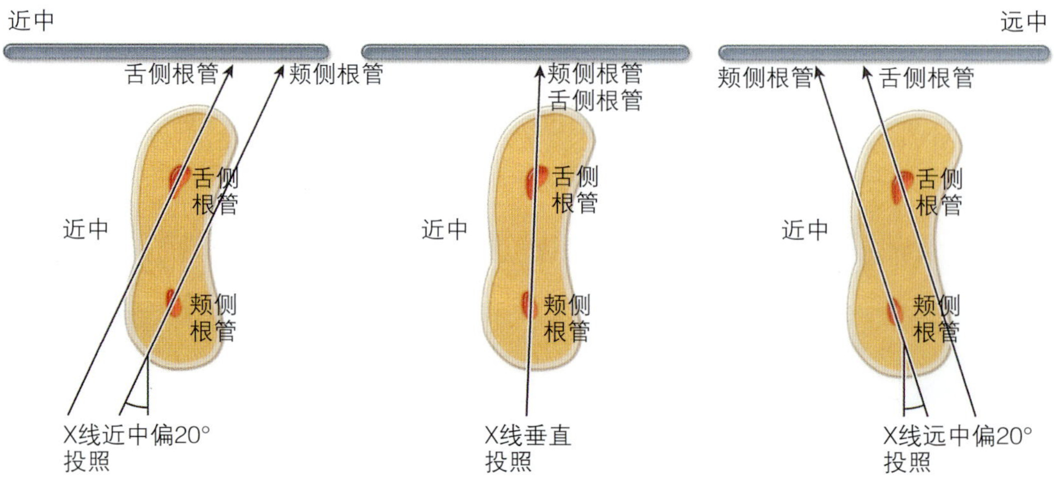

图12.9 中心射线（X线束）径直穿过含有两根管的牙根时，胶片上两根管的影像重叠。当遮线筒向近中或远中偏移时，舌侧物体与遮线筒移动方向一致，而颊侧物体朝相反方向移动（SLOB规则）。（由A. Goerig医生授权提供）

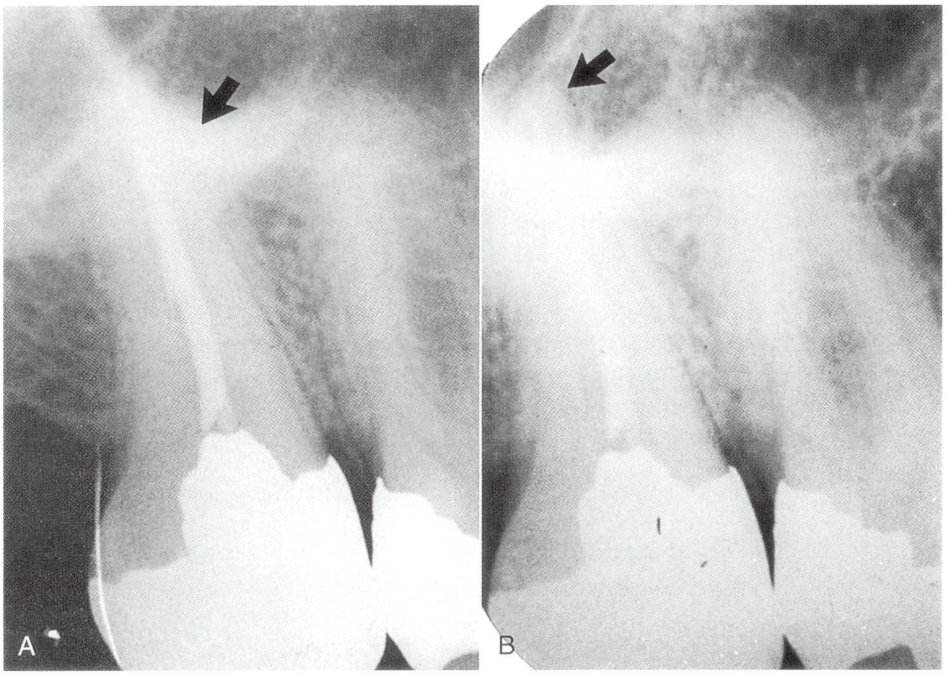

图12.10　A. 上颌颧突（箭头所示）掩盖了根尖，无法看到根尖的充填情况。B. 稍微朝近中移动遮线筒可将舌侧根尖（箭头所示）的影像“拉”向近中，可看到根尖。

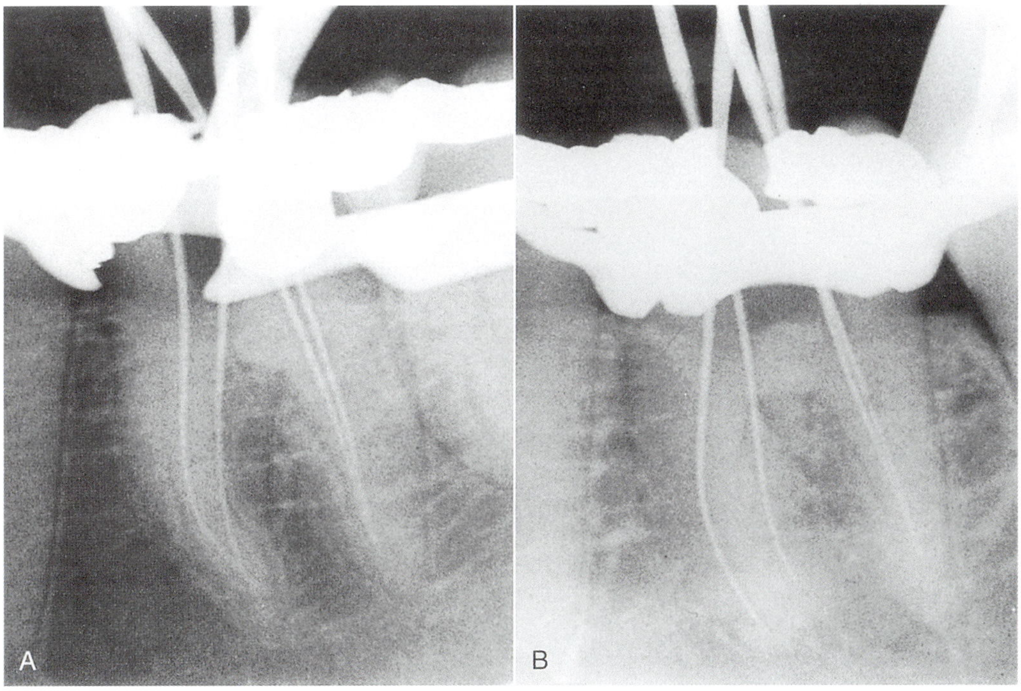

图12.11　A. 近中投照提供的有关牙齿形态特征及4个根管相互关系的信息比较有限。B. 改变投照角度，远中偏角投照将下颌磨牙的牙根“分开”。近中的根管很容易看到全长。远中根里的器械接近且相互平行，说明远中根管为单个粗根管。

果器械倾斜且明显远离中心，那么一定存在另外一个根管（图12.13）。可使用SLOB规则对未发现的根管进行定位。

定位“钙化”根管

开髓预备过程中也要定位“钙化”根管。还有一条根管解剖学格言，牙根总是含有根管。根管有可能很细窄，很难寻找或疏通，但又确实存在，而且常常无法在X线片上看到。单根管位于牙根中央。因此，当使用钻或超声尖深入寻找疑难根管时，偶尔需要拍摄两张术中片。一张是颊侧正位拍摄X线片，另一张是近中或远中偏移投照拍摄的X线片。前者可近远中向定位制备的入路；后者显示制备入路的颊舌向角度。根管肯定位于牙根中心，可向牙根中心调整钻磨方向（图12.14）。新技术如锥形束CT（CBCT）可定位临床上不容易发现的根管（图12.15）。

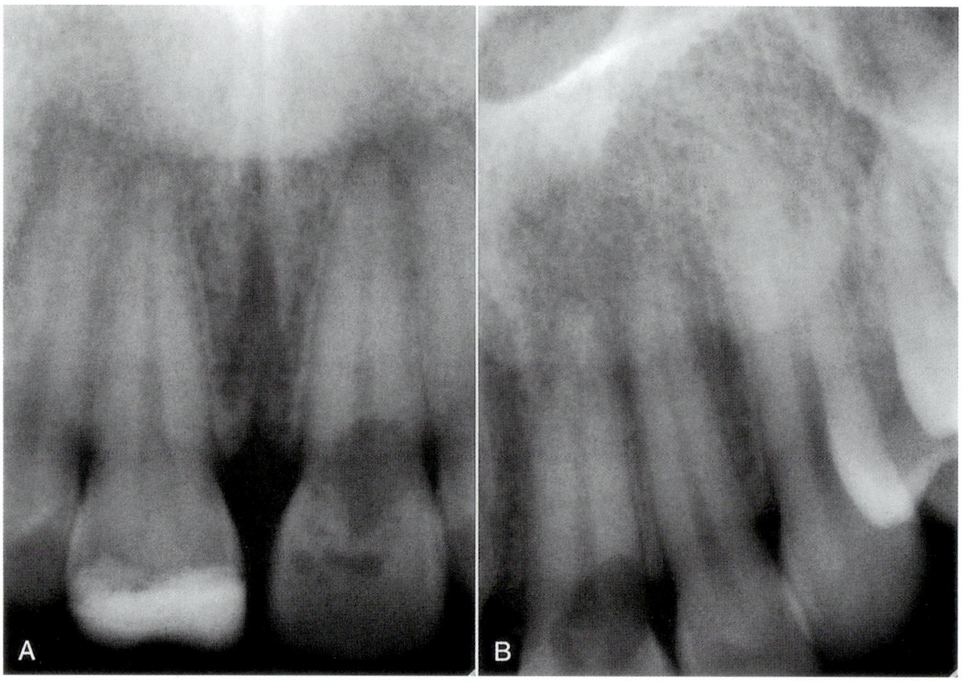

图12.12 A. 吸收病变与根管重叠，可能是外吸收，因为在重叠部分的影像中仍可见根管的轮廓。B. 遮线筒远中偏移形成的图像显示为吸收缺损向腭侧延伸，因为它向遮线筒的偏移方向移动。

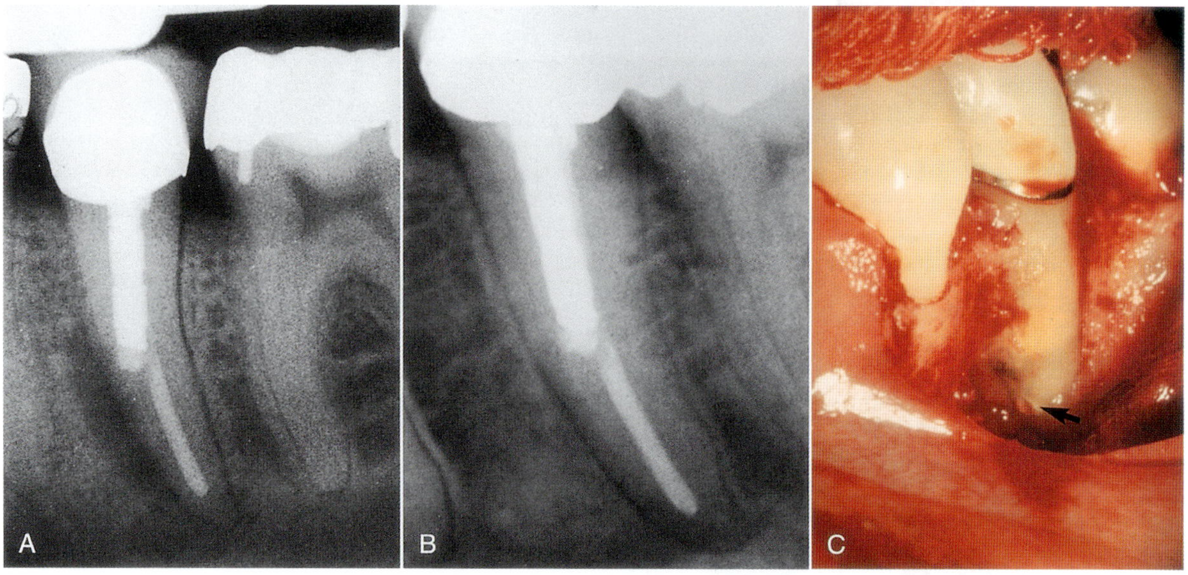

图12.13 A. 牙根近中的病变提示桩道穿孔，尽管在正面投照的X线片上看不到穿孔。另一张偏角投照X线片可以看到穿孔位于颊侧或舌侧。 B. 在近中偏角投照的X线片上，桩的尖端稍向远中移动，因此穿孔的部位在颊侧（SLOB规则）。C. 穿孔部位（箭头所示）。

缺点

遮线筒偏移投照也存在一些固有问题，有时候不应使用这种方法或者将遮线筒的偏移角度减到最小。

清晰度降低

平行投照或改良平行投照拍出的X线片清晰度和分辨率都最高[23]。当中心射线与目标物体和胶片的垂直位置发生相对改变（射线穿透目标物体，以一定的角度投照在胶片上），目标物体会变得模糊（图12.16）。透射和阻射物体的对比度下降。遮线筒偏移的角度越大，模糊或失真的外观会增加，而其他的结构更可能发生重叠。因此，为了获得最大的清晰度，又需使物体影像充分移动以达到解读目的，仅在一定程度上偏移遮线筒。

结构重叠

通常，在平行投照片上独立的结构经过遮线

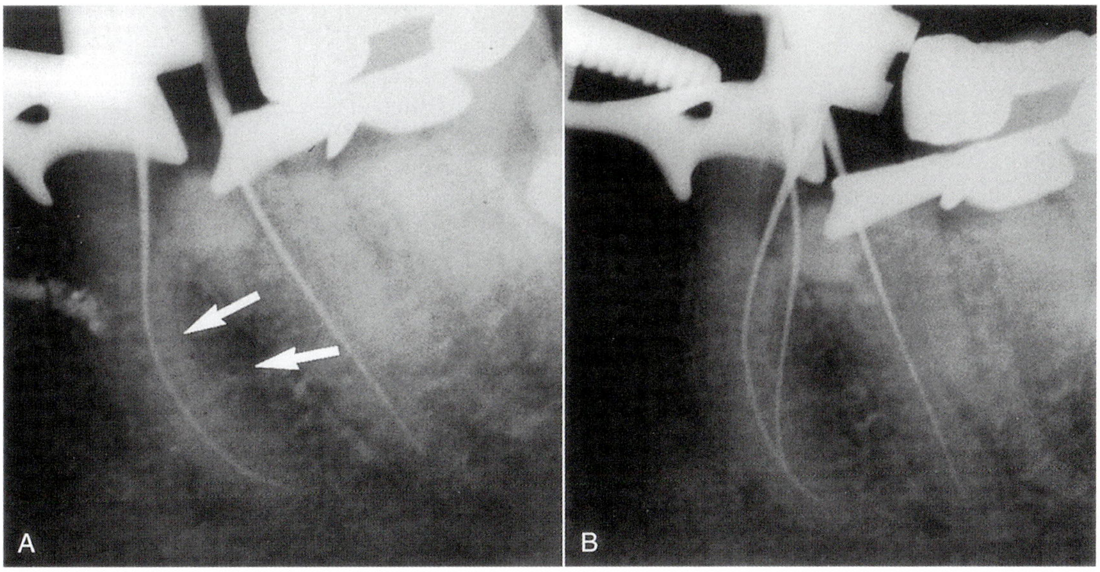

图12.14 开髓预备和探查髓底过程中寻找和定位遗漏根管的技巧。 A. 远中偏角投照的X线片，单根锉位于近中根，表明锉向颊侧倾斜。因此，另一个根管应位于舌侧。垂直方向的透射线（箭头所示）为近中牙根的牙周膜间隙。 B. 往舌侧仔细探查，寻找到舌侧根管。

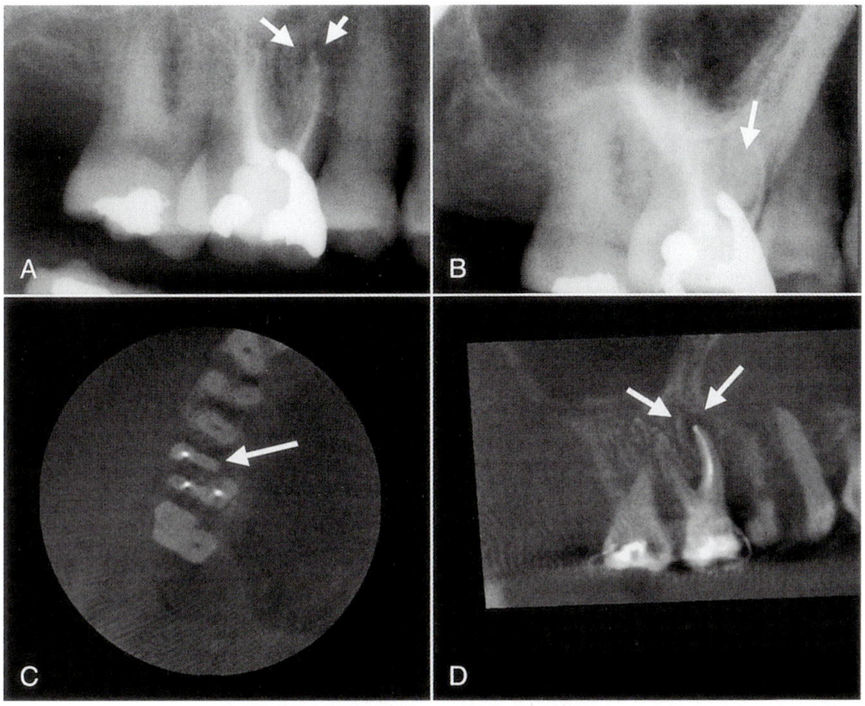

图12.15 A. 根管治疗后的16#牙，根尖周的透射影可能与近颊根有关。该患者有复发症状。 B. 远中偏移投照的X线片显示可能遗漏近舌（MB2）根管。 C. CBCT轴位显示遗漏根管的位置。 D. CBCT矢状位清晰显示根尖周透射影。

筒偏移投照之后，影像相互移动而重叠在一起。比如，上颌磨牙牙根在平行投照片上能看到3个独立的牙根和根尖。近中或远中偏角投照之后，腭根重叠到远颊根或近颊根，辨别根尖区的能力下降（图12.17）。再比如，拍上颌切牙时，增加遮线筒垂直向的角度，可能会将根尖区“拉”到鼻前棘的阻射影中。

髓腔影像学解剖

解读

X线片也可称为“伪装高手”；通常，它们发挥作用的同时又具有误导性[24-25]。一些医生明显趋向于从X线片上提取超出实际的更多信息。医生需谨记影像片上只有硬组织可见，软组织是不可见的。例

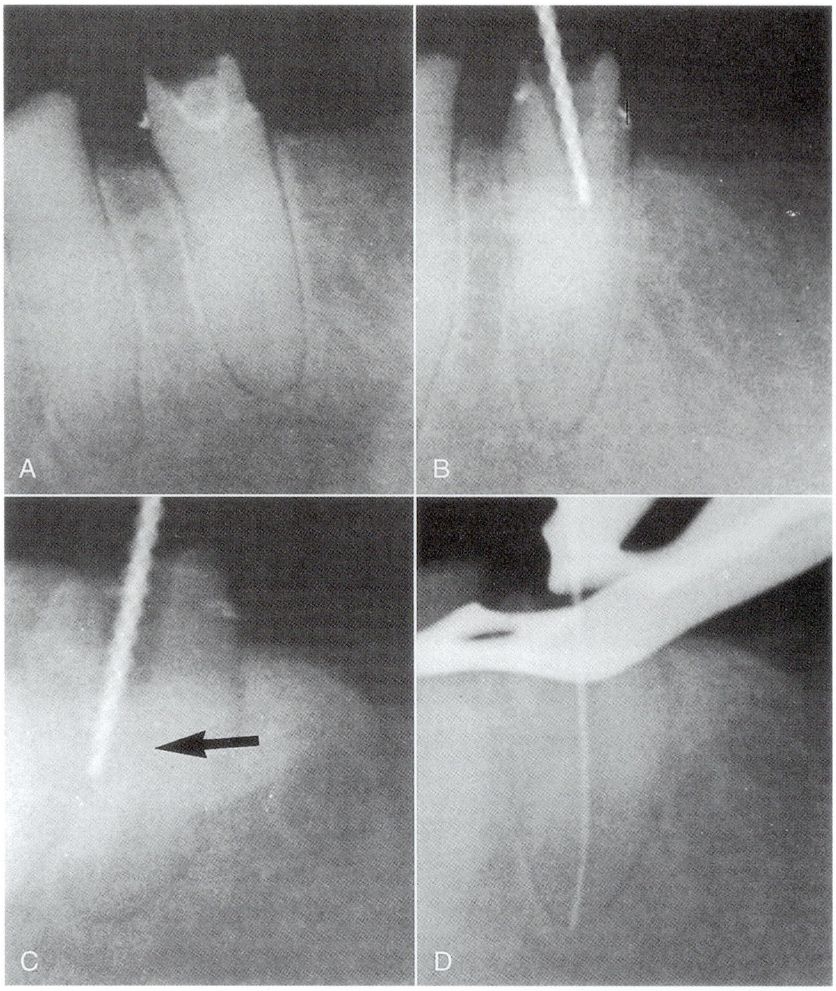

图12.16 定位严重钙化变性的根管。未上橡皮障初步探查根管。 A. 根管细窄退缩以及牙冠缺失使定位和寻找根管的难度加大。 B. 正面投照的X线片示入路预备的方向偏根管近中。（谨记根管位于牙根中心） C. 近中偏角投照的X线片示入路误偏颊侧。根管位于牙根中央（箭头所示）。因此，接下来应该朝远中舌侧方向探查根管。 D. 钻针重新定位后，在牙根中心找到了单个根管。此时使用了橡皮障。

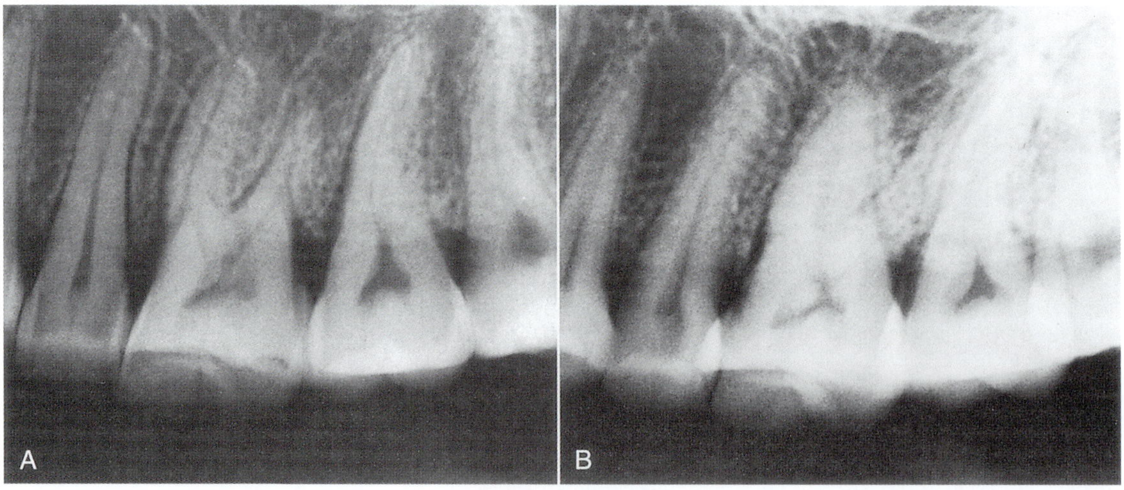

图12.17 A. 正面平行投照的X线片示上颌第一磨牙，此时清晰度最佳。B. 近中偏移30° 投照，阻射和透射结构的对比度降低。同时，牙根有重叠，增加读片难度。

如，牙髓炎本身不伴有任何X线改变。因此，不可复性牙髓炎患者的X线片并不能有助于诊断，尽管X线片可显示根尖周骨质变化、可能的病因学因素、可能存在的内外吸收和/或根管解剖。

局限性

X线解读骨质病变的相关研究表明，病变在X线片上清楚可见之前必须已有大量的骨质吸收[26-27]。当然，这种情况因牙根位置和其上的皮质骨厚度而异。在大多数部位，伴有皮质骨吸收的根尖周病变，在X线片最为明显。然而，仅有髓质骨吸收的病变，也可能足以在X线片上显示[28-29]。不论哪种情况，只有根尖周炎症病变发展成熟且范围较广，才可在X线片上看到明显的射线透射影。

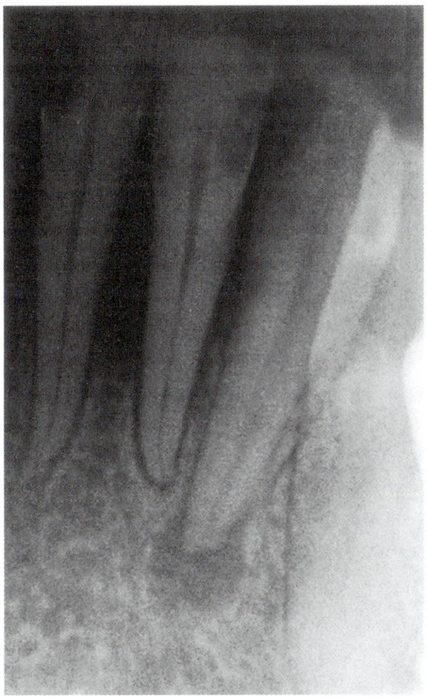

图12.18 此根尖周透射影的特点高度提示其为牙髓源性的病变。硬骨板消失，且病变呈“油滴状”。牙髓坏死的原因也较明显。

鉴别诊断

牙髓源性病变

透射性病变

牙髓源性的透射性病变有以下4种特征，有助于将其与非牙源性病变区分（图12.18）：

1. 根尖/根周硬骨板丧失，已被吸收破坏。
2. 透射影呈特征性的“油滴状”，这只是一般情况，因为病变有多种表现。
3. 不管遮线筒角度如何，透射影总“停留”在根尖。
4. 牙髓坏死导致的病变通常（但不总是）较为明显。

普遍观点认为根尖周肉芽肿可与根尖周囊肿区分。鉴别点在于X线片上囊肿被“外皮层”或阻射的骨板包绕。有报道证实这不是可靠的指标[30]。

最终的区别不在于X线片，而在于牙髓活力测试。如果透射影相当大，且来源于牙髓病变，那么肯定是由牙髓坏死发展而来（因此，牙髓活力测试无反应）。

阻射性病变

致密性骨炎是常见的牙髓源性阻射性病变，这类病变具有弥散性阻射外观，组织学上表现为骨小梁的增加[31]。影像学上表现为边界弥散，大致呈同心式围绕根尖排列（图12.19）。可伴有或不伴有牙髓坏死和透射的炎症病变。致密性骨炎和根尖周炎常常同时存在。牙髓通常有活力且处于炎症状态。

非牙髓源性病变

透射性病变

非牙髓来源的透射性病变多有变异但较为罕见。Bhaskar 列举了38例颌骨的透射性病变，其中35例为非牙髓来源的，其结构和部位各不相同[32]，很多位于或接近根尖，X线片表现类似牙髓来源的病变。此外，牙髓活力测试可以做基本的鉴别——对于非牙髓来源的病变，牙髓是有反应的。已行根管治疗的牙齿，其诊断可能较困难[33]。这些情况下，医生应该认真检查患者的病史，评估可能存在的牙髓病因；透射影的形状、部位及病史；相关的异常症状，比如嘴唇麻木；以及溃疡、软组织浸润或不活动的淋巴结等体征。

阻射性病变

在鉴别下颌后牙根尖区的阻射结构时，时常会出现读片错误。与致密性骨炎不同，非牙髓源性阻射病变是非病理性的，边界更清楚，结构单一。它们与牙髓病变无关（图12.20）。

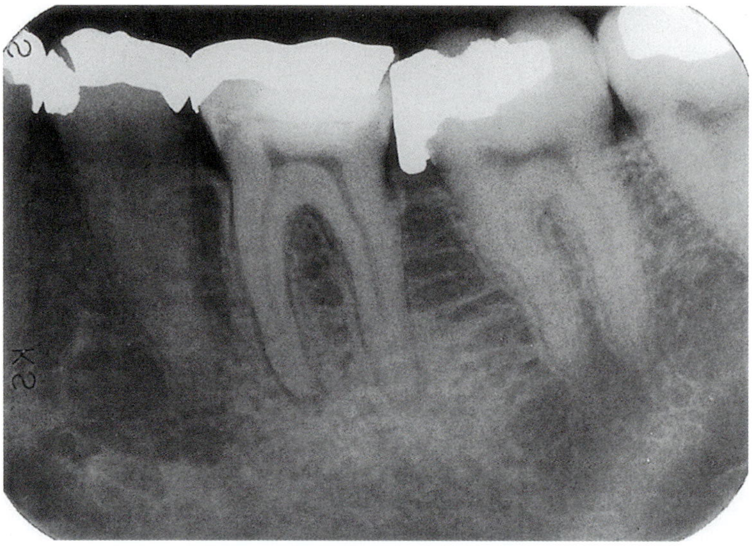

图12.19 致密性骨炎。根尖周围增多的骨小梁向心排列，边界弥散。仔细观察还能看到根尖的透射病变。

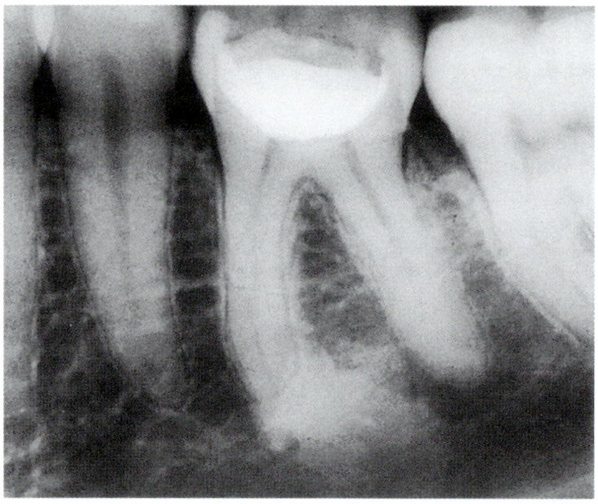

图12.20 内生骨疣（或硬化骨）。其特点是致密、均一、边界清楚的阻射影。内生骨疣不是病变，可发生于任何部位，但最常见于下颌骨后部靠近根尖区。这种阻射区域可能已出现在较早的X线片上。

解剖结构

某些解剖结构相互重叠，有可能与牙髓源性病变相混淆。尽管大多数的影像学课程涉及这些结构的鉴别，但是当存在牙髓病变或者怀疑有牙髓问题时，医生常不能区分这些正常结构。稀疏的骨小梁区域常引起混淆，尤其是在下颌骨。另外，上颌前牙根尖区也是容易出问题的地方。医生必须谨记从这些透射区域中仔细查看根尖区的硬骨板。

下颌骨

典型的例子是颏孔位于下颌前磨牙根尖上会形成透射影[34]。通过观察此透射影在偏角投照X线片上的移动和识别硬骨板很容易进行鉴别（图12.21）[35]。

上颌骨

上颌区域的一些结构（既有透射也有阻射结构）有可能与牙髓病变混淆。比如上颌窦、切牙管、鼻前庭、颧突以及鼻前棘。如前所述，这些结构的特点以及牙髓活力测试在鉴别诊断中非常重要。

特殊技术

咬合翼片

尽管咬合翼片不是一种真正的“特殊方法”，但通常有助于诊断和制订治疗计划。胶片、射线管以及牙齿的关系可提供更恒定的平行定位（图12.22）。

胶片/传感器与遮线筒的放置

胶片和传感器的选择

每次投照都应该用后牙胶片，儿童除外。前牙胶片（窄）不够宽，在偏角投照的X线片上常常不能获得根尖的图像，所以没有必要使用这种胶片。前牙使用较宽的胶片投照时需要特殊装置（图12.23）。推荐使用E速胶片（Ektaspeed）[36]。

电荷耦合元件（CCD）或者互补金属氧化物半导体（CMOS）数字传感器通常与胶片具同样尺寸，而厚度不一样。大多数的传感器较厚，因此与胶片相比，患者会感觉不舒服。在某些情况下有必要使用1号数字传感器，以避免恶心或者允许适当地平行投照。之前提到的同尺寸胶片更是如此。也可用光激活荧

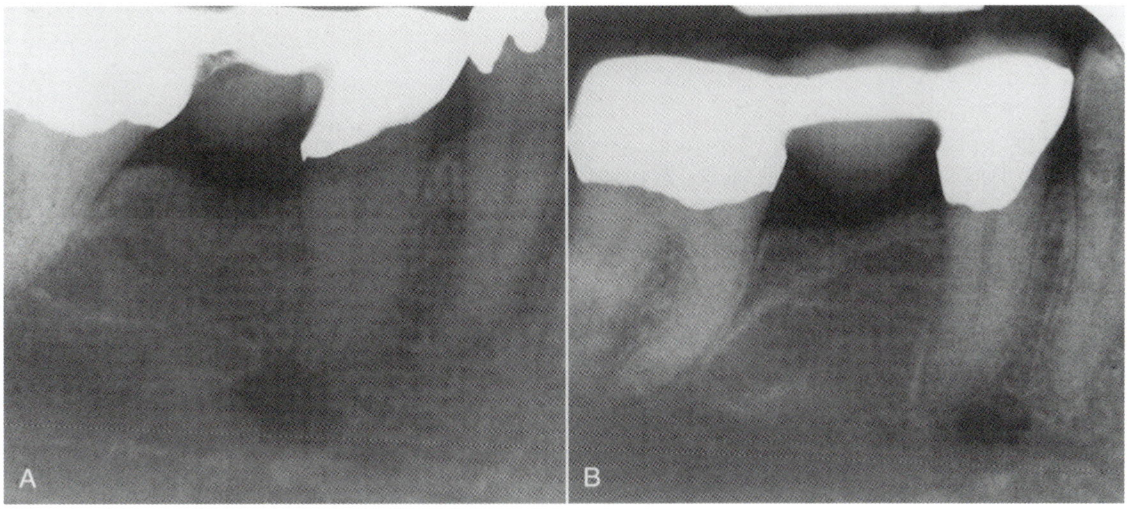

图12.21 A. 根尖上的透射区可能会被误诊为病变。B. 牙髓测试（有活力）和远中偏位投照的X线片表明透射影是位于颊侧（SLOB规则）的颏孔。

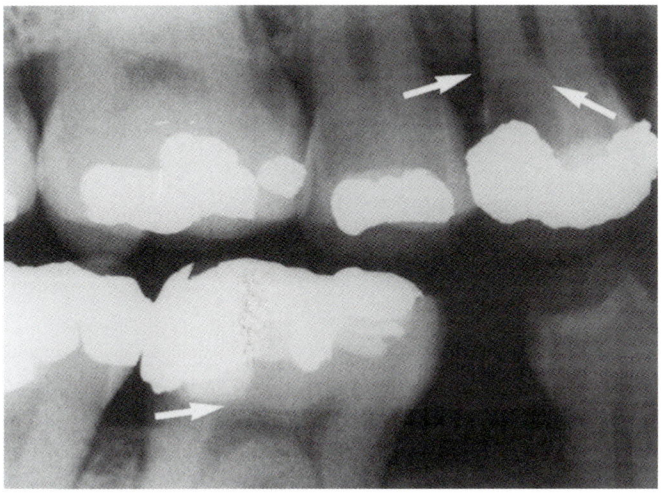

图12.22 咬合翼片可清楚地显示出重要特征：牙槽骨与龋病龈向延伸的关系（箭头所示），龋病和修复体深度与牙髓的关系（下方箭头所示）。（由C.Koloffon医生授权提供）

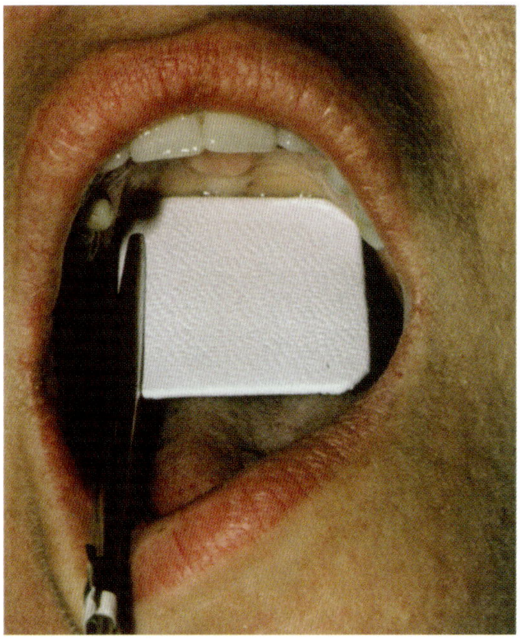

图12.23 上腭较窄，需要将后牙胶片往远端放置。注意胶片的上缘位于上颌结节远中。

光体（PSP）板作为备选，它们与胶片的尺寸完全一致，且需要处理隐藏的图像以便被计算机识别。

胶片和传感器夹持器

平行投照设备经过特殊调整后可用于根管治疗中摄片[37]。然而，多次实践后发现，将止血钳用作胶片或传感器夹持器（带夹扣，以便止血钳放置）非常有效，不仅轻松而且适应性好。止血钳也便于放置，装在盒子里与其他器械一起消毒灭菌。其手柄与遮线筒在垂直面和水平面都对齐（图12.24）。不建议让患者直接用手指的压力按住胶片或传感器。这样很棘手，常导致胶片弯曲，从而使X线成像失真（图12.25）。胶片表面必须保持平整。

操作者放置止血钳固位的胶片或者传感器。然后患者以同样的位置握住止血钳。遮线筒与止血钳在正面（垂直角度，图12.26）及手柄90° 方向（水平面，图12.27）保持平行。手柄与胶片表面成90° ，中心射线也成90° 投射入目标表面。此即为改良的平行投照技术，因为胶片或传感器常与牙齿不平行，无论如何，这种投照技术的失真最小，在术中片上并不明显[14]。

夹持器目前可以将传感器固定在平行或改良的平行投照装置上，即使安放了橡皮障也能用上夹持器（图12.28）。

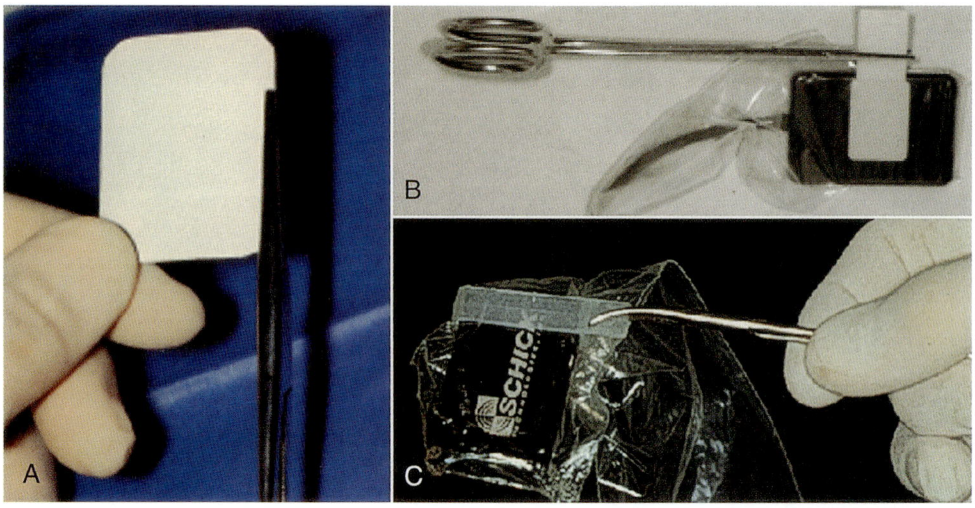

图12.24 A. 止血钳用于夹持胶片，作为遮线筒就位和定位的装置。图中止血钳夹住的是粘接扣（B）和数字传感器的塑料夹持器（C）。

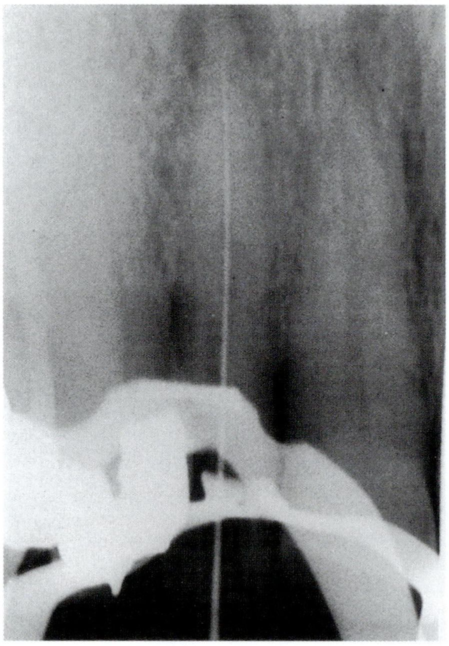

图12.25 对胶片施压通常会导致胶片弯曲，产生失真的图像。这张弯曲的胶片使得牙根的根尖1/2“伸长”，无法准确读片和确定长度。

胶片/传感器的放置

通常，胶片和传感器放置在标准的根尖投影区域。然而也有一些例外，比如当牙弓相对较窄、上下颌前牙投影时需将胶片或传感器靠后放置。

拍摄上颌后牙区域，尤其是磨牙成像时，胶片或者传感器放置在正中缝另一边，与磨牙相对的位置；这种拍摄方法可以将胶片顶端置于根尖相对较上的位置（图12.29）。

拍摄下颌后牙区域，胶片或传感器置于中线处（舌下方）。同时稍稍闭嘴，下颌舌骨肌处于放松状态，可使胶片或传感器的位置往下降。

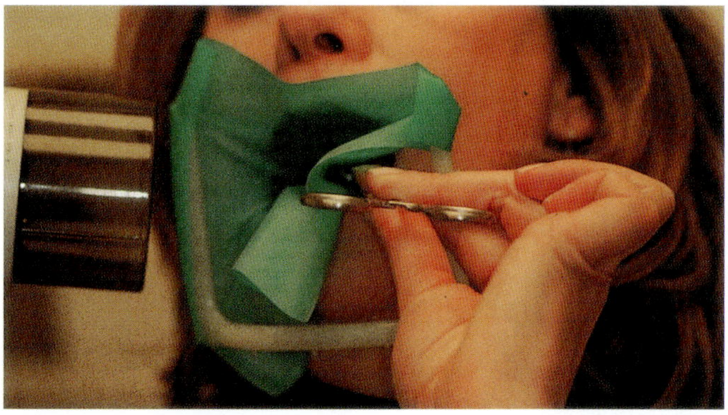

图12.26 使遮线筒长轴对准止血钳柄末端，以设定遮线筒垂直向的角度。

放胶片时不需要移除射线透射的橡皮障面弓。可松开橡皮障下方的一角或一边，以便插入和放置止血钳和胶片/传感器（图12.26）。

遮线筒对准

下面的内容将讨论遮线筒的放置（正面、近中或远中）（图12.30和图12.31）。

正面投照

上颌前牙超过一个牙根和一个根管的情况较为罕见，因此，只需要正面（径直方向）投照。拍摄上颌磨牙也是如此，除非在开髓期间需要探查和疏通近颊第二（近舌）根管。正面直接投照可获得最佳的分辨率和清晰度（上颌磨牙很难获得最佳分辨率和清晰度）。

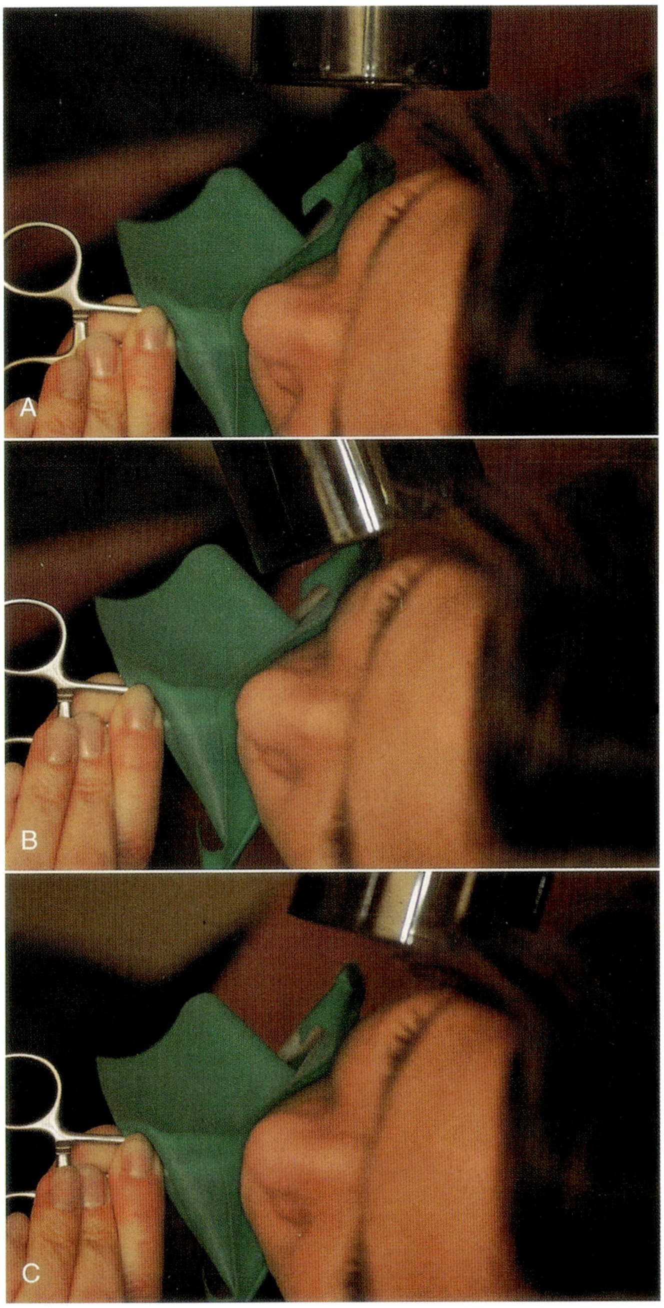

图12.27　通过从患者头顶往下看来确定水平角度。A. 遮线筒长轴（中心射线）与止血钳手柄成90°。近中（B）和远中（C）投照时则相应地调整水平角度。

近中投照

近中投照适用于上下颌前磨牙以及下颌尖牙。也可用于上颌磨牙，以识别和治疗近舌（MB2）根管。

远中投照

远中投照适用于下颌切牙和下颌磨牙。总的来说，远中偏角投照能更有效地“拉开”下颌磨牙的近中牙根，以显示根管之间的相对位置。所以较近中投照，远中投照更适于下颌磨牙。

总结如下，偏角投照的X线片适用于上颌前磨牙和有MB2根管的上颌磨牙，以及下颌所有牙齿。上颌牙偏近中投照，下颌牙投照如下：切牙——远中投照，尖牙——近中投照，前磨牙——近中投照，磨牙——远中投照。下颌遮线筒角度的首字母缩略词为DMMD。

数字X线片

传统X线片的拍摄规则同样适用于数字X线片，遮线筒和图像采集设备的放置方式相类似。电荷存储磷光体系统和直接数字系统使用硬性的传感器，传感器就位后，患者用手指将其固定。目前已有专门用于固定数字传感器的简单装置。它是一个自带黏性部位的夹扣，能粘在传感器上，可以使用止血钳夹持其延伸的夹扣末端。然后如前所述，遮线筒与止血钳的手柄对齐。

快速成像

传统的类似技术中有一些可以快速成像（短于1分钟）的操作和方法；可有益于快速阅片。然而，如果使用这些快速成像技术，随着时间的推移，胶片可能无法保持质量，除非胶片经过彻底的固定和冲洗[38]。因此，如果胶片需要快速成像，应使用双层包装的胶片，使用常规方法处理其复制层。

口外放置胶片或传感器

一些患者常因为咽反射问题，无法忍受口内拍片。可对胶片和遮线筒进行特殊的定位，以获得合适的诊断片和术中片（图12.32）[39]。

新技术

目前已经有或正在开发新的影像学技术。这类新技术很独特，其中某些技术将改进现有的方法，降低患者的辐射量。这些新技术包括数字X线摄影、数字减影技术以及X线断层摄影术[40–42]。

数字X线摄影

有研究对各种类型的数字X线摄影系统进行比较，结果显示没有哪一种技术在图像质量上更有优势[43]。这些系统具有很多优点：降低患者的辐射量，

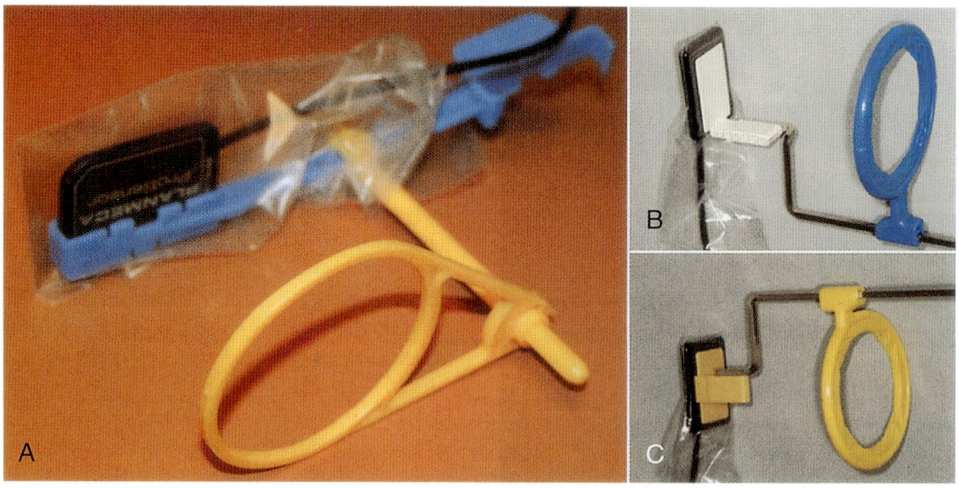

图12.28 A. 图示为传感器夹持器，口内有橡皮障时可使用该夹持器将传感器置于平行投照装置中。夹持器另一端的夹扣用于移除橡皮障后，让患者咬住夹扣以固位。B和C. XCP类型的夹持器，可以粘接在传感器上。

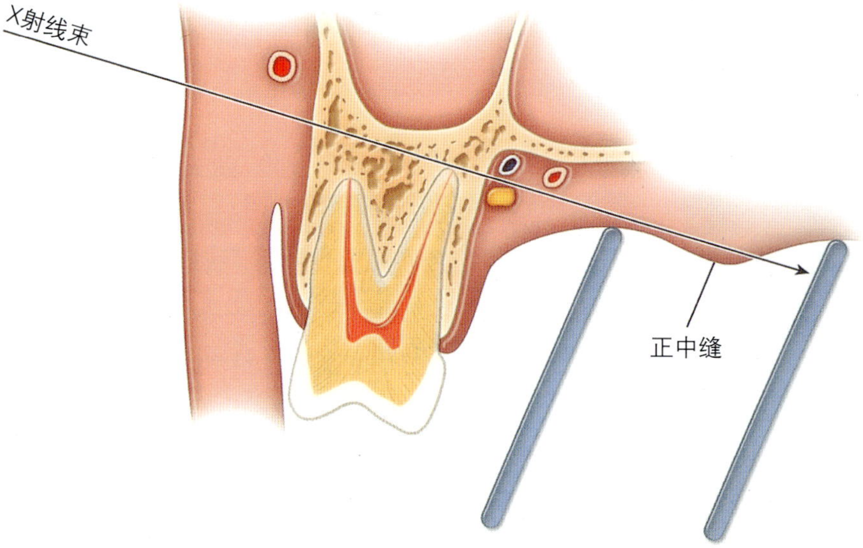

图12.29 将胶片放置在正中缝另一边，胶片上缘则被“拉”到相对根尖靠上的位置。

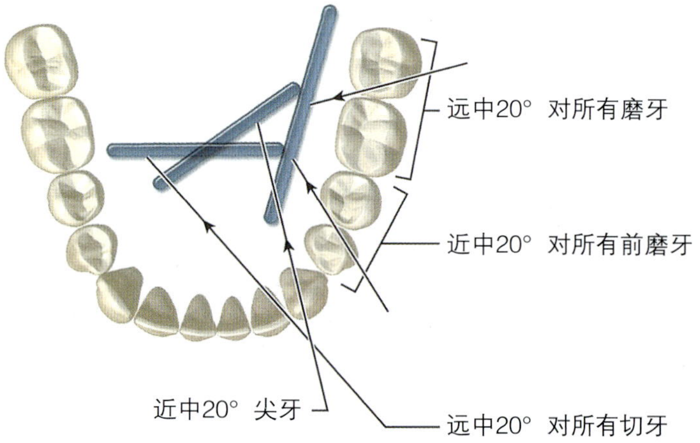

图12.30 拍摄下颌牙时胶片和遮线筒正确的位置关系。

提高成像速度，图像可传送、储存和增强，而且不需要暗室或者X线处理器[44]。然而，与传统的诊断片或术中治疗片相比，它们并没有表现出优越性[45-50]。此外，计算机图像增强功能似乎没有明显

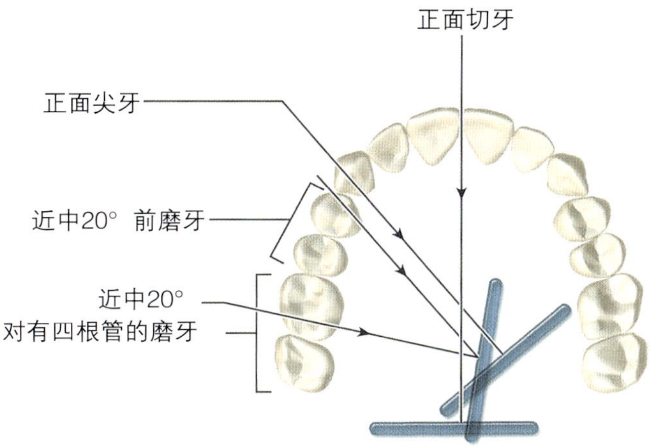

图12.31　拍摄上颌牙时胶片和遮线筒正确的位置关系。

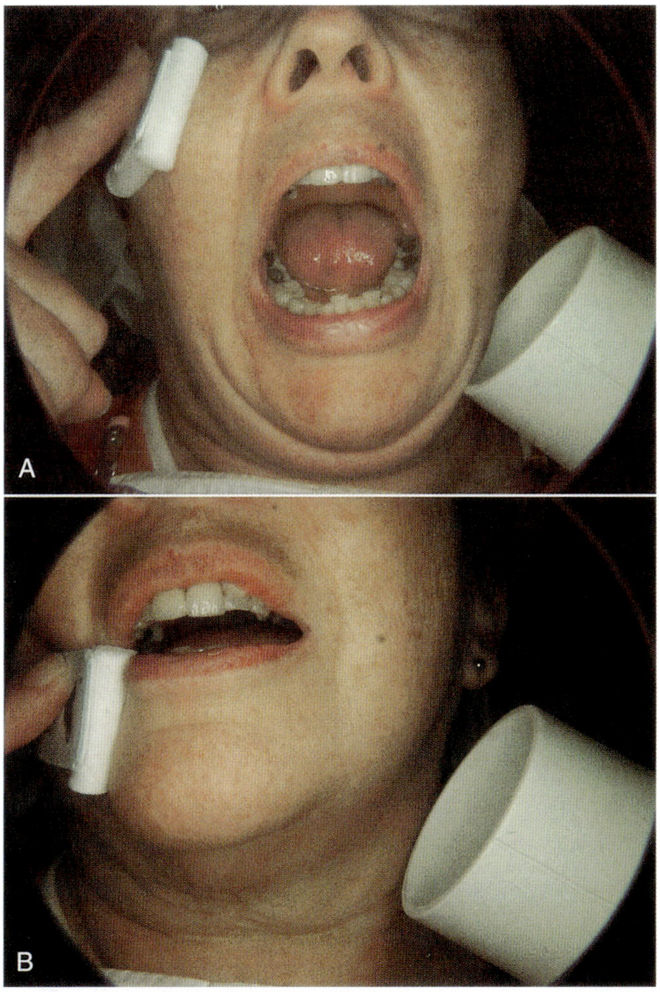

图12.32　口外拍摄技术。对于咽反射较重的患者，可将胶片或传感器置于脸颊上，通常需要延长曝光时间。A. 拍上颌后牙：遮线筒与咬合平面成45°。B. 拍下颌后牙：遮线筒与咬合平面成35°。

提高诊断解读[51]。

锥形束CT

CBCT是CT的一种类型，其X线束呈锥形定向投照至所要拍摄的组织。组织的射线暴露直径范围从40mm × 40mm到170mm × 120mm（某些机器的范围或许更大）。与传统CT相比，CBCT辐射量明显降低。此外，CBCT图像的分辨率可低至76μm，因此可以看见很小的物体，比如难以找到的根管（图12.15）。一张数字X线片的辐射量约等于1天的背景辐射量，CBCT的辐射量等于0.7～8天的背景辐射量，使用F速胶片拍摄全口的辐射量大约为21天[52-54]。

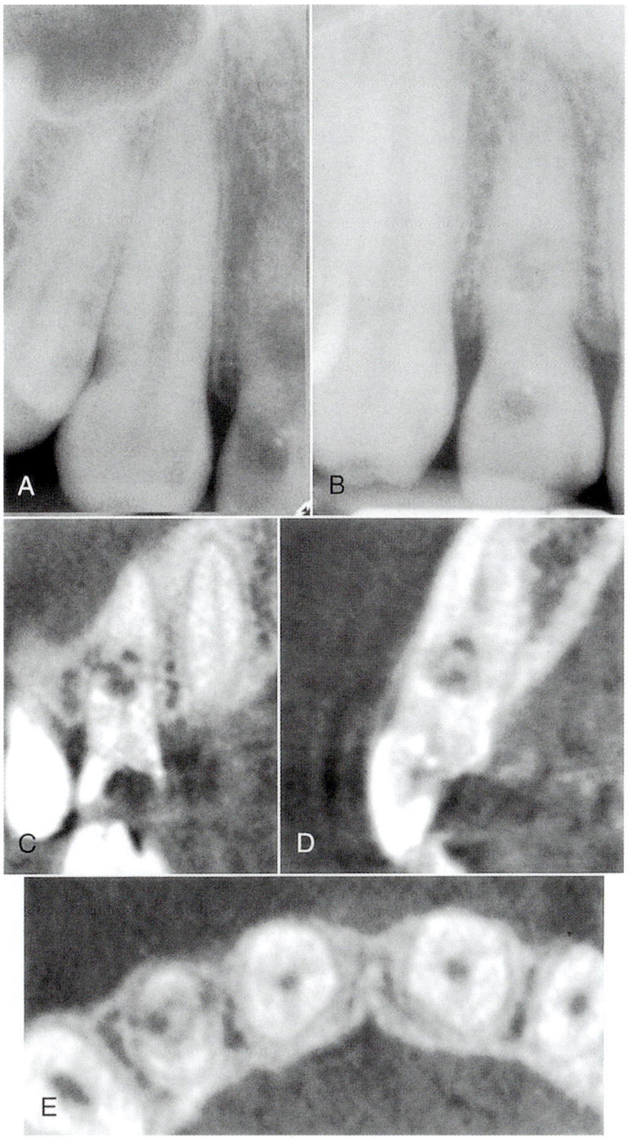

图12.33　较大的内吸收病变和可能存在的穿孔。A和B. 两个角度的常规X线片无法提供充足信息，以确定病变范围。CBCT成像可从冠状位（C）、矢状位（D）和轴向位（E）为制订治疗计划提供重要信息。

CBCT可以提供3D图像，在特殊情况下非常有用。比如，具有复杂解剖或广泛吸收病变的牙齿，CBCT有助于诊断和制订治疗计划（图12.33）。对于根管治疗失败的病例，医生需要找到失败的原因并确定根管再治疗与根尖手术哪一种治疗方式更合适（图12.15）。如果患者有症状但是又没发现明显的原因，CBCT可有助于评估诊断或治疗结果。在检测根尖周病变[55,56]和识别牙根纵裂[57]方面，CBCT的灵敏度比根尖片高。而且，随访检查时，CBCT能更好地评估愈合情况（病变愈合）[56]。此外，CBCT能有效鉴别和定位骨性结构，如下颌神经管[58]。

选择拍摄CBCT前，必须应用所有可行的临床诊断性测试和传统成像模式，即要遵循“辐射防护最优化”（ALARA）规则。此时，对所有的病例或者所有需要再治疗或者手术的病例常规拍摄CBCT是不合理的[59]。

参考文献

[1] Bengtsson G: Maxillo-facial aspects of radiation protection focused on recent research regarding critical organs, *Dentomaxillofac Radiol* 7:5, 1978.
[2] Danforth R, Torabinejad M: Estimated radiation risks associated with endodontic radiography, *Endod Dent Traumatol* 6:21, 1990.
[3] Torabinejad M, Danforth R, Andrews K, et al: Absorbed radiation by various tissues during simulated endodontic radiography, *J Endod* 15:249, 1989.
[4] Berry J: Oral and maxillofacial radiology arrives; first new dental specialty in 36 years, *Am Dent Assoc News* 30:1, 1999.
[5] Walton R: Endodontic radiographic techniques, *Dent Radiogr Photogr* 46:51, 1973.
[6] Lambrianidis T, Lyroudia K, Pandelidou O, et al: Evaluation of periapical radiographs in the recognition of C-shaped mandibular second molars, *Int Endod J* 34:458, 2001.
[7] Serman N, Hasselgren G: The radiographic incidence of multiple roots and canals in human mandibular premolars, *Int Endod J* 25:234, 1992.
[8] Sion A, Kaufman B, Kaffe I: The identification of double canals and double rooted anterior teeth by Walton's projection, *Quintessence Int* 15:747, 1984.
[9] Tamse A, Kaffe I, Fishel D: Zygomatic arch interference with correct radiographic diagnosis in maxillary molar endodontics, *Oral Surg Oral Med Oral Pathol* 50:563, 1980.
[10] Stein TJ, Corcoran JF: Radiographic "working length" revisited, *Oral Surg Oral Med Oral Pathol* 74:796, 1992.
[11] Zakariasen K, Scott D, Jensen J: Endodontic recall radiographs: how reliable is our interpretation of endodontic success or failure and what factors affect our reliability? *Oral Surg Oral Med Oral Pathol* 57:343, 1984.
[12] Slowey R: Radiographic aids in the detection of extra root canals, *Oral Surg Oral Med Oral Pathol* 37:762, 1974.
[13] Bhakdinaronk A, Manson-Hing LR: Effect of radiographic technique upon prediction of tooth length in intraoral radiography, *Oral Surg Oral Med Oral Pathol* 51:100, 1981.
[14] Forsberg J: Radiographic reproduction of endodontic "working length" comparing the paralleling and the bisecting-angle techniques, *Oral Surg Oral Med Oral Pathol* 64:353, 1987.
[15] Klein R, Blake S, Nattress B, et al: Evaluation of x-ray beam angulation for successful twin canal identification in mandibular incisors, *Int Endod J* 30:58, 1997.
[16] Kersten H, Wesselink P, VanVelzen T: The diagnostic reliability of the buccal radiograph after root canal filling, *Int Endod J* 20:20, 1987.
[17] Eckerbom M, Magnusson T: Evaluation of technical quality of endodontic treatment: reliability of intraoral radiographs, *Endod Dent Traumatol* 13:259, 1997.
[18] Kleier D, Benner S, Averbach R: Two dental x-ray films compared for rater preference using endodontic views, *Oral Surg Oral Med Oral Pathol* 59:201, 1985.
[19] Brown R, Hadley J, Chambers D: An evaluation of Ektaspeed Plus film versus Ultraspeed film for endodontic working length determination, *J Endod* 24:54, 1998.
[20] Kullendorff B, Petersson K, Rohlin M: Direct digital radiography for the detection of periapical bone lesions: a clinical study, *Endod Dent Traumatol* 13:183-189, 1997.
[21] Folk RB, Thorpe JR, McClanahan SB, et al: Comparison of two different direct digital radiography systems for the ability to detect artificially prepared periapical lesions, *J Endod* 31:304-306, 2005.
[22] Richards AG: The buccal object rule, *Dent Radiogr Photogr* 53:37, 1980.
[23] Biggerstaff RH, Phillips JR: A quantitative comparison of paralleling long-cone and bisection-of-angle periapical radiography, *Oral Surg Oral Med Oral Pathol* 41:673, 1976.
[24] Goldman M, Pearson AH, Darzenta N: Endodontic success: who's reading the radiograph? *Oral Surg Oral Med Oral Pathol* 33:432, 1972.
[25] Reit C, Hollender L: Radiographic evaluation of endodontic therapy and the influence of observer variation, *Scand J Dent Res* 91:205, 1983.
[26] Bender I, Seltzer S: Roentgenographic and direct observation of experimental lesions of bone, *J Am Dent Assoc* 62:153, 1961.
[27] Schwartz S, Foster J: Roentgenographic interpretation of experimentally produced bony lesions. I, *Oral Surg Oral Med Oral Pathol* 32:606, 1971.
[28] Pitt Ford T: The radiographic detection of periapical lesions in dogs, *Oral Surg Oral Med Oral Pathol* 57:662, 1984.
[29] Lee S, Messer H: Radiographic appearance of artificially prepared periapical lesions confined to cancellous bone, *Int Endod J* 19:64, 1986.
[30] Ricucci D, Mannocci F, Ford T: A study of periapical lesions correlating the presence of a radiopaque lamina with histological findings, *Oral Surg Oral Med Oral Pathol Oral Radiol Endod* 101:389, 2006.
[31] Maixner D, Green T, Walton R, et al: Histologic examination of condensing osteitis, *J Endod* 18:196, 1992 (abstract).
[32] Bhaskar SN: *Radiographic interpretation for the dentist*, ed 6, St Louis, 1981, Mosby.
[33] Nevins A, Ruden S, Pruden P, et al: Metastatic carcinoma of the mandible mimicking periapical lesion of endodontic origin, *Endod Dent Traumatol* 4(5):238-239, 1988.
[34] Phillips JL, Weller RN, Kulild JC: The mental foramen. II. Radiographic position in relation to the mandibular second premolar, *J Endod* 18:271, 1992.
[35] Fishel D, Buchner A, Hershkowith A, et al: Roentgenologic study of the mental foramen, *Oral Surg Oral Med Oral Pathol* 41:682, 1976.
[36] Powell-Cullingford A, Pitt Ford T: The use of E-speed film for root canal length determination, *Int Endod J* 26:268, 1993.
[37] Gound T, DuBois L, Biggs S: Factors that affect rate of retakes for endodontic treatment radiographs, *Oral Surg Oral Med Oral Pathol* 77:514, 1994.
[38] Pestritto ST: Comparison of diagnostic quality of dental radiographs produced by five rapid processing techniques, *J Am Dent Assoc* 89:353, 1974.
[39] Newman M, Friedman S: Extraoral radiographic technique: an alternative approach, *J Endod* 29:419, 2003.
[40] Hedrick R, Dove SB, Peters D, et al: Radiographic determination of canal length: direct digital radiography versus conventional radiography, *J Endod* 20:320, 1994.
[41] Pascon E, Introcaso J, Langeland K: Development of predictable periapical lesion monitored by subtraction radiography, *Endod Dent Traumatol* 3:192, 1987.
[42] Kullendorf B, Grondahl K, Rohlin M, et al: Subtraction radiology of interradicular bone lesions, *Acta Odontol Scand* 50:259, 1992.
[43] Almeida S, Oliveira A, Ferreira R, et al: Image quality in digital radiographic systems, *Braz Dent J* 14:2, 2003.
[44] Baker W, Loushine R, West L, et al: Interpretation of artificial and in vivo periapical bone lesions comparing conventional viewing versus a video conferencing system, *J Endod* 26:39, 2000.
[45] Akdeniz B, Sogur B: An ex vivo comparison of conventional and digital radiography for perceived image quality of root fillings, *Int Endod J* 38:397, 2005.
[46] Bhaskaran V, Qualtrough A, Rushton VE, et al: A laboratory comparison of three imaging systems for image quality and radiation exposure characteristics, *Int Endod J* 38:645, 2005.
[47] Kositbowornchai S, Hanwachirapong D, Somsopon R, et al: Ex vivo comparison of digital images with conventional radiographs for detection of simulated voids in root canal filling material, *Int Endod J* 30:287, 2006.
[48] Burger C, Mork T, Hutter J, et al: Direct digital radiography versus conventional radiography for estimation of canal length in curved canals, *J Endod* 25:260, 1999.
[49] Holtzmann D, Johnson W, Southard T, et al: Storage-phosphor computed radiography versus film radiography in the detection of pathologic periradicular bone loss in cadavers, *Oral Surg Oral Med Oral Pathol* 86:90, 1998.
[50] Sullivan J, Di Fiore P, Koerber A: radiovisiography in the detection of periapical lesions, *J Endod* 26:32, 2000.
[51] Scarfe W, Czerniejewski W, Farman A, et al: In vivo accuracy and reliability of color-coded image enhancements for the assessment of periradicular lesion dimensions, *Oral Surg Oral Med Oral Pathol Oral Radiol Endod* 88:603, 1999.
[52] Ludlow JB, Davies-Ludlow LE, Brooks SL, et al: Dosimetry of three CBCT devices for oral and maxillofacial radiology, *Dentomaxillofac Radiol* 35:219-226, 2006.
[53] White SC, Pharoah MJ: *Oral radiology: principles and interpretation*, St Louis, 2009, Mosby.

[54] American Association of Endodontists: Cone beam computed tomography, *Endodontics: Colleagues for Excellence* [newsletter], summer 2011, Chicago, 2011, The Association.
[55] de Paula-Silva FW, Wu MK, Leonardo MR, et al: Accuracy of periapical radiography and cone-beam computed tomography scans in diagnosing apical periodontitis using histopathological findings as a gold standard, *J Endod* 35(7):1009-1012, 2009.
[56] Patel S, Wilson R, Dawood A, et al: The detection of periapical pathosis using digital periapical radiography and cone beam computed tomography. Part 1. Preoperative status, *Int Endod J* 45:702, 2012.
[57] Edlund M, Nair MK, Nair UP: Detection of vertical root fractures by using cone-beam computed tomography: a clinical study, *J Endod* 37(6):768-772, 2011.
[58] Kim T, Caruso J, Christensen H, et al: A comparison of cone-beam tomography and direct measurement in the examination of the mandibular canal and adjacent structures, *J Endod* 36:1191, 2010.
[59] American Association of Endodontists and American Academy of Oral and Maxillofacial Radiology: Joint position statement of the American Association of Endodontists and the American Academy of Oral and Maxillofacial Radiology: use of cone-beam computed tomography in endodontics, *Oral Surg Oral Med Oral Pathol Oral Radiol Endod* 111(2):234-237, 2011.

CHAPTER 13

第13章　根管治疗器械

Endodontic instruments

章节大纲

不同治疗步骤所需的器械
根管预备器械
根管内充填器械
消毒和灭菌

学习目标

阅读本章后，学生应该能够：

1. 明确诊断、急症处理、根管预备、根管充填以及牙漂白所需基本的器械。
2. 能够描述根管器械的一般物理特性并且明白这些特性与其使用方法之间的联系。
3. 能够描述一般根管器械的基本设计（纵向、横断面和尖端形态）和使用模式。
4. 能够阐述手用器械（标准器械）的大小和锥度。
5. 能够描述和区分传统器械和具有替代设计的新器械。
6. 明确不锈钢根管器械与镍钛根管器械的区别，包括物理特性和使用特点。
7. 能够阐述机用旋转器械清理成形根管时的运动模式及使用方法。
8. 明确器械的合理使用，防止器械在根管内折断。
9. 能够认识容易出现器械折断的器械变形。
10. 知晓器械消毒和灭菌的方法。
11. 能够针对不同的器械合理选择相对应的消毒方法。
12. 明确哪些使用步骤和化学药物会损伤根管锉，并且能够识别这些根管锉出现的损伤。

本书主要针对临床牙髓病学基础内容，因此这章讨论的器械并没有包括所有的器械。临床医生应该明确对每一种器械的使用目的、组成、设计、功能、合适的技术、安全使用指南以及器械维护等知识的掌握对于治疗成功非常重要。每一步使用正确的器械是成功和预防操作失误最基本的原则。

有些手用器械适用于常见的牙科治疗程序（如口镜、探针、刮匙），但是其他一些器械设计上是为了满足根管治疗的需要。以前这些器械少而且设计粗糙[1]。早期的手用器械有个长柄便于前牙的预备，随着根管治疗的多样化，适用于后牙的更小的指用预备器械出现了。在获得良好的适应性的同时，这些器械为术者提供了更好的指感[2]。随着手用器械发生变化，机用器械如旋转、往复和超声器械也逐渐发展形成专门特色。新的器械设计不断出现，并且市场化，也期望不断提高效率和治疗效果。

这章会回顾不同治疗步骤中有效清理根管所使用的基本器械和系统，介绍根管器械的不同设计，包括金属类型、重要的物理特性、使用特点等。生产中的细节和根管器械的测试不在这章的讨论范围。然而，一些前面学习目标中提到的基本内容会被讲述以便术者能有效使用器械，防止滥用。

不同治疗步骤所需的器械

检查和诊断套装

检查和诊断用基本套装包括常规充填套装中的器械，如用于消毒和装器械的弯盘、口镜、普通探针、牙周探针。镊子在治疗中会有不同的使用功能，包括夹持棉球便于牙髓冷测试，夹持棉卷隔湿便于牙髓电活力测试。

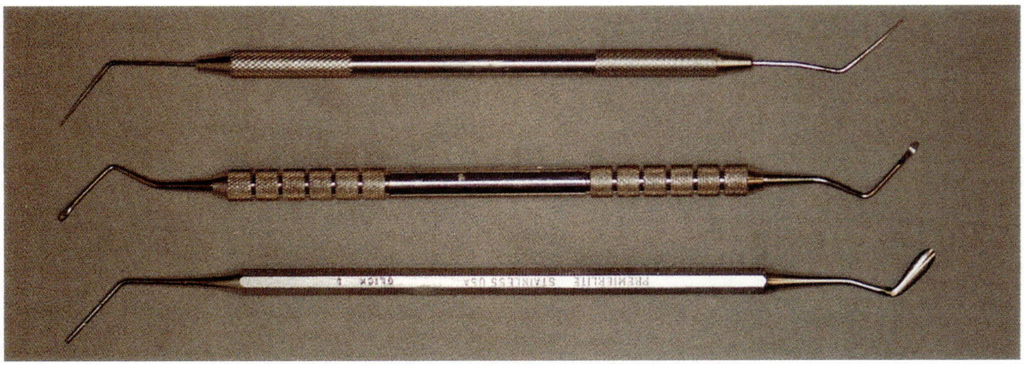

图13.1　特殊的牙髓病治疗器械。上：D16探针，中：31L 刮匙，下：Glick #1，加压端（左）是用于加热和去除牙胶；桨状端（右）用于放置暂封材料。

尽管不是必需器械，但其他经常需要的材料包括隔湿材料：如纱布、棉卷、快干布、橡皮障、棉球、咬合纸、咬合棒或Tooth Slooth、吸引装置（强吸和弱吸）、X线装置等。

常规根管治疗套装

局麻、X线、隔湿、开髓和根管长度测量器械和设备在其他相应章节中讨论。常规根管治疗主要包括根管清理、成形和充填等关键步骤，相应的就需要准备一些特殊器械，在此之前还需要准备检查和诊断套装。

许多器械适合用于根管治疗（图13.1）。例如DL16探针有双头，尖端长并有一定的锥度，而且与手柄之间的角度也有变化。探针是不能被加热的。髓腔和根管内的腐质可以用特殊的刮匙去除，这种刮匙与一般充填中使用的器械相比有一个特别长的柄。Glick#1器械有一个扁的末端（用于放置材料，如暂封材料），还有一个加压末端（用于移除或加压牙胶），加压末端是可以加热的。杆状的加压端可能会有刻度标记，间距为5mm。其他一些长柄加压器（平头）和侧方加压器（尖头）一般用于将不同的材料放置到根管系统中去。

冲洗根管的一般方法是用带有27号或30号针头的5mL或者10mL Luev-Lok锁口针筒注射器冲洗，也就是所谓的“注射器冲洗”。最安全针头是非尖端开口的，最好是侧方或者临近尖端开口。这样使得冲洗液向一侧流出，推出根尖孔的危险较小[3]。

声波或超声震荡设备、尖端负压系统（Endo Vac）[4]、激光介导声流技术（PIPS）[5]在一些情况下可以增加冲洗的效率。这章的范围不允许对这些设备做全面的讲述。

急诊处理套装

所需要的器械是由诊断决定的。治疗程序可能会有变化，可能包括活髓切断术、牙髓摘除术、调𬌗、急性根尖脓肿切排等。

大部分急诊能够通过特殊检查或常规治疗流程处理。如果切开排脓，就需要其他一些器械，如手术刀柄和刀片、骨膜剥离器、小弯止血钳、橡皮引流条、持针器、缝线、25mL注射器、18号冲洗针头、生理盐水、外科吸引器头（图13.2）。

牙漂白用的器械

牙漂白用的器械包括：清洁和成型托盘、相应

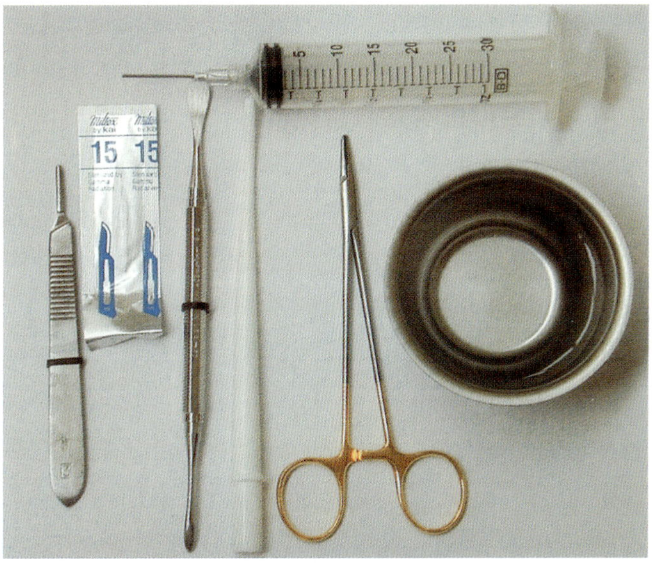

图13.2　切开排脓用的基本急诊套装，包括：（1）刀柄；（2）刀片；（3）骨膜剥离器；（4）吸引器头；（5）持针器；（6）带有18号针头的冲洗用注射器；（7）消毒生理盐水。橡皮片引流条一般也较常用。

的糊剂和塑料器械（图13.3）。塑料器械用于放置髓腔漂白用糊剂（通常是过硼酸钠和无菌水），随后暂封。

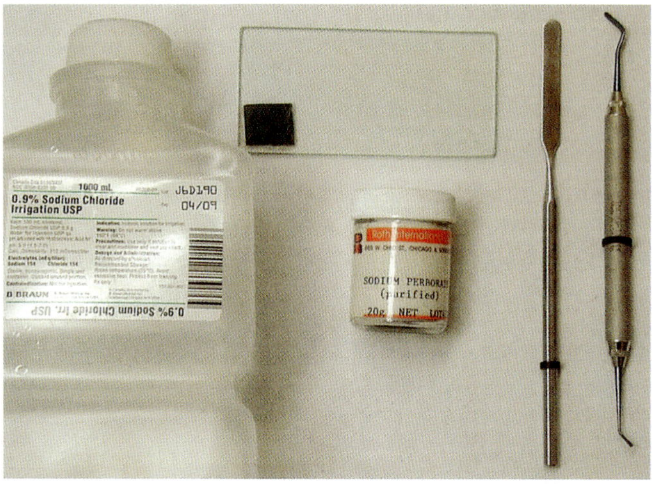

图13.3 内漂白所需器械。用于混合过硼酸钠的消毒生理盐水。用于调拌的调刀和用于糊剂和暂封材料放置用的塑料器械。

根管预备器械

根管预备（清理和成形）的目的是用机械的方法去除腐质和化学方法消毒，随后严密封闭根管。成形根管一般是由使用的充填方法决定的。许多器械在增加效率和效果的同时，会有特殊的设计来减小使用的风险。临床医生必须知晓器械的材质、设计原则、厂家推荐的使用方法等。

为了彻底机械清理根管内腐质，器械必须接触和切削所有的根管壁[6]。尽管在设计和物理特性上不断改进，目前仍然没有一种器械或技术可以完全彻底清理和成形所有的根管壁[7]。不规则区域与器械规则的形状（圆形）不一致，导致这些位置不能很好地预备。这些实际和理想形态的不一致需要术者谨慎和熟练使用预备器械，做到最大程度的根管清理，同时避免出现操作中的失误[8]。

其他还要一些超声和声波驱动的器械，在设计上存在差异。有些类似于拔髓针或锉，有些还覆盖有金刚砂，所有这些器械都装在专用震动手柄上以驱动使用。但是没有哪一种设计和技术在获得治疗效果方面被证实是最优化的。

物理特性

不锈钢和镍钛是目前最基本的两种制作根管预备器械的材料。不同的厂家其所选金属材质和加工工艺的差异导致器械本身具有不同的特性。许多这些改变需要专门的知识去理解，临床医生必须基于在预备所需的物理特性（硬度、柔韧度、切削效率、记忆性、耐久性）和费用来选择所需的器械[9]。

不锈钢器械主要由碳、铁、镍组成（为了获得特殊的特性，会加入微量的锰、铬和钼）。不锈钢器械相对来说不柔韧，导致不能随着根管弯曲而相应地变化。

为了改进锉的质量，新的金属合金被用于制作器械。镍钛器械是由大约55%的镍和45%的钛组成，这一组成比例生产商会进行改变。除了特殊的基本组成外，生产过程中也会存在变化，如加热的温度、冷却过程等都会导致器械具有不同的特性。镍钛器械更加柔软，更能够适应细小、弯曲的根管[10]，但是在直的、不规则根管中，镍钛器械不比不锈钢器械更有优势[11–13]。

镍钛金属并不遵守冶金学的一般规律。因为它是具有超弹性的金属，外部的应力就会将金属内部的奥氏体晶体模式转变成马氏体形式，这样可以承受更大的应力而不会增加应变。

由于具有独特的晶体结构和镍钛金属相变的能力，大部分这类锉具有形态记忆功能，这样就可以在发生形变时回复到原来的形状，这是一个非常重要的特点。形态记忆功能使得镍钛金属柔软而具有韧性，能常规有效地在弯曲根管中使用[14]。然而，当测试器械的抗扭强度，不锈钢器械在扭曲时比镍钛器械更加不容易折断[9,15]。

除了传统的镍钛器械外，改变组成、加工工艺和设计会产生新的模式，包括M丝（Dentsplty，Tulsa，Oklahoma）、CM丝（DS Dental，Johnson City，Tennessee）和TF锉（Sybron，Culver City，California）。已经证实，通过控制镍钛的记忆作用，器械循环折断所需的循环圈数会增加3～5倍[16]。镍钛被用于手用和机用旋转器械的制作，有许多新的设计不断出现。

器械的制作

随着金属成分和加工工艺的发展，金属丝可以通过研磨、扭制或两者结合的方法来制作成预备器械。不同的品牌，这种工艺变化较大，形成不同的器械设计、物理特性和工作特性等[17]。研磨生产的器械是将金属丝放在数控机床上，研磨成最终的设计［例如不锈钢H锉（图13.4）和不锈钢K锉（图13.5）］，K锉是通过扭制或研磨的方法将方形或三角形具有一定锥度的金属丝制作成带有切刃的与杆部相一致的器械（图13.6）。

为了生产扭制锉，金属丝的一端被固定在车床上，另外一端可以旋转直至需要的设计形态。研磨扭制锉的制作首先是将金属丝研磨成具有一定锥度和几何形态的胚子（方形、三角形、菱形），然后扭转产生螺纹切角。

物理特性

不锈钢和镍钛器械的几个固有因素需要考虑。如何使器械维持充分的柔韧性而没有器械疲劳？在出现疲劳和失败之前，器械能够耐受多大的使用程度？锉的最大疲劳顶点是什么时候？如何维持切削

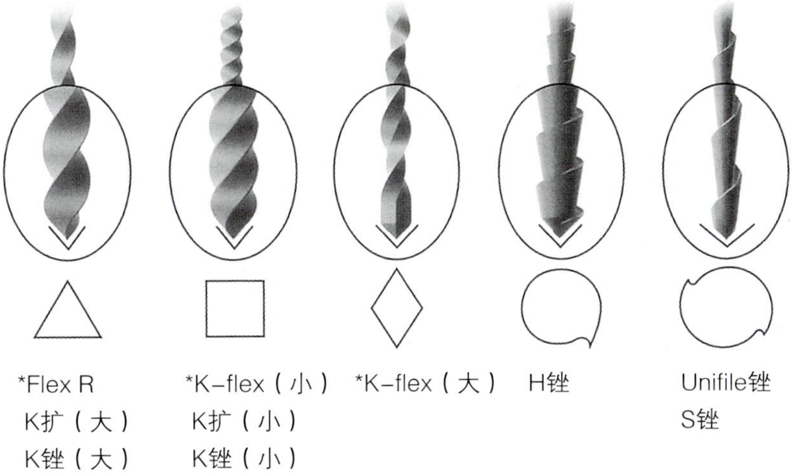

图13.4 不同手用器械的长轴和横断面形态。注意小号的K扩、K锉、K-flex和大号器械在形态上不一样。

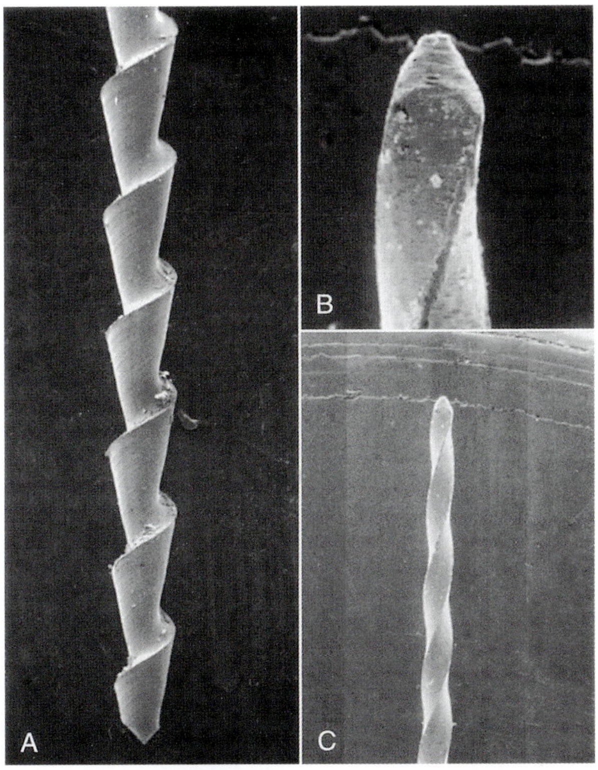

图13.5 A. H锉，通过在铣床上旋转钢丝进行加工。注意螺纹形态，具有高效的刃部（通过提拉切削），但刃部被锁住和扭曲时容易出现器械折断。B和C. 一根已经加工好的K锉，注意尖端边缘的过渡角是圆的，使其没有切削作用。

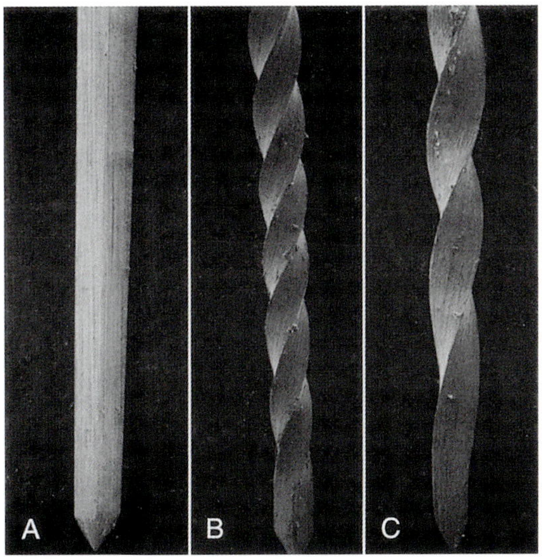

图13.6 扭制的器械。A. 一根方形钢丝，逆时针扭转后，变成锉的形态［有更多螺纹（B）］和扩［螺纹较少（C）］。

边缘的效率，同时避免过度切削形成新的、非正常解剖的根管腔隙。尽管这些金属可能存在不同的物理特性和不同的使用特点，当没有正确使用时，都可能出现疲劳和折断[7]。

镍钛金属具有一定的弹性模量，这只有不锈钢器械的1/5～1/4，从而使其具有大范围的弹性形变[18]。

这种柔韧度增加可以使锉能够更好地顺应根管的弯曲度，避免根管扩大过程中出现根管变形（偏移）。

研究材料的学者和生产商对于锉的特性拥有许多理论，例如可以通过“增加器械长度，减小器械横断面直径来增加柔韧性”，“越尖锐的切削角意味着切削根管壁的效率越高”[19–20]。实验室研究已经确认一些重要的对特殊的物理特点有限制作用的因素，并且将这些研究发现结合到器械生产的一系列标准中去。然而，临床操作不能与这些体外实验直接关联[21]。

器械的命名法要求符合国标准化组织（ISO）的方法。手用器械包括K扩孔钻和K锉、拔髓针、H锉等。其他一些器械可以用马达驱动，因此末端有个插锁结构可以插入慢机手柄。这些器械包括机用（也包括GG钻和P钻）扩孔钻和锉、往复运动锉或扩。

美国国家标准/美国牙科协会（ANSI/ADA）第101条说明规定了所有镍钛器械和不锈钢旋转器械的扭转标准[22]。扭转极限这个名词指的是能够使尖端被锁住的器械达到折断时的扭矩大小。当然，一根器械应该有充分的力量去旋转并且在适度地工作而不折断[23–24]。当锉在弯曲的根管中旋转，也会出现器械疲劳。因此，机用旋转器械不能在根管内停留超过数秒，特别是当没有使用向外提拉的动作时。在循环疲劳测试的条件下，镍钛锉与不锈钢锉相比增加了抗折断的能力[24]。

镍钛金属的特性一直在不断改进。目前已经证实改变表面形态和加工过程可能会增加这些器械的耐久性和柔韧度，电抛光、表面涂层、表面植入等方法常被用于达到这一目的[25–26]。

锋利度和耐腐蚀是与金属和设计相关的特性。传统的金属包括不锈钢和碳钢。尽管在某些方面存在相似之处，许多碳钢器械比不锈钢器械具有更好的切削效率[27]。然而，碳钢已经不能被使用了，因为它更容易被高压消毒和冲洗液锈蚀[28]。

器械设计和标准化

设计器械上的许多改变会影响它们的功能、效果和效率。通过改变横断面设计，使得方形向三角形或菱形转变，减少每毫米刃部的数量等可以获得更好的柔韧性。为了提高治疗过程的一致性，ADA建立了几项标准[28,58,95,101]，覆盖了许多不同的器械和特性，如直径、硬度、耐腐蚀性、生产中可以接受的公差、颜色标记、锥度、尖端几何结构、抗疲劳性、抗扭能力等[22,29–33]。

尽管器械有理论上的大小和形态，必须注意手工制作的器械并不能保证可靠的和一致的尺寸标准化。当预备根管时应该考虑到这些因素[34]。

颜色标记

锉柄的颜色标记表明号数，因此简化治疗中器械的识别与选择（图13.7）。锉柄上的条纹有不同的数目、颜色和位置，表明号数和许多旋转器械的锥度，颜色标记根据生产厂家不同会有所改变。

锉#	D_0直径（mm）	柄的颜色
06	0.06	
08	0.08	
10	0.10	
15	0.15	
20	0.20	
25	0.25	
30	0.30	
35	0.35	
40	0.40	
45	0.45	
50	0.50	
55	0.55	
60	0.60	
70	0.70	
80	0.80	
90	0.90	
100	1.00	
110	1.10	
120	1.20	
130	1.30	
140	1.40	

图13.7 标准化锉和扩的颜色标记示意图。

尺寸

锉和扩的尺寸是根据器械在其长度范围内的特定位置的直径来命名的（ADA标准第28）（图13.8）。锉尖直径是按照0.05mm增量逐渐增加到60号（D_0的直径0.60），然后以0.10mm的增量逐渐增加到140号。

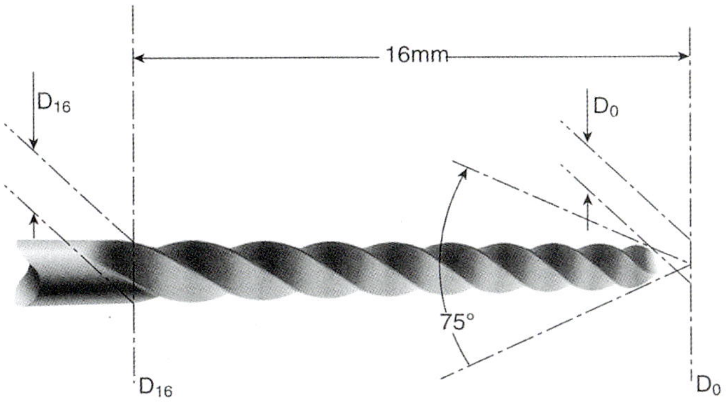

图13.8　锉和扩的标准化示意图。

器械的螺旋切削刃一般至少有16mm长，切削刃末端的直径是D_{16}，但也存在一些变化，有几个品牌的切削刃较短，这样使得杆部更细一些，增加了柔韧度。

长度

锉存在许多长度，大部分长度是21mm、25mm和31mm。越短的器械术者越容易控制和在后牙使用，后牙区由于受到开口度的限制常常影响器械进入。应该根据牙位、开髓和牙根长度的不同选择合适长度的器械。

锥度

锥度可以定义为横断面直径的变化率。0.02锥度的锉从D_0到D_{16}，每增加1mm，直径增加0.02mm，类似的，0.04锥度的锉从D_0到D_{16}，每增加1mm，直径增加0.04mm。举个例子，0.02锥度20#锉在D_0的直径为0.2mm，经过16mm的锥度变化直径增加了0.32mm，锉在D_{16}的直径就等于0.52mm。

锉在其刃长范围内可能有一致的锥度、变化的锥度或没有锥度，这主要依赖于器械的设计。手用不锈钢器械传统上是0.02（2%）锥度，而镍钛锉存在许多锥度（例如0.00，0.02，0.04，0.06）。大锥度的锉根管预备时能够增加敞开的效果，然而这并没有被证实有优越之处[35]。提供者的偏好、根管解剖以及对期望达到的根管预备形态的要求等因素决定了锉锥度的选择。

尖端设计

早期的锉有75°尖角，这样可以提供切削效率而没有特别尖的过渡角。目前器械的尖端一般从尖锐过渡到无切削力锉头（图13.5B）。无切削作用的尖端与有切削力的尖端相比很少会卡入根管牙本质壁，作用是引导锉通过弯曲根管而不是仅仅切削根管壁的外侧[36–37]。

当锉尖端区域过渡到切削区域，器械包含了所谓的锉身这样一个结构特点。当器械旋转时，切削角平整根管壁，而锉身增加力量，使器械维持在根管的中心，这种定中心的能力在细小、弯曲的根管中更加重要[10,38]。

手用器械

拔髓针是不锈钢器械，带有一个塑料柄。生产商通过在一个有锥度的丝上切入和撬起一个偏离金属丝长轴突起的方法来形成倒刺（图13.9）。这些倒刺可以缠住和拔除根管内容物，但不能卡在根管内

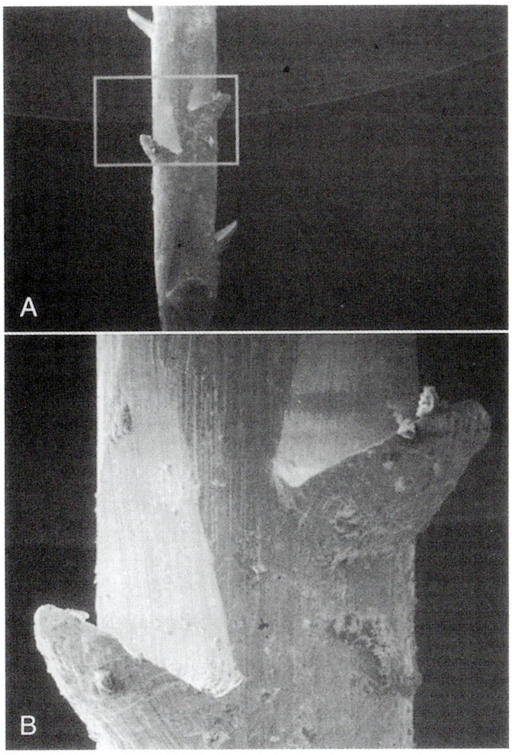

图13.9　A和B. 拔髓针显示从器械杆部分离出的倒刺。

或暴力推过根管弯曲部，否则会导致器械折断。拔髓针不能重复使用，拔髓针的使用目前在减少。

除了器械的结构以外，锉和扩的区别是它们的使用目的。对于根管预备来说，两种运动方式比较常见，扩法和锉法（图13.10）[39]。锉使用锉法（拉和刮）和扩法（旋转和切削）时都能有效切削，而扩使用锉法时，切削效率较低。

扩的形态是通过对金属丝产生较少的扭转来获得的，这增加了切削槽的空间，防止切刃的阻塞[40]。扩的使用方法是旋转和退出，因此，切削作用发生在旋转过程中。

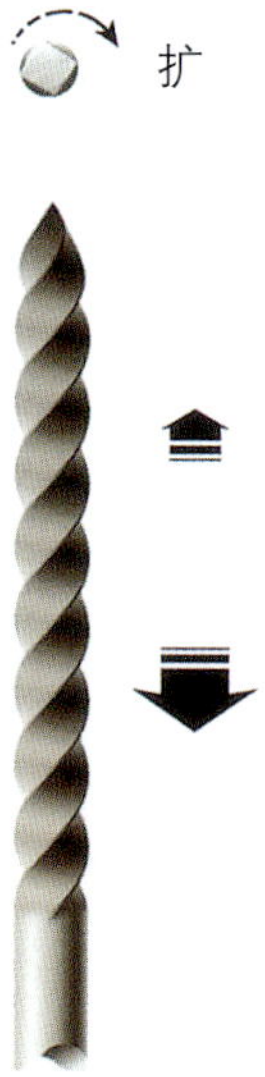

图13.10 锉法和扩法运动模式，牙体组织主要是在锉拉出时使用锉法和旋转时使用扩法过程中被切削的。

这个运动包括在通畅的根管中顺时针旋转器械和从一个刀刃向另外一个划弧。

锉的使用方法是通过锉，推拉打磨的动作，当有很多凹槽和螺纹与根管壁接触时，切削效率会更高。首先，器械通过捻的方法被动到达根管全长，然后，锉被旋转（1/4圈或更多），当锉尖推进抵到根管壁时随后从根管中拔出，就像在墙上绘画时画笔的运动。用锉尖重复使用捻、扩和拔出的动作对根管壁各个位置进行切削直到所有的根管壁都被预备到（环周预备）。

H锉和相似设计的锉（S锉或者U锉）只能使用锉法。对于光滑的管壁，它们的预备效率非常高。H类型的锉更容易折断，因为与同样粗细的器械相比它们的横断面直径较小。这类锉不能使用扩法，这会增加扭转应力和导致器械折断。

机用器械

机用器械（如旋转、往复、振动和激光）可以在根管内产生其他一些运动模式来辅助预备根管。

旋转

一些预备技术需要低速旋转器械来帮助根管预备，特别是初期建立根管直线入口（图13.11）或者敞开根管的冠1/3。这些器械在长度上有多种，一般是不锈钢器械，也有镍钛器械。

GG钻：是椭圆形钻（火焰形），有一个细杆和后面的锁槽，一般用于敞开根管口，也被用于去除牙本质肩领建立直线通路以及快速敞开根管的冠1/3。GG钻设计上容易折断的位置一般位于比较高的杆部，这样容易从牙中取出折断的器械，但如果折断靠近切削部位则会阻塞根管[33,41–42]。非常重要的是注意这些钻必须被连续地旋转，如果停了，器械的尖端可能会锁在根管中，导致扭转失败和折断。

Peeso钻（起初是为了桩腔预备设计的）：类似于GG钻，但有一个更长的具有切削作用的刃部，刃部边缘是平行的，而不是椭圆形，可以有或没有安全尖端。P钻被建议用于建立直线通路，尽管没有GG钻好控制[42]。

GG钻和P钻：切削效率高，可以快速扩大根管，使用过程中要严格控制，一般用于敞开根管口和根管冠1/3的预备。这两种器械都有不同的大小和长度

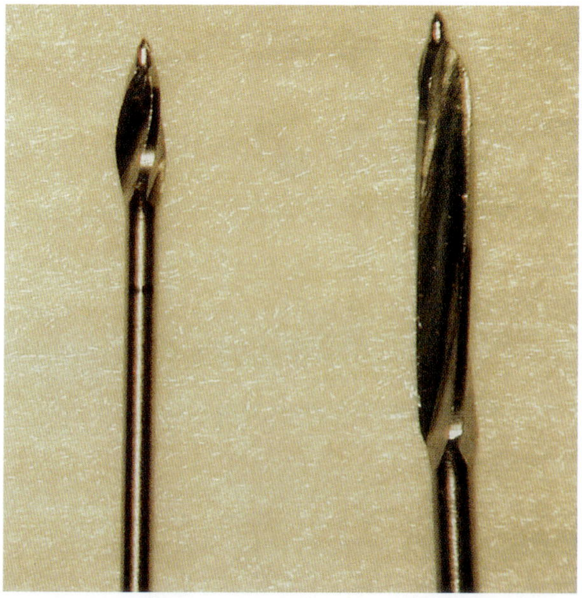

图13.11 左：GG钻，注意非切削的尖端和椭圆的外形。右：P钻，注意非切削的安全尖和平行的边缘，比GG钻硬度大，切削效率更高。这两种器械主要用于直线入口的预备。

（表13.1）。

螺旋输送器是金属丝扭制的器械，用于低速手机（图13.12），可以将糊剂（如氢氧化钙）、封闭剂或者水门汀等导入根管腔。必须被动使用器械，避免在根管内扭曲，将没有固化的材料推出根尖孔，以及器械折断。

许多机用镍钛锉被用于根管预备，这主要依赖于

表13.1　机用敞开器械*

大小	GG钻	P钻
No. 1	0.4mm	0.7mm
No. 2	0.6mm	0.9mm
No. 3	0.8mm	1.1mm
No. 4	1.0mm	1.3mm
No. 5	1.2mm	1.5mm
No. 6	1.4mm	1.7mm

*大小随生产厂家而变化

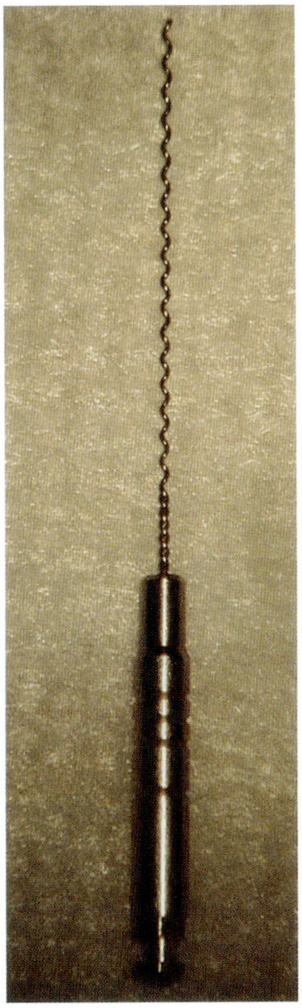

图13.12　螺旋输送器用于将氢氧化钙导入根管。

旋转和扩的动作进行切削，特别适用于细小、弯曲的根管。这些器械在设计上一般没有具有切削作用的尖端，根管尖端预备时不容易出现偏移[43–44]。这些器械在形态、设计和材质上变化较多（图13.13）。在实验室，牙科学生使用这些器械与不锈钢器械相比被证实很少发生预备并发症[45–47]。

Lightspeed器械是一种创新的机用镍钛器械（图13.14）。具有3个典型的特征：没有切削作用的引导尖；小的，桨状切削区（在冲压过程中制造的）；一个非常细的、柔软的杆部。这些器械在预备弯曲根管时更容易位于根管的中心，允许根管尖部可以做更大的预备[10,48–50]。

往复运动

最近的革新包括使用机动往复运动锉而不是连续旋转运动。考虑到这种运动模式潜在的好处、效率以及安全性，一些相关研究不断地出现[51]。

振动

另外一种机用器械的运动模式是振动（超声或者声波）模式。目的是用声波或超声来激活和产生器械运动。在做根尖末端预备时，会有许多不同型号的工作尖帮助保护性的切削牙本质。也可以用于探查和疏通细小根管。

激光

激光已经被用于根管预备，但结果不统一，目

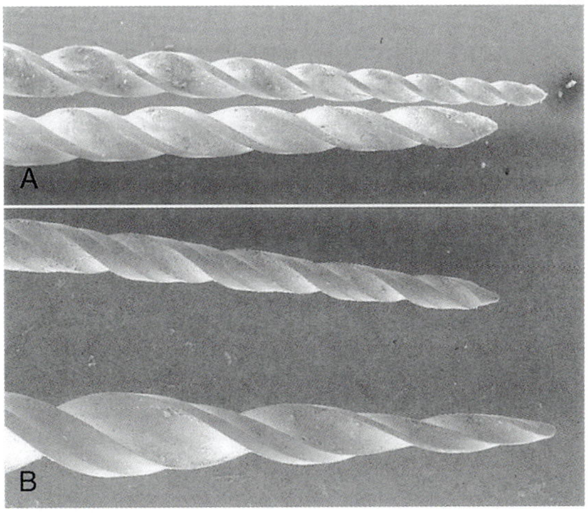

图13.13　机用镍钛器械不同设计举例。A. 锥度0.04和大锥度（GT）镍钛锉（ProFile）。B. Quantec锉，注意下端的锉具有较大的锥度。

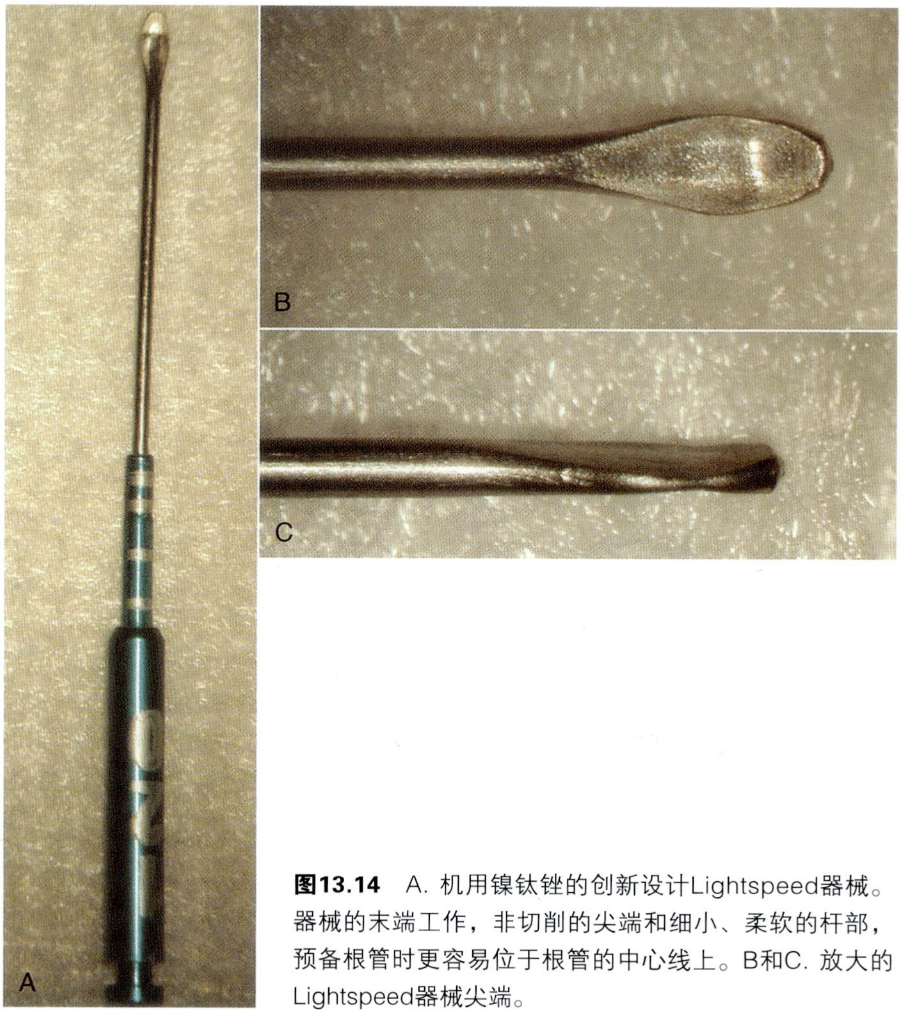

图13.14 A. 机用镍钛锉的创新设计Lightspeed器械。器械的末端工作，非切削的尖端和细小、柔软的杆部，预备根管时更容易位于根管的中心线上。B和C. 放大的Lightspeed器械尖端。

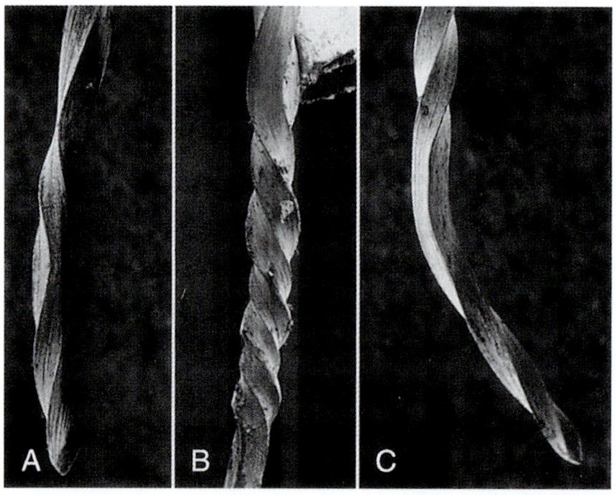

图13.15 预备时产生的缺损，每一根锉显示都必须丢弃，因为会折断。A. 解螺旋。B. 螺纹变密。C. 解螺旋和器械弯曲。

前最确切的结论是激光具有消毒作用[5]。

预防器械折断

器械折断的征兆主要有解螺旋（顺时针扭转使螺纹打开）、螺纹变密（解螺旋后过度连续旋转）、尖部变形（尖端过度弯曲）、磨损和腐蚀等（图13.15）。如果锉出现上述现象，就应该丢弃不能再使用。

每一种器械设计和制作都会有推荐的特定转速和最大扭矩。机用镍钛器械的生产商建议在高扭矩、低速手机中使用，转速在150～500r/min。

相关研究结果提示，低速度可以减小器械折断的可能性[52–54]。图13.16显示器械在根管中使用后出现的疲劳、螺纹变密和镍钛器械折断。预敞（被动后退）根管可以使器械折断前使用次数增加[54]。

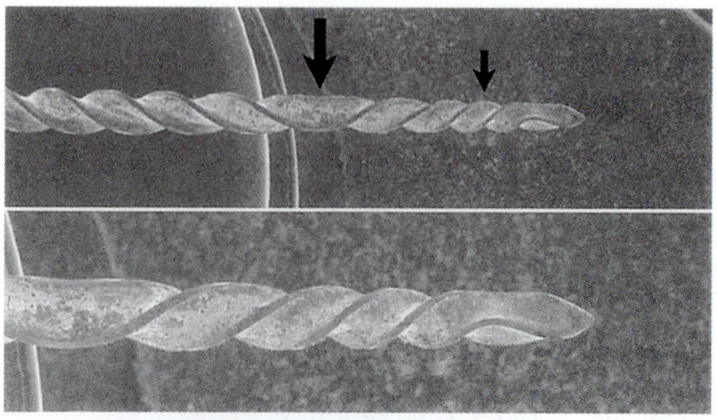

图13.16 过度使用的镍钛器械显示螺纹变密（小箭头所示）和解螺旋（大箭头所示）。

Lightspeed镍钛器械也在高扭矩、低速手机上使用，转速在750～2000r/min限制范围内，高速的转速没有显示会增加器械折断的可能性[55]。如果器械折断发生了，这些器械一般多断在靠近冠部的位置。镍钛器械能够预备的根管数变化较大，主要决定于根管的大小、弯曲度、使用中对锉的压力。根管越细小弯曲，锉越容易出现磨损。如果锉发生了变形就应该丢弃，一些生产商建议并且为他们的锉标明“只能一次性使用”或者“只能用于一个患者”。

根管内充填器械

清理、成形、消毒和干燥根管后，就必须严密封闭根管。大部分技术在根管内放入主要的充填材料之前或同期需要导入根管封闭剂。根充糊剂的导入方法有多种方法，如用根管锉或侧压针、纸尖或者螺旋输送器，也可以注射或者用牙胶尖导入。

一旦根管封闭剂导入根管，可以用任何一种可行的充填方法充填根管。根据充填材料和技术的不同，就需要选择相应的器械。这里主要讨论冷牙胶侧方加压和热垂直加压两种常用技术所需的基本器械。

侧方加压

冷牙胶侧方加压所需的主要器械是侧方加压针，用于侧方加压牙胶产生便于副尖放置的空隙。侧方加压针有手用和指用两种（图13.17），手用器械是由退火的不锈钢制成，硬度更大一些。

就像根管预备器械一样，侧方加压针也有不同的尖端直径和不同的锥度。标准侧方加压针的锥度是0.02，直径的变化和锉一样。锥度越大，直径增加的比率越大。锥度越大，根管就需要扩大或敞开得更大，以便侧方加压针深入根管。

不锈钢和镍钛侧方加压针都可以使用。镍钛侧方加压针的好处是比不锈钢侧方加压针更容易深入重度弯曲的根管[56]。镍钛侧方加压针在弯曲根管中产生的应力也比不锈钢侧方加压针小[57]。根充时，手用侧方加压针在根管中会产生更大的力量，因此在充填弯曲根管时应该考虑使用指用侧方加压针（图13.18）。所有的侧方加压针在使用中都应该小心，需要考虑到施加的力的大小。

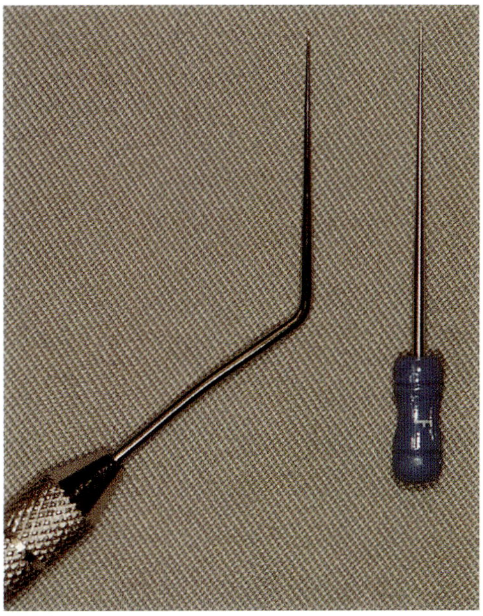

图13.17　D11手用侧方加压针（左）和细的指用侧方加压针（右）。这两种器械都是为侧方加压设计的，指用侧方加压针（或垂直加压器）功能更多，也更加安全。

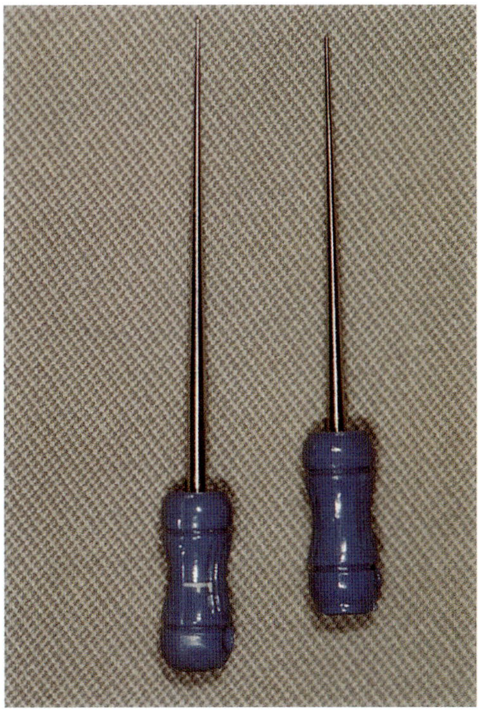

图13.18　细的指用侧方加压针（左）和细的指用垂直加压器（右）。这两种器械都可以用于侧方加压，侧方加压针尖端尖一些，垂直加压器尖端平一些。

热垂直加压

对于热垂直加压来说，器械可以分成两类：将热传递给牙胶的器械和加压牙胶的器械（垂直加压器）（图13.19）。这个步骤中，充填材料被交替加热和用垂直加压器加压。这些垂直加压器也有不同的尺寸套装，可以更好地适用于不同直径的预备后

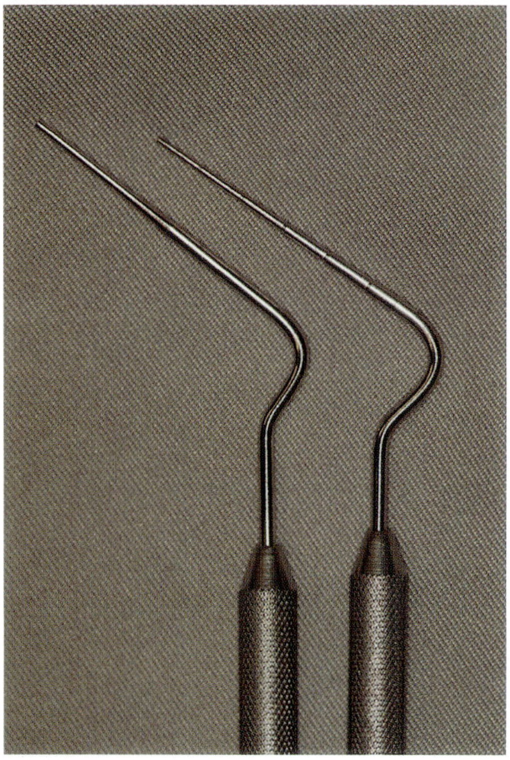

图13.19 携热头（左）和加压器（可加热垂直加压器）（右）用于垂直加压牙胶。

根管。垂直加压器可以将加热软化的牙胶推入根管中的各个缝隙。这个过程需要小心的是加热的材料在充填根尖部没有侧方加压容易控制。

如果充填方法中需要加热，可以用加热的垂直加压器或者适合根管直径的垂直加压器手动加热（如Glick #1），也可以用几种电加热设备，可以自动产热使器械进入根管的部分加热。这些加热设备都有不同大小和锥度的携热头，与预备后的根管或充填技术相匹配。

大部分垂直加压器有手柄，而指用垂直加压器有时也可以代替手用垂直加压器使用。垂直加压器一般是成套的，可以是单头或双头，主要看生产的厂家。对于根管尖部，一般需要更小直径的垂直加压器械，在根管冠方，更大直径的垂直加压器可以更好地加压充填材料。

根管下段垂直加压以后，中上段未充填的根管需要用热的注射牙胶有效充填。

有些厂家会提供组合系统：加热装置和热牙胶注射合二为一。还有无绳或者带有电池的根充装置，便于节省空间和在不同诊室间移动。

还有一些别的充填技术，包括固核载体系统和注射方法，这里不能描述所有的器械。同时，一些新的根管封闭剂和特殊的充填材料、技术也在不断出现，其中有些需要特殊的器械来满足特殊材料和充填方法的运用。虽然这些设备和材料已经上市，但经常是缺少大量的数据和临床试验来证实其有效性。

消毒和灭菌

清洁这个名词指的是物体没有看得见的残渣、污垢或者潜在的污染。消毒是设法将微生物污染减少到一定的程度，这不一定导致物体无菌。无菌的物体是指完全处于没有细菌、病毒、真菌或者其他存活的微生物的状态。

锉和其他器械即使是新的也容易被污染，因此器械初次使用前或使用后推荐予以消毒处理。在牙髓病治疗过程中，器械暴露或附着血液、残存的软组织或硬组织、病毒、细菌或它们的副产物，因此，必须进行清洁、消毒和灭菌。

随着治疗流程的进行，器械表面可以用蘸有70%的碘酒或者其他允许的溶液的纱布或海绵进行清洁和消毒，器械能够被彻底地擦拭，锉可以在海绵上迅速地来回提插以便去除碎屑，同时可以与消毒剂接触。这个过程只是消毒器械，而不是对器械灭菌。

最理想的是，所有器械都必须接受加热灭菌处理。对于不能灭菌的物体，推荐一次性或只使用一次。为了便于收集、灭菌和存储器械，对于大的检查项目和治疗器械套装，推荐使用商品化的器械盒。如果需要的器械数更少，如急诊或漂白，这时候可以用袋子进行收纳。

灭菌技术有许多种，在这里只讲述几个相关的概念。如果需要了解完整的灭菌原则、技术和方法，读者需要查阅相关内容的课本或手册。

冷灭菌需要将物体浸入溶液中（如戊二醛），浸泡足够的时间，一般至少24小时。这种方法不能被生物指示剂验证，因此是最不可取的方法。

锉和其他牙体牙髓手用器械常用的灭菌方法是蒸汽或化学高压灭菌法。纱布擦拭后的器械必须放置在121℃、15 psi（≈103kPa）、高压20分钟[58]的环境中。这种方法可以杀死所有的细菌、孢子和病毒。

高压灭菌中使用化学药物而不是水，可以减少器械锈蚀。但是蒸汽和化学高压都会使器械刃部的边缘变钝。由于热胀冷缩也会导致一定程度的永久的边缘变形。

干热法适用于锐器的灭菌，如剪刀等，可以保护器械的刃部边缘。干热灭菌的时间周期与温度有关，当温度达到160℃，器械需维持60分钟。这种方法的缺点是灭菌和随后冷却的时间长。如果温度掉到160℃以下，需要重新进行60分钟的热循环[58]。

有一些关于哪种方法是最有效的根管锉灭菌的数据。大部分这些研究使用的是机用镍钛器械。

有几篇文献认为尽管清洁锉比较困难，但当关注细节时可以有效地做到这一点，也许最好的方案是机械、化学和超声清理器械[59-60]。其他一些文献证实如果使用超声浴，锉必须在器械盒中疏松地摆放[61]，或者使用纳米基质的发泡产品能够有助于提高清洁效果[62]。

关于器械在使用后能否有效地灭菌尚存在争议，因此，建议考虑一个患者使用一次的方案[63-64]。每一个器械厂家对其生产的器械都会有相应的使用指南。

目前，机用镍钛器械的物理特性不会被灭菌过程影响[65-67]。消毒和灭菌过程对物理特性的影响还没有被检测出来，因此，多次使用这些锉时需多加小心。

参考文献

[1] Weinberger B: *An introduction to the history of dentistry*, St Louis, 1948, Mosby.
[2] Luks S, Bolatin L: The myth of standardized root canal instruments, *N Y J Dent* 43:109, 1973.
[3] Vinothkumar TS, Kavitha S, Gomathi LLNS, et al: Influence of irrigating needle tip designs in removing bacteria inoculated into instrumented root canals measured by single tube luminomitor, *J Endod* 33 :746-748, 2007.
[4] Nielsen B, Baumgartner C: Comparison of the EndoVac system to needle irrigation of root canals, *J Endod* 33:611-615, 2007.
[5] Peters OA, Bardsley S, Fong J, et al: Disinfection of root canals with photon-initiated photacoustic streaming, *J Endod* 37:1008-1012, 2011.
[6] Walton RE: Histologic evaluation of different methods of enlarging the pulp canal space, *J Endod* 2:304, 1976.
[7] Peters OA, Laib A, Goering TN, et al: Changes in root canal geometry after preparation assessed by high-resolution computed tomography, *J Endod* 27: 1-6, 2001.
[8] Peters OA: Current challenges and concepts in the preparation of root canal systems: a review, *J Endod* 30:559, 2004.
[9] McSpadden JT: *Mastering endodontic instruments*, Chattanooga, Tenn, 2007, Cloudland Institute.
[10] Short JA, Morgan LA, Baumgartner JC: A comparison of canal centering ability of four instrumentation techniques, *J Endod* 23:503, 1997.
[11] Peters OA, Peters CI, Schönenberger K, et al: ProTaper rotary root canal preparation: effects of canal anatomy on final shape analyzed by micro CT, *Int Endod J* 36:86, 2003.
[12] Peters OA, Schönenberger K, Laib A: Effects of four Ni-Ti preparation techniques on root canal geometry assessed by micro computed tomography, *Int Endod J* 34:221, 2001.
[13] Rhodes JS, Pitt Ford TR, Lynch JA, et al: A comparison of two nickel-titanium instrumentation techniques in teeth using micro computed tomography, *Int Endod J* 33:279, 2000.
[14] Kazemi RB, Stenman E, Spangberg LW: A comparison of stainless steel and nickel-titanium H-type instruments of identical design: torsional and bending tests, *Oral Surg Oral Med Oral Pathol Oral Radiol Endod* 90:500-506, 2000.
[15] Kazemi RB, Stenman E, Spångberg LSW: Machining efficiency and wear resistance of NiTi endodontic files, *Oral Surg Oral Med Oral Pathol Oral Radiol Endod* 81:596, 1996.
[16] Shen Y, Qian W, Abtin H, et al: Fatigue testing of controlled memory wire nickel-titanium rotary instruments, *J Endod* 37:997-1001, 2011.
[17] Braga LC, Magalhaes RR, Nakagawa RK, et al: Physical and mechanical properties of twisted or ground nickel-titanium instruments, *Int Endod J* 46:458, 2012.
[18] Walia HM, Brantley WA, Gerstein H: An initial investigation of the bending and torsional properties of nitinol root canal files, *J Endod* 14:346, 1988.
[19] Miserendino LJ, Moser JB, Heuer MA, et al: Cutting efficiency of endodontic instruments. Part I. A quantitative comparison of the tip and fluted regions, *J Endod* 11:435, 1985.
[20] Miserendino LJ, Moser JB, Heuer MA, et al: Cutting efficiency of endodontic instruments. Part II. Analysis of tip design, *J Endod* 12:8, 1986.
[21] Zinelis S, Magnissalis EA, Margelos J, et al: Clinical relevance of standardization of endodontic file dimensions according to the ISO 3630-1 specification, *J Endod* 28:367, 2002.
[22] American Dental Association: *American National Standard/American Dental Association specification no. 101, root canal instruments: general requirements*, Chicago, 2001, The Association.
[23] Seto BG, Nicholls JI, Harrington GW: Torsional properties of twisted and machined endodontic files, *J Endod* 16:355, 1990.
[24] Yared GM, Bou Dagher FE, Machtou P: Cyclic fatigue of ProFile rotary instruments after clinical use, *Int Endod J* 33:204, 2000.
[25] Lee DH, Park B, Saxena A, et al: Enhanced surface hardness by boron implantation in nitinol alloy, *J Endod* 22:543, 1996.
[26] Rapisarda E, Bonaccorso A, Tripi TR, et al: Wear of nickel-titanium endodontic instruments evaluated by scanning electron microscopy: effect of ion implantation, *J Endod* 27:588-592, 2001.
[27] Oliet S, Sorin SM: Cutting efficiency of endodontic reamers, *Oral Surg Oral Med Oral Pathol* 36:243, 1973.
[28] Mueller HJ: Corrosion determination techniques applied to endodontic instruments: irrigating solutions systems, *J Endod* 8:246, 1982.
[29] American Dental Association Council on Dental Materials: New American Dental Association specification No. 28 for endodontic files and reamers, *J Am Dent Assoc* 93:813, 1976.
[30] American Dental Association Council on Dental Materials Instruments and Equipment: Revised ADA specification No. 28 for endodontic files and reamers, *J Am Dent Assoc* 104:506, 1982.
[31] American National Standards Institute/American Dental Association: Specification No. 58 for root canal files, type H (Hedstrom), *J Am Dent Assoc* 104:88, 1982.
[32] American Dental Association Council on Dental Materials Instruments and Equipment: Revised ANSI/ADA specification No. 28 for root canal files and reamers, type K and No. 58 for root canal files, type H (Hedstrom), *J Am Dent Assoc* 118:239, 1989.
[33] American Dental Association: *American National Standard/American Dental Association specification No. 95, root canal enlargers*, Chicago, 2003, The Association.
[34] Stenman E, Spangberg LS: Root canal instruments are poorly standardized, *J Endod* 19:327, 1993.
[35] Peters OA, Barbakow F, Peters CI: An analysis of endodontic treatment with three nickel-titanium rotary root canal preparation techniques, *Int Endod J* 37:849, 2004.
[36] Powell SE, Simon JH, Maze BB: A comparison of the effect of modified and nonmodified instrument tips on apical canal configuration, *J Endod* 12:293, 1986.
[37] Card SJ, Sigurdsson A, Orstavik D, et al: The effectiveness of increased apical enlargement in reducing intracanal bacteria, *J Endod* 28:779, 2002.
[38] Kosa DA, Marshall G, Baumgartner JC: An analysis of canal centering using mechanical instrumentation techniques, *J Endod* 25:441, 1999.
[39] Webber J, Moser JB, Heuer MA: A method to determine the cutting efficiency of root canal instruments in linear motion, *J Endod* 6:829, 1980.
[40] Felt RA, Moser JB, Heuer MA: Flute design of endodontic instruments: its influence on cutting efficiency, *J Endod* 8:253, 1982.
[41] Luebke NH, Brantley WA: Torsional and metallurgical properties of rotary endodontic instruments. Part 2. Stainless steel Gates Glidden drills, *J Endod* 17:319, 1991.
[42] Luebke NH, Brantley WA, Sabri ZI, et al: Physical dimensions, torsional performance, and metallurgical properties of rotary endodontic instruments. Part 3. Peeso drills, *J Endod* 18:13, 1992.
[43] Coleman CL, Svec TA: Analysis of Ni-Ti versus stainless steel instrumentation in resin simulated canals, *J Endod* 23:232, 1997.
[44] Kuhn WG, Carnes DL Jr, Clement DJ, et al: Effect of tip design of nickel-titanium and stainless steel files on root canal preparation, *J Endod* 23:735, 1997.
[45] Himel VT, Ahmed KM, Wood DM, et al: An evaluation of nitinol and stainless steel files used by dental students during a laboratory proficiency exam, *Oral Surg Oral Med Oral Pathol Oral Radiol Endod* 79:232, 1995.
[46] Pettiette MT, Metzger Z, Phillips C, et al: Endodontic complications of root canal therapy performed by dental students with stainless-steel K-files and nickel-titanium hand files, *J Endod* 25:230, 1999.
[47] Baumann MA, Roth A: Effect of experience on quality of canal preparation with rotary nickel-titanium files, *Oral Surg Oral Med Oral Pathol Oral Radiol Endod* 88:714, 1999.
[48] Glossen CR, Haller RH, Dove SB, et al: A comparison of root canal preparations using Ni-Ti hand, Ni-Ti engine-driven, and K-Flex endodontic instruments, *J Endod* 21:146, 1995.
[49] Pruett JP, Clement DJ, Carnes DL Jr: Cyclic fatigue testing of nickel-titanium endodontic instruments, *J Endod* 23:77, 1997.
[50] Ramirez-Salomon M, Soler-Bientz R, de la Garza-Gonzalez R, et al: Incidence of Lightspeed separation and the potential for bypassing, *J Endod*

23:586, 1997.
[51] Gambarini G, Rubini AG, Al Sudani D, et al: Influence of Different angles of reciprocation on the cyclic fatigue of nickel-titanium endodontic instruments, *J Endod* 38:1408, 2012.
[52] Gabel WP, Hoen M, Steiman HR, et al: Effect of rotational speed on nickel-titanium file distortion, *J Endod* 25:752, 1999.
[53] Schrader C, Peters OA: Analysis of torque and force with differently tapered rotary endodontic instruments in vitro, *J Endod* 31:120, 2005.
[54] Roland DD, Andelin WE, Browning DF, et al: The effect of preflaring on the rates of separation for 0.04 taper nickel-titanium rotary instruments, *J Endod* 28:543, 2002.
[55] Martin B, Zelada G, Varela P, et al: Factors influencing the fracture of nickel-titanium rotary instruments, *Int Endod J* 36:262, 2003.
[56] Berry KA, Loushine RJ, Primack PD, et al: Nickel-titanium versus stainless-steel finger spreaders in curved canals, *J Endod* 24:752, 1998.
[57] Joyce AP, Loushine RJ, West LA, et al: Photoelastic comparison of stress induced by using stainless-steel versus nickel-titanium spreaders in vitro, *J Endod* 24:714, 1998.
[58] Council on Dental Therapeutics: Sterilization or disinfection of dental instruments. In the American Dental Association: *Accepted dental therapeutics*, ed 40, Chicago, 1984, The Association.
[59] Popovic J, Gasic J, Zivkoyic S, et al: Evaluation of biological debris on endodontic instruments after cleaning and sterilization procedures, *Int Endod J* 43:336-341, 2010.
[60] Parashos P, Linsuwanont P, Messer HH: A cleaning protocol for rotary nickel-titanium endodontic instruments, *Aust Dent J* 49:20-27, 2004.
[61] Van Eldik DA, Zilm PS, Rogers AH, et al: A SEM evaluation of debris removal from endodontic files after cleaning and steam sterilization procedures, *Aust Dent J* 9:128-135, 2004.
[62] Saghiri MA, Karamifar K, Mehvazfar P, et al: The efficacy of foam cleaners in removing debris from two endodontic instruments, *Quintessence Int* 43:811-817, 2012.
[63] Aasim SA, Mellor AC, Qualtrough AJ: The effect of pre-soaking and time in the ultrasonic cleaner on the cleanliness of sterilized endodontic files, *Int Endod J* 39:143-149, 2006.
[64] Morrison A, Conrod S: Dental burs and endodontic files: Are routine sterilization procedures effective? *J Can Dent Assoc* 75:39, 2009.
[65] Plotino G, Costanzo A, Grande NM, et al: Experimental evaluation on the influence of autoclave sterilization on the cyclic fatigue of new nickel-titanium rotary instruments. *J Endod* 38:222-225, 2012.
[66] King JB, Roberts HW, Bergeron BE, et al: The effect of autoclaving on torsional moment of two nickel-titanium endodontic files, *Int Endod J* 45:156-161, 2012.
[67] Casper RB, Roberts MD, Himel VT, et al: Comparison of autoclaving effects on torsional deformation and fracture resistance of three innovative endodontic file systems, *J Endod* 37:1572-1575, 2011.

14 CHAPTER

第14章　根管解剖

Internal anatomy

章节大纲

确定髓腔解剖的方法
注意事项
内部解剖的变化
髓腔系统的组成
牙根和髓腔系统的变异

学习目标

完成本章阅读和附录学习后，学生应该能够：

1. 认识到由于髓腔解剖知识的缺乏可能导致根管治疗困难或失败。
2. 列举能够辅助确定根管系统形态的技术。
3. 画出4种最常见的根管类型（Ⅰ～Ⅳ型）的牙根横断面形态和根内最常见的根管结构。
4. 描述每颗牙的牙根和牙髓的常见解剖形态。
5. 能列出每一种类型牙根的平均长度、牙根数量和最常见的牙根弯曲度。
6. 描述每颗牙最常出现的牙根和牙髓解剖形态变异。
7. 解释为何标准的根尖片不能完整呈现牙根和髓腔的解剖形态。
8. 画出以下平面中最具有代表性的每一颗牙和牙根的常见内、外解剖示意图：（1）近远中向和颊舌向的矢状面；（2）牙根的颈1/3、中1/3、根尖1/3横断面。
9. 提出确定牙根和根管是否弯曲和弯曲程度的方法。
10. 总结髓腔–牙根之间解剖形态的规律。
11. 列举需要探查不止一个根管的牙和牙根。
12. 列举并认识可能导致牙髓解剖形态变异的医源性和病理性因素的意义。
13. 髓腔的定义并列举最主要组成部分。
14. 描述根尖1/3的变异，包括根尖孔变异。
15. 描述如何在临床操作中确定咬合面/切缘到髓室顶的距离。
16. 讨论侧支根管和副根管的位置、形态、出现概率和重要性。
17. 描述解剖学根尖、影像学根尖、实际根尖孔之间的关系。
18. 描述牙髓解剖中因发育畸形导致的常见变异及重要性。
19. 解释为什么许多根管弯曲不能在标准影像检查中表现出来。

论及治疗的成功与否，掌握髓腔解剖非常关键。作为导致治疗失败的原因之一，缺乏髓腔解剖知识仅次于错误的诊断和错误的治疗计划。成功的治疗取决于熟悉基本和常见的髓腔结构并能察觉变异结构的出现。在治疗中确定髓腔内部解剖结构则需要特殊的技巧。

对牙髓解剖的真正理解，需要建立在三维层面上（图14.1）。在心中要有髓腔的纵向和横向的图像（从冠部到根部）。除了常规的形态图像，每个牙根中不规则的、“隐藏”区域的髓腔也都需要能在脑中呈现出来。为最大限度地清理和预备根管系统，根管内器械必须能尽可能达到这些区域来平整根管壁，从而使组织及其残留能从管壁上清除[1]。如没能掌握这些重要原则可能会导致治疗的失败。

确定髓腔解剖的方法

书本知识

从教科书中获取解剖知识是最重要和最有用的方法。每颗牙的正常形态和经常出现的变异都必须记住。其中包括：有几个牙根、每个牙根有几个根

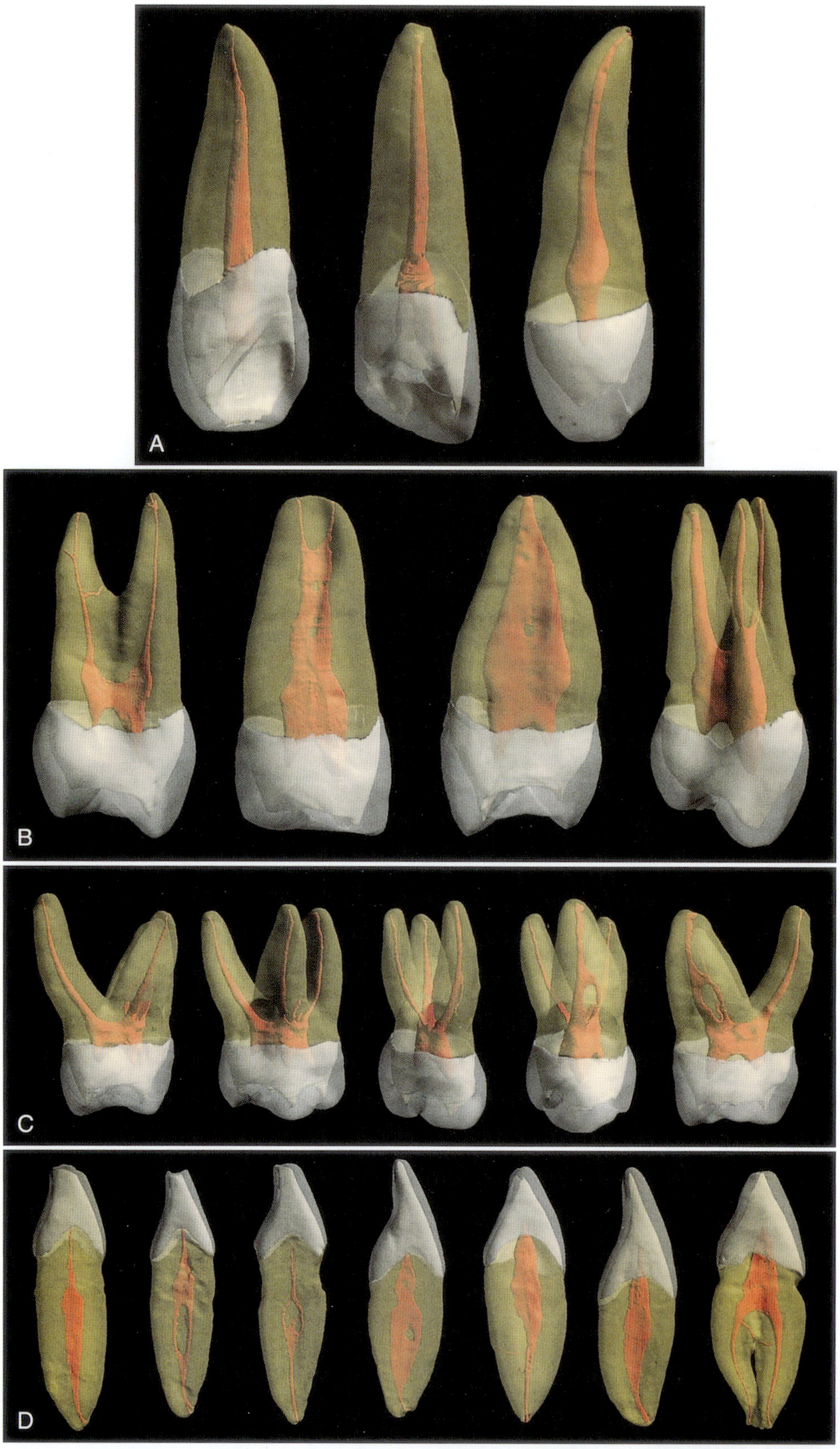

图14.1 各组牙齿中主要牙齿示例。这些图是通过科研级别的显微计算机断层扫描技术构建多边形计算机模型制作的真牙影像。模型中分层为牙髓、牙本质和牙釉质。被分层之后，图像被导入至交互式计算机程序，并可以根据需要的视图截屏。最终会得到一个透视图，展示了外部和内部的解剖结构。A. 上颌中切牙，根管通常是最常见的形状。B. 上颌前磨牙，展示了变异牙根和内部解剖结构。C. 上颌磨牙。D. 下颌切牙变异。

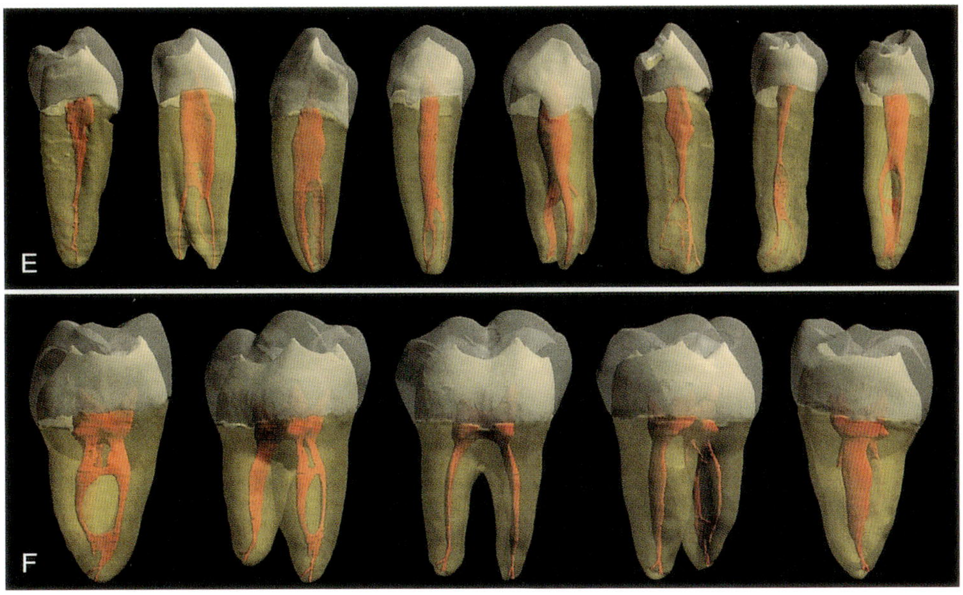

图14.1（续） E. 下颌前磨牙，展示了牙根和根管的解剖结构的多变性。F. 下颌磨牙，可能出现很多变异。（由Eric Herbranson授权提供，图像从eHuman出版的Tooth Atlas中摘录）

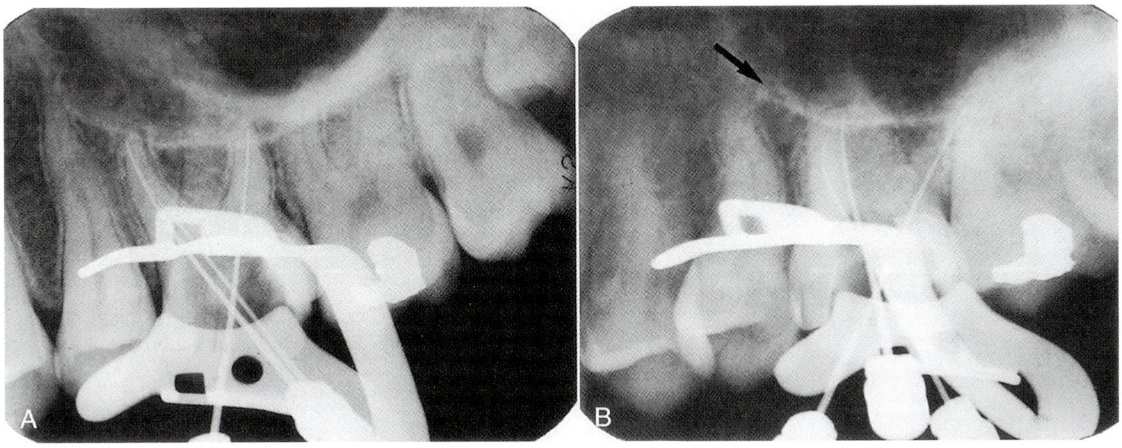

图14.2 A. 颊侧投照。第二前磨牙和第一磨牙似乎都有比较直的颊根和不完整的解剖外形。B. 近中角度投照。越靠近近中的视角，第二前磨牙的“刺刀状”弯曲越明显，且图中用箭头标出在根尖区有一处颊向弯曲。在磨牙牙根弯曲大且在近中颊根中有两个重要的根管影像尚未明确。这两个困难都有待解决。

管和它们位置，纵向和横向的形状，最常见的弯曲（尤其是颊舌向）以及根在每个维度的形态，这些都需要知道[2-6]。熟知每种形态出现的大概比例也非常有用。解剖形态的列表见附录。

影像学依据

虽然影像学检查很有帮助，但是人们常高估了其诊断价值，尤其是常见的根尖片[7]。标准平行投照片只能提供二维影像，最常见的错误就是只拍了颊（唇）舌（腭）这一个视野，忽视了其他重要的角度（图14.2）。另外，影像学结果使根管的形状和锥度看起来很统一，然而实际的情况与影像上的差距总是无法被体现出来（图14.2）。

标准投照结果指示了牙齿大致的解剖形态。特殊的影像学技术才能展示被遗漏的根管和确切的根管弯曲[8-10]。而这些技术已在12章中详细讨论。

探查

其他了解髓腔解剖的方式是在预备过程中和探查根管过程中进行的。但因为根管通常很难看见，也不容易用器械找到，从而这些方法都有一定的局限性[11]。

注意事项

髓腔-牙根解剖形态的基本规律是：髓腔系统的形态与牙冠和牙根的外形轮廓相对应[12-13]。换言之，因为牙髓能在根管内壁形成与四周牙本质一致的形

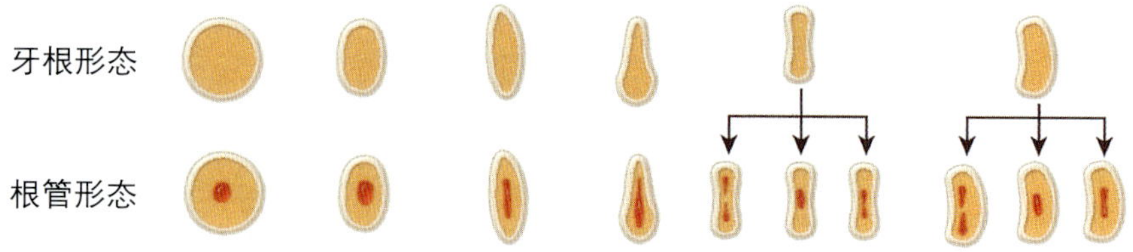

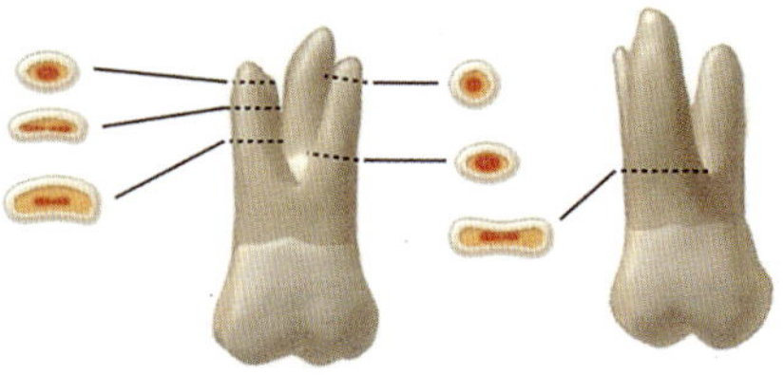

图14.3 常见的牙根变异或者髓腔的横断面解剖。注意髓腔轮廓往往反映了牙根的轮廓。向内深凹的牙根通常有更大的髓腔解剖变异。

态，牙髓基本上算一个微缩的牙并且符合外部牙齿的形态[14]。

牙根和根管解剖

虽然牙根横截面的形态有很多变异，但还是有一些常见形态：圆形、卵圆形、长圆形、保龄球瓶形、菜豆形、带形、沙漏形（图14.3）。根管横截面的形状和部位受牙根外形的影响。不同形状可能在同一颗牙不同的断层出现。例如，一个根在根上1/3的横断面呈沙漏状，在根尖1/3处融合成了椭圆形，而且根管的数量和形状在每一层也会发生相应的变化[15]。值得一提的是，根管横截面很少是圆的。如果是圆的，那么很可能是因为不恰当的根管预备导致的。

虽然掌握常见的髓腔解剖变异很有帮助，但也无法得知确切的具体结构；最终还是需要在治疗过程中确认。根管中有不同的通路到达根尖孔，根管系统是错综复杂的，有交通、分支和汇合。根管系统通常分为4种类型[16]（图14.4）。

虽然如此，Vertucci等[17]使用专门的技术发现了一个复合根管系统并找出了4种更复杂、更少见的变异；一共命名了8种髓腔解剖结构。其他研究者[18–23]进一步研究了不同牙齿根管的形态学并发现不同性别及不同种族的变异。这些发现一致地证实了Vertucci的研究[17]。

在操作前的评估中应该考虑到性别和种族来源。在不同种族中有一些特殊的根管形态。例如，有很多非裔美国人下颌前磨牙有额外的根管。在一个研究中，这类患者有超过33%的第一前磨牙和8%第二前磨牙有不止一个根管；相反，高加索人种有

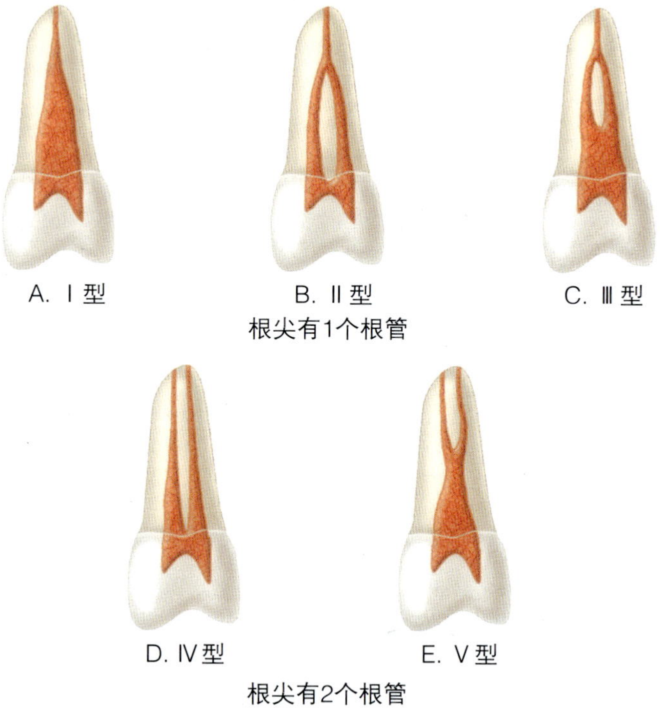

图14.4 4种基本的根管系统。A. Ⅰ型：从髓室到根尖为单根管。B. Ⅱ型：从髓室到根尖为2个独立的根管逐渐融合为一个根管。C. Ⅲ型：从髓室到根尖为两个独立的根管。D和E. Ⅳ型：从髓室到根尖从一个根管移行为两个独立的根管。

14%的第一前磨牙和3%的第二前磨牙有一个以上的根管[24]。亚洲人和具有亚洲血统的人群相比高加索人及其他种族具有更大的变异，例如C形根管，下颌第一磨牙的第三牙根和牙内陷。

根管和牙根的识别

一些特定的方法及观察解剖外形有助于区分和识别根管口。显然，在清理、成形和封闭根管之前必须确定根管的位置。在1个牙根内可能有2个根管，最基本的规律是：先假设这个根有2个根管，直到确认了只有1个。宁可认为1个牙根通常有2个根

管，从而更容易记住哪些牙根双根管较为少见：如前牙、有2个或3个根的前磨牙以及磨牙的远中颊根和舌根通常只有1个根管。所有其他的上颌牙根和下颌牙根都需要仔细探查以发现2个甚至2个以上的根管。上颌磨牙的近中颊根经常有2个根管[25]；近中舌根或近颊第二根管（MB2），可能很难定位和治疗。

内部解剖的变化

根据上文，髓腔的原始形状反映了牙根的形状。然而，因为牙髓和牙本质会对所处环境做出反应，随着牙龄和对刺激的反应改变髓腔体积和外形。

年龄

虽然牙本质各个方向都会随着年龄沉积，但一些部位占更大的比例。例如，在磨牙中，髓室顶和髓室底有更多的牙本质沉积，最终使髓室看起来和本来的结构截然不同（图14.5）。这显然影响了治疗（定位髓室和根管变得困难）[26]。

刺激

任何使牙本质暴露于口腔的原因都会刺激邻近髓腔的牙本质增厚[14]。使牙本质暴露的原因有：龋病、牙周病、磨损、腐蚀、磨耗、龋洞预备、根面平整术、牙尖折裂（图14.6）。常见的牙髓治疗，例如牙髓切断术、盖髓术或者深龋充填具有刺激性的材料都会导致牙本质增厚，闭塞、钙化变形、再吸收或其他不常见的结构会出现在髓腔和根管内。这些原因会导致第三期（不规则的第二期）牙本质沉积直接发生于被波及的牙本质小管中。使用影像学检查仔细鉴别导致髓腔解剖变化的原因。如果没能找到原因可能会导致严重的问题，耽误时间和治疗不充分。

钙化

钙化在牙髓中主要呈两种形式：髓石和弥散性钙化。虽然髓石通常在髓室中形成，弥散性钙化也会发生在根内的牙髓中，也可能发生在冠部的牙髓中。这些钙化可能是生理性变化或是对刺激的反应性变化。髓石在影像学检查中可以发现[27]，弥散性钙化只能看到髓腔内结构的影像变得模糊，并且仅在组织学下可见。

髓室内的髓石可以很大，并可以显著改变髓腔的解剖形态（图14.7）。虽然通常并不会完全挡住根管口，但髓石还是会使定位根管口的过程加大难度。这些大髓石可能是附着固定在髓腔的，也可能是活动的，通常都会在开髓的过程中被清除。虽然根管内髓石并不常见，如果有的话也通常是在根尖范围附着固定在根管壁上或埋在根管壁内，并很少会阻挡器械的通路。

内吸收

内吸收并不常见，即使发生，波及范围也较小。内吸收也是一种对外界刺激造成炎症的反应形式。大多数吸收都是小范围的，在根管预备过程中

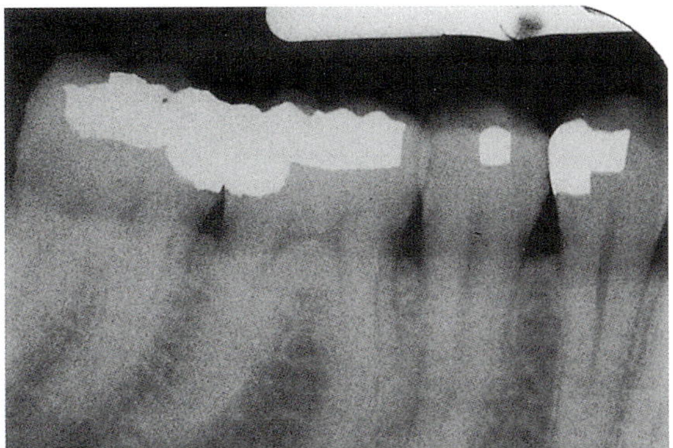

图14.5 第一磨牙的髓腔形态已经不再是原本的结构，牙本质主要沉积在髓室顶和髓室底。这些髓室都很难在预备过程中定位。

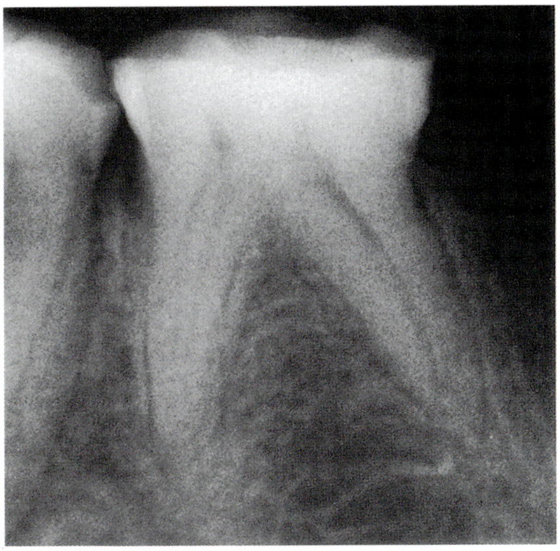

图14.6 重度磨耗导致了第三期牙本质在髓室顶和髓室底沉积，形成了扁髓室。

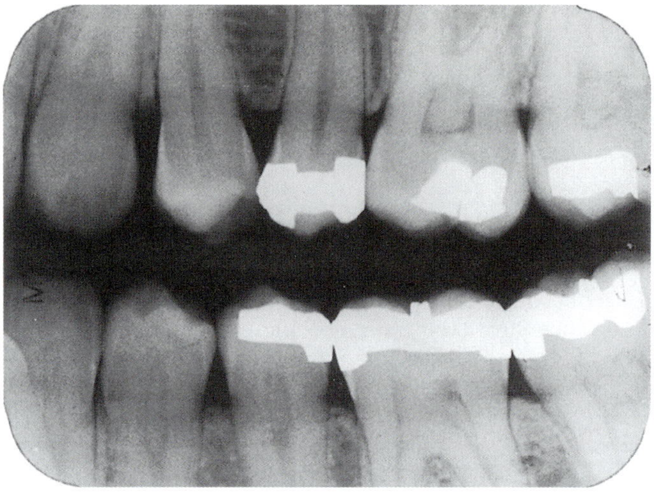

图14.7 钙化（髓石）出现在髓室中。它们不连续出现在透射区周围，提示了这些钙化都是自然形成的，并非由于刺激反应。（由T.Gound医生授权提供）

的影像学检查也不易发现。当影像学检查可见病损时，通常吸收已经扩大甚至穿孔，内吸收穿孔会导致操作困难（图14.8）。

髓腔系统的组成

髓腔被分为冠部（髓室）和根部（根管）。其他结构包括髓角、根管口、副根管（侧支根管）和根尖孔（图14.9）。内部这些结构的解剖形态会随着继发性牙本质或者牙骨质沉积发生改变。

髓角

髓角是牙科医生在修复过程中不想碰到的，然而在根管预备过程中又想看到的结构。虽然它的高度和部位变化大，但是在后牙中，一个独立的髓角始终连着一个牙尖，在前牙近中、远中髓角也都对着切角。一般而言，较年轻的牙髓角的殆面高度与外形高度一致，但是由于后续的牙本质沉积，较年老的牙髓角接近于颈缘线。

为了在牙片上确定所估计的开髓深度，通过使用钻头或者手机测量牙尖到髓角或者髓室顶的高度来确定髓角的高度和位置（图14.10）。在数字化牙片中，可以通过“测量尺”功能来估计深度。

髓室

髓室位于牙冠中央，是牙根的主干。正如上文提到，髓室的形状，有纵向和横向两个维度，这都取决于牙冠和牙根主干的形状；它的结构同时也会因为牙龄和外界刺激改变[12]。在恒磨牙中，髓室顶通常和釉牙骨质界平齐[28]。

根管

根管延伸至牙根全长，从漏斗形的根管口起始，从根尖孔出。重要的是，大多数根管都是弯曲

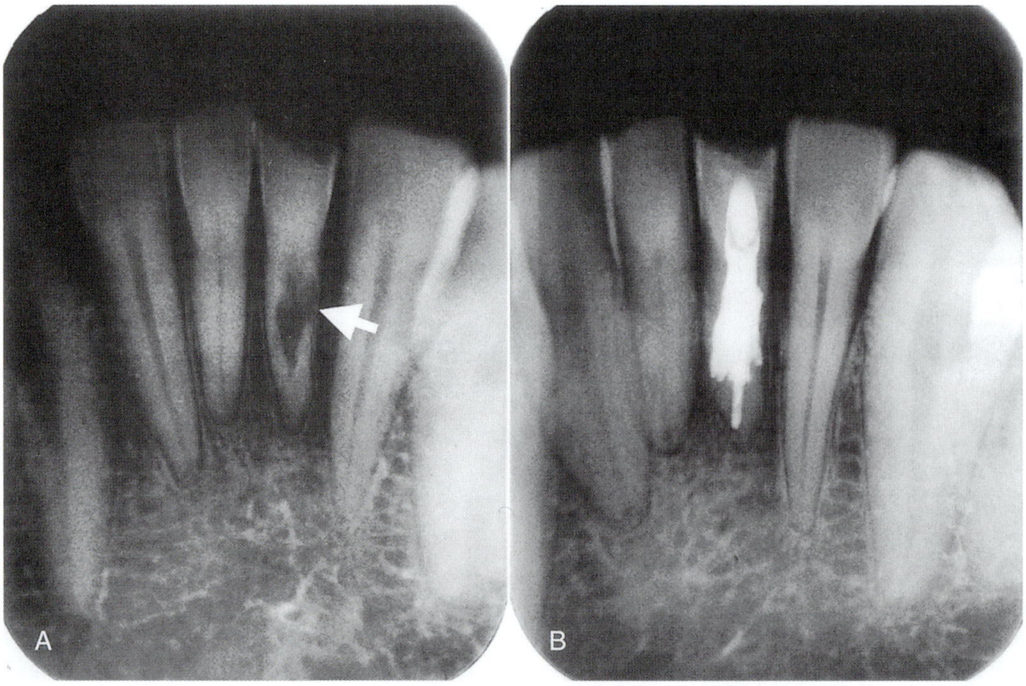

图14.8 A. 扩大的内吸收病变（箭头所示）。B. 治疗后4年，通过特殊的清理、预备和充填技术（侧方加压充填配合热塑充填治疗），从而获得成功的治疗。

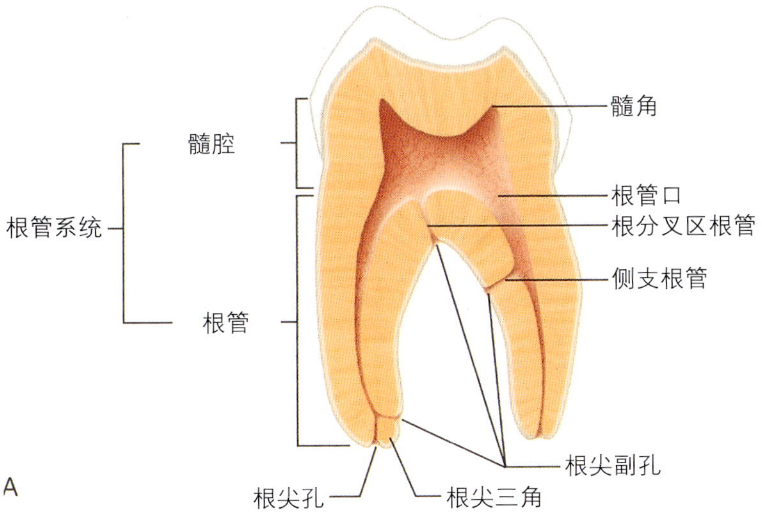

图14.9　髓腔主要的组成部分。A. 前牙。B. 后牙。（A图引自Cohen S、Hargreaves K、Keiser K的《牙髓之路》第九版，St Lousis，2006，Mosby）

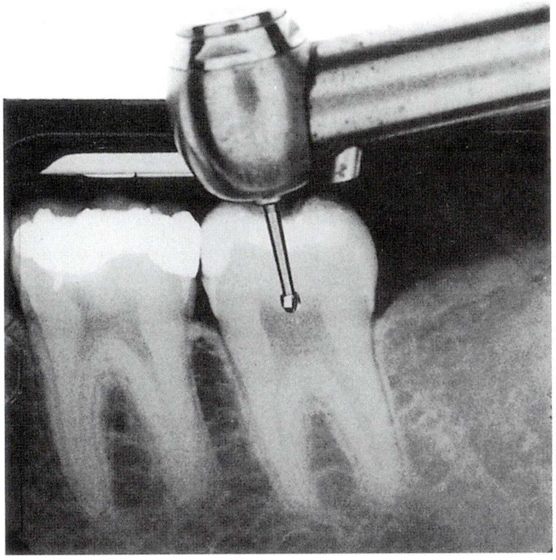

图14.10　确定船面到髓室顶距离的方法。对于预备过程中防止侧穿有很大帮助。

的，而且通常是颊舌向弯曲[29-30]。因此，弯曲的根管通常是无法从颊（唇）舌（腭）向拍摄的X线片上观察出来。因此缺乏经验或者未受过专业培训的临床牙医可能会认为根管是直的，并且会过度扩大颊向或舌向的弯曲，从而导致台阶或者穿孔。因此进行根管预备时应始终假设根管是弯曲的。

根管的形状会随着牙根的形状和大小、弯曲的角度、牙龄和牙齿的状况发生改变（图14.2、图14.3）。在一个牙根中发现两个根管时，根管横截面会更倾向于椭圆形，这是一个重要的规律。在颊舌向牙根深部的近中或远中（或两者都有）凹面（沙漏形、菜豆形横截面牙根），单根管会出现保龄球瓶形、菜豆形、沙漏形和带形横截面。无论根上1/3的形状如何，牙根（和根管）的根尖弯曲部都会逐渐变成略扁的椭圆形[31]。在根上1/3横截面为椭圆形的根管通常在离根尖几毫米就会形成椭圆形或者带形的截面。

牙根中根管的形状和数目反映了牙根每一层面中的颊舌向的深度和形状（图14.11）；越往牙根的方向，越倾向于分为两个独立的终末根管。如果牙根向根尖1/3移行时缩小，则更有可能会融合为一个

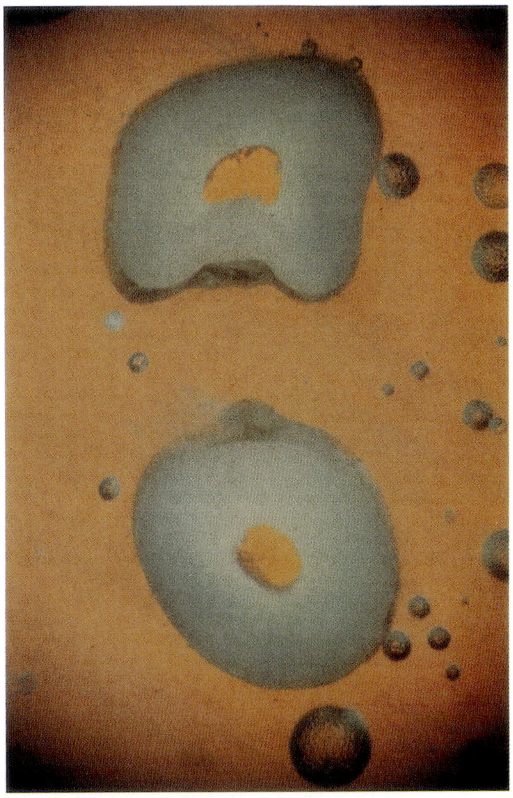

图14.11　上颌第一前磨牙牙根。颊腭向牙根的横截面显示在腭侧根面上有一凹面，在颊根的中1/3处根管形状不规则。以上都是常见的变化。（由A.Tamse医生授权提供）

根管到达根尖孔。

根管形态不规则和变异非常常见，尤其在后牙中。变异包括根管壁和牙根的山丘和山谷形变（凸起和凹陷）[32]，根内的相互交通（两根管间的峡部）、中断、鳞状突起和其他变异[33]。这些变异的区域通常器械与根管冲洗液很难到达，也无法致密地充填[34]。

髓腔位于牙冠中央，根管位于牙根中央。当同一牙根中有两个根管时，每个根管都位于牙根隆起部位的中央。

副根管

副根管（或侧支根管）是主根管的侧支，连通牙髓和牙周膜，具有结缔组织和血管，有可能位于根分叉到根尖的任何部位[35–38]；虽然如此，侧副根管都常见于后牙的根尖1/3处[38]。换言之，越靠近根尖、牙位越靠后，越容易出现副根管。副根管与牙髓健康的关系、与治疗的关系都具有争议[39]。这些管道都不具备侧支循环，因此对于牙髓的结构贡献甚少；它们可能只是牙根形成过程中产生的结构。

副根管为刺激性物质排出髓腔到达外侧的牙周膜提供了通道。可能在根管清理和预备的时候不能到达[1]，但可能在充填过程中得到封闭（图14.12）。清理和充填侧支根管对根管治疗成功与否影响不大[24,40]。

根尖区

发育

根尖是牙根的终点。在年轻恒牙中相对较直但是随着时间推移会逐渐向远中弯曲。这些弯曲源于持续的远中及根尖处牙骨质对近中殆面方向萌出的反应性沉积。在根尖区域的变异同样有可能是因为吸收和不规则的牙骨质沉积，基于以上原因，根尖解剖形态既不统一也不可预测[41–44]。

根尖孔

根尖孔在大小和结构上会随着牙齿发育逐渐改变。在根尖孔发育好之前，根尖孔是敞开的。随着时间和牙本质及牙骨质的沉积，根尖孔会变得更小，并形成漏斗形。根尖孔通常不位于牙根的解剖结构顶端[45–46]；而更是倾向于偏移尖端0.5mm（少数超过1mm）[47]。偏移的角度无法预计并且有相当大的差异性，尤其是经历了牙骨质沉积的老年人牙齿（图14.13）。因为这一原因，根管预备和充填要比根尖的长度稍短，正如图14.14中所示[48]。通常来说，根尖孔在影像学检查中无法看见，临床工作者靠根管长度测量设备来确定根管预备和充填的范围。

解剖学差异

根尖区域唯一的特点是它的多变性[39]。根管可能

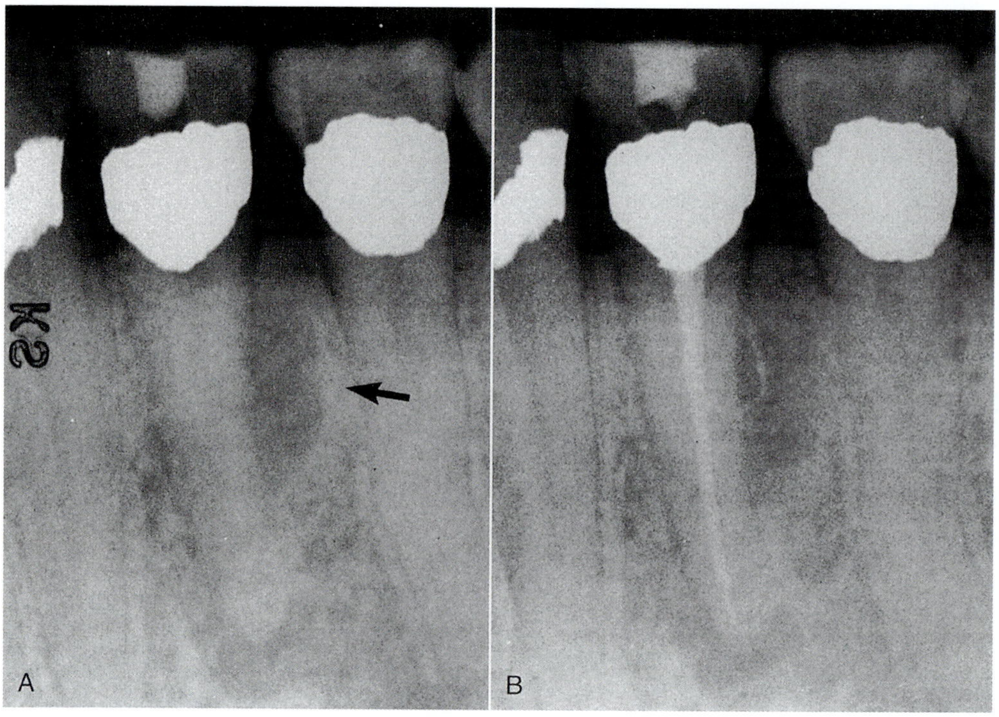

图14.12 A. 骨吸收病损（箭头所示）；这通常指示作为炎症通路的副根管（X线片上不可见）。B. 副根管在充填之后能清晰可见。

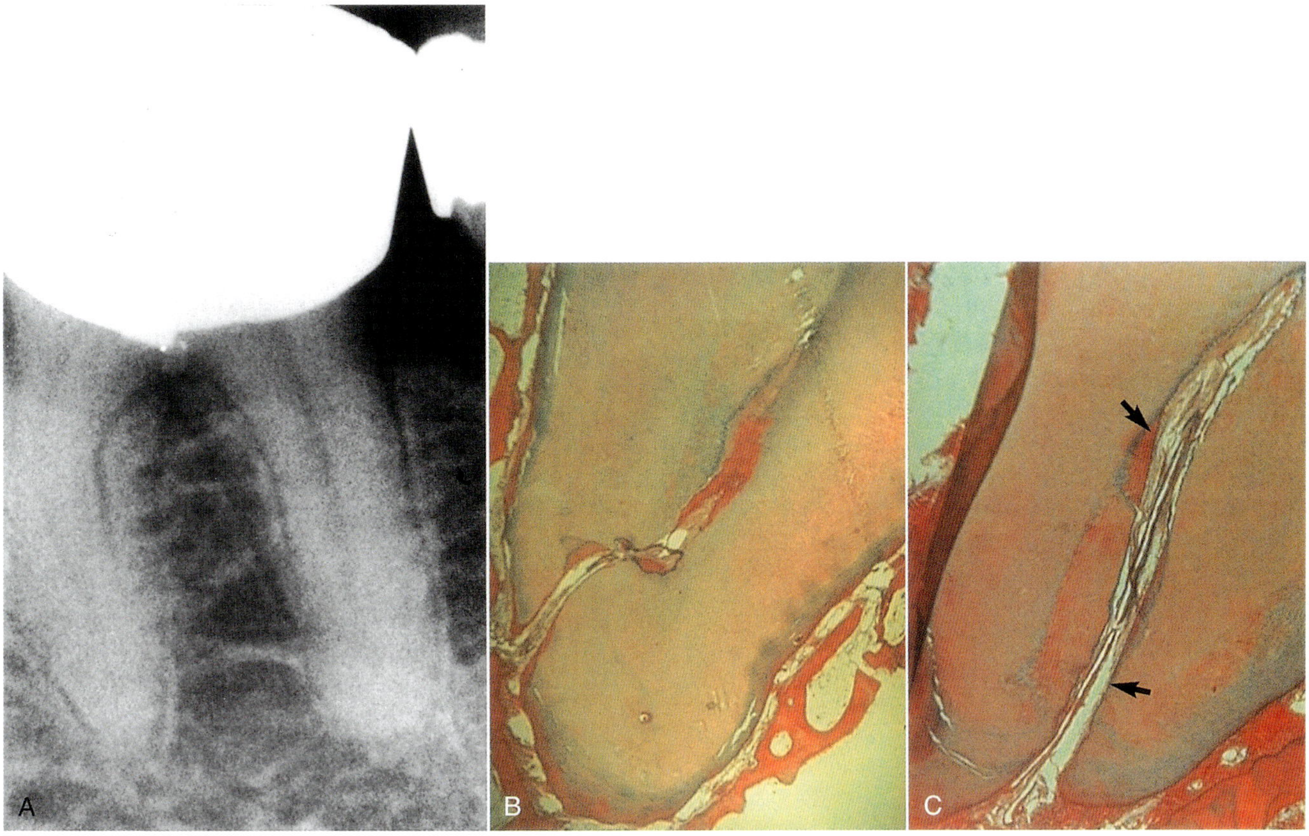

图14.13　根管解剖中的变异。A. 影像学检查通常无法显示根尖的尺寸、形状、弯曲。B. 近中根尖指示急转弯曲和根尖近中开口，根管长度小于解剖学根尖。C. 远中根尖指示在牙骨质牙本质界的不同层面上（箭头所示）上下均宽的根管，无根尖狭窄；这些变异都是十分常见的。（离体样本由D. Holtzmann医生授权提供）

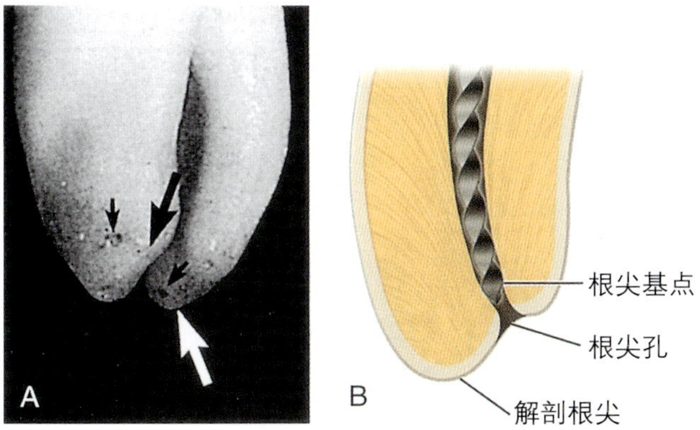

图14.14　A. 根尖孔（黑色小箭头所示）与真正的解剖学根尖位置一致。B. 在大多数情况下，根尖止点或根管预备基点都与根尖孔及影像学根尖不同。（A图由D. Melton医生授权提供）

有弯曲和转弯，会分成几个根管形成分支汇成根尖三角区到达根尖表面，或者表现为根管壁的不规则区域变异（图14.15）。综上，这些解剖结构变异都无法事先检查出或使用小号锉疏通，同样也无法清理或者充填。

通常认为根管在根尖区以圆形根尖孔完结，这其实不正确。根管通常拥有长椭圆形或者带状的根尖[49]。这些非圆形的根管被扩大成圆形通常会侧穿或者削弱牙根强度[49]。

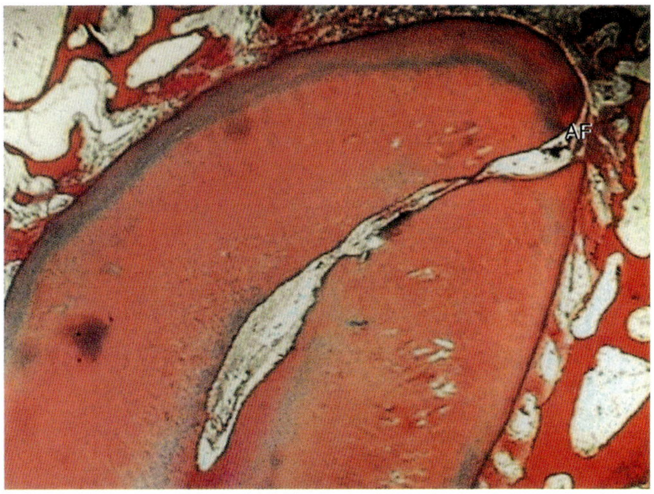

图14.15　根管的根尖区域和根尖孔（AF）通常都是不规则的。

根尖狭窄

根尖狭窄通常被视作针对根管预备和充填的解剖标志。但实际问题是，根尖狭窄的位置是无法预估的。常常没有根尖狭窄，即便有，形态也各种各样[50]。有人建议以牙骨质牙本质界来确定根尖狭窄，这种观念也是错误的。事实上，无法在临床上确定牙骨质牙本质界的位置[45]，牙骨质在根管内的范围是会改变的。即使有根尖狭窄，在影像学上通常是无法观测到的，甚至经验丰富的操作者也无法通过手用锉感觉到。

牙根和髓腔系统的变异

每组牙中较典型的代表牙在附录中都描绘了，包括横截面和轴面，每颗牙的髓腔解剖与开髓预备设计均有关系。

有时，不同牙齿的牙根有很明显的区别，更常见的是髓腔解剖有明显区别。这些变异和畸形在上颌侧切牙、上颌[51–53]和下颌前磨牙[54]、磨牙[55–56]常见，并且这些变异的形态结构通常是对称的[57]。

牙内陷（牙中牙）

牙内陷在上颌侧切牙中最为常见[58]，这是由于成釉器在增殖的过程中内折，属于分化错误（图14.16）。常常导致早期的牙髓–口腔的连通，需要根管治疗[59]。牙内陷是上颌侧切牙最常见的，有不同的严重程度和复杂程度[60–61]。越严重的病例越可能需要专门的特殊治疗，比如常会需要手术。任何治疗的预后都是无法确定的。牙内陷通常可以在影像学检查中看到，但通常很小并且模糊。上颌前牙的腭侧凹陷会表现出轻微的牙内陷。

畸形中央尖

这是牙内陷的一种变异[62]，牙外突在下颌前磨牙和亚裔人群中很常见（包括美国土著人和西班牙裔人）。从临床角度看，牙外突初始会表现为在咬合面出现一个小的结节“膨出”，但在影像学上并不明显（图14.17）。结节内包含牙髓延伸出的部分。当这些脆弱的结节在不成熟的牙上产生裂纹时，牙髓暴露坏死，需要行根尖诱导成形术。有不同的治疗流程能对症预防牙髓的意外暴露。例如，在结节折裂之前，用钻针磨除结节并盖髓，随即以银汞合金恢复封闭[62]。

高髓角

偶见髓角可以延伸至牙尖端，导致因龋坏和洞形预备造成的牙齿成熟前的牙髓暴露。高髓角在影像学上通常不可见。第一磨牙的近中颊尖常见。

舌沟

通常出现在上颌侧切牙，舌沟通常以牙本质表面从牙颈部向根尖向内折（图14.18）[63]。常常导致深、窄的牙周组织缺失，偶尔会与牙髓连通，导致牙周–牙髓联合病变（图14.19）。因为治疗很难并且无法预测，预后不佳。通常需要拔除患牙。

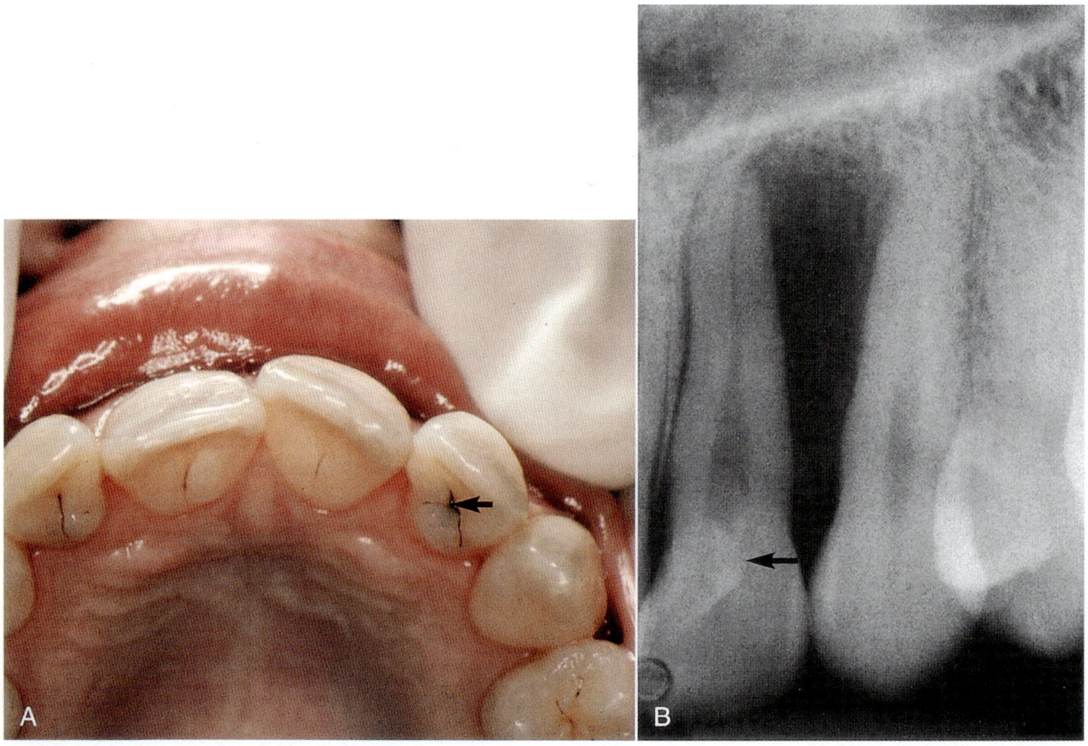

图14.16 牙内陷。A. 发生在异常形态切牙舌侧表面的内陷（箭头所示）。B. 内陷是由釉质向内衬（箭头所示）。因为和牙髓连通，牙髓暴露导致牙髓坏死和根尖病变。这些情况难以治疗。（由W.Johnson医生授权提供）

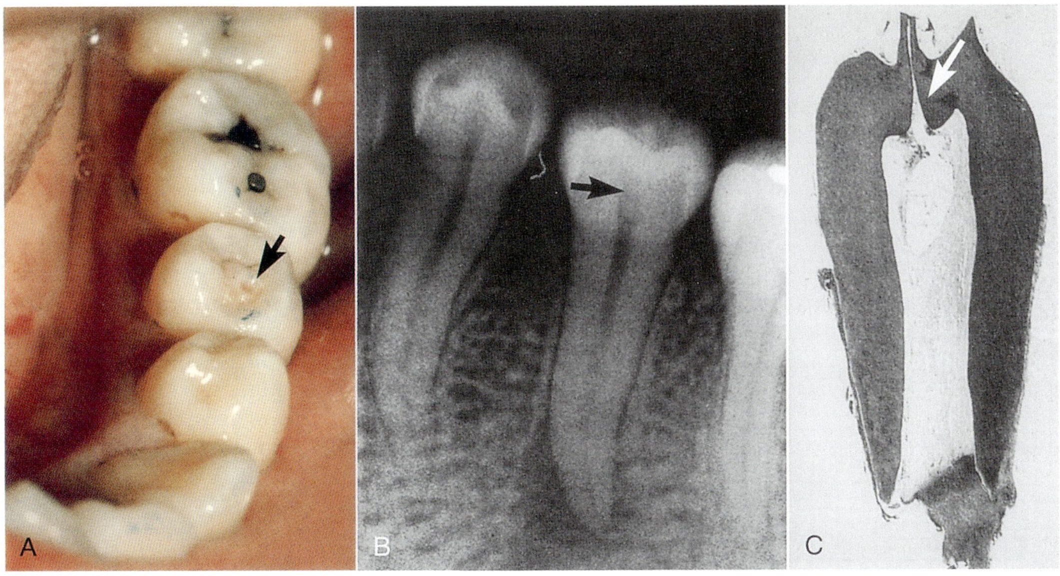

图14.17　畸形中央尖。A. 第二前磨牙展现出两个阶段；宽箭头指示出咬合面的结节。B. 结节出现裂纹（窄箭头所示），暴露的牙髓。C. 组织切片展示了牙髓伸展进突出的结节中（箭头所示）。（A图和B图由W.Johnson医生授权提供）

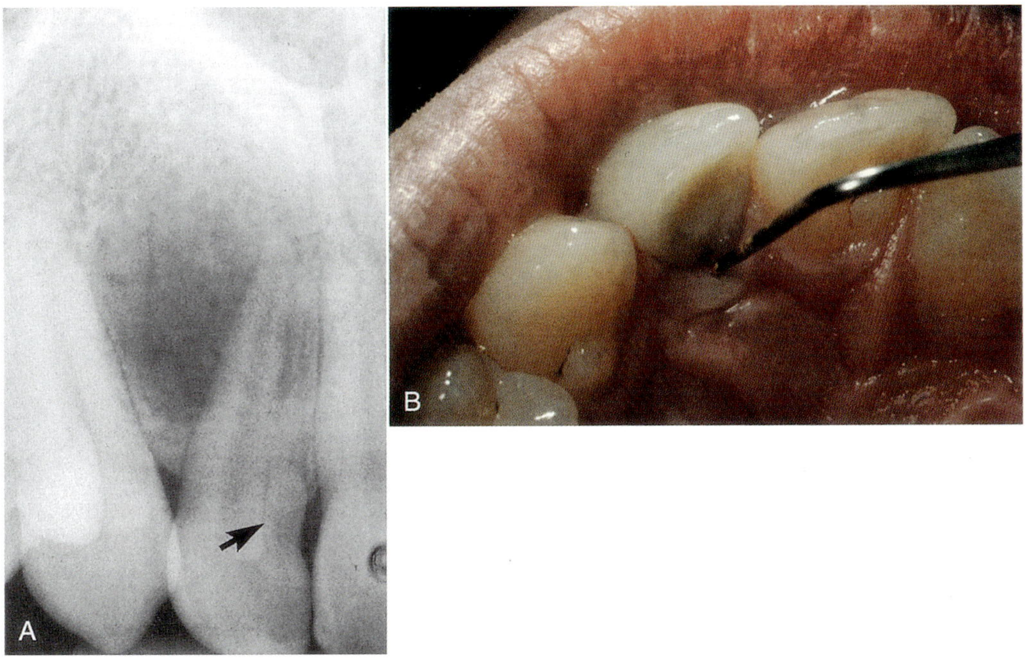

图14.18　舌沟，在牙根和牙冠形成过程中出现表面内折。A. 在根尖片中可以模糊的看见舌沟（箭头所示）。B. 舌沟通常能通过探针探查发现，但通常无法治疗。（由K.Baumgartner医生授权提供）

弯曲牙

根据定义，弯曲牙是很严重或者很复杂的根管弯曲（图14.1）。牙根形成的过程中，如上颌窦的骨皮质或者下颌神经管或者鼻沟等结构可能导致上皮隔的偏移，从而导致牙根弯曲的形成。许多弯曲在颊舌向层面，在标准的影像投照角度下不明显。

其他变异

还有许多其他的髓腔和牙根变异[64–67]。一些变异偶尔会伴随基因突变发生[68]，例如牙根和根管数量的变化（图14.20）。具有异常髓腔和异常根管结构的牙会影响治疗[69–70]。留心的临床工作者要警惕变异的发生，并通过研究影像学检查，仔细检查咬合面解剖结构。常见的变异有：C形根管（见附录和图14.21）。通常会发生在下颌第二磨牙并且在亚洲人中更常见[71]。因为复杂的内部结构，根管治疗的预后不确定，因为难以充分地清理和充填[72]。可能需要其他治疗措施，并且拥有这种牙的患者需要考虑转诊。

其他不寻常的髓腔和牙根形态有：上颌第二磨牙的四根管[73]、三根管上颌前磨牙（见附录及图

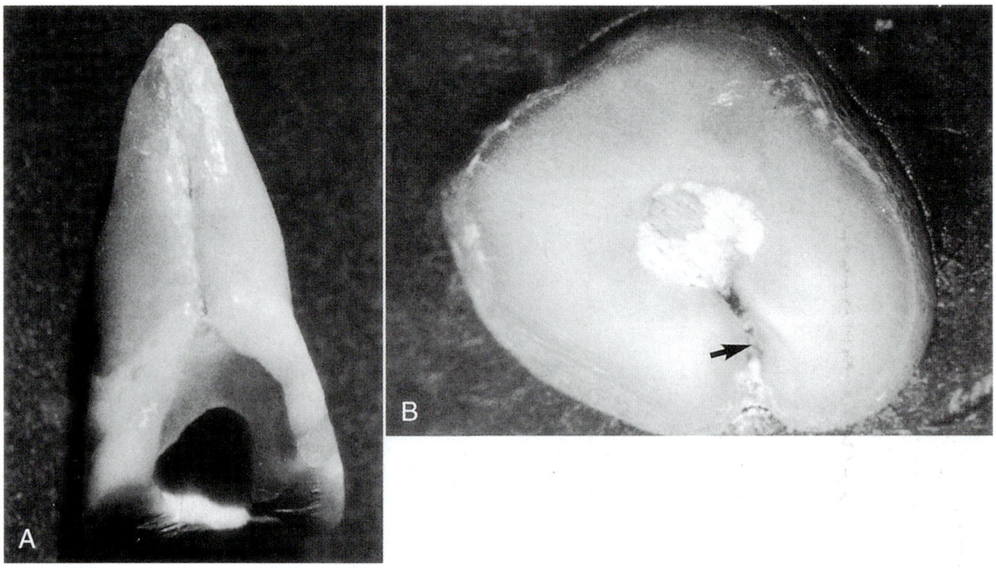

图14.19 A. 舌沟缺损证实了无法治疗的牙周或牙髓疾病。B. 横截面展示了沟内陷（箭头所示）与牙髓相通。

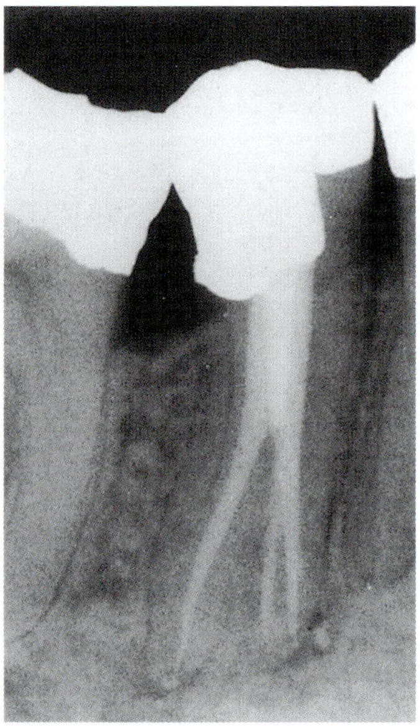

图14.20 前磨牙三根管：治疗困难。

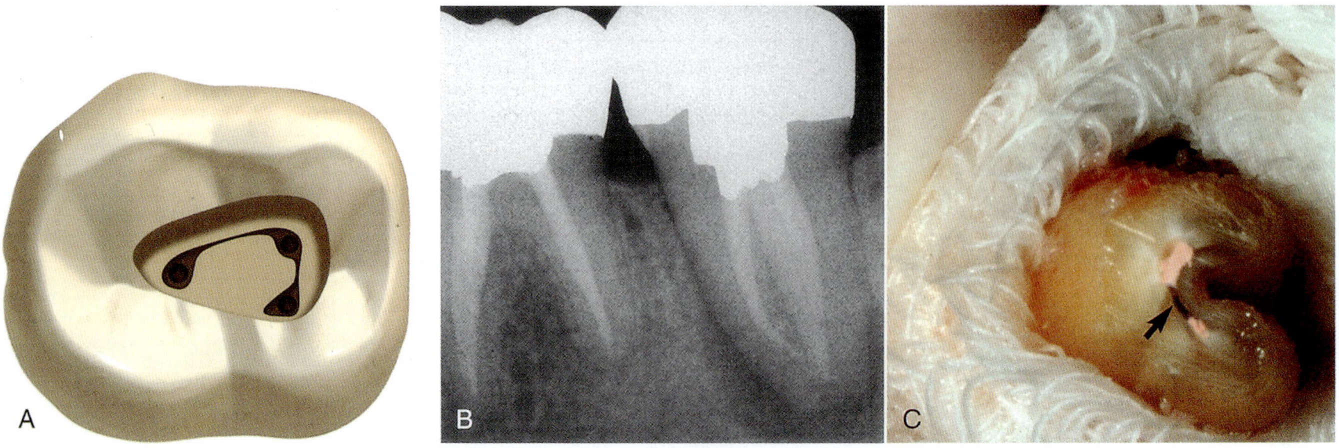

图14.21 A. C形牙髓。C形区域沿着牙根呈连续性，解剖上可见。更常见的是，可以找到3个独立的根管口和沟结构。B. C形磨牙的失败治疗。C. 拔除并切除根尖1/3，可见未清理、未充填的沟结构（箭头所示）。

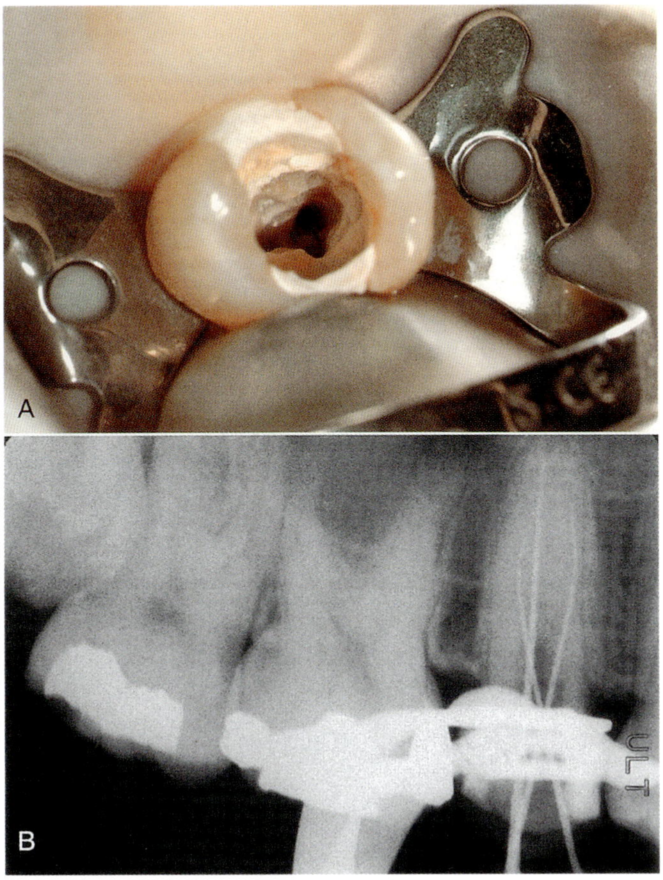

图14.22　三根管前磨牙。A. 开髓孔中可见3个独立的根管口。B. 影像学检查显示该牙根管与上颌磨牙相似。

14.22）[74]。另一个特殊的变异是：下颌第一磨牙的第三个远中舌根（见附录和图14.23），这一变异可以在任一种族出现，但在亚洲人种最常见。这些变异都很难治疗[75-76]。

运用显微断层摄影的计算机重建新技术可以提供牙齿和髓腔解剖的三维影像。这些数据与交互式计算机浏览软件联合，可以提供给学生精确的基于

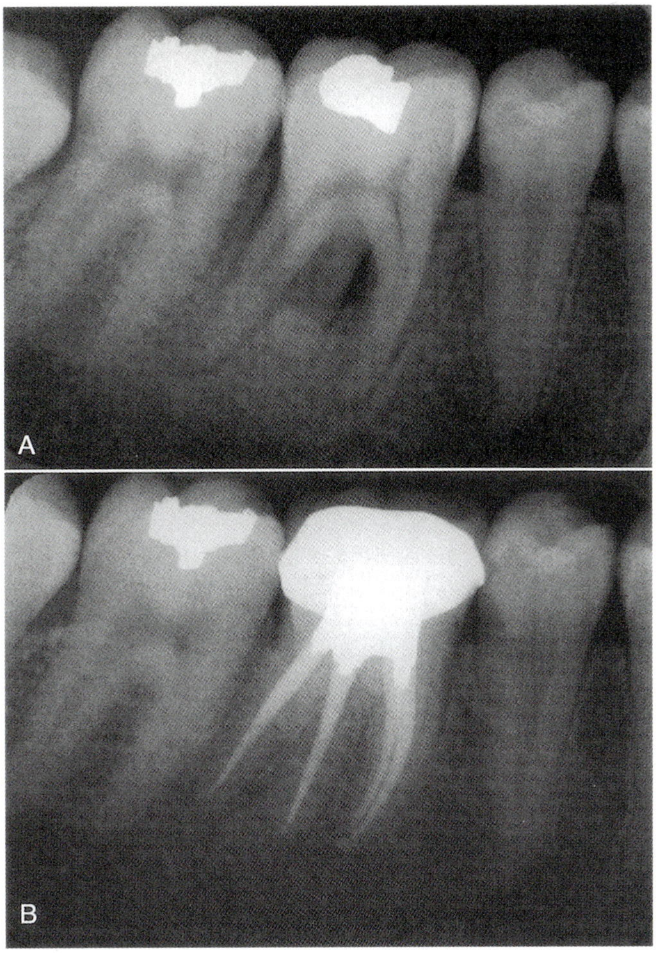

图14.23　3根下颌磨牙。A. 牙髓坏死导致根尖和根分叉区病损。B. 治疗后数月，病损吸收区得到修复。（由Alan Law医生授权提供）

真牙解剖的学习资源（图14.1）。除此之外，一些新型小视野锥形束CT（CBCT）可以有足够的分辨率看清患者牙齿结构，在临床实践中已证实这种影像学检查是非常重要的辅助手段[77]。

参考文献

[1] Walton RE: Histologic comparison of different methods of pulp canal enlargement, *J Endod* 2:304, 1976.

[2] Pineda F, Kuttler Y: Mesiodistal and buccolingual roentgenographic investigation of 7,275 root canals, *Oral Surg Oral Med Oral Pathol* 33:101, 1972.

[3] Mueller AH: Anatomy of the root canals of the incisors, cuspids and bicuspids of the permanent teeth, *J Am Dent Assoc* 20:1361, 1933.

[4] Vertucci F: Root canal anatomy of the human permanent teeth, *Oral Surg Oral Med Oral Pathol* 58:589, 1984.

[5] Vertucci FJ: Root canal anatomy of the mandibular anterior teeth, *J Am Dent Assoc* 89:369, 1974.

[6] Green D: Morphology of the pulp cavity of the permanent teeth, *Oral Surg Oral Med Oral Pathol* 8:743, 1955.

[7] Kaffe I, Kaufman A, Littner MM, et al: Radiographic study of the root canal system of mandibular anterior teeth, *Int Endod J* 18:235, 1985.

[8] Walton RE: Endodontic radiographic techniques, *Dent Radiogr Photog* 46:51, 1973.

[9] Skidmore A: The importance of pre-operative radiographs and determination of root canal configuration, *Quintessence Int* 10:55, 1979.

[10] Yoshioka T, Villegas J, Kobayashi C, et al: Radiographic evaluation of root canal multiplicity in mandibular first premolars, *J Endod* 30:73, 2004.

[11] Johnson WT: Difficulties in locating the mesiobuccal canal in molars, *Quintessence Int* 16:169, 1985.

[12] Stambaugh RV, Wittrock JW: The relationship of the pulp chamber to the external surface of the tooth, *J Prosthet Dent* 37:537, 1977.

[13] Bjorndal L, Carlsen O, Thuesen G, et al: External and internal macromorphology in 3D-reconstructed maxillary molars using computerized x-ray microtomography, *Int Endod J* 32:3, 1999.

[14] Bhaskar S: *Orban's oral histology*, ed 10, St Louis, 1986, Mosby.

[15] Mauger M, Schindler W, Walker W III: An evaluation of canal morphology at different levels of root resection in mandibular incisors, *J Endod* 24:607, 1998.

[16] Weine F, *Endodontic therapy*, ed 5, p 243, St Louis, 1996, Mosby.

[17] Vertucci F, Seelig A, Gillis R: Root canal morphology of the human maxillary second premolar, *Oral Surg Oral Med Oral Pathol Oral Radiol Endod* 38:456, 1974.

[18] Caliskan MK, Pehlivan Y, Sepetcioglu F, et al: Root canal morphology of human permanent teeth in a Turkish population, *J Endod* 21:200, 1995.

[19] Kartal N, Yanikoglu FC: Root canal morphology of mandibular incisors. *J Endod* 18:562, 1992.

[20] Gulabivala K, Aung T, Alavi A, et al: Root and canal morphology of Burmese mandibular molars, *Int Endod J* 34:359, 2001.

[21] Sert S, Bayirli GS: Evaluation of the root canal configurations of the mandibular and maxillary

permanent teeth by gender in Turkish population, *J Endod* 30:391, 2004.

[22] De Pablo OV, Estevez R, Peix Sanchez M, et al: Root anatomy and canal configuration of the permanent mandibular first molar: a systematic review, *J Endod* 36:1919, 2010.

[23] Degerness RA, Bowles WR: Dimension, anatomy and morphology of the mesiobuccal root canal system in maxillary molars, *J Endod* 36:985, 2010.

[24] Trope M, Elfenbein L, Tronstad L: Mandibular premolars with more than one root canal in different race groups. *J Endod* 12:343, 1986.

[25] Weine F, Healey H, Gerstein H, et al: Canal configuration in the mesiobuccal root of the maxillary first molar and its endodontic significance (reprinted), *J Endod* 38:1305, 2012.

[26] Krasner P, Randow HJ: Anatomy of the pulp chamber floor, *J Endod* 30:5, 2004.

[27] Tamse A, Kaffe I, Littner MM, et al: Statistical evaluation of radiologic survey of pulp stones, *J Endod* 8:81, 1982.

[28] Deutsch A, Musikant B: Morphological measurements of anatomic landmarks in human maxillary and mandibular molar pulp chambers, *J Endod* 30:388, 2004.

[29] Schafer E, Diez C, Hoppe W, et al: Roentgenographic investigation of frequency and degree of canal curvatures in human permanent teeth, *J Endod* 28:211, 2002.

[30] Willershausen B, Tekyatan H, Kasaj A, et al: Roentgenographic in vitro investigation of frequency and location of curvatures in human maxillary premolars, *J Endod* 32:307, 2006.

[31] Gani O, Visvisian C: Apical canal diameter in the first upper molar at various ages, *J Endod* 25:689, 1999.

[32] Lammertyn P, Rodrigo S, Brunotto M, et al: Furcation groove of maxillary first premolar, thickness, and dentin structures, *J Endod* 35:814, 2009.

[33] von Arx T: Frequency and type of canal isthmuses in first molars detected by endoscopic inspection during periradicular surgery, *Int Endod J* 38:160, 2005.

[34] Fan B, Pan Y, Gao Y, et al: Three-dimensional morphologic analysis of isthmuses in the mesial roots of mandibular molars, *J Endod* 36:1866, 2010.

[35] Guttman J: Prevalence, location, and patency of accessory canals in the furcation of molars, *J Periodontol* 49:21, 1978.

[36] Vertucci FJ, Anthony RL: A scanning electron microscopic investigation of accessory foramina in the furcation and pulp chamber floor of molar teeth, *Oral Surg Oral Med Oral Pathol* 62:319, 1986.

[37] Haznedaroglu F, Ersev H, Odabasi H, et al: Incidence of patent furcal accessory canals in permanent molars of a Turkish population, *Int Endod J* 36:515, 2003.

[38] DeDeus WD: Frequency, location, and direction of the lateral, secondary, and accessory canals, *J Endod* 1:361, 1975.

[39] Sinai IH, Soltanoff W: The transmission of pathologic changes between the pulp and the periodontal structures, *Oral Surg Oral Med Oral Pathol* 36:558, 1973.

[40] Barthel C, Zimmer S, Trope M: Relationship of radiologic and histologic signs of inflammation in human root-filled teeth, *J Endod* 30:75, 2004.

[41] Kuttler Y: Microscope investigation of root apexes, *J Am Dent Assoc* 50:544, 1955.

[42] Mjor IA, Smith MR, Ferrari M, et al: The structure of dentine in the apical region of human teeth, *Int Endod J* 34:346, 2001.

[43] Ponce EH, Vilar Fernandez JA: The cemento-dentino-canal junction, the apical foramen, and the apical constriction: evaluation by optical microscopy, *J Endod* 29:214, 2003.

[44] Marroquin BB, El-Sayed MA, Willerhausen-Zonnchen B: Morphology of the physiological foramen. I. Maxillary and mandibular molars, *J Endod* 30:321, 2004.

[45] Dummer PM, McGinn JH, Rees DG: The position and topography of the apical canal constriction and apical foramen, *Int Endod J* 17:192, 1984.

[46] Miyashita M, Kasahara E, Yasuda E, et al: Root canal system of the mandibular incisor, *J Endod* 23:479, 1997.

[47] Martos J, Ferrer-Luque C, Gonzalea-Rodriguez MP, et al: Topographical evaluation of the major apical foramen in permanent teeth, *Int Endod J* 42:329, 2009.

[48] Wu M, Wesselink P, Walton R: Apical terminus location of root canal treatment procedures, *Oral Surg Oral Med Oral Pathol Oral Radiol Endod* 89:99, 2000.

[49] Wu M, R'Oris A, Barkin D: Prevalence and extent of long oval canals in the apical third, *Oral Surg Oral Med Oral Pathol Oral Radiol Endod* 89:739, 2000.

[50] Meder-Cowherd L, Williamson A, Walton R, et al: Apical anatomy of the palatal roots of maxillary molars by using micro-computed tomography, *J Endod* 37:1162, 2011.

[51] Tamse A, Katz A, Pilo R: Furcation groove of buccal root of maxillary first premolars: a morphometric study, *J Endod* 26:359; 2000.

[52] Li J, Li L, Pan Y: Anatomic study of the buccal root with furcation groove and associated root canal shape in maxillary first premolars by using micro-computed tomography, *J Endod* 39:265, 2013.

[53] Katz A, Wasenstein-Kohn S, Tamse A, et al: Residual dentin thickness in bifurcated maxillary premolars after root canal and dowel space preparation, *J Endod* 32:202, 2006.

[54] Baisden MK, Kulild JC, Weller RN: Root canal configuration of the mandibular first premolar, *J Endod* 18:505, 1992.

[55] Libfeld H, Rotstein I: Incidence of four-rooted maxillary second molars: literature review and radiographic survey of 1,200 teeth, *J Endod* 15:129, 1989.

[56] Jung I-Y, Seo M-A, Fouad A, et al: Apical anatomy in mesial and mesiobuccal roots of permanent first molars, *J Endod* 31:364, 2005.

[57] Sabala CL, Benenati FW, Neas BR: Bilateral root or root canal aberrations in a dental school patient population, *J Endod* 20:38, 1994.

[58] Hulsmann M: Dens invaginatus: aetiology, classification, prevalence, diagnosis, and treatment considerations, *Int Endod J* 30:79, 1997.

[59] Piatelli A, Trisi P: Dens invaginatus: a histological study of undemineralized material, *Endod Dent Traumatol* 9:191, 1993.

[60] Oehlers F: Dens invaginatus. I. Variations of the invagination process and associated crown forms, *Oral Surg Oral Med Oral Pathol* 10:1204, 1957.

[61] Gound TG: Dens invaginatus: a pathway to pulpal pathology—a literature review, *Pract Periodontics Aesthet Dent* 9:585, 1997.

[62] Levitan ME, Himel VT: Dens evaginitus: literature review, pathophysiology, and comprehensive treatment regimen, *J Endod* 32:1, 2006.

[63] Lara V, Consolaro A, Bruce R: Macroscopic and microscopic analysis of the palato-gingival groove, *J Endod* 26:345, 2000.

[64] Yang Z-P, Yang S-F, Lee G: The root and root canal anatomy of maxillary molars in a Chinese population, *Endod Dent Traumatol* 4:215, 1988.

[65] Sieraski SM, Taylor GN, Kohn RA: Identification and endodontic management of three canalled maxillary premolars, *J Endod* 15:29, 1989.

[66] Manning SA: Root canal anatomy of mandibular second molars, *Int Endod J* 23:34, 1990.

[67] Melton DC, Krell KV, Fuller MW: Anatomical and histological features of C-shaped canals in mandibular second molars, *J Endod* 17:384, 1991.

[68] Kelsen A, Love R, Kieser J, et al: Root canal anatomy of anterior and premolar teeth in Down's syndrome, *Int Endod J* 32:211, 1999.

[69] Sharma R, Pecora J, Lumley P, et al: The external and internal anatomy of human mandibular canine teeth with two roots, *Endod Dent Traumatol* 14:88, 1998.

[70] Ferreira C, Gomes de Moraes I, Bernardineli N: Three-rooted maxillary second premolar, *J Endod* 26:105, 2000.

[71] Jin G-C, Lee S-J, Roh B-D: Anatomical study of C-shaped canals in mandibular second molars by analysis of computed tomography, *J Endod* 32:10, 2006.

[72] Solomonov M, Paque F, Fan B, et al: The challenge of C-shaped canal systems: a comparative study of the self-adjusting file and Pro Taper, *J Endod* 38:209. 2012.

[73] Versiani L, Pecora G, de Sousa-Neto R: Root and root canal morphology of four-rooted maxillary second molars: a micro-computed tomography study, *J Endod* 38:977, 2012.

[74] Vier-Pelisser FV, Dummer PMH, Bryant S, et al: The anatomy of the root canal system of three-rooted maxillary premolars analysed using high resolution computed tomography, *Int Endod J* 43:1122, 2010.

[75] DeMoor RJ, Deroose CA, Calberson F: The radix entomolaris in mandibular first molars: an endodontic challenge, *Int Endod J* 37:789, 2004.

[76] Gu Y, Lu Q, Wang H, et al: Root canal morphology of permanent three rooted mandibular first molars-part i: pulp floor and root canal system, *J Endod* 35:990, 2010.

[77] Villas-Boas S, Bernardineli F, Cavenago S, et al: Micro-computed tomography study of the internal anatomy of mesial root canals of mandibular molars, *J Endod* 37:1682, 2011.

15 CHAPTER

第15章　隔离、开髓及确定工作长度

Isolation, endodontic access, and length determination

章节大纲

隔离
开髓
开髓和根管定位
开髓中的错误
确定长度

学习目标

完成本章阅读和附录学习后，学生应该能够：

1. 明白牙髓治疗过程中使用橡皮障的原因。
2. 列出前牙、前磨牙、磨牙的橡皮障夹选择。
3. 分辨有多种用途的橡皮障夹，并说明哪两种是通用的。
4. 描述橡皮障夹和橡皮障在单颗牙中隔离的应用方法。
5. 描述在操作区内防止唾液和血液渗漏的方法。
6. 识别需要各种特殊隔离的情况。
7. 描述在特殊隔离情况下使用的方法。
8. 了解对于隔离困难的患者可以考虑转诊。
9. 了解前牙、后牙开髓的主要目标。
10. 解释直线通路的关键性。
11. 解释前牙揭全髓角的重要性。
12. 开髓时去尽腐质或修复体的相关原因和指标。
13. 解释去除前牙和后牙牙本质悬突的原因和技巧。
14. 描述在不同牙上开髓的操作步骤、使用车针以及操作顺序。
15. 了解特定牙开髓过程中的常见错误。
16. 了解开髓错误发生时对应的处理方式（如果能处理）。
17. 描述如何定位难找的髓室或根管。
18. 说明达到预估工作长度和最终工作长度的逐步技术。
19. 了解工作长度（至影像学根尖孔的距离）的变异情况。
20. 描述如何设立和保持（或者创造）一个稳定的参照点。
21. 描述电子根尖定位仪的工作原理和应用时机。
22. 画出为获得根管直线通路必须去除的牙体部分。从前牙和后牙的矢状面方向举例说明。
23. 画出所有牙开髓的轮廓外形。
24. 说明每个根管口与殆面或舌面相对应的位置。

第15章、16章和18章解决了非手术根管治疗的技术问题，包括隔离、开髓、工作长度测定、清理成形和根充。有一系列的器械和相关技术可供使用。这些章节介绍的理念和原则对于成功的治疗非常重要。这些构成要素是基于现有的最佳证据，并为综合应用更多复杂和多样的技术提供了基准。

隔离

橡皮障应用

在牙髓治疗中应用橡皮障隔离有许多显著优点，并在法律上已强制规定使用[1]。没有使用橡皮障表明临床医生不了解疾病进程中的细菌微生态，同时保护患者防止误吞误吸的需要，以及给予医护人员防护气雾污染物，未严格无菌操作时治疗成功率降低。在美国使用橡皮障是治疗的标准步骤；因此在涉及患者误吞误吸器械或材料的情况中不需要专家证词，因为陪审团被认为已能胜任评判是否存在过失。证据表明许多全科牙医因为在实施牙髓治疗过程中未使用橡皮障，而不必要地将自己暴露在风险之中[2]。

橡皮障可为患者提供保护[3]并创建一个无菌的环境；能增强视野、牵引组织，使治疗更有效率。保护软组织不被旋转器械、化学药剂、其他药剂损伤。冲洗液被局限于操作区域。最重要的是，橡皮障隔离可防止患者误吞误吸器械或材料（图15.1）[4]。另外一个优点是能保护牙医和助手[5-7]。减少了气雾污染的风险[8-9]，橡皮障提供了隔离患者唾液和口腔细菌的屏障。应用橡皮障也可减少AIDS、肝炎、结核等系统性疾病传播的潜在风险[5,9]。

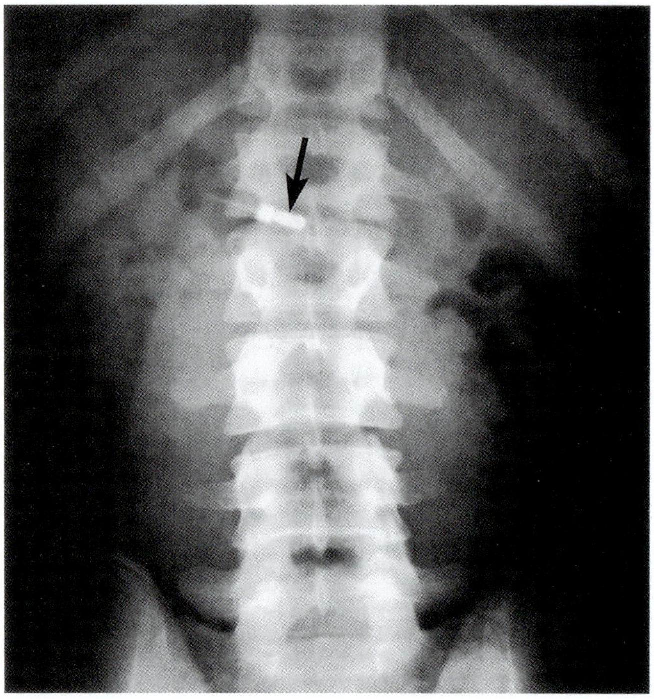

图15.1 根管治疗时患者误吞的一个锉（箭头所示）。

橡皮障是乳胶材质的，对于乳胶过敏者也可使用非乳胶材质的橡皮障（图15.2）[10]。橡皮障有一系列的颜色，以便与牙齿形成对比。厚度也有多种（薄、中、厚、加厚）。推荐使用中等厚度的橡皮障，因为薄的容易在操作中被撕裂。同时，中厚材质与龈缘更为贴合，并可提供良好的牵拉。

橡皮障支撑架也是可变的。对于牙髓治疗，推荐用塑料材质的橡皮障支撑架；因为塑料是X线光透射的，在操作中拍片如测工作长度、试主尖片时，不需完全取下。

橡皮障固位

橡皮障夹适用于多种牙位组合。金属夹可适用于常规治疗；但可能会损伤牙齿结构[11]或现存修复体。当剩余牙冠较小时，可使用有锯齿形边缘的橡皮障夹加强固位。塑料橡皮障夹是射线透射的，在髓室和根管难以定位的困难病例中，拍片定位时，金属橡皮障夹常需移除；使用塑料橡皮障夹的优点是橡皮障可以原位不动。塑料橡皮障夹也不易损伤牙体结构或现有的修复体[12]。

类型

对于特定情况可使用不同类型和形状的橡皮障夹。推荐以下几种选择：前牙，Ivory 9或212号；前磨牙：0、2号；磨牙：14、14A、56号。根管治疗时，能适用于大部分隔离情况的橡皮障夹见图15.3。有翼的橡皮障夹可作为独立的单元，用于单颗牙隔离（图15.4）[13]。

通用橡皮障夹设计

两种设计（图15.3）的“蝶形”Ivory 9号和56号适用于大多数隔离情况。9号的蝶形设计有往根方延伸的小喙，适合大多数前牙、前磨牙。56号可用于大多数磨牙。对于较小、牙体预备状或形态异常的

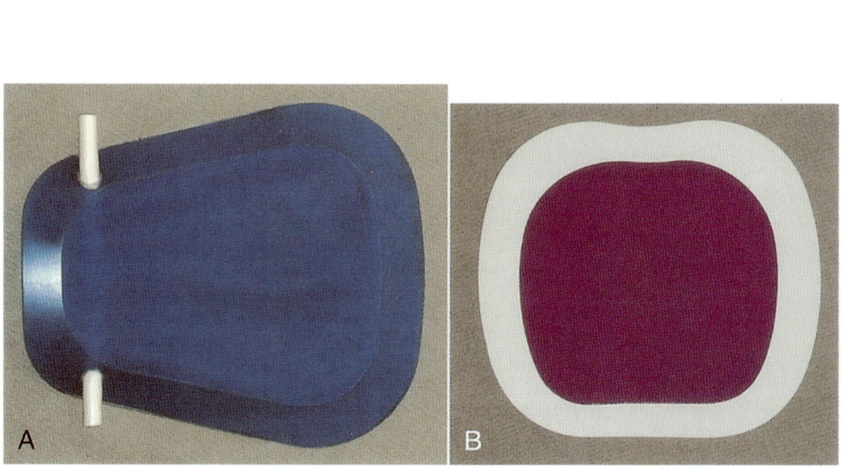

图15.2 A和B. 一次性使用的橡皮障系统。

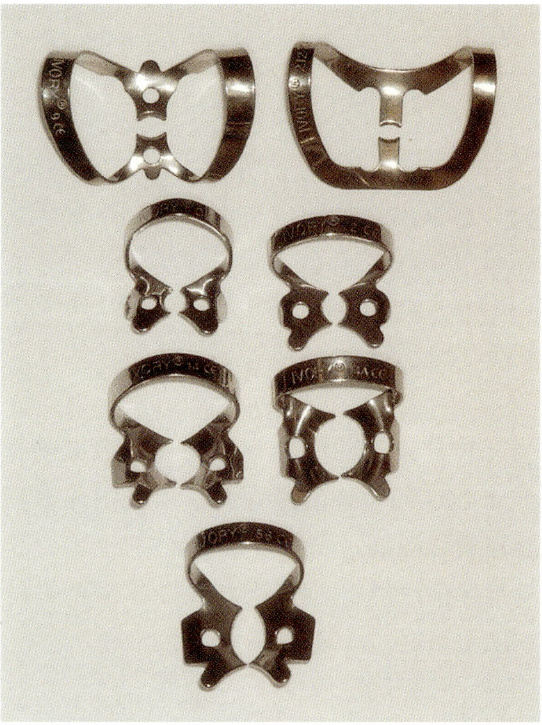

图15.3 橡皮障夹：第一排夹持器（9号和12号）设计用于前牙，也可用于前磨牙；第二排（0号和2号）用于前磨牙和前牙；第三排（14号和4A号）用于磨牙；14号和14A比56号放置更深；最后一排（56号）更通用于大多数磨牙。

牙，需要有小直径喙缘的橡皮障夹（0号、9号、14号）。小直径喙缘可置于更靠根尖区，使橡皮障向邻接区的牙颈部伸展。

其他设计

当剩余牙冠结构较少时，具有向根方延伸喙缘的橡皮障夹更为有用。这样的橡皮障夹称为根向夹。锯齿状边缘的橡皮障夹也可用于牙冠小的病例。这些橡皮障夹不能放置在瓷面上，因其可能会损坏瓷面[11]。

为保持稳定，选用的夹子在牙和喙之间必须有四点接触。没有稳定接触的夹子可能导致龈附着和牙冠结构损伤[11,14]，或夹子脱位。夹子也可磨改成适合某些特殊的情况[15]。

放置橡皮障隔离单颗牙是快捷有效的。橡皮障一旦就位后使用牙线使其进入邻接区内，再将颊舌面的橡皮障反折至翼下。

通常识别治疗牙是常规程序，但如果患牙上没有龋坏或者修复体，操作者可能会把夹子放错牙。可在放置橡皮障之前标记患牙或没使用橡皮障时放置海绵膜用于初期开髓，以避免弄错牙位。

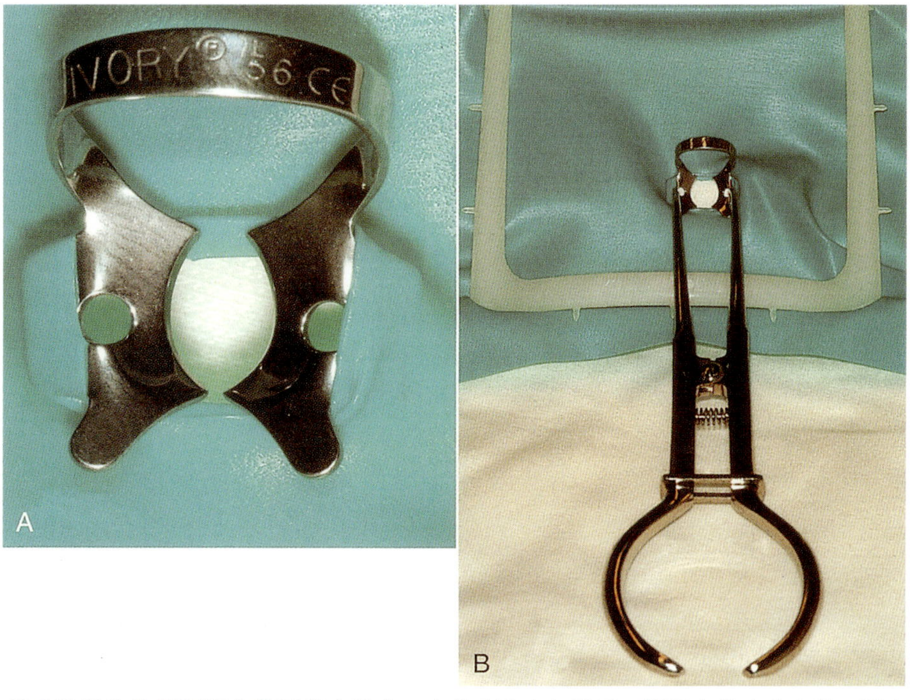

图15.4 A. 单个牙位橡皮障整体放置需要有翼形橡皮障夹。在橡皮障上打孔后，撑开在橡皮障夹的双翼上。B. 用X线透射的塑料橡皮障支撑架支撑橡皮障，用橡皮障钳整体放置橡皮障。

放置橡皮障的准备

在治疗开始前，应先评估要获得合适隔离的难度。通常，需要根管治疗的牙如有大面积修复体、龋损或剩余牙体组织较小时，隔离和开髓的难度较大。要做到合适的隔离需在治疗前去除龋损、破损的修复体和有微渗漏的修复体。这些准备能确保操作的无菌区域、之后能评估牙体的可修复性以及保证诊间就诊时的临时充填。

一旦制订了治疗计划，那么就需要考虑为放置橡皮障而做一些附加的步骤[16-17]。

牙冠组织较少的牙隔离

牙冠组织较少时可采用结扎、使用橡皮障深夹、粘接、牙龈夹等主要方法隔离患牙，也可能需要外科手段（图15.5）。

结扎

牙冠组织较少并非导致固位力不足的原因。年轻患牙可能未完全萌出，夹子不能放置在颈部固位。在这些情况下，建议使用牙线结扎或邻面楔子（图15.15D），另一种方法是多牙隔离。

橡皮障深夹

当牙体缺损至龈下但在牙槽嵴顶冠方仍有较多牙体时，建议使用橡皮障深夹。可能需要在夹子周围填塞材料以保证封闭性（图15.6）。另一个选择是无论何种牙位均使用前牙固位法。

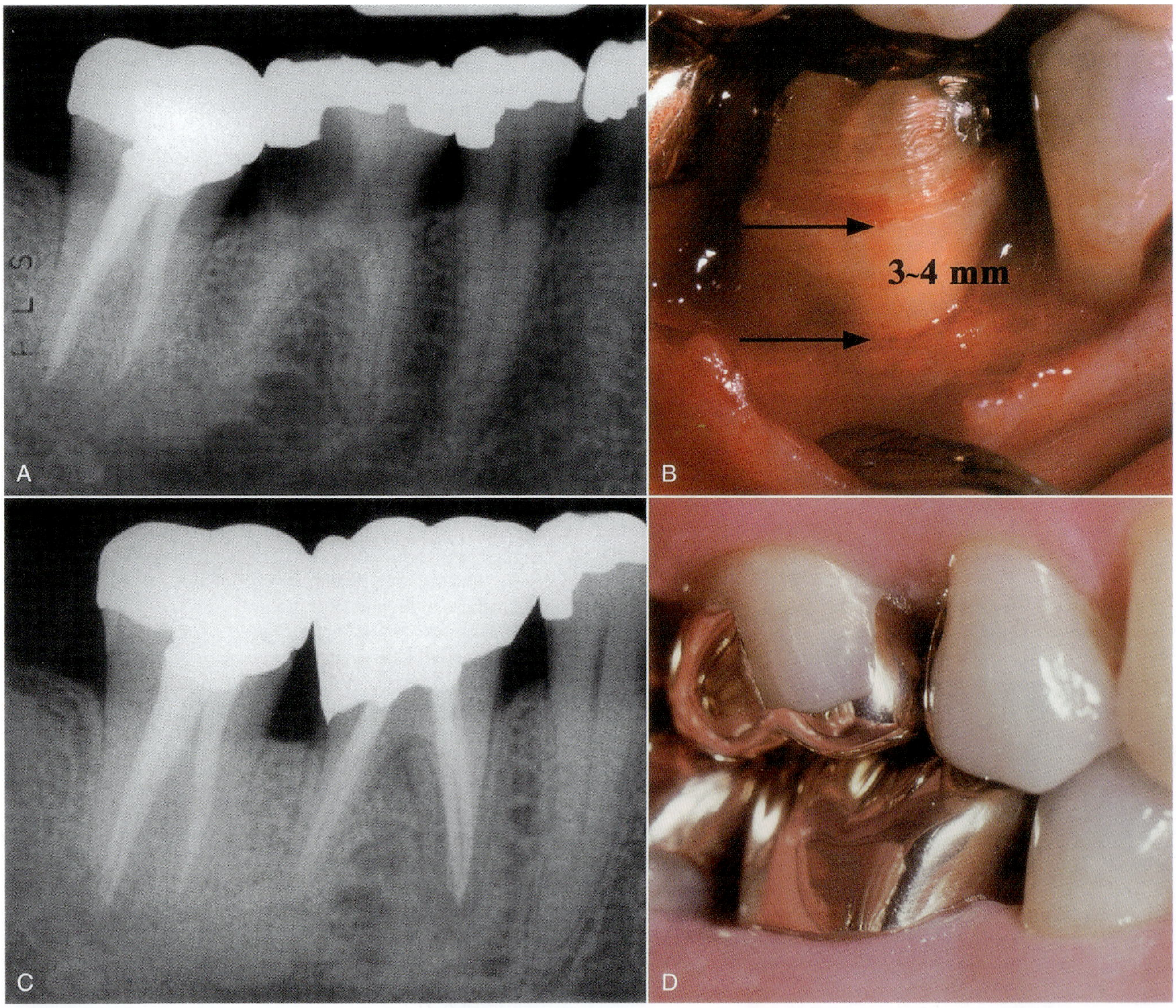

图15.5 A. 第一磨牙远中大面积龋坏至牙槽嵴顶。B. 去尽龋坏后全厚黏骨膜瓣翻瓣，去骨，暂冠预备；牙体冠方到牙槽嵴顶距离为3～4mm，以恢复生物学宽度。C. 根管治疗和冠修复。D. 最终修复后。

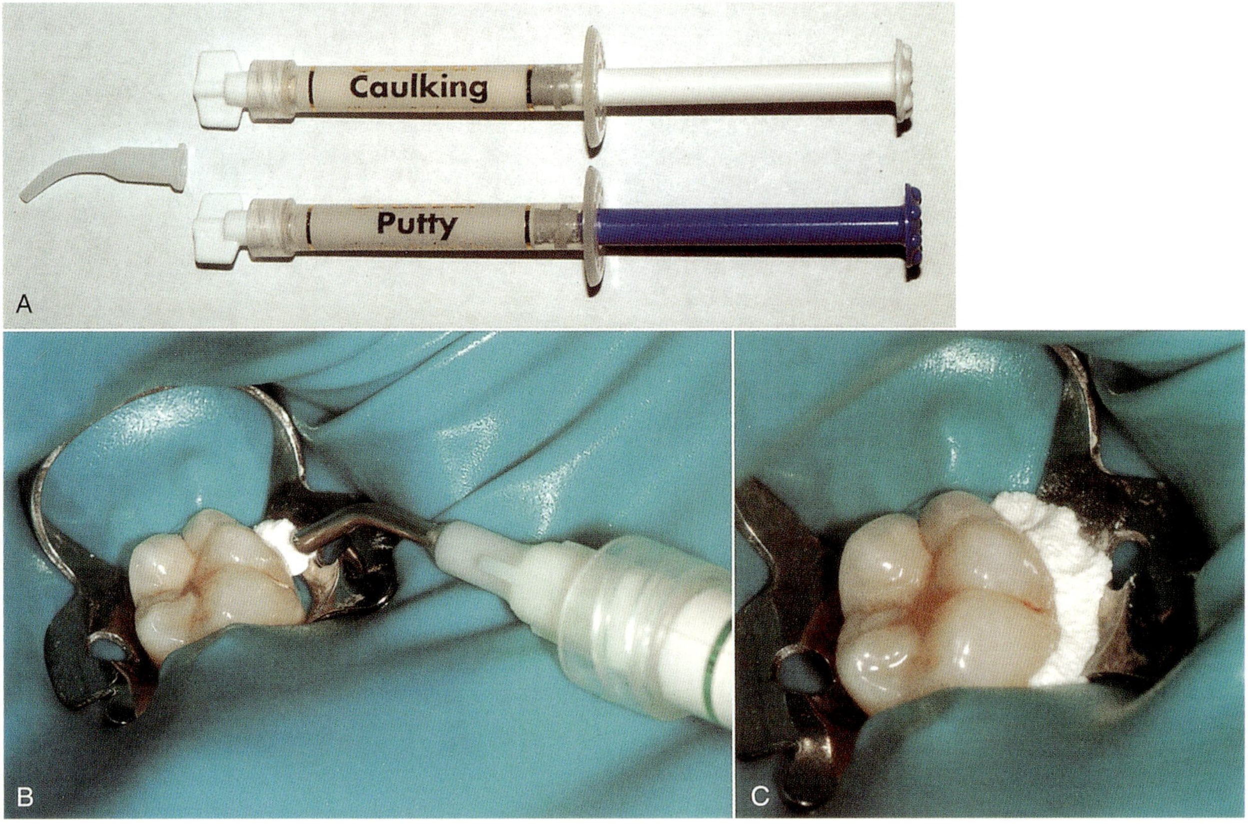

图15.6 A. 放置橡皮障后用于防止渗漏的Caulking和Putty封闭剂。B. 放置填料。C. 封闭橡皮障。

粘接

当牙体缺损区包括外形高点时，可通过在颊舌面剩余牙体粘接树脂来增加固位[18]。橡皮障夹放在树脂倒凹的根方。治疗后树脂较易去除。比起其他有创方法如在颊舌面预备横沟以固定夹子，更推荐使用该法。

牙龈夹

当牙体缺损至龈下或牙槽嵴顶以下，也可选择夹住牙龈组织。这会产生轻微损伤，然后牙龈会自行修复。术后不良反应也很轻微（图15.16D）。

替换牙冠组织

临时修复体

当牙体缺损但固位良好时，缺损牙体部分可用加固的暂时性修复材料（IRM）修复，包括氧化锌-丁香油酚、玻璃离子或树脂。这些材料能提供足够的冠方封闭并且性能稳定直至最终修复。粘接材料有更优的封闭性能，并提高了强度和美观性，但放置较为耗时。

冠部成形术

当牙体缺损不够提供足够的临时固位时，可采用冠部成形术[15,19]。这种情形较少见并且耗时。材料有汞合金和树脂。解剖标志点通常消失，故需要特殊固位形。

放置带环

如考虑到需要进行冠部成形术时，放置正畸带环通常是个较好的选择。带环有不同的大小选择，并有合适的轮廓。带环可以粘接，缺损牙体部分用IRM充填（图15.39）。在放置过程中，注意保护根管和髓腔。

临时冠

也可选择放置临时冠，然而临时冠减少了可视性、导致解剖标志点消失、会影响开髓的方向和根管定位。通常在治疗中，临时冠是被橡皮障夹取代的。一般在根管治疗前取下临时冠，以便正确定位及保存剩余牙体。

矫形手术

牙龈切除术

当牙体缺损至龈下，但在牙槽嵴顶上时，可在根管治疗术前选择牙龈切除术[20]。牙龈切除术也可用于牙龈增生至龋洞内时。通常生物学宽度要求位于牙槽嵴顶上的健康牙体组织至少达到3mm：1mm附着上皮，1mm结缔组织附着，1mm最终修复体边缘[21]。如果少于3mm牙体组织，应考虑行冠延长术。牙龈切除术可去除多余的牙龈组织并且暴露牙根冠方，但不用去骨。电刀可取代传统的外科手术刀，因其可提供较好的止血操作区。微小手术电极头容易伸至难以到达的位置，其凝固性能有助于止血并增强视野[22]。注意不要触及牙槽骨，会导致不可逆损伤和骨坏死[23-24]。

冠延长术

冠延长术需要做沟内切口和翻瓣，然后进行骨修整外形[25-27]。去除足够的骨组织以获得至少3～4mm冠部至牙槽嵴顶的健康牙体组织（图15.5）[21,28-29]。另一个考虑因素是能充分完成根管治疗，完成外科手术后才发现不能完成根管治疗对患者而言是不利的。因此，这些操作通常同时完成。

正畸牵引术

当牙体结构不够用于隔离及后期修复，冠延长有禁忌证时，可考虑正畸牵引术（外力助萌）[24,30]。在制订治疗计划过程中需考虑的标准包括，牵引后的冠根比和美学（牙根外形变窄）。牙必须牵引出直至恢复生物学宽度（牙根冠方到牙槽嵴顶为3mm）。正畸牵引后最小冠根比为1：1。

橡皮障放置

整体放置

推荐将橡皮障、橡皮障夹、橡皮障支撑架作为一个整体放置（图15.4）。这种方式最有效且适用于大多数情况。可使用传统橡皮障和橡皮障支撑架或专用的一次性橡皮障系统（图15.2）。步骤如下：

1. 将橡皮障放在橡皮障支撑架上，使其四周拉紧，中部水平方向松弛。
2. 在橡皮障上打孔，橡皮障夹的翼放在孔内。
3. 橡皮障、橡皮障支撑架、橡皮障夹整体放在牙冠近龈缘处。
4. 将橡皮障反折到橡皮障夹翼的根方，使其包绕牙颈部。然后用牙线将橡皮障压入通过邻接区。

先放置橡皮障夹，再依次放置橡皮障和橡皮障支撑架

先放置橡皮障夹，再依次放置橡皮障和橡皮障支撑架，这种方法很少用，仅当放置了橡皮障夹还需无阻碍视野时用到。先在牙上放置并稳固橡皮障夹，再把橡皮障孔套入橡皮障夹，装上橡皮障支撑架[5]。

先放置橡皮障和橡皮障支撑架，再放置橡皮障夹

放置无翼的蝶形橡皮障夹（212号）时，推荐先放置橡皮障和橡皮障架，再放置橡皮障夹。由操作者或助手先将橡皮障孔套在牙齿和龈缘可提供更好的视野，然后才放置橡皮障夹。212号橡皮障夹有狭窄的喙缘，常用于有翼的橡皮障夹不能稳定固位的情况。

橡皮障渗漏

如果有渗漏，可选择一些专利产品放置在牙-橡皮障交界处周围（图15.6）。这些封闭材料容易放置，且治疗完成后易移除；对固定义齿桥体或正畸治疗的患牙隔离尤其有用。

封闭剂可以在上橡皮障前放置在龈组织上，或隔离后放置在牙-橡皮障交界处。填料和油泥材料均可附着在湿界面，只是油泥的黏稠度更硬。

术区消毒

有不同方法和技术可用于放置橡皮障后消毒牙齿、橡皮障夹及周边橡皮障。包括酒精、季铵化合物、次氯酸钠、有机碘、汞盐、氯己定和双氧水（过氧化氢）。一种有效的技术如下：（1）橡皮杯和浮石粉去除菌斑；（2）放置橡皮障；（3）用30%双氧水（过氧化氢）擦拭牙面、橡皮障夹及周边橡皮障；（4）用5%碘酊或次氯酸钠擦拭上述表面[31]。

开髓

开髓基于每个独特牙位的解剖和形态。通常来说，髓腔形态指示着开髓洞形的设计。髓腔内部解剖会投射到冠外表面。髓腔内部形态因患者年龄、二期和三期牙本质沉积而不同。在前牙和单根的前磨牙中，随着髓室的消失，钙化从髓腔冠方向根方进展。对于有2个或3个根分叉的后牙，继发性牙本质先沉积在髓室底，这会降低髓室颈部至根尖的高度[32-33]。近远中和颊舌向宽度及牙尖到髓室顶的距离几乎不变。钙化还见于与龋病、修复、磨耗磨损以及酸蚀相关的营养障碍性钙化。髓室通常位于釉牙骨质界处（CEJ）[34-35]。年轻恒牙的髓角大约在外形高点的水平。

开髓的主要目标有：（1）揭全髓顶，去除冠髓；（2）根管口定位；（3）建立无阻碍的直线通路，器械可进入根尖1/3或第一个弯曲处（如果有）；（4）尽量保存牙体组织。在开髓前，操作者应先评估剩余牙冠结构，现有修复体，牙弓上牙的倾斜角度，髓室的位置、大小、深度和形态。平行投照X线片或数字图像是必需的。附加角度投照X线片或数字图像可帮助分辨额外的根管和牙根。咬合翼片和数字图像可为后牙髓室解剖形态提供最精确和无失真的信息。最近的锥形束CT（CBCT）的优点是可以观察到髓室和根管腔的三维形态[36-37]。保存牙体结构对后期修复和远期预后很重要[38]。开髓时不要越过髓室轴壁，以保持颈部有足够的牙体量。在釉牙骨质界水平（CEJ）上，临床牙冠表面到髓室四周轴壁的距离是始终一致的，根管口位于髓室底和各轴壁交界的点角处[39]。

一般原则

开髓的一般原则包括洞缘形、便利形、去腐和窝洞清洗。

洞缘形是指对于X线片可显示髓室和根管的正常牙推荐的开髓洞形。洞缘形保证开髓的正确形态和位置并提供直线通路到达根尖部或第一个弯曲处。必须去除可能阻碍根管清理成形的牙体组织。洞缘形是内部牙体解剖投射到牙根外表面的形态，会有增龄性改变，如有近远中髓角的前牙开髓口是三角形的，而老年人常有髓室钙化，髓角消失，所以开髓口呈卵圆形。

便利形是指修改洞缘形使其方便非加压器械的放置和操作。例如，镍钛旋转器械要求在直线通路下使用。开髓洞形应预备成允许镍钛器械放入和操作。另一个例子是，前磨牙有3个根时，洞缘外形需预备成更趋三角形，以帮助根管定位。

去尽龋坏是必要的，原因如下：首先，在进入髓室、根尖区前，去尽龋坏才可能形成无菌环境。其次，有利于治疗前评估其可修复性。再次，去尽龋坏后剩下的健康牙体组织可以放置合适的临时修复体。去除无支撑牙体组织可保证治疗期间和治疗后的冠部封闭，因而不会因为牙体折断而丧失工作长度的参照点。

窝洞清洗包括防止材料和物体进入髓室和根管。常见的错误是在充分去除冠方结构或修复材料前进入髓室。这些材料进入根管可能会导致根管根尖部堵塞。

根管形态

根管形态主要分为6种（图15.7）[40]，包括圆形、带状或八字形、卵圆形、保龄球形、肾形和C形。除了圆形根管，其余每种在充分清理成形中都会有其特有的难点。

总则

在一些困难病例中，可以不上橡皮障进行开髓。这需要可直视牙的外形、方向及考虑在牙弓上的位置。一旦定位了髓室根管，即同时放置橡皮障。注意：在上橡皮障之前，不能使用拔髓针和锉（图15.1）。

如果髓室暴露后还需要扩大开髓洞形，必须注意防止牙体和修复材料进入牙根根尖部。髓室暴露后扩大洞形或去除修复材料时，须保护根管根尖部。根管口和髓室底可以放置牙胶暂时封闭。加热材料然后用垂直压加器压紧。开髓完成后，暂时封闭材料可加热移除（首选）或溶解。

在开髓前，临床医生应评估X线片，判断治疗困难程度。并计算预估开髓深度。测量从前牙舌面中部和后牙𬌗面到髓室顶的距离。将其计算精确到毫

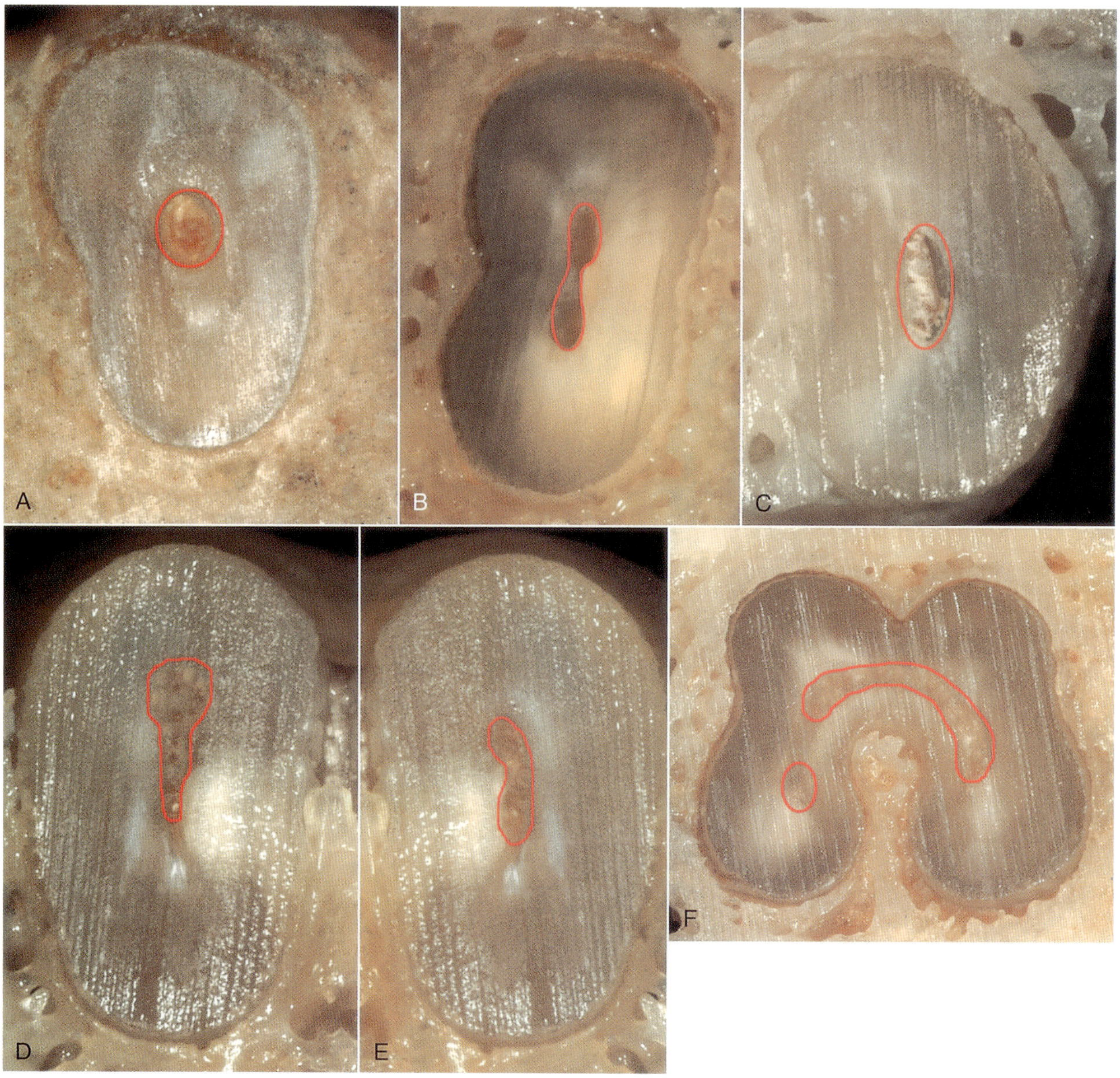

图15.7 常见根管形态。A. 圆形。B. 带状（沙漏状）。C. 椭圆形。D. 保龄球形。E. 肾形。F. C形。

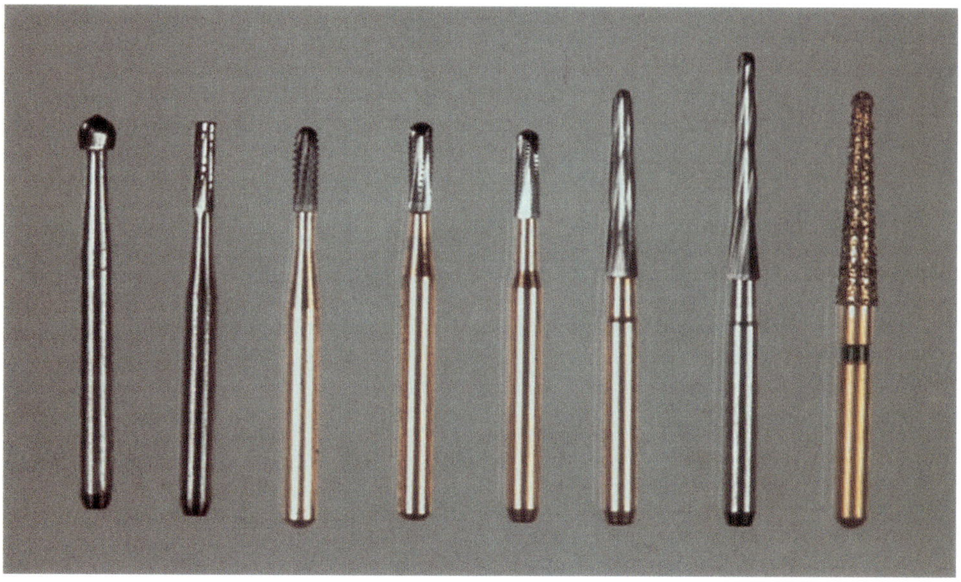

图15.8 开髓车针，从左到右：4号圆形碳化钨钻、557号碳化钨钻、Great White钻、Beaver钻、Transmetal破冠钻、多用途钻、Endo Z钻以及Endo Access钻。

米，然后转换到开髓钻，提供暴露牙髓所需深度的信息。如果到达预估开髓深度，牙髓仍未暴露，则需重新评估开髓深度和方向。移除橡皮障进行平行投照能帮助确定深度和方向，以避免穿孔和不必要的牙体磨除（图15.33）。

前牙的预估开髓深度在不同牙位中是相似的[41]。上颌中切牙平均5.5mm、上颌侧切牙5mm，下颌中切牙4.5mm、下颌侧切牙5mm，上颌尖牙平均5.5mm、下颌尖牙（临床牙冠较长）平均6mm。上颌根分叉的前磨牙从颊尖顶到髓室平均7mm[42]、上颌磨牙6mm、下颌磨牙6.5mm。因髓室平均高度2mm，故多数磨牙开髓深度不应超过8mm（髓室底）[35]。

开髓最好用高速手机裂钻来完成。也有用于开髓的一系列专用车针。没有哪种车针是最好的。临床医生应该了解解剖和形态学并且拥有合适的临床技能和判断能力，因此每个人选择的车针都不同（图15.8和图15.9）。无论选择何种高速车针，都应该在转动时进入和离开髓腔。高速车针不能在根管内使用。未遵守以上原则会导致车针破损（图15.10）。

开髓时使用光纤机头和显微镜可增强内部解剖的视野[43]。照明是增强视野的关键。用尖锐的牙髓探针来探查根管口或主动去除钙化物。根管定位后，可用小号锉或通畅器械（6号、8号、10号不锈钢器械）探查根管并确定近根尖孔的根管通路。注意勿将组织推向根尖，这可能会导致根管堵塞（图15.11）。整个过程中应持续冲洗或润滑。

有时为了保存牙体组织，开髓口较为狭窄，这会影响根管定位及获得直线通路。通常要求开髓时去除修复材料，治疗完成后放置新的修复体。去尽

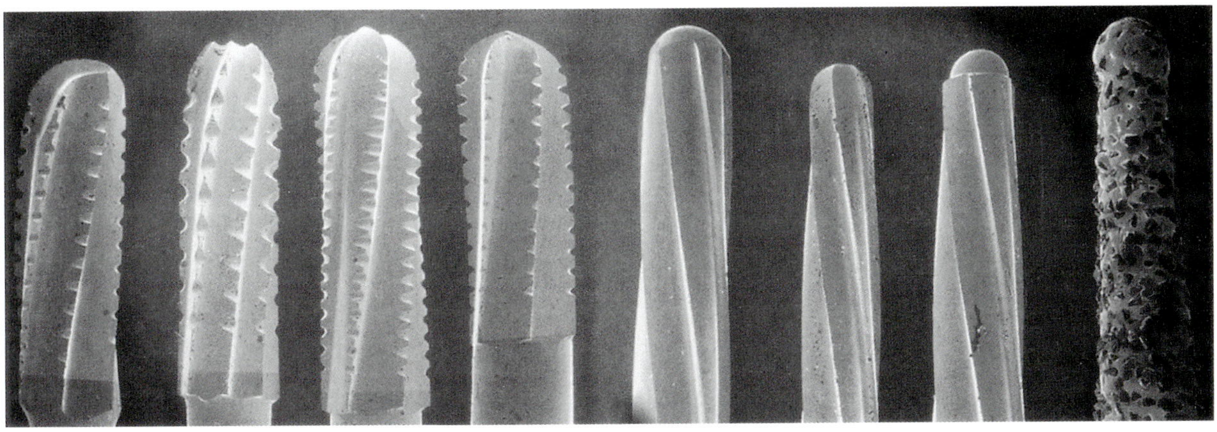

图15.9　从左到右放大图：Great White钻、Beaver钻、Transmetal破冠钻、H34L、269GK、多用途钻、Endo Z钻、Endo Access钻。

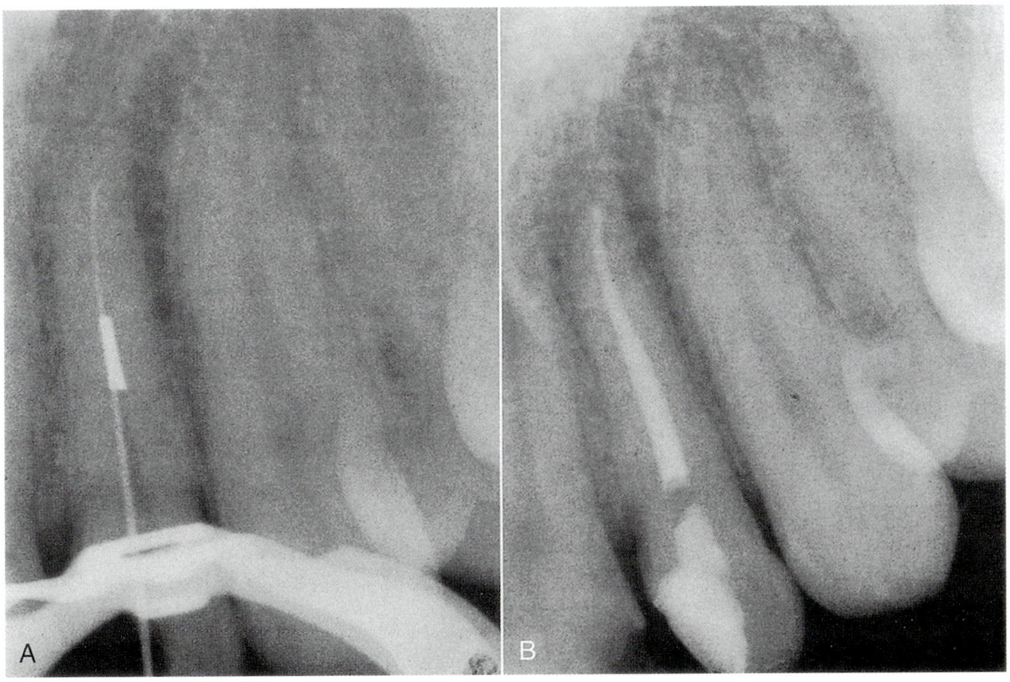

图15.10　A. 裂钻折断，工作长度锉绕过堵塞物形成旁路。B. 用锉和超声取出折断器械后。

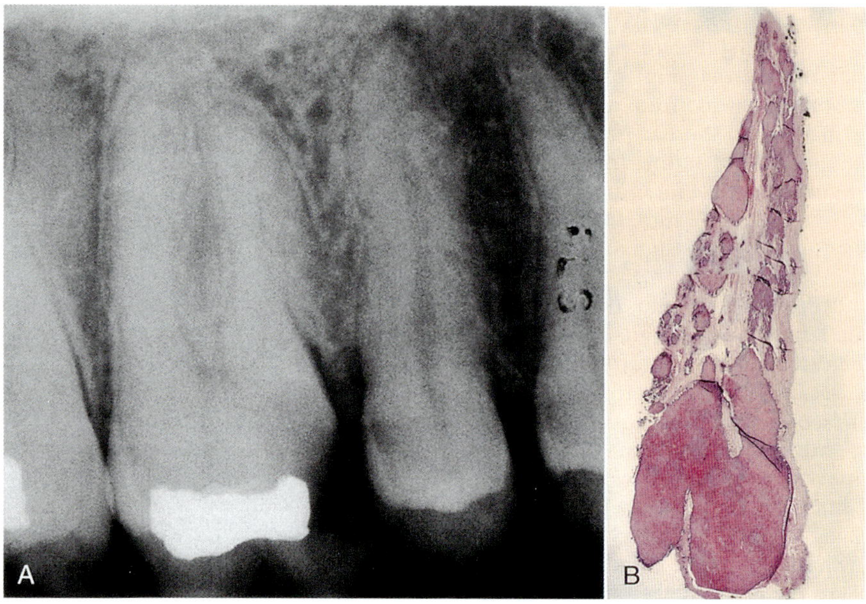

图15.11 A. 上颌第一磨牙近中大面积龋坏。B. 腭根内牙髓组织切片显示大量钙化，应用小号锉进行早期根管探查疏通，防止将组织和钙化物压向根尖，堵塞根管。

修复材料可以让视野更好，也可能找到更多根管，发现龋坏或者冠折。如果遇到钙化或者大面积修复体等问题，临床医生可能会感到无从下手。发现一个根管可以作为定位其他根管的参照。插针角度片可以提示定位的是哪个根管（见第13章）。

重要的一点是任何牙位开髓都不能破坏边缘嵴。

复杂修复体，如单冠、固定义齿，可能改变根管定位的冠部标志点。原本倾斜的牙可能变直立，扭转牙可能重新排列复位。失去对牙的方向的判断会导致根管定位不正确，在错误的方向上寻找其他根管，会进一步导致磨牙过多、侧穿或无法定位和清理所有根管。

在有大面积垫底材料的冠上开髓，会使视野不佳。Ⅴ类洞充填体可诱导冠部钙化或可能直接填充到髓腔或者根管内。

在某些情况下，在开始根管治疗前，最好去除影响视野的充填修复材料。

现已提倡用全瓷冠修复患牙。在全瓷冠修复体上开髓，常用高速手机圆形金刚石钻车针加水冷却。到牙本质后，使用裂钻。在烤瓷冠修复体上开髓，推荐使用切割金属的车针。如果可以的话，应在金属部分开髓，以免瓷崩裂。证据表明有水冷却和小心使用器械，金刚石钻和碳化钨钻切削效果相同[44]。根管治疗后用银汞合金封闭开髓口。

总之，根管定位需要了解髓腔解剖和形态、平行投照X线片或数字图像、尖锐的髓腔探针、治疗过程中X线片或数字图像、长柄慢速钻（图15.12）、超声器械、染色、冲洗、透照法，用小型放大镜和显微镜增强视野[45]。

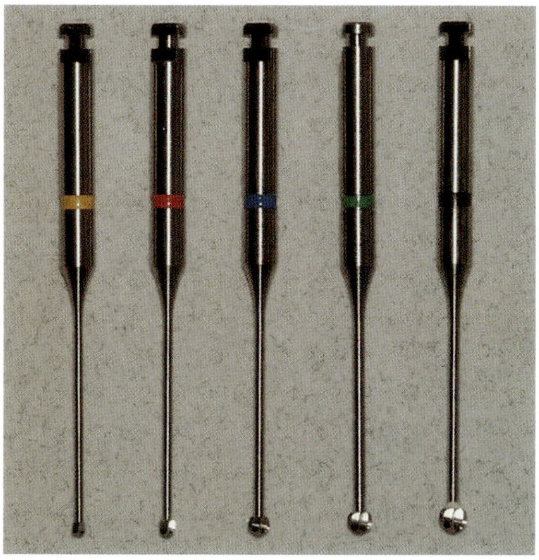

图15.12 Mueller钻有圆形切割头和长柄。长柄并非设计用来钻入更深的根方，而是使慢机机头远离牙齿以获得更好的视野。

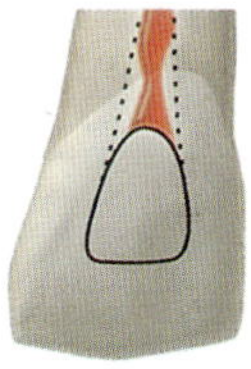

图15.13 上颌中切牙的三角形开髓洞形。

米，然后转换到开髓钻，提供暴露牙髓所需深度的信息。如果到达预估开髓深度，牙髓仍未暴露，则需重新评估开髓深度和方向。移除橡皮障进行平行投照能帮助确定深度和方向，以避免穿孔和不必要的牙体磨除（图15.33）。

前牙的预估开髓深度在不同牙位中是相似的[41]。上颌中切牙平均5.5mm、上颌侧切牙5mm，下颌中切牙4.5mm、下颌侧切牙5mm，上颌尖牙平均5.5mm、下颌尖牙（临床牙冠较长）平均6mm。上颌根分叉的前磨牙从颊尖顶到髓室平均7mm[42]、上颌磨牙6mm、下颌磨牙6.5mm。因髓室平均高度2mm，故多数磨牙开髓深度不应超过8mm（髓室底）[35]。

开髓最好用高速手机裂钻来完成。也有用于开髓的一系列专用车针。没有哪种车针是最好的。临床医生应该了解解剖和形态学并且拥有合适的临床技能和判断能力，因此每个人选择的车针都不同（图15.8和图15.9）。无论选择何种高速车针，都应该在转动时进入和离开髓腔。高速车针不能在根管内使用。未遵守以上原则会导致车针破损（图15.10）。

开髓时使用光纤机头和显微镜可增强内部解剖的视野[43]。照明是增强视野的关键。用尖锐的牙髓探针来探查根管口或主动去除钙化物。根管定位后，可用小号锉或通畅器械（6号、8号、10号不锈钢器械）探查根管并确定近根尖孔的根管通路。注意勿将组织推向根尖，这可能会导致根管堵塞（图15.11）。整个过程中应持续冲洗或润滑。

有时为了保存牙体组织，开髓口较为狭窄，这会影响根管定位及获得直线通路。通常要求开髓时去除修复材料，治疗完成后放置新的修复体。去尽

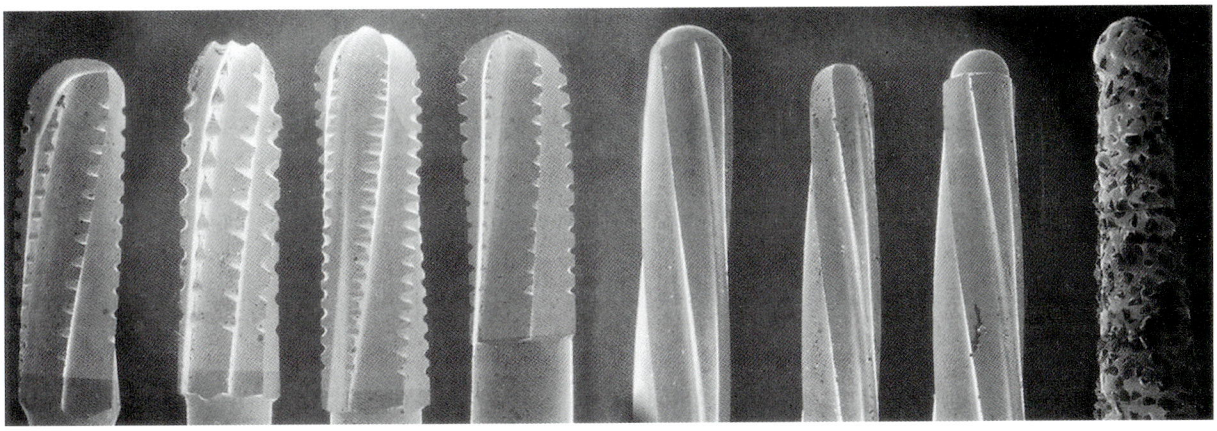

图15.9　从左到右放大图：Great White钻、Beaver钻、Transmetal破冠钻、H34L、269GK、多用途钻、Endo Z钻、Endo Access钻。

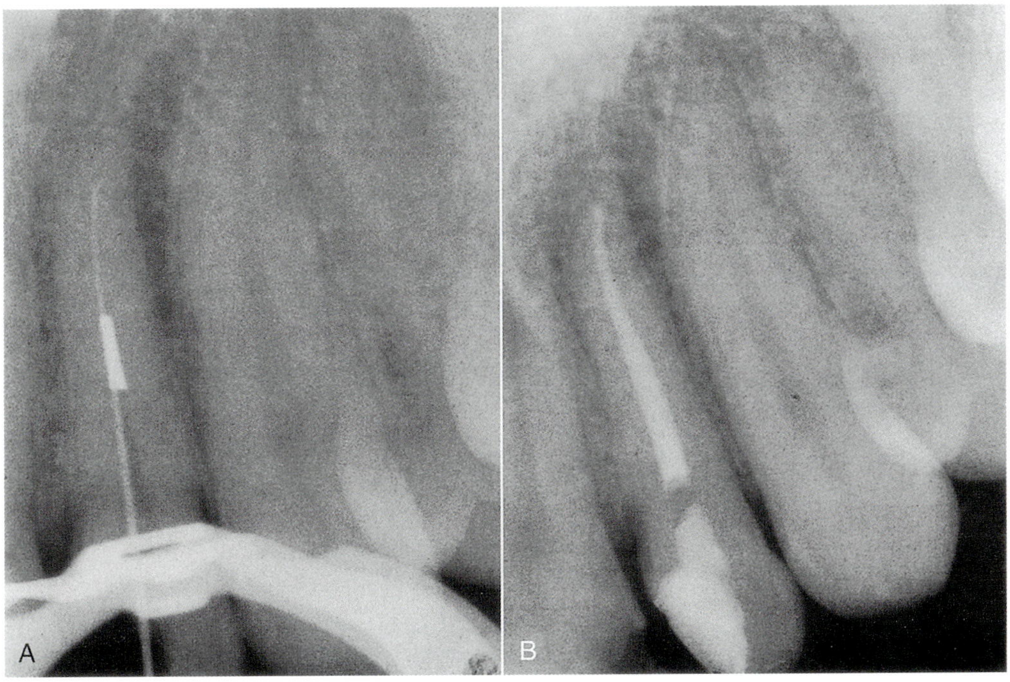

图15.10　A. 裂钻折断，工作长度锉绕过堵塞物形成旁路。B. 用锉和超声取出折断器械后。

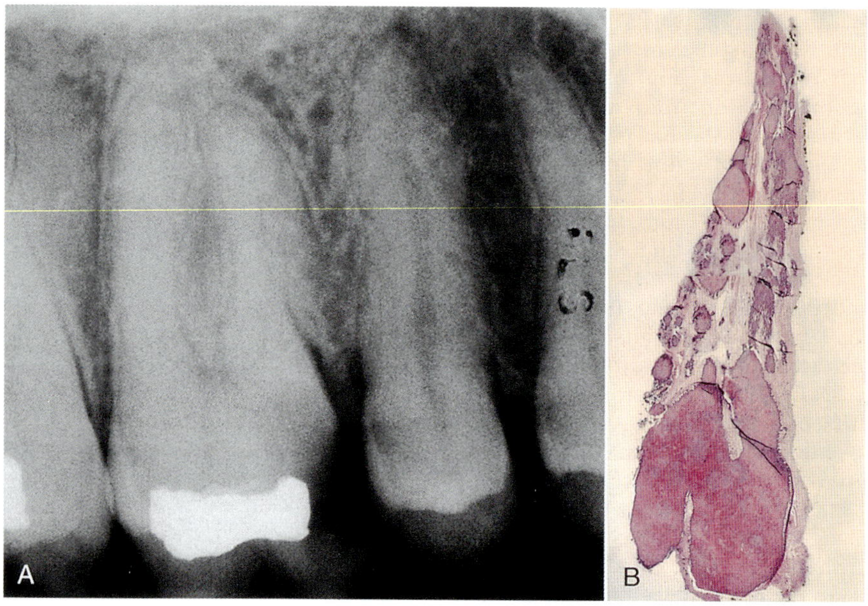

图15.11 A. 上颌第一磨牙近中大面积龋坏。B. 腭根内牙髓组织切片显示大量钙化，应用小号锉进行早期根管探查疏通，防止将组织和钙化物压向根尖，堵塞根管。

修复材料可以让视野更好，也可能找到更多根管，发现龋坏或者冠折。如果遇到钙化或者大面积修复体等问题，临床医生可能会感到无从下手。发现一个根管可以作为定位其他根管的参照。插针角度片可以提示定位的是哪个根管（见第13章）。

重要的一点是任何牙位开髓都不能破坏边缘嵴。

复杂修复体，如单冠、固定义齿，可能改变根管定位的冠部标志点。原本倾斜的牙可能变直立，扭转牙可能重新排列复位。失去对牙的方向的判断会导致根管定位不正确，在错误的方向上寻找其他根管，会进一步导致磨牙过多、侧穿或无法定位和清理所有根管。

在有大面积垫底材料的冠上开髓，会使视野不佳。V类洞充填体可诱导冠部钙化或可能直接填充到髓腔或者根管内。

在某些情况下，在开始根管治疗前，最好去除影响视野的充填修复材料。

现已提倡用全瓷冠修复患牙。在全瓷冠修复体上开髓，常用高速手机圆形金刚石钻车针加水冷却。到牙本质后，使用裂钻。在烤瓷冠修复体上开髓，推荐使用切割金属的车针。如果可以的话，应在金属部分开髓，以免瓷崩裂。证据表明有水冷却和小心使用器械，金刚石钻和碳化钨钻切削效果相同[44]。根管治疗后用银汞合金封闭开髓口。

总之，根管定位需要了解髓腔解剖和形态、平行投照X线片或数字图像、尖锐的髓腔探针、治疗过程中X线片或数字图像、长柄慢速钻（图15.12）、超声器械、染色、冲洗、透照法，用小型放大镜和显微镜增强视野[45]。

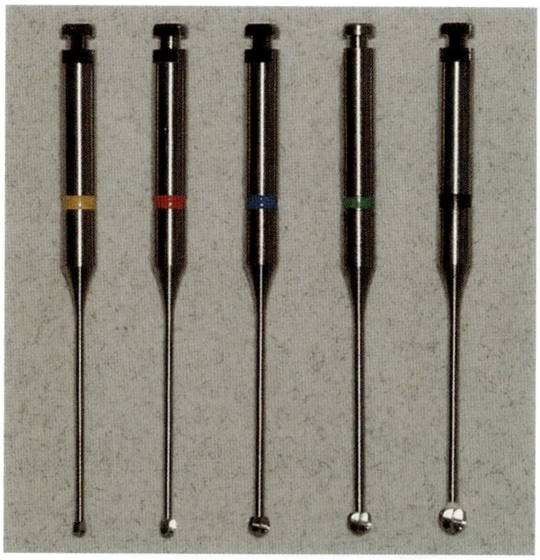

图15.12 Mueller钻有圆形切割头和长柄。长柄并非设计用来钻入更深的根方，而是使慢机机头远离牙齿以获得更好的视野。

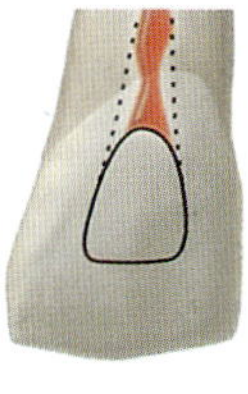

图15.13 上颌中切牙的三角形开髓洞形。

开髓和根管定位*

上颌中切牙和侧切牙

上颌中切牙有一个牙根和根管[46]。在年轻人中，因髓角突起故需制备三角形的开髓洞形以确保能去除组织和填充材料，否则会引起冠部变色（图15.13）。尽管根管在釉牙骨质界处及从近远中向观察位于牙根中心，但牙冠并非与牙根长轴方向一致（图15.14）。因此，建立开髓洞形及釉质开口时需将车针垂直于牙舌面。开髓洞形位于舌面中1/3（图15.15和图15.16）。

钻入2～3mm深度后，调整车针与牙根长轴及舌侧方向一致，可减少从唇面侧穿的风险。另外一个常见的错误是没有揭全舌侧的牙本质悬突（图15.15C）以致不能充分进入整个根管。根管可通过牙髓探针来定位。出现根管钙化时可使用慢机长颈钻（图15.12和图15.24D）。这些车针的机头离牙齿较远故可增强车针在牙齿中的定位视野。上颌侧切牙的开髓与中切牙类似。年轻患者髓角较高，洞形呈三角形（图15.17）；随着髓角变低，开髓洞形变成卵圆形（图15.18）。

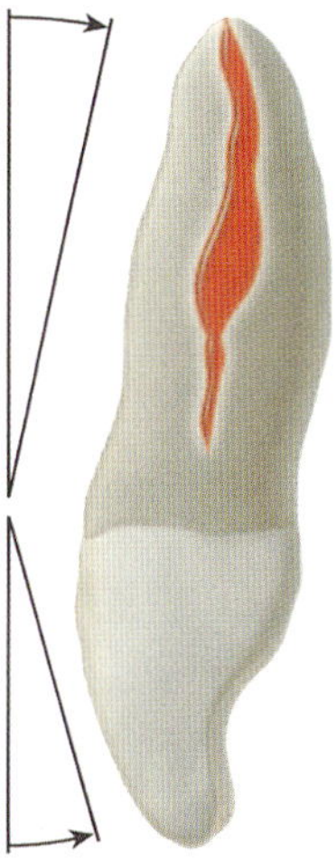

图15.14 注意相对于牙冠的舌向倾斜。另外，钙化的形式是从牙髓冠部顶端开始。

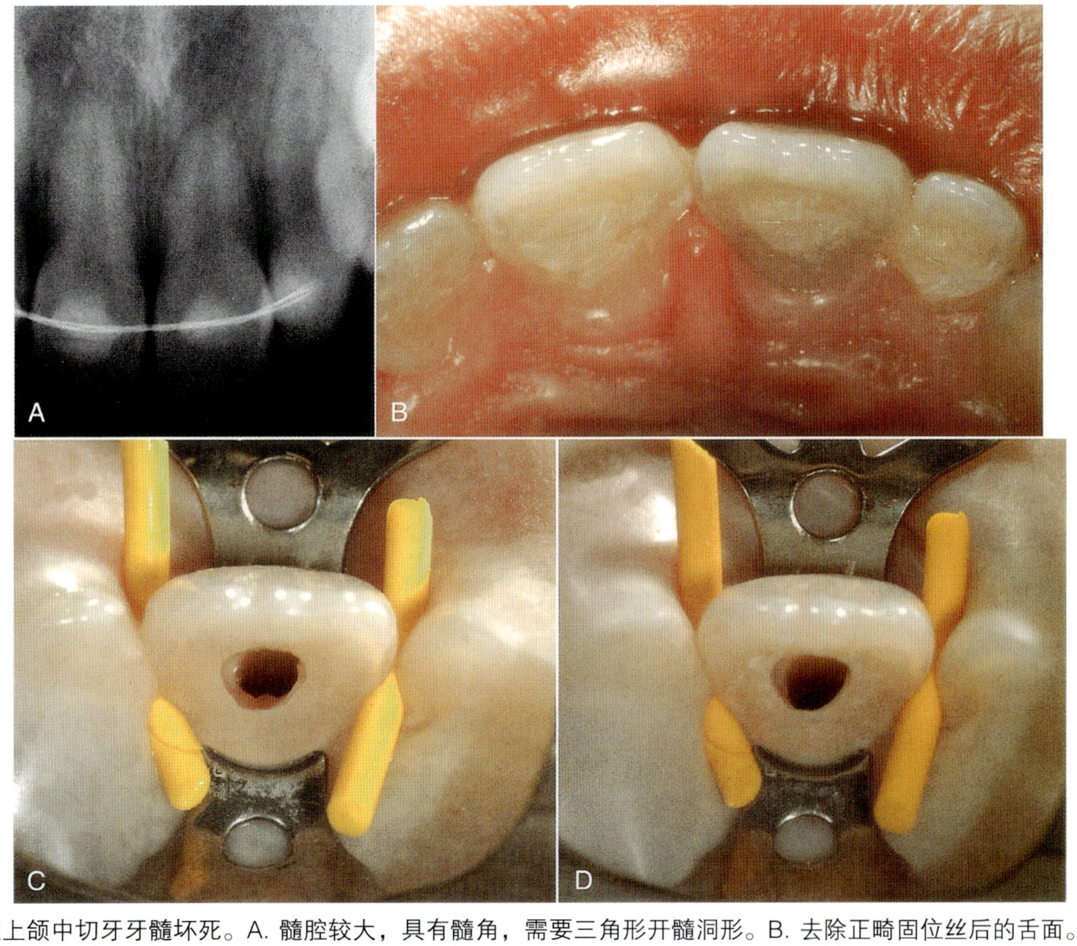

图15.15 左上颌中切牙牙髓坏死。A. 髓腔较大，具有髓角，需要三角形开髓洞形。B. 去除正畸固位丝后的舌面。注意9#牙已经轻度变色。C. 暴露髓室的初步三角形开髓孔。注意舌侧牙本质悬突尚未去除以暴露舌侧壁。D. 去除舌侧牙本质悬突，形成完整开髓通道。

*见附录。牙髓解剖和开髓预备，彩图显示每个牙位髓腔的大小、形状和位置。

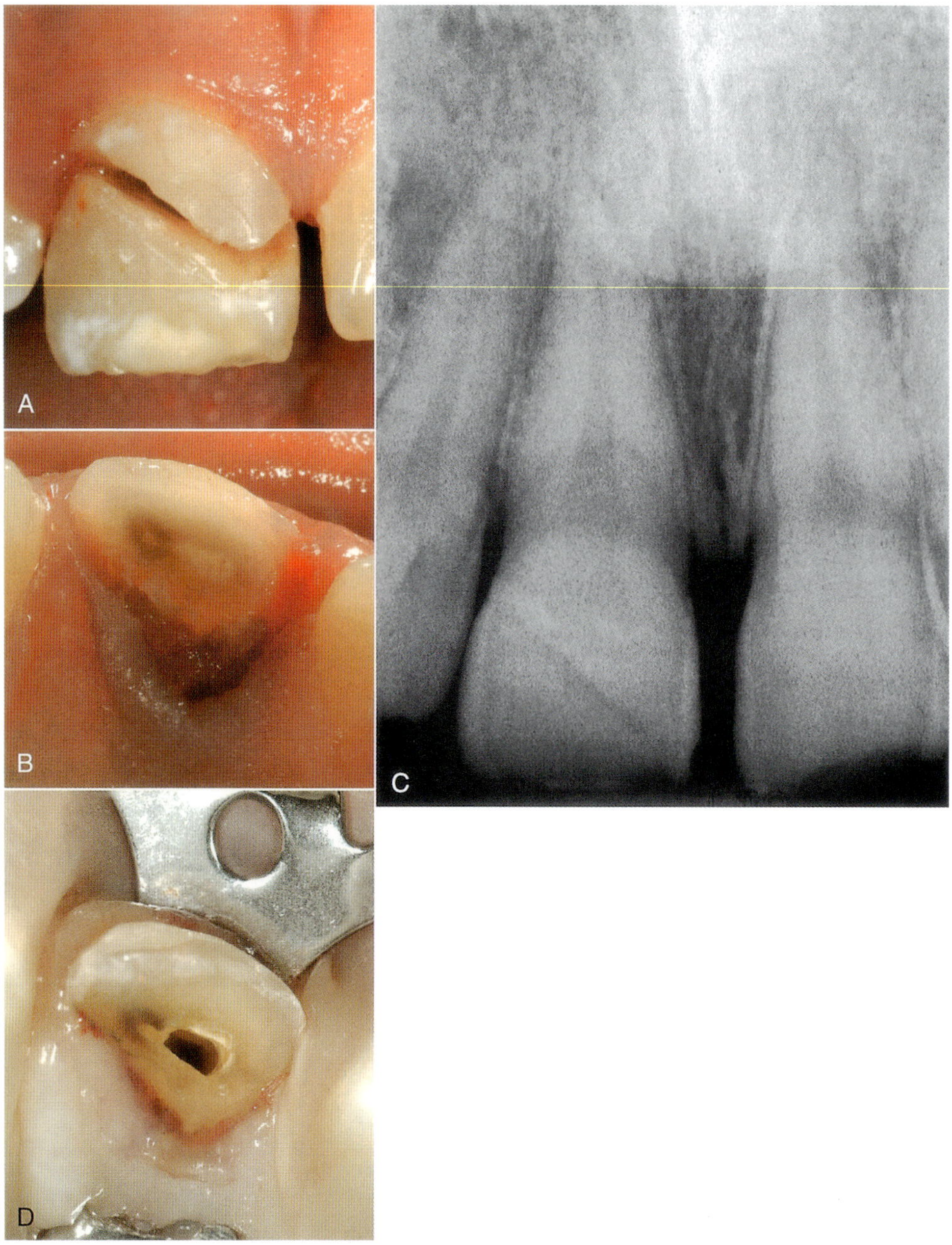

图15.16 冠根折。A. 最初显示折片分离。B. 去除舌侧折片。C. 术前片。D. 断裂至龈下需要一种特殊方法隔离。注意用前磨牙夹子置于舌侧牙龈组织用于隔离。

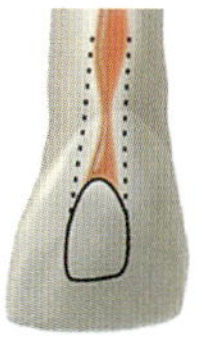

图15.17 上颌侧切牙的三角形开髓洞形。

牙内陷（牙中牙）是上颌侧切牙一种常见的发育缺陷，会导致牙髓坏死[47–48]。另外，舌面沟可见于上颌侧切牙，是一种狭窄的、可探入的缺陷。这些发育缺陷使治疗复杂化并影响预后。

上颌尖牙

上颌尖牙有一个牙根和根管。通常没有髓角，因此开髓洞形呈卵圆形，位于舌面中1/3（图15.19和图15.20）。随着磨耗的发生，牙体结构丧失，髓室更向切端迁移。横断面髓腔宽度颊舌向宽于近远中向。

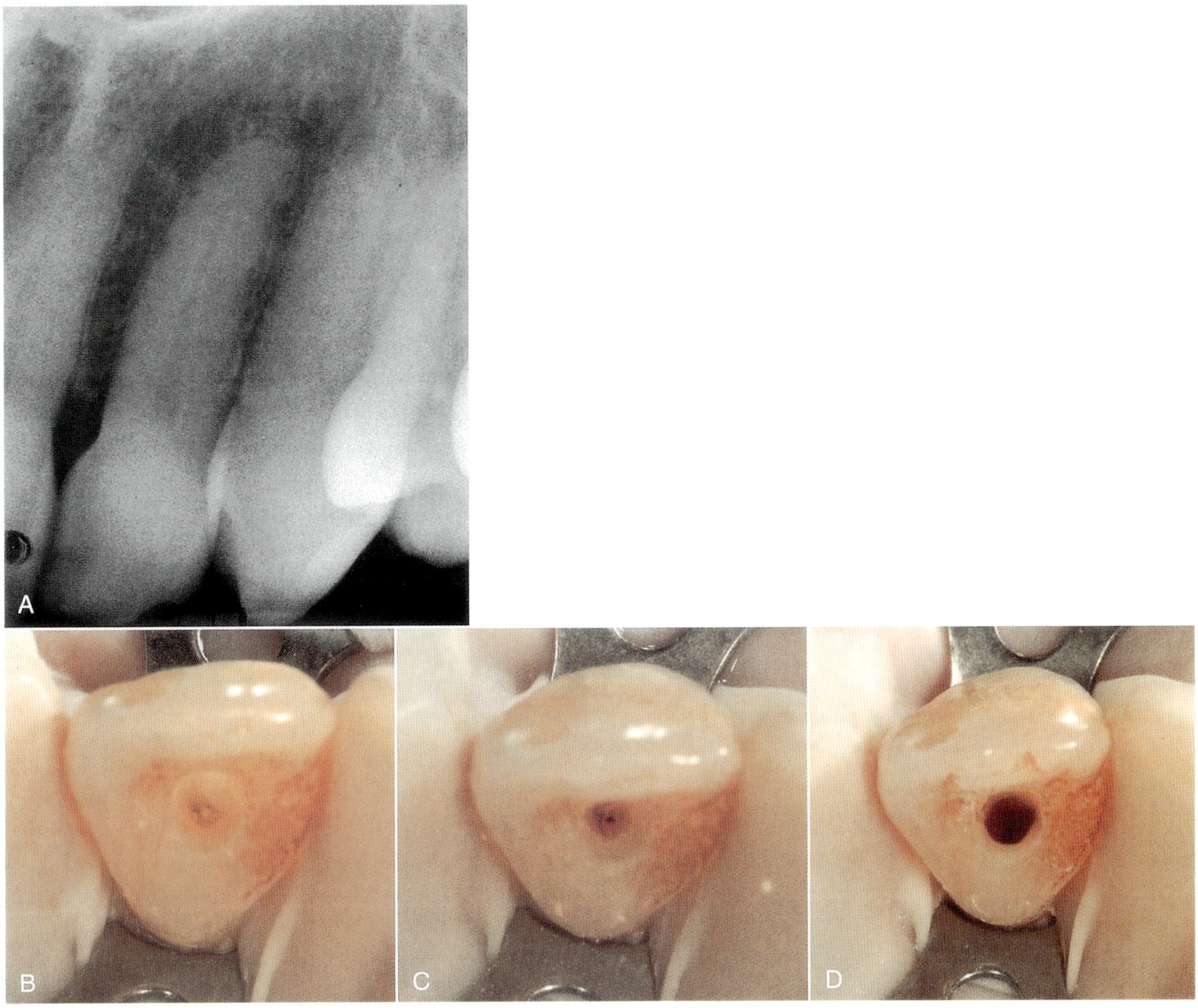

图15.18　A. 侧切牙髓室退缩。B. 最初的卵圆形开髓孔。C. 颜色变化显示冠部钙化。D. 完整的开髓孔。

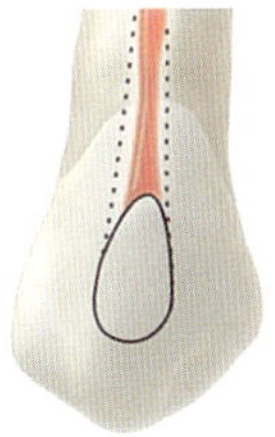

图15.19　上颌尖牙开髓洞形。

上颌前磨牙

上颌第一前磨牙、第二前磨牙具有类似的冠部结构；因此，这2颗牙齿的开髓洞形类似。位于牙冠中央且颊舌向呈卵圆形（图15.21和图15.22）。一个重要的解剖学上的考虑是釉牙骨质界处的近中凹陷，该部位容易发生侧穿。有2个根管时，根管口分别位于颊舌尖下，与近远中方向髓腔中央线等距。横断面形态呈肾形或带状。一些罕见病例中有3个根管时，开髓洞形呈三角形，底朝颊侧顶朝舌侧。

上颌磨牙

上颌第一磨牙和第二磨牙的开髓洞形类似，呈三角形，位于牙齿近中1/2，底朝颊侧顶朝舌侧（图15.23和图15.24）。横嵴或斜嵴基本完整无损。根管定位的外形参考可作为开髓洞形的指导。近颊根管口位于近颊尖稍远中。远颊根管口位于主近颊根管远中稍偏舌侧，与颊沟相对。舌/腭根管口通常是最大的根管口，位于近舌尖稍远中。近颊根颊舌向非常宽，因此常见有第二个小根管[49-53]。近舌根管口（通常称作MB2根管）位于主近颊根管（MB1根管）

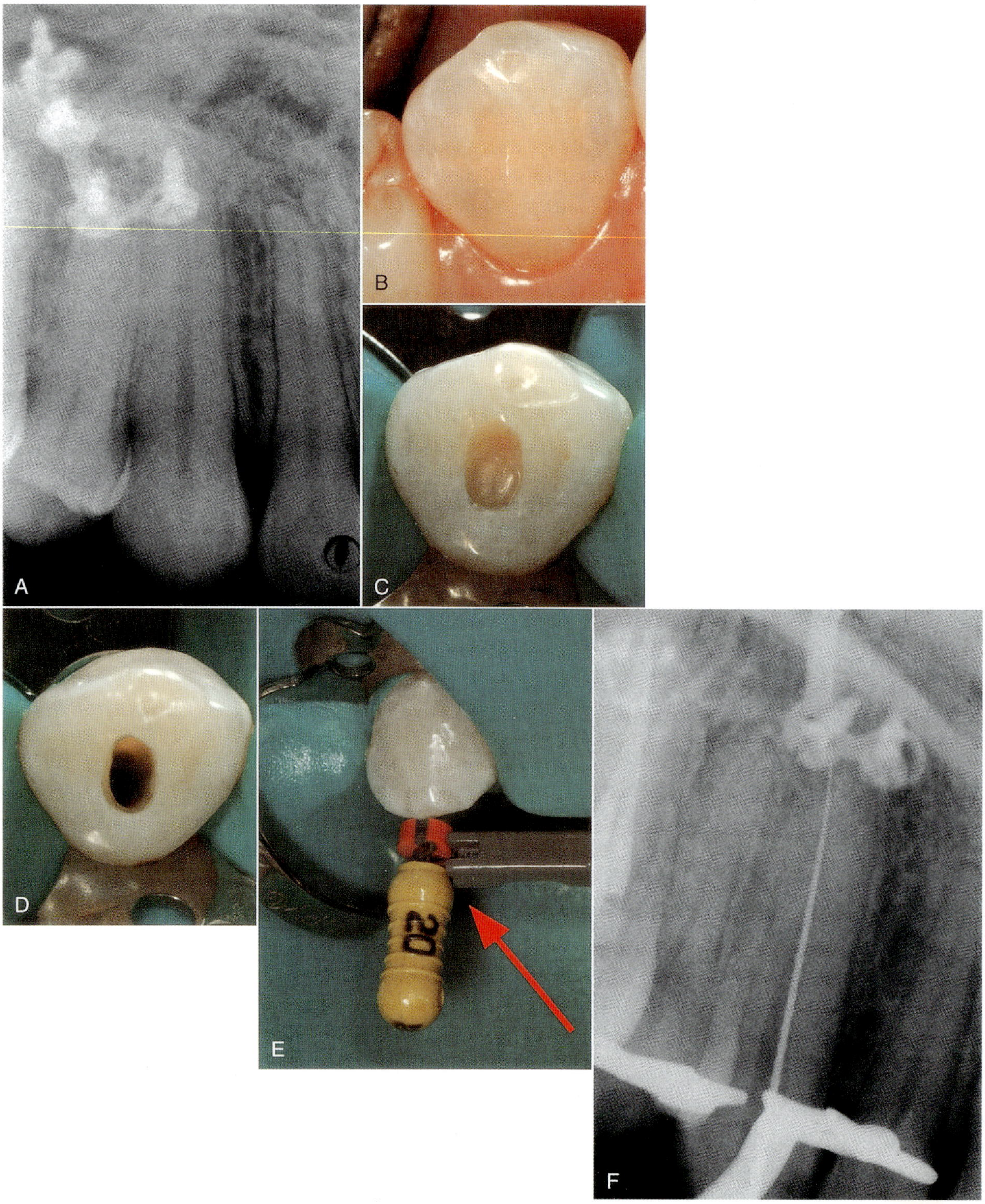

图15.20 A. 根尖被上颌骨手术中放置的螺丝钉遮挡。B. 舌面。C. 开髓至牙本质的初始洞形。D. 开髓完成后。E. 根尖定位仪（箭头所示）。F. 工作长度。

舌侧1～3mm处，并且位于近颊根管与舌/腭根管连线稍近中。近舌根管在髓室最初的走向不是向根尖方向而是横向偏向近中（图15.25），去掉这个区域的冠方牙本质（髓顶）可使根管暴露，因根管直接向根尖走向更易疏通（图15.24～图15.27）[54]。手术显微镜有助于根管定位[29,38,43,52]。

下颌中切牙和侧切牙

下颌切牙近远中向窄，唇舌向宽。单根管开髓洞形呈卵圆形或带状；通常两个根管也很常见。当存在两个根管时，唇侧根管比舌侧根管更直、更易定位，而舌侧根管常被舌隆突遮挡住。由于下颌切牙常向唇侧倾斜，故舌侧根管定位困难；穿孔则主要发生于唇面。

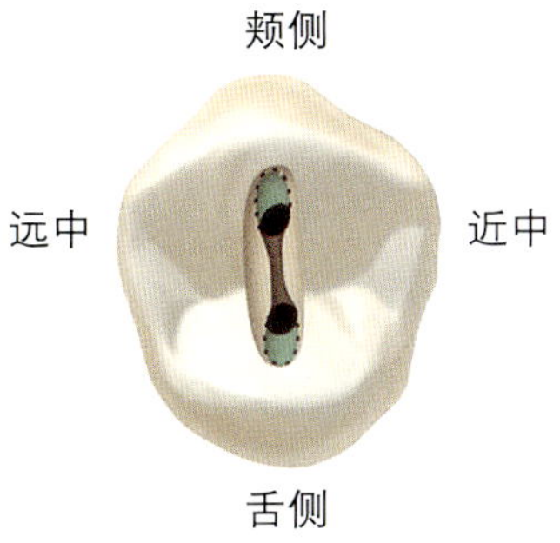

图15.21 上颌前磨牙卵圆形的开髓洞形。

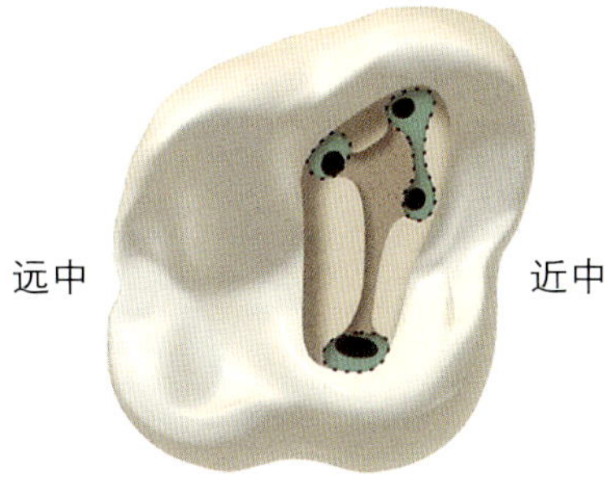

图15.23 上颌磨牙的三角形开髓洞形。

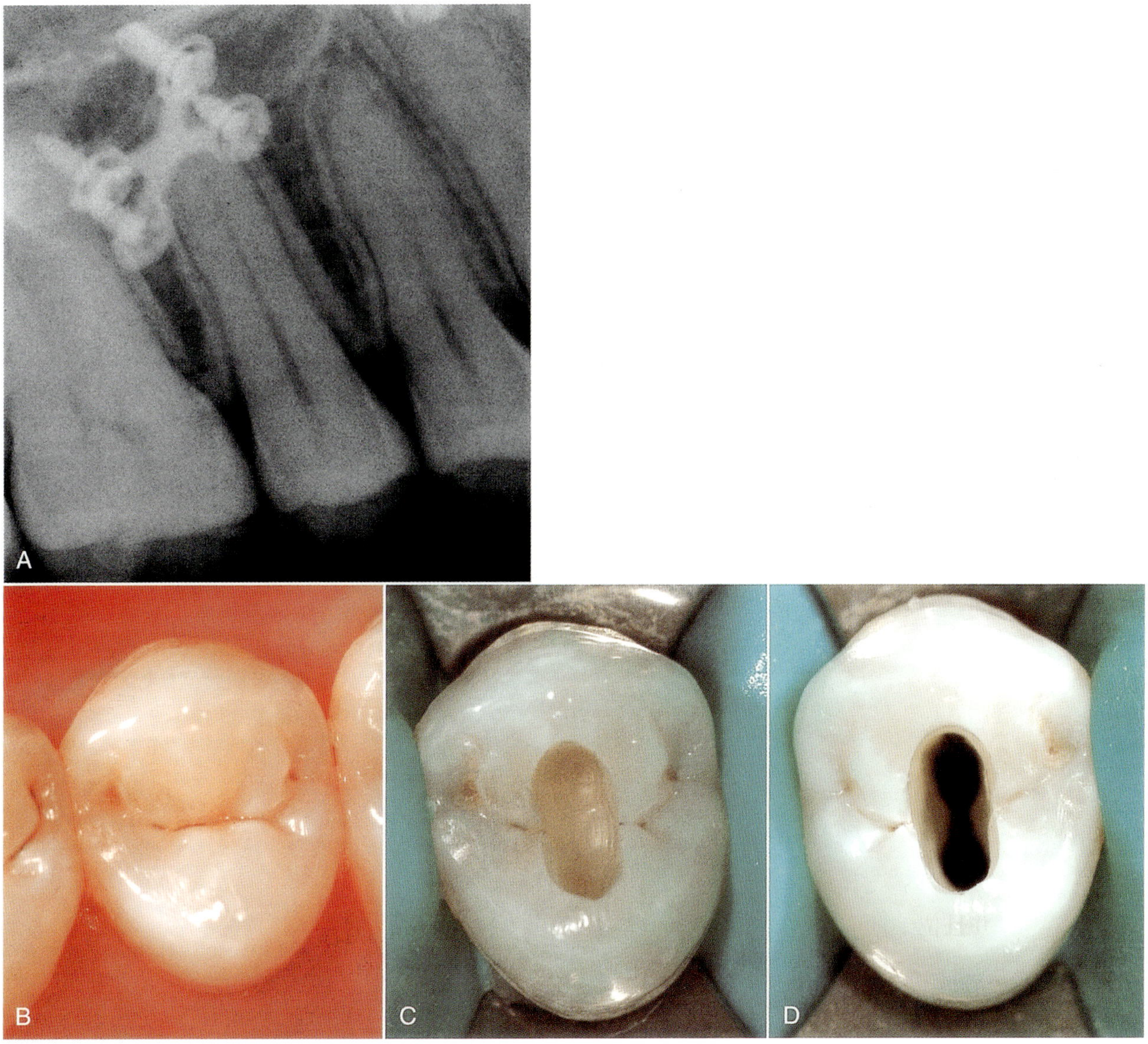

图15.22 A. 注意根尖区域被遮挡的影像。B. 右上颌第二前磨牙。C. 开髓至牙本质的初始洞形。D. 髓室和根管通畅。

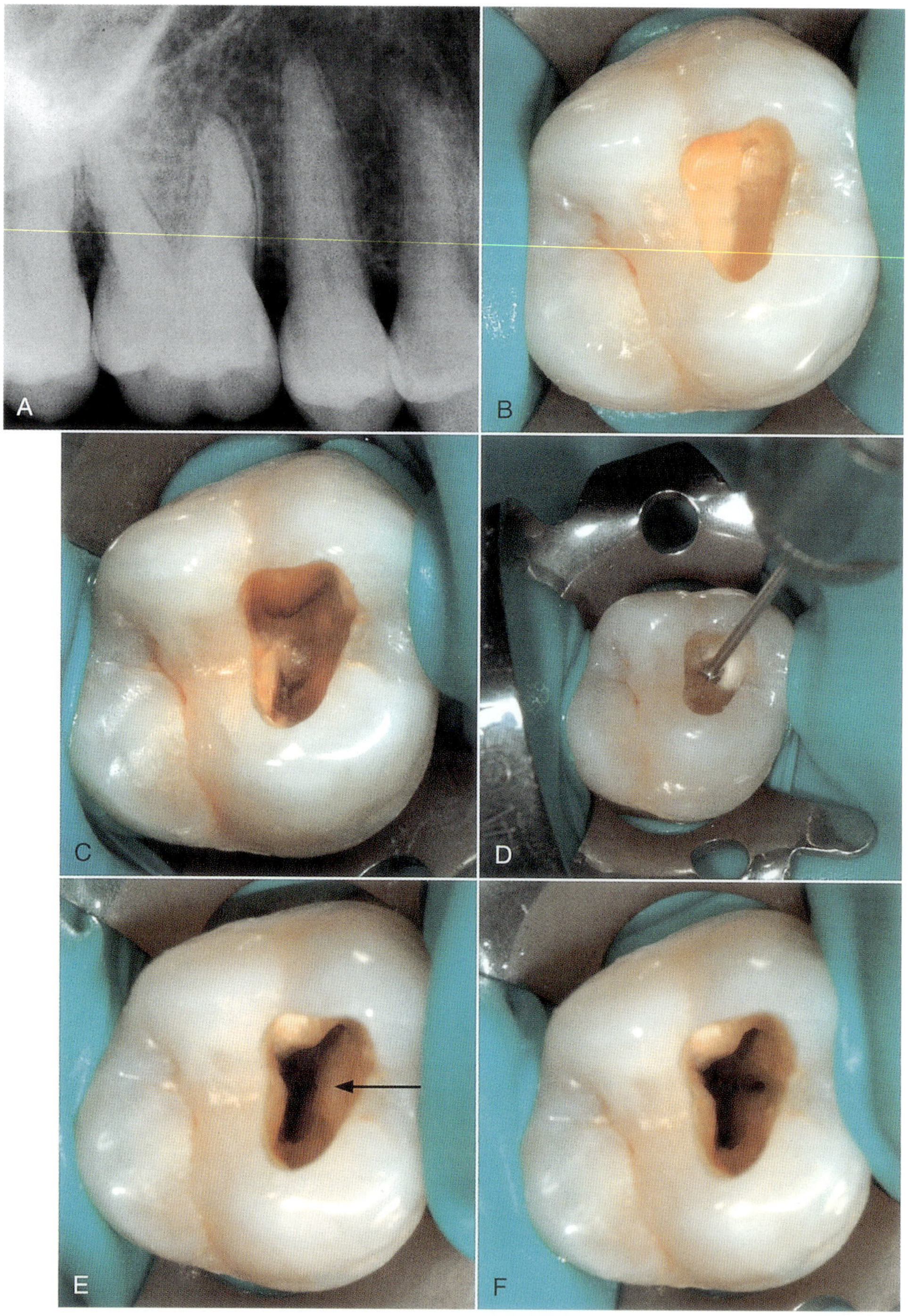

图15.24 A. 左上颌第一磨牙。注意髓室钙化。B. 建立开髓洞形，根向逐层去除牙本质。C. 暴露髓角。D. 使用Mueller钻完全揭除髓室顶。注意其可见性，能精确去除牙本质。E. 开髓完成后。近颊根管正位于近颊尖下，远颊根管与颊沟相对并位于主近颊根管稍偏舌侧，腭根管位于近舌尖下。注意近舌根管的确认（箭头所示）。F. 去除覆盖近舌根管的牙本质肩领以暴露根管口。（参见附录，牙髓解剖和开髓预备，彩图展示每个牙位髓腔的大小、形状和位置）

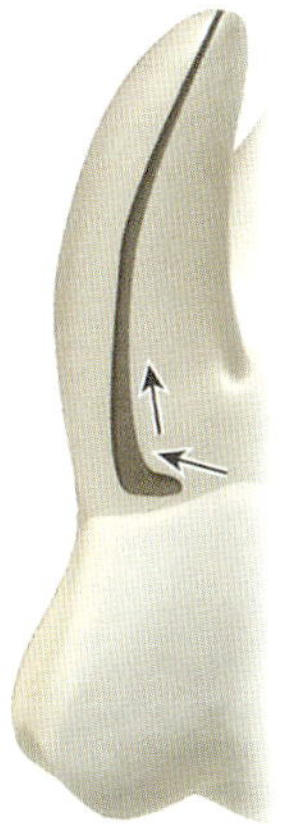

图15.25 近舌根管与髓腔交角图示。根管向根尖方向不可疏通，但用探针向侧方探查可探及。

由于这些牙齿近远中向狭窄，故开髓和根管定位较为困难。在有近远中向髓角的年轻患者中，开髓洞形呈三角形，底朝切端尖朝龈端。随着牙髓退缩、髓角消失，形状变得更呈卵圆形。开髓口位于舌面中1/3（图15.28和图15.29）。由于这类牙齿较小及近远中向凹陷，开髓必须准确定位。最初的开髓洞形通过牙钻垂直于舌面钻入牙本质，进入2～3mm后，牙钻调整方向顺着牙根长轴方向钻入。由于研究显示该牙位双根管的比例是25%～40%[55-56]，故须用小号预弯的不锈钢锉仔细探查髓室和根管舌面。GG钻可用于去除舌侧牙本质突起。

在磨耗的病例中，开髓偏向切缘。随着镍钛器械的应用，直线通路的预备更加重要，可调整为更

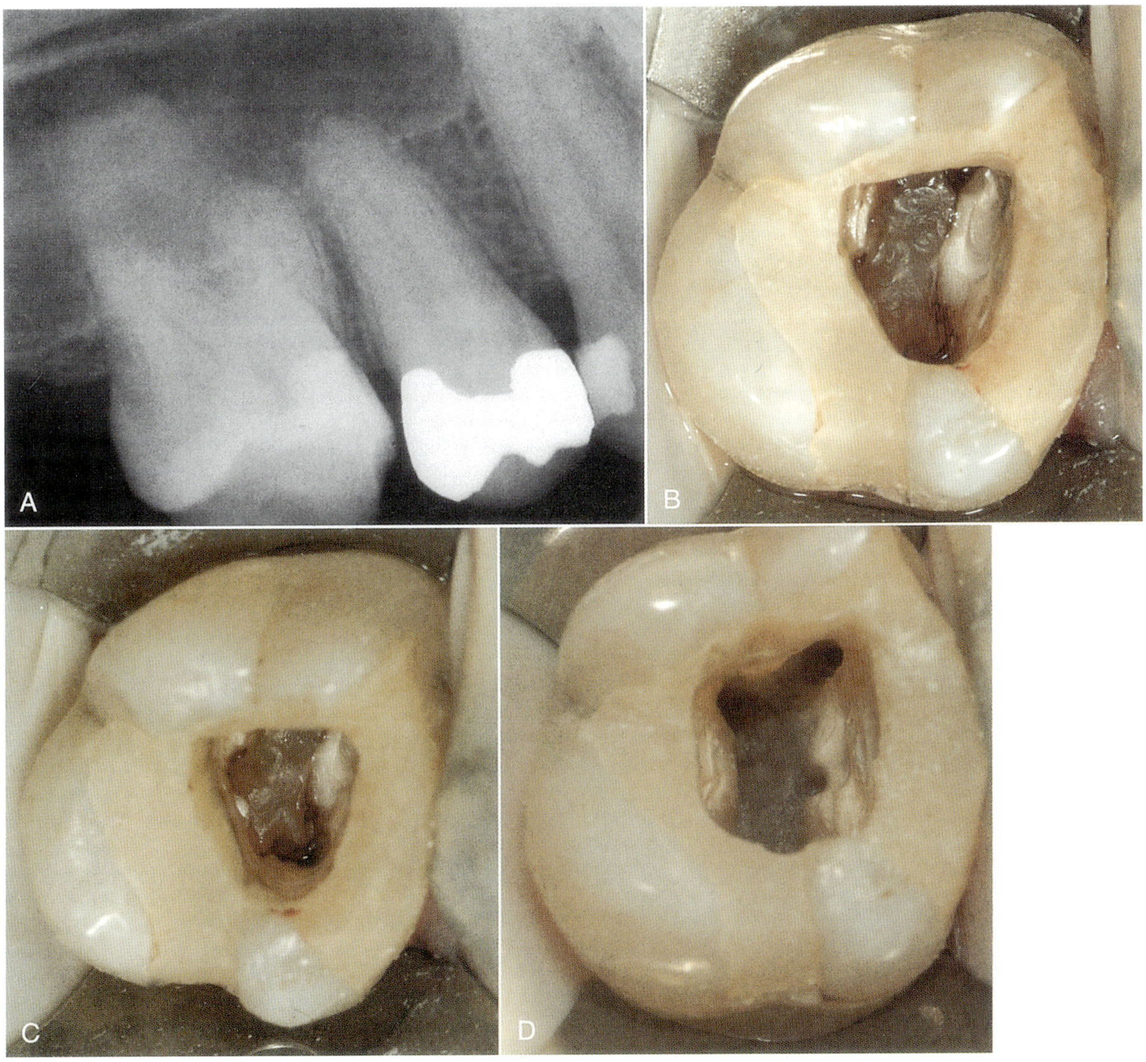

图15.26 A. 左上颌第一磨牙显示钙化。B和C. 最初开髓孔显示髓室内有髓石。颜色和围绕边缘的一条细线提示出血。D. 去除髓石后的髓室。（参考附录，牙髓解剖和开髓预备，彩图展示每个牙位髓腔的大小、形状和位置）

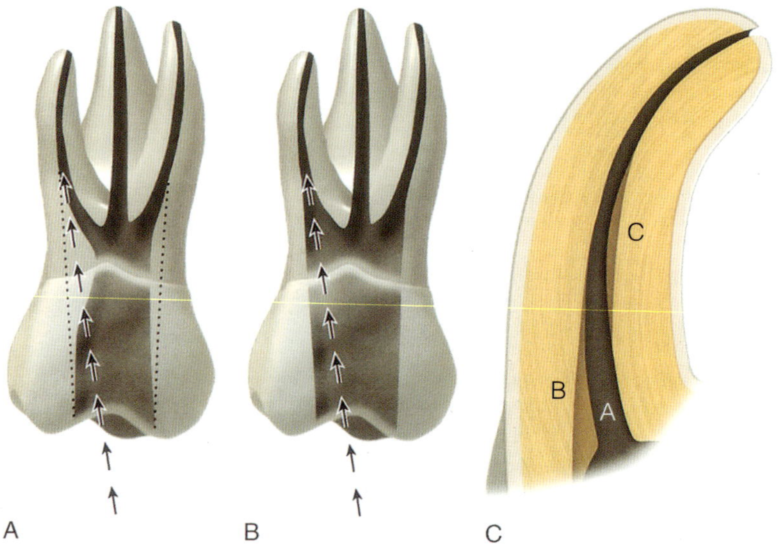

图15.27 A. 虚线显示须去除的牙本质部分，以获得直线通路。B. 开髓完成后。C. 利用GG钻修整原始根管（A）以去除B和C部分的牙体结构。

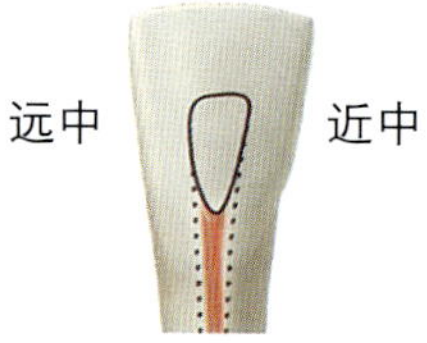

图15.28 下颌切牙舌侧开髓洞形。

向舌面或唇面切缘[57]。切牙的改良开髓口是做唇侧开髓口[58]，在牙列拥挤或根管退缩至釉牙骨质界下的病例中，可提供更佳视野。

下颌尖牙

与上颌尖牙近远中向更短更宽相比，下颌尖牙通常有一个细长的牙冠。该牙可能有1个或2个牙根，牙根在唇舌向宽大因而可能有2个根管[49]。开髓洞形呈卵圆形，位于牙冠舌面中1/3（图15.30和图15.31）。开髓至髓室时，须探查舌面以确认舌侧根管是否存在。当发生磨耗时，开髓口须更偏向切端，在严重的病例中甚至可能包括切嵴。

下颌前磨牙

下颌前磨牙看似容易处理，但其解剖可能较为复杂。在这些复杂的形态学构造中出现1个、2个或3个根管都有可能，且根管常在牙根深处发生分叉[49,59]。第一前磨牙的冠部有一个突出的颊尖和一个退化的舌尖。另外，还有一个舌侧缩窄。近远中向投影显示髓室和根管口位置偏颊侧，因此开髓口呈颊舌向卵圆形，位于中央沟偏颊侧（图15.32和图15.33），延伸至接近颊尖尖端。下颌第二前磨牙有个突出的颊尖，而舌尖较第一前磨牙舌尖更突出。该牙也有一个舌侧缩窄，故其开髓洞形呈颊舌向卵圆形，位于中心（图15.34）。

下颌磨牙

下颌磨牙的解剖形态类似，但仍有细微的区别。下颌第一磨牙最常见的形态是近中根有2个根管，3个根管也有报道[60]，远中根1个根管。30%～35%的病例远中根有第二根管（图15.35）[61–62]。牙根在横切面上通常呈肾形，根分叉区有凹陷。下颌第二磨牙最常见的形态是近中根2个根管，远中根1个根管。4个根管的概率比较低[61]。

下颌磨牙牙根根管定位的冠部参考点受牙冠与牙根的相对位置及这类牙齿在牙弓中的舌倾影响（图15.36）。近颊根管口位于近颊尖稍偏远中。近舌根管口位于中央沟区，与近颊根管相比稍偏远中。远中根管位于颊沟、舌沟及中央沟的交叉点附近。当存在远颊根时，其根管口位于主远中根偏颊侧，以及稍偏近中。下颌第一磨牙还可能有额外的单独的远中根。由于这些解剖关系，开髓洞形呈长方形或梯形，位于牙冠近颊部分（图15.37）。下颌磨牙另外一个变异是近中中间根管的存在（图15.38）。

开髓过程中，去除遮住近颊根管和近舌根管口的颈部悬突（图15.39），通过减少突出的轮廓外形而建立进入第一弯曲或根尖部的直线通路，同时也便于进入根管。

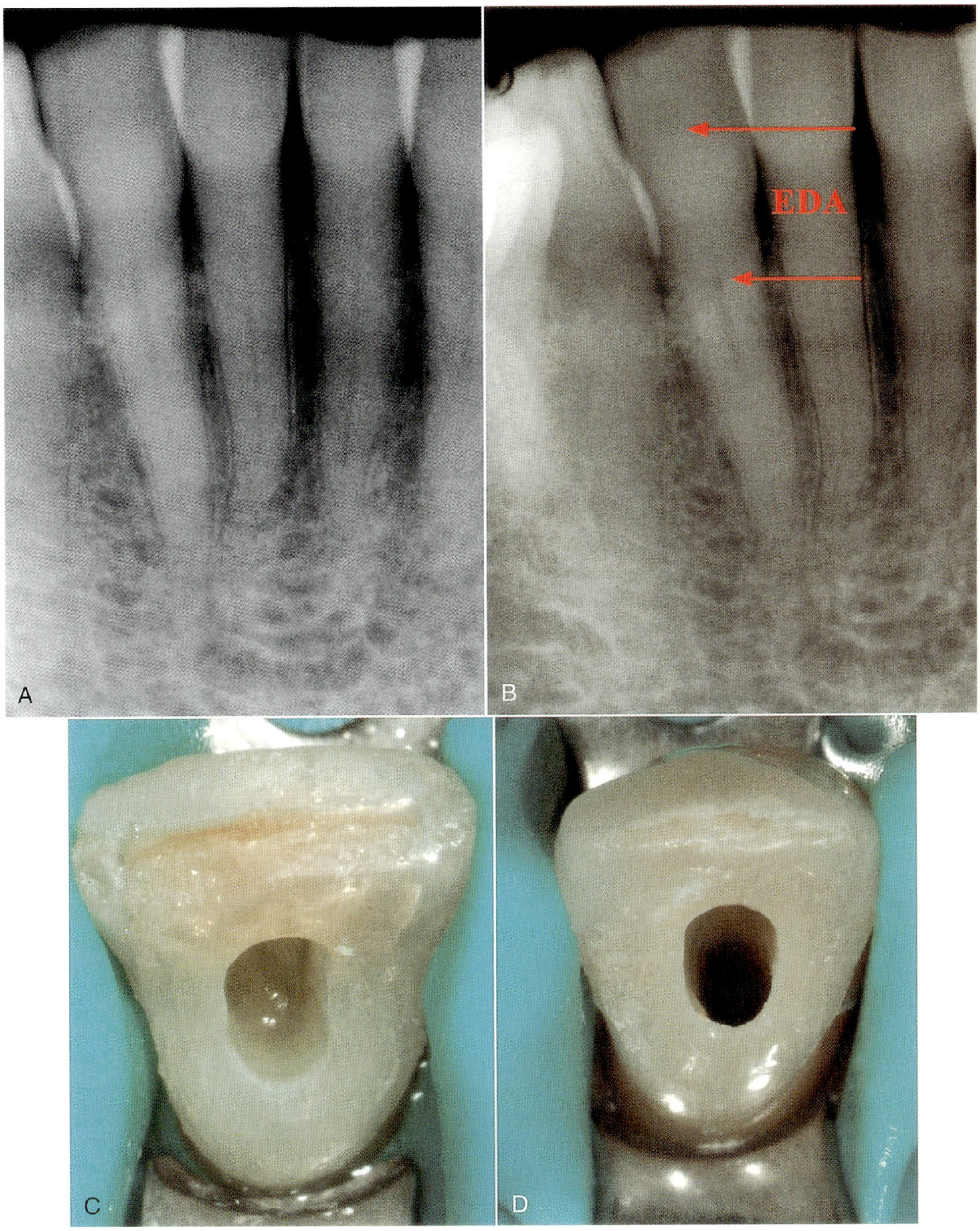

图15.29 A. 下颌侧切牙。B. 从舌面中间至牙髓冠端计算预估开髓深度（EDA）。C. 由于髓室退缩，故最初的开髓洞形更呈卵圆形。D. 开髓完成后。

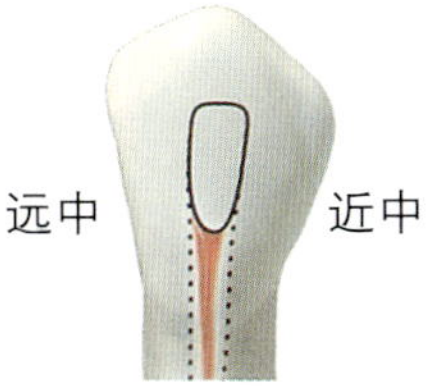

图15.30 下颌尖牙的舌侧卵圆形开髓洞形。

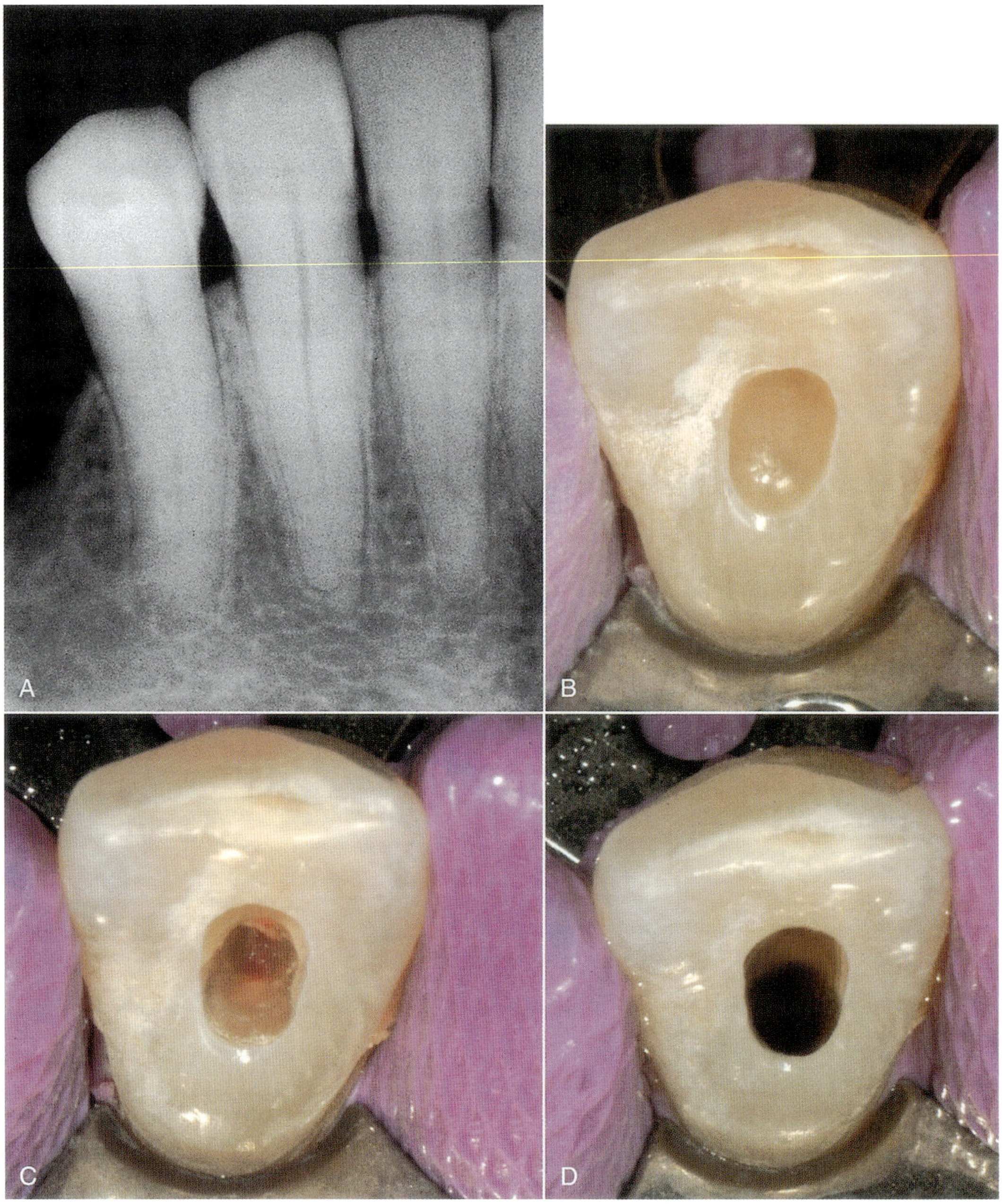

图15.31 A. 下颌尖牙。B. 进入牙本质建立最初开髓洞形。C. 暴露冠髓。D. 开髓完成后。

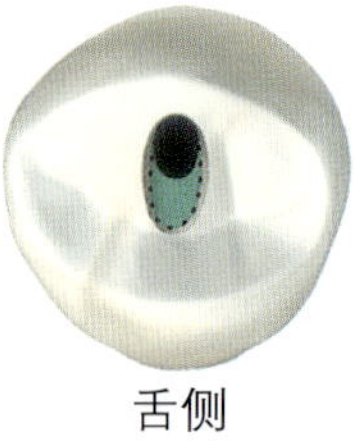

图15.32 下颌第一前磨牙卵圆形开髓洞形。注意开髓口位于中央沟颊侧。

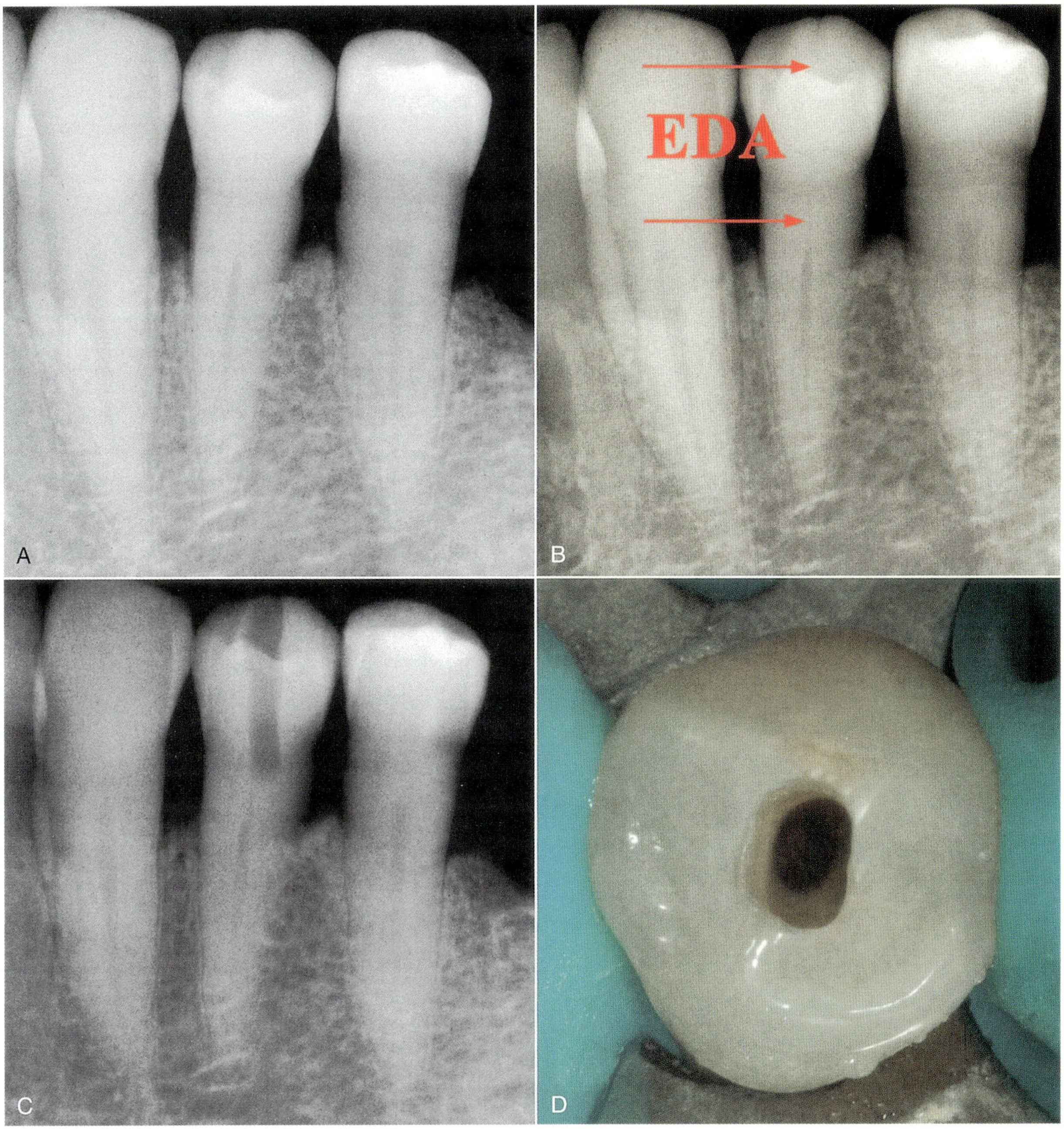

图15.33　A. 右下颌第一前磨牙。注意髓腔退缩。B. 计算预估开髓深度（EDA）。C. 到达预估开髓深度（EDA），根管无法定位。去除橡皮障，拍平视平行透照片。影像显示根管位于开口近中。D. 开髓完成后。

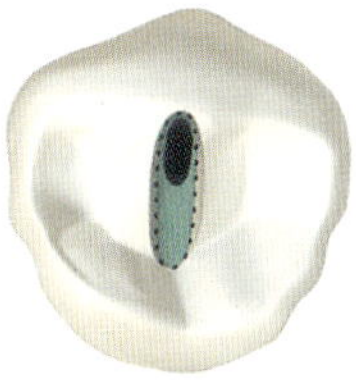

图15.34　下颌第二前磨牙卵圆形开髓洞形。

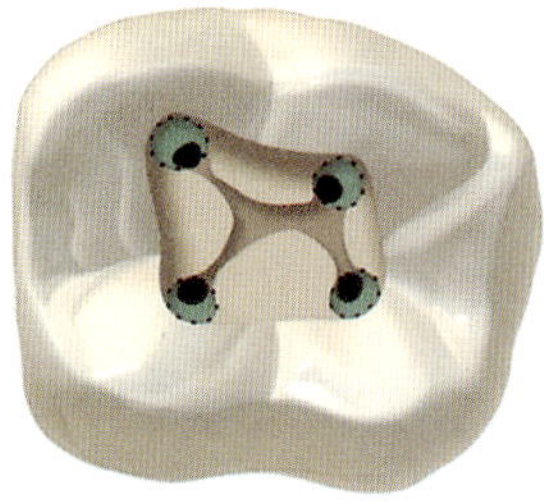

图15.35 下颌第一磨牙长方形开髓洞形。注意近颊根管位于近颊尖下方，近舌根管位于牙冠中心及近颊根管稍偏远中部。远舌根管位于中心，远颊根管位于主根管更偏颊侧和近中。

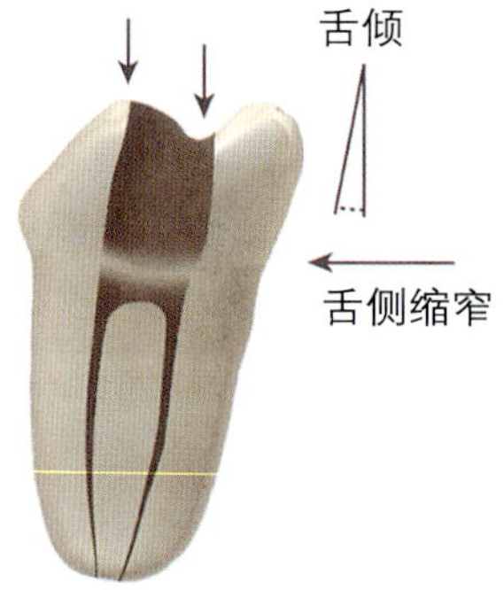

图15.36 下颌磨牙邻面观显示在牙弓中舌倾，牙冠在釉牙骨质界处有舌侧缩窄。注意近颊和近舌根管在牙根内平均排列。然而，由于冠部开髓，根管定位的外部参考点是近颊尖和穿过近中边缘嵴的中央沟。

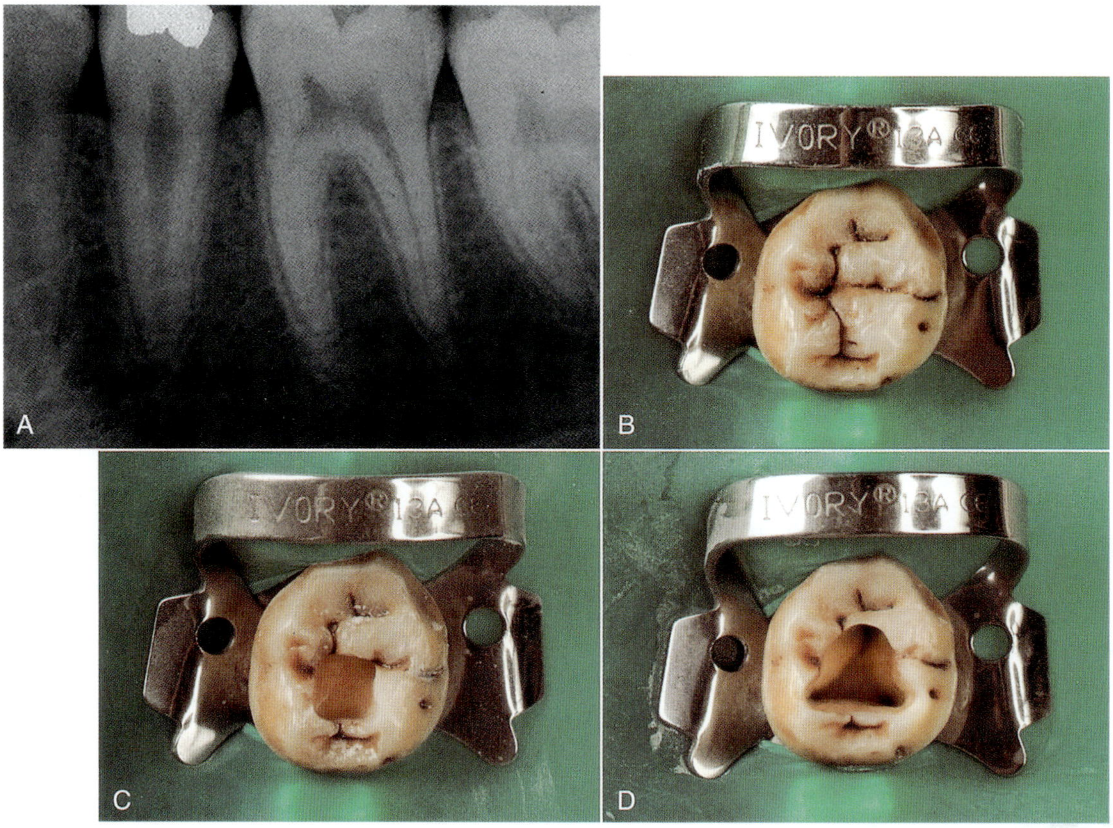

图15.37 A. 下颌第一磨牙术前片。B. 术前𬌗面解剖。C. 初始开髓洞形。D. 开髓完成后的髓腔，显示2个近中根管和1个远中根管。（参考附录，牙髓解剖和开髓预备，彩图展示每个牙位髓腔的大小、形状和位置）

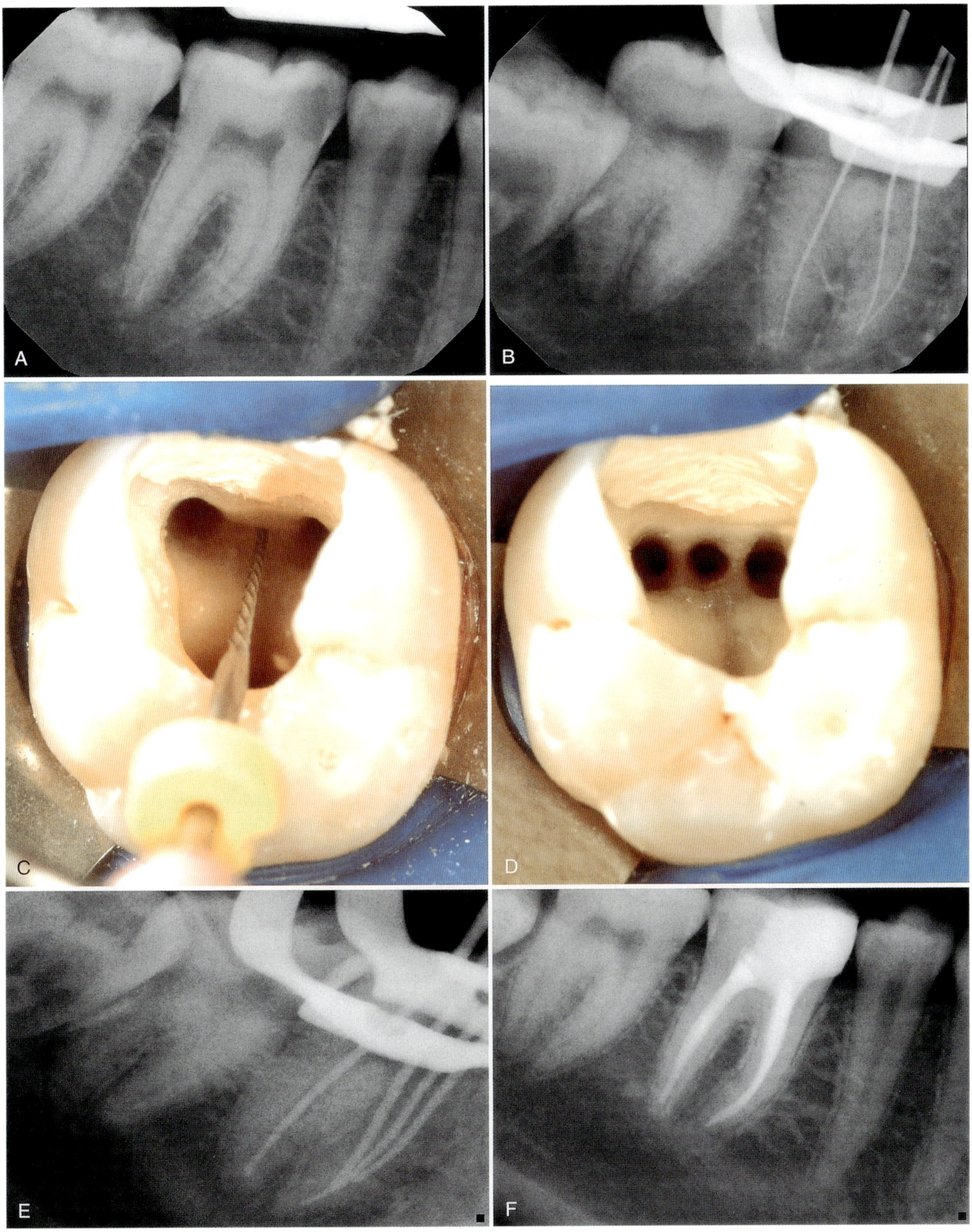

图15.38　A. 有近中中间根管的下颌第一磨牙术前片。B. 初始工作长度试尖片。C. 定位近中中间根管。D. 根管预备后。E. 主尖片。F. 术后片30#牙。

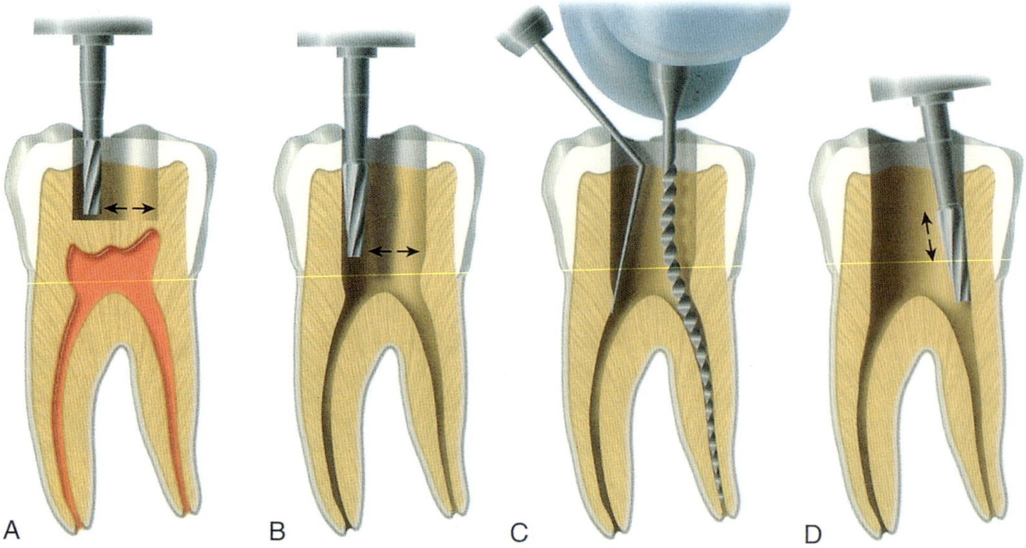

图15.39 开髓预备的基本步骤。A. 利用快机预备开髓洞形深入牙本质，靠近预估开髓深度。B. 用快机裂钻或慢机低速车针穿髓和揭顶。其他结构的车针也可以。C和D. 用牙髓探针定位探查根管口。利用小号锉疏通至预计工作长度。去除盖住或阻塞根管口的牙本质悬突。

开髓中的错误

预备不足

开髓预备中的错误有多种（图15.40）。预备不足是其中一个常见的错误，导致几个重要后果。直接影响是降低了通路和视野，导致临床医生无法定位根管。也限制了冠髓组织的清理和随后的充填及无法建立直线通路。直线通路不足间接导致根管清理和成形中的错误。当锉由于冠方阻碍而偏离时，在弯曲根管中就可能会发生预备错误如丧失工作长度、根尖偏移、台阶、根尖穿孔等。25号或更大号锉的拉直力可超过牙本质壁的抗力。锉在弯曲处根尖方切削外表面，冠方切削内表面。充分的直线通路可减少根管弯曲度和冠方阻碍，从而使器械在根管中操作得更自如[62]。

过度去除牙体组织

牙体组织的过度去除具有直接后果，不同于预备不足，过度预备是不可逆转、不可修正的。最轻的后果是牙齿脆弱及随后的冠折。证据显示适当的开髓通路及合理去除牙体组织、保留边缘嵴不会显著减弱剩余牙冠结构[63]。边缘嵴提供了牙冠唇舌向的抗力[64]；开髓口无须去除这个区域的牙体组织[65]。

牙体组织过度去除最严重的后果是穿孔。单根牙中穿孔位于侧面。多根牙中穿孔位于侧面或分叉处（见第19章）。

确定长度

X线片评估

工作长度的定义是从预定的冠部参考点（通常是前牙切嵴、后牙牙尖）至清理、成形和充填的终止点的距离。参考点必须稳定，不会在就诊间出现折裂。需降低因龋损或修复体而削弱的无支撑牙尖。止点是经验性的，且基于解剖学研究；距影像学根尖1mm[66–67]。这说明根尖孔与根尖的偏离，可向根尖方确定从根尖孔最大直径处至牙本质基质的距离。

开髓前，在诊断性平行透照X线片或数字片上测量牙齿总长度以估算工作长度。如果根管是弯曲的，可放置一个预弯的锉复制根管形态以计算工作长度。止点可调整与参考点一致，而锉尖则对齐X线片根尖。止点调整后，把锉拉直再计算长度。从实用的角度看，计算应该精确到0.5mm。然后减去2mm，因根尖孔距离（1mm）和X线片失真/放大（1mm）[68]。这提供了一个安全因素因而器械不会超出根尖。破坏根尖可能会导致根尖周组织被坏死组织、碎屑和细菌感染[69]，根充中的材料超充[70–71]，以及预后较差[72]。

开髓后，用小号锉来探测根管及建立通路，预估工作长度。然后用有摩擦感的最大号锉插入至预估长度；在根管中宽松的锉可能会在患者拍X线片时

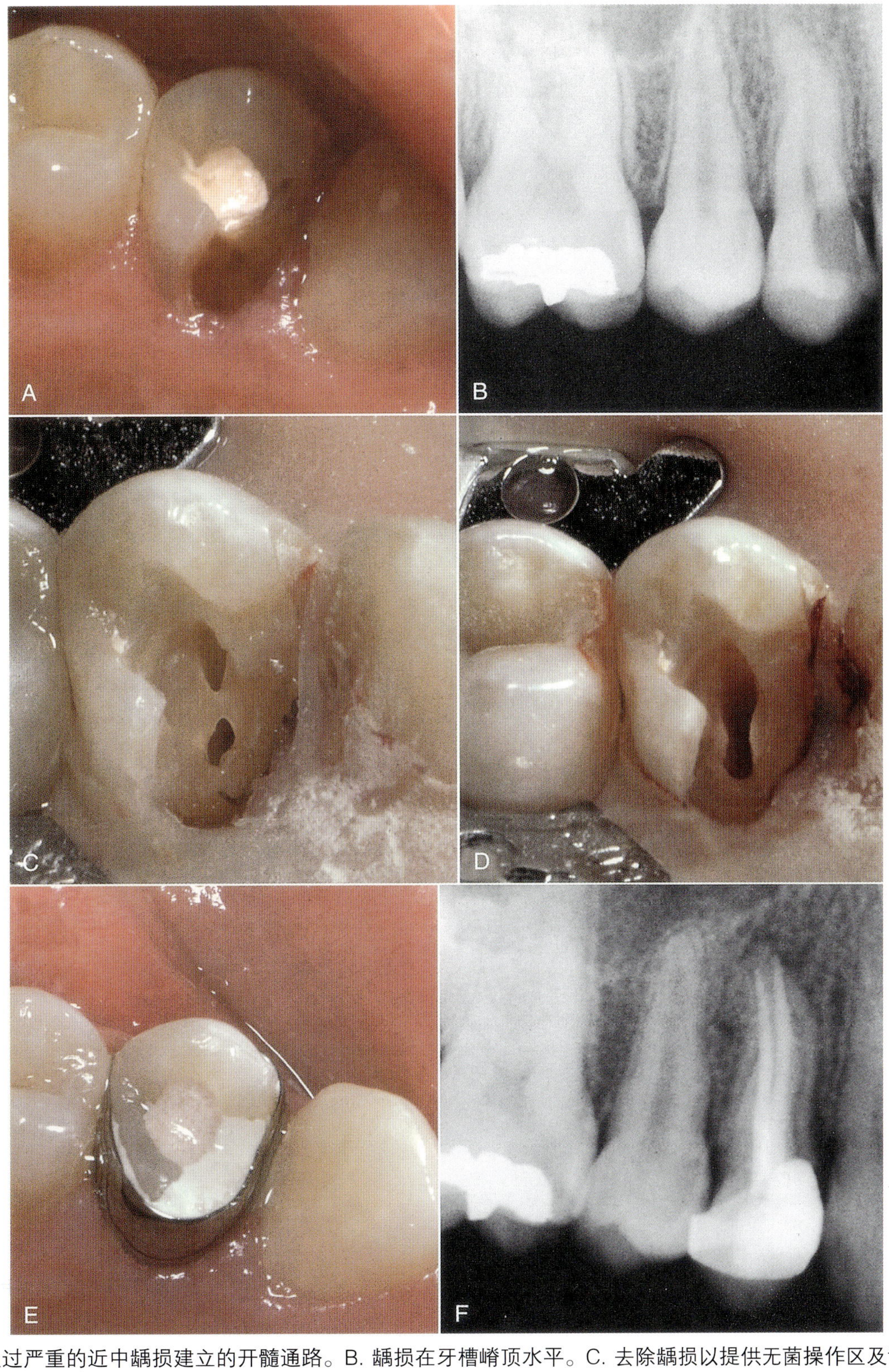

图15.40 A. 通过严重的近中龋损建立的开髓通路。B. 龋损在牙槽嵴顶水平。C. 去除龋损以提供无菌操作区及评估可修复性。注意之前的开髓未揭全髓室顶。D. 恰当的开髓通路显示出一个带状的髓室。E. 放置正畸带环隔离。F. 充填后。

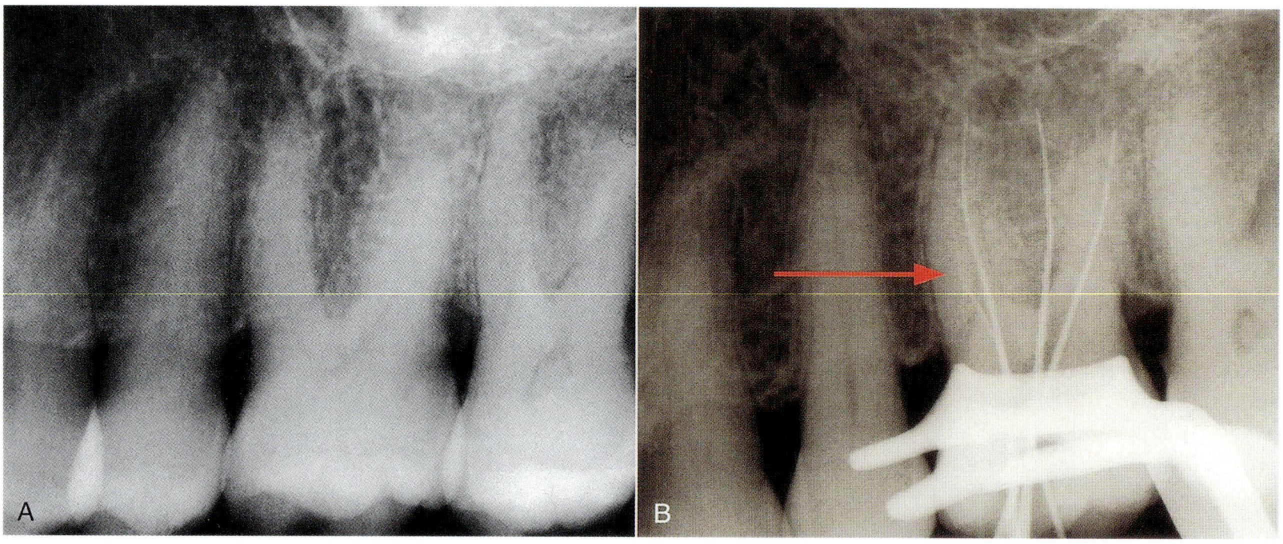

图15.41 A. 术前平行投照片。B. 近中工作长度试尖片正确。根尖和锉尖清晰可见。注意近舌根管（箭头所示）。

脱落或者患者不小心咬下去时导致超出根尖。锉柄的毫米标注或橡胶止点可用来控制长度。无菌的毫米尺或测量设备可用来调整锉的止点。为确保根管预备过程中精确测量和长度控制，止点必须实际接触冠部参考点。为了达到精确测量的目标，确定工作长度的锉最小应为20号锉。使用小于20号的锉在试尖片或数字片中难以辨认。在多根牙中，拍片前需将锉放入所有根管中。

要分开重叠的锉和结构可采用角度投照法（图15.41）[73]，是决定工作长度的有效办法并减少了患者的辐射量。在拍工作长度试尖片时，橡皮障应留在原位以确保无菌环境并防止患者误吞或误吸器械，这点极其重要。数字传感器可用血管钳或定位设备固定（图15.42）。

改良的平行投照技术可用来放置数字传感器和锥形束，已证明比分角技术优越[74–75]。通过改良的平行投照技术，数字传感器通过止血钳样装置固定在与牙体长轴平行的位置。锥形束放在恰当的位置使中央束以90° 直角投入底片（图15.43）。尽管这项技术是可靠的，但还不是万无一失[76]。

建立正确的工作长度还需考虑其他临床因素。包括触感[77]，患者反应和出血。触感可能在大锥度根管中有效，但在细小圆柱形根管中，锉的锥度可能比根管的锥度大从而会在冠方卡住，导致错误的摩擦感。确定工作长度之前，预敞根管相对于未预敞的根管可以显著增强触觉感受[78]。

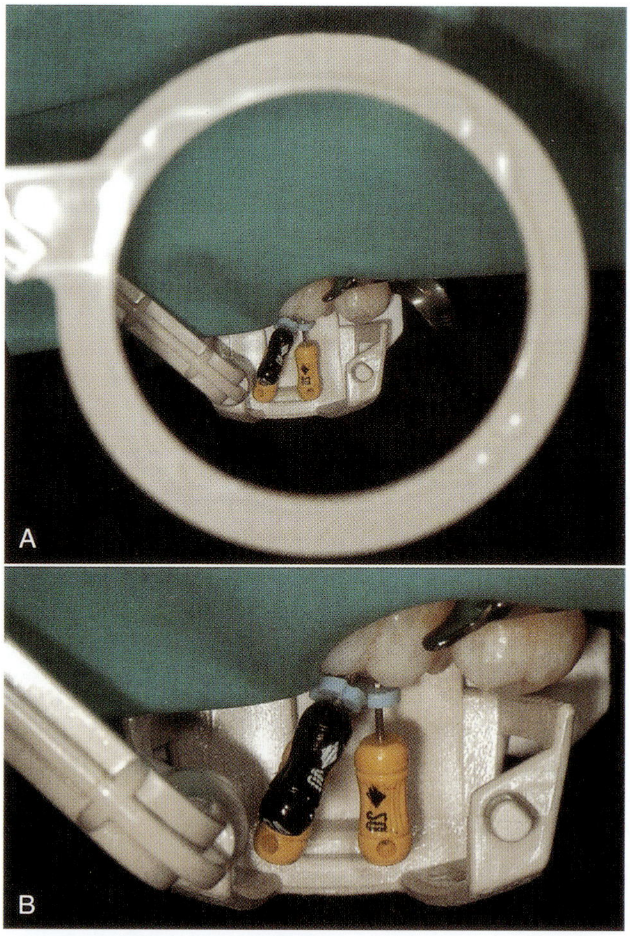

图15.42 稳固试尖片的定位器。A. 环有助于调整位置。B. 就位后的装置特写。

胶片或传感器曝光后，可计算校正的工作长度。确定锉尖至X线片根尖的距离。如距离大于1mm，计算校正（增加或减去长度）使锉尖距X线片根尖1mm。如校正大于3mm，需将锉放入调整后的长

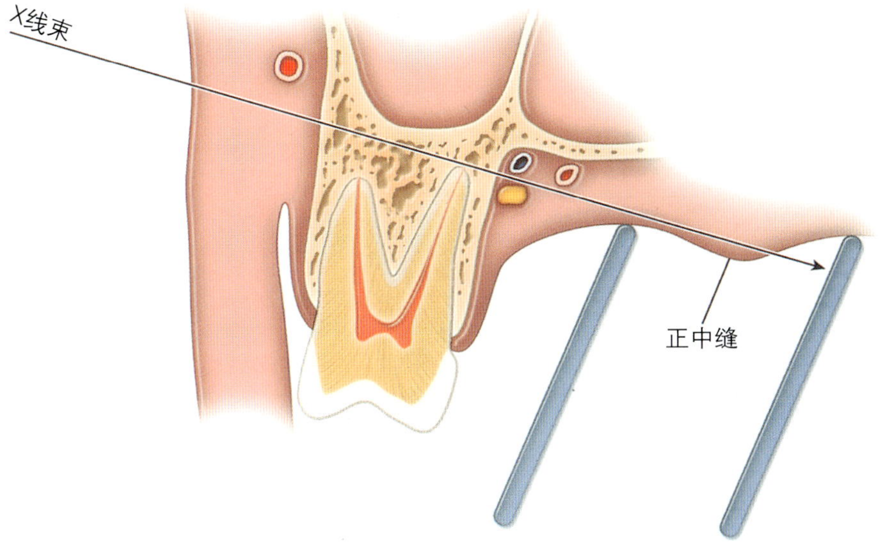

图15.43　拍工作长度试尖片时合适的X线片放置。为了拍到腭根，胶片需放置在中线的对侧。

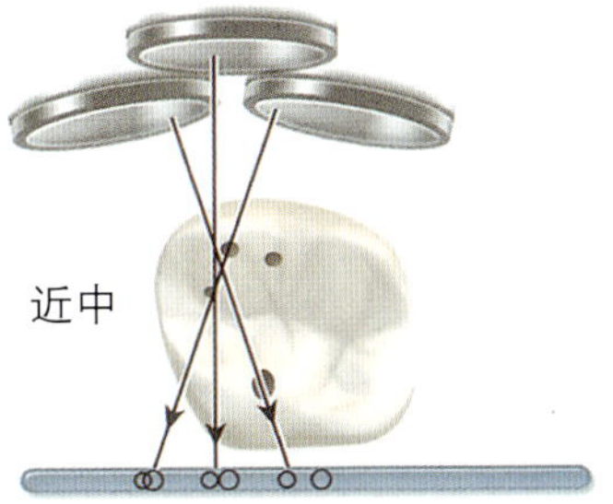

图15.44　通过改变水平角度实现近颊根和近舌根的分离。对于上颌磨牙，用近中锥形角度可达到最大分离，因近舌根管相对于近颊根管更靠近中。

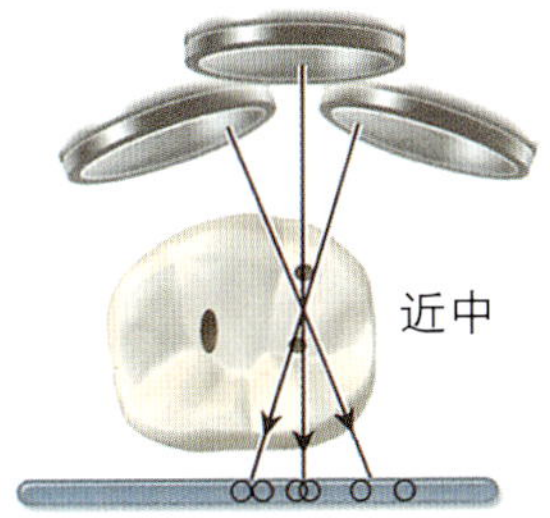

图15.45　通过改变水平角度实现近颊根和近舌根的分离。对于下颌磨牙，从远中方向可达到最大分离，因近颊根管相对于近舌根管更靠近中。

度后拍第二次工作长度试尖片或远中影像。

采用分角X线片或远中影像时，根管测定基于颊侧参照物或SLOB规则（同舌反颊，见第12章）[79–80]。由于上颌前牙仅有一个根管，不需偏移角度。前磨牙和上颌磨牙推荐采用近中角度（图15.44）。下颌切牙和磨牙推荐采用远中角度（图15.45）。对于上颌后牙，胶片应放在中线的对侧以便获得腭根影像（图15.43）。

电子根尖定位仪

根尖定位仪也用于确定工作长度[81–82]。现代根尖定位仪是基于以下工作原理：在生物环境中高频交流电较低频更容易流动。两种不同频率的电流通过根管，结果是高频阻碍低频（图15.46）。可测量出相互之间变化的阻抗值并转换成工作长度信息。在根尖处，阻抗值差值最大。与之前的模型不同，阻抗根尖定位仪在电解质中可以准确运行[83]。根尖定位仪在确定工作长度中非常有用，但必须用X线片再确认。胶片或数字影像有助于确定合适长度及识别遗漏根管。如果锉不位于牙根正中，则可能存在第二个根管。

根尖定位仪在以下患者中非常有用：有挡住根尖视野的结构或物体的患者，咽反射不能忍受胶片的患者，有健康问题不能支持胶片或传感器的患者。

根尖定位仪和牙髓电活力测验仪在安装有心脏起搏器患者中的使用受到质疑[84–89]。在最近一项涉及27个植入心脏起搏器或心脏复律器/除颤器患者的研究中，2个阻抗根尖定位仪和1个牙髓电活力测验仪并未干扰任何心脏设备的功能[90]。然而，在这类患者中仍不建议使用这些仪器，可以使用其他确定工作长度或牙髓测试的方法。

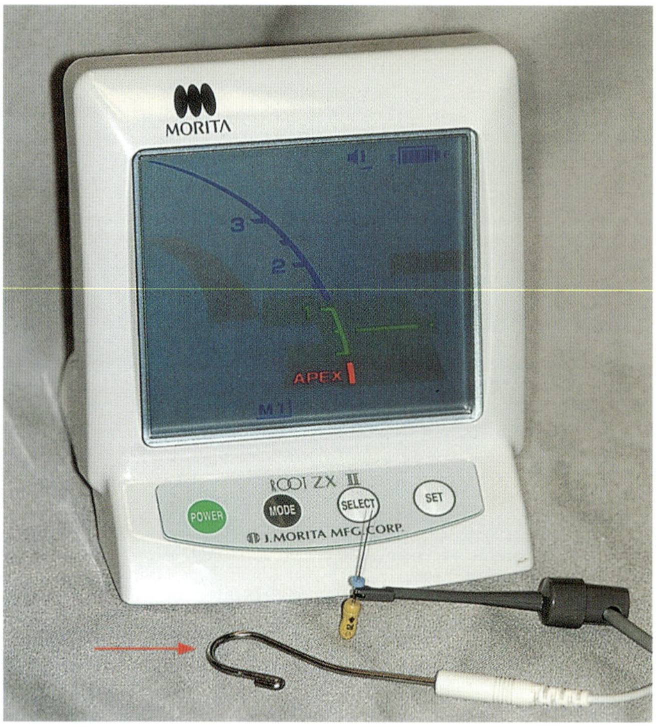

图15.46 阻抗根尖定位仪。唇钩（箭头所示）。

参考文献

[1] Cohen S, Schwartz S: Endodontic complications and the law. *J Endod* 13:191-197, 1987.

[2] Anabtawi MF, Gilbert GH, Bauer MR, et al: Rubber dam use during root canal treatment: findings from The Dental Practice-Based Research Network, *J Am Dent Assoc* 144:179-186, 2013.

[3] Huggins DR: The rubber dam: an insurance policy against litigation, *J Indiana Dent Assoc* 65:23-24, 1986.

[4] Taintor JF, Biesterfeld RC: A swallowed endodontic file: case report, *J Endod* 4:254-255, 1978.

[5] Forrest WR, Perez RS: AIDS and hepatitis prevention: the role of the rubber dam, *Oper Dent* 11:159, 1986.

[6] Cochran MA, Miller CH, Sheldrake MA: The efficacy of the rubber dam as a barrier to the spread of microorganisms during dental treatment, *J Am Dent Assoc* 119:141-144, 1989.

[7] Samaranayake LP, Reid J, Evans D: The efficacy of rubber dam isolation in reducing atmospheric bacterial contamination, *ASDC J Dent Child* 56:442-444, 1989.

[8] Miller RL, Micik RE: Air pollution and its control in the dental office, *Dent Clin North Am* 22:453-476, 1978.

[9] Wong RC: The rubber dam as a means of infection control in an era of AIDS and hepatitis, *J Indiana Dent Assoc* 67:41-43, 1988.

[10] de Andrade ED, Ranali J, Volpato MC, et al: Allergic reaction after rubber dam placement, *J Endod* 26:182-183, 2000.

[11] Madison S, Jordan RD, Krell KV: The effects of rubber dam retainers on porcelain fused-to-metal restorations, *J Endod* 12:183-186, 1986.

[12] Zerr M, Johnson WT, Walton RE: Effect of rubber-dam retainers on porcelain fused to metal. *Gen Dent* 44:132-134; quiz, 41-42; 1996.

[13] Schwartz SF, Foster JK Jr: Roentgenographic interpretation of experimentally produced bony lesions. I, *Oral Surg Oral Med Oral Pathol* 32:606-612, 1971.

[14] Jeffrey IW, Woolford MJ: An investigation of possible iatrogenic damage caused by metal rubber dam clamps, *Int Endod J* 22:85-91, 1989.

[15] Weisman MI: A modification of the No. 3 rubber dam clamp, *J Endod* 9:30-31, 1983.

[16] Liebenberg WH: Access and isolation problem solving in endodontics: anterior teeth, *J Can Dent Assoc* 59:663-667, 70-71, 1993.

[17] Liebenberg WH: Access and isolation problem solving in endodontics: posterior teeth, *J Can Dent Assoc* 59:817-822, 1993.

[18] Wakabayashi H, Ochi K, Tachibana H, et al: A clinical technique for the retention of a rubber dam clamp, *J Endod* 12:422-424, 1986.

[19] Iglesias AM, Urrutia C: Solution for the isolation of the working field in a difficult case of root canal therapy, *J Endod* 21:394-395, 1995.

[20] Kalkwarf KL, Krejci RF, Wentz FM, et al: Epithelial and connective tissue healing following electrosurgical incisions in human gingiva, *J Oral Maxillofac Surg* 41:80-85, 1983.

[21] Garguilo AW, Wentz FM, Orban B: Dimensions of the dentogingival junction in humams, *J Periodontol* 32:261-267, 1961.

[22] Kalkwarf KL, Krejci RF, Wentz FM: Healing of electrosurgical incisions in gingiva: early histologic observations in adult men, *J Prosthet Dent* 46:662-672, 1981.

[23] Azzi R, Kenney EB, Tsao TF, et al: The effect of electrosurgery on alveolar bone, *J Periodontol* 54:96-100, 1983.

[24] Johnson RH: Lengthening clinical crowns, *J Am Dent Assoc* 121:473-476, 1990.

[25] Becker W, Ochsenbein C, Becker BE: Crown lengthening: the periodontal-restorative connection, *Compend Contin Educ Dent* 19:239-240; 42, 44-46, passim; quiz, 56; 1998.

[26] Kaldahl WB, Becker CM, Wentz FM: Periodontal surgical preparation for specific problems in restorative dentistry, *J Prosthet Dent* 51:36-41, 1984.

[27] Lovdahl PE, Gutmann JL: Periodontal and restorative considerations prior to endodontic therapy, *Gen Dent* 28:38-45, 1980.

[28] Goto Y, Nicholls JI, Phillips KM, et al: Fatigue resistance of endodontically treated teeth restored with three dowel-and-core systems, *J Prosthet Dent* 93:45-50, 2005.

[29] Libman WJ, Nicholls JI: Load fatigue of teeth restored with cast posts and cores and complete crowns, *Int J Prosthodont* 8:155-161, 1995.

[30] Johnson GK, Sivers JE: Forced eruption in crown-lengthening procedures, *J Prosthet Dent* 56:424-427, 1986.

[31] Hermsen KP, Ludlow MO: Disinfection of rubber dam and tooth surfaces before endodontic therapy, *Gen Dent* 35:355-356, 1987.

[32] Tidmarsh BG: Micromorphology of pulp chambers in human molar teeth, *Int Endod J* 13:69-75, 1980.

[33] Shaw L, Jones AD: Morphological considerations of the dental pulp chamber from radiographs of molar and premolar teeth, *J Dent* 12:139-145, 1984.

[34] Patel S, Rhodes J: A practical guide to endodontic access cavity preparation in molar teeth, *Br Dent J* 203:133-140, 2007.

[35] Deutsch AS, Musikant BL: Morphological measurements of anatomic landmarks in human maxillary and mandibular molar pulp chambers, *J Endod* 30:388-390, 2004.

[36] Patel S, Dawood A, Ford TP, et al: The potential applications of cone beam computed tomography in the management of endodontic problems, *Int Endod J* 40:818-830, 2007.

[37] Scarfe WC, Levin MD, Gane D, et al: Use of cone beam computed tomography in endodontics, *Int J Dent* 10:20-25, 2009..

[38] Clark D, Khademi J: Modern molar endodontic access and directed dentin conservation, *Dent Clin North Am* 54:249-273, 2010.

[39] Krasner P, Rankow HJ: Anatomy of the pulp-chamber floor, *J Endod* 30:5-16, 2004.

[40] Weine FS: *Endodontic therapy*, ed 6, St Louis, 2004, Mosby.

[41] Lee MM, Rasimick BJ, Turner AM, et al: Morphological measurements of anatomic landmarks in pulp chambers of human anterior teeth, *J Endod* 33:129-131, 2007.

[42] Deutsch AS, Musikant BL, Gu S, et al: Morphological measurements of anatomic

landmarks in pulp chambers of human maxillary furcated bicuspids, *J Endod* 31:570-573, 2005.
[43] Baldassari-Cruz LA, Lilly JP, Rivera EM: The influence of dental operating microscope in locating the mesiolingual canal orifice, *Oral Surg Oral Med Oral Pathol Oral Radiol Endod* 93:190-194, 2002.
[44] Haselton DR, Lloyd PM, Johnson WT: A comparison of the effects of two burs on endodontic access in all-ceramic high lucite crowns, *Oral Surg Oral Med Oral Pathol Oral Radiol Endod* 89:486-492, 2000.
[45] de Carvalho MC, Zuolo ML: Orifice locating with a microscope, *J Endod* 26:532-534, 2000.
[46] Kasahara E, Yasuda E, Yamamoto A, et al: Root canal system of the maxillary central incisor, *J Endod* 16:158-161, 1990.
[47] Dankner E, Harari D, Rotstein I: Dens evaginatus of anterior teeth: literature review and radiographic survey of 15,000 teeth, *Oral Surg Oral Med Oral Pathol Oral Radiol Endod* 81:472-475, 1996.
[48] Gound TG: Dens invaginatus: a pathway to pulpal pathology—a literature review, *Pract Periodontics Aesthet Dent* 9:585-594; quiz, 96; 1997.
[49] Green D: Double canals in single roots, *Oral Surg Oral Med Oral Pathol* 35:689-696, 1973.
[50] Kulild JC, Peters DD: Incidence and configuration of canal systems in the mesiobuccal root of maxillary first and second molars, *J Endod* 16:311-317, 1990.
[51] Pineda F: Roentgenographic investigation of the mesiobuccal root of the maxillary first molar, *Oral Surg Oral Med Oral Pathol* 36:253-260, 1973.
[52] Stropko JJ: Canal morphology of maxillary molars: clinical observations of canal configurations, *J Endod* 25:446-450, 1999.
[53] Weine FS, Healey HJ, Gerstein H, et al: Canal configuration in the mesiobuccal root of the maxillary first molar and its endodontic significance, *Oral Surg Oral Med Oral Pathol* 28:419-425, 1969.
[54] Acosta Vigouroux SA, Trugeda Bosaans SA: Anatomy of the pulp chamber floor of the permanent maxillary first molar, *J Endod* 4:214-219, 1978.
[55] Benjamin KA, Dowson J: Incidence of two root canals in human mandibular incisor teeth, *Oral Surg Oral Med Oral Pathol* 38:122-126, 1974.
[56] Rankine-Wilson RW, Henry P: The bifurcated root canal in lower anterior teeth, *J Am Dent Assoc* 70:1162-1165, 1965.
[57] Mauger MJ, Waite RM, Alexander JB, et al: Ideal endodontic access in mandibular incisors, *J Endod* 25:206-207, 1999.
[58] Clements RE, Gilboe DB: Labial endodontic access opening for mandibular incisors: endodontic and restorative considerations, *J Can Dent Assoc* 57:587-589, 1991.
[59] Vertucci FJ: Root canal morphology of mandibular premolars, *J Am Dent Assoc* 97:47-50, 1978.
[60] Vertucci FJ: Root canal anatomy of the human permanent teeth, *Oral Surg Oral Med Oral Pathol* 58:589-599, 1984.
[61] Hartwell G, Bellizzi R: Clinical investigation of in vivo endodontically treated mandibular and maxillary molars, *J Endod* 8:555-557, 1982.
[62] Skidmore AE, Bjorndal AM: Root canal morphology of the human mandibular first molar, *Oral Surg Oral Med Oral Pathol* 32:778-784, 1971.
[63] Reeh ES, Messer HH, Douglas WH: Reduction in tooth stiffness as a result of endodontic and restorative procedures, *J Endod* 15:512-516, 1989.
[64] Sedgley CM, Messer HH: Are endodontically treated teeth more brittle? *J Endod* 18:332-335, 1992.
[65] Wilcox LR, Walton RE: The shape and location of mandibular premolar access openings, *Int Endod J* 20:223-227, 1987.
[66] Chapman CE: A microscopic study of the apical region of human anterior teeth, *J Br Endod Soc* 3:52-58, 1969.
[67] Dummer PM, McGinn JH, Rees DG: The position and topography of the apical canal constriction and apical foramen, *Int Endod J* 17:192-198, 1984.
[68] Vande Voorde H, Bjorndal AM: Estimating endodontic "working length" with paralleling radiographs, *Oral Surg Oral Med Oral Pathol* 27:106, 1969.
[69] Ricucci D, Pascon EA, Ford TR, et al: Epithelium and bacteria in periapical lesions, *Oral Surg Oral Med Oral Pathol Oral Radiol Endod* 101:239-249, 2006.
[70] Ricucci D, Langeland K: Apical limit of root canal instrumentation and obturation. Part 2. A histological study, *Int Endod J* 31:394-409, 1998.
[71] Ricucci D: Apical limit of root canal instrumentation and obturation. Part 1. Literature review, *Int Endod J* 31:384-393, 1998.
[72] Schaeffer MA, White RR, Walton RE: Determining the optimal obturation length: a meta-analysis of literature, *J Endod* 31:271-274, 2005.
[73] Dummer PM, Lewis JM: An evaluation of the endometric probe in root canal length estimation, *Int Endod J* 20:25-29, 1987.
[74] Forsberg J: A comparison of the paralleling and bisecting-angle radiographic techniques in endodontics, *Int Endod J* 20:177-182, 1987.
[75] Forsberg J: Radiographic reproduction of endodontic "working length" comparing the paralleling and the bisecting-angle techniques, *Oral Surg Oral Med Oral Pathol* 64:353-360, 1987.
[76] Olson AK, Goerig AC, Cavataio RE, et al: The ability of the radiograph to determine the location of the apical foramen, *Int Endod J* 24:28-35, 1991.
[77] Seidberg BH, Alibrandi BV, Fine H, et al: Clinical investigation of measuring working lengths of root canals with an electronic device and with digital-tactile sense, *J Am Dent Assoc* 90:379-387, 1975.
[78] Stabholz A, Rotstein I, Torabinejad M: Effect of preflaring on tactile detection of the apical constriction, *J Endod* 21:92-94, 1995.
[79] Goerig AC, Neaverth EJ: A simplified look at the buccal object rule in endodontics, *J Endod* 13:570-572, 1987.
[80] Richards AG: The buccal object rule, *Dent Radiogr Photogr* 53:37, 1980.
[81] McDonald NJ: The electronic determination of working length, *Dent Clin North Am* 36:293-307, 1992.
[82] Pratten DH, McDonald NJ: Comparison of radiographic and electronic working lengths, *J Endod* 22:173-176, 1996.
[83] Fouad AF, Rivera EM, Krell KV: Accuracy of the Endex with variations in canal irrigants and foramen size, *J Endod* 19:63-67, 1993.
[84] Beach CW, Bramwell JD, Hutter JW: Use of an electronic apex locator on a cardiac pacemaker patient, *J Endod* 22:182-184, 1996.
[85] Garofalo RR, Ede EN, Dorn SO, et al: Effect of electronic apex locators on cardiac pacemaker function, *J Endod* 28:831-833, 2002.
[86] Moshonov J, Slutzky-Goldberg I: Apex locators: update and prospects for the future, *Int J Comput Dent* 7:359-370, 2004.
[87] Simon AB, Linde B, Bonnette GH, et al: The individual with a pacemaker in the dental environment, *J Am Dent Assoc* 91:1224-1229, 1975.
[88] Woolley LH, Woodworth J, Dobbs JL: A preliminary evaluation of the effects of electrical pulp testers on dogs with artificial pacemakers, *J Am Dent Assoc* 89:1099-1101, 1974.
[89] Gomez G, Duran-Sindreu F, Jara Clemente F, et al: The effects of six electronic apex locators on pacemaker function: an in vitro study, *Int Endod J*:46:399-405, 2013.
[90] Wilson BL, Broberg C, Baumgartner JC, et al: Safety of electronic apex locators and pulp testers in patients with implanted cardiac pacemakers or cardioverter/defibrillators, *J Endod* 32:847-852, 2006.

CHAPTER 16

第16章　清理和成形

Cleaning and shaping

章节大纲

清理原则
成形原则
根尖部预备
治疗前评估
清理和成形技术原则
玷污层处理
冲洗
润滑剂
预备失误
预备技术
清理和成形评价标准
根管内封药
暂封物

学习目标

阅读本章后，学生应该能够：

1. 说明扩大根管颈部以获得直线通路的原因和策略。
2. 如何定义主尖锉的合适大小。
3. 描述清理和成形的目的和完成标准。
4. 举例说明不同成形预备技术的区别，画出纵向和横向二维方向的图解。
5. 举例说明预备弯曲根管时可能发生的医源性失误。
6. 描述不规则根管形态如圆形、卵圆形、沙漏形、保龄球形、肾形或带状根管的预备技术。
7. 描述根管预备的手动与机动技术。
8. 掌握根尖止点、根尖基点和开放根尖的区别及各自充填的要点。
9. 描述去除牙髓的合适方法。
10. 分析彻底清理解剖变异根管的难点。
11. 列举各种冲洗剂的特性及冲洗标准。
12. 描述具备最佳冲洗效果的技术。
13. 讨论螯合剂和脱钙剂的性能和作用。
14. 解释如何在细小弯曲根管中避免预备失误。
15. 描述重度弯曲根管、堵塞根管、根管台阶及狭窄根管的处理方法。
16. 描述超声装置提高根管消毒效果的应用。
17. 评价清理和成形的替代方法并列举其优缺点。
18. 讨论镍钛手动及机动器械及其金属物理性能对根管清理和成形的影响。
19. 讨论诊间根管内封药的特性和作用。
20. 列举常用的临时充填材料及其放置和去除方法。
21. 描述严重缺损患牙的暂封方法。
22. 列举长期暂封治疗的方法和材料。

成功的根管治疗需基于准确的诊断，制订相应的治疗计划，充分了解根管的解剖和形态特征，清理创面，消毒及完成整个根管系统的严密充填。传统观点强调的是根管空间的充填和封闭。然而，没有一种技术或材料能保证在根尖或冠部的封闭不被潮湿环境所影响。早期对于治疗预后的研究表明根管治疗失败的原因是由于根管充填不全所造成[1]。这种观点后来被证实是错误的，因为根管充填反映的是清理和成形的效果，根充不全的根管可能是由于清理和成形不彻底所造成。充分的清理和成形并建立冠部的严密封闭是治疗成功的基本要素，根管充填对短期成功率的影响并非最重要[2]，清除（或有

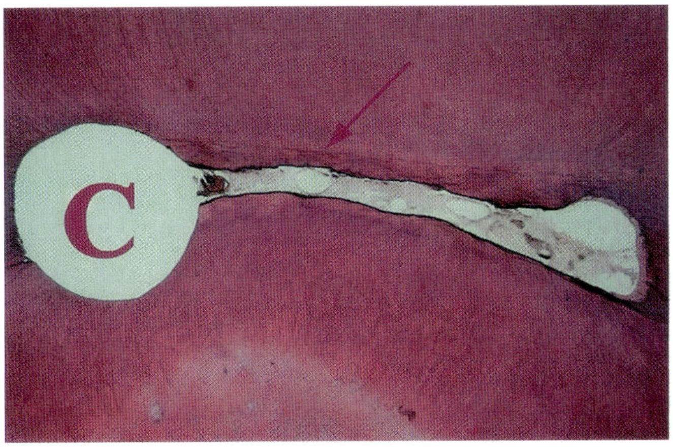

图16.1　牙根的横截面图显示出使用根管锉和次氯酸钠预备后的主根管（C）和鳍状区（箭头所示）及相连部分的盲管部分。注意鳍状区残余的组织成分。

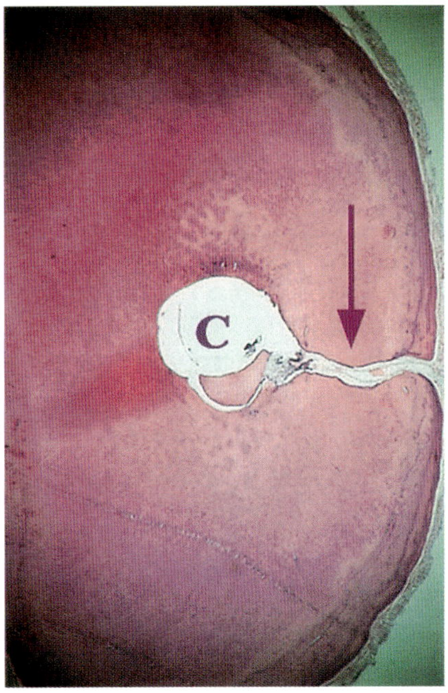

图16.2　主根管（C）有侧支根管（箭头所示）延伸至牙根表面。使用次氯酸钠冲洗液清理成形后仍然有组织残留于侧支根管内。

效减少）感染及坏死牙髓组织和微生物才是最重要的因素。根管充填在长期治疗成功率中的作用尚未被证实，但根充能阻止冠部和根部方向的再感染。清理成形后严密封闭根管空间能掩埋残余微生物组织[3]，冠部的封闭还能阻止或延迟根管及牙周组织的再感染。然而，仍然有些细菌种类能在隔绝环境中生存[4]。

清理原则

非手术根管治疗是保留患牙避免被拔除的可预测性治疗方法。活髓牙的治疗成功率比死髓牙和根尖周炎患牙的成功率高[5]，二者预后的差别原因在于微生物及其代谢产物的持续存在。临床治疗中影响根管内微生物去除的最重要因素是根管的解剖和形态。根管器械在冲洗液的辅助下只有通过接触并切削根管壁才能清理根管（图16.1～图16.4）。根管特殊形态如侧支根管（图16.2）、副根管、弯曲根管、根管壁不规则区、鳍状区、盲管区（图16.1）及管间峡区，这些形态变异使根管难以清理，因此，根管清理符合实际的目的是尽量减少刺激物，而并非彻底消除刺激物。

目前，尚无一种临床方法能有效评估清理效果，通过判断清理后的牙本质切削物、冲洗液颜色、扩大根管至比初尖锉大3个号数等方法可用于评估根管清理的有效性，然而，这些方法尚未能与彻底清创有密切关联。建议在根管清理后获得玻璃样光滑的内壁[6]，但这种特性在超出根管系统的冠部区域后就难以得到评估。

成形原则

根管成形的目的是促进清理的效果并提供放置充填材料的空间。成形的主要目标是维持或获得从根管口到根尖部的连续锥度腔道，在根尖区预备时应避免预备失误。根管预备扩大的范围在一定程度上由充填方法所决定，对于牙胶侧方加压充填，根管应充分预备至侧方加压器能放置于距工作长度1～2mm处，侧方加压器进入的深度与根尖封闭效果相关[7]。对于热垂直加压技术，冠部须扩大至能容纳垂直加压器至距工作长度3～5mm处[8]。

当根管壁的牙本质被切削后，牙根的抗折性能有所下降[9]。根管成形的程度由牙根术前的原始大小、充填技术及修复治疗计划所决定。狭窄细小根管（如下颌切牙）不必预备成与粗大根管（如上颌中切牙）同样大小。

根尖部预备

清理成形的止点

虽然根管清理和成形的定义较为简单，但在某些观点上仍未达成共识，例如根尖区预备的程度。

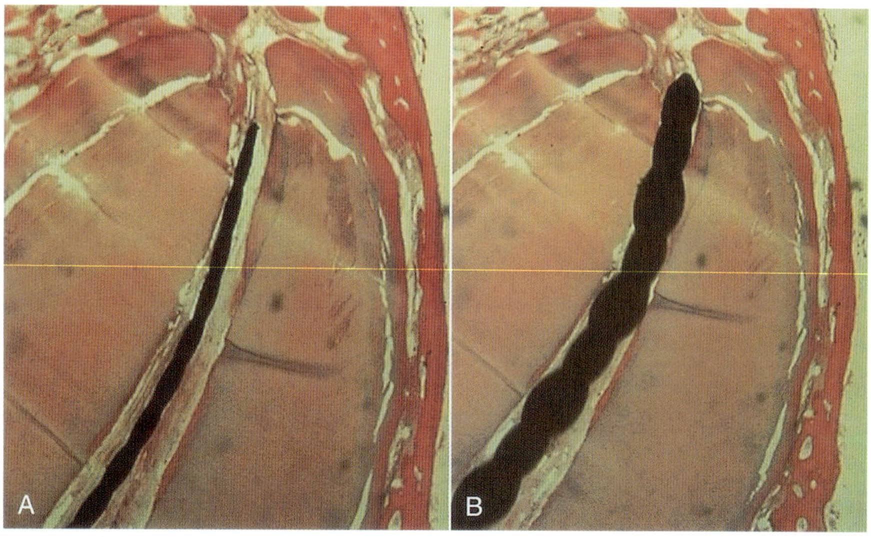

图16.3 A. 15号锉置于根管内。注意该锉的大小不能充分切削根管壁。B. 40号锉更接近于根管的形态。（由Randy Madsen医生授权提供）

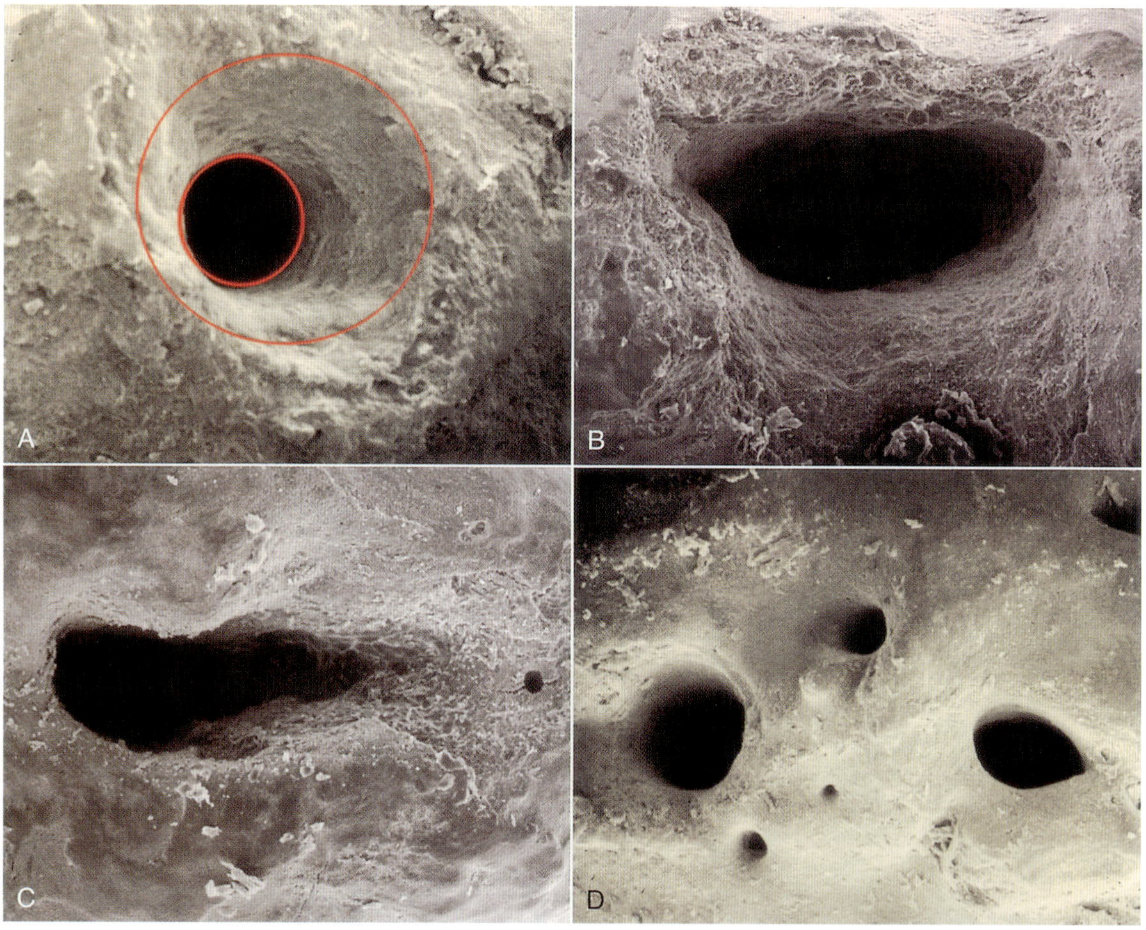

图16.4 A. 经典根尖解剖，由最大直径的根尖孔和最小直径的根尖狭窄所构成。B. 不规则的根尖形态及外吸收区。C. 保龄球形根尖形态及副根管。D. 多个根尖孔。

早期研究将牙本质-牙骨质界作为牙髓的止点及牙周韧带的起点，但这只是组织学的标记，这个位置（在根管内为不规则形态）在临床上难以定义。

传统意义上，根尖止点即临床工作长度（WL），位于影像学的根尖1mm处。经典研究对根尖位置的描述为最大直径的根尖孔和最小直径的根尖狭窄所组成（图16.4）[10]。根尖狭窄的定义是根管的最狭窄部位，由根尖孔至根尖狭窄处的平均距离为0.5mm。另外的研究发现仅有46%的牙存在根尖狭窄，并且形态各异，与根尖孔的位置关系也不同[11]，其变异包括经典的锥度式逐渐狭窄、多重狭窄以及平行根管[11]，尤为复杂的是，根尖孔甚少位于解剖根尖处。近年来，显微CT数据为了解根尖形态的特征提供了更为写实的影像资料（图16.5）。

根尖解剖的变异较大（图16.4B和图16.5），有研究发现根尖孔的开放形式没有固定特征，根尖孔的位置也与牙根尖区不一致[12]，根尖孔至根尖区的距离为0.2～3.8mm。

根尖孔至根尖狭窄的距离随年龄变化而增长[10]，牙根吸收可破坏根尖狭窄的解剖形态[13]。吸收现象在牙髓坏死和根尖骨质吸收中较为常见，因此，在确定工作长度时还应当考虑到牙根吸收造成的影响。

前瞻性研究结果显示，影响治疗成功率的不利因素包括穿孔、术前根尖周疾病以及错误的根管充填工作长度[14-15]。作者推测在根管充填的2mm范围内包含有坏死组织、细菌、刺激物，当再治疗时这些根管可被清理和封闭[14]。Meta分析显示当根充物封闭在根管空腔内时，治疗成功率较高[16]。另有综述评价牙髓病学的预后时强调充填材料超出会降低治疗成功率[5,17-18]。有关于牙髓坏死的病例报道了当所有治疗均在影像学根尖2mm内完成时达到了较好的治疗效果，充填长度短于根尖2mm或超出根尖均导致治疗成功率降低。活髓牙感染时，工作长度在根尖1～3mm均是可接受的范围[17]，另外两个大样本量研究也证实，超充会导致预后效果欠佳[5,18]。

临床上根管预备和充填的根尖止点的具体部位目前仍存在争议。将牙胶和糊剂压实于根尖狭窄处对于根管的封闭至关重要。如何决定根管预备的

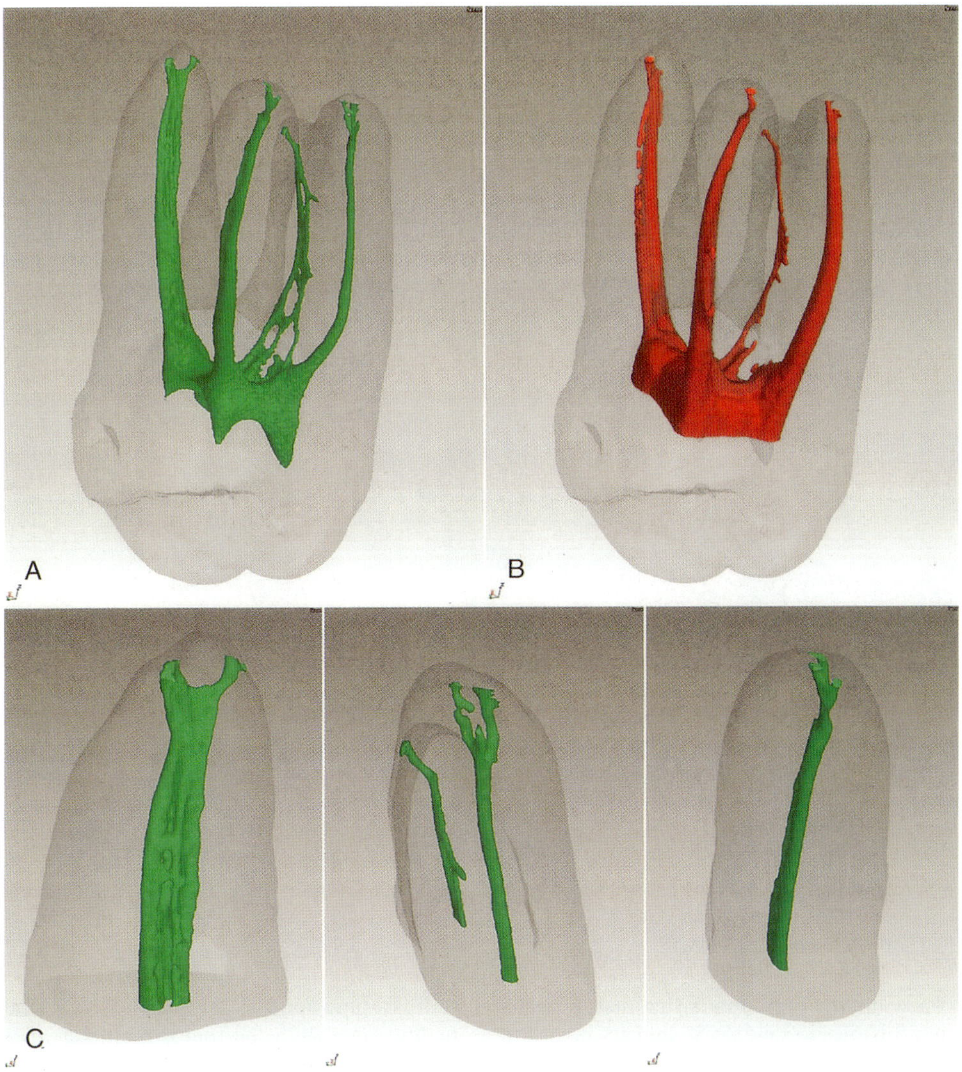

图16.5　A. 上颌磨牙未预备根管系统的显微CT重建。B. 预备后的根管系统，扩大至腭根尖30号、近颊和远颊根尖25号。C. 3个根管的初步形态放大图像。

止点取决于对根尖解剖形态的了解、手感、影像学特征的解读、根尖定位仪、根尖渗出以及患者的反应。为防止根尖超出，清理和成形的步骤应局限于根尖区域内。根充至影像学根尖处时其实已经轻微超充了[12]。

根尖扩大程度

尽管每颗牙齿各不相同，牙齿的解剖形态仍然可以归纳出总体特征。强调根管预备的工作长度是考虑到一些重要因素如根管直径和形状。由于形态变异较大，根尖大小并无统一的标准。传统观点中，预备技术的选择取决于如何减少并发症以及采用何种充填方法。较小的根尖预备能减少预备失误的发生（后文会讨论），但也会降低根管清理的抗菌效果。使用传统手用器械预备超过20号不锈钢锉时，弯曲根管扩大常会出现根尖偏移[19]。

清理成形的标准应基于能否满足大量充分的冲洗，而非基于特殊的充填技术。冲洗是否能到达根尖部位取决于根管的大小和锥度以及使用的冲洗装置[20–22]。

较大的预备号数能提供充足的冲洗，清理碎屑及显著降低微生物数量[23–26]。然而，任何对牙本质的去除均有削弱根尖结构的风险；因此，在较小根管内使用冲洗附加装置以提高冲洗效果是具有优势的[27–28]。

原则上，增加根尖预备号数与根管清理能力[29]和减少细菌量[30,31]是相关的，器械预备技术提倡的微创根尖预备可能会影响根管空间内的清理和消毒效果[29,31]，但当过度预备导致预备失误产生[32–33]以及当改良预备法引起解剖复杂根管的硬组织阻塞根管难以清理时（图16.6）[34]，微创根管预备的理念就难以实现了。

许多微生物种类能渗透至牙本质小管深部[35]，这些小管间的微生物能躲避根管器械、冲洗液及管间封药的清理。去除牙本质是减少微生物的首要方法，然而靠这种方法难以完全去除牙本质深部的所有细菌。根管微生物的数量和小管渗透深度之间有

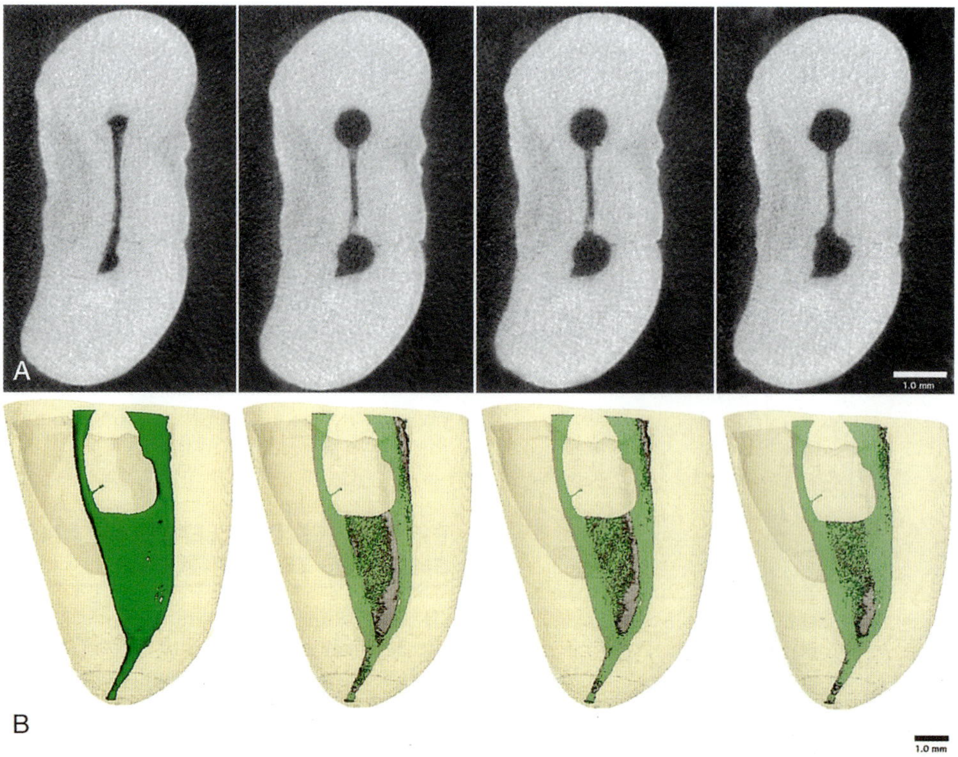

图16.6 A. 典型样本根尖1/3的显微CT扫描：由左至右依次为预备前、预备后、次氯酸钠和EDTA冲洗后、次氯酸钠被动超声法冲洗后。B. 对应的整个根管系统的三维重建效果。（引自Paqué F, Boessler C, Zehnder M：Accumulated hard tissue debris levels in mesial roots of mandibular molars after sequential irrigation steps，*Int Endod J* 44[2]:148, 2011）

相关性[36]；在根尖周炎患牙中，细菌可渗透至牙根表面的牙本质小管内[37–38]。

清除病源

镍钛器械的发展显著改善了清理成形技术的进步；这些器械已在多个国家广泛应用于临床治疗中[39–41]。这些弹性器械的首要优点在于成形效果，尤其是可明显降低预备失误的发生[32]。

手动或机动器械均无法对根管进行彻底清创[24,42–43]，根管的机械预备可显著降低根管内的微生物数量[44]，但无法提供根管消毒[24]。因此推荐在机械预备技术之外再使用抗菌冲洗液[45]。尽管次氯酸钠已作为最广泛使用的冲洗液，但目前对何种冲洗液及液体浓度最合适仍未达成共识。

不幸的是，类似次氯酸钠的冲洗液可杀死细菌[45–47]，但对宿主却也有毒性[48–51]；因此，应避免超出根管空间[52–53]。影响冲洗效果的最主要影响因素是治疗中使用的冲洗液的量，增加冲洗液的使用量可加强预备清理效果[54]。

根尖通畅

在根尖通畅技术中，预备根管时可重复使用小号手用锉置于根管内或轻微超出根尖孔（图16.7）。

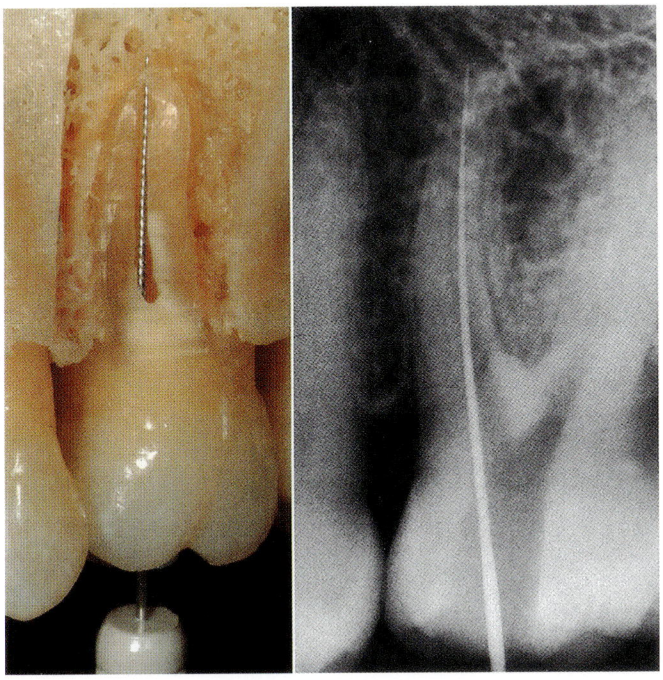

图16.7 小号锉（10号或15号）置于超出影像学根尖孔处以维持根尖孔通路。注意尖部超出根尖孔的部分。

在清理成形过程中采用这一技术的优点在于确保不丧失工作长度，并保证根尖部位不被组织、牙本质碎屑及细菌堵塞（图16.6A）。这一技术引起的牙本质碎屑，细菌和冲洗液超出问题同时也引起了关注[55]。然而，最近的一项大样本回顾性研究中，已证实根尖通畅技术是提高治疗成功率的相关因素之一[5]，而且，至少在体外研究中，经过通畅的扩锉后微生物并不会转移至根管外的范围内[56]。小号锉不能达到有效的清创效果（图16.3），但能维持通畅并有助于提高冲洗效率[57]及帮助电测工作长度。

评价治疗失败的研究提示在根外存在细菌[58]，除了几个其他因素以外，在某些病例中，细菌在牙根外表面结构中以菌斑或生物膜的形式存在[59]。

治疗前评估

治疗前需对每个病例评估其难易程度。判断正常解剖、解剖变异及根管形态变异[60]。

应拍摄一张或多张术前X线根尖片用于评估。牙根越长，治疗难度越大。根尖区、细小狭窄的、弯曲的牙根易发生穿孔；多根牙中，根中份的狭窄区域易造成牙根凹陷处的带状穿孔。需评估根管弯曲的部位和弯曲度，根管较少呈直根管形，通常在X线片中无法判断出颊舌向的弯曲。急弯或弯曲牙比连续平缓的弯曲难度更大。S形根管或刺刀形牙根治疗难度极大。根管内钙化也会增加治疗难度，这类钙化通常出现于冠部至根尖方向（图14.14）；因此，随着年龄和刺激增加，大的锥形根管可变得更呈圆柱形。

清理和成形技术原则

清理和成形是彼此独立的概念，但也是同时完成的。根管预备的标准包括形成连续锥度的漏斗形管道，保留原根管的形状，维持根尖孔的原始位置，保持根尖开放尽可能小，形成玻璃样光滑的根管壁[8]。不论采用何种充填技术，清理和成形程序均为了维持根尖基点以压实根充材料[8]。

临床医生需熟知应对各种根管解剖变异采取治疗所需的各项器械和技术。目前何种技术或器械的设计或类型具有显著优越性尚无临床证据及共识[33,61]。

镍钛器械由于其弹性及抗循环疲劳特性已被纳入牙髓治疗中[62]。抗循环疲劳特性使镍钛器械可在旋转手机中使用，较不锈钢器械具有明显优势。镍钛器械可制造为手动和机动模式，与不锈钢手动器械相比较具有优越的成形性能[32,61,63]。

与0.02标准锥度不锈钢锉比较，许多镍钛器械为大锥度设计，常用锥度为0.04和0.06，尖端直径与传统生产规格不一定相符。镍钛系统可维持尖端直径不变而具有不同锥度，或采用国际标准（ISO）尖端直径的不同锥度；有些镍钛锉沿切削部位呈多锥度设计。

使用现有的器械预备根管的程序可分为几个阶段：第一阶段可称为预敞开阶段，在手用器械进入根尖1/3前完成。第二阶段根据根管难度来决定，器械可到达工作长度（如根管仅有单个弯曲）。如果术前检查估计有S形弯曲或多个弯曲，可采用第三阶段，即最后才到达预估的工作长度。在这类病例中，第二阶段用于制备进入第二弯曲时的预扩大[64]。

一般来说，镍钛机动器械的使用需在手用器械探查至预备长度后才能使用，即滑行通道确定。这一步骤可用一个或多个未预弯的小号K锉完成，如未预弯即可达到工作长度，则可使用机动器械预备至设定长度。然而，在S形根管时需注意，在单根牙中有根管的交汇（Ⅱ型结构），根管存在重度弯曲。在形成台阶或较大的根管中，器械无法接触根管壁，因此不能达到旋转预备效果。常规来说，对机动根管预备而言，形成根管直线通路是很有必要的。

器械折断可因扭曲应力和循环疲劳所造成[33]。扭曲应力由摩擦阻力发展而来，因此，沿切削凹槽的表面积越大，摩擦力越大，折断风险也越大。在预备过程中，通过减少器械接触，使用冠向下预备技术及使用冲洗液（如次氯酸钠）可降低扭曲力。

循环疲劳出现在器械旋转预备弯曲根管时[65]。在弯曲点，器械的外表面受张力而内表面受压缩力，当器械旋转时，张力和压力面互相交替，可出现初始裂纹，最终导致折断。折断即将发生时无明显可见特征，因此，需对镍钛器械的使用频率进行记录[66]。在困难、钙化或重度弯曲根管中，器械仅能使用一次[61]。

玷污层处理

在清理和成形过程中，有机牙髓组织和无机牙本质碎屑逐渐积累，不仅能进入侧支根管、鳍部、峡区（图16.6），并且会储存于根管侧壁，产生不定形的不规则的玷污层（图16.8）[67]。伴随着牙髓坏死，玷污层也可能被细菌及其代谢产物污染。玷污层较薄，厚度为1～5μm，碎屑可填入牙本质小管中并进入一定深度[68]。

在根管充填前是否需去除玷污层尚未达到共识[67,69-70]，去除玷污层的优缺点仍有争议；然而，也有证据支持在充填前需去除玷污层[67,71]。玷污层中的有机碎屑可作为细菌生长的底物，并且阻碍根管壁的封闭，导致微渗漏。此外，牙本质小管中的存活

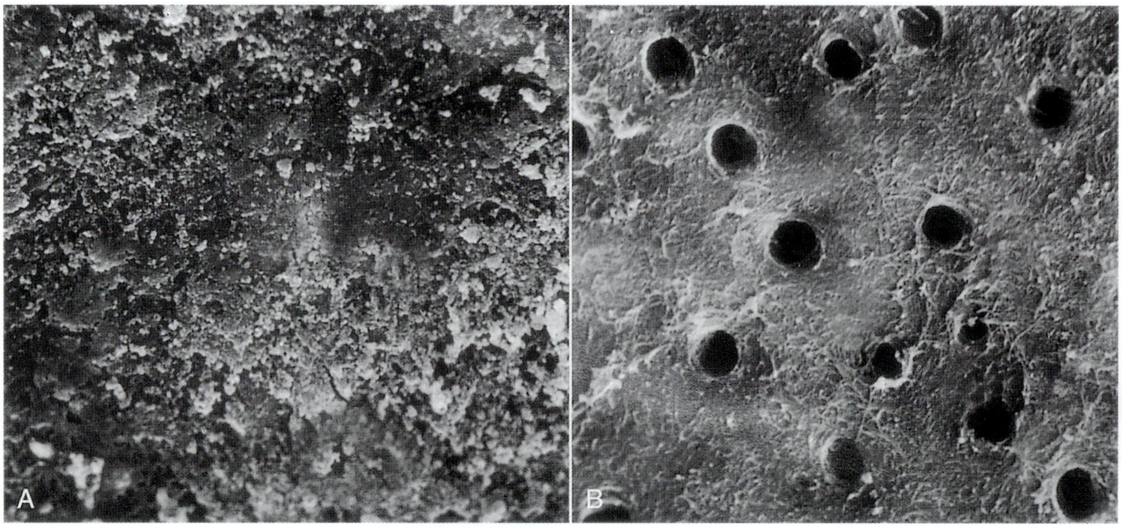

图16.8 A. 根管壁上附着的玷污层。B. 17%EDTA去除玷污层后。

表16.1 理想冲洗液的特性

溶解有机物
溶解无机物
抗菌特性
无毒性
低表面张力
润滑作用

微生物可利用玷污层作为持续生长的底物。如未去除玷污层，充填物材料将逐渐渗漏解体，或被牙本质小管中残留的或冠部渗漏进入的活菌产生的酸和酶去除[3]。玷污层的存在还会干扰根管冲洗液和诊间封药的作用和效果[47]。

随着玷污层的去除，充填材料能更好地贴合根管壁[72-73]。并且，去除玷污层能提高糊剂对牙本质的黏附及向小管内的渗透[69,72,74]，使所有糊剂能渗透至小管较深的部位[75]，并降低冠部和根尖部的渗漏[71,76]。

冲洗

理想的冲洗剂特性如表16.1所示[67]，目前尚无一类冲洗液能满足所有特性。事实上，没有任何一类技术可彻底清理根管空间[34,77-79]。频繁地冲洗可清理并去除因机械预备动作产生的碎屑。同时，预备根管壁产生的硬组织碎屑易被推入侧支根管中阻碍随后的冲洗[34]。因此，配套使用机械预备成形及冲洗在牙髓治疗程序中最大化提高抗菌效果是很有必要的。

次氯酸钠

次氯酸钠是最常用的冲洗液，也是家用的漂白剂主要成分。次氯酸钠的优点是可机械性冲洗根管壁的碎屑，能溶解牙髓[80]及坏死组织[81]，具有抗菌性能[42]及润滑性能[82]，并且价格便宜，容易购买[83]。

次氯酸钠中的游离氯能将蛋白质分解为氨基酸而溶解坏死组织。次氯酸钠的浓度没有规定，推荐浓度为0.5%～5.25%。常用的浓度是2.5%，该浓度的毒性降低而仍然维持组织溶解能力和抗菌能力[84-85]。由于冲洗液的作用与游离氯的使用量相关，增大使用量能弥补降低浓度的效果。加热次氯酸钠也能增强效果[86-87]。然而，次氯酸钠需接触组织才能发挥作用，因不能接触到根管系统内的所有区域而限制了

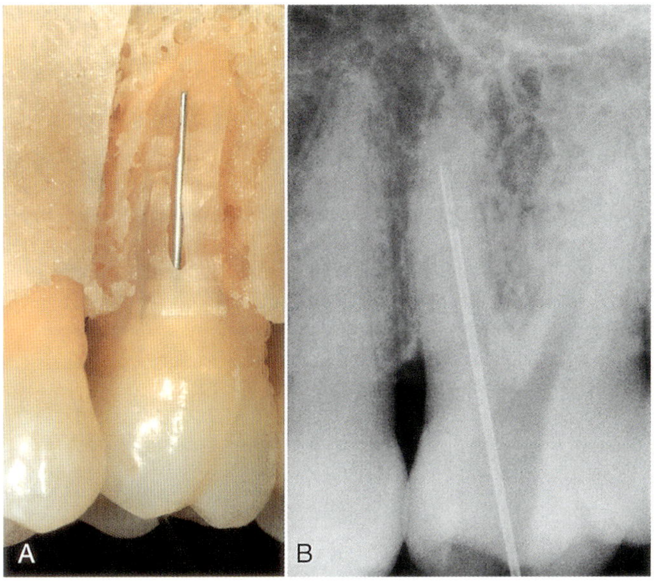

图16.9 A和B. 为提高冲洗效果，针头需置于根尖1/3处并避免卡紧。

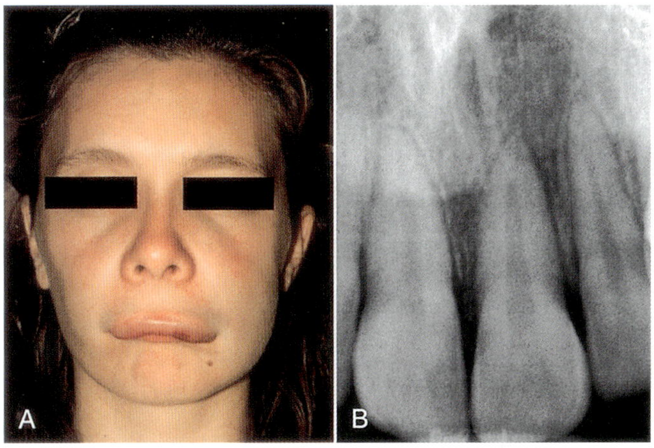

图16.10 A和B. 治疗上颌左中切牙时产生的次氯酸钠意外。上唇出现了大面积水肿伴有剧烈疼痛。

其效果。

由于次氯酸钠具有一定毒性，因此应避免超出[49,53,88]。冲洗针头不能卡紧于根管内（图16.9），插入根管再轻柔退出，可降低因超出可能造成的次氯酸钠意外（图16.10）。在冲洗开放根尖孔时需特别注意。将针头弯曲至合适长度或用橡皮圈置于针头处控制插入的深度。

冲洗液仅能到达冲洗针头外1mm的区域，因此将小号针头置于根管深部能提高冲洗效果（图16.9）[89]。冲洗时连续上下移动针头避免卡紧或楔紧针头。

EDTA

乙二胺四乙酸（EDTA）是另一种常用的冲洗液[90]，直接作用为去除玷污层。在次氯酸钠最终冲

洗后再使用17%EDTA冲洗1分钟[91]，是推荐的冲洗方法。EDTA之类的螯合剂可去除无机物而完整保留有机物成分。因此有必要使用次氯酸钠去除残余的有机物成分；然而，在螯合剂后使用次氯酸钠有可能导致根管壁的过度脱矿[92]。脱矿可去除玷污层阻塞并扩大小管[93-94]。在根管冠部和中部1/3处最有效，根尖1/3处效果削弱[90,95]。

根管大小[96]或解剖变异如不规则或硬化性小管[97-98]可导致冲洗效果降低，根尖牙本质的结构变异对采用粘接材料进行根管充填带来了挑战。

使用EDTA去除玷污层的推荐时间是1分钟[90,99-100]。玷污层的小颗粒主要为无机物成分，并具有较高表面质量比，容易被酸和螯合剂去除。EDTA暴露超过10分钟会引起管周和管间牙本质的过度去除[100]。草酸也具有去除玷污层的效果[101-102]。

氯己定

氯己定具有广谱抗菌效果，能提供持续作用[88,103]，并具有低毒性[104-107]。2%氯己定的抗菌效果与5.25%次氯酸钠相近[104]，对粪肠球菌效果更佳[88]。次氯酸钠和氯己定在抗微生物方面有协调作用[105]。氯己定的缺点在于不能溶解坏死组织和去除玷污层。此外，临床研究尚未证实氯己定的使用能产生更好的预后[5]。

MTAD

另外一种在冲洗同时能去除玷污层的选择是一种由四环素异构体、酸和清洁剂组成的混合体MTAD，作为最终冲洗液去除玷污层[108]。在MTAD前使用低浓度次氯酸钠作为管内冲洗液能提高MTAD彻底去除玷污层的效果[109]。推荐使用1.3%次氯酸钠；MTAD的抗菌作用较次氯酸钠强[110-111]。MTAD可有效杀灭在治疗失败病例中常发现的粪肠球菌，并有利于再治疗。MTAD具有生物相容性[112]，不改变牙本质的物理特性[112]，提高粘接强度[113]。虽然在体外实验中MTAD结果较为理想，但在临床中尚未显示优势[114]。

QMix

近来市场上有一类命名为QMix的冲洗液[115]，功能与MTAD类似；此外，QMix不仅能去除玷污层，还能提供抗菌效果。QMix由氯己定、EDTA和表面活化剂组成。虽然这还是一类新材料，对其临床效果尚无认识，但在去除玷污层方面与17%EDTA近似[116]，抗菌效果较理想[117-118]。然而，先进行根管成形及使用次氯酸钠溶解组织仍然是必需的[119]。

超声

超声激活用于提高冲洗效果及去除根管内材料如桩和银尖。超声动力器械还可用于热塑充填及手术中的根尖预备；然而，使用超声器械预备弯曲根管可造成预备失误，并不作为推荐使用[120-122]。

超声清洁的主要机制是微声流效应[123]，即在器械附近形成的旋涡式运动或涡流的复杂的恒稳态形式，在清理和成形完成后使用超声活化器械激活冲洗液，以提高冲洗液的清理效果[96,124-126]。

润滑剂

润滑剂有助于清理和成形过程中使用手动器械，可辅助初步根管疏通，尤其在细小狭窄无锥度的根管中。

甘油是价廉、无毒、无菌、微溶的中性乙醇类制剂。可将根管锉蘸少量用于提拉或放置于根管口部分，逆时针旋转锉将材料通往根尖方向，然后使用上发条式手法达到工作长度。

糊剂类润滑剂可包含在螯合剂中。糊剂润滑剂的优点之一在于可将牙本质碎屑悬浮而避免根尖阻塞。一种由乙二醇、过氧化脲和EDTA组成的专利产品为特异水溶性，经证明具有抗菌作用[127]。另一种由19%EDTA组成的水溶性黏稠溶液。这类EDTA复合物的缺点是可减少活性氯而使次氯酸钠失活[128]，以及潜在毒性[129]。将EDTA作为润滑剂尚未证实有效[130]。一般来说，根管锉去除牙本质比螯合剂软化根管壁更为快捷。当使用镍钛旋转器械时，目前液体溶液（如次氯酸钠）较糊剂螯合剂更常使用于根管中以降低扭力[82]。

预备失误

尽管在根管预备中有使用技巧，但仍然会出现预备失误，包括丧失工作长度、根尖偏移、器械折断以及带状穿孔。

工作长度丧失有几种原因，包括确定工作长度时的参考点设定错误、将组织和碎屑挤入根尖区、形成台阶以及根管锉测量不准确。

根尖偏移形成肘部是在相对缺乏弹性的器械预备弯曲根管时产生，根管锉的回复力（根管锉回复至原始直线形状的趋势）超出了在弯曲根管内切削牙本质时的阈值（图16.11和图16.12）[131]。当根尖偏移后再连续使用越来越大的根管锉，则会形成“泪滴状”，最终在侧方牙根表面形成根尖穿孔（图16.11）。在弯曲根管中的偏移一般由#25根管锉开始[19]。在工作长度扩大弯曲根管时大于#25的根管锉仅能在充分的冠部敞开时才能完成。

如前所述，器械折断出现于扭曲应力和循环疲劳时。扭曲应力举例来说就是器械的冠部持续旋转而锉的凹槽锁死于根管壁（图16.13）。循环疲劳因金属的应力发展而出现。器械折断多出现于旋转器械，同时也包括一些手用锉如K锉和H锉[132]。

带状穿孔出现于弯曲牙根的根分叉部位，常出现

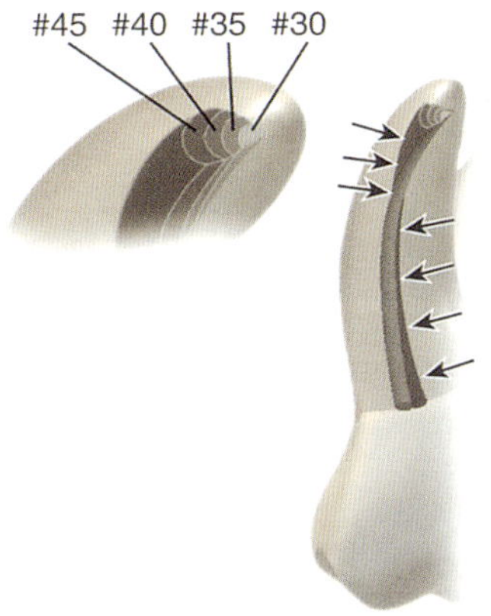

图16.11 标准预备中使用根管锉去除根尖弯曲外侧根管壁和冠部弯曲内侧壁时产生的根管偏移、肘部和带状穿孔等治疗失误。与器械的回复力（硬度）有关。注意根尖部分，当使用大号锉时产生的“泪滴状”偏移。

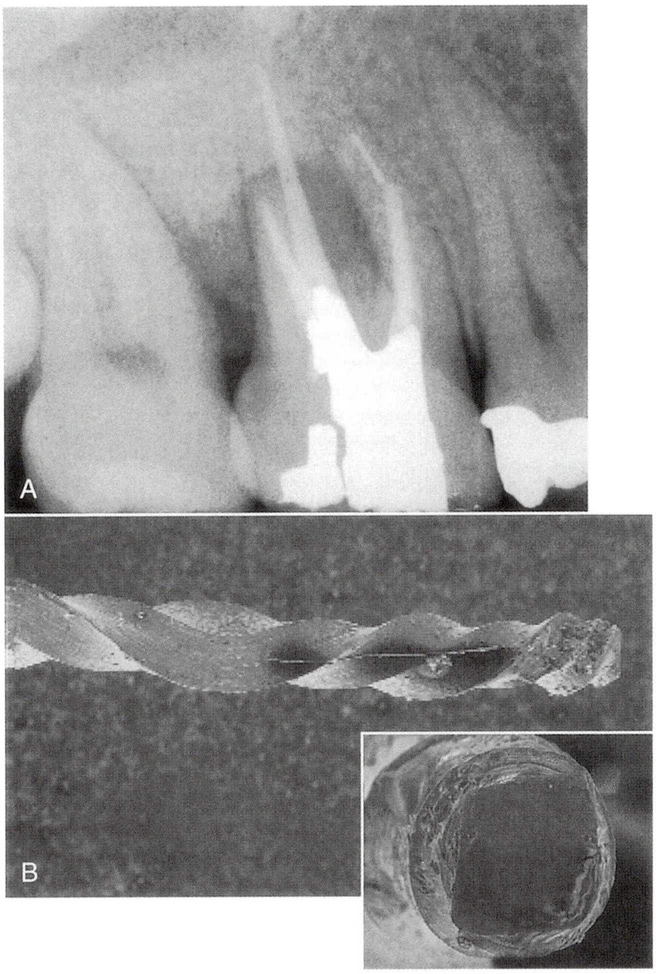

图16.13 A. 折断于近颊根管的#35锉。B. 扫描电镜显示折断部位的扭曲应力，注意折断附近螺旋槽的紧缩和沿螺旋轴向的拉伸。

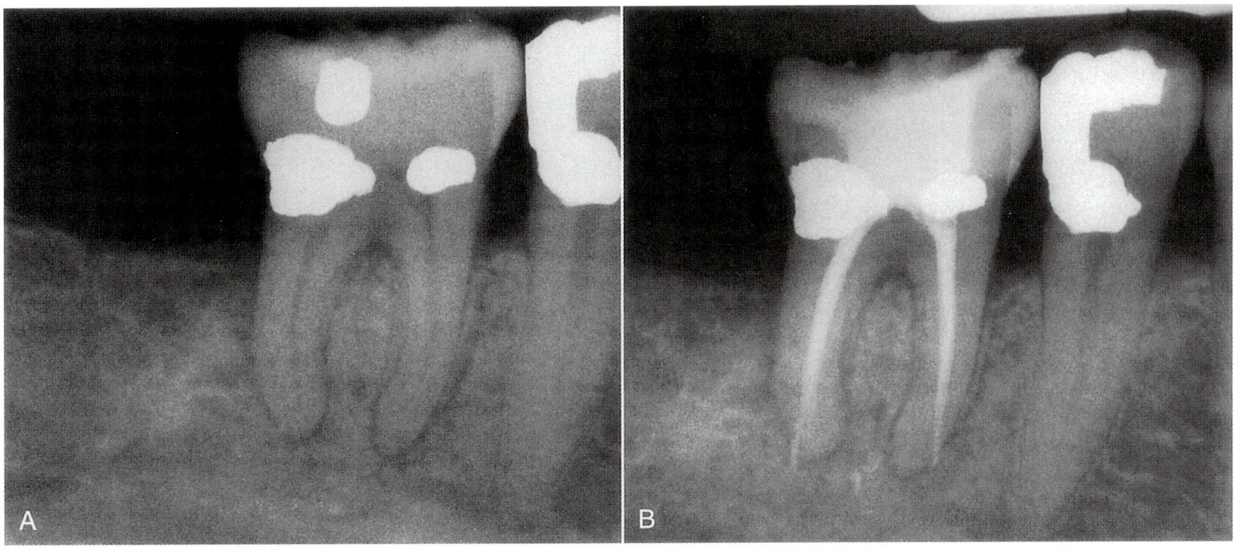

图16.12 在预备弯曲根管时的典型治疗失误，产生拉直或偏移。该病例治疗前（A）和治疗后（B）的X线片比较提示近中和远中根管出现偏移及根尖穿孔。

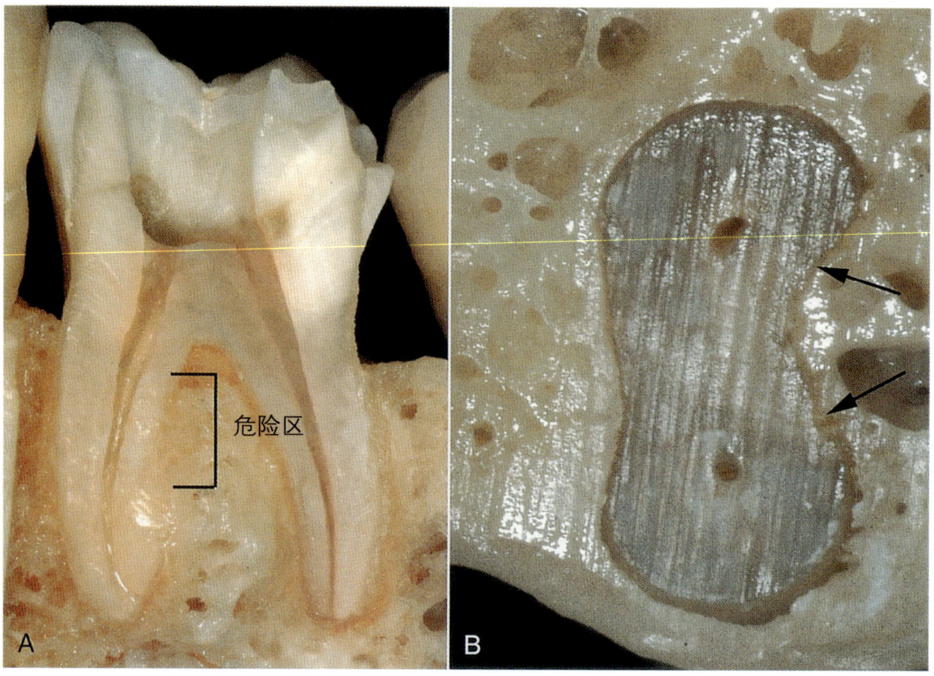

图16.14 A. 磨牙根分叉水平的弯曲（危险区）是带状穿孔的常见部位。B. 注意该磨牙根分叉区的凹面（箭头所示）。

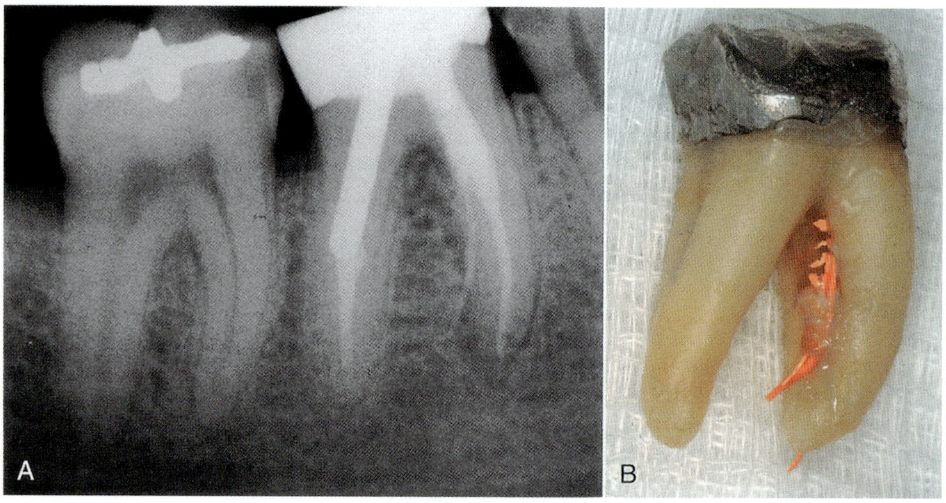

图16.15 直线通路造成的磨牙根分叉区带状穿孔。A. 大号GG钻及过度预备导致的带状穿孔。B. 注意根分叉凹陷区的穿孔。

于上颌磨牙和下颌磨牙近中根（图16.14和图16.15）。牙根这些部位的根管在横截面上往往不位于中心；在预备前，分叉根管壁（危险区）的平均距离小于大块外侧壁（安全区）的距离。另一个额外的复杂因素是牙根的分叉凹陷[133]。

预备技术

工作长度确定

不论使用何种器械，牙髓临床治疗中的一个主要步骤是决定清理和成形的根尖止点位置，根管充填也是如此。使用术前X线片可以预估工作长度。采用阶段预备程序（如前所述），在第一阶段锉并不达到根管工作长度，仅限于在冠部和中部1/3处使用。然而，在所有根管成形步骤中，应注意避免不慎将器械超出。一旦小号器械接近预估止点时即推荐使用电子根尖定位仪。该装置能精确评估狭窄根管的直径，检测初尖锉和牙周膜的相对位置。测量确认后可置初尖锉拍摄X线片。

在此基础上，临床医生可判断根管的工作长度即冠部参考点至根尖止点的距离。在临床证据[5,18]和经典研究[134]中，最终工作长度应少于电测仪测量长度。在根管预备中，工作长度会略为缩短是因为根管扩大后提供了一个至根尖止点的更直的通路；然而这种效果在根管冠部敞开后即不明显了。并且，临床医生需不时检测工作长度并在需要时校正。

手动器械

上发条法

上发条法是采用往复，来回（顺时针/逆时针）方式旋转器械用于疏通根管并放置工作锉。第一个能到达初定工作长度并有轻微摩擦感的锉称之为初尖锉（IAF）。向根尖轻压能将该锉向根管深部移动。

捻法

捻法指使用锉顺时针旋转切削。一般来说，器械可一直放置至根管内有摩擦感时，然后使用锉顺时针旋转180°～360°切削根管壁扩大根管空间。

锉法

锉法指将锉置于根管内后沿进入通道退出时采用侧方加压方式刮削（刨削）根管壁。改良法是旋转1/4再提拉技术，包括放置根管锉至摩擦点，旋转90°，再沿根管壁提拉退出。任何锉法均有可能使根管拉直。

圆周锉法

圆周锉法用于较大及/或非圆形根管中。将锉置于根管内，依次定向朝近中、远中、颊侧和舌侧壁扩锉。圆周锉法在超出冠1/3部分切削效率不高[135–136]。

标准法

1961年后，器械生产统一了标准。临床医生采用在工作长度由小至大依次扩大根管的预备技术（表16.2）[137]。理论上，这种方法可产生出统一锥度的标准预备。然而，在圆柱形和细小弯曲的根管中，采用此技术易产生预备失误[138]。

表16.2　根管预备时使用的锉介绍

工作长度（WL）
初尖锉（IAF）
主尖锉（MAF）
终末锉（FF）
终末根尖锉（FAF）

逐步后退法

逐步后退法可减少预备失误并提高清理效率[138–139]。冠部敞开后，用初尖锉（到达工作长度有摩擦感的第一支锉）确定根尖直径，依次预备至工作长度（WL），直至主尖锉（MAF），即根尖预备号数（如#35大小），随后每增加一个大号锉，预备长度比上一支锉减少0.5～1mm（图16.16和图16.17），直至最终锉（如#60）。这种逐步后退方式可预备出敞开的具有锥度的形态，并减少预备失误。用逐步后退技术的最后一支锉称为终末锉（FF）。这种预备方法在清创和保持根管形态方面优于标准法和捻法[139]。

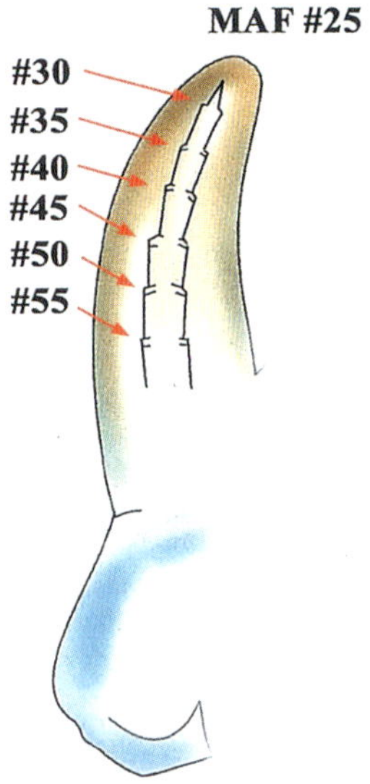

图16.16　逐步后退技术用于提供锥度预备。由主尖锉开始依次扩大号数，每增加一号，预备长度减少0.5～1mm。

逐步向下法

提倡使用逐步向下技术用于清理和成形是由于该技术去除了冠部的干扰，并提供了冠部的锥度。最初提倡用于手动锉预备[140]，之后与镍钛锉预备技术合并。在髓腔内使用冲洗液或润滑剂，采用小号根管锉探查根管形态（弯曲），此时可确定工作长度。随后用GG钻或镍钛根管口成形锉敞开根管冠1/3。采用上发条法将大号锉置于根管内（如#60）直至遇到阻力[140]，依次采用小号锉重复上述步骤直至到达根尖部位，如不能初步完成预备，则可确定工作长度和初尖锉（到达工作长度有摩擦感的第一支锉），然后扩大根尖部分至主尖锉达工作长度。使用逐步向下法可形成根尖部锥度。

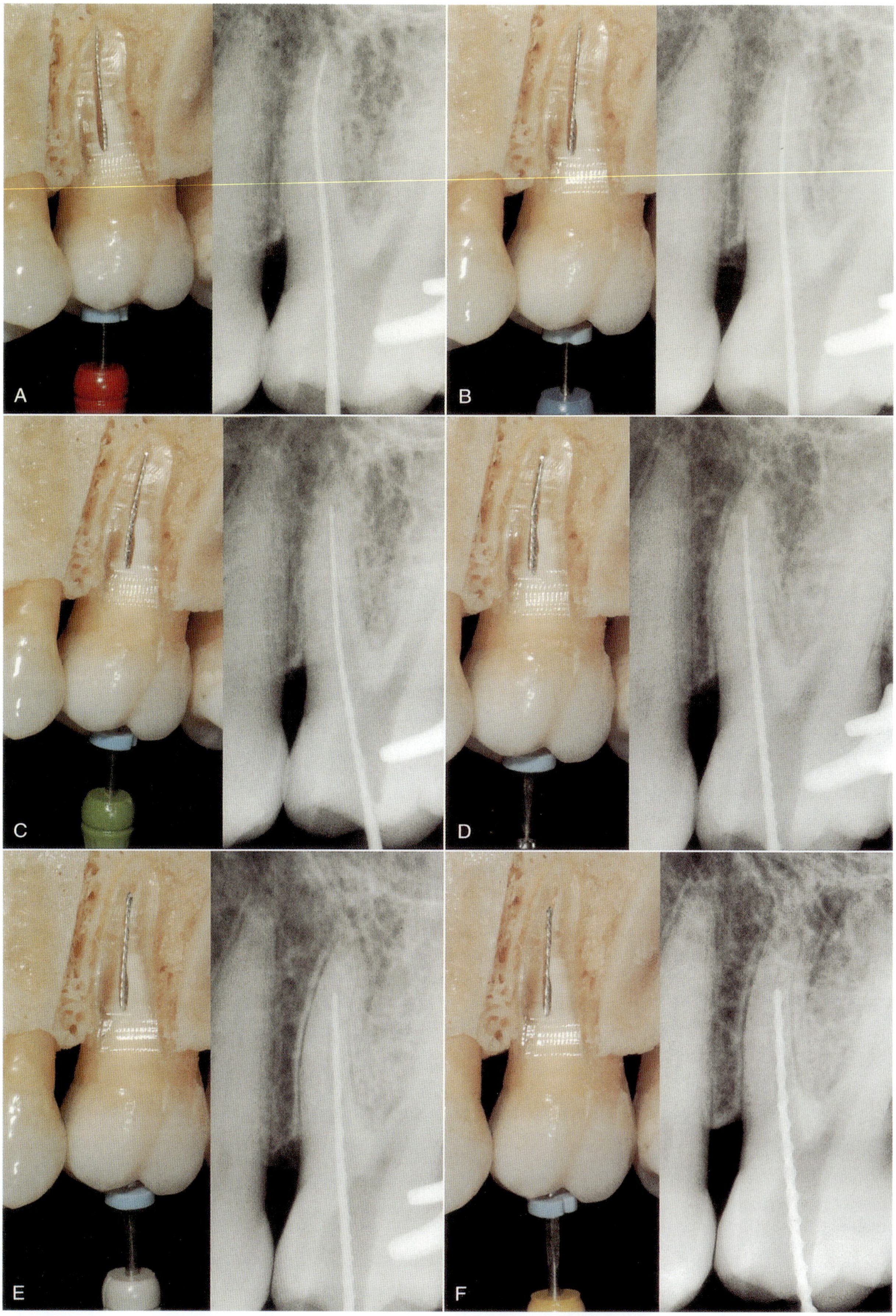

图16.17 逐步后退法预备中度弯曲根管举例。A. #25主尖锉置于正确的工作长度21mm。B. #30锉20.5mm开始逐步后退程序。C. #35 20mm。D. #40 19.5mm。E. #45 19mm。F. #50 18.5mm。

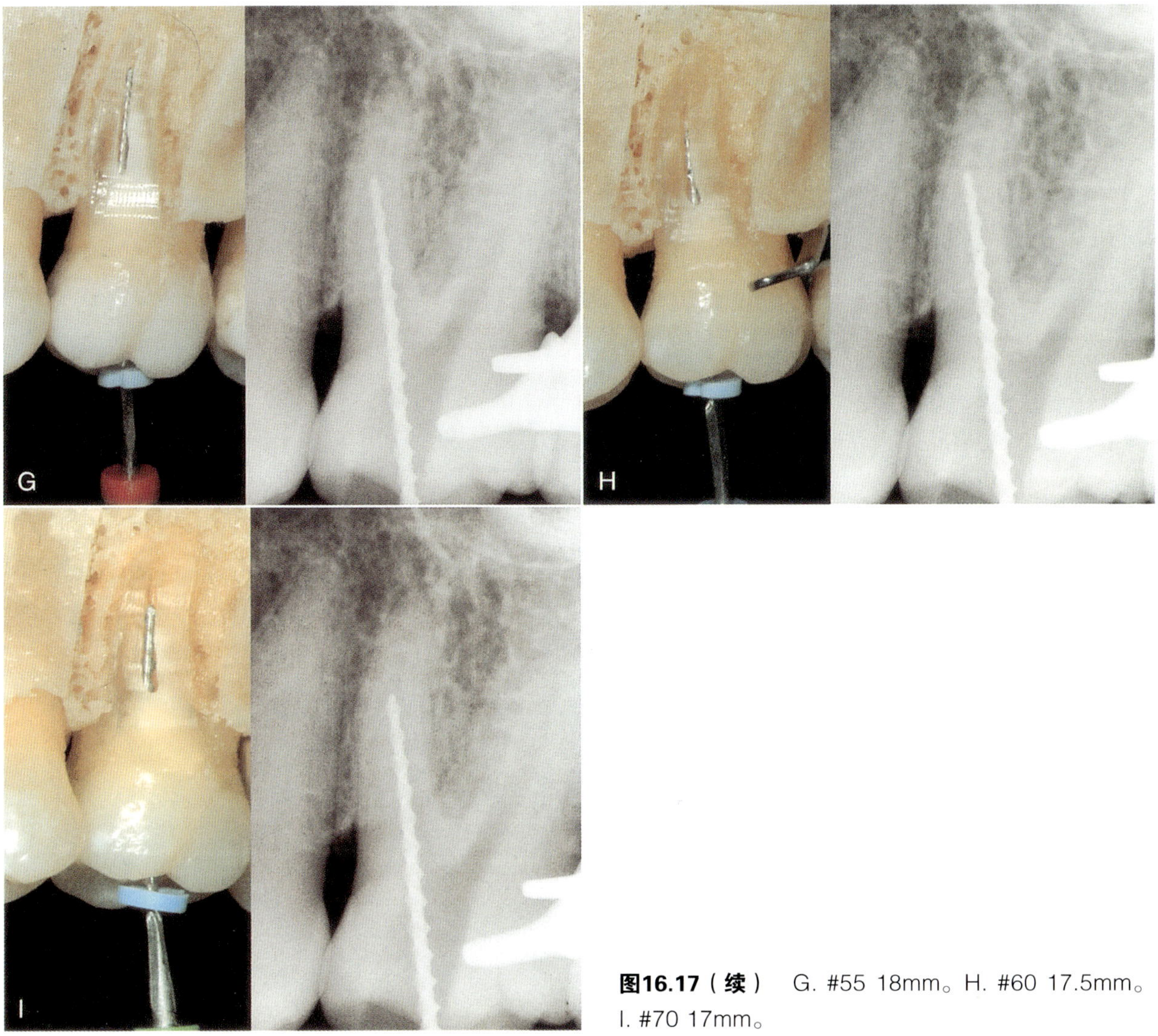

图16.17（续）　G. #55 18mm。H. #60 17.5mm。I. #70 17mm。

被动逐步后退法

被动逐步后退技术是逐步后退法的改良升级技术[8,141]。确定根尖直径后，将下一个稍短的器械置于根管内直至刚好接触根管壁（摩擦点），然后旋转1/2取出（图16.18）。将更大号器械置于摩擦点后重复此步骤。整个预备程序均重复该步骤，每步操作后，器械进入根管的深度增加，最终产生一个具有锥度的预备形。该技术的优点是考虑到根管的形态，去除玷污层，减少根管堵塞，由根尖向冠部方向逐渐被动地轻微地扩大根管。

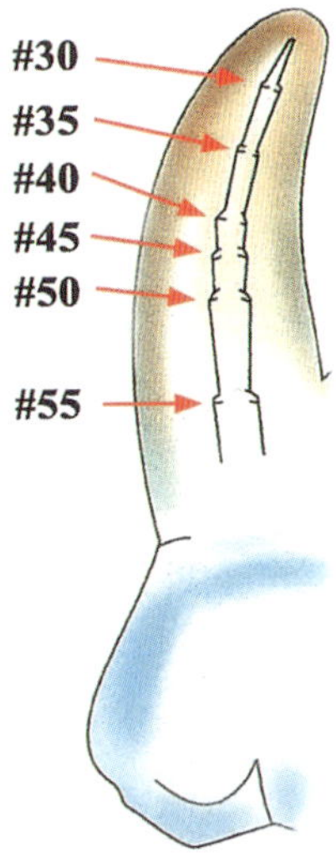

图16.18　被动逐步后退法。将器械由小至大置于根管内的初步摩擦点，然后旋转180°～360° 退出。此步骤能产生较小锥度和冠部空间，以便于更大号器械到达根尖1/3区。

抗弯曲锉法

抗弯曲锉法是磨牙治疗中在冠部预备时使用以保存根分叉区根管壁（图16.19）。如前所述，上颌和下颌磨牙近中根管通常不位于中心，而较靠近分

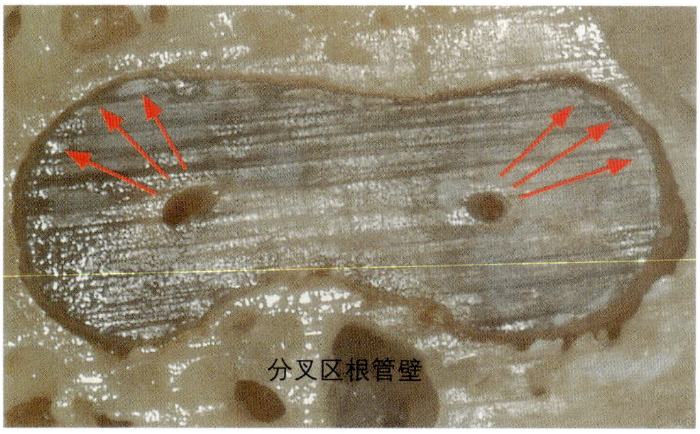

图16.19 抗弯曲锉法。器械由分叉区危险带向较厚牙本质的线角（安全带）方向直接移动。

叉部位。带状穿孔主要出现在使用GG钻时，也会在过度使用手用锉时发生。为避免发生预备失误，GG钻应限制在根管冠部至牙根弯曲处使用，可采用逐步后退或逐步向下方式（图16.20和图16.21）。GG钻和侧方切割的镍钛扩孔锉可直接采用抗弯曲方式使用，有选择性地从较厚根管壁区（安全带）向线角方向去除牙本质，以保护弯曲部位的内侧壁和冠部分叉区（危险带）（图16.19）。

平衡力技术

平衡力技术认为器械在旋转时由根管壁来引导[142]。由于横断面为对称设计的锉切削时以顺时针或逆时针方式旋转，平衡力预备方法包括放置根管锉于相应长度后顺时针旋转（少于180° ）以扩大根管壁，

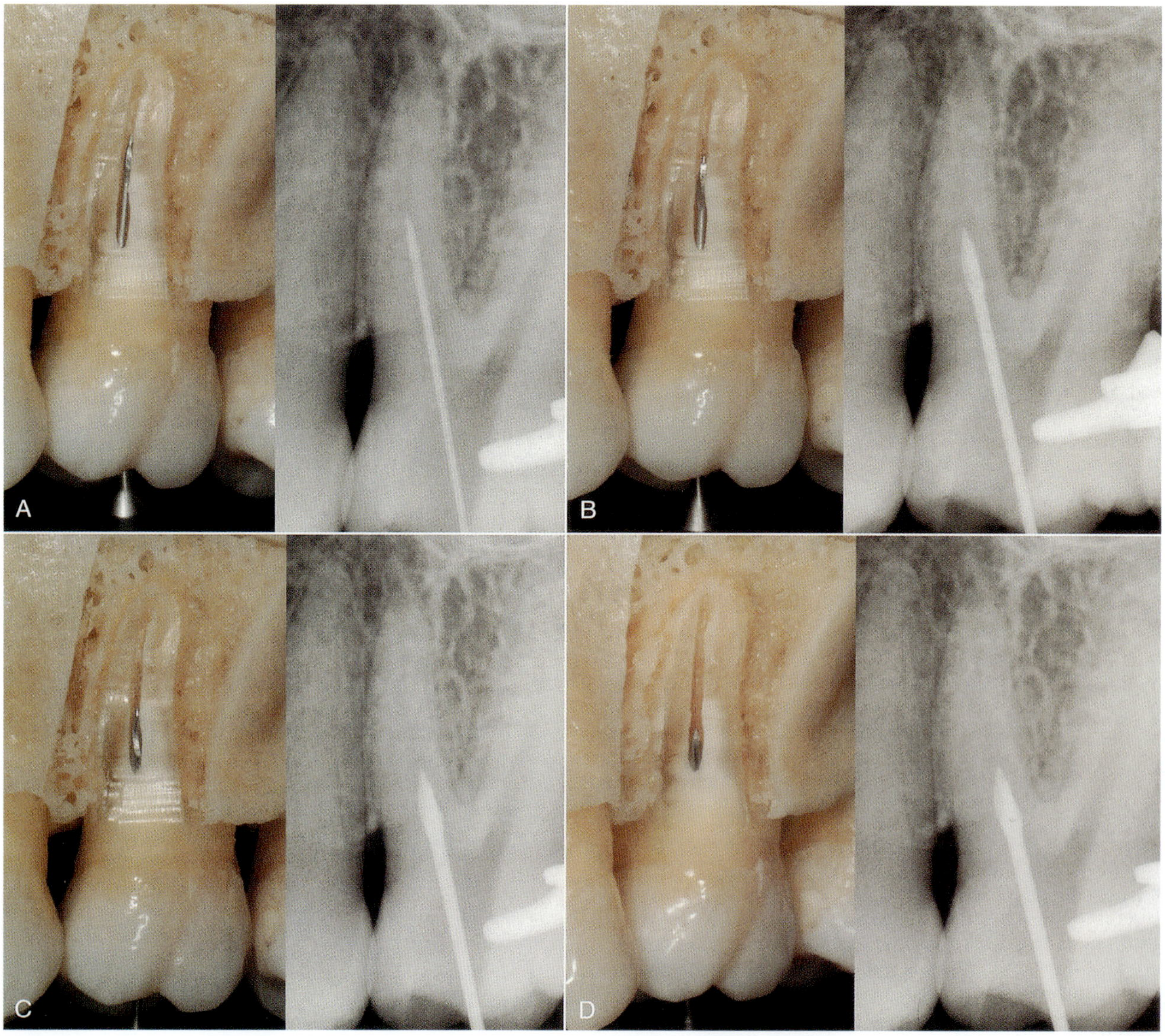

图16.20 左上颌第一磨牙用GG钻慢速手机逐步后退法预备的直线通路。1号G钻用至有阻力（A），接着使用2号，不超过第一个弯曲（B），3号G钻至根管3～4mm（C），最后使用4号G钻（D）。

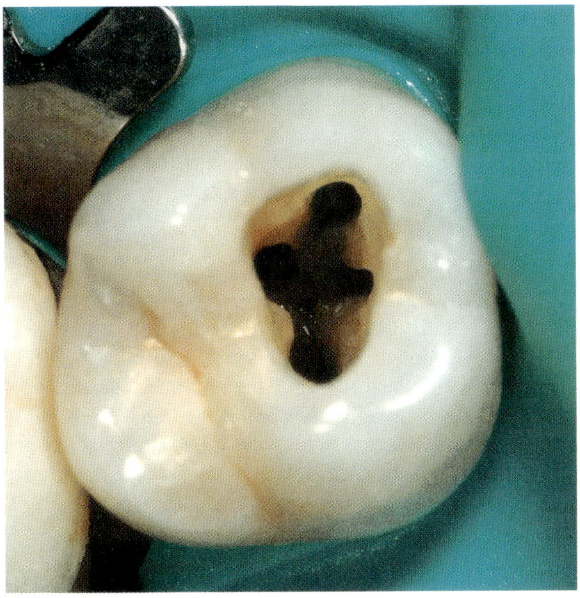

图16.21　上颌第一磨牙使用GG钻产生的直线通路。

然后接着使用逆时针旋转（少于120°）向根尖区加压切削扩大根管。根尖加压的程度因小号器械轻压大号器械重压而不同。顺时针旋转将器械压向根尖方向。逆时针旋转的切削力在圆周形切削时将锉向冠方引导。旋转切削后重置根管锉并重复上述步骤直至达到工作长度，在该位置使用最后的顺时针旋转排空碎屑。平衡力法被认为是最有效的手动预备技术[63,77]。

回锉

不论使用何种技术，回锉均很重要（图16.22），可采用小号锉置于工作长度松解碎屑后用1～2mL冲洗液冲洗。不论何种成形和清理技术，回锉法均在连续两支扩大锉使用间完成。

成形修整

根尖结构可分为根尖止点、根尖基点和开放根尖孔。除采用术前诊断片评估外，临床医生还可在成形预备完成后置主尖锉于正确的长度以判断根尖结构。如主尖锉易于超出工作长度，根尖结构为开放式。如主尖锉可停留于工作长度，小一或二号锉能置于同一深度，这类锉能停留于根尖区的根尖结构称之为根尖止点。如小号锉能超出正确的工作长度，则此类根尖结构称为根尖基点。

在细小弯曲根管中，根管扩大可限定于比初尖锉大3个号数，以减少穿孔的潜在危险。在直根

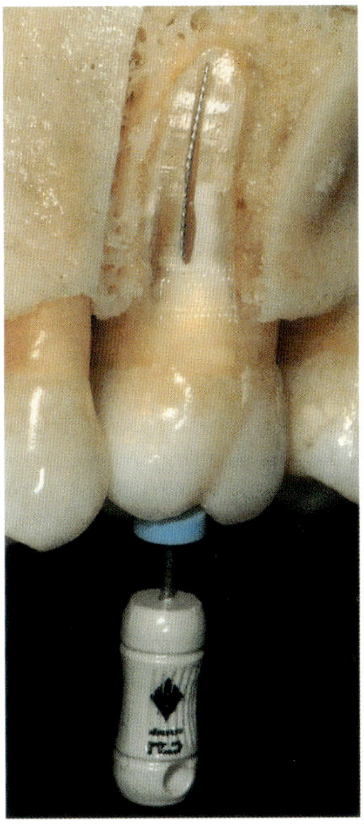

图16.22　在每个器械使用间采用主尖锉或更小号锉完成回锉，减少碎屑堵塞及丧失工作长度。

管中，可扩大至更大号数而不会产生预备失误。由于预备好的根管具有锥度，因此小号锉在正确的工作长度时可用于扩大根管而不会产生偏移。最后的根尖扩大可联合根管冲洗并置锉于正确的工作长度使用捻法完成。最后使用的一支锉称为终末锉（FAF），由于这支锉只能和根尖区接触，该技术可产生较少的不规则根尖预备。然后再冲洗，使用脱钙剂去除玷污层，纸尖干燥根管。

机动器械

GG钻

GG钻适合于形成直线通路（图16.20和图16.21）。通常先用2号G钻（约相当于70号），接着使用3号（约90号）或再选用4号（约110号）。在特别狭窄的根管内也可选用1号G钻（约50号）。记住GG钻的号数大小很重要，如根管口不能容纳50号锉，需小心使用手用器械以提供合适的冠部空间；在此类病例中的另一个选择是使用有锥度的镍钛开口锉。为避免形成带状穿孔，GG钻不能置于根尖至根管弯曲区。

镍钛旋转器械

典型的镍钛旋转预备是在冠部敞开阶段完成；

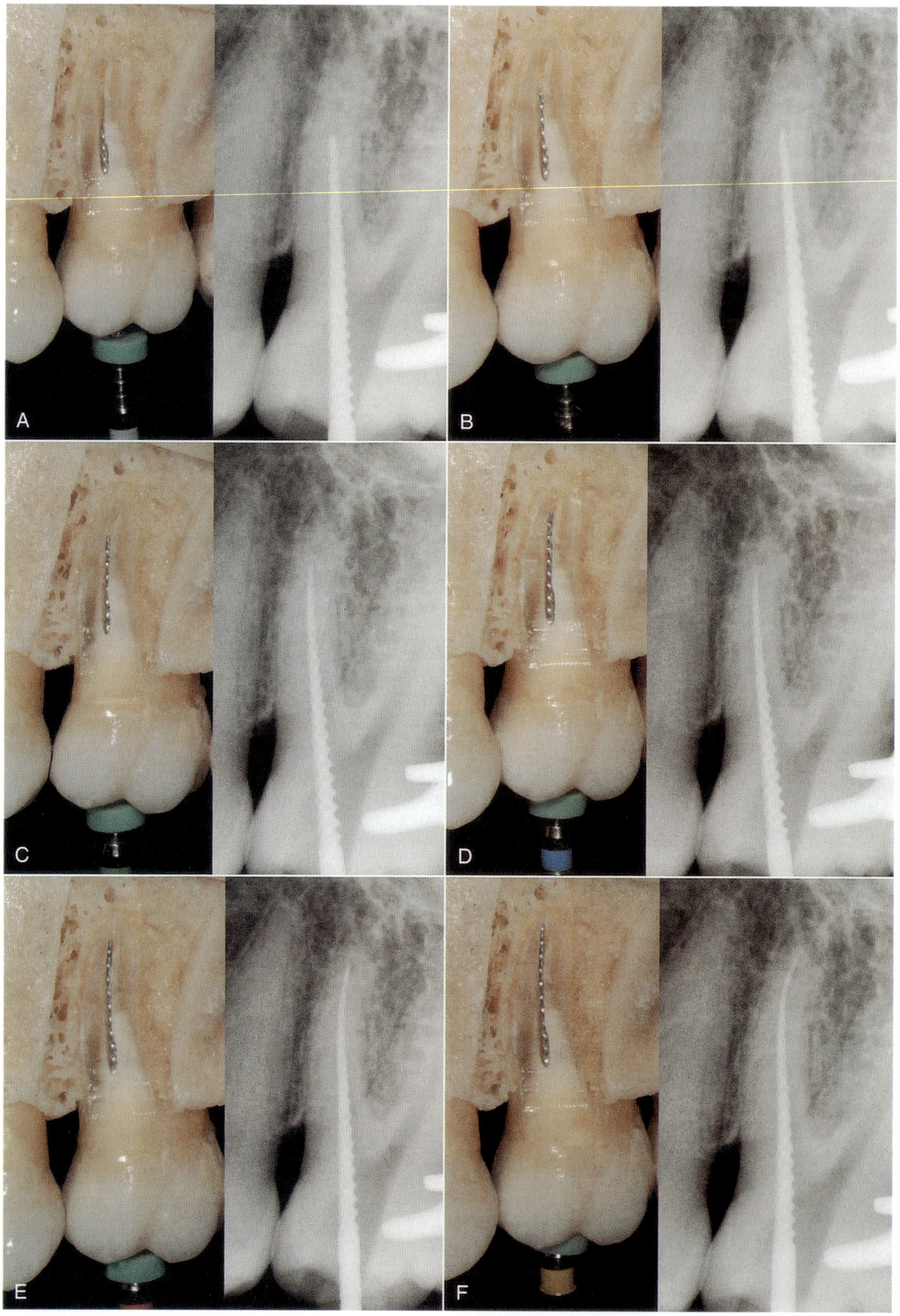

图16.23 用镍钛器械以冠向下技术预备近颊根管。在此顺序中，每支锉均为0.06锥度的不同的ISO标准型号尖部直径。开始用0.06/#45锉至16mm有阻力（A），之后使用0.06/#40锉至17mm（B）。C. 0.06/#35锉至18mm。D. 0.06/#30锉至19mm。E. 0.06/#25锉至20mm。F. 0.06/#20锉至正确的工作长度21mm。

然而，这种特殊技术的应用是基于所选择的器械系统。使用镍钛锉器械预备的一类顺序是冠向下预备法，可形成连续锥度和不同的ISO尖部大小（图16.23），例如采用该技术选择0.06锥度，首先，使用0.06/#45锉直至遇到阻力，然后依次使用0.06/#40，0.06/#35，0.06/#30，0.06/#25和0.06/#20。另一种冠向下技术是采用恒定的尖部直径大小，首先使用0.10/#20，第二支锉是0.08/#20，第三支是0.06/#20，第四支是0.04/#20（图16.24）。这类基本方法有不同变异用于不同的根管锉设计。近来引入的系统尝试减少根管锉号数的数目，仅使用单只锉就可用于大多数根管。显而易见，单个号数不能适应所有根管形态，当使用这类系统时须时常进行改良。

所有机动系统的关键点在于根管锉的操作。除制造商推荐的个性化指南外，以下基本原则是镍钛机动器械需遵循的[61,143]，如器械的放置需采用进–出模式，每个器械步骤由3～5个动作组成，不能超过10～15秒。根尖向的压力不能超出将器械置于桌面后使其弯曲所产生的压力。大部分器械采用奥式体合金制成，采用低速较高速切削较好（如250r/min）。然而，马氏体旋转切削采用高速更佳（如500r/min）[144]。

目前市场上的电子马达扭矩设置是预设好的，这些设置可有效保护器械因遇到扭力而折断，但对大锥度器械则缺乏高效性（如0.06和0.08锥度）[33]。所有旋转切削均在湿润根管中更佳，但不推荐合用凝胶型润滑剂如RC Prep[82]。

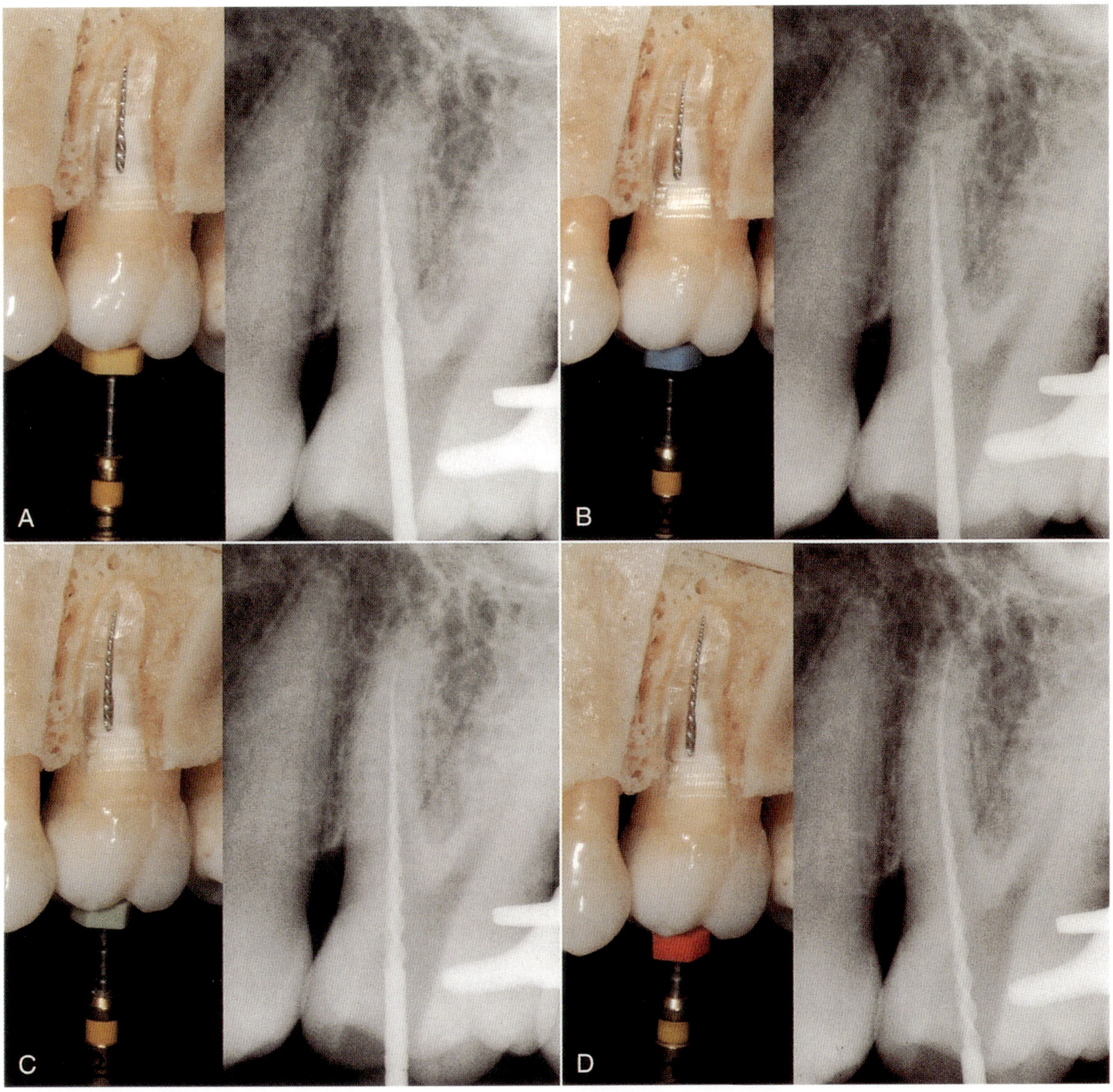

图16.24 同一ISO标准尖部直径不同锥度的镍钛旋转器械用于预备根管。在此顺序中，器械均为标准尖部直径0.20mm。首先，使用0.10/#20锉（A），之后使用0.08/#20锉（B）。C. 第三支锉为0.06/#20。D. 最后使用0.04/#20锉至正确的工作长度21mm。

表16.3 组合技术步骤

1. 根管探查
2. 冠部敞开
3. 根管疏通
4. 确定工作长度
5. 初步根管预备至工作长度
6. 确定主尖锉
7. 附加根尖扩大

镍钛器械不能在未探查的根管内使用，最好先用手用器械建立引导通路后再使用旋转器械[145]。值得注意的是，手用器械建立引导通路需先预弯，只有这样才可推断之后的旋转。

通常镍钛器械多与手用器械或其他旋转器械联合使用。其中一种联合技术的步骤如下：冠部敞开，镍钛旋转器械预备至工作长度，附加根尖扩大（表16.3）。开髓后，用#10或#15锉探查湿润根管至根中份。有时根管已经是天然敞开宽大的（如年轻上颌中切牙或尖牙）。这类病例中#10锉可立即置于预估的工作长度并拍摄工作长度根尖片。更多的狭窄根管中，GG钻或更好的镍钛根管口成形锉可用于完成初步冠部敞开。这一步骤有利于冲洗及去除冠部阻碍，可更易于到达根管根尖部，更精确判断根尖狭窄部位[146]和大小[147]。

在合用冲洗液或凝胶类润滑剂时，采用手用锉以上发条法疏通至根管全长。如遇到阻碍，疏通锉需先预弯。然而，为获得随后旋转器械需要的引导通道，临床医生必须确定直的#15锉能到达正确的工作长度。疏通锉在工作长度的密合度可预估根管大小；然而，冠部阻碍会影响对该位置的精确测量。

然后使用镍钛旋转器械预备根管中段和尖段（图16.23和图16.24）。镍钛锉以冠向下法到达正确的工作长度，使用这种连续锥度旋转方法可产生冠部锥度，并减少根管锉的接触区域，从而降低扭力[148]。按照制造商的推荐，不同设计的镍钛锉可遵循单一长度旋转的原则。

传统观点中多强调测量根管长度，相较而言较少关注根尖部分的根管直径。由于每个根管的形态都是独一无二的，因此还应测量根尖直径。初步预备至工作长度后，可依次放置较大号的根管锉至正确的工作长度直至有轻微摩擦感时以决定根尖部分的根管直径（图16.25）。通常，下一个更大号的器械将不能再到达正确的工作长度。如仍能到达工作长度，则需通过摩擦感的程度主观评估根尖直径。这支锉即为MAF主尖锉（第一支有摩擦感的锉），定义为通过直线通路后能到达正确工作长度的有摩擦感的最大号的根管锉。在清理成形前通过这种方式可评估根管直径，以作为逐步后退法预备开始的基点。不过该方法常会低估了实际根管直径的狭窄程度[149]，因此，需考虑额外再对根尖区进行扩大。

当根管体部成形后，根尖区需使用手动锉或机动锉进行额外扩大（图16.26）。第一支在此处进行预备的器械需选择比主尖锉MAF（在工作长度预估根管直径）大1号的锉。近来的临床证据认为根尖区的扩大对预后较为有利[150]。

清理和成形评价标准

经过清理和成形程序后，根管应呈现为“玻璃样光滑”的根管壁，根管内无牙本质粉末、碎屑或冲洗液。使用显微镜进行可视牙髓治疗能直视到根管冠部；通过预备时的触觉反馈可间接反映出根尖部的根管情况。

成形效果可通过根管锥度和确定根尖结构的大小和形状来评估。对于侧方加压充填，小号侧方加压器须能到达距正确的工作长度1mm处而无摩擦感。对于热垂直加压充填，垂直加压器须能达到距正确的工作长度5mm处（图16.27）。

不论采用何种器械或技术，均应遵循以下原则和观点：

1. 初步根管探查应采用小号手用锉以评估根管大小、形状和结构。
2. 每次更换器械均应进行充分的根管冲洗。
3. 冠部敞开有利于放置更大号锉（手动或旋转器械）至工作长度并减少预备失误，如丧失工作长度和根管偏移。
4. 不论采用何种敞开技术，根尖扩大可采用系列大号锉进行逐步预备。
5. 在工作长度或附近位置进行旋转切削或提拉切削可将根管壁上碎屑松解，并去除牙本质。
6. 应避免器械去除牙本质时嵌入到侧壁。根管锉采用上发条法到达工作长度，该法是使用

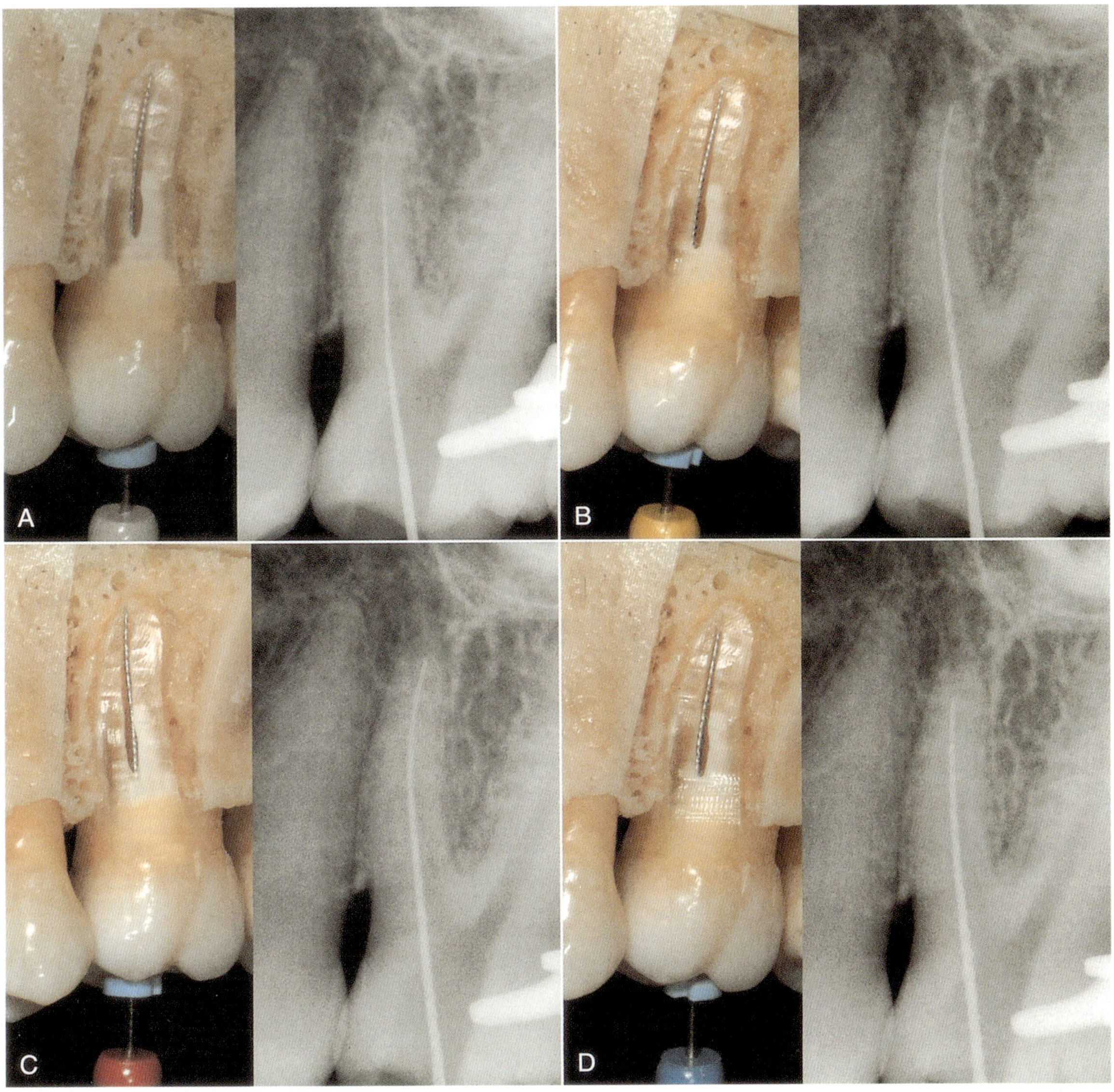

图16.25　上颌磨牙形成直线通路后，通过依次放置由小至大的根管锉至正确工作长度来判断实际缩窄大小。A. #15不锈钢锉无阻力置于21mm处。B. #20锉无阻力置于21mm处。C. #25锉置于21mm处有轻微摩擦感。D. 放置#30锉不能到达正确的工作长度，提示根尖区初步根管大小为#25。

拇指和食指进行来回旋转动作，持续向根尖方向运动。在充满冲洗液的根管中小心操作器械，避免碎屑阻塞根尖及减小碎屑超出至根尖周组织中。

7. 圆周锉法用于横断面不是圆形的根管，将锉置于根管后向近中、远中、颊侧和舌侧壁方向切削退出。
8. 每次将锉置入再退出后需清理凹槽中的碎屑；然后可将锉再次置入根管内切削下一个根管壁。可用酒精浸泡的纱布或棉卷擦去根管锉上的碎屑[151]。
9. 回锉是用小号锉置于正确的工作长度以松解碎屑，随后通过冲洗机械去除碎屑。回锉过程中根管壁不会被切削及扩大。
10. 细小狭长弯曲根管是预备难度最大且单调乏味的。由于此类根管最易丧失工作长度及产生偏移，因此在预备过程中需要额外注意。
11. 用根管锉过度扩大弯曲根管的尝试将会导致锉的拉直及预备失误（图16.11）。
12. 在根分叉部位对根管壁的过度预备会在牙本质较薄的危险区产生带状穿孔（图16.12）。
13. 器械、冲洗液、碎屑和充填材料均容纳于根管内，这些物理或化学刺激会导致根尖周炎症，及延长愈合或迁延不愈。
14. 如根尖孔较大则难以形成根尖止点，可尝试但需小心形成根尖锥度（根尖基点），过度

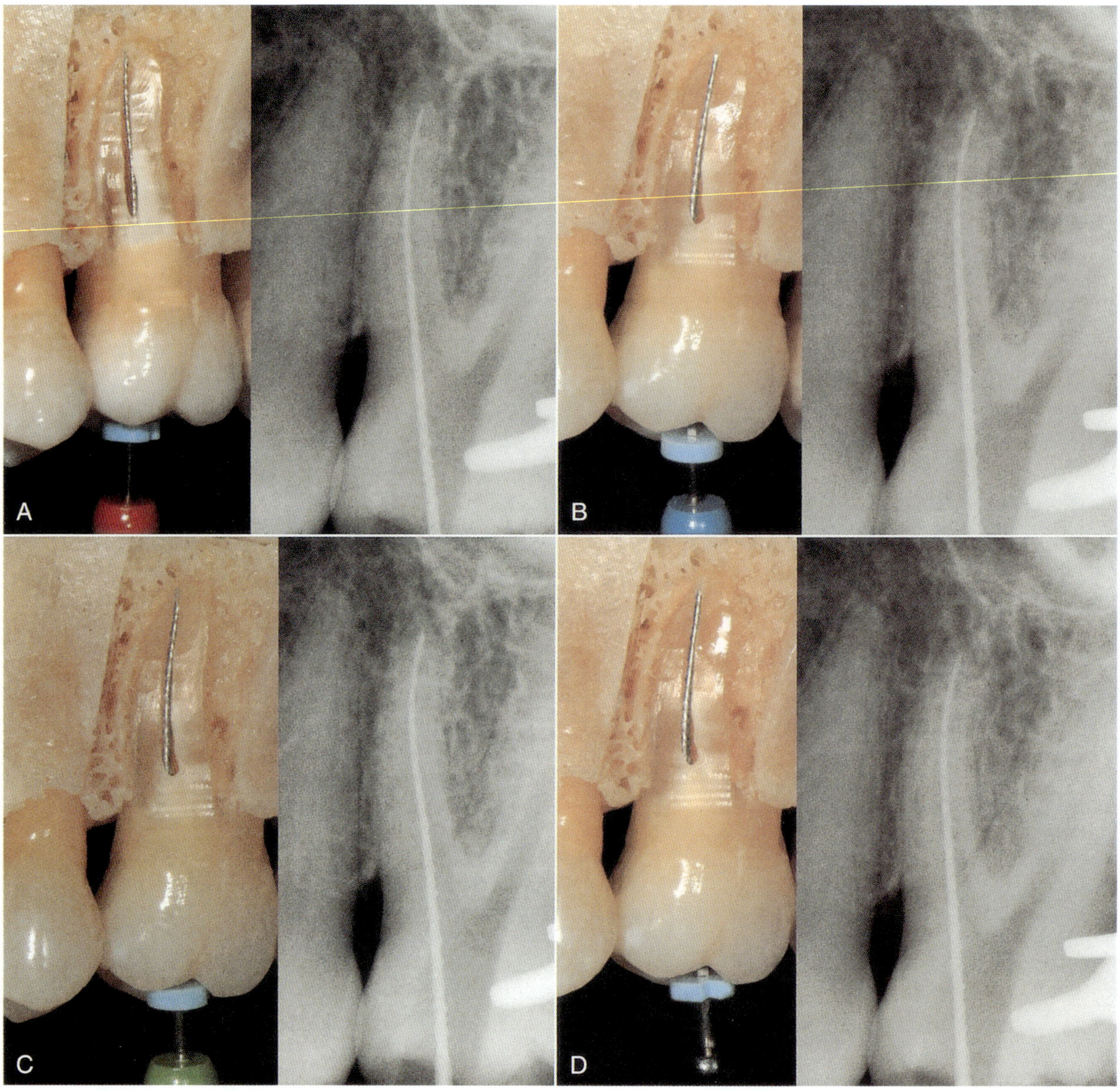

图16.26 终末根尖预备。A. 主尖锉（#25）置于正确工作长度21mm处。B. #30锉扩大至正确工作长度21mm。C. #35锉进一步扩大。D. #40锉完成最后扩大，最后使用的完成锉称为终末根尖锉（FAF）。

使用大号锉会加重根尖敞开的程度。

15. 强行或将根管锉锁入（嵌入）牙本质会产生意想不到的扭力，会使根管锉解螺旋，导致该处产生折断。

根管内封药

根管内封药作为诊疗期间的临时药物已存在较长一段历史（表16.4）。使用根管内封药有以下3个目的：（1）减少诊间疼痛；（2）减少细菌量，阻止其再生长；（3）使根管内容物失活。

临床证据表明这些药物的效应呈混合性，因此导致人们对所谓单次就诊牙髓治疗有效性的关注更多了。仅有部分前瞻性研究直接比较了单次和多次就诊策略，Meta分析认为单次就诊更佳[152]。两次完成法的研究[153-154]显示单次就诊后仍有微生物存在于侧支根管、峡区及主根管中，大部分病例采用的是氢氧化钙封药。

表16.4 常用的管间封药组别

氢氧化钙类
酚类
醛类
卤素类
类固醇类
抗生素类
联合类

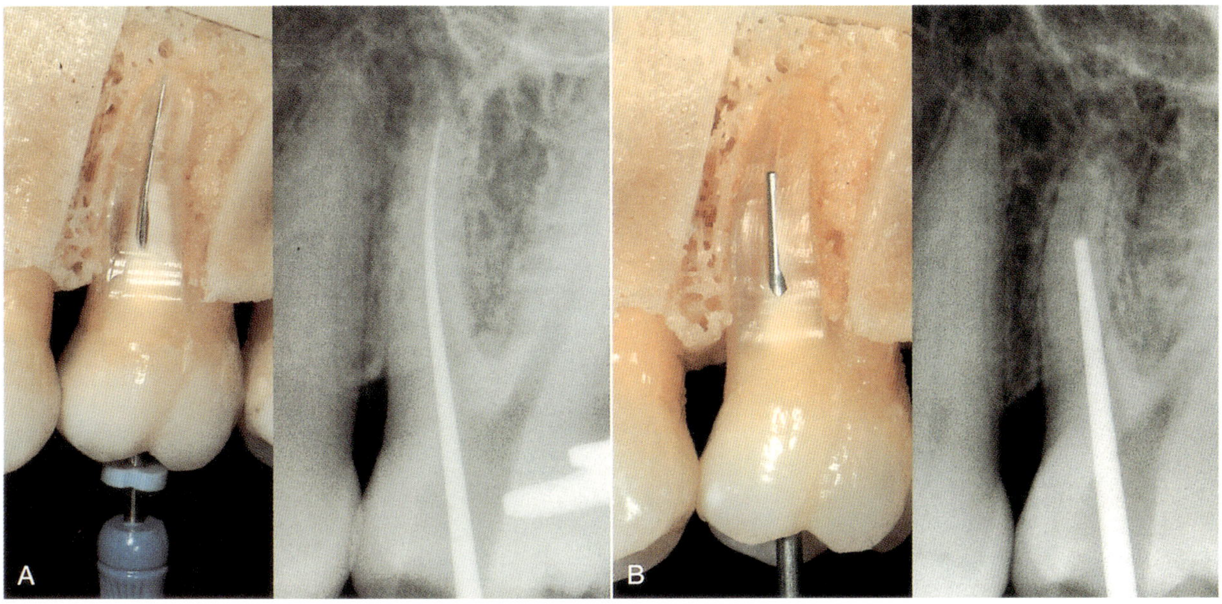

图16.27 采用侧压充填器或垂直加压器放置深度评估冠部锥度。A. 采用侧方加压，侧方加压器需无阻力置于距正确工作长度1mm处。B. 采用热垂直加压充填，垂直加压器需到达距正确工作长度5mm处。

氢氧化钙

已证明可有效抑制根管内微生物生长的一种管间封药是氢氧化钙[155]。氢氧化钙的抗菌效能是碱性pH的作用，其成分能帮助溶解坏死组织残留物、细菌及其产物[156–158]。诊间进行根管内氢氧化钙封药没有止痛效果[159]。氢氧化钙推荐用于有坏死牙髓组织和细菌感染的患牙中，对活髓牙的用处较少。氢氧化钙可用液体（如局麻药、盐水或消毒水）将其粉末混合调和形成糊剂；或采用置于注射器中的成品糊剂直接放置（图16.28）。螺旋形输送器能有效输送糊剂[160–162]。通过逆时针旋转根管锉将糊剂旋入根管或用注射器的方法效率不高。重要的是材料置于的深部和浓稠度以达到最佳效果。为达到此目的，需形成直线通路，根管的根尖部预备至25号或更大号。糊剂的去除较为困难[163]，尤其是在根尖部位。

酚类和醛类

大多数酚类和醛类属于非特异性作用，除微生物外还可破坏宿主组织[164–166]。过去认为这些药物是有效的，不过其应用仅依靠的是个人观点和经验之谈。酚类和醛类具有毒性，醛类还属于组织固定剂[167–168]。当放置于根管内时，可进入根尖周组织及全身循环[169–170]。研究证明其临床应用不可行[171–175]。评估此类药物防止或控制诊间疼痛有效性的临床研究也提示其效果不佳[176–179]。

类固醇

类固醇类药物属于抗炎制剂，提倡通过抑制炎症用于缓解术后疼痛。类固醇类药物作为根管内封药，在某些特定条件下可缓解低程度术后疼痛水平[180]；然而，也有证据认为在高程度疼痛中效果不佳[179]。不可复性牙髓炎和急性根尖周炎是应用类固醇药效果较好的适应证[180–182]。

氯己定

氯己定是近来提倡的根管内封药[183–184]。推荐使用2%凝胶，可单独使用或与氢氧化钙混合使用。氯己定和氢氧化钙的联合应用可较氢氧化钙和盐水混合的抗菌效果更好[185]，动物模型的根尖周愈合也有所提高[186]。然而，近来的随机临床试验显示有根尖周病损的病例经过1年观察，与单次就诊比较，氢氧化钙和2%氯己定的联合应用未能提高疗效[187]。

暂封物*

按前所述，根管治疗有时需多次就诊。同时，除局限于常规的开髓通路外，最终充填体往往不能在同一次就诊的根管治疗中完成，因此需要有临时充填物。在特殊条件下，当最终充填物不得不延期完成时，临时暂封物可能需持续几个月。

*由 Harold Messer医生授权提供

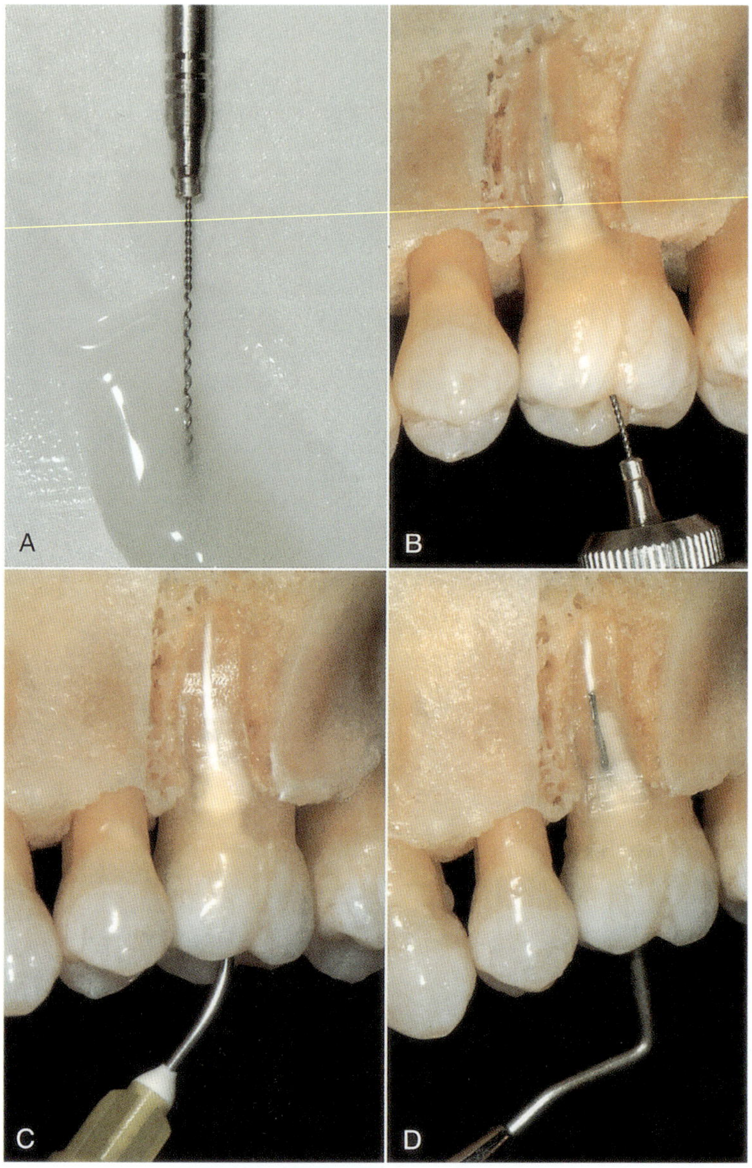

图16.28 放置氢氧化钙。A. 氢氧化钙用甘油混合后形成浓稠的糊剂。B. 用螺旋形输送器放置。C. 注射成品糊剂。D. 用垂直加压器压实氢氧化钙。

暂封物的目的

临时暂封物须遵循以下原则：

1. 封闭冠部，防止口腔液体和细菌进入及根管内药物溢出。
2. 在治疗期间提高隔离效果。
3. 保护牙齿结构直至最终充填物完成。
4. 容易放置和去除。
5. 美学效果满意，但仅作为满足封闭功能后的第二考虑。

这些目的由使用期限来决定。因此需要不同材料，取决于时间、咬合负荷与磨耗、开髓的复杂性，以及牙齿结构的缺损程度。

常规开髓通路

许多开髓孔仅有一个面且被牙本质壁、瓷或金属（如原充填物仍然保留）包绕。暂封物需持续数日至数周。有众多类型可供选择，包括遇水固化的预混合水门汀（Cavit）；增强型氧化锌-丁香酚水门汀，如临时修复体材料（IRM）；玻璃离子水门汀（GICs），如Fuji IX；特定的光聚合树脂材料，如临时牙髓充填材料（TERM）[188]。Cavit的易于使用和良好封闭性使其成为小洞形的优越的常规材料，但低强度和易被咬合磨耗使其仅能局限于短期封闭使用。IRM和TERM提供了更强的抗磨耗性能，但其封闭性能略低于Cavit[189-190]。许多持久的修复材料，尤其是玻璃离子水门汀，具有最佳的封闭性能。Fuji IX覆盖于Cavit上的双重封闭提供了持久的高效的屏障抵抗微生物渗漏。目前尚不知道基于细菌性渗漏或染色渗透的实验性渗漏的区别是否具有临床意义，尤其是考虑到冷热循环和咬合负荷常未包含在实验

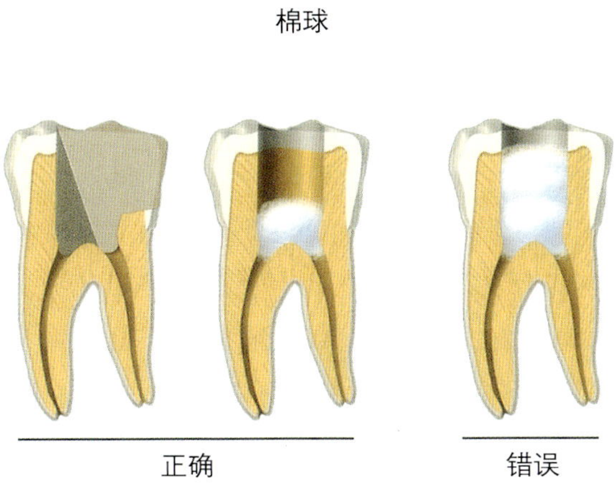

图16.29 放置暂封物技巧。左：该两种方法是正确的。使用或不使用棉球占据少量空间均可，尤其是近牙面需充填密实。右：该方法不正确。棉球占据了髓腔的大部分，余留给充填材料的空间和强度均不足（需要3～4mm），棉球纤维易促进细菌渗漏[6]。（由 L. Wilcox 和 H. Messer医生授权提供）

设计中[191]。临床中，4mm厚的Cavit提供的有效封闭可抵抗3周的细菌渗透[192]。最重要的是厚度、材料放置方式及洞形大小。

放置技巧

冠部封闭质量取决于材料厚度，如何压实放入洞形中，以及与健康牙体结构或充填物的接触程度。围绕四周至少需要3～4mm深度，4mm及以上更易于抵抗磨耗。在前牙，开髓孔与牙表面倾斜；需仔细放置以确保舌隆突部位材料厚于3mm。

Cavit（或其他材料）可按如下所述放置：髓腔和洞壁须干燥。Cavit可直接放置于充填后的根管口；更常用的方法是放置一薄层棉球或小块消毒海绵覆盖于根管口以避免堵塞根管[193]（图16.29）。需小心勿将棉球纤维混入充填材料中，因其容易促进快速渗漏[194]。用塑料器械将Cavit逐层增加压入开髓孔，由底部向洞壁加压并进入倒凹区（图16.30）。去除多余部分，表面用湿棉球擦拭光滑。患者需在至少1小时内禁用患牙咀嚼。

随后用高速车针去除充填物时应注意避免破坏开髓孔。超声工作尖也是可用的选择之一。

大面积冠部缺损

大面积的近中/𬌗面/远中（MOD）洞形，缺乏边缘嵴或薄壁弱尖的患牙需进行高强度材料（高强度GIC）充填，要小心操作以确保近牙面有合适的厚度和良好的边缘。暂时充填材料需延伸至髓室内，深达近牙面边缘，以保证边缘封闭。调整咬合降低薄弱牙尖高度以减少折裂风险。对于严重缺损的患牙可采用牙尖覆盖银汞合金或正畸带环粘固于牙齿（用玻璃离子水门汀修复）以提供牙齿的长期临时修复和强度以避免折裂[195]。下次就诊时，开髓孔可直接在修复体上预备。

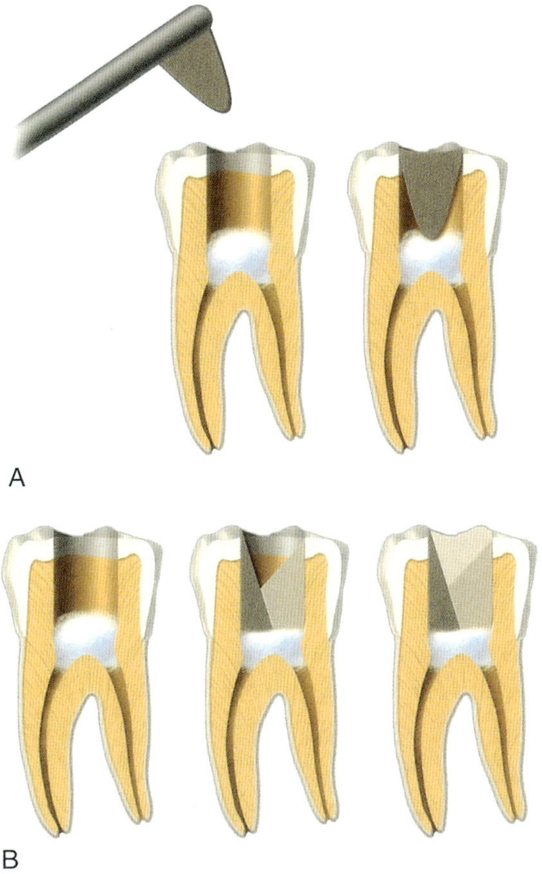

图16.30 放置暂封材料技巧。A. 单个大块“水滴状”材料置于开髓孔处将不能封闭侧壁。B. 递增技术是正确的；连续逐层增加，每一层均压向髓腔侧壁，之后再放置下一层。（由 L. Wilcox 和 H. Messer医生授权提供）

临时桩冠

有时可采用包含树脂桩的临时冠修复，尤其在前牙仅余留少许冠部牙体结构需要进行铸造桩核时。然而，使用这类包含备用桩的临时冠存在着一些潜在问题。使用根管空间作为临时桩阻碍了根管内封药的使用，且冠部封闭全部依赖于水门汀。由于临时桩冠的松散和活动性，冠部封闭通常不够充分[196]。然而，尽管存在这些潜在困难，当有必要制作铸造桩时，仍然需要这类临时修复体。由于上述潜在问题，越早粘固永久性桩越好。

当使用这类临时桩冠联合修复体时，桩须紧密贴合根管（非粘接），并向根尖延伸至距工作长度4~5mm，冠部距切端边缘2~3mm。聚碳酸酯外壳可修剪至贴合；然后在外壳内侧加入自凝材料与根面吻合并粘固桩。调整外形和咬合后，临时封闭水门汀（Temp Bond或相似水门汀）置于桩和根面的冠部3~4mm处，然后整个单位一同粘接于桩道内。临时的可取出的部分性覆盖义齿也是另一种选择；开髓孔保留完好，且预约期间较少机会干扰冠部封闭。

长期临时修复体

目前的文献较少对延迟最终修复的后果做出评价，牙髓治疗程序（与创伤处理不同）很少需要长期治疗。如临时充填体需持续多于几周时间，则建议使用长期材料，如银汞合金、玻璃离子或酸蚀性树脂。玻璃离子衬里或流动树脂双重封闭覆盖于根管充填物的冠部。考虑到充填材料足够的厚度以确保强度和抵抗磨耗，髓腔用一层Cavit充填。因Cavit易于去除，因此随后可稳定地获得至根管空间的通路而不会破坏剩余牙体结构。

参考文献

[1] Ingle JI: *Endodontics*, ed 5, London, Ontario, 2002, BC Decker.
[2] Sabeti MA, Nekofar M, Motahhary P, et al: Healing of apical periodontitis after endodontic treatment with and without obturation in dogs, *J Endod* 32(7):628, 2006.
[3] Delivanis PD, Mattison GD, Mendel RW: The survivability of F43 strain of *Streptococcus sanguis* in root canals filled with gutta-percha and Procosol cement, *J Endod* 9(10):407, 1983.
[4] Sedgley CM, Lennan SL, Applebe OK: Survival of *Enterococcus faecalis* in root canals ex vivo, *Int Endod J* 38(10):735, 2005.
[5] Ng YL, Mann V, Gulabivala K: A prospective study of the factors affecting outcomes of nonsurgical root canal treatment. Part 1. Periapical health, *Int Endod J* 44(7):583, 2011.
[6] Walton RE: Current concepts of canal preparation, *Dent Clin North Am* 36(2):309, 1992.
[7] Allison DA, Weber CR, Walton RE: The influence of the method of canal preparation on the quality of apical and coronal obturation, *J Endod* 5(10):298, 1979.
[8] Schilder H: Cleaning and shaping the root canal, *Dent Clin North Am* 18(2):269, 1974.
[9] Wilcox LR, Roskelley C, Sutton T: The relationship of root canal enlargement to finger spreader–induced vertical root fracture, *J Endod* 23(8):533, 1997.
[10] Kuttler Y: Microscopic investigation of root apexes, *J Am Dent Assoc* 50(5):544, 1955.
[11] Dummer PMH, McGinn JH, Rees DG: The position and topography of the apical canal constriction and apical foramen, *Int Endod J* 17(4):192, 1984.
[12] Gutierrez JH, Aguayo P: Apical foraminal openings in human teeth, *Oral Surg Oral Med Oral Pathol Oral Radiol Endod* 79(6):769, 1995.
[13] Malueg LA, Wilcox LR, Johnson W: Examination of external apical root resorption with scanning electron microscopy, *Oral Surg Oral Med Oral Pathol Oral Radiol Endod* 82(1):89, 1996.
[14] Farzaneh M, Abitbol S, Friedman S: Treatment outcome in endodontics—the Toronto study, phases I and II: orthograde retreatment, *J Endod* 30(9):627, 2004.
[15] de Chevigny C, Dao TT, Basrani BR, et al: Treatment outcome in endodontics—the Toronto study, phase 4: initial treatment, *J Endod* 34(3):258, 2008.
[16] Schaeffer MA, White RR, Walton RA: Determining the optimal obturation length: a meta-analysis of literature, *J Endod* 31(4):271, 2005.
[17] Wu MK, Wesselink PR, Walton RE: Apical terminus location of root canal treatment procedures, *Oral Surg Oral Med Oral Pathol Oral Radiol Endod* 89(1):99, 2000.
[18] Ricucci D, Russo J, Rutberg M, et al: A prospective cohort study of endodontic treatments of 1,369 root canals: results after 5 years, *Oral Surg Oral Med Oral Pathol Oral Radiol Endod* 112(6):825, 2011.
[19] Eldeeb ME, Boraas JC: The effect of different files on the preparation shape of severely curved canals, *Int Endod J* 18(1):1, 1985.
[20] Chow TW: Mechanical effectiveness of root canal irrigation, *J Endod* 9(11):475, 1983.
[21] Ram Z: Effectiveness of root canal irrigation, *Oral Surg Oral Med Oral Pathol* 44(2):306, 1977.
[22] Salzgeber RM, Brilliant JD: An in vivo evaluation of the penetration of an irrigating solution in root canals, *J Endod* 3(10):394, 1977.
[23] Ørstavik D, Kerekes K, Molven O: Effects of extensive apical reaming and calcium hydroxide dressing on bacterial infection during treatment of apical periodontitis: a pilot study, *Int Endod J* 24(1):1, 1991.
[24] Dalton BC, Ørstavik D, Phillips C, et al: Bacterial reduction with nickel-titanium rotary instrumentation, *J Endod* 24(11):763, 1998.
[25] Sjögren U, Figdor D, Spångberg L, et al: The antimicrobial effect of calcium hydroxide as a short-term intracanal dressing, *Int Endod J* 24(3):119, 1991.
[26] Wu YN, Shi JN, Huang LZ, et al: Variables affecting electronic root canal measurement, *Int Endod J* 25(2):88, 1992.
[27] Haapasalo M, Shen Y, Qian W, et al: Irrigation in endodontics, *Dent Clin North Am* 54(2):291, 2010.
[28] vd Sluis LW, Versluis M, Wesselink PR: Passive ultrasonic irrigation of the root canal: a review of the literature, *Int Endod J* 40(6):415, 2007.
[29] Usman N, Baumgartner JC, Marshall JG: Influence of instrument size on root canal débridement, *J Endod* 30(2):110, 2004.
[30] Rollison S, Barnett F, Stevens RH: Efficacy of bacterial removal from instrumented root canals in vitro related to instrumentation technique and size, *Oral Surg Oral Med Oral Pathol Oral Radiol Endod* 94(3):366, 2002.
[31] Card SJ, Sigurdsson A, Ørstavik D, et al: The effectiveness of increased apical enlargement in reducing intracanal bacteria, *J Endod* 28(11):779, 2002.
[32] Pettiette MT, Delano EO, Trope M: Evaluation of success rate of endodontic treatment performed by students with stainless-steel K-files and nickel-titanium hand files, *J Endod* 27(2):124, 2001.
[33] Peters OA: Current challenges and concepts in the preparation of root canal systems: a review, *J Endod* 30(8):559, 2004.
[34] Paqué F, Boessler C, Zehnder M: Accumulated hard tissue debris levels in mesial roots of mandibular molars after sequential irrigation steps, *Int Endod J* 44(2):148, 2011.
[35] Love RM, Jenkinson HF: Invasion of dentinal tubules by oral bacteria, *Crit Rev Oral Biol Med* 13(2):171, 2002.
[36] Akpata ES: Effect of endodontic procedures on the population of viable microorganisms in the infected root canal, *J Endod* 2(12):369, 1976.
[37] Matsuo T, Shirakami T, Ozaki K, et al: An immunohistological study of the localization of bacteria invading root pulpal walls of teeth with periapical lesions, *J Endod* 29(3):194, 2003.
[38] Peters LB, Wesselink PR, Buijs JF, et al: Viable bacteria in root dentinal tubules of teeth with apical periodontitis, *J Endod* 27(2):76, 2001.
[39] Bird DC, Chambers D, Peters OA: Usage parameters of nickel-titanium rotary instruments: a survey of endodontists in the United States, *J Endod* 35(9):1193, 2009.
[40] Parashos P, Messer HH: Uptake of rotary NiTi technology within Australia, *Aust Dent J* 50(4):251, 2005.
[41] Bjørndal L, Reit C: The adoption of new endodontic technology amongst Danish general dental practitioners, *Int Endod J* 38(1):52, 2005.
[42] Waltimo T, Trope M, Haapasalo M, et al: Clinical efficacy of treatment procedures in endodontic infection control and one year follow-up of periapical healing, *J Endod* 31(12):863, 2005.
[43] Shuping GB, Ørstavik D, Sigurdsson A, et al: Reduction of intracanal bacteria using nickel-titanium rotary instrumentation and various medications, *J Endod* 26(12):751, 2000.
[44] Siqueira JF Jr, Lima KC, Magalhaes FAC, et al: Mechanical reduction of the bacterial population in the root canal by three instrumentation techniques, *J Endod* 25(5):332, 1999.
[45] Siqueira JF Jr, Rocas IN, Santos SR, et al: Efficacy of instrumentation techniques and irrigation regimens in reducing the bacterial population within root canals, *J Endod* 28(3):181, 2002.
[46] Tanomaru Filho M, Leonardo MR, da Silva LA: Effect of irrigating solution and calcium hydroxide root canal dressing on the repair of apical and periapical tissues of teeth with periapical lesion, *J Endod* 28(4):295, 2002.
[47] Ørstavik D, Haapasalo M: Disinfection by endodontic irrigants and dressings of experimentally infected dentinal tubules, *Endod Dent Traumatol* 6(4):142, 1990.
[48] Gernhardt CR, Eppendorf K, Kozlowski A, et al: Toxicity of concentrated sodium hypochlorite used as an endodontic irrigant, *Int Endod J* 37(4):272, 2004.
[49] Pashley EL, Birdsong NL, Bowman K, et al: Cytotoxic effects of NaOCl on vital tissue, *J Endod* 11(12):525, 1985.
[50] Reeh ES, Messer HH: Long-term paresthesia following inadvertent forcing of sodium hypochlorite through perforation in maxillary incisor, *Endod Dent Traumatol* 5(4):200, 1989.
[51] Witton R, Brennan PA: Severe tissue damage and neurological deficit following extravasation of sodium hypochlorite solution during routine endodontic treatment, *Br Dent J* 198(12):749, 2005.

[52] Brown DC, Moore BK, Brown CE Jr, et al: An in vitro study of apical extrusion of sodium hypochlorite during endodontic canal preparation, *J Endod* 21(12):587, 1995.
[53] Hülsmann M, Hahn W: Complications during root canal irrigation: literature review and case reports, *Int Endod J* 33(3):186, 2000.
[54] Yamada RS, Armas A, Goldman M, et al: A scanning electron microscopic comparison of a high volume final flush with several irrigating solutions. Part 3, *J Endod* 9(4):137, 1983.
[55] Lambrianidis T, Tosounidou E, Tzoanopoulou M: The effect of maintaining apical patency on periapical extrusion, *J Endod* 27(11):696, 2001.
[56] Izu KH, Thomas SJ, Zhang P, et al: Effectiveness of sodium hypochlorite in preventing inoculation of periapical tissue with contaminated patency files, *J Endod* 30(2):92, 2004.
[57] Vera J, Arias A, Romero M: Dynamic movement of intracanal gas bubbles during cleaning and shaping procedures: the effect of maintaining apical patency on their presence in the middle and cervical thirds of human root canals-an in vivo study, *J Endod* 38(2):200, 2012.
[58] Nair PN: On the causes of persistent apical periodontitis: a review, *Int Endod J* 39(4):249, 2006.
[59] Carr GB, Schwartz RS, Schaudinn C, et al: Ultrastructural examination of failed molar retreatment with secondary apical periodontitis: an examination of endodontic biofilms in an endodontic retreatment failure, *J Endod* 35(9):1303, 2009.
[60] AAE Endodontic Case Difficulty Assessment Form and Guidelines. American Association of Endodontists, Chicago, 2010.
[61] Peters OA, Paqué F: Current developments in rotary root canal instrument technology and clinical use: a review, *Quintessence Int* 41(6):479, 2010.
[62] Walia H, Brantley WA, Gerstein H: An initial investigation of the bending and torsional properties of Nitinol root canal files, *J Endod* 14(7):346, 1988.
[63] Peters OA, Schönenberger K, Laib A: Effects of four NiTi preparation techniques on root canal geometry assessed by micro-computed tomography, *Int Endod J* 34(3):221, 2001.
[64] McSpadden JT, Bonaccorso A, Tocchio C, et al: The zone technique, *Endo-Endodontic Practice Today (UK)* 2(1):33, 2008.
[65] Pruett JP, Clement DJ, Carnes DL: Cyclic fatigue testing of nickel-titanium endodontic instruments, *J Endod* 23(2):77, 1997.
[66] Zuolo ML, Walton RE: Instrument deterioration with usage: nickel-titanium versus stainless steel, *Quintessence Int* 28(6):397, 1997.
[67] Torabinejad M, Handysides R, Khademi AA, et al: Clinical implications of the smear layer in endodontics: a review, *Oral Surg Oral Med Oral Pathol Oral Radiol Endod* 94(6):658, 2002.
[68] McComb D, Smith DC: A preliminary scanning electron microscopic study of root canals after endodontic procedures, *J Endod* 1(7):238, 1975.
[69] Sen BH, Piskin B, Baran N: The effect of tubular penetration of root canal sealers on dye microleakage, *Int Endod J* 29(1):23, 1996.
[70] Chailertvanitkul P, Saunders WP, MacKenzie D: The effect of smear layer on microbial coronal leakage of gutta-percha root fillings, *Int Endod J* 29(4):242, 1996.
[71] Clark-Holke D, Drake D, Walton R, et al: Bacterial penetration through canals of endodontically treated teeth in the presence or absence of the smear layer, *J Dent* 31(4):275, 2003.
[72] Oksan T, Aktener BO, Sen BH, et al: The penetration of root canal sealers into dentinal tubules: a scanning electron microscopic study, *Int Endod J* 26(5):301, 1993.
[73] Wennberg A, Ørstavik D: Adhesion of root canal sealers to bovine dentine and gutta-percha, *Int Endod J* 23(1):13, 1990.
[74] Leonard JE, Gutmann JL, Guo IY: Apical and coronal seal of roots obturated with a dentine bonding agent and resin, *Int Endod J* 29(2):76, 1996.
[75] Kokkas AB, Boutsioukis A, Vassiliades LP, et al: The influence of the smear layer on dentinal tubule penetration depth by three different root canal sealers: an in vitro study, *J Endod* 30(2):100, 2004.
[76] Cobankara FK, Adanr N, Belli S: Evaluation of the influence of smear layer on the apical and coronal sealing ability of two sealers, *J Endod* 30(6):406, 2004.
[77] Siqueira JF Jr, Araujo MC, Garcia PF, et al: Histological evaluation of the effectiveness of five instrumentation techniques for cleaning the apical third of root canals, *J Endod* 23(8):499, 1997.
[78] Wu MK, Wesselink PR: Efficacy of three techniques in cleaning the apical portion of curved root canals, *Oral Surg Oral Med Oral Pathol Oral Radiol Endod* 79(4):492, 1995.
[79] Tan BT, Messer HH: The quality of apical canal preparation using hand and rotary instruments with specific criteria for enlargement based on initial apical file size, *J Endod* 28(9):658, 2002.
[80] Rosenfeld EF, James GA, Burch BS: Vital pulp tissue response to sodium hypochlorite, *J Endod* 4(5):140, 1978.
[81] Svec TA, Harrison JW: Chemomechanical removal of pulpal and dentinal debris with sodium hypochlorite and hydrogen peroxide vs normal saline solution, *J Endod* 3(2):49, 1977.
[82] Peters OA, Boessler C, Zehnder M: Effect of liquid and paste-type lubricants on torque values during simulated rotary root canal instrumentation, *Int Endod J* 38(1):223, 2005.
[83] Jungbluth H, Peters C, Peters OA, et al: Physicochemical and pulp tissue dissolution properties of some household bleach brands compared with a dental sodium hypochlorite solution, *J Endod* 38(3):372, 2012.
[84] Zehnder M: Root canal irrigants, *J Endod* 32(5):389, 2006.
[85] Zehnder M, Kosicki D, Luder H, et al: Tissue-dissolving capacity and antibacterial effect of buffered and unbuffered hypochlorite solutions, *Oral Surg Oral Med Oral Pathol Oral Radiol Endod* 94(6):756, 2002.
[86] Berutti E, Marini R: A scanning electron microscopic evaluation of the débridement capability of sodium hypochlorite at different temperatures, *J Endod* 22(9):467, 1996.
[87] Gambarini G, De Luca M, Gerosa R: Chemical stability of heated sodium hypochlorite endodontic irrigants, *J Endod* 24(6):432, 1998.
[88] Oncag O, Hosgor M, Hilmioglu S, et al: Comparison of antibacterial and toxic effects of various root canal irrigants, *Int Endod J* 36(6):423, 2003.
[89] Abou-Rass M, Piccinino MV: The effectiveness of four clinical irrigation methods on the removal of root canal debris, *Oral Surg Oral Med Oral Pathol* 54(3):323, 1982.
[90] Hülsmann M, Heckendorff M, Lennon A: Chelating agents in root canal treatment: mode of action and indications for their use, *Int Endod J* 36(12):810, 2003.
[91] Baumgartner JC, Mader CL: A scanning electron microscope evaluation of four root canal irrigation regimes, *J Endod* 13(4):147, 1987.
[92] Mai S, Kim YK, Arola DD, et al: Differential aggressiveness of ethylenediamine tetraacetic acid in causing canal wall erosion in the presence of sodium hypochlorite, *J Dent* 38(3):201, 2010.
[93] Guignes P, Faure J, Maurette A: Relationship between endodontic preparations and human dentin permeability measured in situ, *J Endod* 22(2):60, 1996.
[94] Hottel TL, El-Rafai NY, Jones JJ: A comparison of the effects of three chelating agents on the root canals of extracted human teeth, *J Endod* 25(11):716, 1999.
[95] Lim TS, Wee TY, Choi MY, et al: Light and scanning electron microscopic evaluation of Glyde File Prep in smear layer removal, *Int Endod J* 36(5):336, 2003.
[96] Krell KV, Johnson RJ: Irrigation patterns of ultrasonic endodontic files. II. Diamond coated files, *J Endod* 14(2):535, 1988.
[97] Mjør IA, Smith MR, Ferrari M, et al: The structure of dentine in the apical region of human teeth, *Int Endod J* 34(5):346, 2001.
[98] Paqué F, Luder HU, Sener B, et al: Tubular sclerosis rather than the smear layer impedes dye penetration into the dentine of endodontically instrumented root canals, *Int Endod J* 39(1):18, 2006.
[99] Scelza MF, Teixeira AM, Scelza P: Decalcifying effect of EDTA-T, 10% citric acid, and 17% EDTA on root canal dentin, *Oral Surg Oral Med Oral Pathol Oral Radiol Endod* 95(2):234, 2003.
[100] Calt S, Serper A: Smear layer removal by EGTA, *J Endod* 26(8):459, 2000.
[101] Haznedaroglu F: Efficacy of various concentrations of citric acid at different pH values for smear layer removal, *Oral Surg Oral Med Oral Pathol Oral Radiol Endod* 96(3):340, 2003.
[102] Baumgartner JC, Brown CM, Mader CL, et al: A scanning electron microscopic evaluation of root canal débridement using saline, sodium hypochlorite, and citric acid, *J Endod* 10(11):525, 1984.
[103] Rosenthal S, Spångberg L, Safavi K: Chlorhexidine substantivity in root canal dentin, *Oral Surg Oral Med Oral Pathol Oral Radiol Endod* 98(4):488, 2004.
[104] Jeansonne MJ, White RR: A comparison of 2.0% chlorhexidine gluconate and 5.25% sodium hypochlorite as antimicrobial endodontic irrigants, *J Endod* 20(6):276, 1994.
[105] Kuruvilla JR, Kamath MP: Antimicrobial activity of 2.5% sodium hypochlorite and 0.2% chlorhexidine gluconate separately and combined, as endodontic irrigants, *J Endod* 24(7):472, 1998.
[106] Vahdaty A, Pitt Ford TR, Wilson RF: Efficacy of chlorhexidine in disinfecting dentinal tubules in vitro, *Endod Dent Traumatol* 9(6):243, 1993.
[107] White RR, Hays GL, Janer LR: Residual antimicrobial activity after canal irrigation with chlorhexidine, *J Endod* 23(4):229, 1997.
[108] Torabinejad M, Khademi AA, Babagoli J, et al: A new solution for the removal of the smear layer, *J Endod* 29(3):170, 2003.
[109] Torabinejad M, Cho Y, Khademi AA, et al: The effect of various concentrations of sodium hypochlorite on the ability of MTAD to remove the smear layer, *J Endod* 29(4):233, 2003.
[110] Shabahang S, Pouresmail M, Torabinejad M: In vitro antimicrobial efficacy of MTAD and sodium hypochlorite, *J Endod* 29(7):450, 2003.
[111] Shabahang S, Torabinejad M: Effect of MTAD on *Enterococcus faecalis*–contaminated root canals of extracted human teeth, *J Endod* 29(9):576, 2003.
[112] Zhang B, Alysandratos KD, Angelidou A, et al: Human mast cell degranulation and preformed TNF secretion require mitochondrial translocation to exocytosis sites: relevance to atopic dermatitis, *J Allergy Clin Immunol* 127(6):1522, 2011.
[113] Machnick TK, Torabinejad M, Munoz CA, et al: Effect of MTAD on the bond strength to enamel and dentin, *J Endod* 29(12):818, 2003.
[114] Malkhassian G, Manzur AJ, Legner M, et al: Antibacterial efficacy of MTAD final rinse and two percent chlorhexidine gel medication in teeth with apical periodontitis: a randomized double-blinded clinical trial, *J Endod* 35(11):1483, 2009.
[115] Stojic S, Shen Y, Qian W, et al: Antibacterial and smear layer removal ability of a novel irrigant, QMiX, *J Endod* 45(4):1365, 2012.
[116] Dai L, Khechen K, Khan S, et al: The effect of QMix, an experimental antibacterial root canal irrigant, on removal of canal wall smear layer and debris, *J Endod* 37(1):80, 2011.
[117] Wang Z, Shen Y, Haapasalo M: Effectiveness of endodontic disinfecting solutions against young and old *Enterococcus faecalis* biofilms in dentin canals, *J Endod* 38(10):1376, 2012.
[118] Morgental RD, Singh A, Sappal H, et al: Dentin inhibits the antibacterial effect of new and conventional endodontic irrigants, *J Endod* 39(3):406, 2013.
[119] Ordinola-Zapata R, Bramante CM, Brandao Garcia R, et al: The antimicrobial effect of new and conventional endodontic irrigants on intraorally infected dentin, *Acta Odont Scand* 71(3-4): 424, 2013.
[120] Cymerman JJ, Jerome LA, Moodnik RM: A scanning electron microscope study comparing the efficacy of hand instrumentation with ultrasonic instrumentation of the root canal, *J Endod* 9(8):327, 1983.
[121] Schulz-Bongert U, Weine FS, Schulz-Bongert J: Preparation of curved canals using a combined hand-filing, ultrasonic technique, *Comp Cont Educ Dent* 16(3):270, 1995.
[122] Chenail BL, Teplitsky PE: Endosonics in curved root canals. II, *J Endod* 14(5):214, 1988.
[123] Ahmad M, Pitt Ford TJ, Crum LA: Ultrasonic débridement of root canals: acoustic streaming and its possible role, *J Endod* 13(10):490, 1987.
[124] Cameron JA: The use of ultrasonics in the removal of the smear layer: a scanning electron microscope

study, *J Endod* 9(7):289, 1983.
[125] Archer R, Reader A, Nist R, et al: An in vivo evaluation of the efficacy of ultrasound after step-back preparation in mandibular molars, *J Endod* 18(11):549, 1992.
[126] Weller RN, Brady JM, Bernier WE: Efficacy of ultrasonic cleaning, *J Endod* 6(9):740, 1980.
[127] Steinberg D, Abid-el-Raziq D, Heling I: In vitro antibacterial effect of RC-Prep components on *Streptococcus sobrinus*, *Endod Dent Traumatol* 15(4):171, 1999.
[128] Zehnder M, Schmidlin PR, Sener B, et al: Chelation in root canal therapy reconsidered, *J Endod* 31(11):817, 2005.
[129] Cehreli ZC, Onur MA, Tasman F, et al: Effects of current and potential dental etchants on nerve compound action potentials, *J Endod* 28(3):149, 2002.
[130] Goldberg F, Abramovich A: Analysis of the effect of EDTAC on the dentinal walls of the root canal, *J Endod* 3(3):101, 1977.
[131] Powell SE, Wong PD, Simon JH: A comparison of the effect of modified and nonmodified instrument tips on apical canal configuration. II, *J Endod* 14(5):224, 1988.
[132] Parashos P, Messer HH: Rotary NiTi instrument fracture and its consequences, *J Endod* 32(11):1031, 2006.
[133] Degerness RA, Bowles WR: Dimension, anatomy and morphology of the mesiobuccal root canal system in maxillary molars, *J Endod* 36(6):985, 2010.
[134] Sjögren U, Hagglund B, Sundqvist G, et al: Factors affecting the long-term results of endodontic treatment, *J Endod* 16(10):498, 1990.
[135] Wu MK, vd Sluis LW, Wesselink PR: The capability of two hand instrumentation techniques to remove the inner layer of dentine in oval canals, *Int Endod J* 36(3):218, 2003.
[136] Paqué F, Balmer M, Attin T, et al: Preparation of oval-shaped root canals in mandibular molars using nickel-titanium rotary instruments: a micro-computed tomography study, *J Endod* 36(4):703, 2010.
[137] Ingle JI: A standardized endodontic technique using newly development instruments and filling materials, *Oral Surg Oral Med Oral Pathol* 14(1):83, 1961.
[138] Weine FS, Kelly RF, Lio PJ: The effect of preparation procedures on original canal shape and on apical foramen shape, *J Endod* 1(8):255, 1975.
[139] Walton RE: Histologic evaluation of different methods of enlarging the pulp canal space, *J Endod* 2(10):304, 1976.
[140] Morgan LF, Montgomery S: An evaluation of the crown-down pressureless technique, *J Endod* 10(10):491, 1984.
[141] Torabinejad M: Passive step-back technique, *Oral Surg Oral Med Oral Pathol* 77(4):398, 1994.
[142] Roane JB, Sabala CL, Duncanson MG Jr: The "balanced force" concept for instrumentation of curved canals, *J Endod* 11(5):203, 1985.
[143] Rotary Instrumentation: an Endodontic Perspective. American Association of Endontists, Chicago, 2008.
[144] Bardsley S, Peters CI, Peters OA: The effect of three rotational speed settings on torque and apical force with vortex rotary instruments in vitro, *J Endod* 37(6):860, 2011.
[145] Patino PV, Biedma BM, Liebana CR, et al: The influence of a manual glide path on the separation rate of NiTi rotary instruments, *J Endod* 31(2):114, 2005.
[146] Stabholz A, Rotstein I, Torabinejad M: Effect of preflaring on tactile detection of the apical constriction, *J Endod* 21(2):92, 1995.
[147] Pecora JD, Capelli A, Guersoli A, et al: Influence of cervical preflaring on apical file size determination, *Int Endod J* 38(7):430, 2005.
[148] Schrader C, Peters OA: Analysis of torque and force with differently tapered rotary endodontic instruments in vitro, *J Endod* 31(2):120, 2005.
[149] Paqué F, Zehnder M, Marending M: Apical fit of initial K-files in maxillary molars assessed by micro-computed tomography, *Int Endod J* 43(4):328, 2010.
[150] Saini HR, Tewari S, Sangwan P, et al: Effect of different apical preparation sizes on outcome of primary endodontic treatment: a randomized controlled trial, *J Endod* 38(10):1309, 2012.
[151] Ferreira Murgel CA, Walton RE, Rittman B, et al: A comparison of techniques for cleaning endodontic files after usage: a quantitative scanning electron microscopic study, *J Endod* 16(5):214, 1990.
[152] Sathorn C, Parashos P, Messer HH: Effectiveness of single- versus multiple-visit endodontic treatment of teeth with apical periodontitis: a systematic review and meta-analysis, *Int Endod J* 38(6):347, 2005.
[153] Nair PN, Henry S, Cano V, et al: Microbial status of apical root canal system of human mandibular first molars with primary apical periodontitis after "one-visit" endodontic treatment, *Oral Surg Oral Med Oral Pathol Oral Radiol Endod* 99(2) 2005.
[154] Vera J, Siqueira JF, Ricucci D, et al: One- versus two-visit endodontic treatment of teeth with apical periodontitis: a histobacteriologic study, *J Endod* 38(8):1040, 2012.
[155] Law A, Messer H: An evidence-based analysis of the antibacterial effectiveness of intracanal medicaments, *J Endod* 30(10):689, 2004.
[156] Yang SF, Rivera EM, Baumgardner KR, et al: Anaerobic tissue-dissolving abilities of calcium hydroxide and sodium hypochlorite, *J Endod* 21(12):613, 1995.
[157] Safavi KE, Nichols FC: Effect of calcium hydroxide on bacterial lipopolysaccharide, *J Endod* 19(2):76, 1993.
[158] Safavi KE, Nichols FC: Alteration of biological properties of bacterial lipopolysaccharide by calcium hydroxide treatment, *J Endod* 20(3):127, 1994.
[159] Walton RE, Holton IFJ, Michelich R: Calcium hydroxide as an intracanal medication: effect on posttreatment pain, *J Endod* 29(10):627, 2003.
[160] Rivera EM, Williams K: Placement of calcium hydroxide in simulated canals: comparison of glycerin versus water, *J Endod* 20(9):445, 1994.
[161] Sigurdsson A, Stancill R, Madison S: Intracanal placement of $Ca(OH)_2$: a comparison of techniques, *J Endod* 18(8):367, 1992.
[162] Torres CP, Apicella MJ, Yancich PP, et al: Intracanal placement of calcium hydroxide: a comparison of techniques, revisited, *J Endod* 30(4):225, 2004.
[163] Lambrianidis T, Kosti E, Boutsioukis C, et al: Removal efficacy of various calcium hydroxide/chlorhexidine medicaments from the root canal, *Int Endod J* 39(1):55, 2006.
[164] Chang YC, Tai KW, Chou LS, et al: Effects of camphorated parachlorophenol on human periodontal ligament cells in vitro, *J Endod* 25(12):779, 1999.
[165] Spångberg L: Cellular reaction to intracanal medicaments, *Trans Int Conf Endod* 5(0):108, 1973.
[166] Spångberg L, Rutberg M, Rydinge E: Biologic effects of endodontic antimicrobial agents, *J Endod* 5(6):166, 1979.
[167] Harrison JW, Bellizzi R, Osetek EM: The clinical toxicity of endodontic medicaments, *J Endod* 5(2):42, 1979.
[168] Thoden van Velzen SK, Feltkamp-Vroom TM: Immunologic consequences of formaldehyde fixation of autologous tissue implants, *J Endod* 3(5):179, 1977.
[169] Walton RE, Langeland K: Migration of materials in the dental pulp of monkeys, *J Endod* 4(6):167, 1978.
[170] Myers DR, Shoaf HK, Dirksen TR, et al: Distribution of 14C-formaldehyde after pulpotomy with formocresol, *J Am Dent Assoc* 96(5):805, 1978.
[171] Doran MG, Radtke PK: A review of endodontic medicaments, *Gen Dent* 46(5):484, 1998.
[172] Harrison JW, Baumgartner JC, Svec TA: Incidence of pain associated with clinical factors during and after root canal therapy. Part 1. Interappointment pain, *J Endod* 9(9):384, 1983.
[173] Byström A, Claesson R, Sundqvist G: The antibacterial effect of camphorated paramonochlorophenol, camphorated phenol and calcium hydroxide in the treatment of infected root canals, *Endod Dent Traumatol* 1(5):170, 1985.
[174] Walton RE: Intracanal medicaments, *Dent Clin North Am* 28(4):783, 1984.
[175] Harrison JW, Baumgartner CJ, Zielke DR: Analysis of interappointment pain associated with the combined use of endodontic irrigants and medicaments, *J Endod* 7(6):272, 1981.
[176] Maddox DL, Walton RE, Davis CO: Incidence of post-treatment endodontic pain related to medicaments and other factors, *J Endod* 3(12):447, 1977.
[177] Kleier DJ, Mullaney TP: Effects of formocresol on posttreatment pain of endodontic origin in vital molars, *J Endod* 6(5):566, 1980.
[178] Torabinejad M, Kettering JD, McGraw JC, et al: Factors associated with endodontic interappointment emergencies of teeth with necrotic pulps, *J Endod* 14(5):261, 1988.
[179] Trope M: Relationship of intracanal medicaments to endodontic flare-ups, *Endod Dent Traumatol* 6(5):226, 1990.
[180] Ehrmann EH, Messer HH, Adams GG: The relationship of intracanal medicaments to postoperative pain in endodontics, *Int Endod J* 36(12):868, 2003.
[181] Chance K, Lin L, Shovlin FE, et al: Clinical trial of intracanal corticosteroid in root canal therapy, *J Endod* 13(9):466, 1987.
[182] Chance KB, Lin L, Skribner JE: Corticosteroid use in acute apical periodontitis: a review with clinical implications, *Clin Prev Dent* 10(1):7, 1988.
[183] Dametto FR, Ferraz CCR, Paula B, et al: In vitro assessment of the immediate and prolonged antimicrobial action of chlorhexidine gel as an endodontic irrigant against *Enterococcus faecalis*, *Oral Surg Oral Med Oral Pathol Oral Radiol Endod* 99(6):768, 2005.
[184] Dammaschke T, Schneider U, Stratmann U, et al: Effect of root canal dressings on the regeneration of inflamed periapical tissue, *Acta Odont Scand* 63(3):143, 2005.
[185] Gomes BPFD, Vianna ME, Sena NT, et al: In vitro evaluation of the antimicrobial activity of calcium hydroxide combined with chlorhexidine gel used as intracanal medicament, *Oral Surg Oral Med Oral Pathol Oral Radiol Endod* 102(4):544, 2006.
[186] De Rossi A, Silva LAB, Leonardo MR, et al: Effect of rotary or manual instrumentation, with or without a calcium hydroxide/1% chlorhexidine intracanal dressing, on the healing of experimentally induced chronic periapical lesions, *Oral Surg Oral Med Oral Pathol Oral Radiol Endod* 99(5):628, 2005.
[187] Penesis VA, Fitzgerald PI, Fayad MI, et al: Outcome of one-visit and two-visit endodontic treatment of necrotic teeth with apical periodontitis: a randomized controlled trial with one-year evaluation, *J Endod* 34(3):251-257, 2008.
[188] Naoum HJ, Chandler NP: Temporization for endodontics, *Int Endod J* 35(12):964, 2002.
[189] Barthel CR, Zimmer S, Wussogk R, et al: Long-term bacterial leakage along obturated roots restored with temporary and adhesive fillings, *J Endod* 27(9):559, 2001.
[190] Zmener O, Banegas G, Pameijer CH: Coronal microleakage of three temporary restorative materials: an in vitro study, *J Endod* 30(8):582, 2004.
[191] Mayer T, Eickholz P: Microleakage of temporary restorations after thermocycling and mechanical loading, *J Endod* 23(5):320, 1997.
[192] Beach CW, Calhoun JC, Bramwell JD, et al: Clinical evaluation of bacterial leakage of endodontic temporary filling materials, *J Endod* 22(9):459, 1996.
[193] Vail MM, Steffel CL: Preference of temporary restorations and spacers: a survey of diplomates of the American Board of Endodontists, *J Endod* 32(6):513, 2006.
[194] Newcomb BE, Clark SJ, Eleazer PD: Degradation of the sealing properties of a zinc oxide–calcium sulfate–based temporary filling material by entrapped cotton fibers, *J Endod* 27(12):789, 2001.
[195] Pane ES, Palamara JE, Messer HH: Stainless steel bands in endodontics: effects on cuspal flexure and fracture resistance, *Int Endod J* 35(5):467, 2002.
[196] Gutmann JL: The dentin-root complex: anatomic and biologic considerations in restoring endodontically treated teeth, *J Prosthet Dent* 67(4):458, 1992.

17 CHAPTER

第17章　修复前准备

Preparation for restoration

章节大纲

根管充填牙齿存活的风险	**修复设计**
结构和美学的考虑	**桩核的牙体及根管预备**
冠部封闭	**桩的类型、固位及内核系统**
修复时机	**通过现有的修复体修复**

学习目标

阅读本章后，学生应该能够：

1. 描述影响根管充填牙齿存活的主要因素。
2. 总结导致牙齿强度丧失的因素，并描述保持牙体组织结构的重要性。
3. 保持冠部封闭的重要性以及如何达到。
4. 描述制作一个恰当的修复体的要求。
5. 概述不做修复体患牙的术后风险。
6. 讨论即刻修复的原理。
7. 在根管治疗前确定修复类型。
8. 讨论直接修复体和间接修复体的优缺点。
9. 概述前牙和后牙桩放置的位置。
10. 描述通用的桩修复系统并分别描述其优缺点。
11. 描述核修复材料以及其放置方法。
12. 描述使用现有修复体修复开髓通路的技术。

为了使牙折和冠部微渗漏的风险最小化，需要做即刻修复。在根管治疗之前就应该确定修复体的类型。所有的龋坏和现有的修复体都应去掉，这些措施的目的是为了降低治疗过程中的冠部微渗漏[1]，并且暴露剩余牙齿的结构[2]。这一阶段也要基于牙齿现况和功能需要，确定修复体的类型[2-3]。在大多数病例中，都是直接进行修复，但是修复前的决策必须基于好的原则，即这颗牙齿能否作为一个功能单位长期保存。本章节主要讲述了修复的原则而不是操作的技术细节，那些内容超出了本课本的范围。

根管充填牙齿存活的风险

虽然根管充填牙齿需要拔牙的风险比活髓牙齿要大得多[4]，但是长期存活率还是很高的。许多研究调查了根管充填牙齿存活率情况，结果显示每年最多有1%～2%的牙齿丧失[5-8]，一个非常大型的包括约150万颗牙齿的研究报道根管治疗牙齿在8年后只有2.9%丧失[7]。最近的一项META分析显示根管治疗牙齿8～10年后平均存活率为87%[5]。修复体是存活的关键。根管治疗牙的风险如下：

1. 龋坏和牙周病。龋坏和牙周病会导致将近一半的根管治疗牙齿被拔除[9-11]。新的证据显示，根管充填牙齿比正常牙齿更容易患龋齿，虽然这一现象的生物学原因还未知[12-13]。
2. 缺乏最终的修复体。有比率高得令人惊讶的牙齿在根管治疗后没有进行适当的修复治疗[6,10,14]。在一个来源于美国保险数据研究中[6]，几乎有30%的牙齿在根管治疗后的两年都没有进行修复，这其中11%的牙齿最后被拔除。
3. 不合适的修复体。缺乏冠部覆盖是导致根管治疗后牙齿缺失的主要因素[5-7,15]。前文中提到的涉及150万颗牙齿的研究，85%都没有进行冠部覆盖[7]。缺乏牙尖保护使牙齿造成不可修复性牙尖损坏或导致冠部折裂。直接修复并不能提供足够的保护，除非开髓通路仅局限于咬合面。

4. 咬合压力。当牙齿作为固定义齿或活动义齿的基牙时，牙齿丧失的可能性会极大增加，因为牙齿缺乏近远中方向邻牙的支持[5-6,16]。
5. 牙髓因素。一般来说仅有10%的牙齿拔除是因为牙髓因素，包括持续性疼痛[9-11,17]。牙髓因素（发展或持续存在的根尖病损）是可以通过进一步治疗解决而不是拔除。操作因素（比如穿孔）是可能导致牙齿拔除的原因[17]。

结构和美学的考虑

牙齿是在一个充满挑战的环境中行使功能，强大的咬合力以及每年超过100万次循环的持续重复加载并持续几十年的寿命。龋坏、修复过程以及咬合压力在正常使用过程中也会将牙齿置于严重损害的风险中，对根管充填牙齿产生的威胁更大。如之前提过的，不可修复性冠折是根管治疗牙齿没有做恰当修复体保护的常见后果（图17.1）[15,18]。了解折裂易感性增加的原因对于设计修复计划有重要意义。

牙本质的结构改变

目前普遍认为，根管充填牙齿的牙本质机械性能与活髓牙牙本质只有小部分不同（强度、硬度、弹性模量）[19-20]。同样，牙本质的含水量并不会受到牙髓活性丧失的影响[21]。尽管表面上看只有微小的不一样，但是其他生物机械因素可能造成根管充填牙齿与正常牙齿之间的显著差异[22]。牙本质断裂韧性可能是影响折裂易感性的一个非常重要的性能因素，但它与根管充填牙齿牙本质之间的关系并未做过广泛研究。牙本质小管液的丧失，会严重影响应力分布和应力释放，同时也会导致根管充填牙齿对咬合力反应的改变[23]。

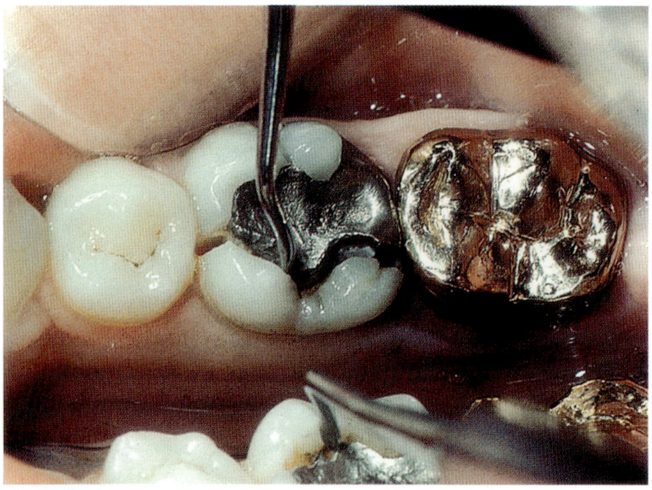

图17.1 根管治疗的牙齿使用银汞修复但脆弱的牙尖缺乏保护导致冠根折（劈裂牙）。（由H. Colman医生授权提供）

牙齿结构的丧失

许多需要根管治疗的牙齿其结构都已经被龋坏和后续的修复步骤破坏。每个根管治疗步骤和修复过程都会去掉一定的牙本质。即便是殆面龋坏预备也会使牙齿变弱；牙齿结构的丧失会导致牙齿强度的下降。一边或两边的边缘嵴丧失是导致牙尖硬度（强度）减弱的主要因素（图17.2）[24-25]。当开髓通路有坚实的牙本质包绕的时候，牙髓治疗对于降低牙尖强度的影响很小[24]。若一个牙齿已经被龋坏、创伤或者大的修复体损坏时，开髓通路尤为重要，尤其是当边缘嵴丧失时[26]。过度敞开的冠部通路也会导致牙尖折裂的易感性增加[27]。

生物力学因素

在正常的功能运动中牙齿受到的咬合负载可产生较大的应力，这种应力能够导致活髓牙的牙尖折裂，甚至牙根纵裂[28]。牙尖曲度（在负载中的活动）随着时间推移削弱了前磨牙和磨牙[25]。龋洞预备越大越深，非支持尖就会变得越弱，在咬合负载下暴露越多缺陷[24-26]。严重的牙尖曲度会导致牙齿和修复材料边缘不断开殆。牙髓治疗和修复治疗对根管内部

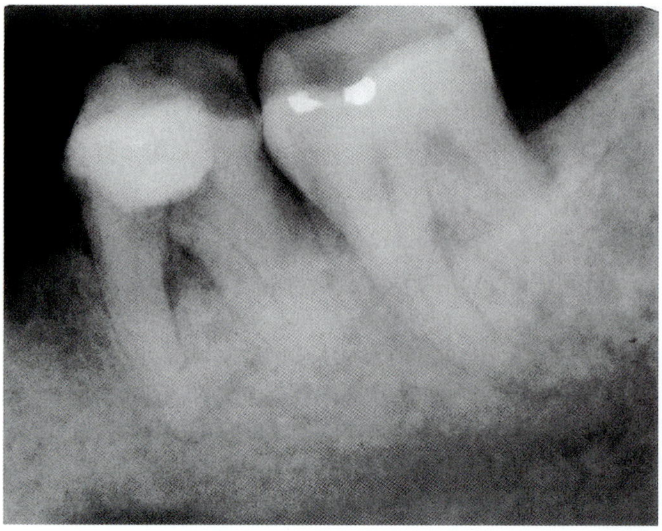

图17.2 需要根管治疗的牙齿一般都由于龋坏和修复过程导致结构破坏。

形态的改变也可能导致牙齿刚性丧失。根管充填牙齿咬合负载的应力分布与完整的活髓牙齿完全不同[22]。疲劳也是一个因素；牙尖在重复弯曲过程中逐渐变弱。因此，修复体必须将牙尖曲度设计至最小以保护牙齿，防止折裂以及边缘渗漏。

美观因素

越来越多的患者希望增强修复体美观。对于根管充填牙齿可以使用烤瓷冠和全瓷冠修复。保持瓷层足够的厚度能提供一个更为逼真的外观。在做全瓷冠或者烤瓷冠过程中去掉的牙齿结构比做金属冠和铸造冠要大得多[29–31]。剩余的冠部牙体组织强度可能在将来会进一步减弱。

合适修复体的要求

基于上述讨论，合适的修复体应该是：（1）保留剩余的牙体组织，但不能以不合适的修复体为代价。（2）保护剩余牙体组织，尤其是将牙尖曲度降至最小。（3）提供冠部封闭。（4）具备令人满意的功能及美学效果。必须注意保证美学效果的前提是不过多去除剩余牙体组织而导致牙齿力学性能下降。

冠部封闭

冠部微渗漏是导致牙髓治疗失败的主要原因[32–33]。即使是严密充填的根管也不能完全抵抗细菌的入侵，我们需要依靠修复体来确保冠部封闭的长期完整[34]。修复体可以通过分开的步骤（比如在根管口上方放置屏障）或者说更常见的方式[35–36]，以完整的修复体整体来提供冠部封闭。对简单开髓洞形直接修复，通过粘接修复便能提供最可靠的封闭效果[37]。微渗漏实验证明不论采用哪种类型的桩或者粘接水门汀，在桩周围都会出现微渗漏[38]。然而，一个有足够肩领的冠，外加桩核底座，对于冠部周围微渗漏的预防来说非常有效[39–40]。

当考虑去除修复体或者保留有微渗漏的修复体时，一个常常被提到的问题就是“根管充填后暴露于口腔环境中多久应该进行再治疗？”。这个问题目前还没有合适的答案。实验研究提示沿着根管充填全长的微渗漏发展很快，在几天和几周内就会出现[41–42]。然而，一个最近的综述总结说临床上冠部的微渗漏并没有实验研究条件下的微渗漏那么严重[43]。临床上，根尖周围的缺损可能在冠部封闭丧失几年后都不会出现，并且细菌侵入常常局限于根管冠方1/3[44–45]。普遍被接受的观点就是根管充填材料在口内液体环境中暴露2～3个月就应该重新充填[32]。然而，如果根管充填质量很高并且没有出现根尖病变时，可以通过替换缺失或者渗漏的修复体而不需要替换整个根管充填物[43]。

修复时机

除非有特殊理由需要延期修复，否则应该尽快进行修复[32,37,46]。大多数用于封闭牙髓通路的临时修复材料都仅有很低的抗磨损和抗折裂性能；实质性的咬合磨损和冠部封闭丧失可能在几周内出现。牙齿在开髓后会保持最脆弱的状态直到被恰当地恢复。临时性修复体不能为牙齿抵抗咬合力提供完全的保护，甚至对于没有咬合的牙也不行。在治疗过程中以及治疗刚刚结束后，出现不可挽回的折裂是如此常见（图17.3）。可以在牙齿周围使用正畸带环水门汀进行粘接后从而提供必要的保护。

对于大多数牙齿，在制作永久修复体之前没有必要等待影像学上的组织愈合。迅速修复对于提高预后效果很有帮助，因为它可防止折裂和防止冠部封闭丧失。为了有一个有保障的预后，推迟永久修复体的放置是为了方便失败出现后进一步处理。修正的再治疗通常直接穿过修复体（本章后面会提到）除非根管内放置了桩。如果需要手术矫正，没

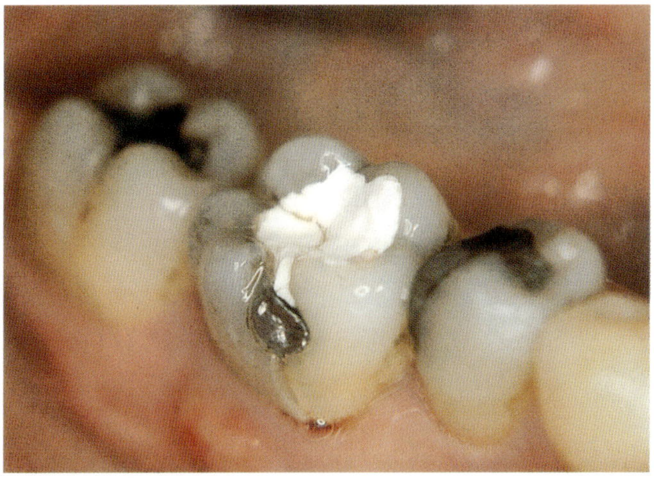

图17.3 根管治疗过程中不可修复的牙齿折裂。在牙髓治疗几天后，由于牙尖缺乏保护以及较深的解剖沟裂造成折裂。

有理由推迟修复。唯一推迟修复的理由就是预后不确定，当失败发生可能需要拔牙的病例。

一旦牙齿永久修复推迟，那么必须制作耐用、有保护能力、封闭良好、满足功能和美观需要的临时修复体。Cavit这样的临时修复体是不够的[47]。对于后牙，一些类型的牙尖保护是需要的，即使是有临时修复体[48]。一个好的长期的后牙临时修复体是使用银汞合金核覆盖脆弱的牙尖，这样可以满足功能和封闭的需要。永久冠之后可以在不去掉核的情况下预备（图17.4）。相比之下，对于前牙修复体，由于需要考虑美观和冠部封闭，更具挑战性。一个整体临时桩冠在脱位时可能会有风险，因此会对封闭性产生影响[49]。放置桩和核分开的临时修复体就显得更为合理[46,50]。

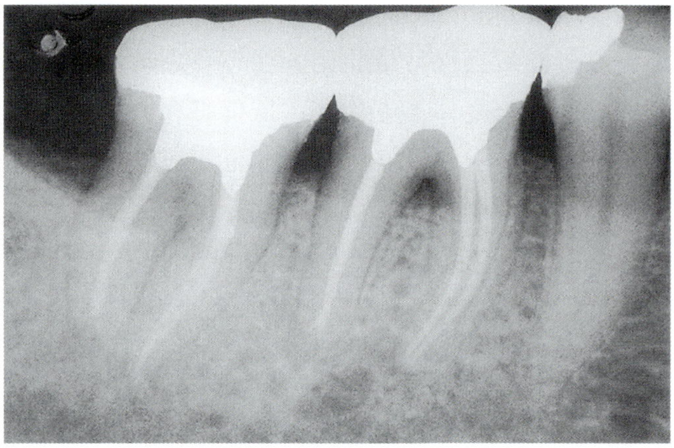

图17.4 利用天然倒凹，髓室及根管口可以固位银汞核。牙齿可以在去除银汞核的情况下预备，或者在牙尖恰当保存的情况下银汞直接作为最终修复体。（由D.P. Parashos授权提供）

修复设计

原则和理念

3项基本原则对于保持功能和持久性很重要。

1. 保存牙体组织。一些前牙根管治疗后的牙齿是完整的或者最低程度修复的，有证据支持只有冠部开髓通路的修复体比全冠修复或者桩核冠修复需要去除的牙体组织更少[51–52]。一些数据甚至证明磨牙完整时（除了小小的牙髓入路开放）可以仅用复合树脂材料进行修复[53]。然而，大多数根管治疗的后牙以及一些前牙都是结构比较糟糕的，需要放置冠对残存的牙齿以及牙尖进行包绕，从而降低牙齿折裂的可能性并延长使用寿命[15,18]。一些开业医生在牙髓治疗中先进行大量的破坏然后重建的方法既不需要也不符合当今的科学理念。
2. 固位。根管治疗牙齿永久性冠部修复可以是仅填充周围有牙齿结构保存的开髓入路。当牙齿结构破坏时才需要冠保护，并且残留的牙本质和修复材料核代替了缺失的牙体组织。如果残留的牙体组织不能提供足够的冠部固位力，那么需要在根管中放置一个桩为核提供固位。由于桩会减弱牙体组织的强度[54–58]，并且可能造成根折以及根管预备过程中牙根穿孔[59]，所以只有在其他机械和化学粘接方法不能固定修复材料的时候才使用[60–61]。
3. 保护剩余的牙体组织。在后牙区域，适用于通过降低被削弱的牙尖的曲度和折裂性而保护。修复体设计是为了包绕牙尖将其折裂的可能性降到最小，并且通过将牙齿功能性负荷传递至悬吊装置。

设计最终修复体

当根管治疗的牙齿是完整的或者仅有小的缺损并被合适的修复体修复，最终修复体的选择应该是明确的。优选的治疗是去除开髓通路的临时修复体以及一些其他的材料（比如棉球）。根管充填材料可见，基于美学要求，使用银汞或者复合树脂修复缺损区域。

当牙齿需要一个冠时，只有去掉了现有的修复体或者修复材料之后才能选择最终的修复治疗类型，确保没有残留的龋坏，并暴露健康的牙体组织。提前预见到修复预备确保了核固位需要保留的牙体组织要求。日益增加的美学修复需求要求使用全瓷或者烤瓷材料作为永久修复体材料。通过对磨损平面和异常肌功能运动如磨牙症的观察，证据显示这些材料通常美观效果满意但是力学性能不如金属材料，特别是在咬合力较大的区域。

前牙

只要可能，开髓入路打开后应直接修复（如酸蚀并做树脂粘接）。这对于大部分牙体组织未受损的牙齿来说已经足够。对于损伤更严重的前牙（创伤、大的邻面修复体），最好使用基于桩核支持的烤瓷或者全瓷材料覆盖冠部。对于前磨牙和磨牙选择更加多样。

后牙

直接修复

直接在后牙开髓入路上放置修复体（银汞或者复合树脂）是比较保守的方式，但是使用时必须仔细考虑。修复体必须能够保护并防止冠部折裂。使用该方法的适应证如下：

1. 在牙髓治疗前及治疗中牙齿结构损失很小。保守的开髓预备保留了完整的边缘嵴，并且不用进一步预备牙齿就能修复。
2. 牙齿的远期效果不确定，但是观察期间需要一个耐用的修复体。

后牙伴有大量的牙体组织丧失如果在美观性可以接受并且非支持牙尖可以通过银汞合金得到充分保护时可以使用银汞材料充填[62]。一些冠部覆盖的银汞可以使用数年（图17.5），另一些则由于过大的咬合力而折裂。咬合力的评估和功能运动可帮助确定牙尖覆盖银汞合金修复是否合适。传统的Ⅱ类洞由于银汞合金没有覆盖牙尖不能提供牙尖保护，因此通常不应使用[63]。最低的要求，靠近缺失边缘嵴的牙尖应做高嵌体并且至少需要2mm的银汞合金厚度抵抗咬合压力（图17.5）[64]。银汞合金应该进入髓室和根管口以帮助固位。如果有适应证，银汞合金可以作为后期间接铸造修复的核（图17.6）。粘接性银汞合金也被使用过，但是其在根管充填牙齿中的临床表现没有比较好的文献记录，并且在脆弱未被保护的牙尖上粘接失败可能产生灾难性后果。

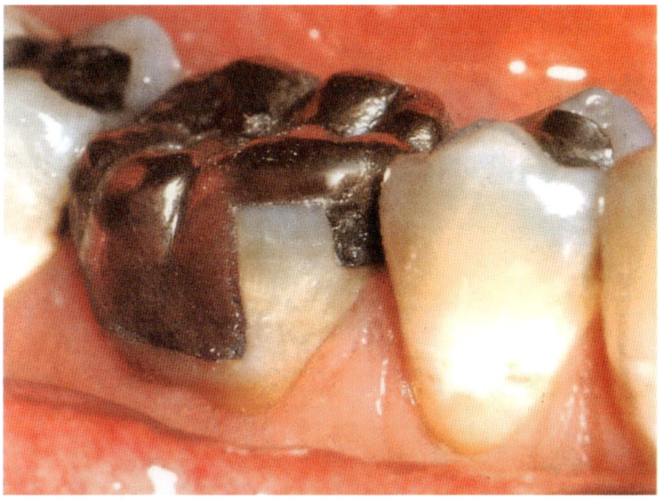

图17.5 汞合金替代远颊尖和远中尖，同时还使用2mm银汞合金保护近中颊尖和舌尖。它良好行使功能超过了10年，此刻患者要求在此牙上制作牙冠。

银汞合金使用在可露出的牙齿上会带来美学上的问题，并且对牙色修复体的需求催生了使用粘接的复合树脂修复。随着粘接技术的发展和材料的进步，复合树脂修复体的长期临床观察研究报道了较好的结果[65]。邻面的微渗漏和继发龋仍是一个问题，尤其是当修复体有龈下边缘且没有使用橡皮障时。

间接修复体

全金属铸造修复体（高嵌体，3/4冠和全冠）都拥有良好的咬合保护能力，被证明是牙体结构缺失需要冠保护时的最佳选择。高嵌体的优势在于牙体预备更加保守，但有良好的牙尖覆盖效果（图17.7）。黄金的强度能允许牙齿预备更保守，倾斜的斜面能提供有效的牙尖覆盖。全覆盖的金属冠适用于当冠部牙体组织结构严重缺损无法做更加保守的修复时，或者如果功能性或副功能性应力需要用全冠进行覆盖保护时。

当牙齿要为全冠做预备时，冠部的开髓通路应该使用银汞或者粘接复合树脂恢复并且封闭，使之成为冠的核基座。玻璃离子也可以被用于封闭开髓通路，只要其目的是封闭开口而不是形成一个坚固的轴壁用于冠的固位。

许多患者的美学要求限制了金属冠的使用。烤瓷或者全瓷冠成为后牙根管治疗后修复的主要材料。这些全冠提供了坚实可靠的修复体并防止了牙根折裂（图17.8）[61,66–67]。然而，根管治疗可能需要去除大量的牙体组织，加之预备冠部所需空间，有时可能需要核或者放置桩来固位核。为了确定核的形状必须完全暴露牙齿的周长。通过使用排龈线、电刀及激光去除多余软组织都是为了防止因完成线暴露不全而使核过小的好办法。当使用核而不使用桩作为冠的基底时，材料必须良好固位于残留的牙体组织上且必须有足够的厚度，防止因行使功能时材料折裂而导致全冠修复失败（图17.9）。

桩核的牙体及根管预备

冠部牙体预备

对于一个需要使用桩核冠修复的牙齿，修复

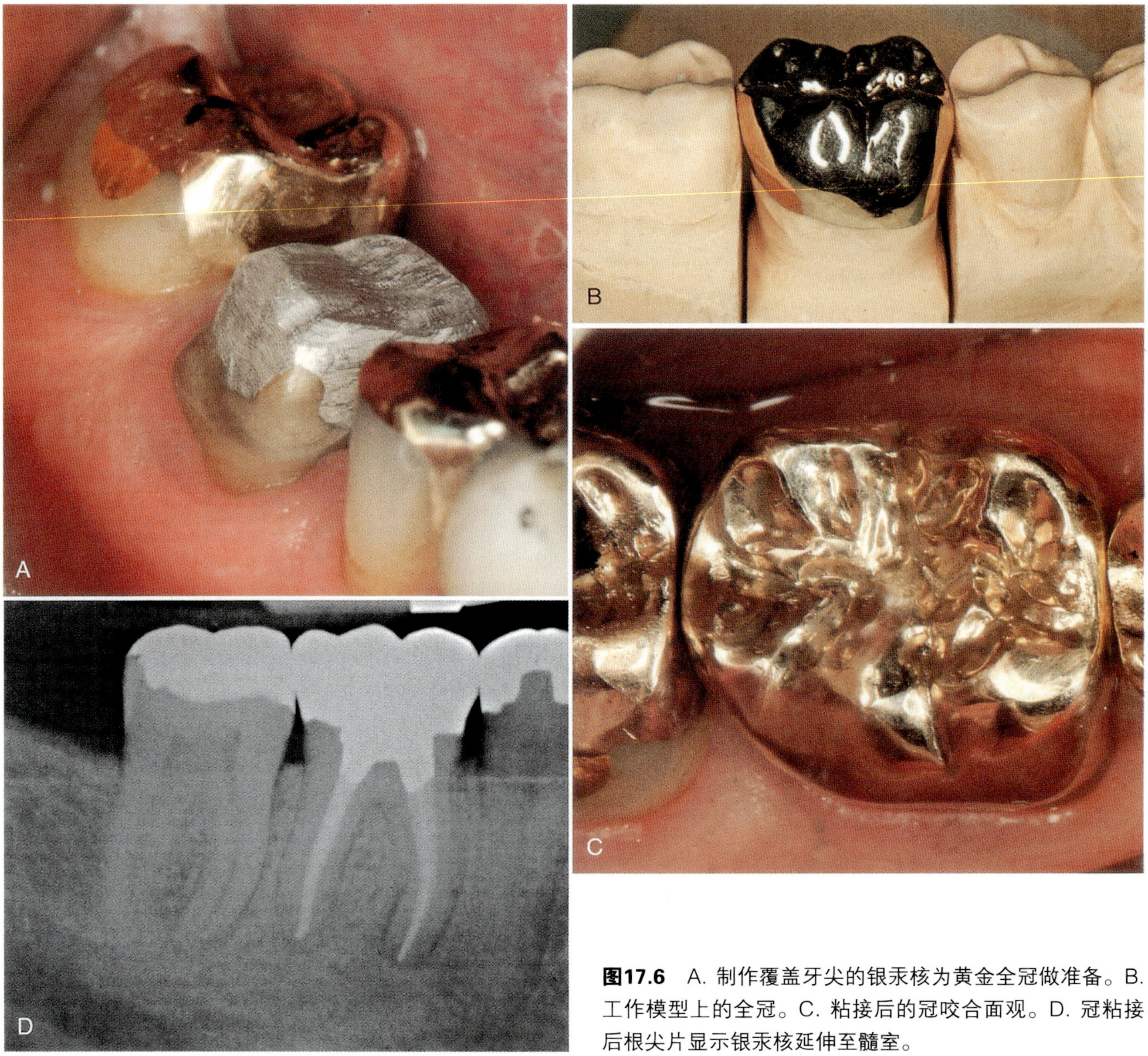

图17.6 A. 制作覆盖牙尖的银汞核为黄金全冠做准备。B. 工作模型上的全冠。C. 粘接后的冠咬合面观。D. 冠粘接后根尖片显示银汞核延伸至髓室。

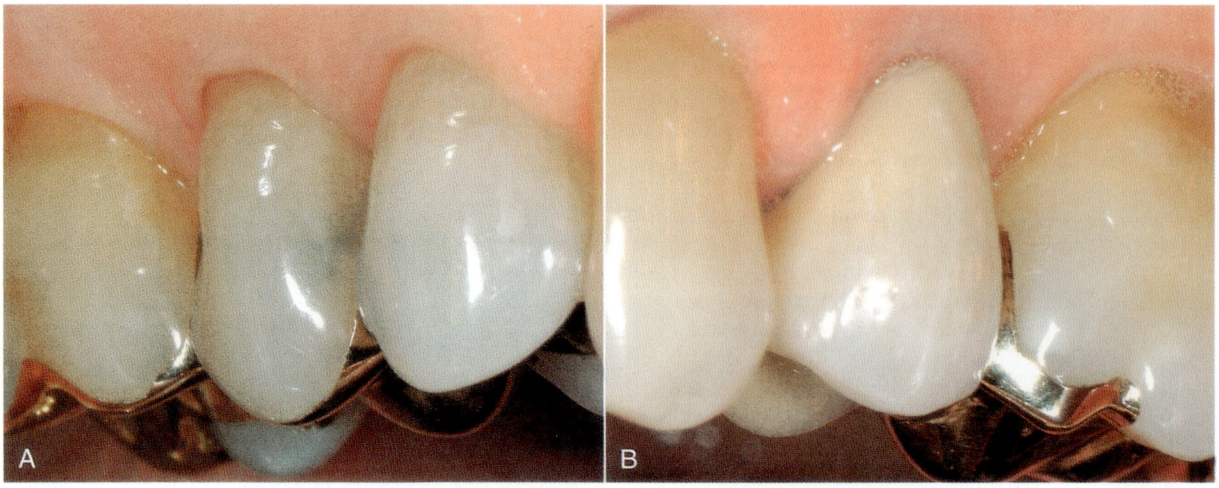

图17.7 A和B. 安在第二前磨牙颊侧反向斜面的铸造黄金高嵌体，以防止牙尖折裂。这项技术可能无法满足许多患者的美观要求。

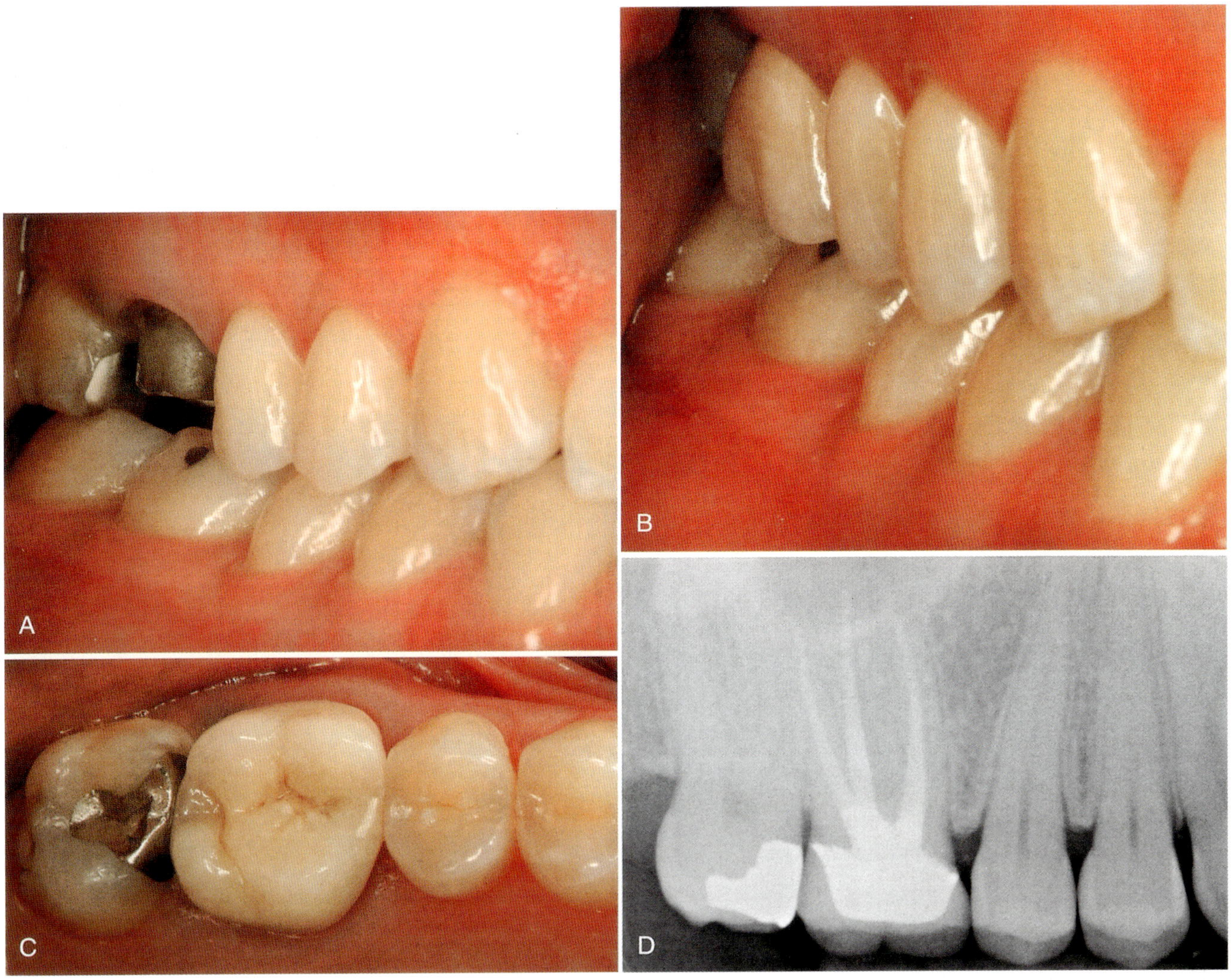

图17.8　A. 牙髓治疗的上颌第一磨牙使用银汞核为烤瓷修复做准备。B. 冠粘接后。C. 冠的咬合面观。D. 根尖片显示粘接冠和银汞核。

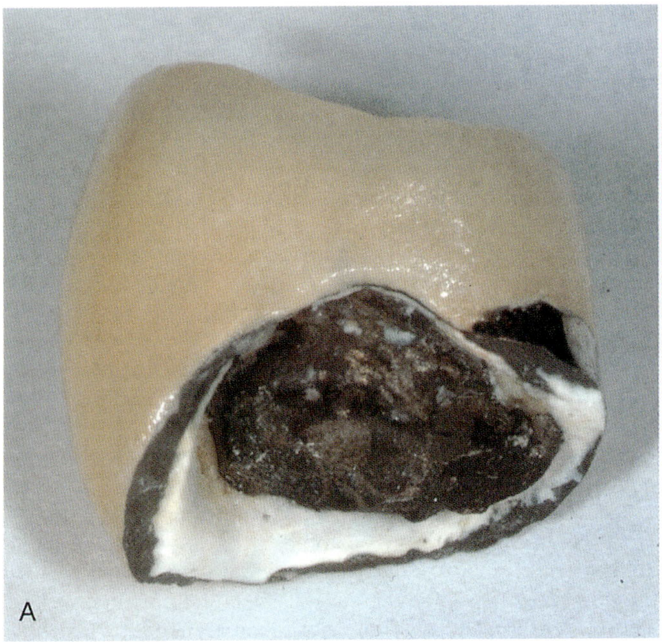

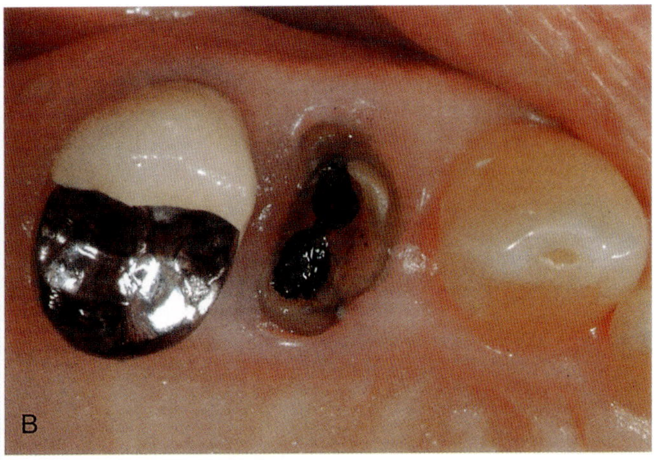

图17.9　A. 由于患者银汞核破裂造成的冠修复失败。B. 银汞合金核在剩余牙体组织上没有机械固位力，且近远中方向由于第一前磨牙解剖限制而没有足够的强度。（由N. Baba医生授权提供）

的第一步是根据使用的冠的类型预备冠部的牙齿结构。甚至当有大量的牙齿冠部组织丧失时，剩下的部分应该优先预备以便评估组织整体结构。任何薄的、易碎的冠部牙体残存组织都应该在牙体预备时去掉，并且用部分核替代，而不是任其在粘接永久冠复诊阶段，因临时冠脱位受力时折裂或者在水门汀粘接永久冠之后咬合过程中碎裂。

桩选择

使用桩是为了固定核。是否使用桩取决于剩余的冠部牙体组织能否固位核。使用桩的主要缺点就是它们不能增强牙齿受力，反而由于去掉更多的牙本质以及增加压力使牙齿更易于根折[60-61,68-70]。因此，桩只能在其他方法不能将核固定时才使用。

选择一个桩系统应该适合于牙体和修复体的需要。不能通过预备牙齿去适应桩系统而应该选择适合于牙齿解剖形态的桩系统。所以，对于特殊的锥形根管系统优先选择定制桩核。此外，对于具有明显发育缺陷的牙根，最好在根管治疗后使用铸造桩核使之与现有根管形态相匹配，而不是去除牙齿结构，使根部成为预成桩的形态。下颌切牙、上颌第一前磨牙以及下颌磨牙是使用桩核修复的最佳牙位。一些牙齿有椭圆形的根管，颊舌向宽而近远中向窄，最好使用铸造桩核（图17.10）。预成的圆形桩最适合具有圆形牙根和圆形根管的牙齿，因为只要桩的直径不是太大，去除一部分牙根组织来适应桩通常不会对强度造成太大的减弱。

关于桩在负荷情况下应该如何与牙齿接触以及桩的材料硬度是否应与牙本质接近（碳纤维、石英纤维）或稍硬（钛或者金）乃至于更硬（不锈钢和钴铬合金）的问题尚有争议[71]。较硬的桩已经成功使用了很多年，但是它们容易导致牙齿折裂，而更具弹性的桩会随着牙齿发生形变因而倾向于在不发生牙齿折裂的情况下导致修复失败[72]。与传统使用的较牙齿更为坚硬的间接修复体相比，桩与牙齿间的粘接界面可能会使修复的牙齿更易在负载情况下发生形变。长期的临床实验将在未来证明桩与牙齿如何相互作用以及在多大的硬度时功能最佳。

全瓷冠需要使用牙色的桩核材料以防止牙龈染色并且利于光线透过牙齿和冠，这种情况下增加了

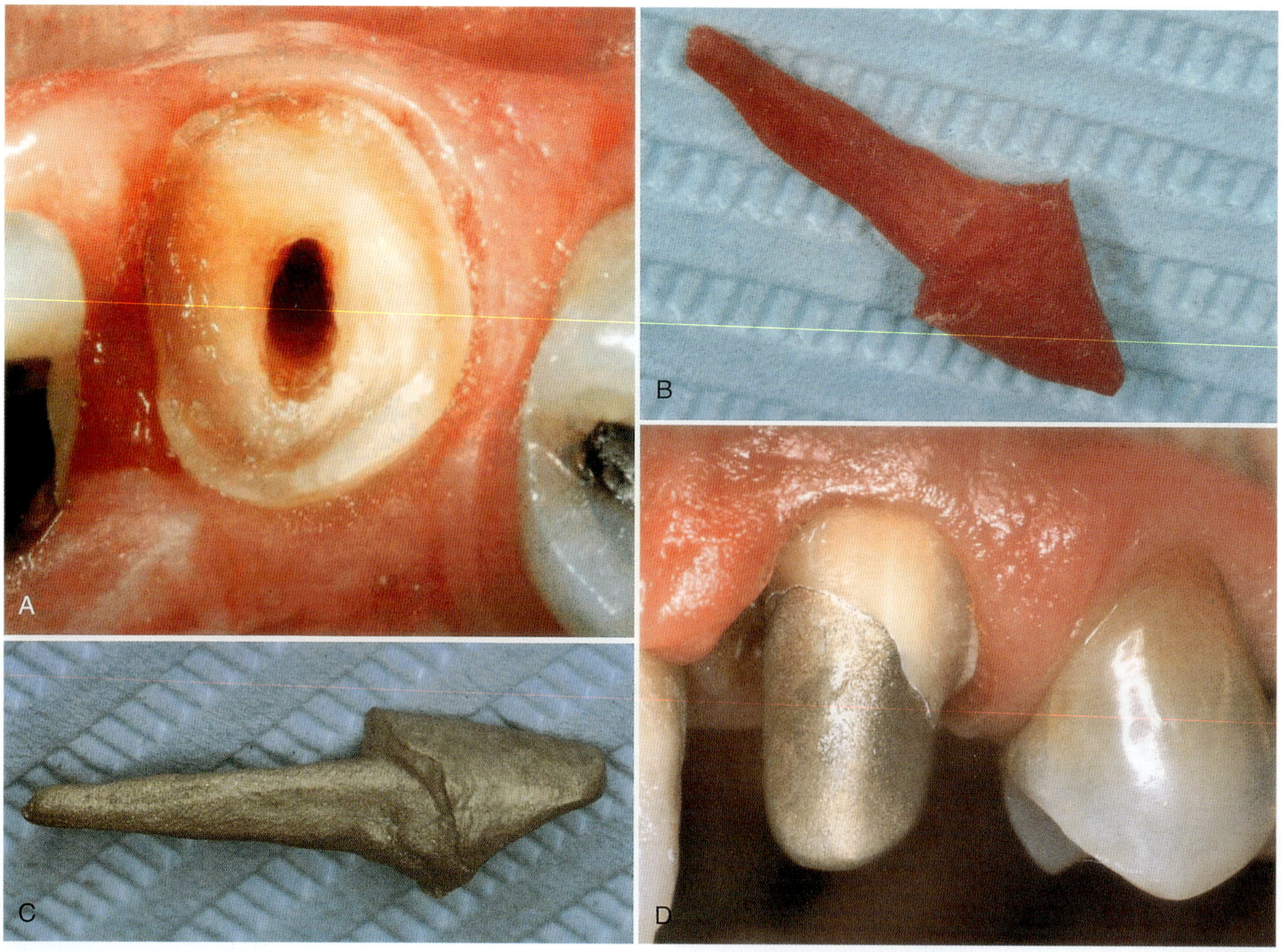

图17.10 A. 上颌尖牙具有椭圆形根管。这种牙在形态上不适合预成桩，因为桩与牙齿仅在近中壁和远中壁的一小部分有接触，或者牙齿就需要大量预备形成圆形，造成牙齿过度削弱甚至在牙根凹陷邻面处造成牙齿穿孔。B. 直接在牙齿上取得的树脂模型。C. 模型的包埋铸造。D. 铸造桩核粘接后即可做最终的修复体预备。（由J. Kan医生授权提供）

人们对纤维桩的兴趣（图17.11）。使桩与牙齿结构更相似的愿望也激发了人们对纤维桩的兴趣。碳纤维和石英纤维在防止根折方面有优势，因为在实验室条件下纤维桩相比金属桩而言基本不会造成根折[73–74]。一些临床研究也报道了没有根折发生[75–84]，另一些临床研究则报道仅有极少量的根折发生[85–88]。然而，这些

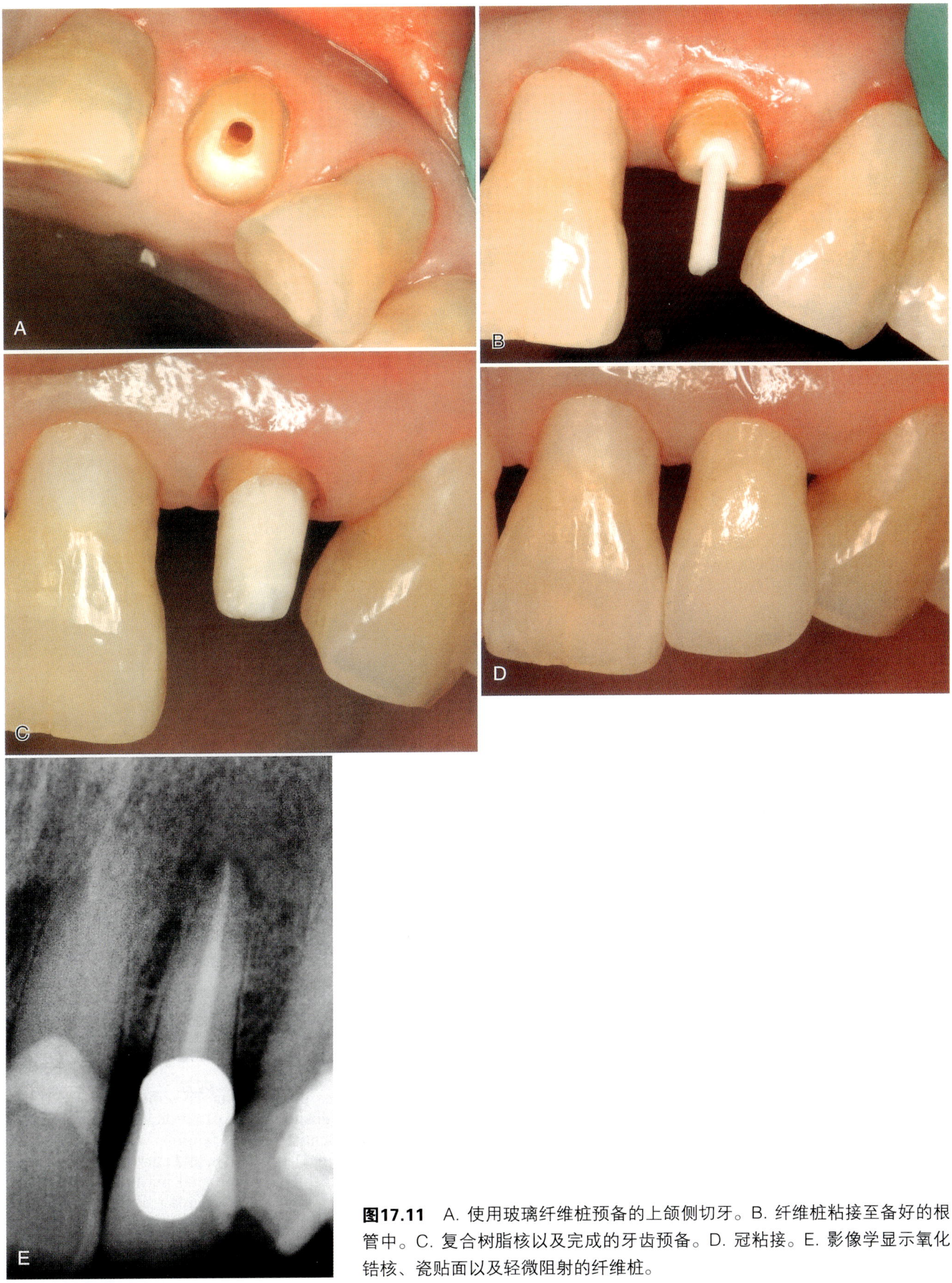

图17.11　A. 使用玻璃纤维桩预备的上颌侧切牙。B. 纤维桩粘接至备好的根管中。C. 复合树脂核以及完成的牙齿预备。D. 冠粘接。E. 影像学显示氧化锆核、瓷贴面以及轻微阻射的纤维桩。

类型的桩在实验室条件下不如金属桩稳固[89]，这要求有最优的根管长度。临床上纤维桩效果报道不一，许多实验报道成功率很高，但一些长期的研究[79,87–88]则显示纤维桩失败率更高（11%[86,88]～28%[79]）。桩松动、桩折裂甚至根折都有报道。因此，当桩长度不足时（图17.12）、侧壁丧失（图17.13）[90]或者咬合力过大或存在副功能习惯时，使用纤维桩就要更为谨慎[91]。

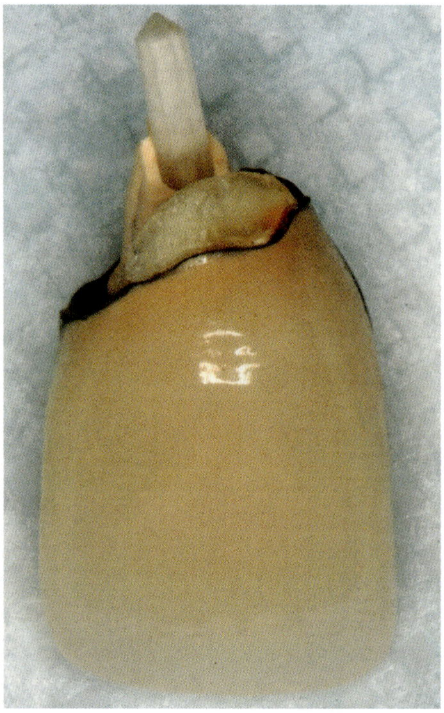

图17.12 过短的纤维桩很快失败并造成剩余唇面的牙齿折裂，可见冠内部结构。（由N. Baba医生授权提供）

在实验室条件下已经证明带螺纹的桩会对牙根产生压力[70,92]。并且，一项临床研究的Meta分析结果显示带螺纹的桩存活率为81%而粘接桩存活率为91%[93]，因此并不推荐使用螺纹桩。

桩空间预备

当需要使用桩来为核固位时，应该按照最小桩空间（长度、直径和锥度）预备并满足所需的要求。预备包括去除牙胶到达需要的长度，随后做最小的扩大和成形使桩能顺利进入（图17.14）。应该特别注意去除过多牙胶会造成根尖封闭不全[94–95]。因为有证据表明较长的桩相比短的桩有更好的固位能力[95–96]以及更不容易造成根折[96–100]，因此最佳的桩长度是在不破坏根尖封闭的前提下尽可能的长。所以，不应使用比例准则来确定桩的长度（如1/2根长或者与冠

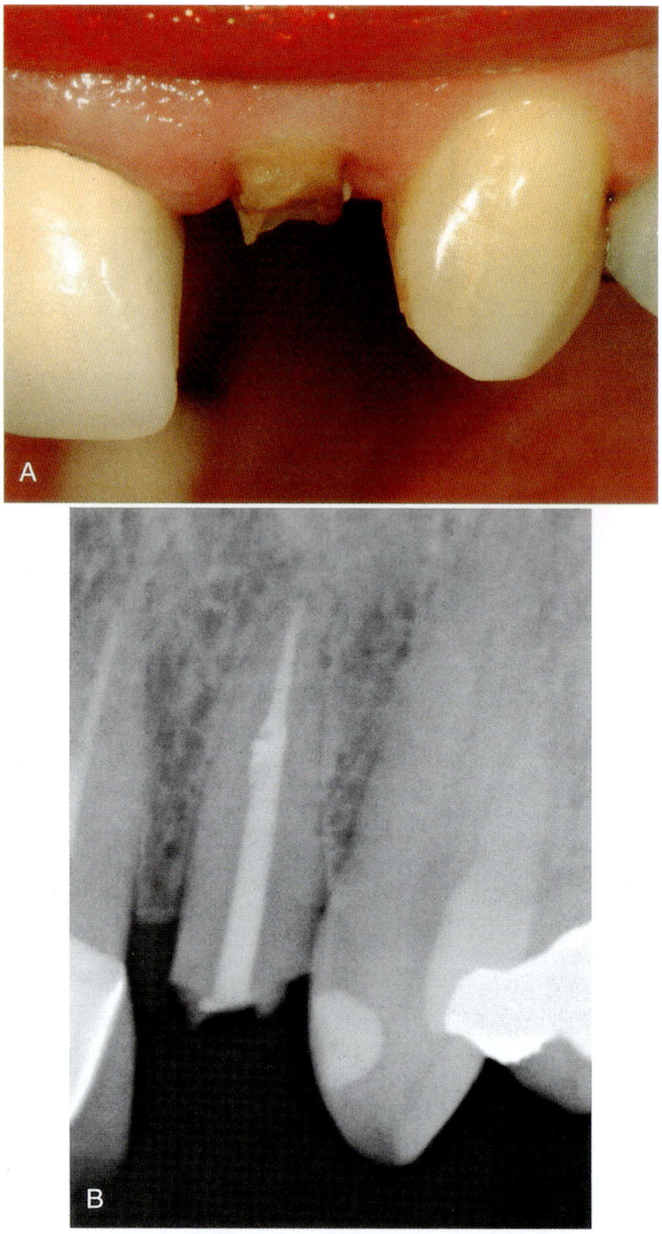

图17.13 A. 纤维桩折裂，注意桩缺乏支持的侧壁。B. 影像学显示折裂的纤维桩。（由N. Baba医生授权提供）

同长），而应该以保持根尖密封需要多少长度来作为确定桩预备长度的指南。对于除磨牙外的其他牙齿，建议保留根尖5mm的牙胶，使桩延伸到这一深度（图17.14）。对于磨牙，长度是由预备后牙根变薄及穿孔的可能性决定的[101]。基于磨牙的研究数据，桩应该仅放置于主根管且进入根管不超过5mm（下颌磨牙近中根以及上颌磨牙腭根）（图17.15）。

过多的牙本质去除严重影响了根的强度，使牙根易于发生根折。此外，如果切割器械偏离或者预备过大或过于延伸超过了根管直的部分，容易造成穿孔。放射检查有时由于颊舌向弯曲和牙根表面凹陷而对牙根弯曲度和直径的指示可能是迷惑的[102]。一般

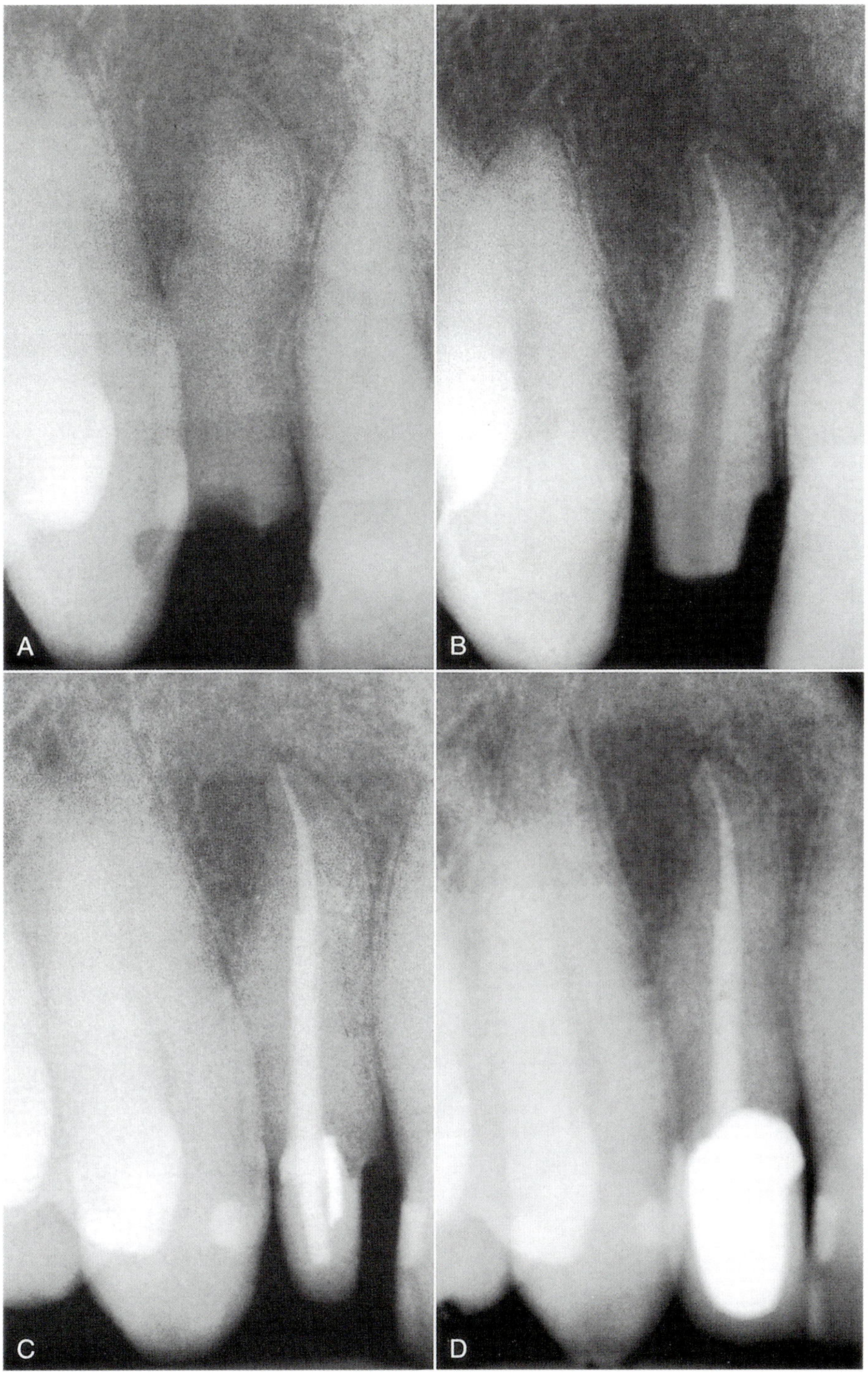

图17.14 A和B. 桩空间预备显示有足够的牙胶保留用于保证根尖封闭。C. 桩（这里为平行桩）合适，因此在桩和剩余的牙胶之间没有空隙，且复合树脂核已经制备。D. 放置冠。

的原则是，桩的直径应该最小，尤其是根尖部分，不超过根直径的1/3（图17.15）[103]。逐渐变细的锥度桩道预备减少了根尖部位的切削，因此减少了牙体组织的去除。

去除牙胶

如果可能，牙胶应该在充填后立即去掉以保证可靠的根尖封闭[104]。在这个阶段，牙医最熟悉根管结构，包括形状、长度、大小和弯曲。依据充填技术，根管只需要充填到需要的长度，或通过加热器械去除牙胶。剩余的牙胶使用垂直加压器在糊剂硬化之前压实。充填的影像学检查确保根尖有足够（5mm）的牙胶被保存。研究表明当根尖牙胶仅剩2～3mm时会出现根管渗漏。然而，在接近或多于4mm时几乎不会出现根管渗漏[104–105]。所以，4mm是根尖封闭的合适长度。然而，由于临床放射检查角度的变化，推荐至少放射检查有5mm的牙胶被保留。

牙胶在第二次预约复诊时去掉较为合理[104–106]。安全的过程是用加热器械。使用加热载体或者加热充填器逐步去掉牙胶至理想长度。任何有足够加热

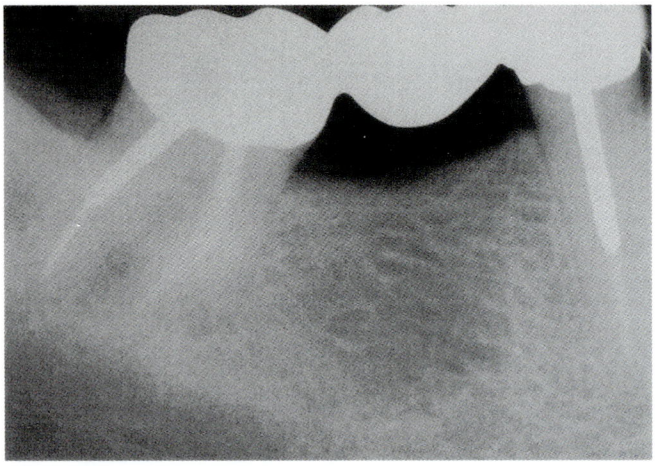

图17.15　作为固定义齿的磨牙基牙远中根有延伸超过髓腔5mm至根管内的桩。桩预备成锥度形状以减少牙齿的磨削。对前磨牙基牙，由于根管解剖形态合适便使用了一个平行桩。

能力可以达到需要长度的器械都可以使用。备选的去除方案包括溶剂溶解以及机械方法去除。使用化学溶剂（如氯仿、二甲苯或桉叶醇）可能出现的问题包括造成根管内一团混乱以及溶解深度无法预测。旋转的器械，如Peeso扩孔钻和Gates-Glidden钻安全使用了几十年，但是使用它们需要小心，因为它们可以很快将牙本质去掉。此外，它们也可能会不顺应根管走向形成一个通道，导致牙根变薄甚至在更糟糕时引起穿孔。它们也可能"抓住"根尖段牙胶并导致移位。也可以使用专门用于预备桩空间的镍钛器械，它们有无切割能力的尖端和非切割的侧表面。这决定了它们可以在有效去除牙胶[107]的同时将造成侧壁台阶以及根管穿孔的可能性降到最低[108-109]。

精修桩空间

在桩的长度和直径确定好后，桩空间需要进一步地抛光去除小的倒凹。完全清理牙胶后，旋转器械就可以用来完成最终的根管成形。然而，就如之前所提到的，这种仪器在使用时必须非常小心，防止对牙根造成过分削弱或造成穿孔。也可用手动器械完成桩空间精修，因为手动器械在大多数情况下切削的牙体组织很少。

箍结构

颈部的箍结构（外周金属带）是将牙齿包裹并能够有效防止牙齿折裂的关键（图17.16）。由牙冠形成并延伸到牙颈部的箍结构将牙齿从根尖到核的部分连成一体，并起到防止牙齿折裂的作用，而通过核形成的箍结构并连接冠部牙体组织则通常起不到这样的效果[110-113]。将牙齿包裹至少1mm的箍结构能最有效地防止牙齿折裂[111]。而能将整个牙体组织外周包绕2mm的箍结构比只包裹部分牙体组织的箍结构更能防止牙齿折裂（图17.17）[112-113]。

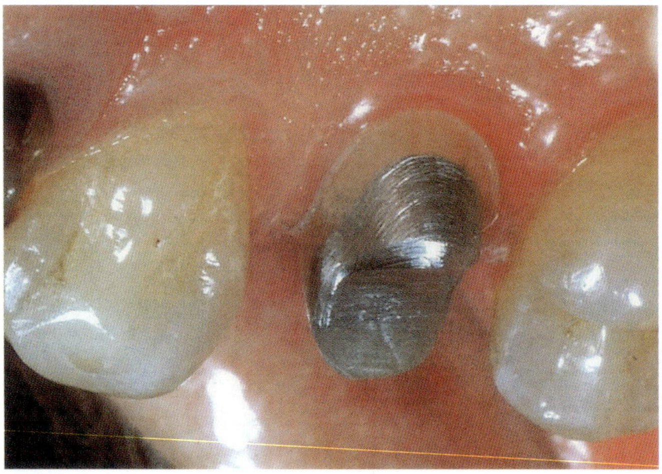

图17.17　根管治疗的上颌第一前磨牙使用延伸超过核2mm的箍结构以便防止牙齿折裂。

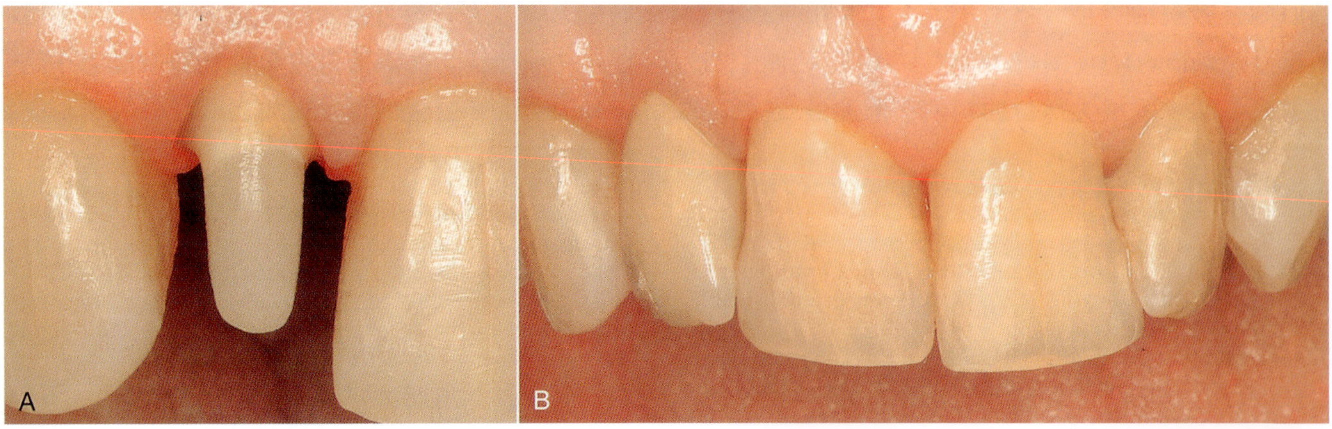

 图17.16　A. 复合树脂核心已经建立，在预备中整合了箍结构以使冠能从颈部到核抓住牙体组织。B. 烤瓷冠作为最终的修复体。

桩的类型、固位及内核系统

前牙

无论是预成桩直接法堆塑核（图17.16）或者铸造的桩核（图17.10）都可以用于前牙。预成桩应该顺着之前已经有的牙根形态被动就位并粘接以减少楔力。螺纹桩是禁忌使用的，因为其容易造成牙根纵裂，而且难以去除。

铸造金属桩、核可以合为一个结构单元。桩能提供整体的强度和固位力，内核与桩密不可分。患者定制的桩核能适应现存的根管解剖形态，最大程度减少了根管和牙冠的牙本质去除量，而且能够在不延长牙冠的情况下加强箍结构的作用[112-113]。核的成形应该根据已有的牙冠形态进行。

前牙根管治疗的牙必须能够承受由下颌骨的运动引起的侧向力，如果咬合力过度传递到桩上，则可能会引起牙根折裂。需要将咬合因素考虑在内。如果可能，尽可能地控制患牙的受力，让周围完好的牙承担更多的受力。

后牙

当前磨牙有大量的冠部牙体组织缺失，尤其是上颌前磨牙，最好通过铸造桩和核来修复（图17.18）。狭窄的近远中方向的牙根、牙根发育不良以及锥形牙根可能会导致在预成桩道预备时造成牙齿的过度切削。此外，牙齿近远中向的狭窄无法得到使预成桩植入的足够厚度的核。在桩预备时最低程度的扩大对保留牙本质厚度十分重要[103]。对有2个根的上颌前磨牙，应该使用腭根植入桩，因为颊侧根通常在根分叉处易有凹陷[103-114]。而短小（通常2～3mm）的桩在颊根可以更好地固位和防止旋转。

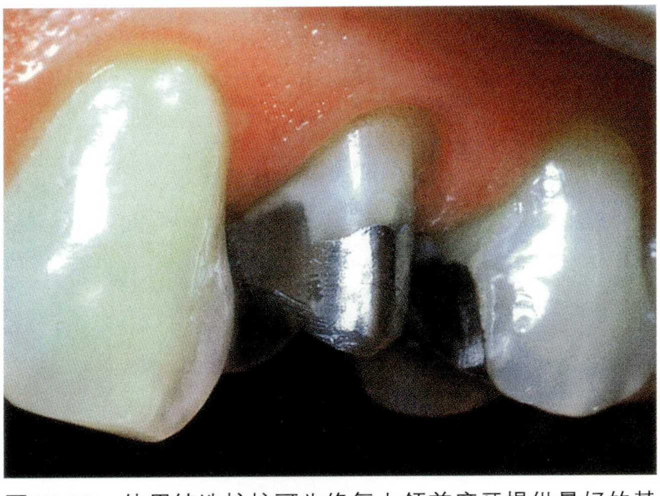

图17.18 使用铸造桩核可为修复上颌前磨牙提供最好的基础。

磨牙，通常有更大的髓室，允许直接堆塑核。核的尺寸常常更大，且髓室形态也会提供固位力。许多磨牙可以只需要直接用核修复，不需要使用桩（图17.6）。但是对于冠部牙体组织保存很少且髓室较小的牙齿，可能需要桩为核提供固位力。

应优先选择最长和最直的根管植入桩，通常来说是上颌磨牙的腭根以及下颌磨牙的远中根[102]。这些根管被称为植入桩的“主根管”。其他的根管更狭窄，更弯曲，并且在表面有凹陷的较薄弱牙根上。只有当其他因素妨碍了在较大根管植入桩时使用（需要小心谨慎）。当需要额外的固位时，可以将核材料向根管口中延伸1～2mm获得。

可以使用多种被动就位的预成桩。平行桩比锥形桩提供更大的固位力。但是，它们都需要比铸造桩核更大的桩道预备空间，匹配适合于根管大小的桩对于减少牙本质去除非常重要。桩应该最大程度地贴近根管壁而不被卡住，但为了获得足够的固位力不需要桩与牙本质从头到尾地接触。不应使用螺纹桩。

磨牙的核预备需要去除的牙体组织较少，核通过髓室的天然形态以及髓腔天然倒凹固位。银汞合金的冠根部核（银汞核）在髓腔中压实并微微进入根管口，可以提供一个被动的强壮的核（图17.4和图17.6）[115]，尽管银汞合金完全固化之后预备要容易得多，通过快速固化银汞合金，牙齿可以同期进行冠部预备。广泛使用的替代银汞合金的另外一个选择就是复合树脂，与银汞合金相比有着类似的抗折裂性，并且即便当失败发生时也可产生更好的牙齿折裂形[69,116]。复合树脂的特性使之更适宜于即刻冠预备[69]。玻璃离子水门汀作为核材料没有足够的剪切强度。

固位钉

临床工作者已经安全使用固位钉很多年了，但是有人觉得没有使用固位钉的必要[64]。不使用固位钉的人说它会产生压力造成牙本质微裂并增加穿孔可能。他们也建议说固位钉的抗扭销功能可以通过其他方法达到，比如预备时稍微不圆一点。

通过现有的修复体修复

偶然的情况下，在放置冠之后会发生不可复性牙髓炎或者牙髓坏死需要根管治疗（图17.19）[59,68,117]。穿过修复体开髓，并在以后修复开髓入路，相对于制作一个新的冠来说更适宜。

对于需要保留功能的修复体，必须满足3个条件：（1）修复体和修复材料之间必须提供一个良好的冠部封闭；（2）冠部固位必须良好；（3）最终的核结构必须能抵抗功能运动或者微小创伤性应力。开髓，尤其是过度扩展，可能会造成轴向的牙本质仅剩一个薄的外壳，尤其是对于前牙和前磨牙。然后固位力则差不多全部依靠修复材料提供。幸运的是许多病例中可以利用髓室和根管制作一个核并提供足够的固位力支持多种情况。与单独依靠修复材料相比，植入桩贯穿开髓通路及现存的冠进入根管几乎不会增加额外的支持和固位力，所以很少应用。

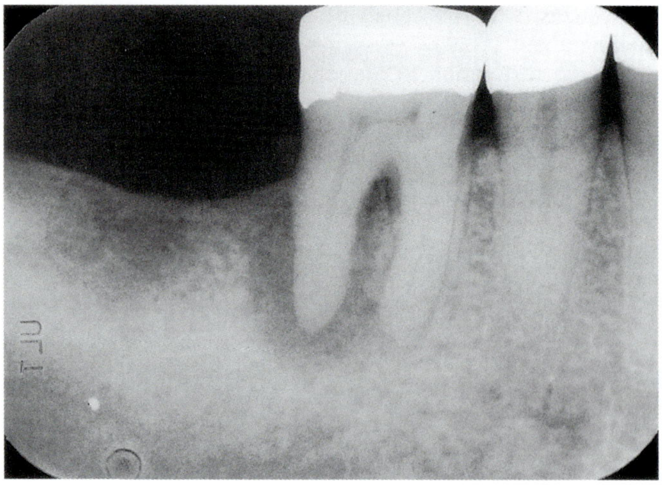

图17.19 预备和放置全覆盖的修复体几年后牙髓坏死。根管治疗现在需要穿通牙冠，注意防止穿孔和丧失固位力。

修复材料应该有较好的压缩强度和剪切强度。银汞合金是一个性能优秀的材料，体现在其长期保持封闭性（甚至增强）以及易于压入髓室和开髓通路形成一个独立整体。复合树脂常常用于牙色修复冠[69]。玻璃离子和其他水门汀材料没有足够的剪切强度。

参考文献

[1] Abbott PV: Assessing restored teeth with pulp and periapical diseases for the presence of cracks, caries and marginal breakdown, *Aust Dent J* 49:33, 2004.

[2] McDonald AV, Setchell D: Developing a tooth restorability index, *Dent Update* 32:343, 2005.

[3] Bandlish RB, McDonald AV, Setchell DJ: Assessment of the amount of remaining coronal dentine in root-treated teeth, *J Dent* 34:699, 2006.

[4] Caplan DJ, Cai J, Yin G, et al: Root canal filled versus non-root canal filled teeth: a retrospective comparison of survival times, *J Public Health Dent* 65:90, 2005.

[5] Ng Y-L, Mann V, Gulabivala K: Tooth survival following non-surgical root canal treatment: a systematic review of the literature, *Int Endod J* 43:171, 2010.

[6] Lazarski MP, Walker WA, Flores CM, et al: Epidemiological evaluation of the outcomes of nonsurgical root canal treatment in a large cohort of insured dental patients, *J Endod* 27:791, 2001.

[7] Salehrabi R, Rotstein I: Endodontic treatment outcomes in a large patient population in the USA: an epidemiological study, *J Endod* 30:846, 2004.

[8] Chen SC, Chueh LH, Hsaio CK, et al: An epidemiological study of tooth retention after non-surgical endodontic treatment in a large population in Taiwan, *J Endod* 33:226, 2007.

[9] Chen SC, Chueh LH, Hsaio CK, et al: First untoward events and reasons for tooth extraction after non-surgical endodontic treatment in Taiwan, *J Endod* 34:671, 2008.

[10] Zadik Y, Sandler V, Bechor R, et al: Analysis of factors related to tooth extraction of endodontically treated teeth, *Oral Surg Oral Med Oral Pathol Oral Radiol Endod* 106:e31, 2008.

[11] Touré B, Faye B, Kane AW, et al: Analysis of reasons for extraction of endodontically treated teeth: a prospective study, *J Endod* 37:1512, 2011.

[12] Merdad K, Sonbul H, Bukhary S, et al: Caries susceptibility of endodontically versus nonendodontically treated teeth, *J Endod* 37:139, 2011.

[13] Frisk F, Merdad K, Reit C, et al: Root-filled teeth and recurrent caries: a study of three repeated cross-sectional samples from the city of Jönköping, Sweden, *Acta Odontol Scand* 69:401, 2011.

[14] Lynch CD, Burke FM, Ni Riordáin R, et al: The influence of coronal restoration type on the survival of endodontically treated teeth, *Eur J Prosthodont Restor Dent* 12:171, 2004.

[15] Aquilino SA, Caplan DJ: Relationship between crown placement and the survival of endodontically treated teeth, *J Prosthet Dent* 87:256, 2002.

[16] Alley BS, Kitchens GG, Alley LW, et al: A comparison of survival of teeth following endodontic treatment performed by general dentists or by specialists, *Oral Surg Oral Med Oral Pathol Oral Radiol Endod* 98:115, 2004.

[17] Ng Y-L, Mann V, Gulabivala K: A prospective study of the factors affecting outcomes of non-surgical root canal treatment. Part 2. Tooth survival, *Int Endod J* 44:610, 2011.

[18] Vire DE: Failure of endodontically treated teeth: classification and evaluation, *J Endod* 17:338, 1991.

[19] Huang T-JG, Schilder H, Nathanson D: Effects of moisture content and endodontic treatment on some mechanical properties of human dentin, *J Endod* 18:209, 1992.

[20] Sedgley CM, Messer HH: Are endodontically treated teeth more brittle? *J Endod* 18:332, 1992.

[21] Papa J, Cain C, Messer HH: Moisture content of endodontically treated vs vital teeth, *Endod Dent Traumatol* 10:91, 1994.

[22] Kishen A: Mechanisms and risk factors for fracture predilection in endodontically treated teeth. *Endod Topics* 13:57, 2006.

[23] Kahler B, Swain MV, Moule A: Fracture toughening mechanisms responsible for differences in work to fracture of hydrated and dehydrated dentine, *J Biomech* 36:229, 2003.

[24] Reeh ES, Messer HH, Douglaś WH: Reduction in tooth stiffness as a result of endodontic and restorative procedures, *J Endod* 15:512, 1989.

[25] Hood JAA: Biomechanics of the intact, prepared and restored tooth: some clinical implications, *Int Dent J* 41:25, 1991.

[26] Panitvisai P, Messer HH: Cuspal deflection in molars in relation to endodontic and restorative procedures, *J Endod* 21:57, 1995.

[27] Hansen EK, Asmussen E: Cusp fracture of endodontically treated posterior teeth restored with amalgam: teeth restored in Denmark before 1975 versus after 1979, *Acta Odontol Scand* 51:73, 1993.

[28] Chan CP, Lin CP, Tseng SC, et al: Vertical root fracture in endodontically versus non-endodontically treated teeth: a survey of 315 cases in Chinese patients, *Oral Surg Oral Med Oral Pathol Oral Radiol Endod* 87:504, 1999.

[29] Edelhoff D, Sorensen JA: Tooth structure removal associated with various preparation designs for anterior teeth, *J Prosthet Dent* 87:503, 2002.

[30] Seow LL, Toh CG, Wilson NH: Remaining tooth structure associated with various preparation designs for anterior teeth, *Eur J Prosthodont Restor Dent* 13:57, 2005.

[31] Hussain SKF, McDonald A, Moles DR: In vitro study investigating the mass of tooth structure removed following endodontic and restorative procedures, *J Prosthet Dent* 98:260, 2007.

[32] Slutzky-Goldberg I, Slutzky H, Gorfil C, et al: Restoration of endodontically treated teeth: review and treatment recommendations, *Int J Dent* 2009;2009:150251. doi: 10.1155/2009/150251. Epub 2010 Jan 26.

[33] Nair PNR: On the causes of persistent apical periodontitis: a review, *Int Endod J* 39:249, 2006.

[34] Gillen BM, Looney SW, Gu L-S, et al: Impact of the quality of coronal restoration versus the quality of root canal fillings on success of root canal treatment: a systematic review and meta-analysis, *J Endod* 37:895, 2011.

[35] Guerra JA, Skribner JE, Lin LM: Influence of base on coronal microleakage of post-prepared teeth, *J Endod* 20:589. 1994.

[36] Jenkins S, Kulild J, Williams K, et al: Sealing

ability of three materials in the orifices of root canal systems obturated with gutta-percha, *J Endod* 32:225, 2006.
[37] Schwartz RS, Fransman R: Adhesive dentistry and endodontics: materials, clinical strategies and procedures for restoration of access cavities: a review, *J Endod* 31:151, 2005.
[38] Wu MK, Pehlivan Y, Kontakiotis EG, et al: Microleakage along apical root fillings and cemented posts, *J Prosthet Dent* 79:264, 1998.
[39] Nissan J, Rosner O, Gross O, et al: Coronal leakage in endodontically treated teeth restored with posts and complete crowns using different luting agent combinations, *Quintessence Int* 42:317, 2011.
[40] Schmid-Schwap M, Graf A, Preinerstorfer A, et al: Microleakage after thermocycling of cemented crowns: a meta-analysis, *Dent Mater* 27:8555, 2011.
[41] Magura ME, Kafrawy AH, Brown CE Jr, et al: Human saliva coronal microleakage in obturated root canals: an in vitro study, *J Endod* 17:324, 1991.
[42] Khayat A, Lee SJ, Torabinejad M: Human saliva penetration of coronally unsealed obturated root canals, *J Endod* 19:458, 1993.
[43] Kainan D, Moshonov J, Smidt A: Is endodontic re-treatment mandatory for every relatively old temporary restoration? A narrative review, *J Am Dent Assoc* 142:391, 2011.
[44] Ricucci D, Gröndahl K, Bergenholtz G: Periapical status of root-filled teeth exposed to the oral environment by loss of restoration or caries, *Oral Surg Oral Med Oral Pathol Oral Radiol Endod* 90:354, 2000.
[45] Ricucci D, Bergenholtz G: Bacterial status in root-filled teeth exposed to the oral environment by loss of restoration and fracture or caries: a histopathological study of treated cases, *Int Endod J* 36:787, 2003.
[46] Tang W, Wu Y, Smales RJ: Identifying and reducing risks for potential fractures in endodontically treated teeth, *J Endod* 36:609, 2010.
[47] Friedman S, Shani J, Stabholz A, et al: Comparative sealing ability of temporary filling materials evaluated by leakage of radiosodium, *Int Endod J* 19:187, 1986.
[48] Pane ES, Palamara JE, Messer HH: Stainless steel bands in endodontics: effects on cuspal flexure and fracture resistance, *Int Endod J* 35:467, 2002.
[49] Fox K, Gutteridge DL: An in vitro study of coronal microleakage in root canal–treated teeth restored by the post and core technique, *Int Endod J* 30:361, 1997.
[50] Demarchi MGA, Sato EFL: Leakage of interim post and cores used during laboratory fabrication of custom posts, *J Endod* 28:328, 2002.
[51] Gluskin AH, Radke RA, Frost SL, et al: The mandibular incisor: rethinking guidelines for post and core design, *J Endod* 21:33, 1995.
[52] Pontius O, Hutter JW: Survival rate and fracture strength of incisors restored with different post and core systems and endodontically treated incisors without coronoradicular reinforcement, *J Endod* 28:710, 2002.
[53] Nagasiri R, Chitmongkolsuk S: Long-term survival of endodontically treated molars without crown coverage: a retrospective cohort study, *J Prosthet Dent* 93:164, 2005.
[54] Lovdahl PE, Nicholls JI: Pin-retained amalgam cores vs cast-gold dowel-cores, *J Prosthet Dent* 38:507, 1977.
[55] Guzy GE, Nicholls JI: In vitro comparison of intact endodontically treated teeth with and without endo-post reinforcement, *J Prosthet Dent* 42:39, 1979.
[56] Leary JM, Aquilino SA, Svare CW: An evaluation of post length within the elastic limits of dentin, *J Prosthet Dent* 57:277, 1987.
[57] Trope M, Maltz DO, Tronstad L: Resistance to fracture of restored endodontically treated teeth, *Endod Dent Traumatol* 1:108, 1985.
[58] McDonald AV, King PA, Setchell DJ: In vitro study to compare impact fracture resistance of intact root-treated teeth, *Int Endod J* 23:304, 1990.
[59] Goodacre CJ, Bernal G, Rungcharassaeng K, et al: Clinical complications in fixed prosthodontics, *J Prosthet Dent* 90:31, 2003.
[60] Gutmann JL: The dentin-root complex: anatomic and biologic considerations in restoring endodontically treated teeth, *J Prosthet Dent* 67:458, 1992.
[61] Assif D, Nissan J, Gafni Y, et al: Assessment of the resistance to fracture of endodontically treated molars restored with amalgam, *J Prosthet Dent* 89:462, 2003.
[62] Plasmans PJ, Creugers NH, Mulder J: Long-term survival of extensive amalgam restorations, *J Dent Res* 77:453, 1998.
[63] Linn J, Messer HH: Effect of restorative procedures on the strength of endodontically treated molars, *J Endod* 20:479, 1994.
[64] Summit JB, Burgess JO, Berry TG, et al: The performance of bonded vs pin-retained complex amalgam restorations, *J Am Dent Assoc* 132:923, 2001.
[65] Mannocci F, Qualtrough AJ, Worthington HV, et al: Randomized clinical comparison of endodontically treated teeth restored with amalgam or with fiber posts and resin composite: five-year results, *Oper Dent* 30:9, 2005.
[66] Sorensen JA, Martinoff JT: Intracoronal reinforcement and coronal coverage: a study of endodontically treated teeth, *J Prosthet Dent* 51:780, 1984.
[67] Valderhaug J, Jokstad A, Ambjornsen E, et al: Assessment of the periapical and clinical status of crowned teeth over 25 years, *J Dent* 25:97, 1997.
[68] Goodacre CJ, Spolnik KJ: The prosthodontic management of endodontically treated teeth: a literature review. I. Success and failure data, treatment concepts, *J Prosthodont* 3:243, 1994.
[69] Schwartz RS, Robbins JW: Post placement and restoration of endodontically treated teeth: a literature review, *J Endod* 30:289, 2004.
[70] Obermayr G, Walton RE, Leary JM, et al: Vertical root fracture and relative deformation during obturation and post cementation, *J Prosthet Dent* 66:181, 1991.
[71] Asmussen E, Peutzfeldt A, Sahafi A: Finite element analysis of stresses in endodontically treated, dowel-restored teeth, *J Prosthet Dent* 94:321, 2005.
[72] Sirimai S, Riis DN, Morgano SM: An in vitro study of the fracture resistance and the incidence of vertical root fracture of pulpless teeth restored with six post-and-core systems, *J Prosthet Dent* 81:262, 1999.
[73] Akkayan B, Gulmez T: Resistance to fracture of endodontically treated teeth restored with different post systems, *J Prosthet Dent* 87:431, 2002.
[74] Newman MP, Yaman P, Dennison J, et al: Fracture resistance of endodontically treated teeth restored with composite posts, *J Prosthet Dent* 89:360, 2003.
[75] Fredriksson M, Astback J, Pamenius M, et al: A retrospective study of 236 patients with teeth restored by carbon fiber–reinforced epoxy resin posts, *J Prosthet Dent* 80:151, 1998.
[76] Glazer B: Restoration of endodontically treated teeth with carbon fiber posts: a prospective study, *J Can Dent Assoc* 66:613, 2000.
[77] Malferrari S, Monaco C, Scotti R: Clinical evaluation of teeth restored with quartz fiber–reinforced epoxy resin posts, *Int J Prosthodont* 16:39, 2003.
[78] Monticelli F, Grandini S, Goracci C, et al: Clinical behavior of translucent-fiber posts: a 2-year prospective study, *Int J Prosthodont* 16:593, 2003.
[79] King PA, Setchell DJ, Rees JS: Clinical evaluation of a carbon fiber reinforced endodontic post, *J Oral Rehabil* 30:785, 2003.
[80] Tidehag P, Lundström J, Larsson B, et al: A 7-year retrospective study of Composipost root canal posts (abstract 4080), *J Dent Res* 83(Special Issue A), 2004.
[81] Grandini S, Goracci C, Tay FR, et al: Clinical evaluation of the use of fiber posts and direct resin restorations for endodontically treated teeth, *Int J Prosthodont* 18:399, 2005.
[82] Mannocci F, Qualtrough AJ, Worthington HV, et al: Randomized clinical comparison of endodontically treated teeth restored with amalgam or with fiber posts and resin composite: five-year results, *Oper Dent* 30:9, 2005.
[83] Cagidiaco MC, Radovic I, Simonetti M, et al: Clinical performance of fiber post restorations in endodontically treated teeth: 2-year results, *Int J Prosthodont* 20:293, 2007.
[84] Turker SB, Alkumru HN, Evren B: Prospective clinical trial of polyethelene fiber ribbon–reinforced, resin-composite post-core build-up restorations, *Int J Prosthodont* 20:55, 2007.
[85] Wennström J: The C-Post system, *Compend Contin Educ Dent* 20(Suppl):S80, 1996.
[86] Naumann M, Blankenstein F, Dietrich T: Survival of glass fiber–reinforced composite post restorations after 2 years: an observational clinical study, *J Dent* 33:305, 2005.
[87] Segerstrom S, Astback J, Ekstrand KD: A retrospective long term study of teeth restored with prefabricated carbon fiber reinforced epoxy resin posts, *Swed Dent J* 30:1, 2006.
[88] Ferrari M, Cagidiaco MC, Goracci C, et al: Long-term retrospective study of the clinical performance of fiber posts, *Am J Dent* 20:287, 2007.
[89] Gallo JR, Miller T, Xu X, et al: In vitro evaluation of the retention of composite fiber and stainless steel posts, *J Prosthodont* 11:25, 2002.
[90] Signore A, Kaitsas V, Ravera G, et al: Clinical evaluation of an oval-shaped prefabricated glass fiber post in endodontically treated premolars presenting an oval canal cross-section: a retrospective cohort study, *Int J Prosthodont* 24:255, 2011.
[91] Mehta SB, Millar BJ: A comparison of the survival of fibre posts cemented with two different composite resin systems, *Br Dent J* 205:600, 2008 (Online: E23.DOI:10.1038/sj.bdj.2008.1036).
[92] Henry PJ: Photoelastic analysis of post core restorations, *Aust Dent J* 22:157, 1977.
[93] Creugers NH, Mentink AG, Kayser AF: An analysis of durability data on post and core restorations, *J Dent* 21:281, 1993.
[94] Kvist T, Rydin E, Reit C: The relative frequency of periapical lesions in teeth with root canal–retained posts, *J Endod* 15:578, 1989.
[95] Pappen AF, Bravo M, Gonzalez-Lopez S, et al: An in vitro study of coronal leakage after intraradicular preparation of cast-dowel space, *J Prosthet Dent* 94:214, 2005.
[96] Colley IT, Hampson EL, Lehman ML: Retention of post crowns: an assessment of the relative efficiency of posts of different shapes and sizes, *Br Dent J* 124:63, 1968.
[97] Johnson JK, Sakumura JS: Dowel form and tensile force, *J Prosthet Dent* 40:645, 1978.
[98] Standlee JP, Caputo AA, Collard EW, et al: Analysis of stress distribution by endodontic posts, *Oral Surg Oral Med Oral Pathol Oral Radiol Endod* 33:952, 1972.
[99] Trabert KC, Caputo AA, Abou-Rass M: Tooth fracture: a comparison of endodontic and restorative treatments, *J Endod* 4:341, 1978.
[100] Hunter AJ, Feiglin B, Williams JF: Effects of post placement on endodontically treated teeth, *J Prosthet Dent* 62:166, 1989.
[101] Abou-Rass M, Jann JM, Jobe D, et al: Preparation of space for posting: effect of thickness of canal walls and incidence of perforation in molars, *J Am Dent Assoc* 104:834, 1982.
[102] Perez E, Zillich R, Yaman P: Root curvature localizations as indicators of post length in various tooth groups, *Endod Dent Traumatol* 2:58, 1986.
[103] Raiden G, Costa L, Koss S, et al: Residual thickness of root in first maxillary premolars with post space preparation, *J Endod* 25:502, 1999.
[104] Fan B, Wu MK, Wesselink PR: Coronal leakage along apical root fillings after immediate and delayed post space preparation, *Endod Dent Traumatol* 15:124, 1999.
[105] Goodacre CJ, Spolnik KJ: The prosthodontic management of endodontically treated teeth: a literature review. II. Maintaining the apical seal, *J Prosthodont* 4:51, 1995.
[106] Abramovitz I, Tagger M, Tamse A, et al: The effect of immediate vs delayed post space preparation on the apical seal of a root canal filling: a study in an increased-sensitivity pressure-driven system, *J Endod* 26:435, 2000.
[107] Coniglio I, Magni E, Goracci C, et al: Post space cleaning using a new nickel titanium endodontic drill combined with different cleaning regimens, *J Endod* 34:83, 2008.
[108] Rödig T, Hülsmann M, Kahlmeier C: Comparison of root canal preparation with two rotary NiTi instruments: ProFile .04 and GT Rotary, *Int Endo J* 40:553, 2007.
[109] Cheung GS, Liu CS: A retrospective study of endodontic treatment outcome between nickel-titanium rotary and stainless steel hand

filing techniques, *J Endod* 35:938, 2009.
[110] Sorensen JA, Engelman MJ: Ferrule design and fracture resistance of endodontically treated teeth, *J Prosthet Dent* 63:529, 1990.
[111] Libman WJ, Nicholls JI: Load fatigue of teeth restored with cast posts and cores and complete crowns, *Int J Prosthodont* 8:155, 1995.
[112] Tan PL, Aquilino SA, Gratton DG, et al: In vitro fracture resistance of endodontically treated central incisors with varying ferrule heights and configurations, *J Prosthet Dent* 93:331, 2005.
[113] Ng CC, Dumbrigue HB, Al-Bayat MI, et al: Influence of remaining coronal tooth structure location on the fracture resistance of restored endodontically treated anterior teeth, *J Prosthet Dent* 95:290, 2006.
[114] Tamse A, Katz A, Pilo R: Furcation groove of buccal root of maxillary first premolars: a morphometric study, *J Endod* 26:359, 2000.
[115] Nayyar A, Walton RE, Leonard LA: An amalgam coronal-radicular dowel and core technique for endodontically treated posterior teeth, *J Prosthet Dent* 43:511, 1980.
[116] Pilo R, Cardash HS, Levin E, et al: Effect of core stiffness on the in vitro fracture of crowned, endodontically treated teeth, *J Prosthet Dent* 88:302, 2002.
[117] Cheung GS, Lai SC, Ng RP: Fate of vital pulps beneath a metal-ceramic crown or a bridge retainer, *Int Endod J* 38:521, 2005.

18 CHAPTER

第18章 根管充填

Obturation

章节大纲

根管充填的目的
失败的可能原因
根管充填的时机
核心充填材料
糊剂
牙胶充填技术
根管充填的效果评估
展望未来

学习目标

阅读本章后，学生应该能够：

1. 明确判断充填时机的临床标准。
2. 列出理想的根管充填材料的标准。
3. 描述根管充填的目的及根管欠充导致治疗失败的可能原因。
4. 识别最常用的根充材料并列出它们的成分及物理性能。
5. 描述每一种根充材料的优缺点。
6. 探讨每种根充材料的适应证和禁忌证。
7. 辨别标准尖、非标准尖、不同锥度尖等各种牙胶尖，并讨论其适应证。
8. 定义和区分冷侧压充填和热垂直加压充填技术，并明确各自的适应证。
9. 描述冷侧压充填技术。
10. 讨论冷侧压充填过程中侧方加压器插入深度的临床意义。
11. 描述热垂直加压充填技术。
12. 简要描述其他充填技术，包括热塑技术、热压充填技术、糊剂注射技术、载核系统和分段充填技术。
13. 描述自制牙胶尖（氯仿软化）技术并讨论其适应证。
14. 描述根管充填前的准备。
15. 评估根管最终干燥和根尖清理的方法。
16. 讨论试主牙胶尖的方法。
17. 列出理想根管封闭剂的标准。
18. 描述调拌和导入封闭剂的方法。
19. 讨论从髓室中清除多余封闭剂和充填材料的方法，并解释此步骤的必要性。
20. 讨论评价根充质量的临床和影像学标准。

根管充填的目的

历史上，根管充填曾被认为是根管治疗的关键步骤之一；充填操作不当，可能导致根管治疗失败。一份经常被引用的早期报告指出[1]，大多数治疗失败都归因于根管欠充。可通过X线片评价根管治疗后不同时期病变的愈合情况[1]。然而，这种回顾性研究有很大的局限性，其结果可能明确提示失败和根充不良相关，但并不代表它们有因果关系。换言之，尽管失败病例在X线片上可能未见致密的根管充填，但其他因素也可能刺激根尖周组织而导致治疗失败，例如：（1）冠部封闭丧失或不足；（2）根管清创和消毒不充分；（3）遗漏或未处理的根管；（4）牙根纵裂；（5）严重牙周病；（6）冠折；（7）无菌技术差；（8）操作错误（如工作长度错误、台阶、根尖敞开和穿孔）。

值得注意的是，在根管清创后、充填前，根尖周病变可暂时性愈合[2]。尽管这不是一个可接受的治疗选项，但却揭示了一个重要概念：从根管系统中去除什么比加入什么更重要。根管治疗的目的是建立一个防水的、封闭的且清洁无菌的根管环境，以维持根尖周组织的最佳健康状态。

根管充填的目的是实现根管系统从根管口到根尖止点的封闭。传统上，建立和保持冠部封闭的重要性被忽视了，冠部封闭质量被认为不重要。然而，现在认为，对于获得远期理想结果而言，冠部封闭与根尖封闭一样重要[3]。理想的冠状封闭可阻止根管系统中的残留微生物进入牙周组织，继而引起疾病。它也可将从根尖孔、侧副根管、开髓口和牙本质小管进入到根管系统的新微生物的量降到最低。

失败的可能原因

充填不足引起的根管治疗失败大部分是远期失败。在短期内，少量刺激物或缓慢释放至根尖周组织中的刺激物引起的损伤不明显。在治疗后数月甚至数年，根尖周病的持续存在或形成都不明显。因此，电话回访评估愈合情况非常重要。根管充填相关的失败可能会通过以下几种不同方式发生。

根尖封闭

将碎屑残留在根管系统中

在根管清理和成形时，通常无法完全去除根管系统中的细菌、组织碎屑和其他刺激物（参见第16章）。这些成分是引起根尖周病的潜在来源，并可能阻碍根尖周组织愈合。根充时，将这些刺激物封闭在根管系统中，可以阻止（或限制）它们进入根尖周组织。根管封闭必须无限期地保持完整，因为刺激物持续存在，数年内仍可致病。有趣的是，有些封闭在根管内的细菌可能由于营养匮乏而会失去活力[4]。其他细菌则可保持休眠状态，一旦出现营养物，它们就会增殖，继而引发疾病。甚至死亡的细菌或其残余物也会成为刺激源或抗原，引起炎症和不良免疫反应[5]。

传统上，根尖孔被认为是微生物进入根管系统的主要通道。事实上，后续研究证明冠部微渗漏才是微生物进入根管的主要方式[6]。

冠部封闭

来自口腔的刺激物

冠部封闭非常重要，因为如果口腔中的大量刺激物能够进入根管系统，继而到达根尖周组织，就会引起炎症反应，并阻碍愈合。这些刺激物包括微生物、食物、化学物或其他进入口腔的药物。

如果已妥当充填的根管系统暴露于唾液中，则根管封闭剂可能会溶解（随后在较短的时间内发生微渗漏）[7-9]。这导致细菌、毒素和化学物进入根管和牙胶周围[10]。封闭剂流失的后果很明显；口腔将通过副根管、坏死的窦道或者根尖孔与牙周组织完全相通。

临床上，无法判断刺激物是否已从口腔到达根尖周组织。因此，若根管系统已经暴露于口腔中的唾液、细菌、食物残渣和其他刺激物，此时，行牙体修复是不明智的。由于修复体脱落、继发龋或边缘缺陷而导致根充材料暴露于口腔超过一定时间，需要行根管再治疗。暴露多长时间才需要再治疗，这取决于多种因素，如根充质量、根管长度和/或暴露的表面积。

修复

选择合适的修复材料和最佳修复技术至关重要。这是根管充填不可分割的一部分。牙体修复可以保护牙齿结构，且是主要的冠部封闭，不论是临时或永久性的修复。这些因素已在第17章进行了详细讨论。

侧向封闭

侧向封闭没有冠部和根尖封闭那么重要。侧/副根管通常位于牙槽嵴下，不与口腔相通。然而，建立根管系统中1/3的封闭同样重要。侧支根管常见于这些区域，它们是刺激物从根管系统进入牙周组织的潜在通道（图18.1）[11]。

根管充填的长度

根充材料至根尖孔的距离也非常重要。理想情况下，充填材料应局限于根管系统内部。

超充

超充是不合要求的。预后研究显示当主要根充材料超出根尖孔后，随着时间推移，失败的概率会增加[12-13]。组织学检查表明，超充后根尖周组织的炎症加重，且愈合延迟或受阻[14]。患者也会经历更多的

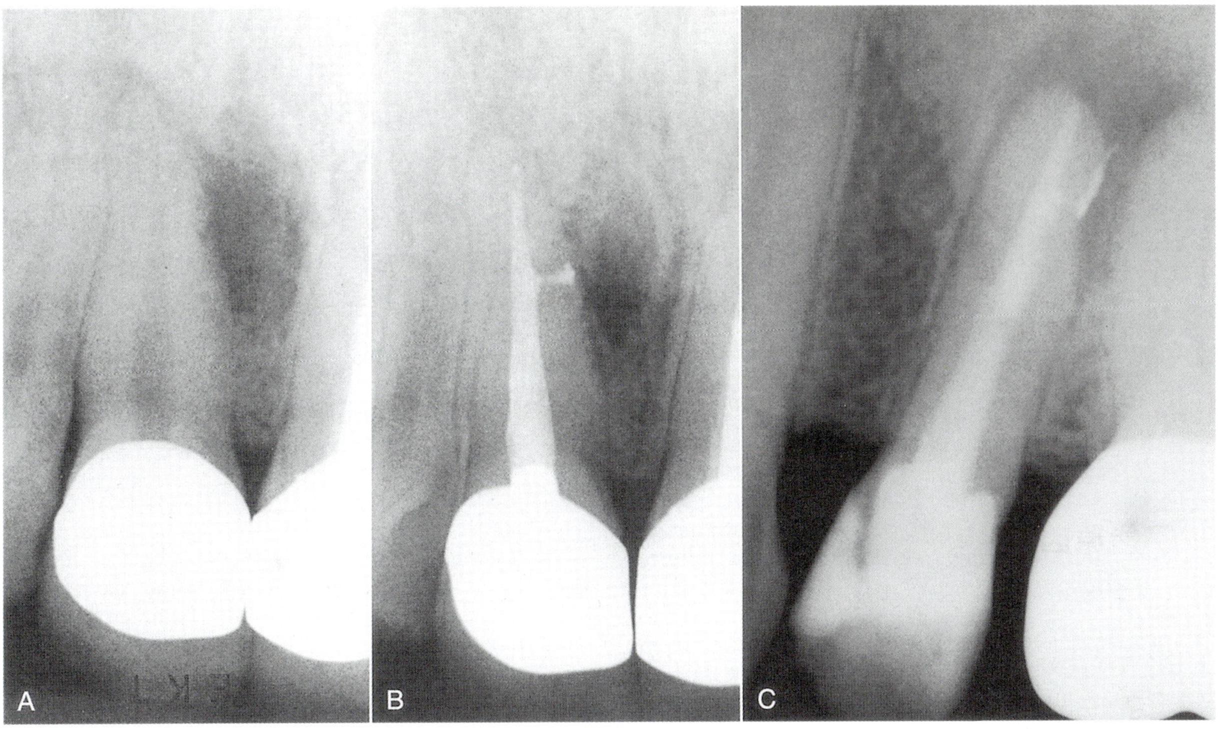

图18.1 A. 牙髓坏死，伴根尖和侧方透射性病变。B. 经过充填，探测到与牙周膜连通的侧支根管。这种病变应在去除主根管内的坏死牙髓组织并做充填后愈合。C. 根管充填显示侧支根管内存在压入牙周膜的封闭剂。病变应在6个月至1年内愈合。（由J. Fransen医生授权提供）

充填后不适。超充带来的两个其他问题包括材料本身的刺激和根尖封闭不足。

充填材料

对于宿主还说，无论是主要充填材料还是封闭剂，或多或少都是刺激物[15]。牙胶最初可引起轻度组织刺激[16–17]。封闭剂则是有毒的，与组织接触会导致异物反应和炎症。来自封闭剂的刺激将持续，直至其凝固。少量封闭剂从根尖孔溢入牙周膜可能不会引起严重问题。然而，当主要根管充填材料和封闭剂大量超充时，会导致持续性炎症[14]和治疗失败（图18.2）。

超充导致根尖封闭不足

根尖封闭不足可能比材料本身的刺激更严重。牙胶与银汞一样，需要一定的充填压力。类似于在没有金属成形片的情况下用银汞充填Ⅱ类洞。牙胶和封闭剂充填根管也是一样。根尖没有阻挡或屏障妨碍了侧向或垂直加压，进而导致根尖封闭不足。将根管尖部预备呈一定锥度，有利于形成根充挡，促进根尖封闭，可有/无少量封闭剂通过根尖孔进入牙周组织。

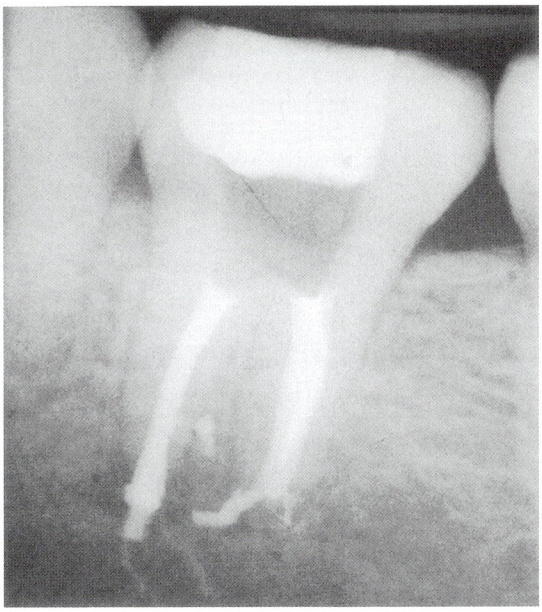

图18.2 近远中根管均超充。缺少根尖阻力和固位形（无根尖狭窄）导致牙胶/封闭剂被挤出。

根管欠充

当预备和充填材料都短于工作长度或未充填到工作长度时，将会导致根管欠充。这两种情况，或根管治疗失败，都可能影响病变愈合，特别是远期疗效（图18.3）。

“最佳”根管的预备/充填长度是略短于根尖孔

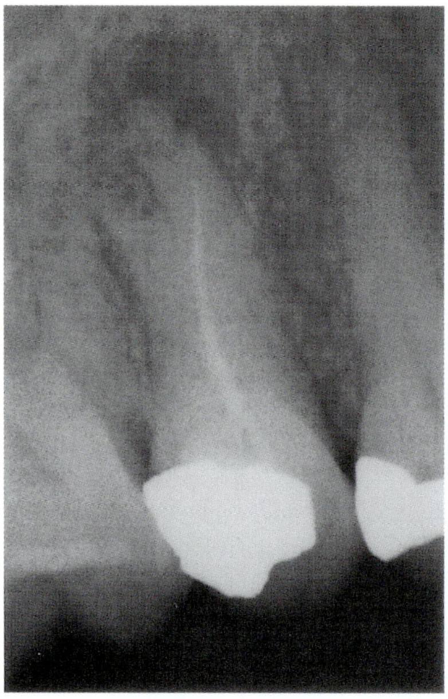

图18.3 操作失误导致的失败。颊侧根管预备不足（清创不足）、充填不全（欠充）；腭侧根管既没预备也没充填。

的距离。预备/充填长度过短（超过3mm）可能会将现有的或潜在的刺激物残留在根管中。根尖周炎可能迁延不愈，这取决于刺激物的量或刺激物与免疫系统之间的平衡。

疗效评估和组织学研究表明，与超充相比，欠充是一个更小的问题[18]。因此，为了保证将材料局限在根管内，宁愿欠充。

侧支根管

侧支根管和/或副根管在根管治疗中的作用一直是一个有争议的话题。这些管道连接根管系统与牙周组织。根管系统中刺激性物质，如细菌和坏死碎屑，可从侧副根管进入牙周组织并引起炎症反应（图18.1）。对根管清理后的牙根组织学研究表明，侧支根管很难被清理到[19]。然而，某些技术易于将主要充填材料和/或封闭剂（主要是封闭剂）充填进侧支或副根管[20]。当主根管已经充分清理、成形和充填，邻近侧支根管的透射性病变也会像根尖周病变一样愈合。

不论根充材料是否被挤入侧副根管，这种情况都会发生。尽管某些技术能够充填侧支根管，但对于大多数根管治疗而言，侧支根管充填与否无关紧要[21]。

牙根纵裂

牙根纵裂（VRF）是一种破坏性的事件，通常需要拔牙或行截根或牙半切术。体征和症状以及影像学的表现，通常提示骨丢失和软组织病变[22]。由于其楔入作用，根管充填或插入根管桩时的侧向力是牙根纵裂的主要原因[23-27]。然而，许多冠/根折是特发性的。牙根纵裂的发病机制、临床表现和预防措施已在第8章深入讨论。

根管充填的时机

当涉及以下问题，例如："什么时候能完成治疗？"或"是时候做根充了吗？"，必须考虑以下因素：体征和症状，牙髓和根尖周状况，和治疗的难度。所有这些因素共同影响了约诊次数和充填时机的判断。

患者的症状

一般来说，如果患者有严重症状，且诊断为有症状（急性）根尖周炎或脓肿时，禁忌行根管充填。这些都是紧急情况，因此，最好先处理急症，并推迟最终的治疗。也有对急性根尖脓肿行一次性根管治疗的[28]，尽管一般不推荐如此。

疼痛的不可复性牙髓炎则是另一种情况。因为炎症牙髓（疼痛的根源）已被清除，如果时间允许的话，可一次性完成根管治疗。

牙髓和根尖周状况

活髓

如果时间和条件允许，无论牙髓的炎症状况如何，都可行一次性根管治疗。

坏死牙髓

若无明显根尖周不适，可一次性完成根管预备和根管充填。牙髓坏死合并无症状根尖周炎或慢性根尖脓肿，或致密性骨炎，未必是一次性根管治疗的禁忌证。

多次性根管治疗有一些优势。根管内封抗菌药物（如氢氧化钙）可减少细菌。将氢氧化钙在根管系统内封药7天可减少细菌量[29]。一次性根管治疗与根管内封氢氧化钙的多次性治疗的长期预后并没有差异[30]。然而，根管充填时根管系统内存在细菌可能对长期预后有重要影响[31]。目前有关一次性和多次性根管治疗的适应证尚没有明确结论。应在彻底根管消毒之后再行根管充填。

根管预备时有渗出液渗入根管系统是一次性根管治疗的禁忌证。若根尖周病变持续产生渗出，根管治疗后症状加重的可能性增加。若根管已充填，则压力形成，相应的组织破坏可迅速发生。在这些情况下，清洁和成形的完成，其次放置氢氧化钙。在一般情况下，在随后的复诊渗出会减少，那时充填就可以完成。

难度

复杂病例较为耗时，最好是多次就诊治疗。如果治疗时间超过2小时，或临床医生认为再次就诊可以更好地完成后续治疗时，根管充填应推迟。

培养结果

从根管内获得细菌培养是许多年前的一个技术。其原理是在根充前从根管内获得阴性培养。然而，没有任何实质性的文献证明这种技术或结果有效[32]。因此，该技术不再广泛使用。

约诊次数

在最初制订治疗计划时，就应决定所需的就诊次数。在治疗时决定安排再一次就诊，反映出情况的变化。例如，患者或牙医感觉很疲惫或已失去耐心，或根管系统内持续有渗出。

核心充填材料

主要根充材料通常是固态或半固态（糊状或软化的形式）。这些包括充填根管的大块材料，配合或不配合使用糊剂。虽然糊剂与不同材料或技术配合使用时表现不同，但对于所有固体充填材料而言，糊剂都是必需的[33]。

充填材料可以不同形式导入根管，并采用不同技术进行充填。这些材料和方法将进一步具体讨论，其他问题也会大致讨论。不管什么材料，都必须考虑其理想性能（表18.1）[34]。

表18.1 充填材料所需的性能

Grossman建议最理想的根充材料应具有以下特性：

- 便于插入根管
- 尖端和侧方封闭根管
- 充填后不收缩
- 防水
- 抗菌性或抑菌性
- X线阻塞
- 不使牙齿染色
- 不刺激根尖组织或不影响牙齿结构
- 易于消毒
- 易于从根管中去除

现阶段还没有材料能够满足所有这些标准

固体材料

固体比半固体材料（糊状）有很大的优势。尽管许多材料已被推荐使用，但广泛接受的主流材料只有牙胶。它经受住了时间和研究的考验，是迄今为止最常用的材料[35]。也可使用合成树脂类的根充材料（这些将在后面的章节中讨论）。

固体材料优于半固体材料的主要原因是临床医生能更好地控制充填长度，且它能更好地顺应根管系统不规则区域，并将根管系统充分封闭。

牙胶

组成

牙胶的主要成分是氧化锌（±75%）。它也含有橡胶类材料，约占20%，让它具有独特性能（如可塑性）。其他成分包括粘接剂、阻射剂和着色剂等。

形状

牙胶有两种基本类型：标准尖和非标准尖。一般地，标准尖符合国际标准化组织（ISO）或美国牙科协会/美国国家标准协会（ADA/ANSI）的要求。非标准化材料和设备则不遵照这些要求。标准尖的大小和锥度与根管预备时对应根管器械一致，即40号0.04锥度的牙胶与40号0.04锥度的镍钛旋转器械相符合。

临床观察和研究表明，商业化的所谓标准尖的大小和锥度存在较大变异[36]。这种不一致并不重要；然而，预备后的根管形态也是变异的。

选择不同锥度的主牙胶尖时，应依据根管预备的方法，或与主尖锉的大小和锥度相匹配。

优势

牙胶用作根充材料已超过160年[30]。由于其实用性和普及性，它已被当作与其他充填材料比较的标准。

牙胶有许多优点。首先，因其可塑性，尤其是热处理后，它能适应预备后的根管不规则区域；第二，它相对易于使用和操作，即使采用复杂的充填技术；第三，牙胶易于从根管中去除，放置根管桩时可部分去除牙胶，或根管再治疗时则全部去除；第四，牙胶具有较好的生物相容性，随着时间的推移，与结缔组织接触几乎不引起任何反应[15]。若牙胶被污染，将其浸泡在（1%或更高浓度的）次氯酸钠溶液中1分钟即可有效消毒[37]。

封闭性能

研究表明，无论使用何种技术，在不使用糊剂的情况下，牙胶无法获得充分的封闭效果[38-39]。牙胶的缺点包括彼此间缺乏化学粘接性，更重要的是，对牙本质也没有粘接性。当牙胶受热或遇到化学溶剂（如氯仿或桉油精）后[40]，冷却时或溶剂蒸发后会明显收缩，这会导致材料和牙本质壁之间形成空隙[41]。使用糊剂是为了填满这个空隙。然而，有报道指出，糊剂未必能填满所有这些空隙并涂满根管壁[42]。

充填方法

如前所述，充填方法多种多样并且日新月异。有事业心的牙医和制造商们设计了（并销售）各种各样的设备（配合特别技术），以使得临床医生能够更快且更高效地进行根管充填。

最普及的充填方法是侧方加压充填技术，其次是热垂直加压充填技术。其他技术包括改变牙胶化学或物理性能，使它更具可塑性，以适应其他牙胶材料或者根管壁。

另一种方法是载核系统，它由一个固体内核（载体），外周包裹一层牙胶而成。不锈钢或钛都可作为载体，但更具代表性的是塑料。根管预备后，包裹牙胶的载体经专用加热器加热后，被整体充入根管内。

其他充填技术包括可加热、塑形和可注射牙胶。更多细节将在本章下文进一步讨论。

树脂

人工合成的聚酯树脂类聚合物也被推荐为根充材料（图18.4）[43-44]。该主要材料，由含有生物活性的玻璃填料和其他组分的聚己内酯组成，与双固化的Bis-GMA树脂糊剂和自酸蚀处理剂一起使用[44]。这样设计是为了使充填物在根管系统内形成单一的实体，或称所谓的整体，它能在糊剂和牙本质之间，以及糊剂和主要根充材料中形成化学粘接。据报道，该材料生物相容性好，无细胞毒性，无诱变性，且已被美国食品和药品监督管理局（FDA）批准。早期研究报告显示这种材料比牙胶更能耐受微渗漏[44]。然而，最新证据表明，与标准技术相比，该材料的抗微渗漏特性没有差异[45-46]。树脂核有非标准和标准尺寸，与牙胶具有相似的操作性能，再治疗时也可以通过有机溶剂和加热去除。子弹型也可用于热塑性注射技术。目前，尚没有有关本系统与牙胶相比较的长期临床对照研究。

银尖

银尖应与根管预备时最终锉的大小相匹配，并假定它可以精确充填各种型号的根管。使预备后的根管呈圆形是比较理想的，但很难达到。将不规则形状的根管预备成标准的圆形是不可能的[47]。以前认为

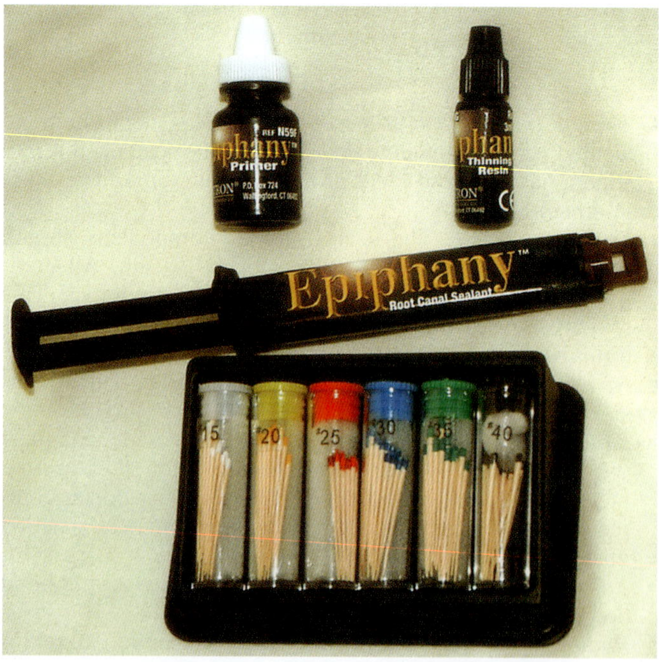

图18.4 树脂基质的充填系统包括预处理剂、封闭剂和充填尖。充填尖类似于牙胶，可用侧压或热垂直加压技术；还有可用于热塑注射的团块。（由 Axis/SybronEndo，Orange，CA授权提供）

银尖具有微动力特性，但后续证据表明并非如此。

尽管短期封闭性可与牙胶相媲美，但银尖作为常规根充材料的长期封闭效果欠佳[48–49]。它主要的缺点是适应性差（图18.5）和因银尖腐蚀而对根尖周组织可能产生毒性[50]。此外，由于其与根管壁紧密贴合、摩擦力较大，再治疗时难以完全去除，桩冠修复时则难以部分去除。

不推荐使用银尖[51]。

糊剂（半固体）

这似乎是一个伟大的想法：为什么不开发一种有生物活性成分的膏体或水门汀？这种材料可以与液体或粉剂混合，然后注入根管至工作长度，充填整个根管系统，直至固化。这个过程会更快，膏体将填满整个根管空间，操作也更简单。

虽然这个概念有吸引力，实现起来却十分困难。这种膏体材料的主要缺点是长度不可控、收缩、成分毒性、可吸收性，而且临床前离体充填时难以做到无空隙。

类型

氧化锌–丁香油（ZnOE）

氧化锌–丁香油因其可吸收性，可用于乳牙，因为乳牙会逐渐脱落。但通常是不推荐用于恒牙。ZnOE也可与各种添加剂相结合成其他制剂。N2和RC2B是最常见的类型。这些是Sargenti配方的衍生物，包含阻射剂、金属氧化物（铅）和氯化物（汞）、类固醇（有时）、增塑剂、多聚甲醛和其他各种成分。有人提议应增加一些成分，以使得这些膏剂具有抗菌活性、生物治疗活性及优越性等。然而，没有科学证据证明这些活性成分有利于病变愈合。事实上，这些添加剂大多是有毒的[52]。1998年美国牙髓病专家协会发表了使用含甲醛的根充材料的声明。

这些材料不符合治疗标准，因此不推荐使用[53]。

塑料

树脂类封闭剂如AH26或Diaket曾被作为单独的根充材料。这些糊剂具有与其他膏体相同的缺点，因此不推荐单独使用。

充填技术

导入糊剂和/或膏剂的方法多种多样。注射法和螺旋输送器法是两种最普遍的方法。

注射法是通过针管和特殊针头的注射器式装置完成的[54]。将糊剂置于针管中混匀，插入并旋转螺旋手柄，然后将膏体挤出针头。充填时将针头置于根管深处，一边推注，一边慢慢地退出针头，膏剂

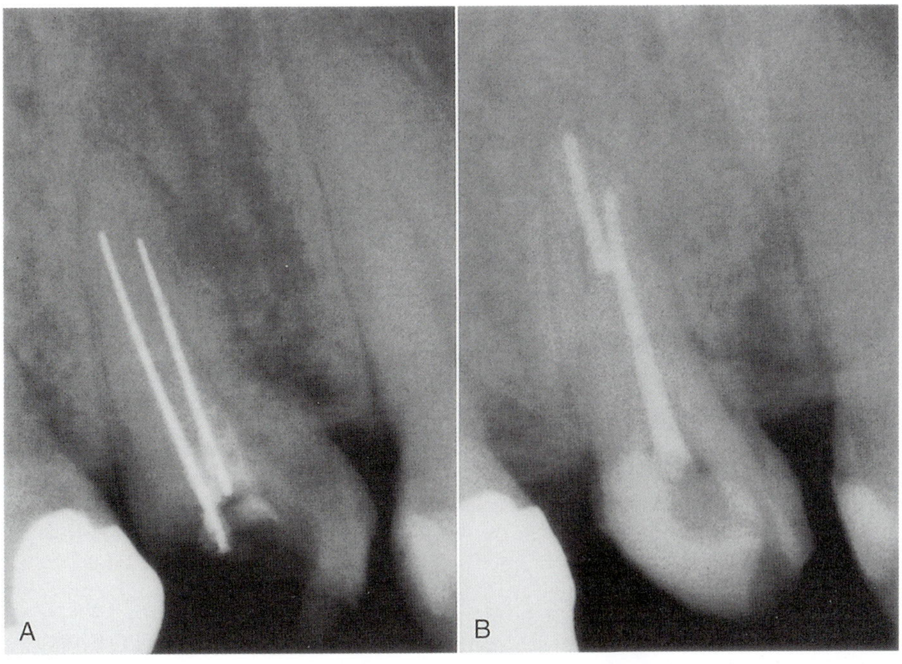

图18.5 A. 银尖充填。由于冠修复缺损、根管欠充和感染灶去除不充分，需要行根管再治疗。B. 根管再治疗和采用热垂直加压技术充填牙胶和封闭剂。并为最终恢复制备了桩道。（由T. Remmers医生授权提供）

将填满根管。支持者声称该方法能将根管从根尖部完全填充到根管口。然而，这种方法往往会产生空隙、欠充或超充。

膏剂充填可借助螺旋输送器实现。首先将膏剂混匀，并置于髓室，然后用螺旋输送器送入根管，反向转动的输送器慢慢回退时，将膏剂充满整个根管。

这两种技术都是理论强于实际。两种技术都不具备长期的封闭效果，且无法完全充填根管系统。

此外，由于长度不可控，注射法或螺旋输送法都不推荐使用。

糊剂的优缺点

优点是速度快、相对易用性和使用单一材料。使用螺旋输送技术时所需的设备最少。也是比较简单的，只用少量的几种特殊钻子。

缺点是缺乏可预测性，且缺乏一致的长度控制。同时，很难避免超充或欠充（图18.6）。另一个主要缺点是封闭不均匀[55]。这可能与3个因素有关：（1）材料内部或靠近牙本质壁有较大空隙或缺陷；（2）ZnOE凝固后收缩，为微渗漏遗留了空间；（3）膏剂在组织或体液中的可溶解性。

糊剂

糊剂是为实现彻底防水性封闭的一种辅助材料[56]。无论使用何种技术或材料，糊剂必须配合主充填材料一起使用。这使得糊剂的物理性能和导入方式变得十分重要。

理想的性能

Grossman概述了理想糊剂的标准，如下所示[56]。目前可用的糊剂都不能全部满足这些属性，但一些糊剂优于其他糊剂。

- 组织耐受性。糊剂及其成分既不能引起组织破坏也不会导致细胞死亡。所有常用糊剂都有一定的毒性[15]。糊剂未固化时毒性最大，随着其固化及时间推移，其毒性逐渐减弱[57]
- 固化后无收缩。糊剂应保持体积稳定，甚至固化后略有膨胀
- 固化时间慢。糊剂固化前应为导入放置和充填提供足够的操作时间，并在充填完成后迅速固化。若要行即刻桩道预备，则糊剂尚未固化更好
- 粘接力。真正的粘接性材料能在主要根充材料与牙本质之间形成紧密的连接
- X线阻射性。糊剂应在X线片可见，以使得操作者知悉其在根管中或超充时在根尖周的位置。糊剂不应比主要充填材料更显影，因为它将掩盖材料之间的空隙和充填缺陷
- 无染色。残余糊剂应不使牙本质或釉质着色。目前，所有测试糊剂，特别是ZnOE基质

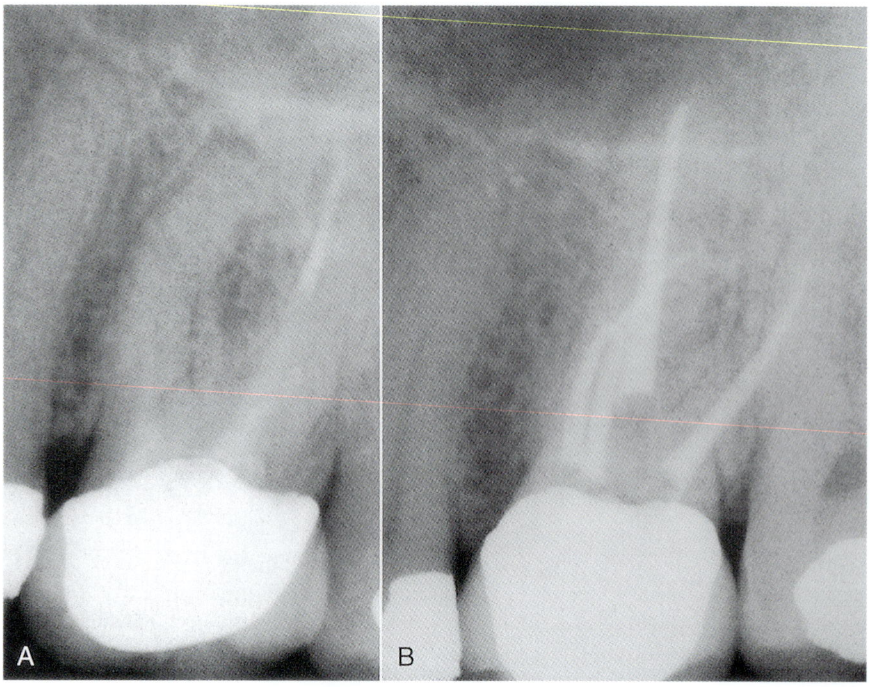

图18.6 A. 预备不足，糊剂充填和根尖周病的证据。B. 牙齿行了根管再治疗。找到了MB2根管，并进行预备和充填。所有根管均采用热垂直加压技术以树脂核与封闭剂充填。

或含有重金属的糊剂，都或多或少地会导致牙本质着色[58-59]

- 可溶性。有时，根管充填后几天、几个月甚至几年后才会进行桩道预备或根管再治疗。糊剂应可溶于有机溶剂。不同糊剂的溶解度不同，所需的机械技术也不一样[60]
- 不溶于唾液或组织液。糊剂与组织液接触时，不应溶解。然而，所有糊剂与口腔溶液接触时或多或少地都会有溶解[8]
- 抑菌性能。虽然理想的糊剂应该是有杀菌作用的，然而，能杀死细菌的成分对宿主组织也有毒性。但至少，糊剂不应促进细菌生长[61]
- 封闭性。这显然是一个重要的物理性能。糊剂材料应在根尖部、侧方和冠部形成和保持封闭性

类型

一般情况下，糊剂的4个主要类型是氧化锌类、树脂类、玻璃离子类和氢氧化钙类。也有其他改进和化合物糊剂被提出或是销售，但尚处于实验阶段。

当然，Grossman制定的糊剂常常作为其他糊剂参考的标准。它经受住了时间和应用的检验，尽管一些塑料（树脂）类糊剂现已广泛使用，具备有许多理想的性能。氢氧化钙和玻璃离子类型糊剂则更新颖，且有一些更有趣的性能，但也有显著的缺点。

氧化锌类糊剂

ZnOE类糊剂的主要优点是长期成功使用的历史。很明显，它们的优点多于缺点（着色、固化时间短[62]、无粘接力、可吸收性）。

Grossman配方

Grossman配方如下：

粉：氧化锌（主体），42%；氢化松香树脂（固化时间和一致性），27%；碱式碳酸铋，15%；硫酸钡（显影），15%；硼酸钠，1%。

液体：丁香油

当今使用的氧化锌糊剂大部分是原始ZnOE的改良配方。这个配方有三大问题：非常慢的固化时间，对宿主组织有毒性作用[62]，缺乏粘接力。

环氧树脂

传统可用的环氧树脂是粉、液配方（AH26，AH Plus和ThermaSeal Plus）。它的优点包括抗菌作用，粘接力，较长的工作时间，易于混合和很好的密封性。它的缺点是着色，相对不溶于溶剂，未固化时有一定的毒性和在唾液中有一些溶解性[63]。新的糊剂配方中没有加入与根充后敏感相关的乌洛托品羟化四甲胺，由两部分均匀混合，因此也更容易混合。

其他树脂制品

其他树脂主要是甲基丙烯酸甲酯的类型，并不常用。

氢氧化钙

氢氧化钙糊剂由氢氧化钙与ZnOE或树脂类基质构成。据报道，这些糊剂具有促进根尖部形成钙化屏障的生物学特性。然而，这些特性并未在临床或实验中被最终证实[64]。氢氧化钙糊剂具有抗菌性和短期内足够的封闭性，但其长期封闭性和组织毒性尚不明确[65]。除非得到进一步实验和临床证据，氢氧化钙糊剂并没有明显的优越性[65]。

玻璃离子

最近，牙髓病学专用的玻璃离子已用于临床。该材料对牙本质有粘接力，似乎能形成良好的根尖和冠部封闭，且生物相容性好[66]。然而，玻璃离子的质地较硬和不可溶解，使得根管再治疗和桩道预备变得十分困难，很难恰当地处理牙本质，使其接受这种材料[67]（玻璃离子包裹的牙胶与玻璃离子糊剂一起使用的情况将在本章下文中讨论）。

陶瓷类糊剂

陶瓷类糊剂是最近引入临床的一种根管糊剂。它是氧化锆、硅酸钙、磷酸钙和氢氧化钙为主要成分的生物陶瓷混合物，还包括填料和增稠剂。这种糊剂是不溶的、X线阻射和不收缩的，它需要在潮湿环境下凝固。研究表明，生物陶瓷糊剂的毒性较小。然而，这种糊剂对治疗成功的长期效果尚待进一步研究[68]。

其他类

现已尝试和检测了许多粘固剂及衬底与修复材料，以判断它们是否可用于根管糊剂[69]。例如磷酸锌水门汀、复合材料、聚羧酸水门汀。这些材料都不能令人满意。

混合

氧化锌–丁香油类糊剂应混合到浓稠均匀，并可拉丝2～3英寸（5～8cm）。混合得越浓稠，糊剂的封闭性能越好，特别是稳定性、密封优越性和毒性减弱等问题[70]。环氧树脂糊剂的混合则要更稀薄一些。

导入

一般在放入主充填材料之前导入糊剂，已有多种导入技术。可用纸尖、根管锉、超声锉或特殊的锉（螺旋输送器）等导入糊剂；也可用主牙胶尖包裹一层糊剂插入根管，还可用特殊注射器注射导入。不同导入方法的效果有差异，尚不明确哪种方法更好[71–73]。事实上，根充后，糊剂可能不完全覆盖根管壁和牙胶之间的空隙[42]。

一个简单有效的方法是用最终锉或小一号锉涂上糊剂，并导入根管中（图18.7）。锉被放至工作长度后慢慢逆时针方向旋转，以将糊剂涂于根尖和根管壁上。操作时应使用无菌锉，以免污染和在锉上混杂牙本质碎屑。过多糊剂是不必要且不可取的，因其可能导致超充。

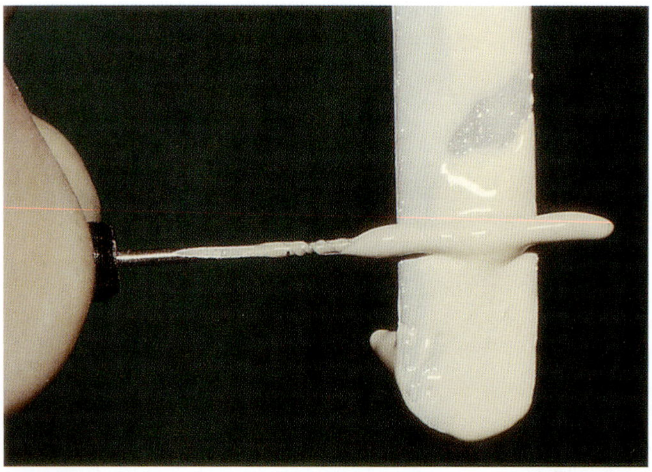

图18.7 一个简单有效的封闭剂导入方法。将涂有封闭剂的锉上，插入根管，逆时针旋转锉，以将封闭剂涂于根管壁上。

除非有充足的工作时间，无法一次性将糊剂涂布于所有根管壁。糊剂凝固后很难去除。Grossman配方和环氧树脂凝固较慢，可将其涂布于所有根管中[61]。

牙胶充填技术

根据根管预备的大小、预备的最终形态和根管内不规则区域情况，可选用不同的牙胶充填技术[74]。临床医生的偏好决定一切，没有哪种充填技术的长期效果显著优于其他方法。

技术的选择

侧压充填技术和热垂直加压充填技术是两种传统的技术，两种技术的封闭效果相似。如前所述，选择哪种充填技术主要取决于临床医生的偏好和习惯，尽管在一些特殊情况下可能需要某种特定技术。两者都需要配合使用糊剂。

现今更多的方法被引入充填牙胶，依靠特殊设备和器械加热和软化牙胶，并逐渐填入牙胶。这些技术和设备大多已在市场上成熟和推广，具体细节将在本章下文中进一步讨论。

也有其他充填方法，大多涉及用如氯仿或桉油精等溶剂改良整个牙胶尖。这些技术敏感性高，并没有被广泛使用或传授。

侧压充填

无论是在实践中或教学机构，侧方加压充填技术都是应用最普遍的[75]。它的一个改良技术是溶剂软化（或普通牙胶尖）技术（本章稍后概述）。

适应证

侧压充填技术适用于大多数临床病例，除非根管极度弯曲、形态变异或有严重不规则区，如内吸收。然而，侧压充填也可与其他充填技术相结合[76]。一般地，若病情不适合侧压充填（或热垂直加压充填，若这是通常的做法）或对于普通牙医难度太大，应将患者转诊给牙髓病专科医生。

优点

侧压充填比较简单，仅需要相对简单的设备，一般情况下，其封闭和充填效果与其他充填技术一样[77]。相较于其他大多数技术，侧压技术的主要优点在于工作长度控制。建立一个限定的根尖止点并谨慎使用侧压针，可控制牙胶充填到工作长度而不至于超充。其他优点包括根管再治疗时相对可预测性、顺应根管壁、尺寸稳定性，并有利于桩道预备[78]。

缺点

侧向充填结果是不均质的。主尖和副尖相互压实，牙胶之间的空隙有少部分被糊剂充填[33]。此技术除在充填极度弯曲根管、根尖孔开放和内吸收时比较困难外，并无其他严重缺点。

侧压充填技术

尽管有各种改进，但侧压充填是一种可行且可接受的技术。

侧压针或垂直加压器的选择

根管清理和成形时就应选择并试侧压针或垂直加压器。手用侧压针和垂直加压器优于长柄的垂直加压器，因为其触感更敏锐，提高了根尖封闭性，更好控制（图18.8），并减少充填对牙本质的应力[24,78]。根充时使用手用器械还可降低根折的发病率。手用不锈钢侧压针和垂直加压器比长柄垂直加压器更灵活，且可插入根管更深（图18.9）。

手用镍钛侧压针甚至更有弹性，其插入根管时产生的楔入力更小[79]。这种优势可减少发生牙根纵折。因其良好的弹性，手用镍钛侧压针的使用也不太一样，需要多训练方能高效使用。

主牙胶尖的选择

无论是标准尖或是非标准尖都可以用作主尖。选用与主尖锉大小和锥度相同的主牙胶尖，并插入根管内。主尖应在根尖止点处停止，并有明显的摩擦感，阻碍主尖进一步地运动超出根尖止点。若根管尖部形态不规则，且没有根尖止点，可采用溶剂软化或加热软化定制主尖的技术或改良根尖止点。

试主尖

最后冲洗后，进行以下步骤：

1. 由于主牙胶尖只适合已预备根管的尖部，敞

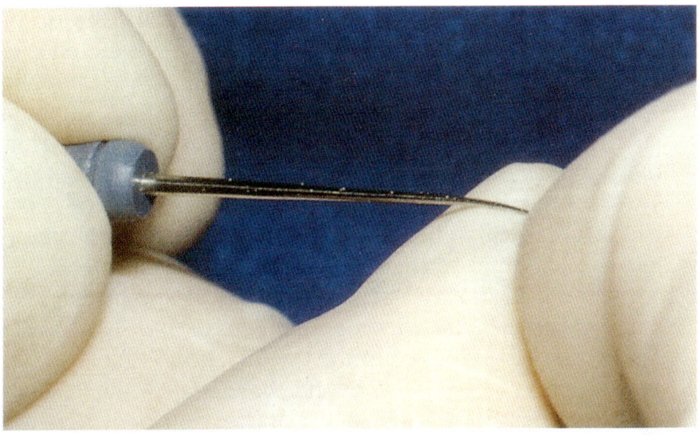

图18.8 可对手用侧压器进行预弯，以提高在弯曲根管中的通过性。

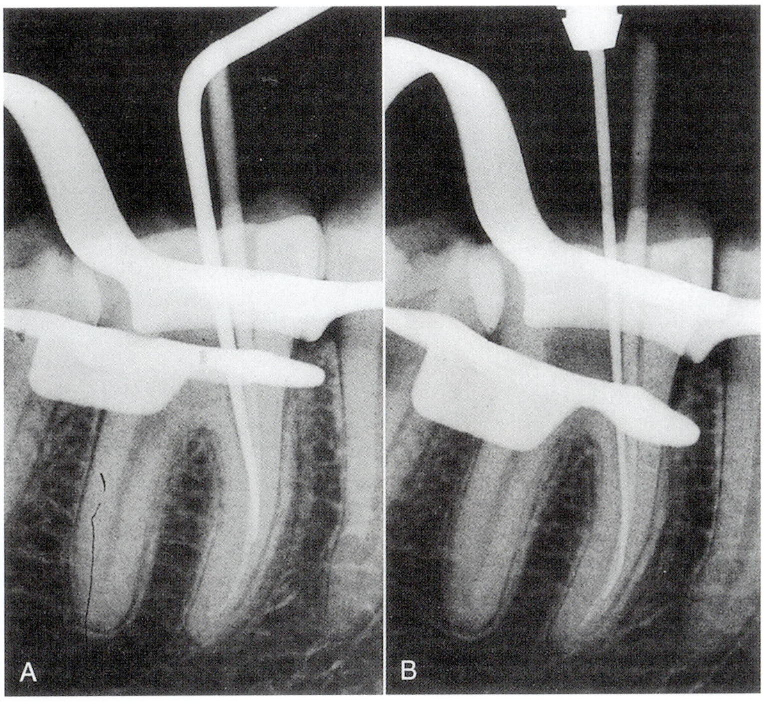

图18.9 手用侧压器与指用垂直加压器或侧压器的比较。A. 僵硬且锥度更大的手用侧压器无法通过根管弯曲。B. 更小，更具弹性的指用侧压器则可插入更深，进而获得更好的根尖封闭。

开了的根管系统，主尖脱离的阻力是很小的（图18.10）。在根尖部有轻微的摩擦即可，而所谓的回拉阻力则是没必要的[80]。然而，牙胶放入时应有确定的止点，以免牙胶超充进入牙周膜。主尖应与工作长度相适应。

2. 主牙胶尖可能太小，插入根管后根尖几毫米出现弯曲（图18.11A）。可将其尖端剪掉1mm，以形成一个更大的主尖，直至适合根管尖部大小（图18.11B）。将预先试过的侧压针插入根管至距工作长度1mm[81]。如果主尖太小，不论其锥度大小，都应修剪牙胶尖（可用特殊的修建器）以增加牙胶尖部大小（图18.12）。
3. 在参考点上夹住主尖，将其取出，并在标尺上测量其长度。
4. 然后在根尖片上评估主尖的长度。传统X线片上主尖与根尖1/3密合与最终的根尖封闭效果无关[80]。
5. 牙胶尖超出根尖孔表明根尖止点被破坏，不适合主尖。这需要重新建立工作长度，并使用更大号的锉以略短的工作长度预备根管，直到形成一个可接受的根尖止点。这一操作促进了长度控制和充填。

根管充填的步骤

虽然各种不同充填器械和牙胶类型的组合，这里介绍的方法是一种有效和公认的技术。常规方法是将手用侧压针与副牙胶尖大小相匹配（图18.13）。副尖大小和手用侧压针的大小之间没有确切的相关性。

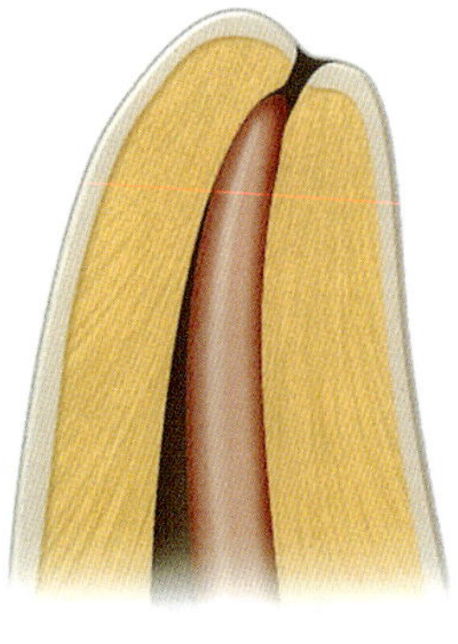

图18.10 主尖在根尖区只需稍稍有摩擦感就好，从而可以将侧压器深入牙胶和根管壁之间。

以下是侧压充填的具体步骤（图18.14～图18.16）。

1. 将主尖的根尖3mm涂布糊剂。
2. 将主尖缓慢插入根管，并上下移动牙胶3次，以使得糊剂黏附于根管壁。
3. 在插入和取出侧压针之前，准备好一根测好长度的副牙胶尖。
4. 将测好长度的侧压针插入主尖和根管壁之间，距离工作长度1～2mm。将侧压针侧向和垂直向地加压牙胶，为副牙胶尖挤出间隙。
5. 侧压针可沿其轴心来回旋转。取出侧压针，迅速将已测好长度的副牙胶尖插入。
6. （可选）：在放入1～2根牙胶尖，准备烫断牙胶尖顶部之前，可拍一张根尖片观察。如果有长度问题，可以很容易地将牙胶取出。取一根新的合适的主尖，标记好工作长度，并重复以上过程。

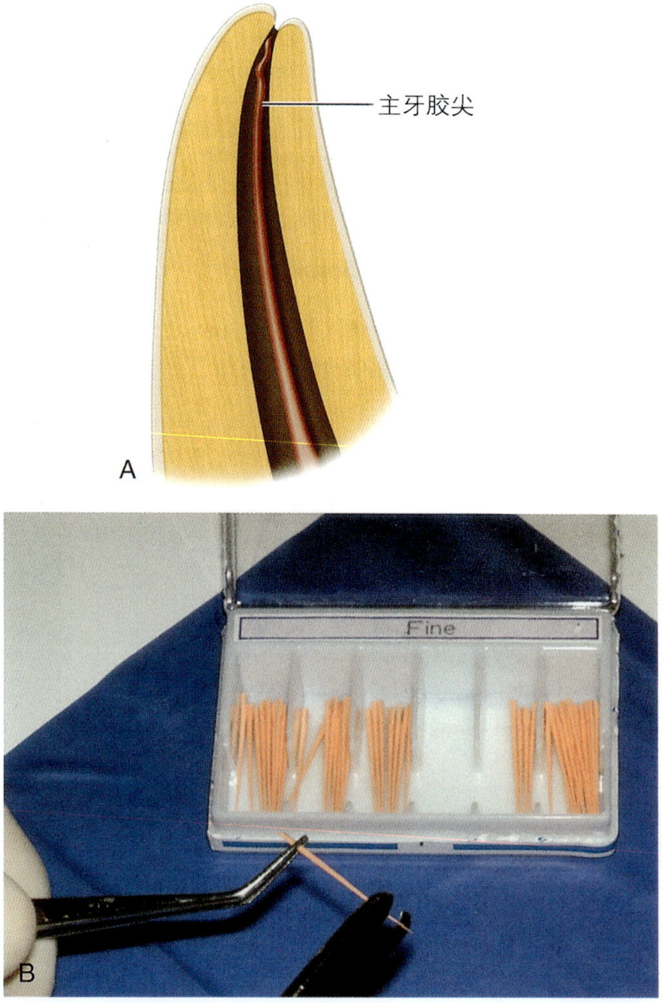

图18.11 A. X线片上或取出时见牙胶尖呈弯曲状，表明其太小。B. 应选择稍大些的牙胶尖或修剪牙胶尖端以形成更大的尺寸。

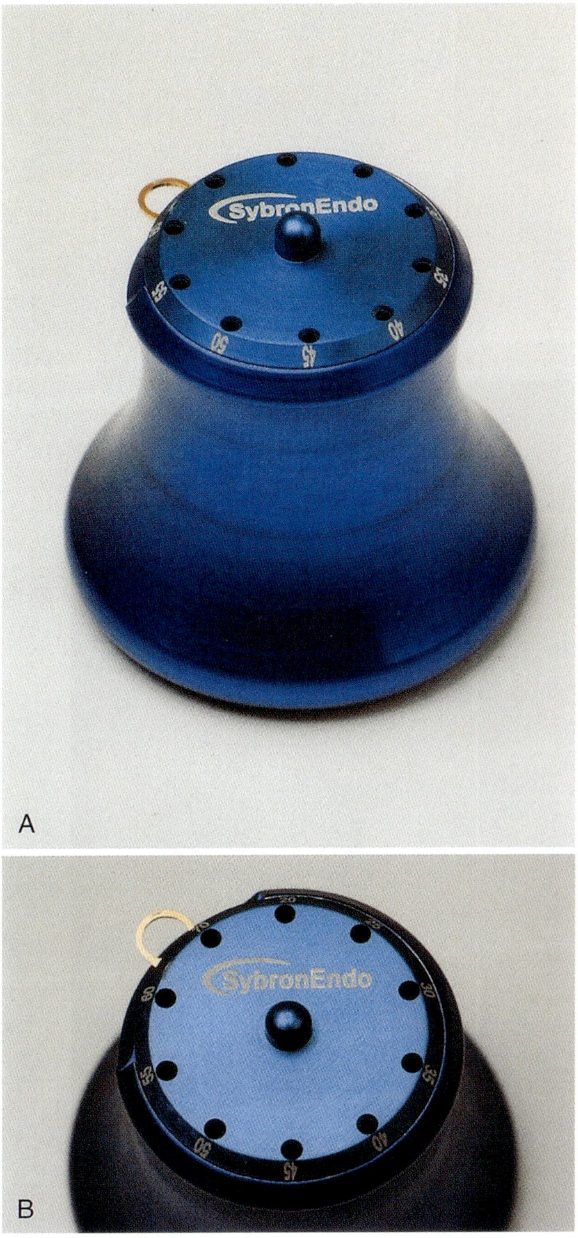

图18.12 A. 能够准确修剪大锥度牙胶尖端的装置。B. 近观可用的尖端大小。

7. 重复以上过程，直到侧压针无法插入根管尖1/3。可随时拍X线片评价根充质量。
8. 在根管口用携热头烫断多余的牙胶（图18.17）。
9. 用Glick 1号，5 ~ 7号热垂直加压器，或其他大小合适的垂直加压器加压根管颈部的热牙胶。
10. 通常在根管口下至少1mm 处放置一个根管口塞是明智的，以减少暂封物可能带来的微渗漏。可采用未充填且着色的树脂，以至于未来预备桩道时，根管口塞容易看见和去除。

超声侧压

侧压充填的另一种方式是使用超声侧压，它可以加热超声侧压尖及牙胶。超声侧压器置于主尖旁，并在无水冷却的情况下激活。将超声侧压器插入根管至距工作长度1mm。这种方法的优点是超声作用可扩散糊剂，侧压器的摩擦力热塑牙胶，更省力，从而降低牙根纵折的风险[82]。

完成操作

以下是完成充填过程的步骤：

1. 先后用干棉球和蘸酒精或氯己定的棉球清理

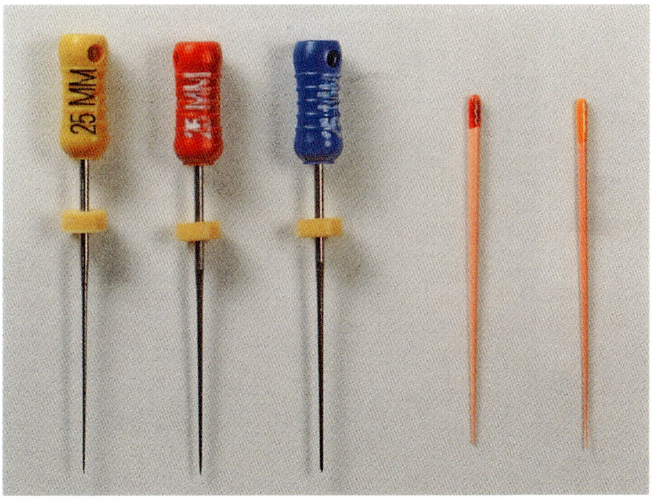

图18.13 20号、25号和30号指用侧压器，25mm长，且带橡胶圈，以及20号和25号标准副牙胶尖。

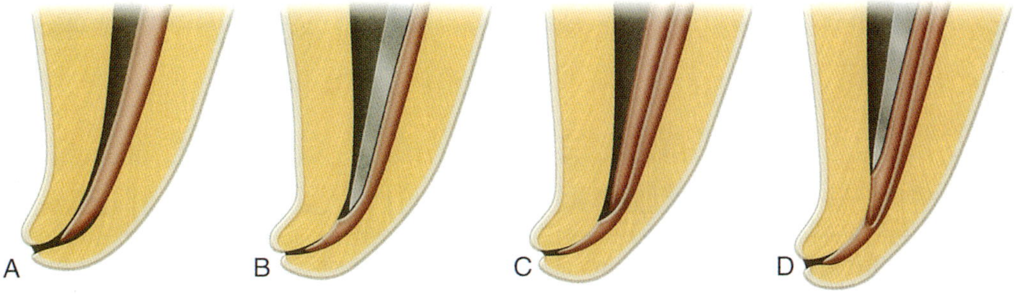

图18.14 侧压充填的步骤。A. 试主尖。B. 插入侧方加压器或垂直加压器，最理想的是短于预备长度1 ~ 2mm。C. 旋转并取出侧方加压器，将副尖插入刚形成的空隙中。D. 重复上述过程。

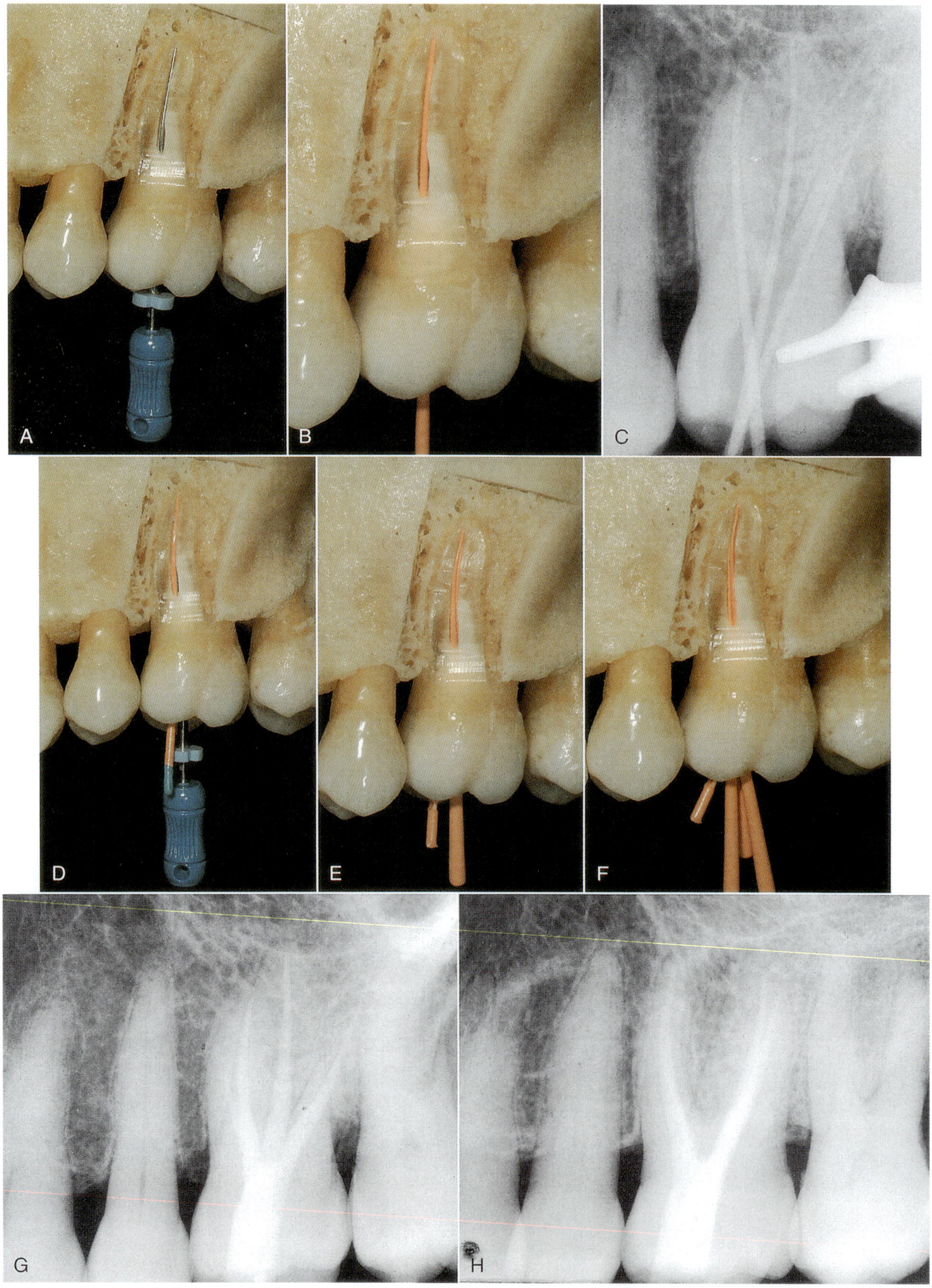

图18.15 侧压充填。A. 往根管内插入一支锉，以确认合适的插入深度。B. 插入标准尖。C. X线片确认牙胶插入情况。D. 导入封闭剂，且主尖插入根管至工作长度后，沿着粘合的主尖将侧方加压器插入根管（在这里是近颊根管）。E. 将副尖插入到侧方加压器挤出的间隙中。F. 重复上述过程（如再次插入侧方加压器，并插入另一根副尖），直到侧方加压器无法插入根尖1/3。将牙胶从根管口烫断，根管上段用垂直加压的方法充填。G. 用相同的方法充填其他根管。H. 最终的X线片显示4个根管均已妥当充填。（由W. Johnson医生授权提供）

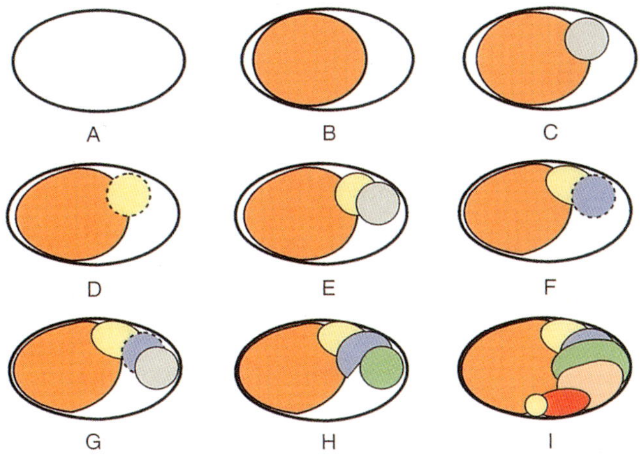

A. 预备好的根管
B. 插入主尖
C. 放置侧压针
D. 放置副尖（虚线圈）
E～H. 持续地侧压
I. 完成充填

图18.16 侧压充填的示意图。每次都将侧方加压器往根尖方向最大限度地插入，以将牙胶压向对侧根管壁。在侧压完成时，根管已被一系列的牙胶尖和封闭剂以冷压接的方式充填。（由J. Schweitzer医生授权提供）

髓室。残余牙胶和糊剂以后可能导致牙体变色（图18.18）。

2.进行临时或最终的修复（见第17章）。

3.牙体修复及拆除橡皮障夹后，拍根尖片评价根充质量。然后进行咬合检查。

纠正充填问题

偶尔，根尖片上可见明显的空隙或长度问题。应在糊剂凝固前立即纠正。

若有空隙，可用携热头去除牙胶，直到侧压器可到达空隙或充填缺陷处。再次导入糊剂，侧压充填。

在烫断多余牙胶前拍X线片的优势在于若充填质量有问题，可用钳子将牙胶整体拔出。试新的主尖，并再次充填根管，以取得令人满意的结果。若多余的牙胶已被烫断且根管超充，则可在糊剂凝固前将牙胶全部取出。若超出根尖孔，超充的牙胶一般难以取出，尤其是糊剂凝固以后。超充的糊剂只有通过外科手术才能取出（通常没有必要）。

超出根尖孔的充填材料会对根尖周组织产生刺激并影响病变愈合，但它们一般不会完全阻止愈合，除非有大量的主要充填材料超充。根尖周的ZnOE类糊剂往往会随着时间推移而吸收[83]。

除非随访观察发现其明显影响愈合，这些情况一般不需要手术处理。如果大量糊剂超充，建议咨询口腔颌面外科医生，尤其当材料靠近或已进入下牙槽神经管内。

溶剂软化定制牙胶

氯仿和氟烷已被证明是有效的溶剂。然而，其毒性也受到关注。对于氯仿的担心是没有事实根据的，因为最新研究表明，若正确使用，氯仿对于根管再治疗和定制牙胶都是安全的[84-85]。这里介绍的技术使用的是氯仿。

用主牙胶尖对根管尖部3～4mm取印模。目的是使得牙胶与根管尖部贴合，以获得更好的封闭效

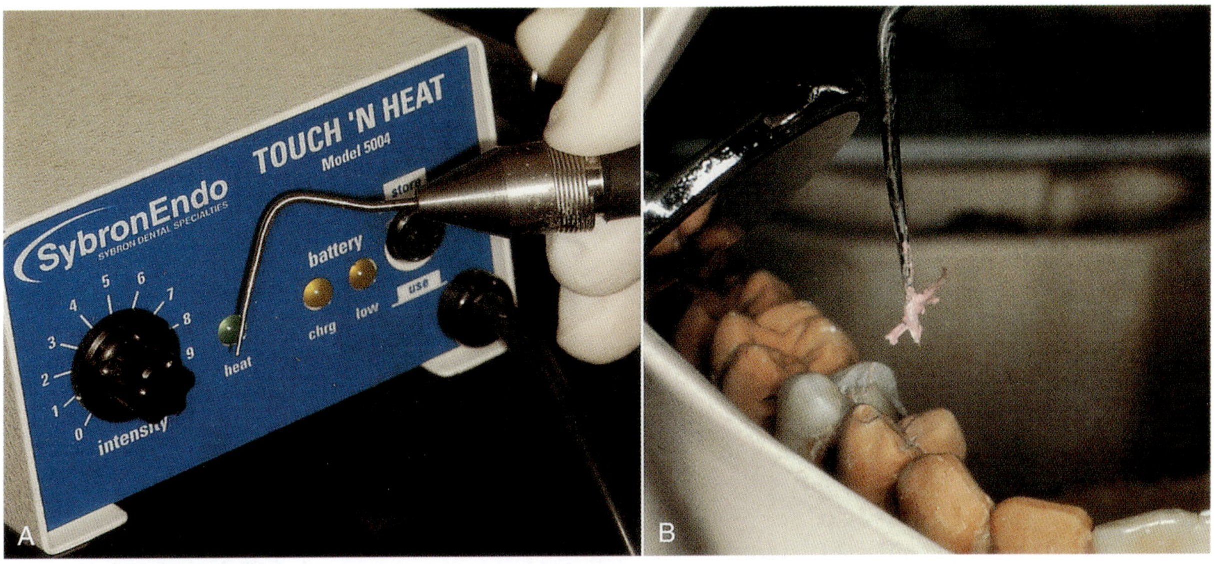

图18.17 A. 一个方便、电池供电的加热装置，拥有各种各样的携热头。B. 携热头可迅速加热，以去除髓室内多余的牙胶，或去除根管内的牙胶以制备桩道。

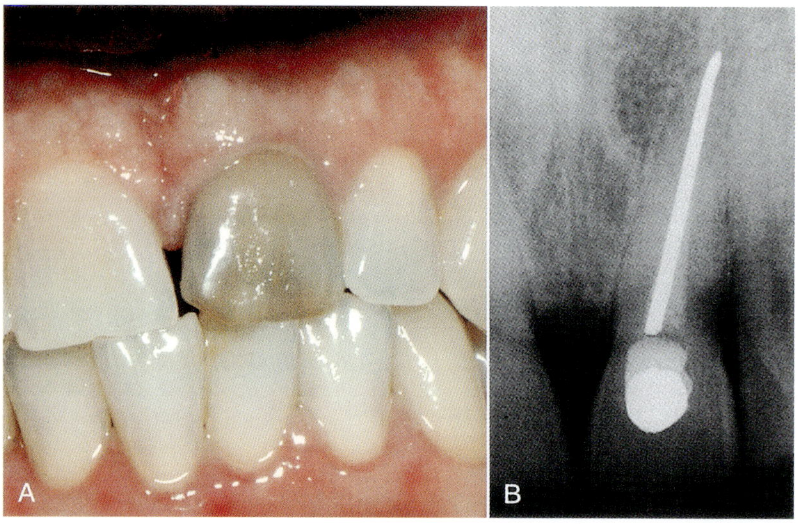

图18.18 变色通常是由操作不当引起的，可以预防。A. 一个很频繁的不幸事件：根管治疗后逐渐变色。B. 其诱因包括髓室内残余的封闭剂和银尖，以及舌侧开髓口的银汞合金充填物。这种牙齿很难漂白，因为着色来自金属离子。

果，但主要是防止牙胶超出根尖孔[86–87]。

适应证

溶剂软化定制牙胶适用于以下情况：（1）根尖止点不存在；（2）存在根尖止点，但根管尖部非常大，且不规则。

技术

1. 选择大一些的标准尖或非标准尖，插入后，距离工作长度2～4mm。
2. 将主牙胶尖3～4mm浸泡在氯仿中1～2秒，以使其软化（图18.19）。在氟烷中则浸泡3～4秒。
3. 将主尖插入根管至WL或有阻力时，在参考点处抓住主尖，取出，并测量长度。重复此过程直到主尖到达工作长度。
4. 取出主尖，并让溶剂蒸发。主牙胶尖应呈现根管尖部的预备印迹（图18.20）。

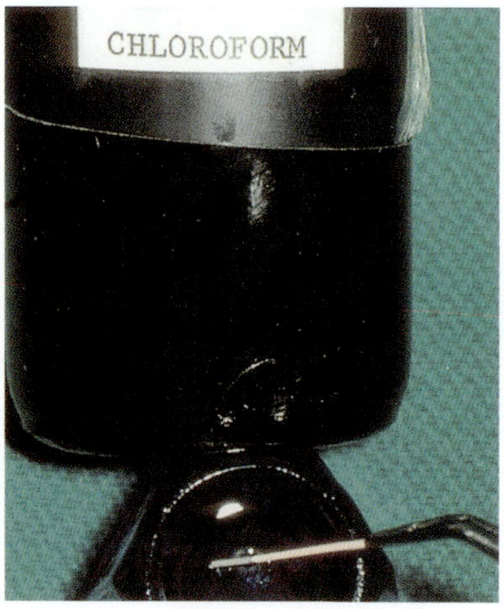

图18.19 软化定制牙胶尖技术。将牙胶尖端（3～4mm）在氯仿中浸泡1～2秒，然后将其塞入根管。

5. 主牙胶尖被放回到相同位置，并拍牙片确认。
6. 将糊剂涂满主尖尖部3～4mm，并在主尖放至工作长度前上下移动3次。
7. 标准的侧压充填过程如下，用侧压器插入，旋转，取出和插入副牙胶尖，直到侧压器不能插入根管尖1/3。插入副尖前，可将其表面涂布糊剂。
8. 烫断冠部多余牙胶前，可先拍X线片评估根充质量。若有必要，此时根充块可以容易地取出或再充填。

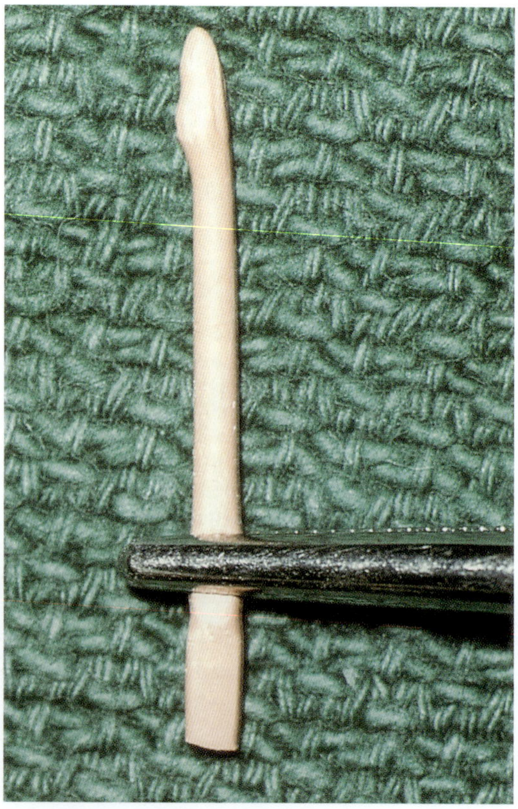

图18.20 将塞入根管的软化牙胶尖取出后，牙胶上可见根管尖部形态的印迹。

9. 根充后可立即进行桩道预备（图18.21）。

垂直加压

垂直加压也是一种有效但更复杂的技术；它的封闭性与侧压技术相当[88]。随着新设备的引入，热垂直加压技术变得更加对用户友好且耗时少。

适应证

一般来说，垂直加压技术与侧压技术的适应证相同。但在某些情况下首选垂直加压技术，如内吸收或其他涉及根管内部复杂形态的情况。

优点和缺点

相较于侧压技术，垂直加压技术的主要优点是加热和软化牙胶，使其适应根管系统的不规则形态[89–90]。缺点包括长度控制的难度增加，操作更复杂，且需要的仪器设备更多[88]。为使仪器能够插入到所需深度，一般需要将根管预备得更大一些。

技术

热垂直加压技术需要携热器和各种规格的垂直加压器，以压实加热软化的牙胶。Schilder垂直加压器最小直径为0.4mm（相当于ISO尺寸40号），且每个连续器械依次增加0.1mm；最大直径1.1mm（相当于ISO尺寸110号）。

该技术包括选择与根管预备的锥度相近的牙胶尖、试尖，使用携热器，垂直加压等。用热软化牙胶，使其具有可塑性。然后，使用垂直加压器往根尖方向加压产生液压力，使得牙胶向根尖移动，压向根管壁，压入根管系统不规则区，如副根管和侧支根管。然后，向根管内加入受热软化的牙胶，垂直向填满整个根管。该技术的具体细节参见本章相关论述[91]。

其他热垂直加压技术

连续波充填技术是热垂直加压技术的一种改良方法。该技术的前提条件是根管的预备呈一定锥度、根尖预备地较狭窄，且牙胶尖与根管壁较贴合。该技术通常是在较大锥度镍钛旋转器械预备根管后使用。热源是一种电气设备，可给垂直加压器提供热量（图18.22）。垂直加压器可有非标准大小的，与非标准尖匹配；也可是标准大小的，适合于较大锥度的根管锉（图18.22）。此外，两种不同直径的垂直加压器可用于往根尖方向维持和压实牙胶。

在规定的温度（200℃）作短时间加热，具体时间由临床医生确定。应用持续热源对预先试好的牙胶进行加热，对牙胶形成连续的液压力。随着垂直加压器往根尖方向移动，牙胶与根管壁更贴合，且液压力增大，迫使牙胶进入根管不规则区。连续波技术的具体细节请参考其他论著[92]。

连续波充填技术的远期效果并没有已证实的优势，却存在固有风险。使用热塑技术或其他任何改变牙胶的物理性质的方法，都存在牙胶超充进入根尖周组织（图18.23）及加热对牙周膜和牙槽骨产生

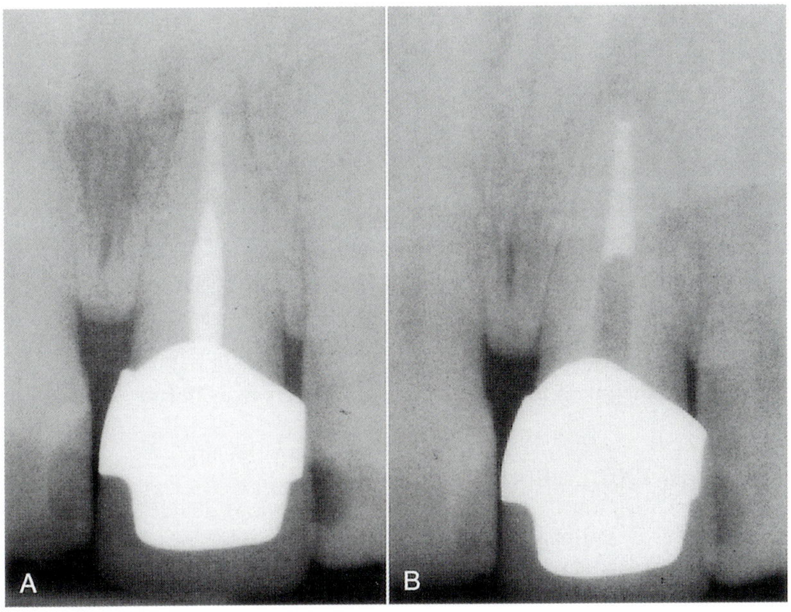

图18.21　A. 由于存在持续性根尖周炎，该患牙需要行根管再治疗。B. 取出根管桩和牙胶及根管预备后，应用定制牙胶尖技术对根管尖1/3取印模，并进行充填。这是由于根管尖部形态不规则和可吸收的性质。根管充填后制备桩道空间。（由T. Remmers医生授权提供）

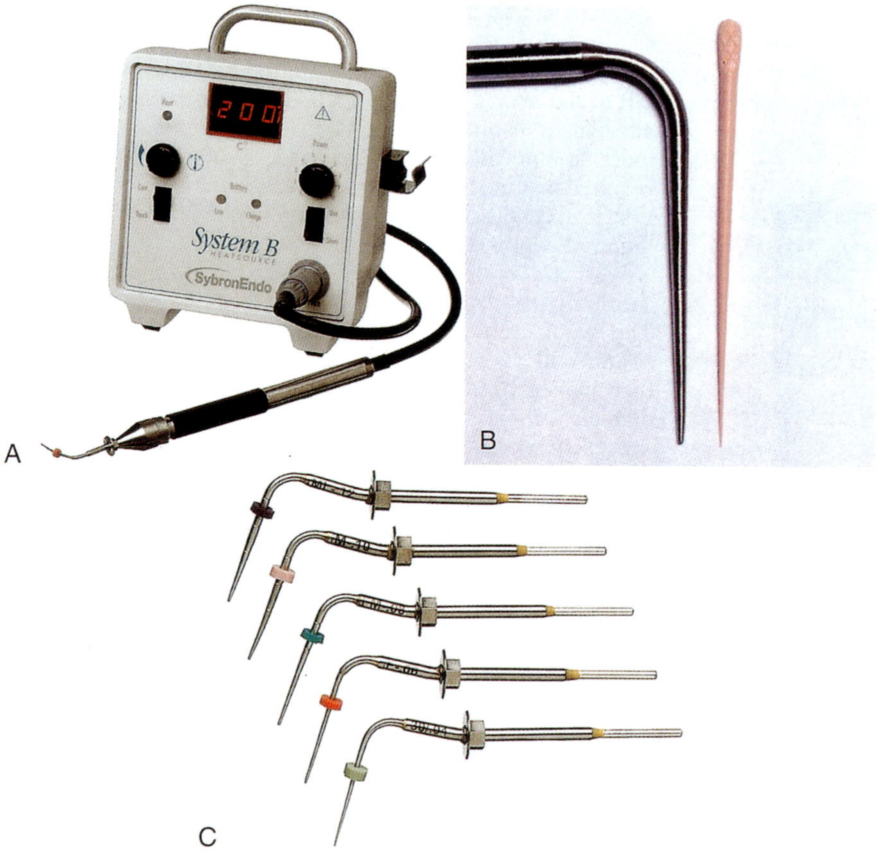

图18.22 专用加热装置。A. 可控电流快速加热携热头，软化根管内预试过的牙胶尖。B. 连续波加压充填。携热头的大小与镍钛旋转器械的大小相匹配。其携热头也与非标准尖的大小相配，以满足单尖法充填根尖1/3。C. 携热头可有各种规格和锥度。（由SybronEndo, Orange, Calif公司授权提供）

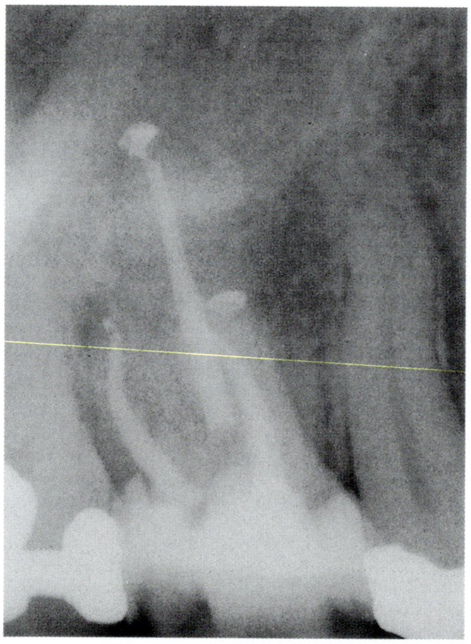

图18.23 采用连续波法用牙胶和封闭剂完成的根管充填。该技术，与其他热加压充填技术一样，倾向于出现封闭剂超充。封闭剂通常会随着时间推移而发生吸收。（由A. Hsiao医生授权提供）

损伤的可能性。超出体温10℃似乎是对牙根表面的骨组织产生永久性损伤的临界阈值。火焰加热的携热头可达到很高的温度，从而对牙周组织损伤构成最大威胁[93-94]。如果使用得当，牙胶注射技术和连续波加压技术引起的温度变化可以低于临界阈值[95-96]。

分段充填

最近的一种创新技术则使用特殊设备，并两步分段充填（图18.24）。向根尖放入一小段牙胶（向下填充），然后回填牙胶[97-98]。该技术似乎比较快，可能确实有用，但有待更多的研究证实[92]。具体技术细节参见其他论著[93]。

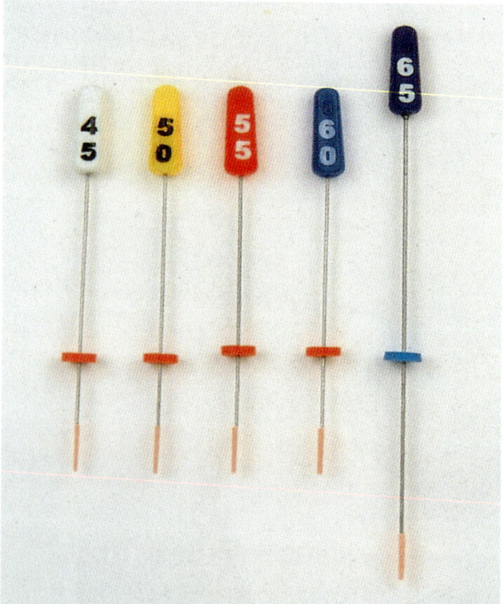

图18.24 尖部附有牙胶的载体。随特殊设计的镍钛锉一起插入根管后，逆时针方向旋转载体，以将载体与牙胶分开。然后用侧压或垂直加压技术充填根管中上段。也有塑料载体。（由Lightspeed Technology, San Antonio, Texas公司授权提供）

热塑牙胶注射充填法

对于热塑牙胶注射充填法，将专门定制的牙胶放入注射装置中加热（图18.25），然后以压胶枪相同的方式注入牙胶。也有其他设备可用，包括360°的按键技术和预装子弹，注射牙胶时可获得更好的触感（图18.26）。与糊剂一起使用时，热塑牙胶注射法可获得足够的封闭效果[99]。这种技术适用于某些特殊情况（图18.27）。然而，缺乏长度控制和冷却收缩是其潜在的缺点。这是一个有技术敏感性的方法。

溶剂

溶剂技术涉及牙胶在溶剂中全部或部分溶解，主要是氯仿或桉油精。这些技术有一些别称，如氯仿牙胶、桉油牙胶充填、扩散技术或氯仿树脂。通常这些技术不与标准的糊剂一起使用，而是依靠软化的牙胶来密切适应根管壁。问题是，溶剂蒸发后，牙胶会收缩，并在牙胶与根管壁之间形成空隙。这些技术[40]会引起广泛的渗漏，导致远期预后更差[100]。

不建议使用溶剂技术。

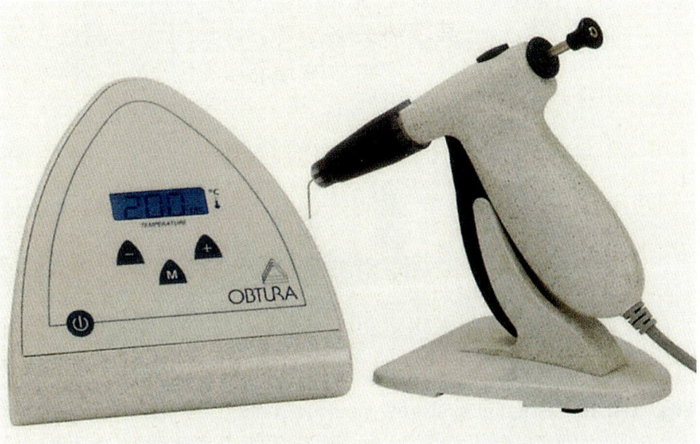

图18.25 热塑牙胶装置。高温枪将牙胶软化呈可注射塑形的块状。（由Obtura Spartan, Fenton, Mo公司授权提供）

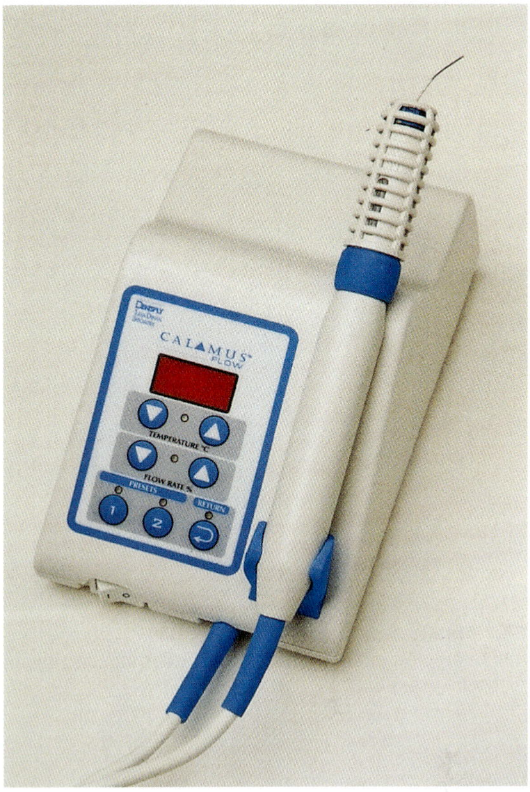

图18.26 一种带有360° 按键技术和预装子弹功能的热塑注射装置。该装置在牙胶注射时可获得更好的触感。

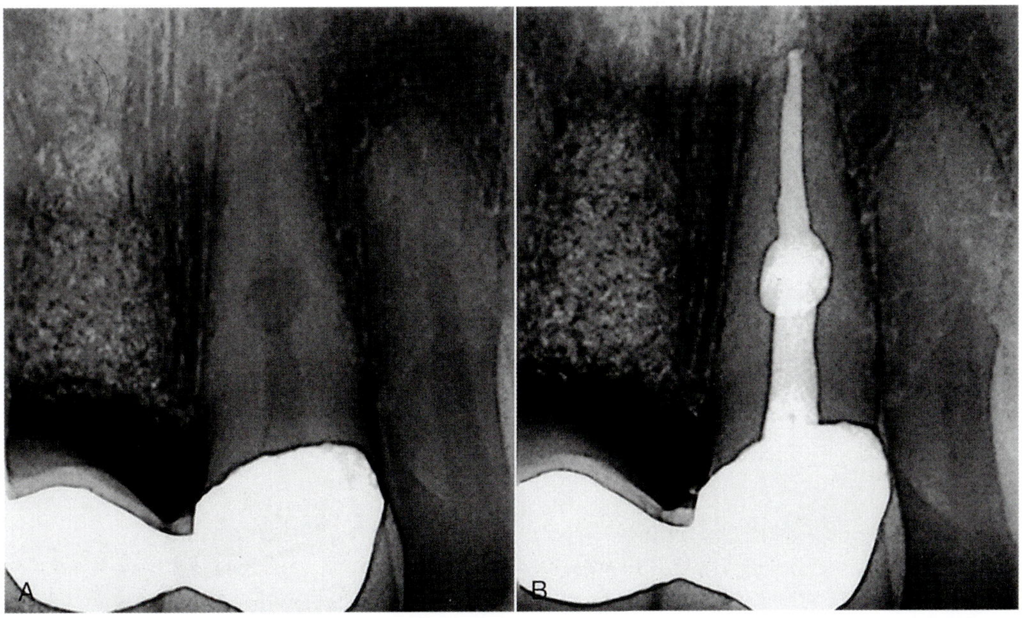

图18.27 内吸收。A. 根管清理和成形后，不推荐侧压技术充填该形态缺陷。B. 热塑注射法可将树脂类充填材料垂直压入吸收性缺陷区。

载体系统

载体系统通常使用一个包被牙胶的塑料中央载体。该载体是灵活的，却有一定硬度，足以让牙胶附着。载体充填系统呈锥形，且是标准化的，使得载体与根管预备的器械大小相适应。根管预备后，干燥根管，涂一薄层根管封闭剂。将适当大小的载体系统置于特制的烤炉中加热，并牢固地插入根管至工作长度。然后在根管口上1～2mm处将载体切断。就根尖封闭而言，这些载体/牙胶系统与传统的牙胶充填的效果相当，但它们无法获得持久的冠部密封（图18.28）[101-103]。现已开发出一些特殊系统（设备），它们使用交联的牙胶作为载体，与传统的塑料或金属载体相比，该技术牙胶插入根管和再治疗取出时更容易（图18.29）。

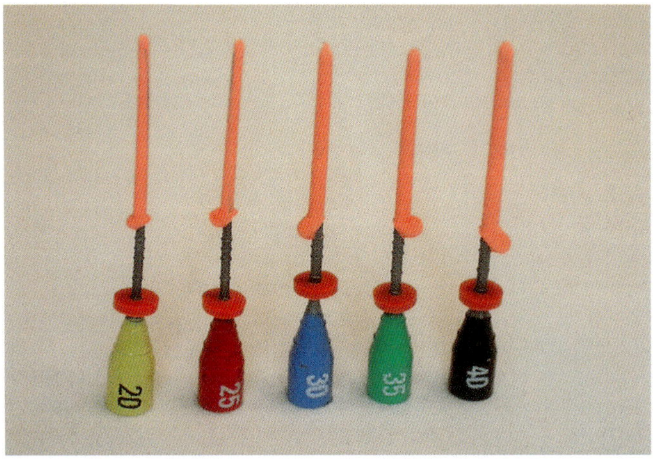

图18.28 塑料载体牙胶可在特制的烤炉中加热软化。根充前，用根管大小校验器（无牙胶）来确认根管大小。锥形载体可侧向和垂直向将牙胶尖压入已涂布封闭剂的根管内。牙胶冷却后，将载体手柄拧断。（由Soft Core Axis Dental, Coppell, Texas公司授权提供）

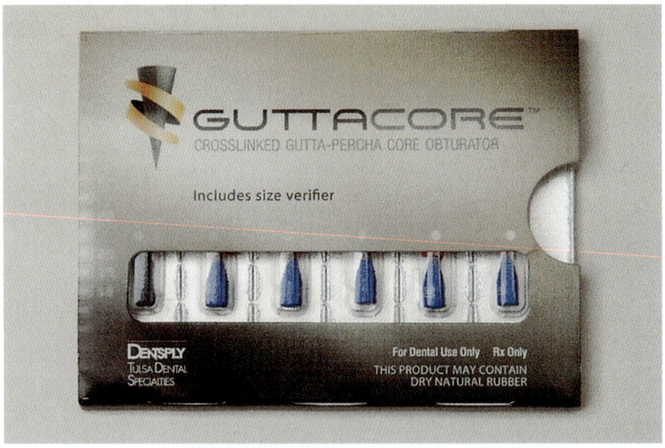

图18.29 已开发出使用交联牙胶作载体的特殊系统（设备）；相比传统的塑料或金属载体，该系统插入根管和再治疗会更容易。

该方法的优势在于软化的牙胶可有效流入根管系统不规则区域[101]。缺点则包括可能超充，及再治疗时难以去除载体和牙胶[102]。

新技术与新材料

最近引入了一种新的可流动牙胶充填系统（图18.30）[104]。它是由细粉状牙胶、硅酮类根管封闭剂和银颗粒组成的混合物。在主尖放入根管前，将磨碎的材料注入根管。没有必要加压，据报道，材料会在30分钟内自我固化，并略有膨胀。这个系统无须加热，使用传统技术即可进行根管再治疗。目前，对这种材料的临床验证研究较少，且不确定。

另一个最新材料是玻璃离子包埋的牙胶（图18.31）[105]。玻璃离子和牙本质之间的化学结合已经建立[106]。然而，对核心充填材料缺乏足够的粘接力一直是以前的玻璃离子封闭剂的一个主要缺点。该材料明显地解决了此问题，通过将玻璃离子颗粒并入牙胶尖，形成约2μm厚的玻璃离子涂层。它宣称（但还没有得到最终证实），这些玻璃离子粒子能促进玻璃离子类封闭剂与核心充填材料之间的真正粘接。

与前面所讨论的聚酯树脂类系统一样，这种封闭剂与牙本质壁和核心充填材料之间的粘接被称为一个整体。由于玻璃离子类封闭剂的工作时间不够，故只推荐单尖充填技术。用准备好的液体来充分处理根管壁，即使不是不可能，也是非常困难的。目前尚未见评估这个系统的疗效的研究报告。

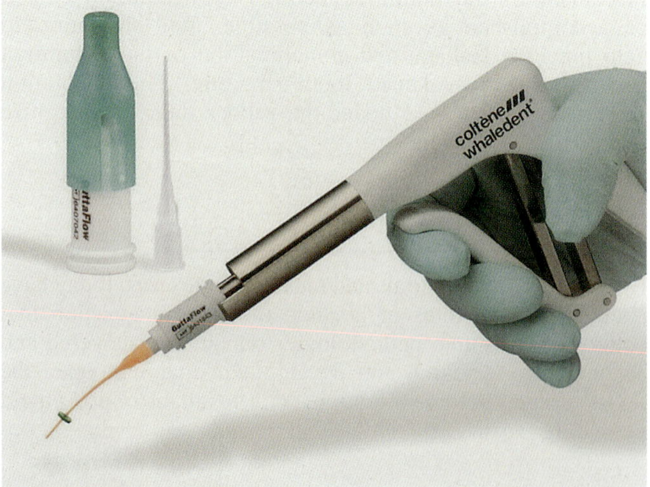

图18.30 GuttaFlow是一种冷牙胶流动注射系统，它结合了硅酮基质和牙胶粉末。它与主牙胶尖一起使用，无须加压。（由Coltene/Whaledent, Cuyahoga Falls, Ohio公司授权提供）

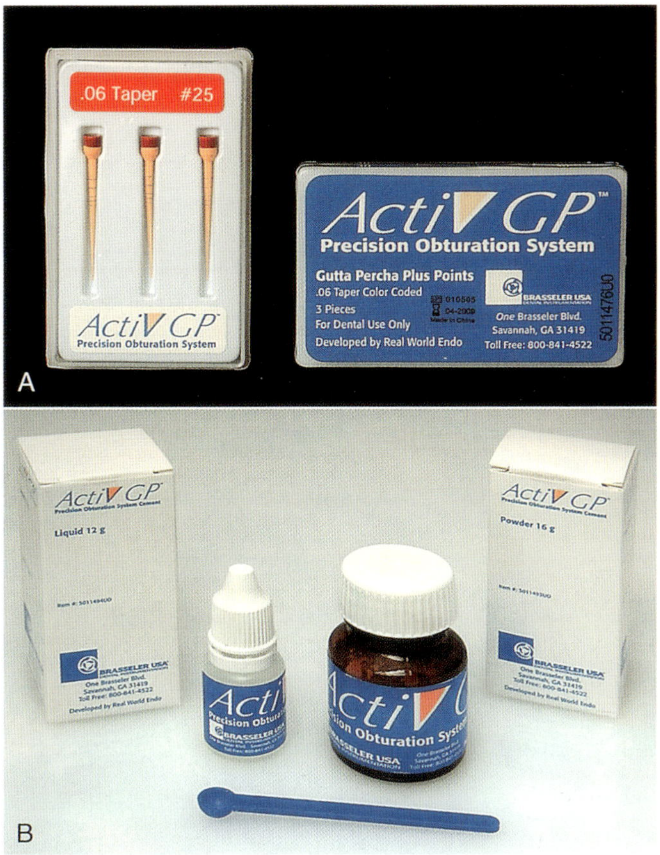

图18.31 玻璃离子涂布的牙胶尖（A）与玻璃离子封闭剂（B）一起使用，试图在根管系统内建立一个整体。（由Brasseler USA, Savannah, Ga公司授权提供）

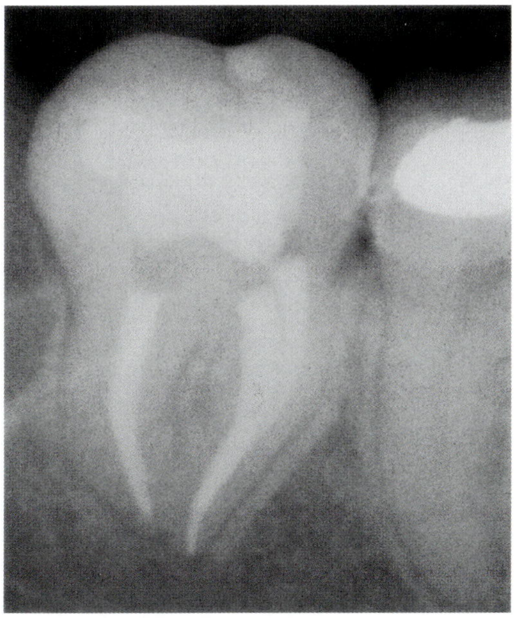

图18.32 剃刀形的根管。结合相应技术和材料进行充填。结果质量很好：没有空隙，密度均匀，且充填反映出根管预备的锥度。采用连续波技术对树脂核和封闭剂进行垂直加压充填，然后用注射式热塑树脂充填中上段根管。（由T. Remmers医生授权提供）

三氧化矿物凝聚体（MTA）可以作为牙胶的替代品来充填根管。

这些新的充填系统很有趣，也有潜力。然而，尚缺乏对其临床疗效的研究验证。

根管充填的效果评估

出人意料的是，根充后的评估较为困难。立即评估的唯一手段是影像学方法，这种方法在最好的情况下也是不精确的。然而，影像学评估已经成为了判断标准，也至少能提供了一些判定根充质量的准则。

症状

根充术后几天出现症状较为常见，可能与根充本身无关。它反映了一个不同的现象，可能是治疗操作对组织产生刺激而引起的。

影像学标准

X线片无法评价充填的封闭性，只有存在较大缺陷才看得见，而这些空隙或缺陷可能与充填的封闭性不足进而导致远期失败有关或无关[107]。以下是放射学评价标准等（图18.32）。

- X线透射。在充填体内部或在充填材料与牙本质壁的界面存在空隙意味着根充不完善
- 密度。充填物应从根管冠部到尖部呈均匀密度。冠部区比根尖区的X线阻射性更强，因为此区域充填物厚度更大。牙胶的边缘应清晰，无模糊，意味着其密切适应根管壁
- 长度。材料应插入到根管预备的长度；且对于后牙，在根管口以下切断牙胶；对于前牙，则在龈缘水平切断牙胶
- 锥度。牙胶应反映出预备的根管系统。锥度不需要相同，但应连续

修复

无论是最终修复或临时修复，修复体都应覆盖足够的牙本质表面，以确保冠封闭质量。

根管充填后需要尽快进行最终修复，以防微渗漏对根充物的污染，并保护脆弱的牙体结构。行牙体修复时也应在橡皮障下操作，以最大限度地提高成功率。

展望未来

尽管现今使用的材料和方法可获得较高的治愈率，毫无疑问，更好的材料和方法仍有待发现、研究和开发，这将打开更好充填效果的大门，治愈率将进一步提高。

参考文献

[1] Ingle JL, Beveridge E, Glick D, et al: The Washington study. In Ingle JI, Bakland LK, editors: *Endodontics*, ed 4, Baltimore, 1994, Williams & Wilkins.
[2] Klevant FJH, Eggink CO: The effect of canal preparation on periapical disease, *Int Endod J* 16:68, 1983.
[3] Ray H, Trope M, Buxt P, et al: Influence of various factors on the periapical status of endodontically treated teeth, *Int Endod J* 28:12, 1995.
[4] Delivanis PD, Mattison GD, Mendel RW: The survivability of F43 strain of *Streptococcus sanguis* in root canals filled with gutta-percha and ProcoSol cement, *J Endod* 9:407, 1983.
[5] Vianna ME, Horz HP, Conrads G, et al: Effect of root canal procedures on endotoxins and endodontic pathogens, *Oral Microbiol Imunol* 22:411, 2007.
[6] Madison S, Swanson K, Chiles SA: An evaluation of coronal microleakage in endodontically treated teeth. II. Sealer types, *J Endod* 13:109, 1987.
[7] Swanson KS, Madison S: An evaluation of coronal microleakage in endodontically treated teeth. I. Time periods, *J Endod* 13:56, 1987.
[8] Khayat A, Lee SJ, Torabinejad M: Human saliva penetration of coronally unsealed obturated root canals, *J Endod* 19:458, 1993.
[9] Magura ME, Kafrawy AH, Brown CE Jr, et al: Human saliva coronal microleakage in obturated root canals: an in vitro study, *J Endod* 17:324, 1991.
[10] De-Deus G, Audi C, Murad C, et al: Sealing ability of oval-shaped canals filled using System B heat source with either gutta-percha or Resilon: an ex-vivo study using a polymicrobial leakage model, *Oral Surg Oral Med Oral Pathol Oral Radiol Endod* 104:114, 2007.
[11] Haapasalo M, Shen Y, Ricucci D: Reasons for persistent and emerging post-treatment endodontic disease, *Endod Topics* 18:31, 2011.
[12] Strindberg LZ: The difference in the results of pulp therapy on certain factors, *Acta Odontol Scand Suppl* 14:21, 1956.
[13] Smith C, Setchell D, Harty F: Factors influencing the success of conventional root canal therapy: a five-year retrospective study, *Int Endod J* 26:321, 1993.
[14] Seltzer S, Soltanoff W, Smith J: Periapical tissue reactions to root canal instrumentation beyond the apex and root canal fillings short of and beyond the apex, *Oral Surg Oral Med Oral Pathol* 36:725, 1973.
[15] Rappaport HM, Lilly GE, Kapsimalis P: Toxicity of endodontic filling materials, *Oral Surg Oral Med Oral Pathol* 18:785, 1964.
[16] Olsson B, Sliwkowski A, Langeland K: Subcutaneous implantation for the biologic evaluation of endodontic materials, *J Endod* 7:355, 1981.
[17] Wu M, Wesselink P, Walton R: Apical terminus location of root canal treatment procedures, *Oral Surg Oral Med Oral Pathol* 89:99, 2000.
[18] Sjogren U, Hagglund B, Sunqvist G, et al: Factors affecting the long-term results of endodontic treatment, *J Endod* 16:498, 1990.
[19] Walton R: Histologic evaluation and comparison of different methods of pulp canal enlargement, *J Endod* 2:304, 1976.
[20] Karabucak B, Kim A, Chen V, et al: The comparison of gutta-percha and Resilon penetration into lateral canals with different thermoplastic delivery systems, *J Endod* 34:847, 2008.
[21] Ricucci D, Siqueira J: Fate of the tissue in lateral canals and apical ramifications in response to pathological conditions and treatment procedures, *J Endod* 36:1, 2010.
[22] Walton RE, Michelich RJ, Smith GN: The histopathogenesis of vertical root fractures, *J Endod* 10:48, 1984.
[23] Holcomb J, Pitts D, Nicholls J: Further investigation of spreader loads required to cause vertical root fracture during lateral condensation, *J Endod* 13:277, 1987.
[24] Dang DA, Walton RE: Vertical root fracture and root distortion: effect of spreader design, *J Endod* 15:294, 1989.
[25] Murgel CA, Walton RE: Vertical root fracture and dentin deformation in curved roots: the influence of spreader design, *Endod Dent Traumatol* 6:273, 1990.
[26] Obermayr G, Walton RE, Leary JM, et al: Vertical root fracture and relative deformation during obturation and post cementation, *J Prosthet Dent* 66:181, 1991.
[27] Barreto MS, Morales R, Breu de Rosa R, et al: Vertical root fractures and dentin defects: effects of root canal preparation, filling and mechanical cycling, *J Endod* 38:1135, 2012.
[28] Saini HR, Tewari S, Sangwan P, et al: Effect of different apical preparation size on outcome of primary endodontic treatment: a randomized controlled trial, *J Endod* 38:1309, 2012.
[29] Sjögren U, Figdor D, Spangberg L, et al: The antimicrobial effect of calcium hydroxide as a short-term intracanal dressing, *Int Endod J* 4:119, 1991.
[30] Weiger R, Rosendahl R, Lost C: Influence of calcium hydroxide intracanal dressings on the prognosis of teeth with endodontically induced periapical lesions, *Int Endod J* 33:219, 2000.
[31] Sjögren U, Figdor, Persson S, et al: Influence of infection at the time of root filling on the outcome of endodontic treatment of teeth with apical periodontitis, *Int Endod J* 30:297, 1997.
[32] Engstrom B, Segerstad L, Ramstrom G, et al: Correlation of positive cultures with the prognosis for root canal treatment, *Odontol Rev* 15:257, 1964.
[33] Hugh C, Walton R, Facer R: Evaluation of intracanal sealer distribution with five different obturation techniques, *Quintessence Int* 36:721, 2005.
[34] Grossman L: *Endodontic practice*, ed 11, p 242, Philadelphia, 1988, Lea & Febiger.
[35] Marlin J, Schilder H: Physical properties of gutta percha, *Oral Surg Oral Med Oral Pathol* 32:260, 1971.
[36] Cunningham KP, Walker MP, Kulild JC, et al: Variability of the diameter and taper of size #30, .04 gutta-percha cones, *J Endod* 32:1081, 2006.
[37] Cardoso C, Kotaka C, Redmerski R, et al: Rapid decontamination of gutta-percha cones with sodium hypochlorite, *J Endod* 25:498, 1999.
[38] Skinner RL, Himel VT: The sealing ability of injection-molded thermoplasticized gutta-percha with and without the use of sealers, *J Endod* 13:315, 1987.
[39] Ravindranath M, Neelakantan P, Karpagavinayagam K, et al: The influence of obturation technique on sealer thickness and depth of sealer penetration into dentinal tubules evaluated by computer-aided digital analysis, *Gen Dent* 59:376, 2011.
[40] Zakariasen KL, Stadem PS: Microleakage associated with modified eucapercha and chloropercha root canal filling techniques, *Int Endod J* 15:67, 1982.
[41] Schilder H, Goodman A, Aldrich W: The thermomechanical properties of gutta-percha. V. Volume changes in bulk gutta-percha as a function of temperature and its relationship to molecular phase transformation, *Oral Surg Oral Med Oral Pathol* 59:285, 1985.
[42] Facer R, Walton R: Intracanal distribution patterns of sealer after lateral condensation, *J Endod* 29:832, 2003.
[43] Texeira FB, Texeira ECN, Thompson JY, et al: Fracture resistance of endodontically treated roots using a new type of resin filling material, *J Am Dent Assoc* 135:646, 2004.
[44] Shipper G, Orstavik D, Texeira FB, et al: An evaluation of microbial leakage in roots filled with a thermoplastic synthetic polymer-based root canal filling material (Resinol), *J Endod* 30:342, 2004.
[45] Biggs S, Knowles K, Ibarrola J, et al: In vitro assessment of the sealing ability of Resilon/Epiphany using fluid filtration, *J Endod* 32:759, 2006.
[46] Baumgartner G, Zehnder M, Paque F: *Enterococcus faecalis* type strain leakage through root canals filled with gutta-percha/AH Plus or Resilon/Epiphany, *J Endod* 33:45, 2007.
[47] Paque F, Balmer M, Attin T, et al: Preparation of oval-shaped root canals in the mandibular molars using nickel-titanium rotary instruments: a micro-computed tomography study, *J Endod* 36:703, 2010.
[48] Johnson WT, Zakariasen KL: Spectrophotometric analysis of micro-leakage in the fine curved canals found in the mesial roots of mandibular molars, *Oral Surg Oral Med Oral Pathol* 56:305, 1983.
[49] Timpawat S, Jensen J, Feigal RJ, et al: An in vitro study of the comparative effectiveness of obturating curved root canals with gutta-percha cones, silver cones, and stainless steel files, *Oral Surg Oral Med Oral Pathol* 55:180, 1983.
[50] Zielke DR, Brady JM, del Rio CE: Corrosion of silver cones in bone: a scanning electron microprobe analysis, *J Endod* 1:11, 1975.
[51] Krell K, Fuller M, Scott G: The conservative retrieval of silver cones in difficult cases, *J Endod* 10:269, 1984.
[52] Serper A, Ucer O, Onur R, et al: Comparative neurotoxic effects of root canal filling materials on rat sciatic nerve, *J Endod* 24:592, 1998.
[53] Concerning paraformaldehyde-containing endodontic filling materials and sealers American Association of Endodontics Position Statement, www.aae.org/guidelines/. October 13, 2013
[54] Krakow A, Berk H: Efficient endodontic procedures with the use of the pressure syringe, *Dent Clin North Am* 9:387, 1965.
[55] Fogel B: A comparative study of five materials for use in filling root canal spaces, *Oral Surg Oral Med Oral Pathol* 43:284, 1977.
[56] Grossman L: *Endodontic practice*, ed 11, p 255, Philadelphia, 1988, Lea & Febiger.
[57] Karapinar-Kazandag M, Bayrak OF, Yalvac ME, et al: Cytotoxicity of five endodontic sealers on L929 cell line and human pulp cells, *Int Endod J* 44:626, 2011.
[58] van der Burgt T, Mullaney TP: Tooth discoloration induced by endodontic sealers, *Oral Surg Oral Med Oral Pathol* 61:84, 1986.
[59] Parsons J, Walton R, Ricks-Williamson L: In vitro longitudinal assessment of coronal discoloration from endodontic sealers, *J Endod* 27:699, 2001.
[60] Grossman LI: Solubility of root canal cements, *J Dent Res* 57:927, 1978.
[61] Ørstavik D: Antibacterial properties of root canal sealers, cements and pastes, *Int Endod J* 14:27, 1981.
[62] Allan N, Walton R, Schaffer M: Setting times for endodontic sealers under clinical usage and in vitro conditions, *J Endod* 27:421, 2000.
[63] Leonardo M, Bezerra da Silva L, Filho M, et al: Release of formaldehyde by four endodontic sealers, *Oral Surg Oral Med Oral Pathol Oral Radiol Endod* 88:221, 1999.
[64] Barnett F, Trope M, Rooney J, et al: In vivo sealing ability of calcium hydroxide–containing

root canal sealers, *Endod Dent Traumatol* 5:23, 1989.
[65] Desai S, Chandler N: Calcium hydroxide–based root canal sealers: a review, *J Endod* 35:475, 2009.
[66] Pameijer C, Zmener O: Resin materials for root canal obturation, *Dent Clin North Am* 54:325, 2010.
[67] Moshonov J, Trope M, Friedman S: Retreatment efficacy 3 months after obturation using glass ionomer cement, zinc oxide–eugenol, and epoxy resin sealers, *J Endod* 20:90, 1994.
[68] Zhang W, Li Z, Peng B: Ex vivo cytotoxicity of a new calcium silicate–based canal filling material, *Int Endod J* 43:769, 2010.
[69] Moradi S, Ghoddusi J, Forghani M: Evaluation of dentinal tubule penetration after the use of dentin bonding agent as a root canal sealer, *J Endod* 35:1563, 2009.
[70] Benatti O, Stolf WL, Ruhnke LA: Verification of the consistency, setting time, and dimensional changes of root canal filling materials, *Oral Surg Oral Med Oral Pathol* 46:107, 1978.
[71] Kahn F, Rosenberg P, Schertzer L, et al: An in-vitro evaluation of sealer placement methods, *Int Endod J* 30:181, 1997.
[72] Wiemann AH, Wilcox LR: In vitro evaluation of four methods of sealer placement, *J Endod* 17:444, 1991.
[73] Aguirre A, El Deeb M, Aguirre R: The effect of ultrasonics on sealer distribution and sealing of root canals, *J Endod* 23:759, 1997.
[74] Director RC, Rabinowitz JL, Miline RS: The short-term sealing properties of lateral condensation, vertical condensation and Hydron using ^{14}C human serum albumin, *J Endod* 8:149, 1982.
[75] Lee M, Winkler J, Hartwell G, et al: Current trends in endodontic practice: emergency treatments and technological armamentarium, *J Endod* 35:35, 2009.
[76] Sakkal S, Weine FS, Lemian L: Lateral condensation: inside view, *Compendium* 12:796, 1991.
[77] Amditis C, Blackler S, Bryant R, et al: The adaptation achieved by four root canal filling techniques as assessed by three methods, *Aust Dent J* 37:439, 1992.
[78] Simons J, Ibanez B, Friedman S, et al: Leakage after lateral condensation with finger spreaders and D-11-T spreaders, *J Endod* 17:101, 1991.
[79] Schmidt K, Walker T, Johnson J, et al: Comparison of nickel-titanium and stainless-steel spreader penetration and accessory cone fit in curved canals, *J Endod* 26:42, 2000.
[80] Allison DA, Michelich RJ, Walton RE: The influence of MC adaptation on the quality of the apical seal, *J Endod* 11:166, 1981.
[81] Yared GM, Bou Dagher FE: Elongation and movement of the gutta-percha MC during initial lateral condensation, *J Endod* 19:395, 1993.
[82] Baumgardner K, Krell K: Ultrasonic condensation of gutta-percha: an in vitro dye penetration and scanning electron microscopic study, *J Endod* 16:253, 1990.
[83] Augsberger RA, Peters DD: Radiographic evaluation of extruded obturation materials, *J Endod* 16:492, 1990.
[84] McDonald MN, Vire DE: Chloroform in the endodontic operatory, *J Endod* 18:301, 1992.
[85] Allard U, Andersson L: Exposure of dental personnel to chloroform in root-filling procedures, *Endod Dent Traumatol* 8:155, 1992.
[86] Keane KM, Harrington GW: The use of chloroform softened gutta-percha MC and its effects on the apical seal, *J Endod* 10:57, 1984.
[87] Yancich PP, Hartwell GR, Portell FR: A comparison of apical seal: chloroform versus eucalyptol-dipped gutta-percha obturation, *J Endod* 15:257, 1989.
[88] Peng L, Ling Y, Tan H, et al: Outcome of root canal obturation by warm gutta-percha versus cold lateral condensation: a meta-analysis, *J Endod* 33:106, 2007.
[89] Wolcott J, Himel V, Powell W: Effect of two obturation techniques on the filling of lateral canals and the main canal, *J Endod* 23:632, 1997.
[90] DuLac K, Nielsen C, Tomazic T, et al: Comparison of the obturation of lateral canals by six techniques, *J Endod* 25:376, 1999.
[91] Schilder H: Vertical compaction of warm gutta-percha. In Gerstein H, editor: *Techniques in clinical endodontics*, Philadelphia, 1983, Saunders.
[92] Buchanan S: Continuous wave of condensation technique, *Endod Pract* 2:7, 1998.
[93] Hand R, Hugel E, Tsaknis P: Effects of a warm gutta percha technique on the lateral periodontium, *Oral Surg Oral Med Oral Pathol* 36:872, 1983.
[94] Lee F, VanCura J, BeGole E: A comparison of root surface temperatures using different obturation heat sources, *J Endod* 24:617, 1998.
[95] Weller RN, Koch K: In vitro radicular temperatures produced by injectable thermoplasticized gutta-percha, *Int Endod J* 25:593, 1999.
[96] Floren J, Weller RN, Pashly D, et al: Changes in root surface temperatures with in vitro use of the System B HeatSource, *J Endod* 25:593, 1999.
[97] Santos M, Walker W, Carnes D: Evaluation of apical seal in straight canals after obturation using the Lightspeed sectional method, *J Endod* 25:609, 1999.
[98] Senia S: Canal diameter: the forgotten dimension, *Endod Pract* 3:34, 2000.
[99] Evans JT, Simon JHS: Evaluation of the apical seal produced by injected thermoplasticized gutta-percha in the absence of smear layer and root canal sealer, *J Endod* 12:101, 1986.
[100] Ørstavik D, Kerekes K, Eriksen HM: Clinical performance of three endodontic sealers, *Endod Dent Traumatol* 3:178, 1987.
[101] Chu CH, Lo ECM, Cheung GSP: Outcome of root canal treatment using Thermafil and cold lateral condensation filling techniques, *Int Endod J* 38:179, 2005.
[102] Baumgardner K, Taylor J, Walton R: Canal adaptation and coronal leakage: lateral condensation compared to Thermafil, *J Am Dent Assoc* 126:351, 1995.
[103] Ordinalo-Zapata R, Bramante M, Bernardineli N, et al: A preliminary study of the percentage of sealer penetration in roots obturated with the Thermafil and RealSeal-1 obturation techniques in mesial root canals of mandibular molars, *Oral Surg Oral Med Oral Pathol* 108:961, 2009.
[104] Elayouti A, Achleithner C, Lost C, et al: Homogeneity and adaptation of a new gutta-percha paste to root canal walls, *J Endod* 31:687, 2005.
[105] Koch K, Brave D: Endodontic synchronicity, *Compend Contin Educ Dent* 26:218, 2005.
[106] De Bruyne MA, De Moor RJ: The use of glass ionomer cements in both conventional and surgical endodontics, *Int Endod J* 37:91, 2004.
[107] Youngson C, Nattress B, Manogue M, et al: In vitro radiographic representation of the extent of voids within obturated root canals, *Int Endod J* 28:77, 1995.

CHAPTER 19

第19章　根管治疗并发症

Procedural accidents

章节大纲

开髓过程中穿孔
根管清理和成形并发症
根管充填中的并发症
桩道预备中的并发症

学习目标

阅读本章后，学生应该能够：
认识治疗中并发症并能描述其发生原因、预防措施，以及处理方法：

a. 开髓中髓腔穿孔
b. 根管内台阶
c. 牙科材料或牙本质碎屑阻塞根管
d. 髓室或根管壁穿孔
e. 器械分离
f. 根管欠充
g. 根管超充
h. 根充不全
i. 牙根纵裂
j. 桩道预备失误

同牙科其他复杂的治疗一样，根管治疗也会出现不希望发生或者不可预见的问题而影响预后。这些问题统称为根管治疗并发症。然而，当病例选择恰当并且具备完成能力时，牙医不能因为害怕出现并发症而不进行根管治疗。

掌握根管治疗并发症的病因学因素对预防其发生至关重要。另外，必须学习识别、治疗这些并发症的方法，以及这些并发症对于预后的影响。通过遵循诊断、病例选择、治疗方案制订、髓腔通路制备、根管清理和成形、根管充填和桩道预备这些过程的基本原则，可以避免大多数并发症问题的发生。

根管治疗并发症包括器械误咽误吸、冠部或根部的穿孔、台阶形成、器械分离、根管欠填或超填、牙根纵裂等。一个优秀的执业医生，通过运用所学的知识、熟练度、直觉、耐心和对自身局限性的认识可将这些并发症的发生降到最低。当并发症发生时，患者应被告知：（1）该并发症的发生率；（2）治疗该并发症的必需措施；（3）替代治疗方案；（4）此并发症对预后的影响。适当的医学法律文书记录是必需的。一个成功的医生能够从过去的经验中吸取教训并运用到未来的挑战中。此外，了解自身局限性的医生应该能够发现潜在的复杂病例，并转诊给牙髓专科医生，这对患者非常有益，因为能够得到最好的治疗。

本章对可能发生在根管治疗不同阶段的各种并发症产生的原因、预防措施和治疗方法进行讨论。同时也将讨论这些并发症对根管治疗后牙齿的短期及长期预后的影响。

开髓过程中穿孔

开髓的首要目的是建立一个无阻碍、通向根尖孔的直线通路（图19.1）。在试图定位根管口过程中可能会发生牙体组织的过度去除或者穿孔。没有建立直线通路通常是导致根管内其他各种并发症发生的主要病因学因素。

原因

虽然牙齿在解剖结构上具有多样性，但髓室

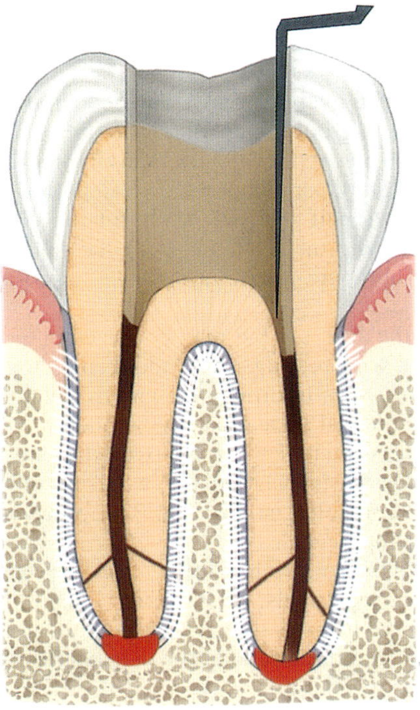

图19.1　制备一个到达根尖无阻挡的直线通路可以预防并发症的发生。

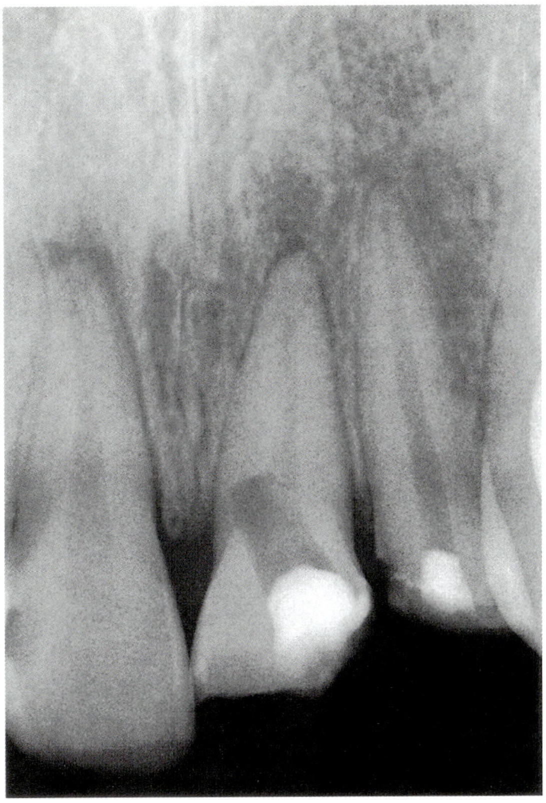

图19.2　一个相对简单的上颌中切牙开髓，由于没有注意其与邻牙及牙槽骨的位置关系、牙体长轴的倾斜角度而导致严重的过度切削和几乎穿孔。

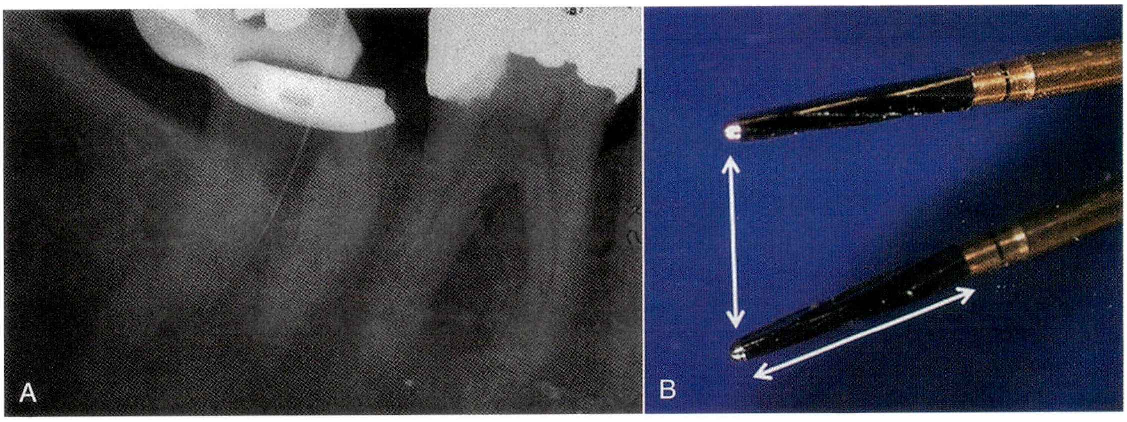

图19.3　A. 钙化髓腔开髓时如果没能意识到钻针已穿通髓室顶可能会导致根分叉处过度切削或穿孔。应用根测仪和分角投照X线片对于穿孔的提早发现是必要的。提早发现可以减少损伤和促进修复。B. 应用安全头开髓钻可以预防髓室底穿孔。

多位于解剖牙冠的中心。髓腔位于牙体长轴上。缺乏对患牙与邻牙和牙槽骨之间轴向倾斜角度的观察可能导致患牙在不同水平位置上过度切削或者冠部或根部的穿孔（图19.2）。当确定恰当的开髓洞形后，如果车针未能平行于牙齿长轴会导致冠部或根部的过度切削或者侧穿。当牙科医生必须利用口镜所反射的影像进行髓腔入路制备时较容易出现这种问题。在这种情况下，为了在口镜中获得更广的视野，术者操作的自然倾向钻针偏离牙体长轴。在制备髓腔通路过程中缺乏对开髓孔的方向把控会导致穿孔。牙医应该间断性停下来检查车针与牙长轴的关系。检查的方法还包括透照法、放大法及X线片。

通过制备不完全的髓腔通路寻找髓室或根管口会导致并发症的产生。当车针通过一个较小或者扁平的多根牙髓室时容易导致根分叉处过度磨除或穿孔（图19.3A）。采用具有安全头的开髓车针可以预防髓底穿孔。

铸造冠常常与牙齿长轴不一致，可能引导钻头沿着铸造冠的方向而偏离牙体长轴导致冠部或牙根穿孔。

预防

临床检查

全面了解牙齿形态学，包括牙表面、内部解剖结构以及之间的关系，对预防髓室穿孔是必要的。其次，牙齿的位置和角度必须参照其与邻牙和牙槽骨的联系，以避免髓腔通路预备时出现偏差。另外，不同角度拍摄的X线片可以提供关于髓室的大小、范围以及髓室内部是否发生钙化或吸收等信息。X线片是对三维物体的二维投射。改变水平投照角度至少可以提供一个三维扭曲图像，有益于提供额外的解剖信息。对于一些严重钙化或者根管解剖结构异常的病例，锥形束CT（CBCT）也可以提供宝贵的信息。复杂病例建议转诊给牙髓专科医生。

操作步骤

根管治疗通常要求使用橡皮障（图19.4）[1-3]。然而，当髓室定位出现不可预期的问题时（如牙齿倾斜，改变了牙长轴的铸造冠或髓腔钙化），开髓不建议使用橡皮障，因为这样容易观察冠根关系[4]。在没有应用橡皮障的状态下开髓时，不推荐使用根管内治疗器械，如根管锉、扩大针、髓针等，除非这些器械通过牙线固定或安放喉咙防护装置确保安全时才可以使用。缩窄的髓腔和根管要求术者有足够的耐心，且每次只去除少量的牙本质。

钙化髓腔开髓时如果没能意识到钻针已穿通髓室顶可能会导致根分叉处牙本质过度切削或穿孔。如前文所提，当穿通髓室顶后，使用有安全头的开髓车针，例如Endo Z（Dentsply/ Maillefer，Tulsa，Oklahoma）或者髓室成形车针（Dentsply/ Tulso Dental，Tulsa，Oklahoma）可以预防髓底的穿孔。

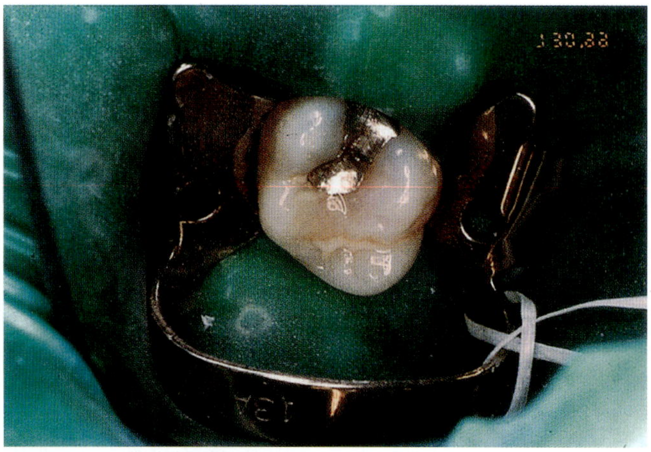

图19.4 无论在前牙还是后牙都必须使用橡皮障。橡皮障可以隔离目标牙齿并预防操作并发症。

根尖定位仪和分角投照技术的应用可早期发现穿孔。早期发现可以减少因继续治疗（冲洗、清理和成形）产生的损害，并促进非手术性修补穿孔的预后。

另外一种既能隔离患牙又能获得良好冠-根视野的方法是应用劈障技术。此种橡皮障可以不安置橡皮障夹隔离前牙区（见15章），在后牙区应用时，如果患牙远中有可以安置橡皮障夹的牙齿时也可以使用该技术隔离此象限牙齿。同时，操作区域没有橡皮障金属夹可以进行X线引导下冠方髓腔预备。

为了确定开髓方向，可以将车针放置于预备洞形中（使用棉球固定），然后拍摄X线片（图19.5）。这样可以提供入路深度与根管位置关系的信息。谨记，单根管永远位于牙根的中心。通过正中角度的X线片，可以观察近远中关系；偏近中或远中的放射片可以观察唇舌关系。这个方法对定位细小根管有一定帮助的。

光纤光源的使用可以辅助根管定位。强光通过开髓入路直接照亮窝洞（反射光）和髓室底（透射光）[5-7]。在后一种情况下，根管口呈现为一个暗点。使用放大镜或手术显微镜也有助于定位细小根管口。2.5倍或者倍数更大的放大头镜非常有用，尤其是在配合透照的情况下。手术显微镜是根管定位的终极辅助手段。当复杂病例需要放大到相当倍数来定位根管时，应将此患者转诊到牙髓专科医生。

识别和治疗

到达牙周韧带或牙槽骨的穿孔通常（但不总是）

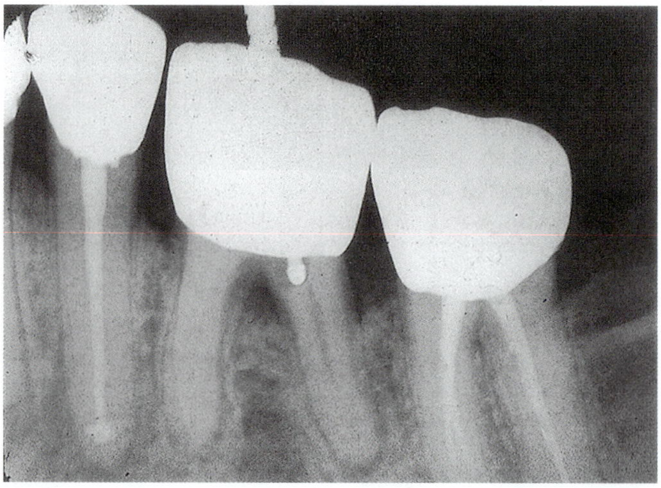

图19.5 当开髓方向难以确定时放置一个小的钻针拍片。这样可以得知钻针进入的角度和深度。

导致即刻和持续地出血。一般根管和髓室难以干燥，同时放置纸尖和棉球时可能会增加或引发新的出血。与软组织相比，骨组织中血管较少。机械穿孔可能最初的出血量只产生相当于牙髓出血的量。

穿孔必须尽早发现，以避免后续根管内治疗器械和冲洗液对牙周组织的损伤。穿孔的早期表现包括以下一点或几点：（1）完善局麻下开髓，在测量根管工作长度时突发疼痛；（2）突然出血；（3）使用次氯酸钠冲洗时有烧灼样痛感或不好的味觉感受；（4）其他表现，如X线片发现异位的根管锉，或放入初尖锉在短于工作长度时根尖定位仪即显示到达牙周膜。

异常严重的术后疼痛可能由于根管清理和成形时反复通过一个未被发现的穿孔。随后的复诊时穿孔部位会因为周围组织发炎从而出血。牙齿的整体预后评估必须综合考虑牙齿的价值意义、穿孔的位置和大小、修复的潜力。

任何部位的穿孔对于牙齿长期的预后都是不利的。牙医必须告诉患者预后的不确定性[1]并且密切关注牙周组织对于任何治疗的长期反应。另外，患者必须了解什么样的症状或体征意味着治疗失败，并且知道如果治疗失败，后续该如何处理。

开髓造成的穿孔会引起各种各样的问题。当穿孔发生或高度怀疑发生了穿孔，应该考虑安排患者转诊给牙髓专科医生。一般来说，专科医生能更好地处理这些患者（图19.6）。同时，经过长期评估，如果预期的失败发生，应采取其他治疗比如根尖外科手术。

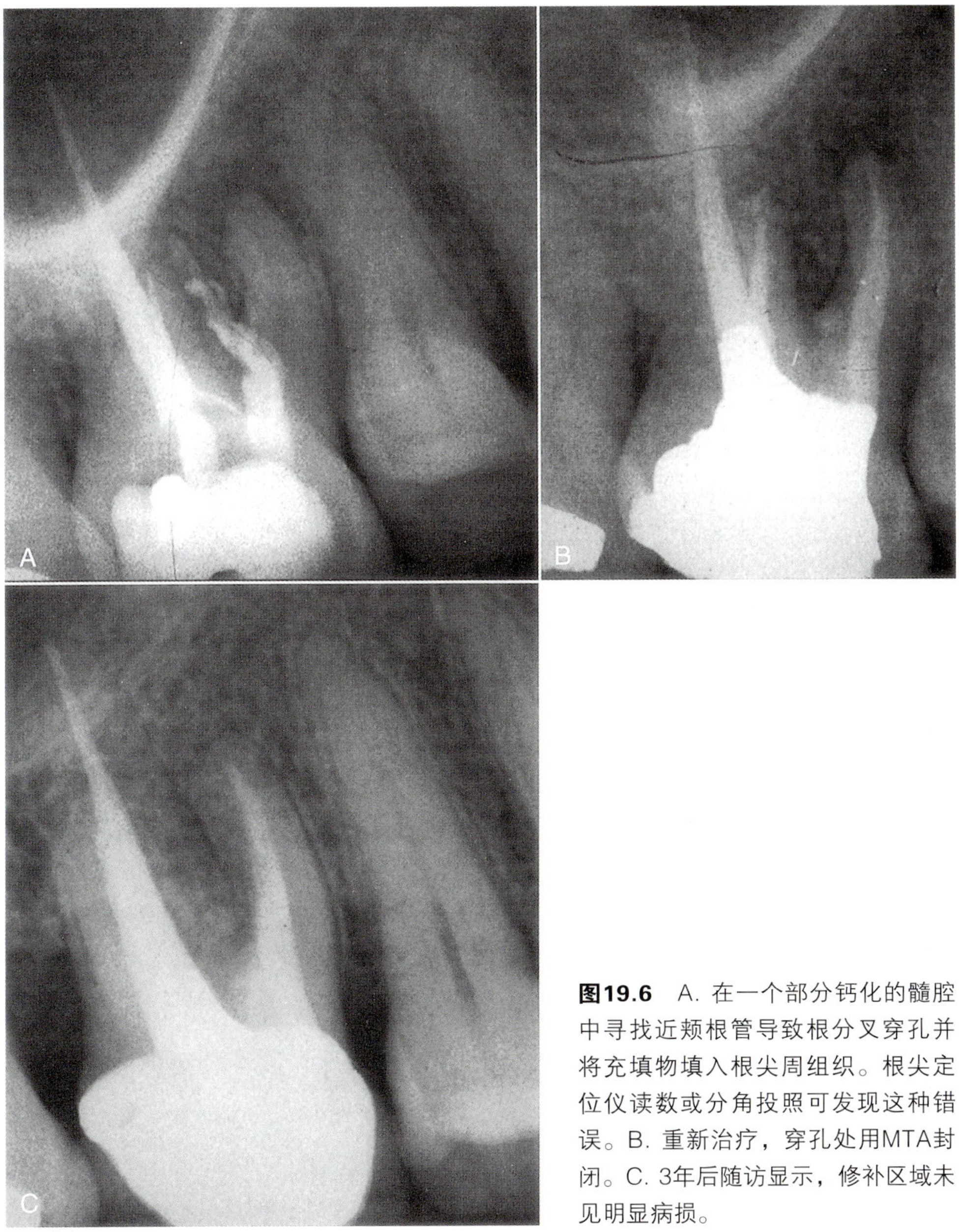

图19.6 A. 在一个部分钙化的髓腔中寻找近颊根管导致根分叉穿孔并将充填物填入根尖周组织。根尖定位仪读数或分角投照可发现这种错误。B. 重新治疗，穿孔处用MTA封闭。C. 3年后随访显示，修补区域未见明显病损。

根管侧穿

穿孔的位置和大小是评估开髓导致的根管侧穿预后的重要因素。如果穿孔位于或高于牙槽嵴顶，穿孔修补的预后是良好的[8-9]。这些部位的穿孔容易被发现和使用标准修复材料，如汞合金、玻璃离子或复合树脂等修补。有时需要牙周刮治术或翻瓣手术来放置、去除或打磨光滑多余的修补材料。在某些情况下，最好的修复方式是做边缘位置扩展至覆盖穿孔部位的全冠。

穿孔位于牙根的冠1/3牙槽嵴高度以下的患牙通常预后最差。牙周附着丧失、牙周袋形成，根向附着丧失至少会达到穿孔的深度。治疗目标是将穿孔的根方定位在牙槽嵴顶水平之上。美学区域的牙齿通常采用正畸牵引牙根的方法[10-12]。当美观问题不需要考虑或者当邻牙需要牙周手术治疗时，可以采用外科冠延长术。与其他材料相比，使用MTA修补穿孔，可以提供更优秀的封闭性[13]。

根分叉穿孔

根分叉处的穿孔，通常是以下两种穿孔中的一种："直接穿孔"或者"带状穿孔"。每种类型穿孔的形成、处置和预后均不相同。直接穿孔通常发生在寻找根管口的过程中。更多的是钻头"猛戳出去"穿孔，通常可以探查到，可能很小，可能有壁。这类型的穿孔应立即（如果可以的话）采用MTA进行修补（图19.7）。当合适的条件存在（干燥的环境），玻璃离子或树脂也可用于此类修补。如果缺损修补及时，通常预后是理想的。

冠根表面根分叉侧的带状穿孔是由于锉或车针过度敞开根管口所致。直接穿孔通常能够探及，因此可以采用非外科手术的方法修补，而带状穿孔通常无法探及，需要更精心复杂的处置方法。未经处理的带状穿孔通常的后果是炎症发生和牙周袋形成。由于修补材料的渗漏，导致牙周破坏和附着丧失，最终导致远期失败。与其他材料相比，熟练使用MTA明显改善了非外科手术修补带状穿孔的预后（图19.8）。

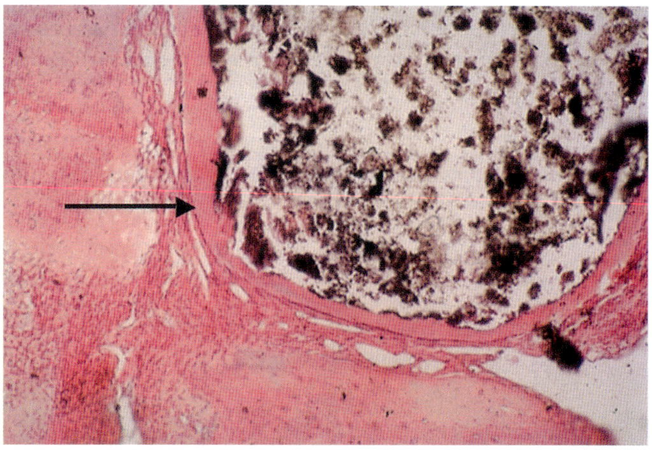

图19.7 狗的前磨牙根分叉穿孔即刻MTA修补，材料相邻处牙骨质形成（箭头所示）。

非外科手术治疗

如果可行，首选非外科手术法修补根分叉穿孔（图19.9），而不是外科手术干预[4]。传统上，银汞合金、牙胶、氧化锌-丁香油水门汀、Cavit暂封膏、氢氧化钙、冻干骨、铟箔等材料已在临床和实验中被用于封闭穿孔[14-23]。由于潜在的问题如能见度，出血的控制，修补材料的操作性和封闭性，导致修补穿孔困难。总的来说，发生在开髓过程中的穿孔应该及时修复，但是必须保证根管的通畅，采用MTA即刻修补穿孔通常可以获得最好的效果[22-27]。

手术治疗

手术治疗的修补过程更为复杂且对患者的口腔卫生有更高要求。手术方案包括通过手术入路到达穿孔并用MTA修补。如果穿孔不能通过手术入路到达和修补，则考虑牙半切术、分根术、截根术或再植术。多根牙且骨组织水平满足冠边缘修复都可以使用牙半切术和分根术。当穿孔不能探及或有许多复杂因素并列存在，比如穿孔合并器械分离或其他手术方法预后都不好时应用再植术（图19.10）。牙医和患者都必须认识到，手术治疗的预后不同，因为技术难度随着修补过程提高，且对患者口腔卫生要求很高。保留下来的根容易发生龋坏、牙周病、牙根纵裂。预后不好时应向患者告知包括拔除术在内的其他方案。

预后

影响穿孔修补后牙齿长期预后的因素包括穿孔相对于牙槽嵴顶的位置、根柱的长度，穿孔是否易于探及修补，穿孔的大小，穿孔是否与牙周交通，穿孔发生和修补之间的时间差，修补材料的封闭能

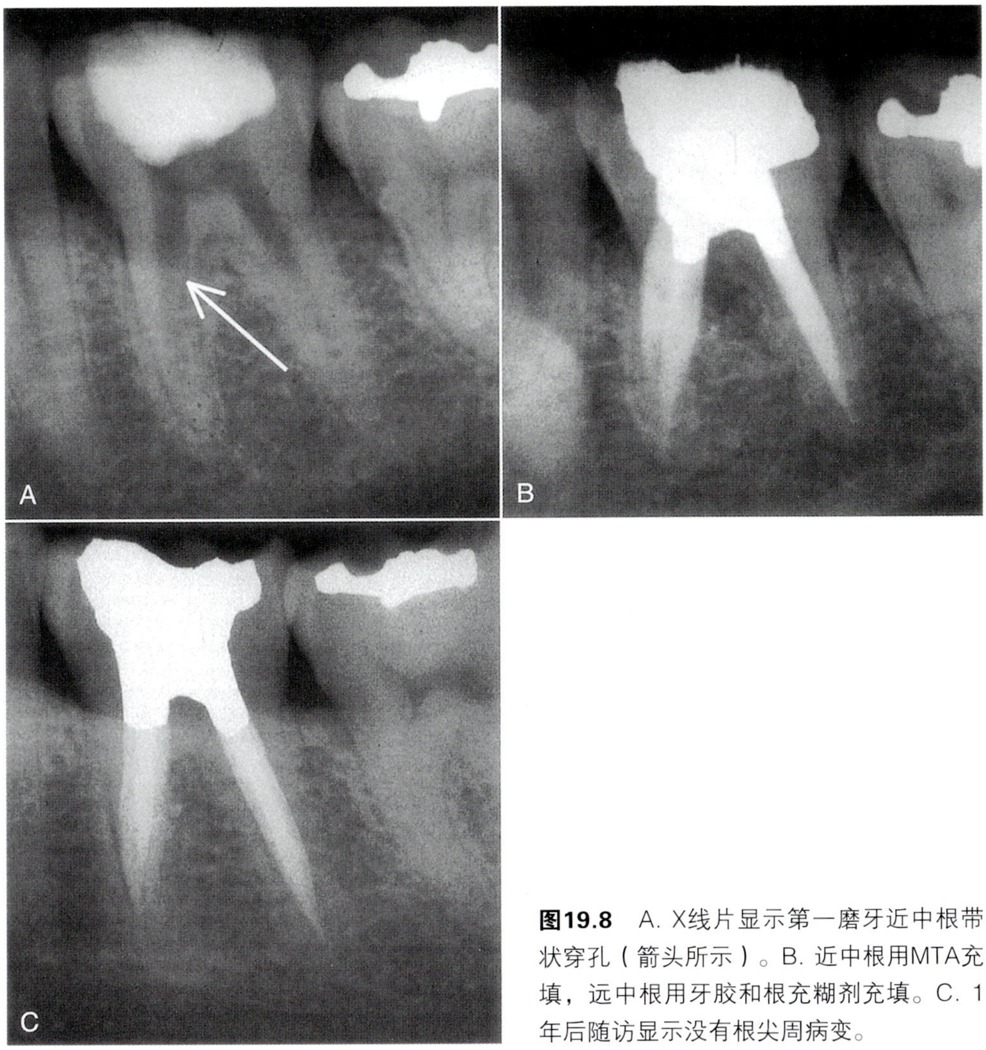

图19.8　A. X线片显示第一磨牙近中根带状穿孔（箭头所示）。B. 近中根用MTA充填，远中根用牙胶和根充糊剂充填。C. 1年后随访显示没有根尖周病变。

力，和包括牙医技术能力和患者的态度、口腔卫生习惯在内的主观因素。早期发现并修补穿孔可以减少细菌、锉和冲洗液对牙周组织的损伤而改善预后。此外，小的穿孔（小于1mm）与大的穿孔相比引起的组织破坏较少且更易修补。根管锉联合电子根尖定位仪或分角投照技术的应用有助于穿孔早期发现。

未发现或未治疗的根分叉穿孔通常会导致牙周组织损伤，在数周或几天内穿孔便与龈沟连通。

既存的因穿孔造成的牙周通道会使预后恶化，穿孔形成和修补的时间间隔应尽可能短[22,28]。即刻封闭缺损能够有效降低牙周损伤。为了更好地判断牙齿的远期预后，医生必须随访患者的症状、任何的影像学改变，其中最重要的是牙周状态的改变。复诊时X线片和牙周探诊是衡量修补成功与否最重要的方法。

根管清理和成形并发症

根管清理和成形中最常见的并发症有：台阶的形成、人造根管、根管穿孔、器械分离、冲洗液挤出根尖孔。处理这些并发症通常是很困难的，此类患者应该转诊到牙髓专科医生处。

台阶形成

根据定义，台阶是无法再疏通到工作长度，原有的根管通畅性丢失。台阶形成的主要原因包括：（1）根管直线通路制备不充分；（2）冲洗或润滑不充分；（3）用锉过度扩大弯曲根管；（4）根尖区有碎屑堵塞。

台阶形成的预防

术前评估

预防台阶形成始于术前X线片检查，观察牙根的弯曲度、长度和原始大小。

弯曲度

最重要的是根管的冠1/3。冠部弯曲度大使根尖

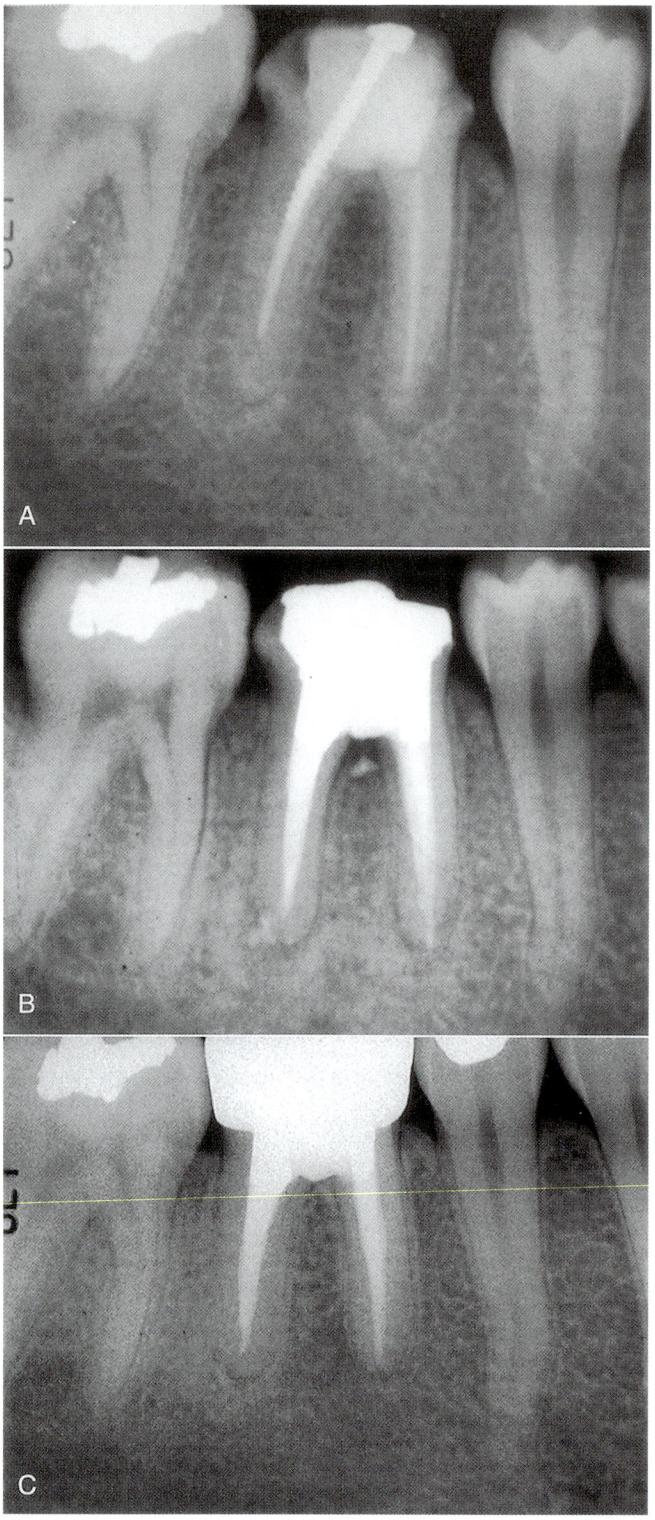

图19.9　A. 根尖片显示第一磨牙根分叉穿孔。B. 根管再治疗，根分叉穿孔用MTA封闭。C. 26个月后复查X线片，根分叉处未发现病变。

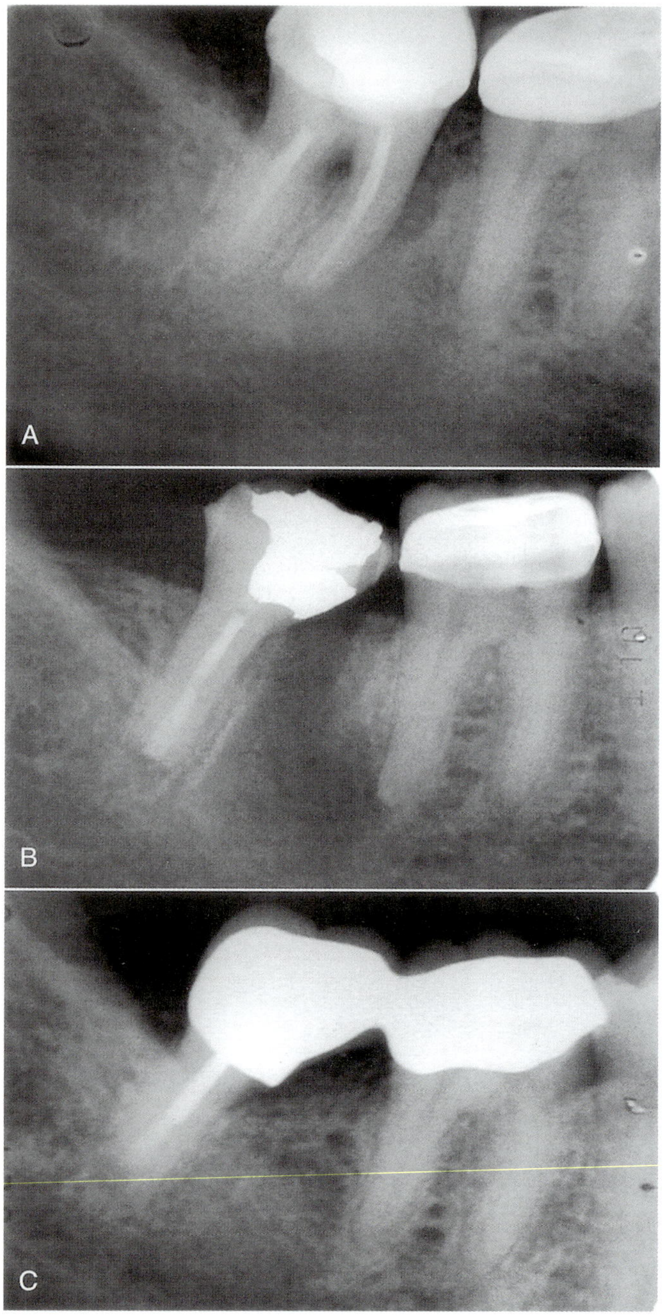

图19.10　A. 58岁女性患者根管治疗后X线片。该患者有叩痛不适、根尖周病变。第二磨牙近中根的近中颊侧牙周袋7mm。怀疑牙折，为了诊断进行了拔牙后再植。牙齿拔出后发现近中根有折裂。B. 近中根切除，用MTA倒充填远中根后牙齿再植。C. 1年后随访发现骨性修复，牙周袋愈合。

处更容易形成台阶。通过开髓即可获得直达根管口的直线通路，但是要获得通往根管根尖1/3的通路只能通过根管冠方敞开。根尖段严重弯曲的根管在预备时需遵循恰当的根管清理和成形顺序来保持根管通畅（见16章）。

根管长度

长的根管较短的根管更易形成台阶。预防台阶要更加注意保持根管的通畅。

根管原始直径大小

细小根管比粗大的根管更容易形成台阶。

总之，细小、弯曲、长的根管最容易形成台阶。X线片是二维的，不能提供根管系统实际形状和弯曲度的准确信息。所有根管都有不同程度的弯曲，包括颊舌向的弯曲，正位投照时不能明显显示。

技术步骤

根管清理和成形过程中测定工作长度是髓腔通路预备的延续。直至根管清理和成形完成才能获得到达根尖1/3的理想直线通路。准确测量根管工作长度是必需的，因为短于理想工作长度的清理和成形是台阶形成的前奏。必须反复疏通、冲洗，以及使用润滑剂。次氯酸钠是控制出血和清除碎屑的首选。然而，次氯酸钠本身不足以提供最大的润滑效果。

硅、甘油和蜡基润滑剂是市面有售的根管润滑剂。因为这些材料是黏性的，可以用锉带到根尖区。加强的润滑效果可以使锉更容易插入，减少锉的阻力，并易于清除碎屑。润滑剂容易被次氯酸钠冲洗去除。应用具有无切割尖端、柔韧有弹性的锉（镍钛）可降低台阶发生率。

根尖1/3预备时，应该使用手用锉1/8～1/4圈旋转扩大手法。根分叉水平向上提拉扩锉使根管口形成漏斗状，从而减少冠方弯曲度。每支锉都必须预备到在根管内通畅无阻力后才可以更换大一号的锉。

冠方严重弯曲的根管需要应用被动逐步后退预备技术进行根管清洁和成形（见第16章）。15号锉达到工作长度。用最大量的冲洗或润滑，以逐步后退的模式将根管逐步地敞开。为保持根管的通畅应使用15号锉反复疏通。这样的预扩展技术减少了冠部的弯曲度并扩大了根管。更好地控制锉有助于在最后一步根尖1/3获得更好地扩大和清理（见16章根尖预备部分）。使用这种技术可减少台阶形成的机会，增加了锥度的旋转器械将根管成形为圆锥形漏斗状。

台阶的处理

台阶一旦形成就很难纠正。最初应该用10号不锈钢锉尝试从台阶旁绕过以达到工作长度。将锉的尖端（2～3mm）预弯，然后顺着根管的弯曲方向进入根管。润滑剂的使用是很有帮助的。“啄叩”动作是为了试图寻找原始根管处的嘬针感，稍短于台阶形成处的根方。当原始根管找到后，往复旋切扩大，重复短距离上下提拉来维持这个空间以及清除碎屑（图19.11），尽管这可能只是部分成功。一旦形成了台阶，即便最初可以绕过，根管预备器械和充填材料还是易于到达台阶位置。

如果不能用这种方法找到原始根管，先按照新的工作长度完成现有的根管空间的清理和成形。有的时候，扩大了的根管可能会允许器械绕过台阶并提供更方便的通往根尖的入路。应用小号预弯的锉做最后尝试着是否能绕过台阶。如果成功，根尖区必须逐号按顺序清理和敞开到合适的号数。完全去除或减小台阶有利于根管充填。

预后

因台阶造成的根管治疗的失败取决于根管内没有预备和充填到的部分碎屑残存量。这个残存量取决于台阶形成发生在清理和成形过程的哪个步骤。一般来说，短而干净的根尖处台阶有良好的预后。台阶的根尖方是活髓的牙齿预后好于台阶根尖方是坏死感染牙髓的患牙，后者在台阶形成前尚未清理干净。必须告知患者该牙的预后，复诊的重要性，失败的表征。将来如果出现临床症状或者X线片证实治疗失败则需要安排患者转诊做根尖手术或再治疗。

人造根管产生

原因和预防

偏离原始的根管通路形成人造根管会形成过大的台阶。这种情况的发生源于形成台阶的各种因素；因此，应遵照预防台阶形成的建议来避免人造根管的形成。不幸的顺序如下：台阶形成，正确的工作长度丢失。术者渴望重新到达原工作长度，每一支锉都极力钻向根尖，从而形成人造根管。持续加力，最终导致锉从牙根表面穿孔。过度使用不锈钢锉是造成这一问题的最常见原因。

处理

重新疏通已有超大台阶形成的原始根管通常是非常困难的。能够重新找到、疏通并预备原始根管的情况是很少见的。医生应该先确定是否存在穿孔然后进行充填。确定穿孔的方法包括读取根尖定位仪信息，检查根管吸潮纸尖上的出血情况，以及插锉拍X线片。如果确定有穿孔，调整工作长度，用大

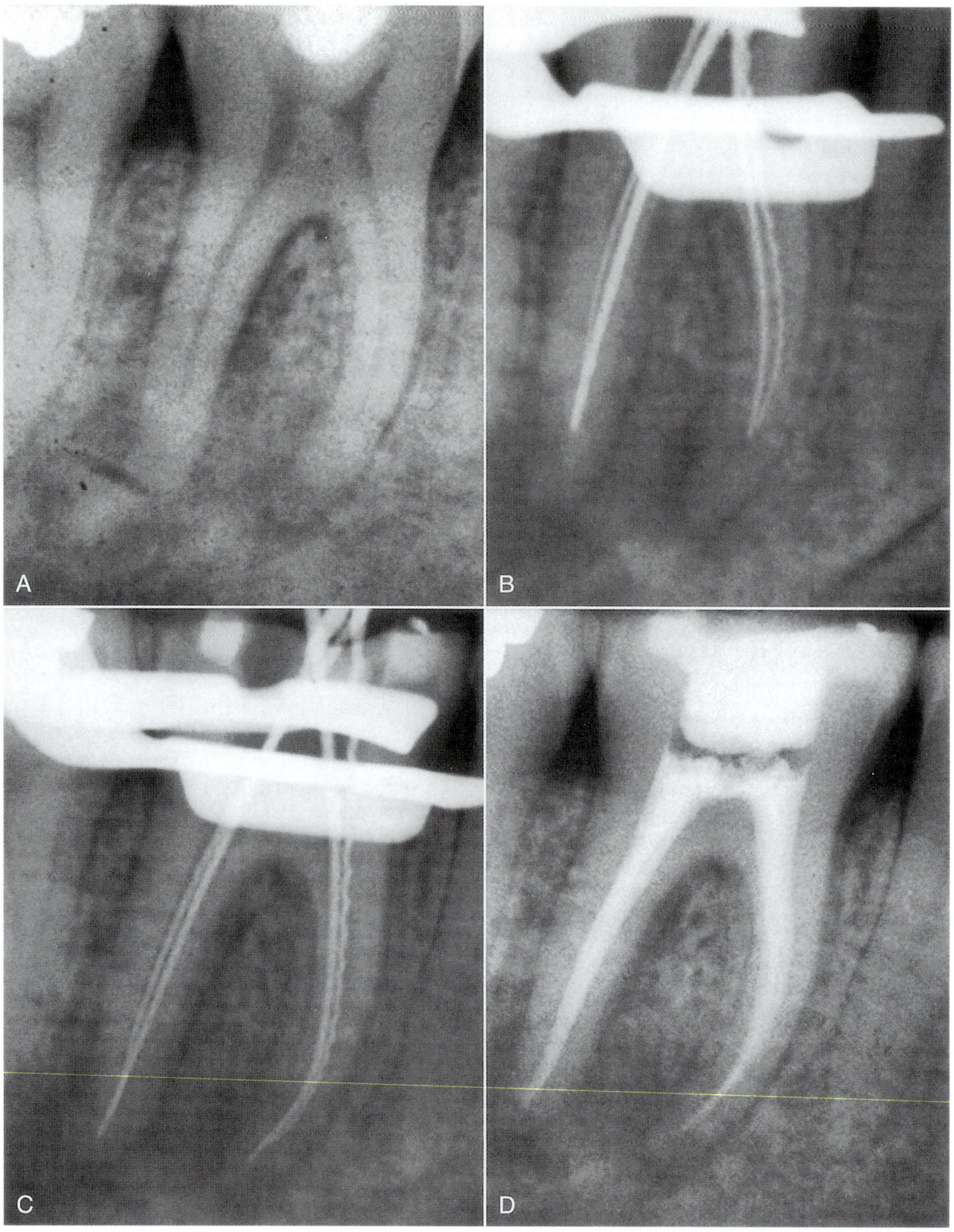

图19.11 A. 术前片。B. 不锈钢锉造成近中及远中根管内台阶，只有小号预弯锉可以绕过。C. 台阶绕过并达到正确的工作长度。D. 术后片显示充填完善。

号锉在可靠的牙体组织上形成根尖止点，然后开始根管充填。如果没有穿孔，使用热牙胶或软化的牙胶尖以及根管封闭剂充填根管。如果有穿孔，应采用根管内修补或手术的方法修补穿孔（见本章根管穿孔部分）。用MTA形成的根尖屏障可以防止牙胶被挤出根尖。

预后

患牙的预后取决于术者是否能够重新疏通原始根管和主根管没有预备到和充填到的部分。除非穿孔存在，可以重新疏通原始根管并且充填的牙齿，其预后与没有发生并发症的牙齿类似。反之，如果主根管的大块区域没有预备和充填，预后就较差，必须定期检查。失败通常意味着要进行手术来切除需要未预备和封闭的根管。

根管穿孔

在根管清理和成形的过程中，根管各段都可能会发生穿孔。穿孔发生的部位（根尖部、中段、颈部）以及根管治疗进行的阶段会影响患牙的预后[17,28]。牙周对损伤的反应受穿孔的位置和大小的影响。在根管预备和成形的早期阶段形成的穿孔对预后影响较为显著。

根尖部穿孔

根尖部的穿孔可以发生在根尖孔（超预备）或者穿通牙根体部（形成新的根管）。

原因和指征

根管预备超出根尖缩窄区形成穿孔。错误的工作长度或者预备过程中未能保持正确的工作长度会导致根尖孔的拉开或敞开。当根管内或者器械上出现新鲜出血，原本无症状的患牙突然出现疼痛，以及根尖止点突然丧失，表明根尖孔穿孔形成。主尖锉超出影像学根尖孔也是一个指征。根尖定位仪也能确认该并发症的发生。

预防

为了预防根尖部穿孔的发生，确定并保持正确的工作长度应贯穿治疗的始终。预备弯曲根管时，必须考虑不同号数锉的弹性。根管清理和成形过程会造成根管少许拉直，从而工作长度减少1~2mm，因此需要及时修正工作长度。为了防止根尖部穿孔的发生，需要在完成根管清理和成形后再次使用根尖定位仪确定工作长度。

治疗

治疗方法包括确立新的工作长度、根尖止点（有锥度），并按照新的长度充填根管。根据根尖孔的大小和位置的不同，新的工作长度应该比穿孔位置短1~2mm。然后按照新的工作长度进行根管清理、成形和充填。根充前，主牙胶尖应在工作长度处有确定的根充挡。使用MTA作为根尖屏障可以防止充填材料超充。

预后

治疗的成功主要取决于穿孔的大小和形状。敞开的根尖孔或者倒置漏斗状的根尖孔难以形成有效封闭，并且容易造成充填材料的超充。另外，能否通过手术修补穿孔同样影响预后。

根管侧穿（根管中部）

原因和指征

如前所述，未能保持根管的弯曲度是台阶形成的主要原因。台阶形成后通常不太容易绕过，如果对锉施加错误方向的力量，则会形成人造根管，最终造成根尖或者根中部的穿孔。为了避免穿孔的形成，应充分考虑前文中提到预防台阶形成时的影响因素：（1）根管的弯曲度和根管直径大小；（2）大号锉尤其是不锈钢锉的弹性较差。

根管侧穿的指征同根尖部穿孔的类似（即：根管内新鲜的出血，突然出现的疼痛，器械偏离原始路线）。X线片显示器械穿出牙根（或根尖定位仪提示）可以作为最终指征。

治疗

最理想的目标是清理、成形并充填患牙的整个根管系统。当穿孔确诊后，应按照先前讨论的绕过台阶的步骤进行。如果无法疏通根管的根尖区，术者应着重清理、成形并充填根管冠方部分。确定新的局限于根管内的工作长度，并按新的长度清理、成形并充填根管。使用低浓度（0.5%）的次氯酸钠或者生理盐水冲洗穿孔的根管，如果高浓度的冲洗液进入穿孔周围的牙周组织，会造成较严重的炎症反应。

预后

治疗的成功部分取决于根管内未被清理和充填的区域面积。由于缺少根尖止点，根管充填比较困难，牙胶在加压过程中容易超填。穿孔部位靠近根尖区已经全部或者部分完成根管清创的患牙预后好于治疗较早阶段即发生穿孔的患牙。除了未被清理和充填的根管长度，穿孔的大小和外科手术可及性同样是影响预后的重要因素。总之，小的穿孔比大的容易封闭。基于手术可到达区域的考虑，朝向唇侧的穿孔更容易修补，因此，这些患牙的预后要好于穿孔位于其他部位的。

复诊时，影像学检查和牙周症状体征检查都要进行。治疗失败通常需要外科手术或者其他处置方法。根据穿孔的严重程度、患牙的重要性、穿孔的部位和可及性，选择不同的处理方法。补救技术包括穿孔修补、穿孔部位以下的牙根切除、牙根切断术、半切术、再植和拔除。

根管冠部穿孔

病因和指征

根管冠部穿孔发生于髓腔通路预备时术者试图定位根管口或者使用锉、G钻，根管口敞开器械或者P钻敞开根管上段时。使用本章中前文所述的方法可以将髓腔通路预备中发生的穿孔降到最低。尽可能去除修复体、使用光纤光源照明、使用放大设备，小心地探查钙化根管能够预防大部分发生于髓腔通路预备中的问题。在根管预备和成形中，需要小心地敞开根管上段（逐步后退）和保守使用根管口敞开器械。

治疗和预后

在所有类型的穿孔中，根管冠1/3的带状穿孔长期预后最差[9]。这种穿孔通常难以进行充分修补。应努力尝试从根管内部封闭穿孔，尽管预后不确定。修补过程中，需要维持根管系统的通畅。建议将此类患者转诊至牙髓专科医生。

器械分离

原因

根管器械弹性不佳、强度较小以及操作不当会导致根管内器械分离。任何器械都有可能折断：不锈钢、镍钛、手用或机用器械。过度使用及对器械的过度施力是器械分离的主要原因。器械生产缺陷较少见。

发现

器械移出根管时长度变短，尖端变钝，根管不再通畅，不能到达原来的长度都是提示出现器械分离的主要线索。X线片对于确诊器械分离尤为重要。必须告知患者发生了器械分离以及该并发症对患牙预后的影响。和其他治疗并发症一样，出于医疗–法律的考虑，详细的文字记录是必需的。

预防

对器械的物理特性和应力极限的正确认识是极为重要的。治疗过程中需持续使用冲洗液或者润滑剂。每根器械在使用前必须仔细检查。如果将螺纹松解或者螺纹压缩变密的器械旋转并观察，椅旁灯光的反射会使变形处更明显（图19.12）。小号锉必须经常更换。为了降低根管约束力，每根锉必须在根管内工作直到非常宽松再更换至下一号锉[29]。镍钛锉通常没有肉眼可见的，类似于“解螺旋”的不锈钢锉那样的疲劳迹象。很多因素都会影响镍钛器械的疲劳状态[30]，应在肉眼可见的解螺旋出现前更换器械。在使用旋转器械前使用逐步后退技术敞开冠方根管可以降低0.04锥度镍钛器械的分离概率[31]。在机用器械用于根管前使用手用器械建立顺畅的通路非常重要。

处理

根管器械分离主要有3种处理方法：（1）试图取出断械[32]；（2）试图形成旁路；（3）预备充填此部分。最初的处理同前文所述的对台阶的处理类似。遵循着处理台阶的原则，术者应使用小号锉试图绕过分离的器械。绕过分离器械后，使用超声锉[33]

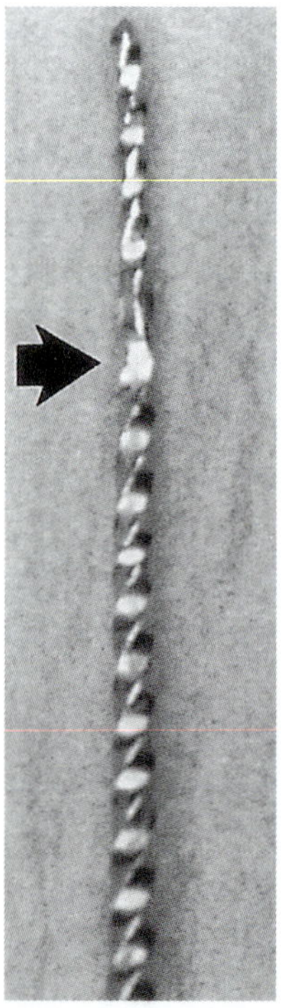

图19.12 每一根不锈钢锉在用于根管前都应该检查其螺纹变形情况。只有解螺旋的锉显示为一个亮点（箭头所示）。必须丢弃这只锉。镍钛锉并不显示此种形变，应在使用一两次后丢弃，这取决于锉的磨损。

或者H锉取出断械（图19.13）。如果未能取出，按新的工作长度清理，成形并充填根管。

当器械在根管内分离，镍钛锉所展现出来的情

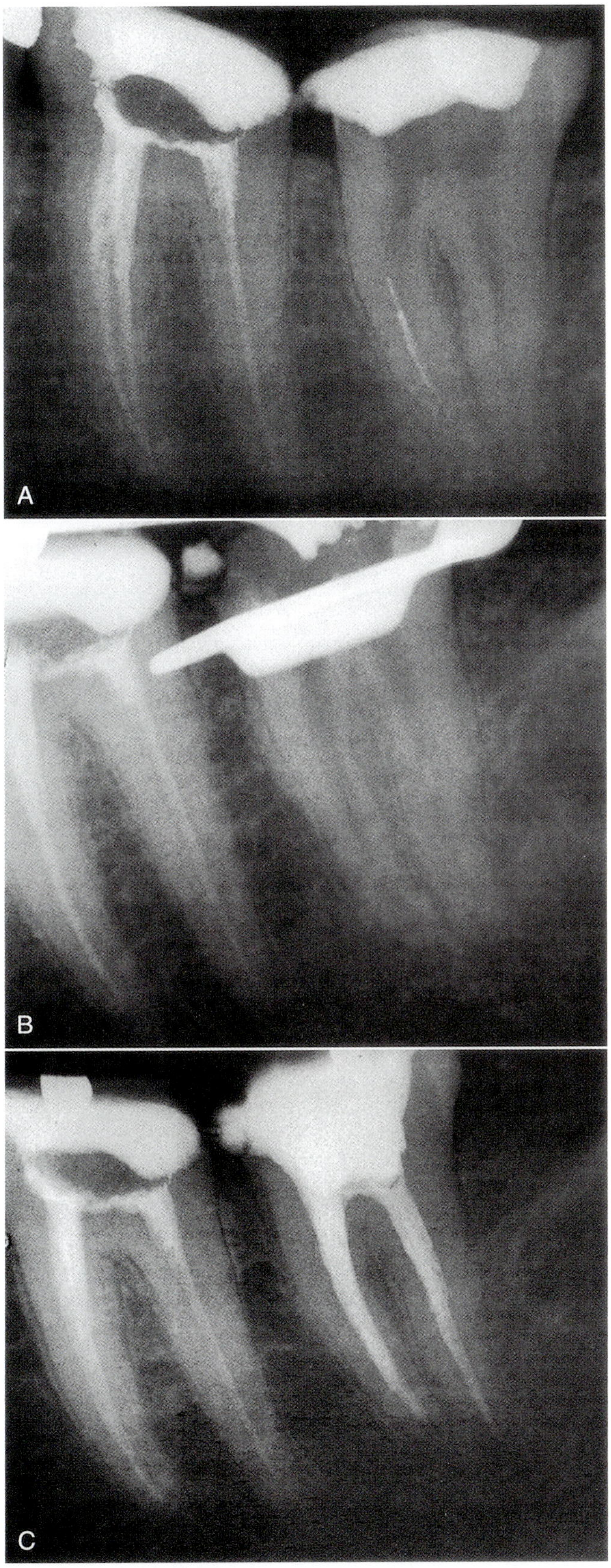

图19.13 A. 器械分离位于下颌第二磨牙的近中颊根。B. 在分离器械旁绕过并将其取出。C. 两根管全部清理、成形、充填，预后良好。

形不同于不锈钢锉。由于镍钛锉具有形态记忆性，其未被根管束缚的部分会趋向于恢复原本直的状态。而不锈钢器械会保持已形成的弯曲形状，无论是放入根管前还是在根管内使用后形成的。由于这个特性，镍钛断械常倚向外侧根管壁，从而难以被用于取断械的设备夹住。反之，不锈钢锉常位于根管内中心，容易被取断械的设备夹住[34–35]。

如果分离的器械位于根管内较直的部分是有可能取出的，如果有足够厚度的牙体组织，可以制作一个平台，然后用超声工作尖将其震松或者是制造出旁路空间。手术显微镜的使用极大地改善了操作视野。平台的制作是用磨平尖端的G钻从根管口预备到断械的冠端水平。超声工作尖沿器械断端逆时针方向振动，试图通过拧松的方式取出断械，或者在断械周围创造出空间，使其可以被夹住取出（或者形成旁路）[34–36]。

如果器械分离发生于根尖段弯曲部分，直根管下方，则不宜再试图制作平台，易形成台阶、穿孔或者牙体组织损失过大[36]。

如果断械无法绕过，应将断械冠方的根管预备并充填。

对于大多数器械分离病例，应将患者转诊至牙髓专科医生。

预后

预后取决于包括断械在内的未经清理和充填的根尖段的长度。当大号器械分离发生在根管预备的后期、接近工作长度，则预后最佳。如果在根管预备初期根管尚未清理即发生了小号器械的分离，短于工作长度或者超出根尖孔，预后较差。由于医疗–法律原因，必须告知患者（携带记录好的病历文书）。尽管患者和医生对此很担心[37]，临床报告显示只要分离器械处理得当，大部分患牙预后较好[38]。这种良好的预后同样适用于机用旋转器械在根管内发生分离[39]。

如果患者仍有症状或者后续治疗失败，可以采取手术治疗。能够根尖手术的牙根可以切除并放置牙根–末端充填材料（图19.14）。拟进行手术干预的根尖部分是否具有可及性对于最终预后有决定性意义。

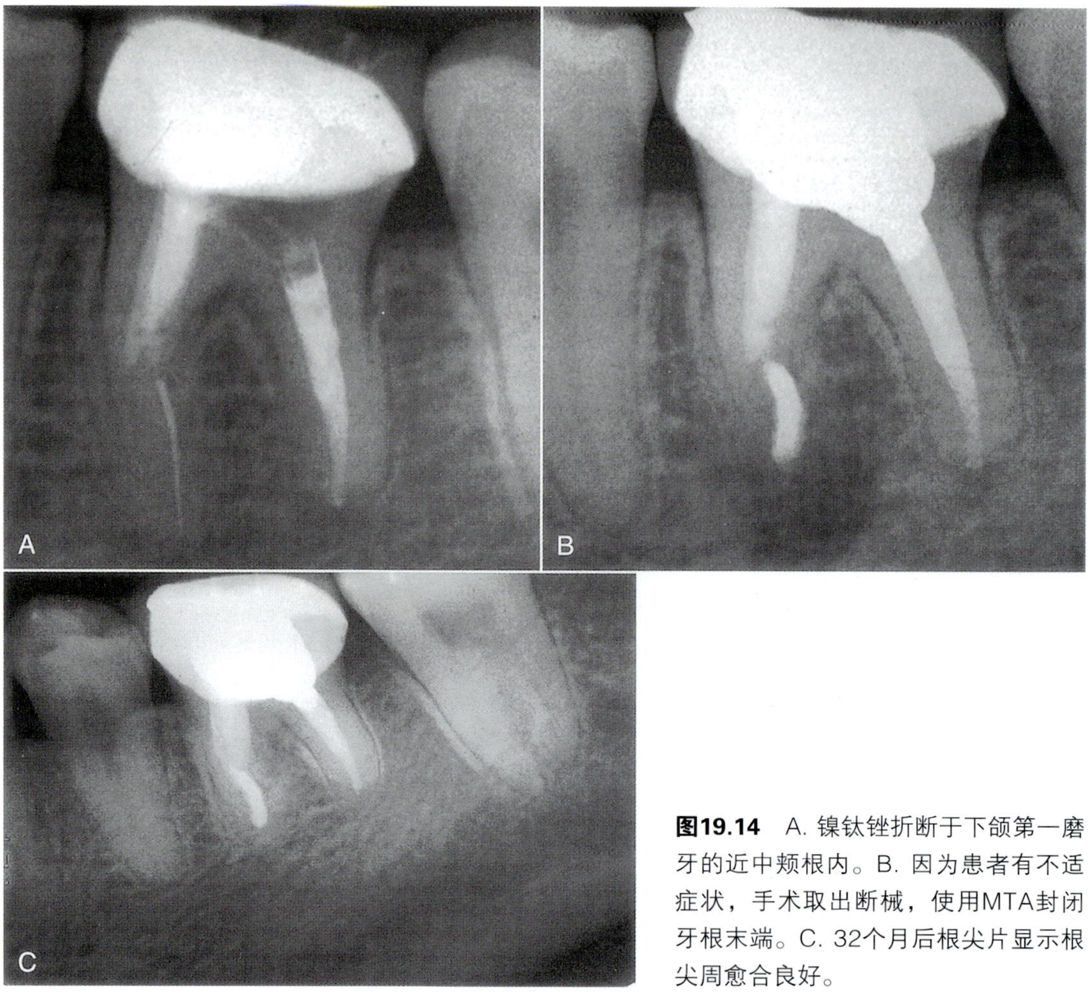

图19.14 A. 镍钛锉折断于下颌第一磨牙的近中颊根内。B. 因为患者有不适症状，手术取出断械，使用MTA封闭牙根末端。C. 32个月后根尖片显示根尖周愈合良好。

其他并发症

误吸或误咽

器械误吸或误咽是非常严重的事故，但如果预防措施得当则容易避免发生。橡皮障的使用是预防误吸误咽和后续医疗诉讼的标准要求[1]。

器械从医生手中滑脱、消失，紧接着患者剧烈咳嗽或梗喉，影像检查确认器械位于消化道或者呼吸道是误吸或误咽的主要指征。需将患者立即转诊至能有效诊断并处理的医疗机构。据Grossman的统计，87%的器械被误咽，剩下的被误吸[40]。部分误咽器械和几乎全部误吸器械需要手术取出（图19.15）。

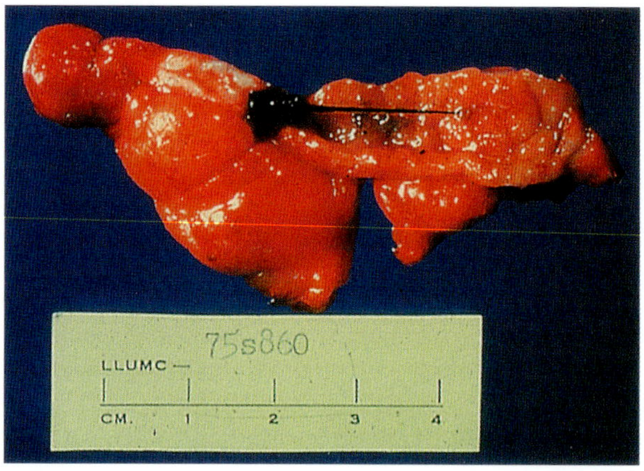

图19.15 从患者阑尾中取出的被误咽的髓针，因医生在根管治疗中未使用橡皮障被起诉。（由L. Thompsen医生授权提供）

冲洗液超出根尖孔

如果冲洗针头卡在根管内[41-42]（尤其是伸出到穿孔外），用力加压冲洗（通常是次氯酸钠）会使冲洗液溢出进入根尖周组织，引发炎症反应及患者不适。次氯酸钠冲入根尖周组织可引发危及生命的急症[43]。将冲洗针头疏松地置于根管内，轻压小心地冲洗，使用侧方开口[44]的冲洗针头可预防冲洗液被挤入根尖周组织。冲洗过程中突然出现的持续尖锐的疼痛，紧接着急速、弥散性肿胀（“次氯酸钠”并发症），通常提示冲洗液冲入根尖周组织。这一急性症状随着时间会逐渐消失（图19.16）。对于根尖孔敞开的患牙，使用低浓度的冲洗液或者生理盐水可以预防冲洗液并发症的发生。

初期没有必要使用抗生素及手术引流，治疗可

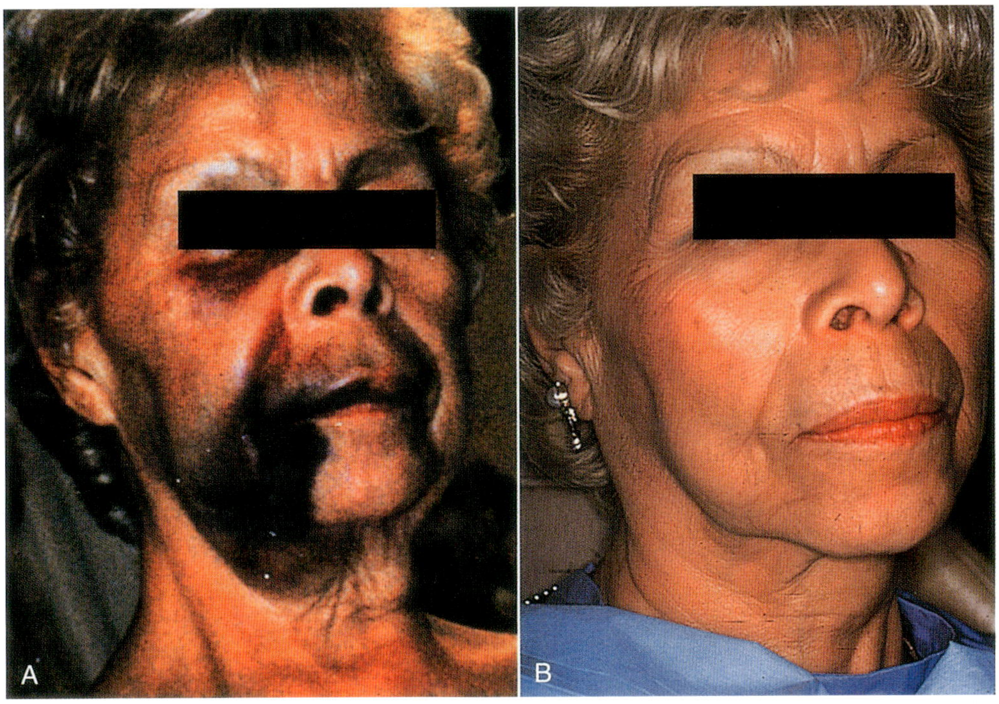

图19.16　A. 上颌尖牙根管冲洗时不慎将次氯酸钠冲出根尖部穿孔，迅速出现弥散性出血反应。B. 无须处理，肿胀和血肿会在几周后消退。

以缓解症状，使用镇痛药并安抚患者情绪。由于后果的不确定性，需要经常复查评估。

根管充填中的并发症

根管充填并发症通常是由于不恰当的根管预备造成的，因此，完善的根管清理和成形是预防根充过程出现问题的关键。一般情况下，充分预备的根管可以顺利充填。然而，也会有问题出现。根管充填的质量反映根管预备的质量。

欠填

原因

欠填的原因有根管内自身结构限制，根管预备中产生台阶，根管口未充分敞开，主牙胶尖不匹配，以及充填加压不充分。绕过（如果可能的话）天然存在的或者人为造成的障碍，形成平滑漏斗状的根管形态是防止欠填的关键。大锥度机用镍钛旋转器械的出现极大促进了形成漏斗状大锥度根管的可预见性。

治疗和预后

建议取出欠填的牙胶并进行再治疗。用侧压器和垂直加压器对牙胶施加根尖方向的压力过大可导致根折。如果采用侧方加压充填根管，应标记主牙胶尖以明确工作长度。如果侧压时可能需要替换主牙胶尖，应在去除多余的牙胶前拍摄X线片。按照与充填时相反的顺序依次取出牙胶尖。取出侧压充填的根管内牙胶比取出其他技术充填的牙胶容易。然而，热牙胶充填技术对于不规则的根管充填效果更好。

超填

充填材料超出根尖外会造成组织损伤和炎症反应。术后不适（咀嚼敏感）通常会持续一段时间。

原因

超填通常是由于器械超预备破坏了根尖狭窄区或者预备的根管锥度不佳。由于牙齿自然的根尖吸收或根管清理成形过程中破坏了根尖狭窄而造成根尖孔敞开，加压充填时没有根充挡，压力没有良好控制导致充填材料的超充（图19.17）。其他原因包括炎症造成的牙根吸收和牙根未发育完善。

预防

为了防止超填，应遵循防止根尖孔穿孔的原则。以根尖为基点形成有锥度的根管预备通常可以预防超填。主尖锉和主牙胶尖应在工作长度处有明

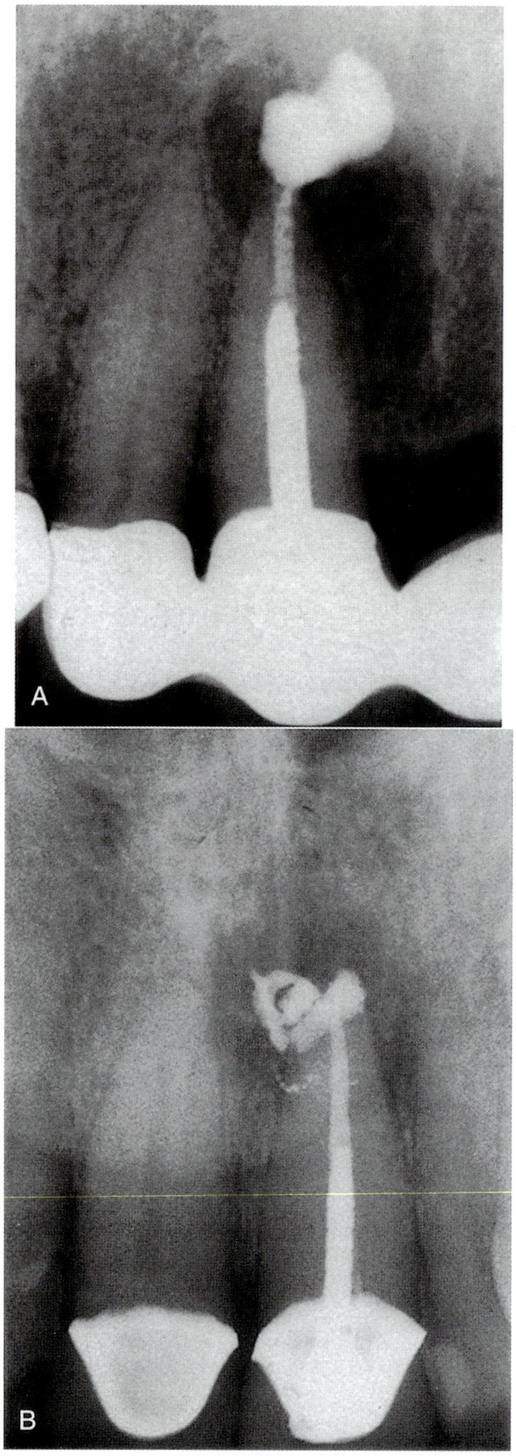

图19.17 由于工作长度测量不准导致根管封闭剂超充（A）或者封闭剂和牙胶超充（B）。

确止点。可以通过在牙胶尖端使用溶剂自制个性化主牙胶尖。如果怀疑超充，应在去除多余的牙胶前拍摄X线片。同欠填相同，已充填的牙胶在封闭剂固化前可以取出。

治疗和预后

当根管治疗失败的症状或体征出现，需要行根尖外科手术去除超充的材料并放置根管倒充填材料。远期预后取决于根尖的封闭情况、超充材料的量和生物相容性、宿主的反应和倒充填材料的毒性和封闭性能。

牙根纵裂

彻底的牙根纵裂意味着无法治愈的失败。关于牙根纵折在第8章有更详细的介绍。

原因

造成牙根纵裂的原因包括根管治疗过程中操作性因素及相关因素，比如桩的应用。牙根纵裂的主要原因是桩的粘接，其次是充填欠预备或过度预备的根管时加压过大[45]。

预防

在根管治疗过程中，预防牙根纵折最有效的方法是适当的根管预备及充填时平衡的加压。敞开根管口的主要目的是为侧压器提供空间。使用短柄侧方加压器对根管造成的压力及形变比长柄侧压器小[46–48]。另外，同样是短柄的，镍钛侧压器比不锈钢侧压器在加压过程中产生的压力小[49–50]。

指征

长期存在的牙根纵裂通常伴有深窄牙周袋或窦道，以及延伸到纵裂根尖区的侧方透射影（图19.18）。为明确诊断，必须观察到纵折部分[51]，这通常需要进行探查性手术或者去除修复体。最近，CBCT开始应用于确诊或者排除牙根纵裂。然而，桩或者根管内充填材料造成的伪影使得CBCT上牙根纵

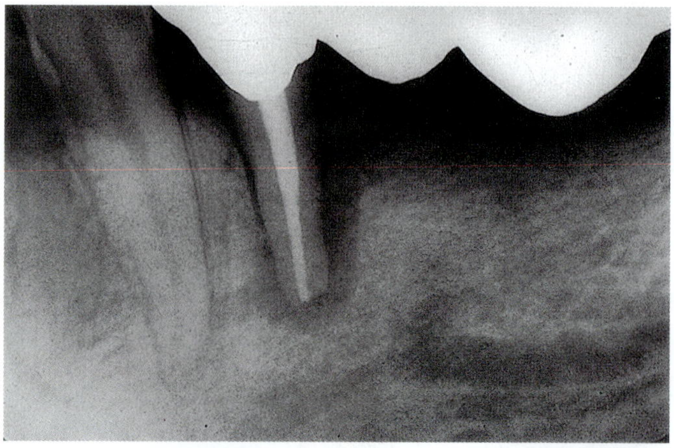

图19.18 牙根纵裂牙齿可见"泪滴状"侧方透射影和通向根尖的细窄牙周探诊缺损。

折影像难以分辨[52-53]。

预后和治疗

彻底的牙根纵裂在所有的根管治疗并发症中预后最差。多根牙切除累及的根，单根牙则需要拔除。

桩道预备中的并发症

为了防止根管穿孔，通常用加热的垂直加压器或者电携热器如Touch N Heat 或者 System B去除根管上段牙胶至预期的高度。这个导航性桩腔为桩道预备车针提供最小阻力的通路。试图用桩道预备车针去除牙胶会导致穿孔。当根管准备打桩时，应按顺序应用桩道预备车针，从可以被动到达预期高度的尺寸的车针开始。计算错误或者不准确预备可以导致任何水平的穿孔。在决定桩的尺寸和深度前应充分了解根管的解剖形态。

指征

牙根穿孔和纵裂的指征有点相似。桩道预备时突然出现的新鲜出血是牙根穿孔的指征。窦道的出现或者探诊缺损延伸到桩的底部通常是根裂或者穿孔的迹象。X线片通常显示为沿着牙根或者穿孔部位的侧方影像透射区。

治疗和预后

由于桩道预备和桩的插入而造成的牙根纵折与由于根管充填而造成的根折的预后相似，累及的牙根（或牙齿）通常没有治疗希望而必须拔除。同前文概述的一样，由于桩道预备而造成的穿孔的患牙预后主要取决于牙根的大小，穿孔相对于上皮附着的位置及穿孔修补的可行性。如果桩不能取出，通常需要手术修补穿孔，如果桩可以取出，优先考虑非手术治疗（图19.19）。位于根尖区的较小穿孔，容易通过手术修补的通常预后较好。穿孔较大，穿孔部位接近龈沟或者不易修补的患牙预后较差。由于诊断、手术治疗和随访评估的复杂性，此类患者应转诊给牙髓专科医生来评估和治疗。

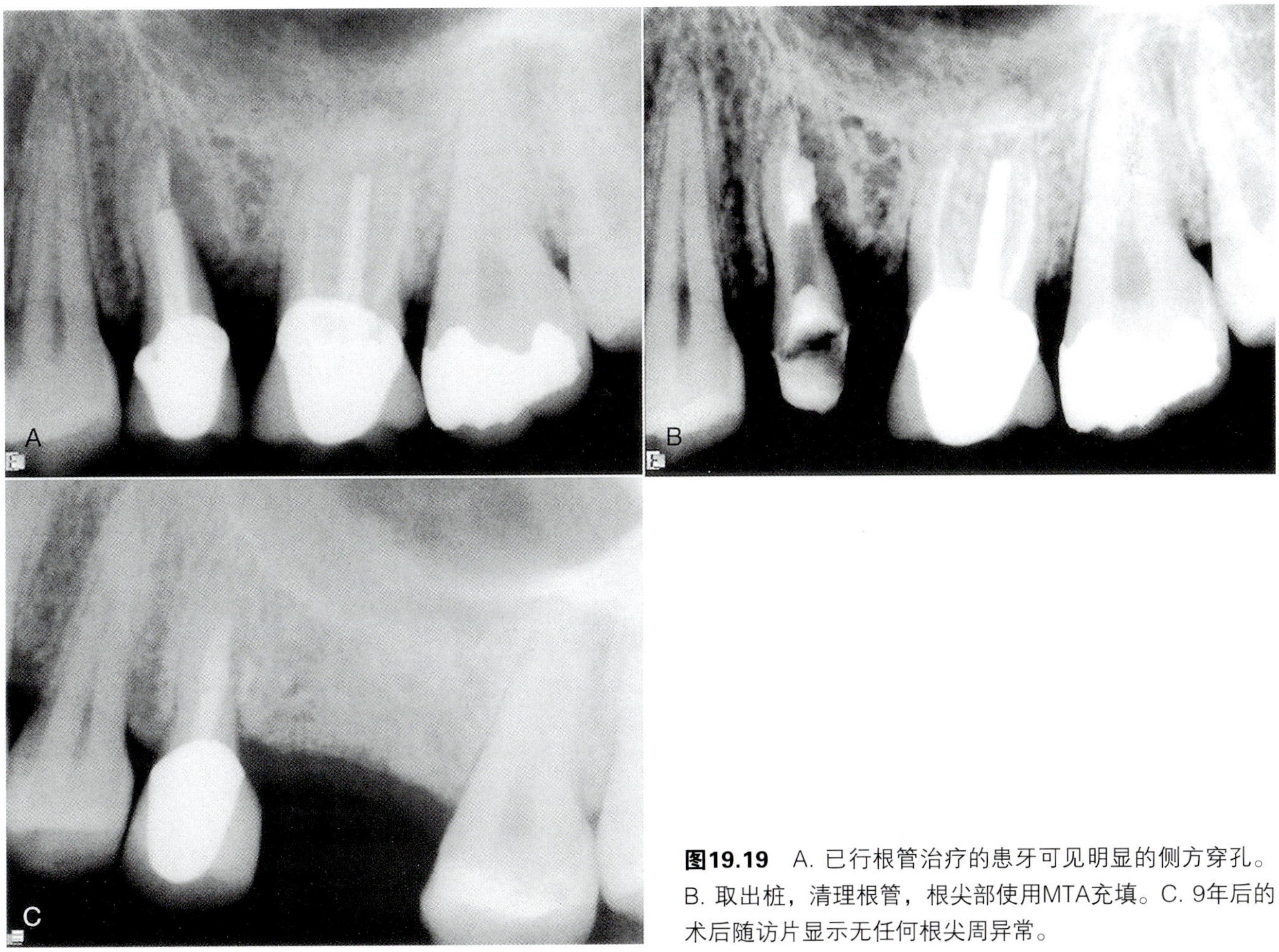

图19.19 A. 已行根管治疗的患牙可见明显的侧方穿孔。B. 取出桩，清理根管，根尖部使用MTA充填。C. 9年后的术后随访片显示无任何根尖周异常。

参考文献

[1] Cohen S, Schwartz S: Endodontic complications and the law, *J Endod* 13:191, 1987.

[2] Fishelberg G, Hook D: Patient safety during endodontic therapy using current technology: a case report, *J Endod* 29:683, 2003.

[3] Lambrianidis T, Beltes P: Accidental swallowing of endodontic instruments, *Endod Dent Traumatol* 12:301, 1996.

[4] Weine FS: Access cavity preparation and initiating treatment. In Weine F, editor: *Endodontic therapy*, ed 4, St Louis, 1989, Mosby.

[5] Gorduysus MO, Gorduysus M, Friedman S: Operating microscope improves negotiation of second mesiobuccal canals in maxillary molars, *J Endod* 27:683, 2001.

[6] de Carvalho MC, Zuolo ML: Orifice locating with a microscope, *J Endod* 26:532, 2000.

[7] Baldassari-Cruz LA, Lilly JP, Rivera EM: The influence of dental operating microscope in locating the mesiolingual canal orifice, *Oral Surg Oral Med Oral Pathol Oral Radiol Endod* 93:190, 2002.

[8] Lemon RR: Furcation perforation management: classic and new concepts. In Hardin JF, editor: *Clark's clinical dentistry*, vol 1, Philadelphia, 1990, JB Lippincott.

[9] Lemon RR: Nonsurgical repair of perforation defects: internal matrix concept, *Dent Clin North Am* 36:439, 1992.

[10] Simon JH, Kelly WH, Gordon DG, et al: Extrusion of endodontically treated teeth, *J Am Dent Assoc* 97:17, 1978.

[11] Lemon RR: Simplified esthetic root extrusion techniques, *Oral Surg Oral Med Oral Pathol* 54:93, 1982.

[12] Suprabha BS, Kundabala M, Subraya M, et al: Reattachment and orthodontic extrusion in the management of an incisor crown-root fracture: a case report, *J Clin Pediatr Dent* 30:211, 2006.

[13] Lee SJ, Monsef M, Torabinejad M: Sealing ability of a mineral trioxide aggregate for repair of lateral root perforations, *J Endod* 19:541, 1993.

[14] Nicholls E: Treatment of traumatic perforations of the pulp cavity, *Oral Surg Oral Med Oral Pathol* 15:603, 1962.

[15] Stromberg T, Hasselgren G, Bergstedt H: Endodontic treatment of traumatic root perforations in man: a clinical and roentgenological follow-up study, *Sven Tandlak Tidskr* 65:457, 1972.

[16] Harris WE: A simplified method of treatment for endodontic perforations, *J Endod* 2:126, 1976.

[17] Benenati FW, Roane JB, Biggs JT, et al: Recall evaluation of iatrogenic root perforations repaired with amalgam and gutta-percha, *J Endod* 12:161, 1986.

[18] Sinai IH: Endodontic perforations: their prognosis and treatment, *J Am Dent Assoc* 95:90, 1977.

[19] Hartwell GR, England MC: Healing of furcation perforations in primate teeth after repair with decalcified freeze-dried bone: a longitudinal study, *J Endod* 19:357, 1993.

[20] Aguirre R, el Deeb ME: Evaluation of the repair of mechanical furcation perforations using amalgam, gutta-percha, or indium foil, *J Endod* 12:249, 1986.

[21] Oswald RJ: Procedural accidents and their repair, *Dent Clin North Am* 23:593, 1979.

[22] Pitt Ford TR, Torabinejad M, McKendry DJ, et al: Use of mineral trioxide aggregate for repair of furcal perforations, *Oral Surg Oral Med Oral Pathol Oral Radiol Endod* 79:756, 1995.

[23] Hong CU, McKendry DJ, Pitt Ford TR, et al: Healing of furcal lesions repaired by amalgam or mineral trioxide aggregate (abstract), *J Endod* 20:197, 1994.

[24] Noetzel J, Ozer K, Reisshauer BH, et al: Tissue responses to an experimental calcium phosphate cement and mineral trioxide aggregate as materials for furcation perforation repair: a histological study in dogs, *Clin Oral Invest* 10:77, 2006.

[25] Tsatsas DV, Meliou HA, Kerezoudis NP: Sealing effectiveness of materials used in furcation perforation in vitro, *Int Dent J* 55:133, 2005.

[26] Yildirim T, Gencoglu N, Firat I, et al: Histologic study of furcation perforations treated with MTA or Super EBA in dogs' teeth, *Oral Surg Oral Med Oral Pathol Oral Radiol Endod* 100:120, 2005.

[27] Main C, Mirzayan N, Shabahang S, et al: Repair of root perforations using mineral trioxide aggregate: a long-term study, *J Endod* 30:80, 2004.

[28] Fuss Z, Trope M: Root perforations: classification and treatment choices based on prognostic factors, *Endod Dent Traumatol* 12:255, 1996.

[29] Grossman LI: Guidelines for the prevention of fracture of root canal instruments, *Oral Surg Oral Med Oral Pathol* 28:746, 1969.

[30] Di Fiore PM, Genov KI, Komaroff E, et al: Fracture of ProFile nickel-titanium rotary instruments: a laboratory simulation assessment, *Int Endod J* 39:502, 2006.

[31] Roland DD, Andelin WE, Browning DF, et al: The effect of preflaring on the rates of separation for 0.04 taper nickel titanium rotary instruments, *J Endod* 28:543, 2002.

[32] Shen Y, Peng B, Cheung GS: Factors associated with the removal of fractured NiTi instruments from root canal systems, *Oral Surg Oral Med Oral Pathol Oral Radiol Endod* 98:605, 2004.

[33] Suter B, Lussi A, Sequeira P: Probability of removing fractured instruments from root canals, *Int Endod J* 38:112, 2005.

[34] Ruddle CJ: Micro-endodontic nonsurgical retreatment, *Dent Clin North Am* 41:429, 1997.

[35] Ruddle CJ: Nonsurgical retreatment, *J Endod* 30:827, 2004.

[36] Ward JR, Parashos P, Messer HHL: Evaluation of an ultrasonic technique to remove fractured rotary nickel-titanium endodontic instruments from root canals: an experimental study, *J Endod* 29:756, 2003.

[37] Frank AL: The dilemma of the fractured instrument, *J Endod* 9:515, 1983.

[38] Crump MC, Natkin E: Relationship of broken root canal instruments to endodontic case prognosis: a clinical investigation, *J Am Dent Assoc* 80:1341, 1970.

[39] Spili P, Parashos P, Messer HH: The impact of instrument fracture on outcome of endodontic treatment, *J Endod* 31:845, 2005.

[40] Grossman LI: Prevention in endodontic practice, *J Am Dent Assoc* 82:395, 1971.

[41] Bradford CE, Eleazer PD, Downs KE, et al: Apical pressures developed by needles for canal irrigation, *J Endod* 28:333, 2002.

[42] Kahn FH, Rosenberg PA, Gliksberg J: An in vitro evaluation of the irrigating characteristics of ultrasonic and subsonic handpieces and irrigating needles and probes, *J Endod* 21:277, 1995.

[43] Bowden JR, Ethunandan M, Brennan PA: Life-threatening airway obstruction secondary to hypochlorite extrusion during root canal treatment, *Oral Surg Oral Med Oral Pathol Oral Radiol Endod* 101:402, 2006.

[44] Goldman M, Kronman JH, Goldman LB, et al: New method of irrigation during endodontic treatment, *J Endod* 2:257, 1976.

[45] Obermayr G, Walton RE, Leary JM, et al: Vertical root fracture and relative deformation during obturation and post cementation, *J Prosthet Dent* 66:181, 1991.

[46] Murgel CA, Walton RE: Vertical root fracture and dentin deformation in curved roots: the influence of spreader design, *Endod Dent Traumatol* 6:273, 1990.

[47] Dang DA, Walton RE: Vertical root fracture and root distortion: effect of spreader design, *J Endod* 15:294, 1989.

[48] Lertchirakarn V, Palamara JE, Messer HH: Load and strain during lateral condensation and vertical root fracture, *J Endod* 25:99, 1999.

[49] Schmidt KJ, Walker TL, Johnson JD, et al: Comparison of nickel-titanium and stainless steel spreader penetration and accessory cone fit in curved canals, *J Endod* 26:42, 2000.

[50] Gharai SR, Thorpe JR, Strother JM, et al: Comparison of generated forces and apical microleakage using nickel-titanium and stainless steel finger spreaders in curved canals, *J Endod* 31:198, 2005.

[51] Walton RE, Michelich RJ, Smith GN: The histopathogenesis of vertical root fractures, *J Endod* 10:48, 1984.

[52] Hassan B, Metska ME, Ozok AR, et al: Detection of vertical root fractures in endodontically treated teeth by a cone beam computed tomography scan, *J Endod* 35:719, 2009.

[53] Ozer SY: Detection of vertical root fractures of different thicknesses in endodontically enlarged teeth by cone beam computed tomography versus digital radiography, *J Endod* 36:1245, 2010.

20 CHAPTER

第20章　根管再治疗

Retreatment

章节大纲

治疗选择
非手术再治疗的适应证
非手术再治疗的禁忌证
手术再治疗的适应证
再治疗的风险与收益
再治疗的程序
术后并发症
修复的选择
随访观察
预后

学习目标

阅读本章后，学生应该能够：

1. 认识需要非手术再治疗的情形
2. 认识对于有牙髓问题的牙齿可采取的治疗方案
3. 掌握根管再治疗的适应证和禁忌证
4. 描述再治疗的风险和收益
5. 描述再治疗的技术和材料
6. 讨论修复的选择和随访观察
7. 讨论非手术再治疗的预后

现代根管治疗使用先进的材料和方法，可保留牙齿的功能，并有较高成功率[1-2]。根管初治疗后病变可能不愈合，牙髓根尖周病的再复发使其成功率降低。例如，根管消毒不充分使病变不愈合，由于某些区域器械和冲洗液无法到达，根管初治疗后细菌可能仍存留于根管内[6,8-10]。另外经根管初治疗后，根管再感染会导致病情的发展[3-5]。微生物的再进入主要由于冠部微渗漏和继发龋坏造成[6-8]。治疗失败的其他原因还包括未进行术区隔离术、不充分的清理成形和冲洗、不完全的充填。根管阻塞，包括钙化，也是一大原因（图20.1）[6,8-9]。

根管初治疗后，病变未愈合可能与不当的操作、复杂的根管解剖变异、根管外生物膜的存在等因素有关[11]。不当的操作包括穿孔、根尖偏移、器械分离、台阶等，这些将会影响治疗的预后。永久修复之前临时性材料的长期使用也会使根管初治疗的疗效大打折扣[12-14]。

需要注意垂直根折有时也会出现病变经久不愈。根管治疗后出现的纵向折裂线，与牙本质大量去除导致牙根薄弱或行使功能时承受的压力有关[15-17]。

治疗选择

根管初治疗后，不满意的短期和长期预后主要由于3个原因：（1）未愈合；（2）牙髓根尖周病的再复发；（3）新疾病和并发症的出现。

牙髓病的牙齿经初治疗后未愈合，与很多因素有关，本章节将具体详述。

牙髓根尖周病的再复发，是根管初治疗后疾病已愈合，但细菌随后进入根管系统，使根管再感染。牙齿最初无不适，无疾病征象，但随后患者出现症状，牙髓根尖周病的影像学和临床学证据也可被发现。

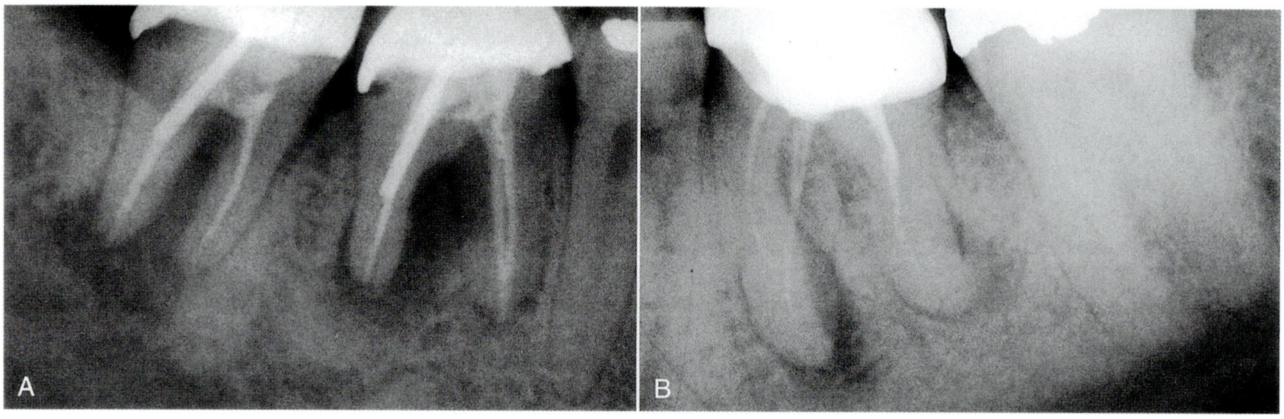

图20.1 A. 右下颌第一和第二磨牙根管初治疗和冠修复3年后回访X线片：继发龋、冠部微渗漏、根尖部和侧方病变。患者存在颊侧窦道。B. 左下颌第一磨牙X片示根尖病变，牙胶充填不完善，远中根遗漏根管。

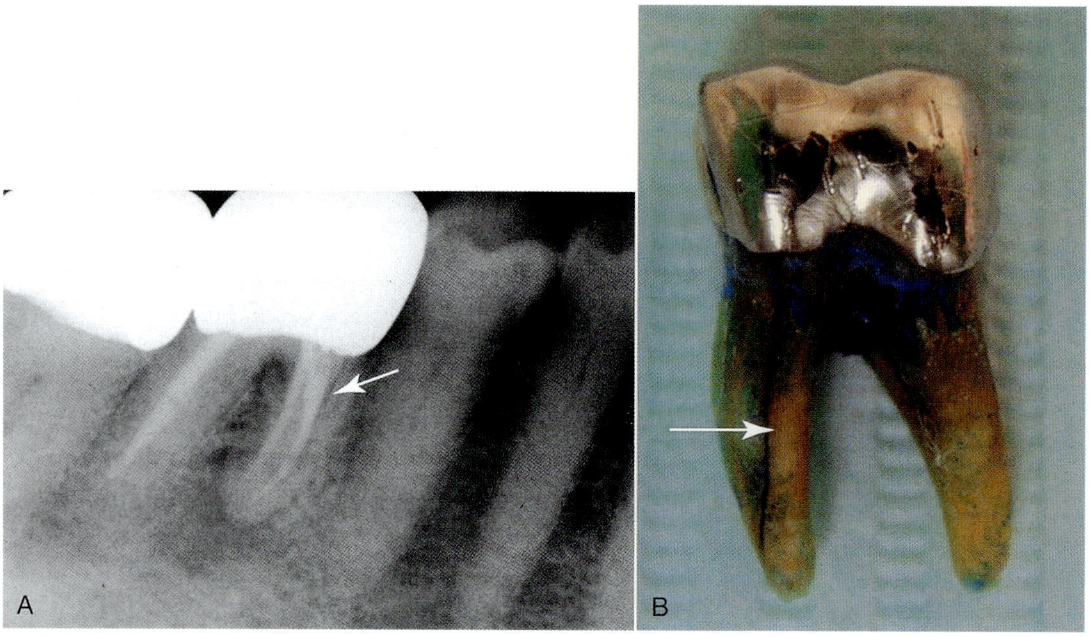

图20.2 A. 垂直根折大多数发生于根管治疗后牙齿，从根尖向冠部进展。通常呈颊舌向，也有近远中，X线片示垂直根折。B. 拔除患牙，见根折。

根管初治疗后，出现新问题，并发症的出现与根管治疗无直接关系。例如牙髓治疗后牙齿出现垂直根折。根折通常继发于根管初治疗，出现牙根侧方病变而非根尖病变（图20.2）。如果垂直根折的折裂线向冠方延伸至牙槽嵴，可使用牙周探针进行探查。单根牙出现垂直根折，需要拔除，但该病例的失败与根管治疗无直接关系。另一种类似的情形是，牙髓治疗的牙齿由于牙周原因需要拔除，拔除原因与牙髓治疗程序无关。多根牙出现垂直根折可通过手术治疗挽救不受根折影响的牙根。

根管初治疗不能促进病变愈合时，治疗方案有联合或不联合根尖手术的非手术再治疗、根尖手术、意向性牙再植、拔牙。若牙齿已行修复，优先选择非手术再治疗。该方案可更好地消毒根管系统或重点关注由于冠部不良修复体发生细菌微渗漏而导致的再感染区域。保守的根管再治疗不能进入所有感染的区域，若存在牙根外感染，根尖手术可作为再治疗的一部分。

若存在根管阻塞、大范围固定修复体或去除超充的根充材料，应首选手术治疗。但是手术治疗对于根管系统无法到达部位的存活微生物并不能清除。即使需要手术治疗，非手术再治疗在提高治愈率、促进良好预后等方面是优于手术治疗的[9,18]。

意向性牙再植在口腔医学有很长的历史。牙再植术被合理地计划和实施时，其成功率较高[19-20]。主要适用于那些牙齿情况不那么糟糕但根管初治疗不能清除所有根管系统，且根尖手术由于解剖限制而实施复杂，同时也可用于检查牙根是否存在垂直裂纹[6,8-9]。

根管再治疗比初治疗难度要大，需要先进的器械、放大系统和特殊的训练[9]。在评估和处理经初治疗后难以愈合的牙齿和出现新病变的牙齿方面，牙髓病医生应有丰富的训练。这一章节主要讨论一些方法程序，旨在提供一些关于这些技术的相关信息，重点强调认识未愈合病变和复发疾病，理解哪些是可以胜任的。

非手术再治疗的适应证

本部分讲述基于诊断为牙髓坏死和有症状根尖周炎的牙齿，初治疗后难以愈合这一典型情况。该患者主诉初治疗后症状未改善，不适症状反而增加。咀嚼痛、咬物痛、自发痛，影像学检查根尖出现暗影，而在初治疗时未出现暗影。

临床检查显示触诊和叩诊敏感，局部肿胀，继发龋，临时修复体渗漏、不良或缺失冠部修复体。影像学显示未治疗的遗漏根管，根管充填不密实，存在气泡，器械分离，临床检查不能发现的继发龋，边缘不密合的不良修复体。所有的这些发现都与治疗后病变不愈合有关，临床症状和影像学检查可能表明未愈合。当然病变不愈合也可能并非以上所提及的情况。

若牙周情况稳定，再治疗是首选治疗方案。有足够剩余牙体组织，未见垂直折裂，根管系统的入路具有可行性。去除不良修复体、桩核和龋坏，牙齿的可修复性必须考虑。初评估包括牙周探诊、松动度检查、通过根尖片和咬合翼片估计冠根比，有无足够支持骨组织、软组织健康情况，是否需要冠延长术。

椅旁护士人员应熟悉再治疗程序，这样牙髓治疗可专业有效地进行。诊室应配有必需的照明和放大系统、超声波装置和超声工作尖、手机、锉、溶剂、橡皮障、桩取出装置、冲洗系统。临床医生须有高水平技术，经验和特定的训练。因为再治疗病例通常是复杂的、具有挑战性，因此需考虑患者的最大利益，提供治疗或转诊。

非手术再治疗的禁忌证

非手术再治疗的主要考虑因素是去除修复材料后，牙齿的可修复性。在去除龋坏、桩核材料过程中，会损失额外的牙体组织。缺少足够的牙体组织支持的牙齿是非手术再治疗的禁忌证。是否进行修复通常需要广泛去除已存在的修复体，评估剩余牙体组织。其他禁忌证包括广泛型牙周炎和/或冠部或根部折裂。

手术再治疗的适应证

非手术根管再治疗的其他禁忌证还包括根管治疗并发症。例如，由于阻塞物的存在不能有效建立根管入路。这些阻塞物包括大的、与牙本质紧密接触、预成或铸造桩核，根管钙化物或其他阻碍根管入路的阻塞物。在这种情况下，手术治疗是最好的选择[6,10]。根管阻塞物主要见于分离器械的存在不能建立旁路或取出、充填材料不能去除、非手术再治疗后根尖病变仍存[21-22]。医源性损伤如台阶、偏移、不能被修复的穿孔，也是手术治疗的适应证[6,10]。

有创伤史和未被正确处理的感染牙髓组织引起的牙外吸收，不建议使用手术方法修复牙根外表面吸收区域。

诊断为垂直根折的牙齿通常建议拔除，但是一个例外是上颌多根牙的其中一个牙根发生垂直根折。因为对于牙槽骨的类型或骨量不足，种植也难以进行，垂直根折牙齿截根术后可较满意地使用数年[23-25]。不同患者的牙髓根尖周病问题，其临床情况是不同的，必须考虑患者的各个方面，选择治疗方案。

再治疗的风险与收益

在再治疗之前，患者必须了解不同治疗方案的风险、收益、可选择性、后果。与患者沟通包括口腔卫生和定期检查的重要性。因为再治疗通常较费时，治疗费用也要解释清楚[26]。

非手术根管再治疗有许多潜在风险，如入路建立过程中烤瓷冠破裂、桩移除过程中牙根折裂、桩核材料去除过程中医源性穿孔、需重新更换冠修复体[9-10,27]。另外，再治疗过程可能去除过多牙体组织，降低牙抗力，出现台阶，引起根管偏移。器械分离会阻碍彻底清除充填材料这一过程。这些并发症影响治疗预后，可能最终需拔牙。再治疗的收益包括保留患者自然牙，避免更大范围的临床治疗。

再治疗的程序

去除已存修复体

冠部修复体完全去除后，非手术再治疗的程序通常较灵活，操作有更好的视野，有利于桩核去除、龋坏的清理、冠部微渗漏的评估、根充材料的去除（图20.3）[9,28]。

冠部修复体去除后，对潜在的冠部微渗漏可进行清楚的评估。若微渗漏明显，则对剩余牙体组织进行检查，包括根管、髓底。对于继发龋、裂纹、牙齿的可修复性都可进行检查[10,18,28]。后牙若为复合树脂或银汞充填，整个充填体应该去除。评估剩余的冠部结构是否可进行修复，是否有足够的牙尖覆盖和保护。

若牙齿有修复体，出现继发龋，边缘不密合，边缘完整性消失，应完全去除修复体。在许多情况下，桩核修复体去除是必要的[9-10,28]。前牙有修复体且边缘完整性可接受，再治疗可考虑从舌侧入路，但存在冠折裂的风险[9-10,28]。若存在大的金属或非金属桩，想要完成再治疗，冠部修复体的去除是必要的。告知患者烤瓷冠折裂、去除冠修复体、根折等风险，这些可出现在再治疗的任一阶段。若烤瓷冠不能保持结构的完整性，患者需要重新进行修复。若完成再治疗时，原有的修复体仍保持完整，开髓孔可用永久性充填材料封闭。

去除根管阻塞物

根管阻塞物有时阻碍了非手术再治疗中对根管系统的成功疏通。如果这些阻塞物不被绕过或去除，病变可能不愈合。可采取手术治疗解决这些挑战。

根管阻塞物主要包括4种：（1）桩和核；（2）根管钙化；（3）医源性台阶、牙本质碎屑；（4）分离器械、银尖、金属碎片、糊剂[6,9-10]。这些复杂的情况均需要特殊的训练和丰富的经验。为了患者的利益，可考虑转诊[29]。以下为操作的基本说明。

去除桩和核

桩和核的成功去除依赖于影响预后的几个因素，包括操作者技术水平、经验，放大、照明的有效性、超声系统。其他影响因素是核材料类型（铸造核、树脂核、银汞）、桩的长度和直径、桩的位置、桩的材料（金属或非金属）、粘接系统[10,27-28]。许多去除桩的方法会减弱牙齿的抵抗力[27]。一些长的、通过粘接系统或树脂水门汀与牙本质紧密接触的桩较难去除（图20.4）。非金属桩若是牙色材料或锆材料，去除较困难（图20.5）。若已有牙体组织较薄、有穿孔和根折的风险，较长的或大直径的桩的去除是禁忌证[9,28]。

去除桩之前，冠部核材料应仔细切割，逐步去除，保留桩露出根管的那部分。去除核材料需要金刚砂车针、钨钢车针或专门设计的超声尖[10,27-28]。

这一步骤最好在放大和照明下进行，以利于保存相邻的牙齿结构。核去除后，围绕桩周围的粘接剂可使用超声尖或金刚砂钻去除[10,30]。

粘接剂去除后，在中到高功率下，可使用特殊设计的超声尖使桩松动。这一步必须谨慎，因为若无水冷却，温度会迅速上升。因此，超声能量应间隔传递到桩暴露部分的不同位置应不超过15秒[10,30-33]。没有水冷却的超声尖，接触桩1分钟，牙根表面温度升高10℃[33]。若达到阈值，会引起热导致的骨坏死，可能会丧失牙齿和牙槽骨。

桩松动时间的影响因素有桩的类型（铸造或预成桩）、桩的长度和宽度及使用的粘接剂[34]。氧化锌粘接剂粘接的桩通常比树脂粘接剂更易去除[10,27,31-33,35-36]。树脂粘接剂粘接的桩很难去除或不能去除[28]。

桩一旦松动后，可使用不同型号的止血钳、钳子、夹子夹取桩并移除。在许多情况下，仅使用超声这一种方法即可将桩取出。使用止血钳逆时针旋转可将螺纹桩去除。当以上方法均不能取出桩，则需使用特殊设计的设备[10,27,30,37]。如果超声未能使桩松动，使用这些器械会有牙折或大量牙本质损失的风险[10,27,38]。对于根折风险，超声和桩取出设备之间无明显差异[37,39]。桩取出后，联合使用溶剂、机用或手用器械、超声尖将多余的粘接剂去除[10,27-28]。

图20.6说明使用特殊设计的设备取出桩[10,27,38]。使用高速金属钻或金刚砂车针将桩的冠部部分磨小，体积减小后，与之相匹配的环钻环切桩周围，可避免过多牙体组织的去除。与之相适应的拔除器牢固地抓住桩的冠部部分，拔除器通过特殊设计的

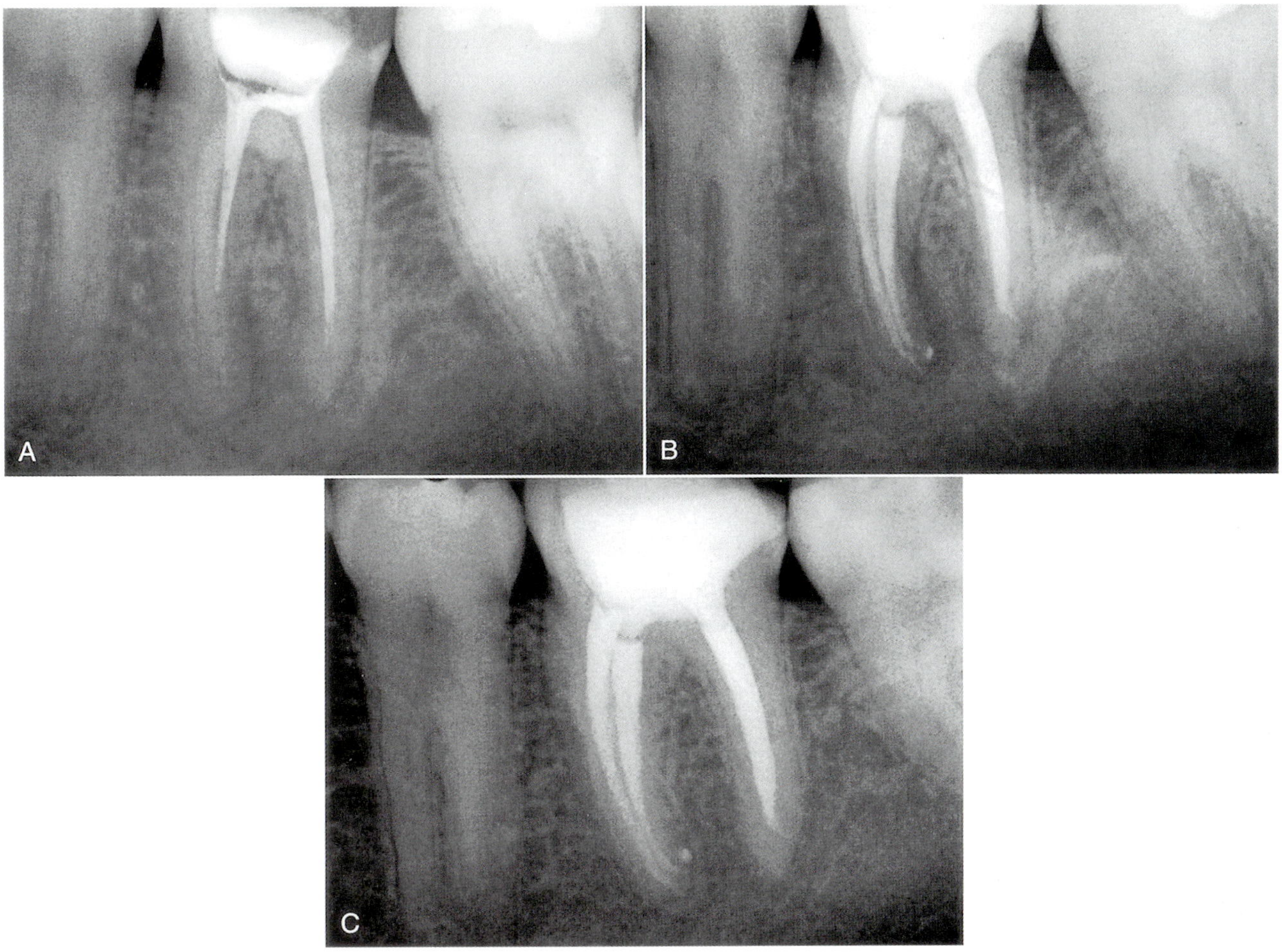

图20.3 A. 21岁女性患者，右下颌第一磨牙有临床症状，X线片示近颊根管未治疗、存在根尖病变、不良核堆塑。B. 根管再治疗后X线片。C. 1年半随访X线片示根尖病变愈合。

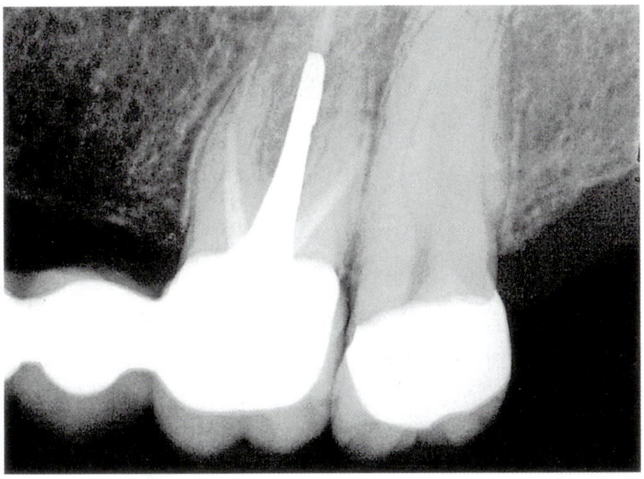

图20.4 左上颌磨牙根管治疗后症状存，桩核冠大。患牙为四单位固定桥的基牙，优先考虑手术治疗，而非拆冠取桩。

钳子而使用（图20.7）。在剩余的牙体结构垫上橡皮垫，使用钳子时，牙齿作为支点。该技术有效且被证明相对安全[37]。桩和粘接剂去除后，通过相应的器械和材料清理、成形和充填根管（图20.8和图20.9）。

去除钙化

根管钙化在影像学上可表现出来，但内部可视化还是得益于牙科显微镜的放大和照明作用。探查钙化区域之前，其他的阻塞物应去除。一旦钙化区域可视，联合使用润滑剂、不锈钢手用锉（如C和C+锉）、超声尖或Mueller-type钻去除钙化组织，定位根尖部。

超声尖或Mueller-type钻适用于根管较直部分。若通过显微探针和显微镜，定位根管后，预弯小号手用锉，结合润滑剂，可仔细探查根管弯曲部位。使用冠向下技术，用手用锉、GG钻或大锥度机用锉扩大根管。若根管由于大范围钙化或阻塞，不能被探查，根尖病变与牙根相连，则考虑手术干预。

台阶的处理

在根管预备中未遵循其弯曲会产生台阶[40]。通常由于不锈钢锉预弯不恰当，不符合根管弯曲所致。

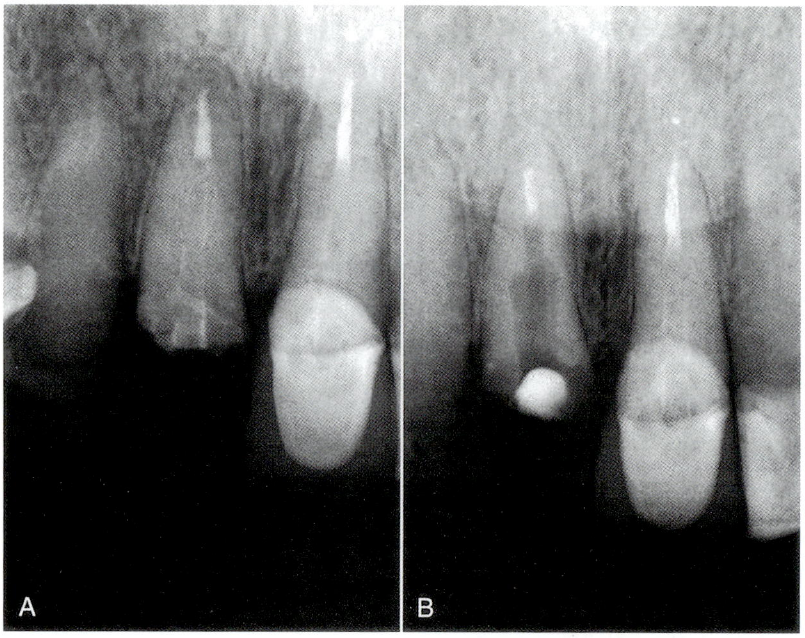

图20.5 A. 38岁女性患者，右上颌中切牙10年前修复的非金属桩折裂。B. 显微镜下取出桩，X线片示取出桩后根管空间及牙体组织的损失。

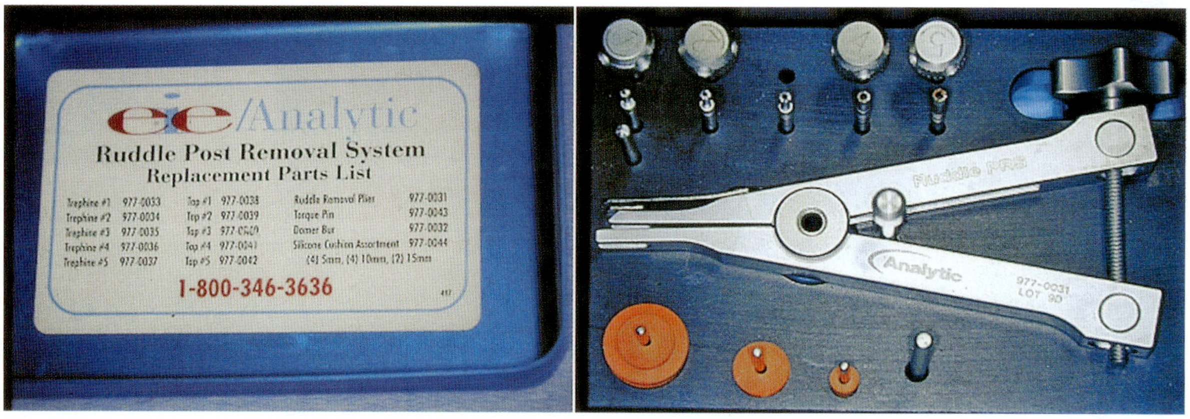

图20.6 桩取出系统。

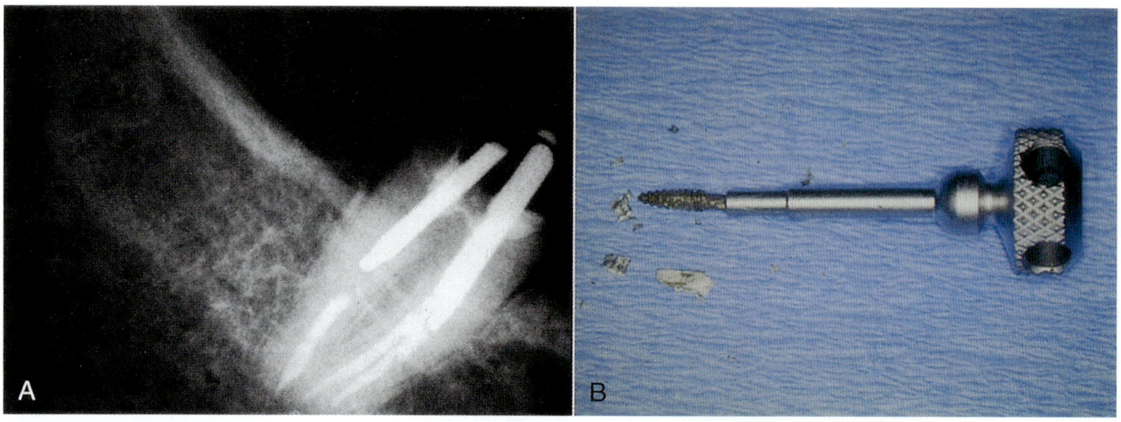

图20.7 A. 再治疗之前必须取出桩。B. 使用桩取出系统的拔除器取出远中根管内的桩。

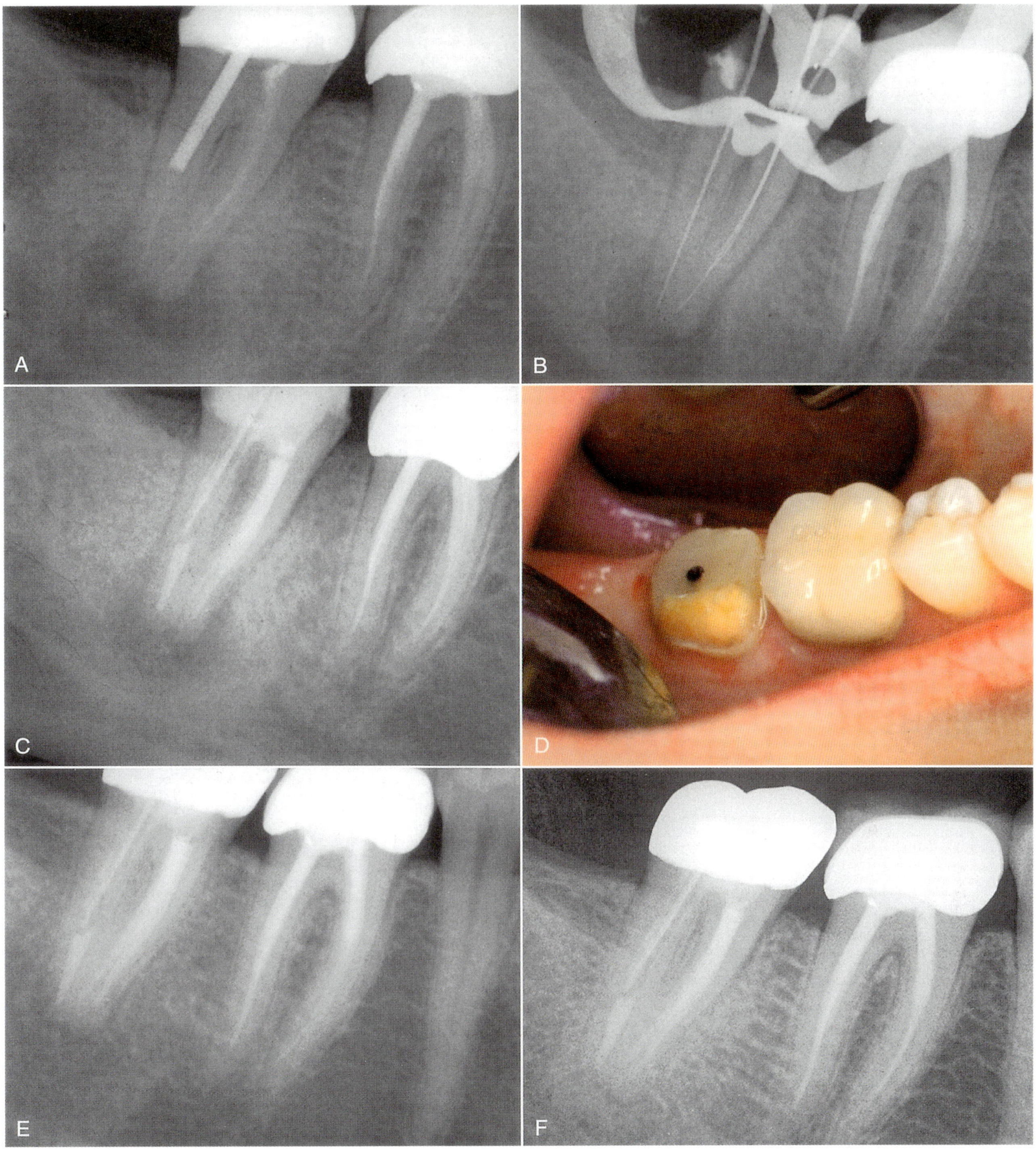

图20.8 A. 术前片：右下颌第二磨牙根充不完善、根尖病变。B. 初尖片：GG钻去除牙胶。C. 术后片：牙胶充填、非金属桩修复。D. 全冠预备后口内照。E. 1年后随访X线片：根尖病变愈合。F. 11.5年后随访X线片：无症状，松动度、探诊均正常。

不锈钢锉有弹性记忆，趋向于拉直根管，因此在根管壁出现台阶。若未及时发现，会致穿孔。镍钛机用锉可减少台阶的形成，因为在根管弯曲部分预备时，锉保持在根管中央[41]。

在再治疗过程中遇到台阶，必须去除所有阻塞物和充填材料，使用冠向下技术时使台阶可视。手用锉尖端预弯，使用来回旋转动作尝试绕过台阶。如果台阶可绕过，根管可进行预备，直到不规则形态被消除或变得平滑可通过器械，再进行一系列的预备和充填。H锉最易产生台阶且产生的台阶不易消除，使用时应谨慎。成功绕过或消除台阶后，根尖部进行清理预备。但应注意，未成功绕过台阶并不一定必然导致病变不愈合（图20.10）。

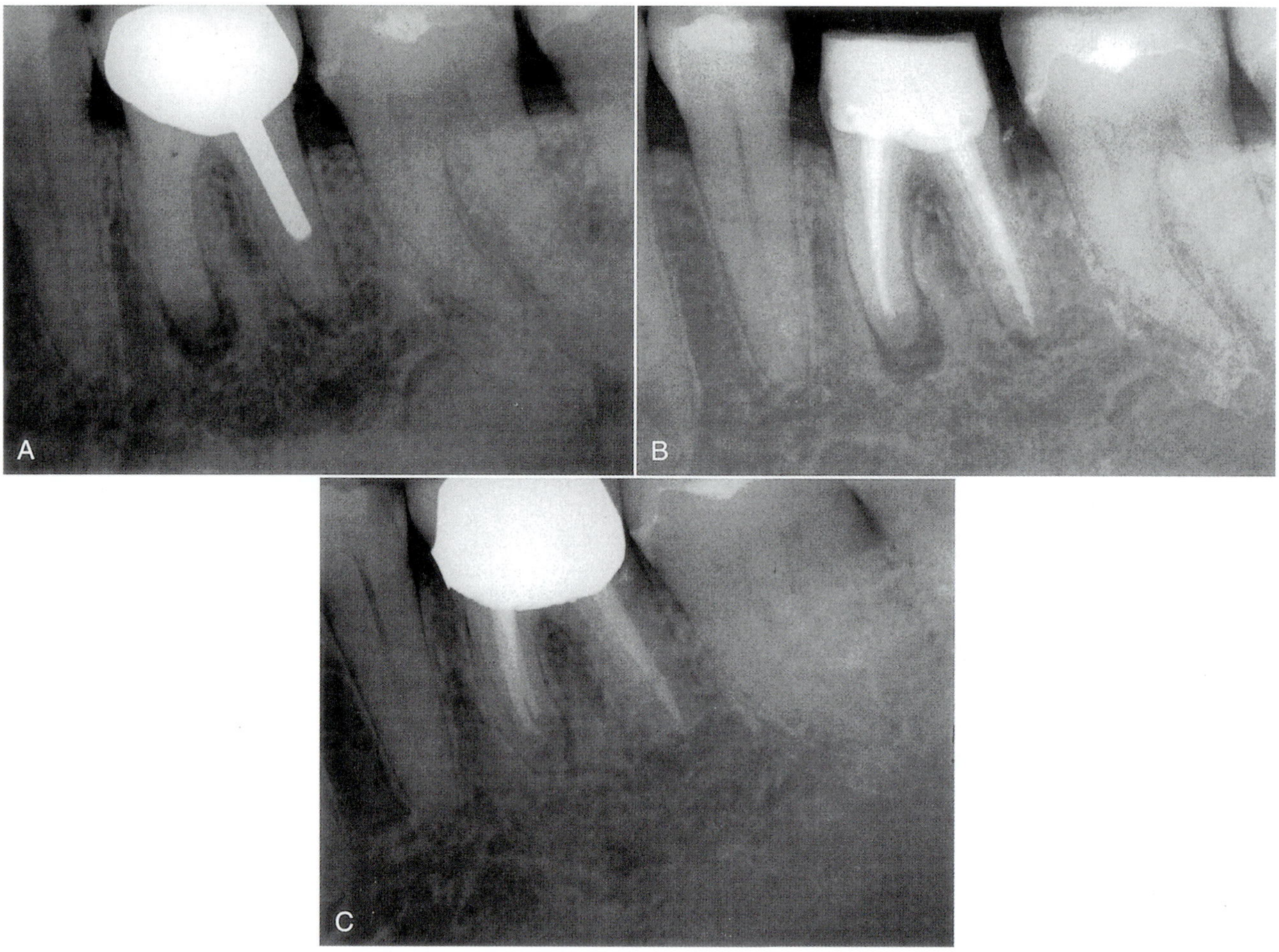

图20.9 A. 41岁女性患者，左下颌第一磨牙有症状，铸造金属桩核修复，近中根管未治疗，根尖病变。B. 非手术再治疗：侧方加压充填、桩和树脂核修复。C. 4.5年后随访：全冠修复，根尖病变愈合。

分离器械的取出

分离器械的成功取出与多种因素有关[10,42–48]，包括操作者经验和技术水平，分离器械的大小、长度和位置，取出技术。位于根管冠部的较小的器械，使用超声或钻建立入路较容易，可磨除或绕过[28,49]；位置较深的断械，则需要特殊设计的设备（图20.11）[10,27,43]。

取出分离器械的另一种方法是编织技术。2支或3支小号锉插入分离器械周围的不同位置，编织方式扭转这些锉，慢慢向冠方拉出器械。该技术相对于硬的材料（分离器械、金属载体）来说，更适合于软的充填材料（银尖、塑料载体）（图20.12）。通常分离器械越长，编织技术取出的成功率越大。使用分离器械取出套装也可成功[10,42–43,48–49]。

如果断械位于弯曲的冠部且显微镜下可见，则成功取出的可能性增加[44]。分离器械位于弯曲的根部则很难取出，可尝试做旁路[45–47]。强行尝试取出会致根尖偏移、穿孔、二次分离。在取断械之前，必须评估剩余牙本质厚度和根管弯曲程度。取出断械的预后若不理想，手术是一个更好的选择[27]。

成功取出断械的首要目标是能看到分离器械的冠部，尤其在显微镜下，照明和放大使该部分可视。使用超声器械、改良GG钻、手用锉或Mueller burs建立直线通路[10,27,45–50]。使用小号手用锉在小的断械旁做旁路。小直径超声尖可取出断械或将其分裂为小碎片，用水冲出。若小的断械不能绕过或取出，充填至断械水平，观察随访有无其他牙髓病问题。许多有分离器械的牙齿可以治疗成功，没有其他问题发生（图20.13）[51]。

当分离器械较粗长且紧紧嵌于根管的直线部分，绕过该分离器械是不可能的。在这些情况下，断械冠方部分可视，使用改良钻针、旋转器械或GG钻，在断械的冠方创建平台[4, 45–47,50,52]，该平台允许操作者使用小号超声尖环切断械周围的牙本

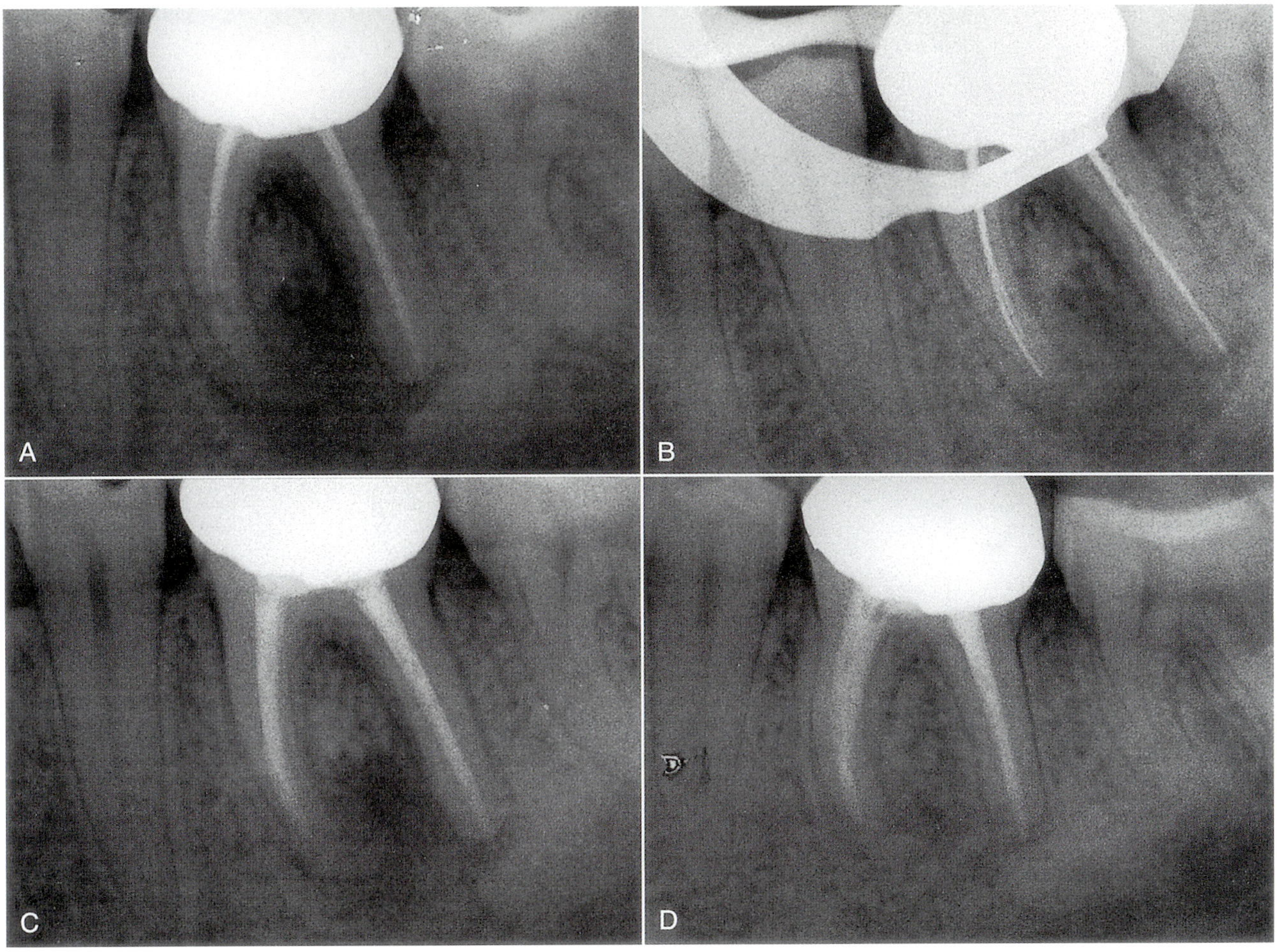

图20.10 A. 37岁男性患者，左下颌第一磨牙症状存，根充不完善，根尖病变。B. 根尖4mm无法疏通。C. 桩和树脂核修复。D. 1年后随访根尖病变愈合。

质，创造空间。接着使用分离器械取出装置或编织锉技术进行取出。高功率下，超声尖指向断械周围，断械可被震松取出。在细小根管内，应谨慎以防穿孔。在这些病例中，使用软金属微管联合黏合剂取出断械更有效[10,27]。其他取出器械使用微管，其中带有楔子或精细的丝可锁紧断械的头部，将其取出[10,27,43,49]。

若断械成功取出，根尖部可使用手用或机用器械进行清理预备。断械若被绕过，则使用手用器械预备根尖部分。这种情况下，不建议使用机用器械，因为旋转器械被断械约束，易引起折断。二次折断会潜在影响非手术再治疗的长期预后[53]。

去除牙胶

牙胶是广泛使用的充填材料，因此相较于其他材料，在再治疗中经常需要去除牙胶。去除牙胶的原因是为了更好地预备根管或根管未被恰当地充填。去除充填材料可使用手用或机用旋转器械、超声器械、加热系统或溶剂，通常是这些方法的联合使用。

可选择扩大针、H锉、GG钻去除牙胶（图20.14）[49,54]。如果根管壁和充填材料之间存在空间或可创造空间，扩大针或H锉进入根管，器械顺时针旋转，缠绕牙胶。牙胶有时可完好无损地被提拉出来。残存的牙胶和糊剂通过冠向下技术去除，配合适合的冲洗液。冠向下技术避免将碎屑推向根尖，避免材料经根尖孔推向根尖周组织。根管预备完成后，使用显微镜和X线片检查，以确保无残存的牙胶或碎屑残留在根管壁[55]。

当牙胶充填致密且匹配根管时，牙胶的去除较困难[49,56]。用火焰加热充填器软化牙胶，利于手用器械去除牙胶。因为牙胶散热快，充填器很快冷却，牙胶只能一点点移除，该技术可保护根管内壁的牙齿结构，但是费时，当快到达根尖部时，会增加将

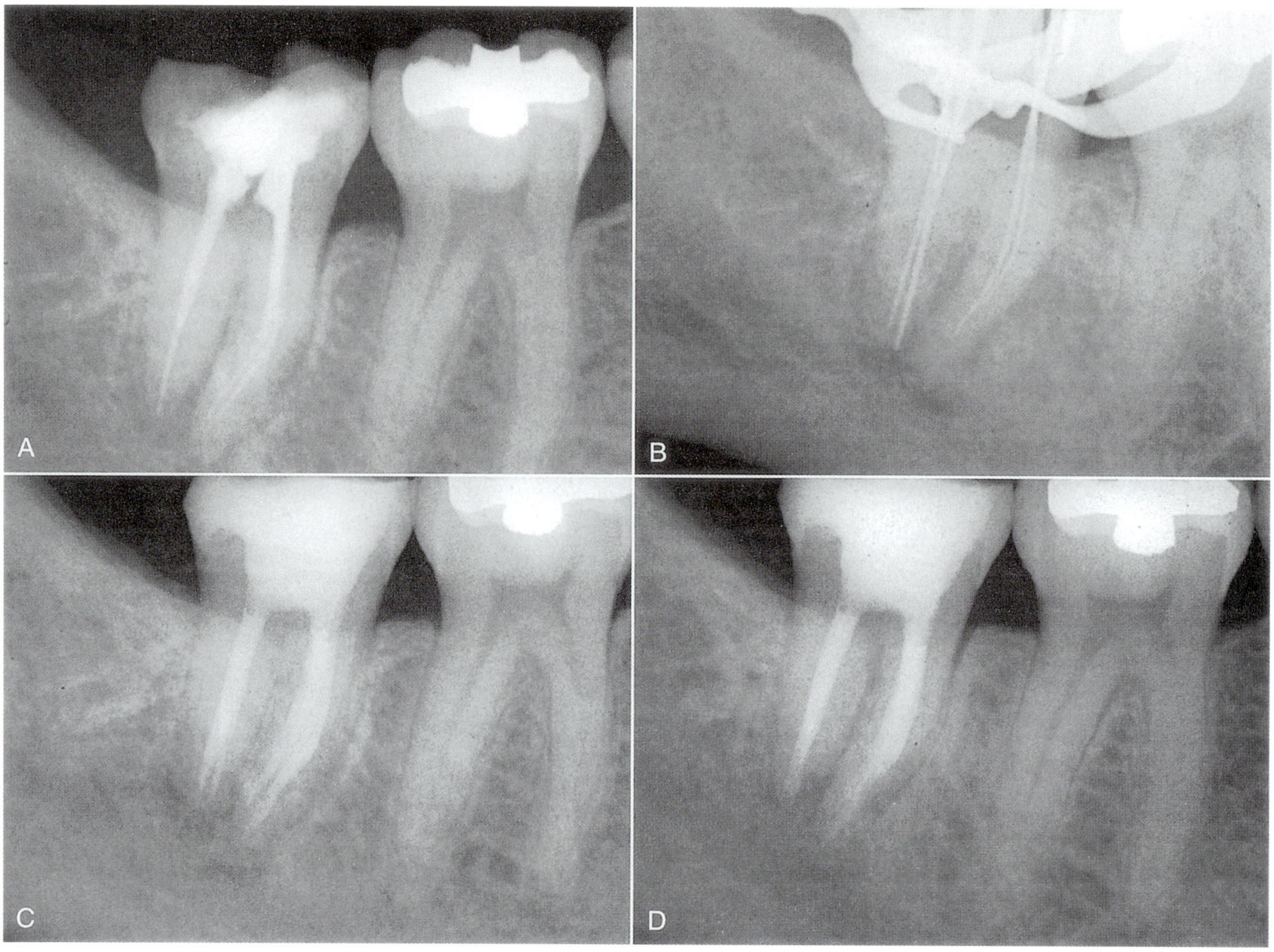

图20.11 A. 52岁女性患者，右下颌第二磨牙症状存，近颊根管根尖部见分离的K锉，根尖病变。B. 显微超声取出锉，发现并疏通遗漏的远中根管。C. 根管充填，树脂修复。D. 6个月后随访根尖病变愈合。

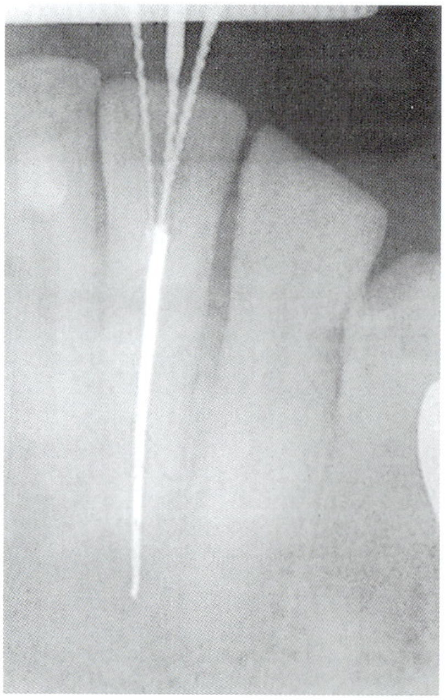

图20.12 小号H锉编织技术。

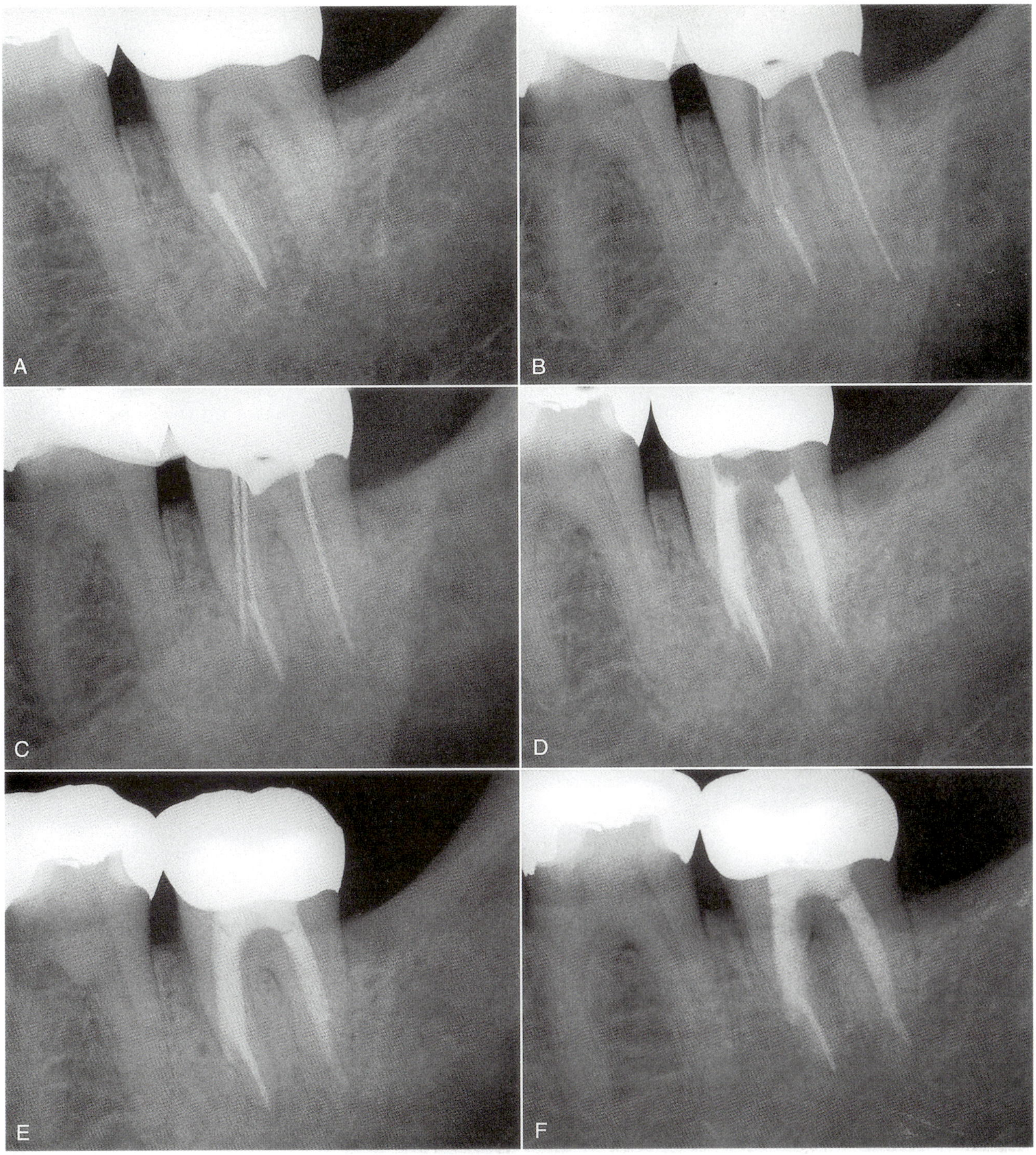

图20.13　A. 64岁男性患者，左下颌第二磨牙无症状，0.06锥度的镍钛锉分离于近舌根管。B. 建立平台前插入锉至工作长度。C. 超声取出锉后，近舌根管的近中出现穿孔。D. 根管充填，MTA修复。E. 1年后随访骨愈合。F. 7年后随访，探诊、松动度正常。

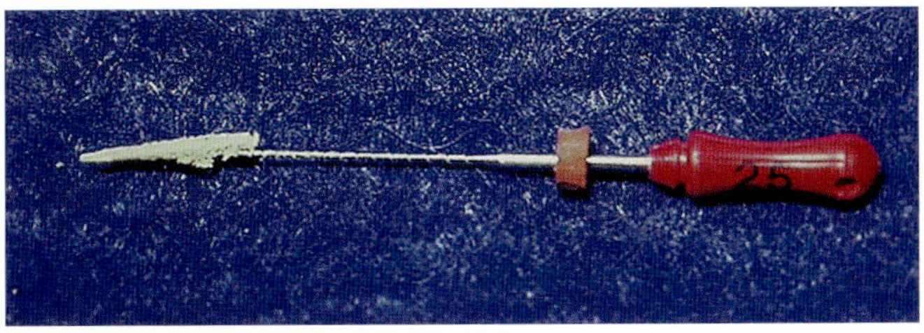

图20.14　H锉去除牙胶。

牙胶推出根尖孔的风险。

一种更有预测性的可替代的方法是使用电携热充填器，可插入牙胶保证不冷却[54]。这些设备插入牙胶并向根尖方向移动，当冷却后，增加了更多材料被移除的可能性。这种方法降低牙胶超出根尖孔的风险。大部分牙胶被去除后，通过冲洗液和器械，进行冠向下技术继续进行再治疗。

超声尖可用于去除牙胶[49,56-58]。超声尖部产生的能量可有效地软化牙胶，但是单独通过该方法真正去除充填材料有时没有效果，该方法必须和手用、机用器械联合使用才能成功去除牙胶[49]。当大部分牙胶去除后，超声尖去除残余的封闭剂和碎屑是非常有效的[59]。

去除牙胶最快的方法是使用旋转锉或GG钻[54,60-61]。GG钻去除牙胶有效，但限于根管冠部部分。根尖可能存在吸收时，使用时用力不可过大，防止材料超出[62-63]。制造商特意为去除牙胶而改良的镍钛旋转锉也非常有效[49,54,60,64-68]。

选择锉系统去除牙胶的冠部部分，通过设置合适的转速，锉向根尖方向旋转，当锉旋转进入牙胶时，牙胶向冠方移出。但是该技术限于直根管或根管的较直的部分。当大部分材料清除后，使用冠向下技术预备和冲洗根管。研究表明，该方法同样适用于去除近年来使用的充填材料，包括高分子聚合物、硅树脂、玻璃离子、甲基丙烯酸酯、环氧类材料等[65-67,69-70]。

牙胶可使用溶剂加快去除[49,60,65,71]。但是使用溶剂时，大量牙胶和封闭剂残余物黏附在根管壁上[68,71-72]。若需要使用溶剂，小心地滴入少量溶剂，接触暴露的牙胶，将其软化。牙胶软化后，机用旋转锉或手用锉使用冠向下技术去除材料。公认最有效的溶剂是氯仿[49,60,65,73]，软化牙胶速度快，但是必须注意勿将氯仿推出根尖孔[74-75]。替代氯仿的较安全溶剂是氟烷，软化牙胶速度低于氯仿，但有可接受的预后[58,76-77]。三氯乙烷是氯仿另一种替代溶剂，比桉油精和二甲苯更有效且毒性低、无致癌性[49]。桉油、二甲苯、二硫化碳、苯、橙油也被用于软化牙胶，但实验证明其效率低[49,74-75]。

研究证明，氯仿有细胞毒性和致癌作用，虽然少量使用时相对安全[78]。由于这些性能，建议使用替代溶剂，但是疗效不确定。一项研究测量再治疗过程中剩余氯仿、氟烷、二甲苯通过根尖孔的量，结果表明每种溶剂超出根尖孔的量均不会损害患者健康[74]。溶剂是去除牙胶的有效方法，特别是经过一段时间变硬的材料。使用该方法后，通过冠向下技术继续进行治疗。

去除基于载体的牙胶充填体

近年来根管充填的流行的方法是基于载体的牙胶充填体。该充填体有一个塑料、金属或其他致密材料作为核，核周围包裹牙胶，通常作为单充填尖。在非手术再治疗过程中，去除该充填体的方法同去除桩、银尖、牙胶的方法相似。首先创造通路使器械能到达载体，使用热源或溶剂软化载体表面的牙胶[79,80-84]。前面提及的溶剂可用于此目的。如果使用热源软化牙胶，恒温控制的设备、充填器或热载体在酒精灯上加热都是有效的[83]。注意勿将加热尖长时间接触牙本质壁，温度的快速升高会损害牙周膜和周围骨质[84]。旋转器械在高速运转（1500～2500r/min）下也可软化牙胶，但限于直根管，因为弯曲根管的器械分离发生率高[53,85]。

一旦直线通路建立，单支锉或多种锉可去除基于载体的牙胶充填体[79,80,82-83]。建议使用大锥度旋转锉去除塑料载体。这些策略适用于基于塑料的载体，但不适用于基于金属的载体，因为锉难以进入金属。使用编织技术或改良的止血钳、钳子、超声器械去除金属载体。成功去除后，可进行根管预备和充填。

去除银尖

去除银尖最重要的方面是确保建立到达银尖冠方部分的直线通路[86]。银尖通常嵌入核材料中，需谨慎去除，并保留银尖的冠部[86-88]。使用钻或超声尖去除核或材料时，显微镜的放大和照明是必要的辅助设备。去除核材料后，溶剂、超声器械、手用锉可创造围绕银尖周围的空间[88-90]。银尖材质软，谨慎操作，避免接触超声尖，以防银尖断裂。去除策略是破坏粘接剂与银尖的封闭。可使用一或两支锉在银尖周围进行绞绕，接着使用超声接触锉，将能量传递。当该技术运用正确时，超声可快速破坏粘接剂的封闭，促进银尖的移除。

松动的银尖延伸到髓室，其冠部可用不同的设备抓住并将其拉出。这些设备有止血钳、改进或普通的Steiglitz钳子、持针器、金箔钳、银尖取出器、取裂片钳（图20.15）[27,49,89]。如果银尖的冠部未延伸到髓室或在取核材料时不慎去除，一或多支手用锉可将银尖围绕将其拔出[27,89]。这种情况下，一种替代

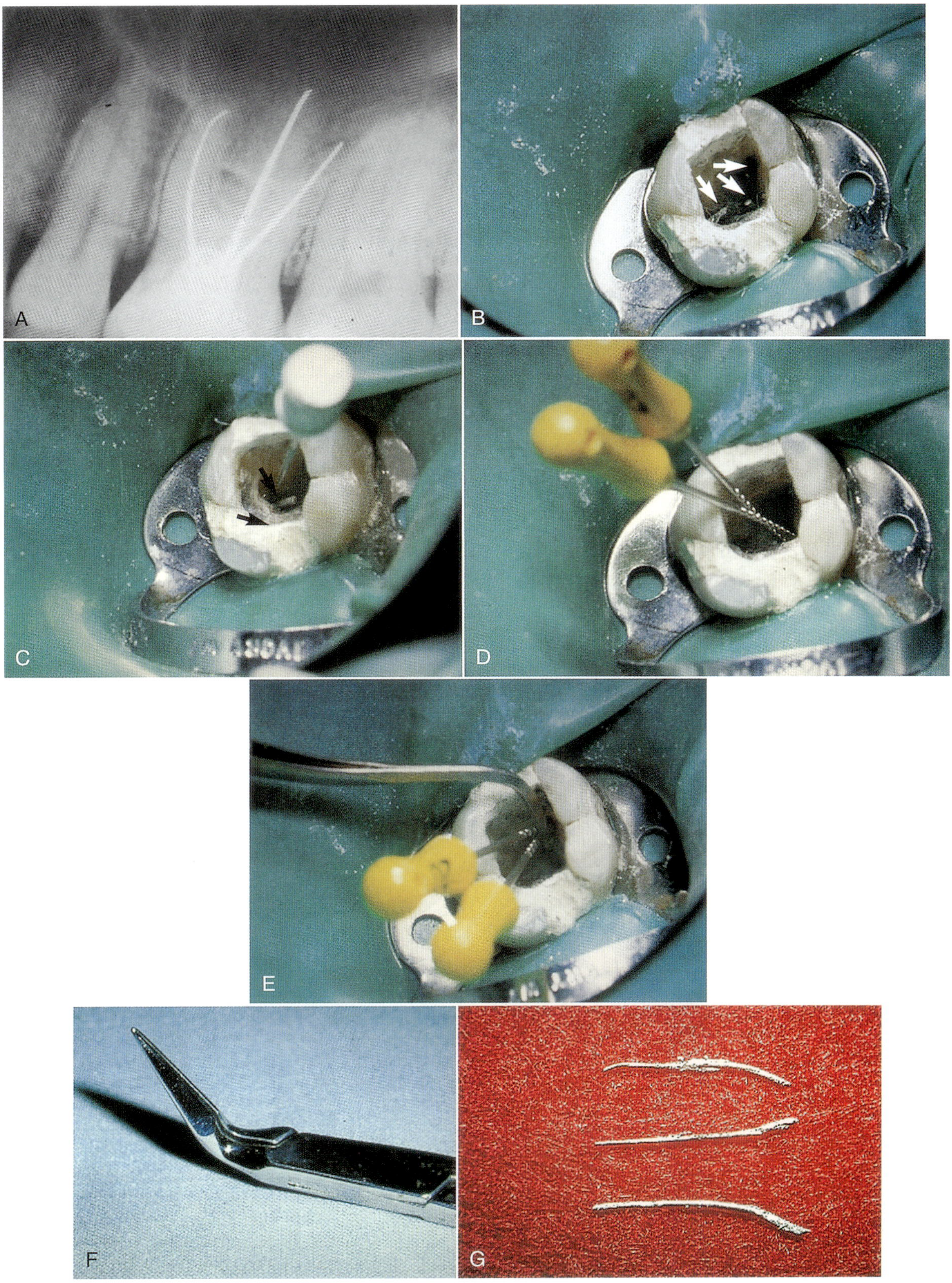

图20.15 A. 牙齿无症状，银尖充填三根管。B. 去除粘固粉基底，暴露银尖。C. 手用锉在银尖和根管壁间创造空间。D. 手用锉编织法。E. 超声振动锉使能量传至银尖，破坏银尖与粘接剂之间的封闭。F. Steiglitz钳抓住银尖冠部。G. 3支银尖均完整取出。

的方法是使用金属套管或针管套筒套住银尖，用锉或金属丝将银尖楔住拔出或使用粘接剂黏附银尖的冠部。

这些技术需要使用环钻环切，创造这些器械可进入的空间[27,49,86,91]。成功去除银尖后，随后进行根管清理和成形（图20.16）。银尖不能去除，则可能需要进行手术干预，促进银尖的移除（图20.17）。

去除软和硬的糊剂

手用或机用器械很容易穿透和去除软的糊剂[49]。去除根管内软的材料时，使用大量冲洗液和冠向下技术是非常重要的[49]。当毒性或污染的材料不经意地推入根尖组织时，可引起术后突发性疼痛（图20.18），该方法可预防术后突发性疼痛。

变硬的糊剂很难去除，有时几乎不可能去除。一种策略是去除K锉尖端4mm，创造锐边，更好地进入并去除硬化材料[92]。如今牙科公司已生产具有硬的锐利尖端的锉，可用于首先穿入这些材料。若这些器械未成功，小头的超声尖或钻可尝试去除硬化糊剂[28,49,93]。当去除硬化糊剂，尤其在弯曲根管内，穿孔和台阶是潜在的问题[49]。

不同的溶剂被研究软化硬化糊剂，促进去除的效率。虽然一项研究表明次氯酸钠软化间苯二酚–福尔马林糊剂是有效的，随访研究比较6种不同溶剂，包括次氯酸钠，发现相较于对照组水溶液，无明显不同（图20.19）[94–95]。超声器械是去除硬化糊剂的可预测的方法。若硬化糊剂未成功去除或存在风险，可考虑根尖手术或意向性牙再植术。

术后并发症

相比于根管初治疗，再治疗术后出现突发症状的发生率高，但并非所有的病例[96–98]。部分解释是再治疗过程导致细菌和其他刺激物推入根尖组织[5]。冠向下技术，同时使用侧方开口的注射器经常冲洗

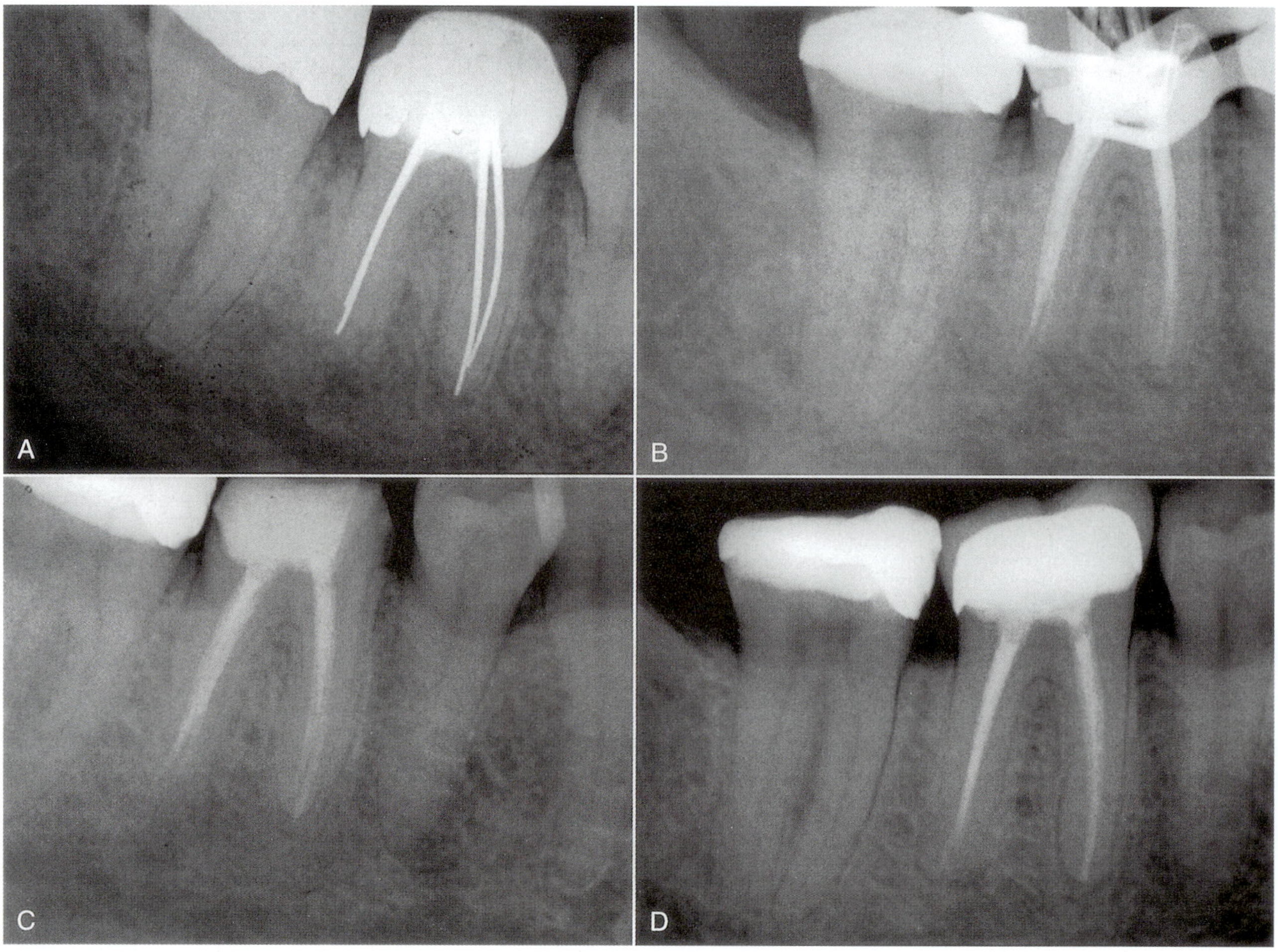

图20.16 A. 34岁女性患者，右下颌第一磨牙，银尖充填，无症状。B. 取出银尖，侧方加压充填。C. 非手术再治疗后，树脂修复。D. 2年后随访：全冠修复，根尖病变愈合。

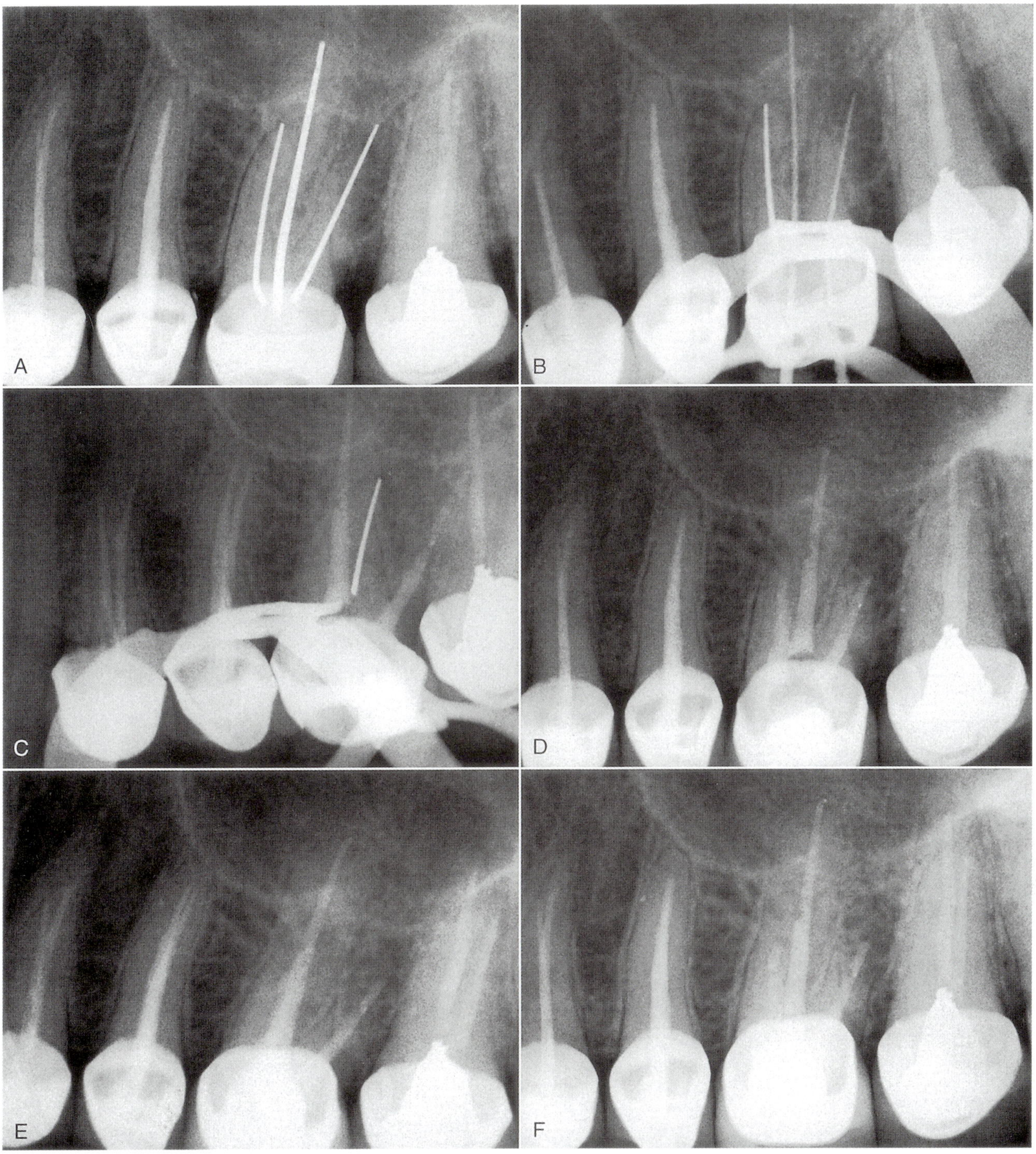

图20.17　A. 62岁女性患者，右下颌第一磨牙，银尖充填，症状存。B. 插针片。C. 近颊根管银尖未取出。D. 颊根切除，MTA倒充填，6个月后随访X线片。E. 1年后随访X线片。F. 骨修复，探诊、松动度正常。

根管，促使残余物向冠方移除，可防止并发症的发生。另一重要的预防注意事项是使用橡皮障进行无菌操作，彻底清理根管，诊间封药（氢氧化钙），使用先进的冲洗和回抽系统，勿让牙齿在诊间开放引流，显微镜下检查根管确保所有可见的材料恰当地去除[5,55,99–100]。临床医生应考虑诊疗安排不止一次，根管内封药和进一步冲洗促进根管消毒，以获得最好预后。

穿孔的修复

医源性损伤在第18章有提及。这些损伤在再治疗过程中也会遇到。研究证明若牙齿已出现穿孔，那么再治疗的预后不佳，这些穿孔需要在再治疗中修复[101–102]。穿孔牙齿的预后取决于3个因素：穿孔的大小、位置和时间[102–103]。近年来MTA和类似的生物活性材料是修复穿孔的良好的选择（图20.20）[104–105]。在非手术再治疗之前，术前影像学评估可帮助定位

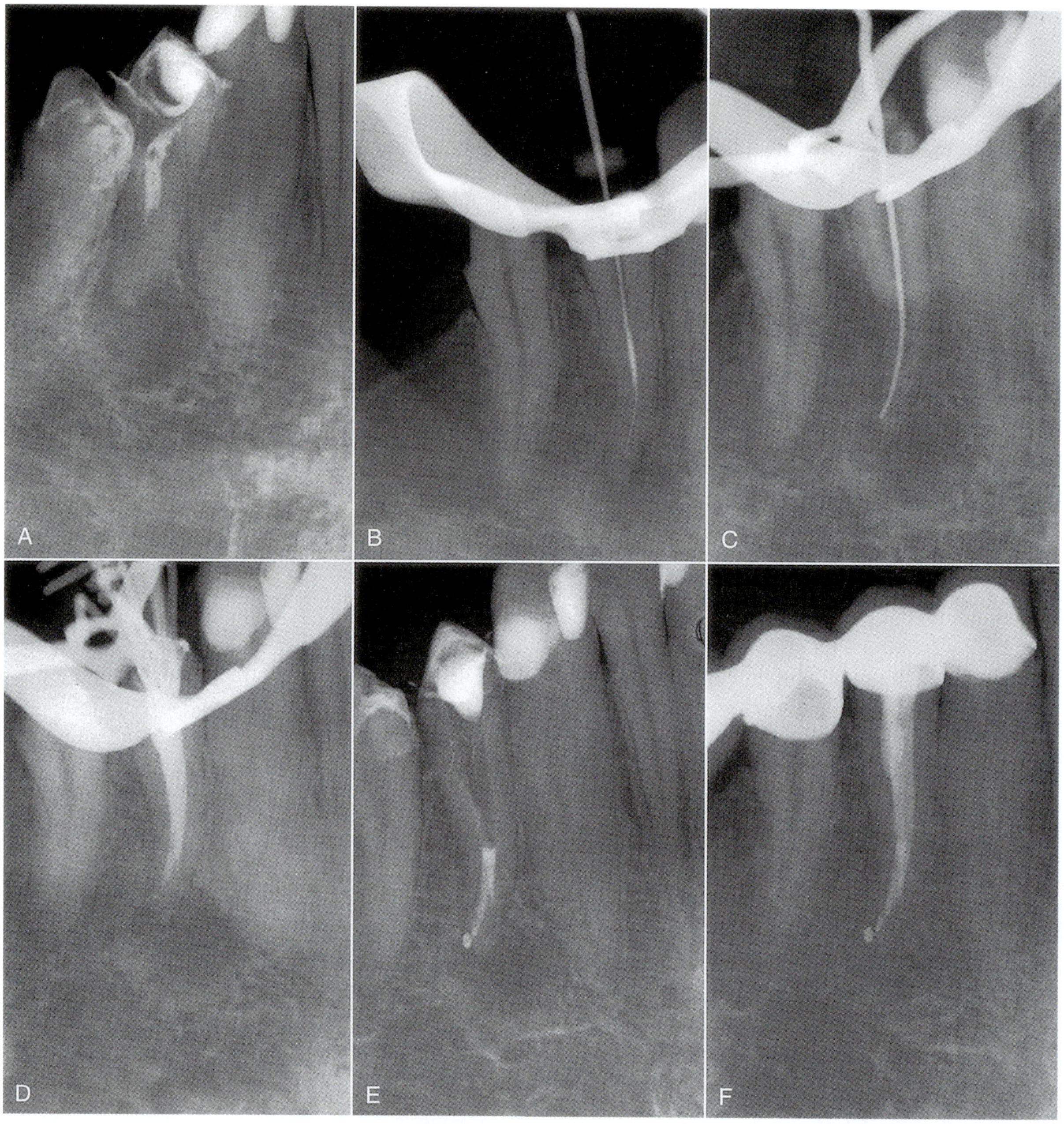

图20.18 A. 29岁男性患者，右下颌前磨牙X线片示：软糊剂充填和大范围根尖病变。B. 插入初尖锉至工作长度。C. 插入主尖锉至工作长度。D. 牙胶和AH26封闭剂进行侧方加压充填。E. 桩道预备。F. 1年随访X线片示：非金属桩、五单元固定桥、根尖周病变的愈合。

穿孔的区域。修复穿孔需要认真评估所有的因素，为了患者的利益，可考虑转诊。

修复的选择

再治疗成功的牙齿同初治疗一样，需要认真考虑修复。关键目标是尽快进行永久性修复，防止冠部微渗漏，避免已存的冠部损害的扩展，保留剩余牙齿结构，防止再治疗或手术治疗。长期的临时性修复会导致充填材料的再污染，最终牙齿需要拔除[106]。建议所有后牙施行全冠修复，一些前牙也需进行全冠修复。如果前牙存在足够的牙体组织，复合树脂充填修复也是恰当的方法。

随访观察

随访是非常重要的，可以监测症状，确保根尖病变愈合。通常首次随访在治疗后6个月，之后每年随访一次。有时治疗后牙齿状况不佳，则首次随访时间短于6个月。随访内容包括松动度的检查，牙周探诊、触诊、叩诊，除此之外，影像学检查根尖周病变。患者出现症状随时复诊。

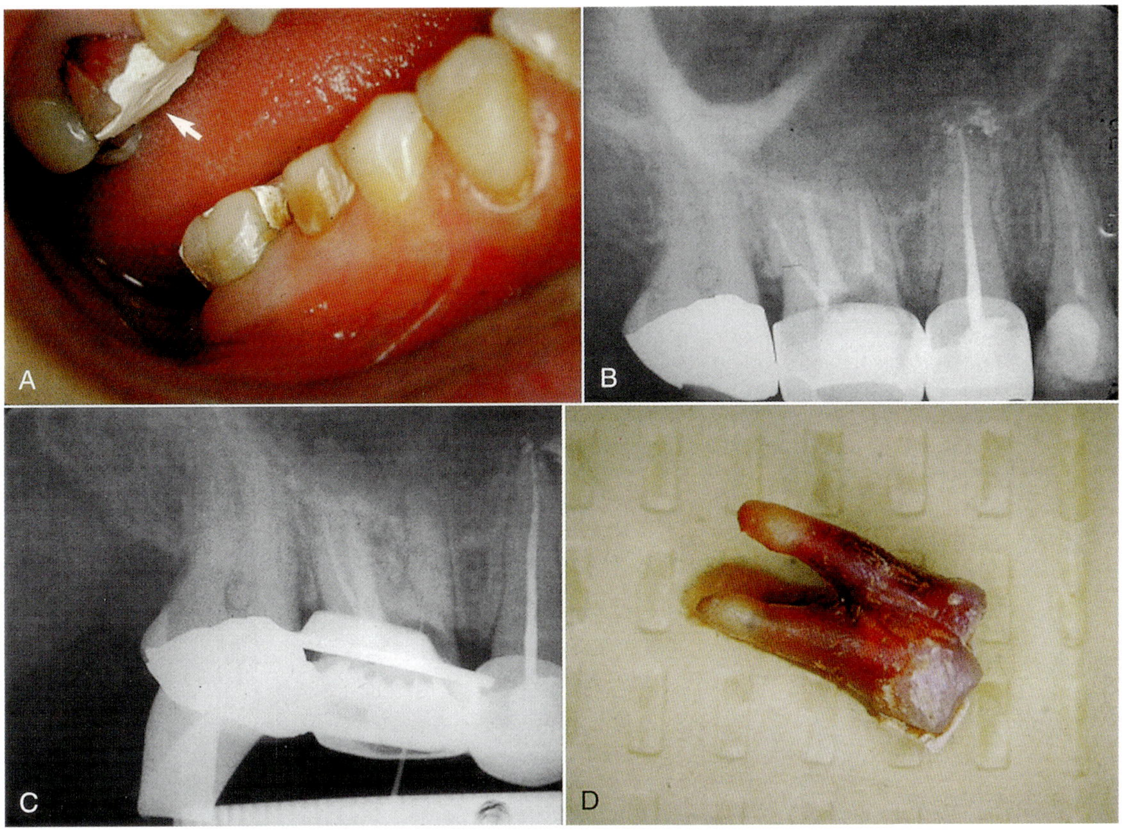

图20.19　A. 该牙使用硬的间苯二酚糊剂充填根管，牙冠变红色。B. 3个根管内间苯二酚充填材料短于根管理想长度，前磨牙也可见该材料。C. 成功去除近颊根管内的充填材料，但根管从原充填末端到根尖段钙化。尝试去除腭根充填材料时发生穿孔。改变治疗计划，拔除该患牙。D. 牙根红色范围延伸至以前充填材料水平。

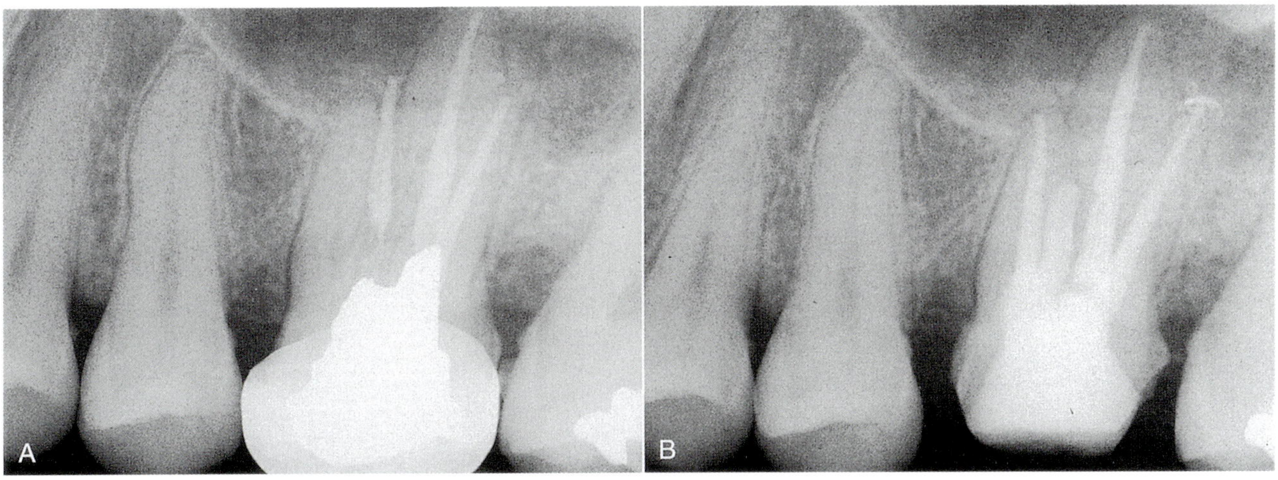

图20.20　A. 57岁男性患者，有症状的左上颌第一磨牙的X线片：近颊根管未治疗、不良银汞核和全冠修复体。B. 非手术再治疗术后X线片：MTA修复穿孔、近颊根管充填、复合树脂核。

预后

相较于以前的治疗方法，非手术再治疗使用先进技术，提高了预后[6,107–110]。META分析再治疗的成功率，从1956年到1996年的研究表明根尖无病变的牙齿再治疗成功率为95%，根尖有病变的为66%。但同样的研究表明，治疗后有86%～92%的牙齿保存了功能[111–113]。

相比于手术治疗，非手术再治疗成功的时间多了4～6年，长期成功率较高（83%*vs*71.8%）[114]。但是，随机试验直接比较这两种治疗方法无明显差异[115]。手术治疗联合非手术治疗，其成功率会增加[9,18,21,90]。前瞻性研究表明，根尖无病变的牙齿进行初治疗和再治疗，经过2～4年后，两种方法的成功率相似，分别为83%和80%[101]。

提高根尖愈合的一些预后因素包括术前无根尖周病变和窦道、根管疏通和清理的完成、恰当的冲洗、无穿孔或诊间急症、维持原有根管形态、符合要求的冠方修复。一项4年的随访研究比较初治疗和再治疗牙齿的存活率，使用现代治疗程序，其成功率相似[116]。

基于大量研究，病变不愈合或牙髓疾病复发的牙齿进行再治疗，若依靠现代技术和原则，预后是可预测的。良好的预后可通过照明和放大、橡皮障隔离、改良冲洗系统、先进的设备器械得到提高[99–100]。

参考文献

[1] Alley BS, Kitchens GG, Alley LW, et al: A comparison of survival of teeth following endodontic treatment performed by general dentists or by specialists, *Oral Surg Oral Med Oral Pathol Oral Radiol Endod* 98:115, 2004.

[2] Salehrabi R, Rotstein I: Epidemiologic evaluation of the outcomes of orthograde endodontic retreatment, *J Endod* 36:790, 2010.

[3] Molander A, Reit C, Dahlen G, et al: Microbiological status of root-filled teeth with apical periodontitis, *Int Endod J* 31:1, 1998.

[4] Sundqvist G, Figdor D, Persson S, et al: Microbiologic analysis of teeth with failed endodontic treatment and the outcome of conservative re-treatment, *Oral Surg Oral Med Oral Pathol Oral Radiol Endod* 85:86, 1998.

[5] Siqueira JF Jr: Microbial causes of endodontic flare-ups, *Int Endod J* 36:453, 2003.

[6] Allen RK, Newton CW, Brown CE Jr: A statistical analysis of surgical and nonsurgical endodontic retreatment cases, *J Endod* 15:261, 1989.

[7] Sjögren U, Figdor D, Persson S, et al: Influence of infection at the time of root filling on the outcome of endodontic treatment of teeth with apical periodontitis, *Int Endod J* 30:297, 1997.

[8] Hoen MM, Pink FE: Contemporary endodontic retreatments: an analysis based on clinical treatment findings, *J Endod* 28:834, 2002.

[9] Friedman S, Stabholz A: Endodontic retreatment-case selection and technique. Part 1. Criteria for case selection, *J Endod* 12:28, 1986.

[10] Ruddle CJ: Nonsurgical retreatment, *J Endod* 30:827, 2004.

[11] Ricucci D, Siqueira JF Jr: Biofilms and apical periodontitis: study of prevalence and association with clinical and histopathologic findings, *J Endod* 36:1277, 2010.

[12] Chong BS: Coronal leakage and treatment failure, *J Endod* 21:159, 1995.

[13] Begotka BA, Hartwell GR: The importance of the coronal seal following root canal treatment, *Va Dent J* 73:8, 1996.

[14] Hartwell GR, Loucks CA, Reavley BA: Bacterial leakage of provisional restorative materials used in endodontics, *Quintessence Int* 41:335, 2010.

[15] Tamse A: Iatrogenic vertical root fractures in endodontically treated teeth, *Endod Dent Traumatol* 4:190, 1988.

[16] Sedgley CM, Messer HH: Are endodontically treated teeth more brittle? *J Endod* 18:332, 1992.

[17] Fuss Z, Lustig J, Katz A, et al: An evaluation of endodontically treated vertically fractured roots: impact of operative procedures, *J Endod* 1:46, 2001.

[18] Taschieri S, Machtou P, Rosano G, et al: The influence of previous non-surgical re-treatment on the outcome of endodontic surgery, *Minerva Stomatol* 59:625, 2010.

[19] Kingsbury B, Weisenbaugh J: Intentional replantation of mandibular premolars and molars, *J Am Dent Assoc* 83:1053, 1971.

[20] Koenig K, Nguyen N, Barkhordar RA: Intentional replantation: a report of 192 cases, *Gen Dent* 36:327, 1988.

[21] Tsesis I, Faivishevsky V, Kfir A, et al: Outcome of surgical endodontic treatment performed by a modern technique: a meta-analysis of literature, *J Endod* 35:1505, 2009.

[22] von Arx T, Hänni S, Jensen SS: Correlation of bone defect dimensions with healing outcome one year after apical surgery, *J Endod* 33:1044, 2007.

[23] Klavan B: Clinical observations following root amputation in maxillary molar teeth, *J Periodontol* 46:1, 1975.

[24] Kost WJ, Stakiw JE: Root amputation and hemisection, *J Can Dent Assoc* 57:42, 1991.

[25] de Sanctis M, Prato GP: Root resection and root amputation, *Curr Opin Periodontol* PMID: 8401832, 1993.

[26] Kim SG, Solomon C: Cost-effectiveness of endodontic molar retreatment compared with fixed partial dentures and single-tooth implant alternatives, *J Endod* 37:321, 2011.

[27] Hülsmann M: Methods for removing metal obstructions from the root canal, *Endod Dent Traumatol* 9:223, 1993.

[28] Stabholz A, Friedman S: Endodontic retreatment: case selection and technique. Part 2. Treatment planning for retreatment, *J Endod* 14:607, 1988.

[29] Selbst AG: Understanding informed consent and its relationship to the incidence of adverse treatment events in conventional endodontic therapy, *J Endod* 16:387, 1990.

[30] Machtou P, Sarfati P, Cohen AG: Post removal prior to retreatment, *J Endod* 15:552, 1989.

[31] Smith BJ: Removal of fractured posts using ultrasonic vibration: an in vivo study, *J Endod* 27:632, 2001.

[32] Dixon EB, Kaczkowski PJ, Nicholls JI, et al: Comparison of two ultrasonic instruments for post removal, *J Endod* 28:111, 2002.

[33] Dominici JT, Clark S, Scheetz J, et al: Analysis of heat generation using ultrasonic vibration for post removal, *J Endod* 31:301, 2005.

[34] Hauman CH: Factors influencing the removal of posts, *Int Endod J* 36:687, 2003.

[35] Johnson WT, Leary JM, Boyer DB: Effect of ultrasonic vibration on post removal in extracted human premolar teeth, *J Endod* 22:487, 1996.

[36] Yoshida T, Gomyo S, Itoh T, et al: An experimental study of the removal of cemented dowel-retained cast cores by ultrasonic vibration, *J Endod* 23:239, 1997.

[37] Altshul JH, Marshall G, Morgan LA, et al: Comparison of dentinal crack incidence and of post removal time resulting from post removal by ultrasonic or mechanical force, *J Endod* 23:683, 1997.

[38] Machtou P, Sarfati P, Cohen AG: Post removal prior to retreatment, *J Endod* 15:552, 1989.

[39] Abbott PV: Incidence of root fractures and methods used for post removal, *Int Endod J* 35:63, 2002.

[40] Jafarzadeh H: Ledge formation: review of a great challenge in endodontics, *J Endod* 33:1155, 2007.

[41] Song YL, Bian Z, Fan B, et al: A comparison of instrument-centering ability within the root canal for three contemporary instrumentation techniques, *Int Endod J* 37:265, 2004.

[42] Terauchi Y, O'Leary L, Suda H: Removal of separated files from root canals with a new file-removal system: case reports, *J Endod* 32:789, 2006.

[43] Roig-Greene JL: The retrieval of foreign objects from root canals: a simple aid, *J Endod* 9:394, 1983.

[44] Nevares G, Cunha RS, Zuolo ML, et al: Success rates for removing or bypassing fractured instruments: a prospective clinical study, *J Endod* 38:442, 2012.

[45] Iqbal MK, Rafailov H, Kratchman SI, et al: A comparison of three methods for preparing centered platforms around separated instruments in curved canals, *J Endod* 32:48, 2006.

[46] Thirumalai AK, Sekar M, Mylswamy S: Retrieval of a separated instrument using Masserann technique, *J Conserv Dent* 11:42, 2008.

[47] Gencoglu N, Helvacioglu D: Comparison of the different techniques to remove fractured endodontic instruments from root canal systems, *Eur J Dent* 3:90, 2009.

[48] Hülsmann M, Schinkel I: Influence of several factors on the success or failure of removal of fractured instruments from the root canal, *Endod Dent Traumatol* 15:252, 1999.

[49] Friedman S, Stabholz A, Tamse A: Endodontic retreatment: case selection and technique. Part 3. Retreatment techniques, *J Endod* 16:543, 1990.

[50] Souter NJ, Messer HH: Complications associated with fractured file removal using an ultrasonic technique, *J Endod* 31:450, 2005.

[51] Panitvisai P, Parunnit P, Sathorn C, et al: Impact of a retained instrument on treatment outcome: a systematic review and meta-analysis, *J Endod* 36:775, 2010.

[52] Nehme W: A new approach for the retrieval of broken instruments, *J Endod* 25:633, 1999.

[53] Fishelberg G, Pawluk JW: Nickel-titanium rotary-file canal preparation and intracanal file separation, *Compend Contin Educ Dent* 25:17, 2004.

[54] Hülsmann M, Stotz S: Efficacy, cleaning ability and safety of different devices for gutta-percha removal in root canal retreatment, *Int Endod J* 30:227, 1997.

[55] Chauhan R, Tikku A, Chandra A: Detection of residual obturation material after root canal retreatment with three different techniques using a dental operating microscope and a stereomicroscope: an in vitro comparative evaluation, *J Conserv Dent* 15:218, 2012.

[56] Wilcox LR, Krell KV, Madison S, et al: Endodontic retreatment: evaluation of gutta-percha and sealer removal and canal reinstrumentation, *J Endod* 13:453, 1987.

[57] Wilcox LR: Endodontic retreatment: ultrasonics and chloroform as the final step in reinstrumentation, *J Endod* 15:125, 1989.

[58] Ladley RW, Campbell AD, Hicks ML, et al: Effectiveness of halothane used with ultrasonic or hand instrumentation to remove gutta-percha from the root canal, *J Endod* 17:221, 1991.

[59] Moshonov J, Trope M, Friedman S: Retreatment efficacy 3 months after obturation using glass ionomer cement, zinc oxide–eugenol, and epoxy resin sealers, *J Endod* 20:90, 1994.

[60] Ferreira JJ, Rhodes JS, Ford TR: The efficacy of gutta-percha removal using ProFiles, *Int Endod J* 34:267, 2001.

[61] Beasley RT, Williamson AE, Justman BC, et al: Time required to remove GuttaCore, Thermafil Plus and thermoplasticized gutta-percha from moderately curved root canals, *J Endod* 39:125, 2013.

[62] Laux M, Abbott PV, Pajarola G, et al: Apical inflammatory root resorption: a correlative radiographic and histological assessment, *Int Endod J* 33:483, 2000.

[63] Vier FV, Figueiredo JA: Prevalence of different

periapical lesions associated with human teeth and their correlation with the presence and extension of apical external root resorption, *Int Endod J* 35:710, 2002.
[64] Sae-Lim V, Rajamanickam I, Lim BK, et al: Effectiveness of ProFile .04 taper rotary instruments in endodontic retreatment, *J Endod* 26:100, 2000.
[65] Ezzie E, Fleury A, Solomon E, et al: Efficacy of retreatment techniques for a resin-based root canal obturation material, *J Endod* 32:341, 2006.
[66] de Oliveira DP, Barbizam JV, Trope M, et al: Comparison between gutta-percha and Resilon removal using two different techniques in endodontic retreatment, *J Endod* 32:362, 2006.
[67] Schirrmeister JF, Meyer KM, Hermanns P, et al: Effectiveness of hand and rotary instrumentation for removing a new synthetic polymer-based root canal obturation material (Epiphany) during retreatment, *Int Endod J* 39:150, 2006.
[68] Ma J, Al-Ashaw AJ, Shen Y, et al: Efficacy of ProTaper universal rotary retreatment system for gutta-percha removal from oval canals: a micro-computed tomography study, *J Endod* 38:1516, 2012.
[69] Roberts S, Kim JR, Gu LS, et al: The efficacy of different sealer removal protocols on bonding of self-etching adhesives to AH plus-contaminated dentin, *J Endod* 35:563, 2009.
[70] Kuga MC, Faria G, Rossi MA, et al: Persistence of epoxy-based sealer residues in dentin treated with different chemical removal protocols, *Scanning* 35:17, 2013.
[71] Horvath SD, Altenburger MJ, Naumann M, et al: Cleanliness of dentinal tubules following gutta-percha removal with and without solvents: a scanning electron microscopic study, *Int Endod J* 42:1032, 2009.
[72] Scelza MF, Coil JM, Maciel AC, et al: Comparative SEM evaluation of three solvents used in endodontic retreatment: an ex vivo study, *J Appl Oral Sci* 16:24, 2008.
[73] Bueno CE, Delboni MG, de Araújo RA, et al: Effectiveness of rotary and hand files in gutta-percha and sealer removal using chloroform or chlorhexidine gel, *Braz Dent J* 17:139, 2006.
[74] Chutich MJ, Kaminski EJ, Miller DA, et al: Risk assessment of the toxicity of solvents of gutta-percha used in endodontic retreatment, *J Endod* 24:213, 1998.
[75] Hansen MG: Relative efficiency of solvents used in endodontics, *J Endod* 24:38, 1998.
[76] Wourms DJ, Campbell AD, Hicks ML, et al: Alternative solvents to chloroform for gutta-percha removal, *J Endod* 16:224, 1990.
[77] Wilcox LR: Endodontic retreatment with halothane versus chloroform solvent, *J Endod* 21:305, 1995.
[78] McDonald MN, Vire DE: Chloroform in the endodontic operatory, *J Endod* 18:301, 1992.
[79] Ibarrola JL, Knowles KI, Ludlow MO: Retrievability of Thermafil plastic cores using organic solvents, *J Endod* 19:417, 1993.
[80] Imura N, Zuolo ML, Kherlakian D: Comparison of endodontic retreatment of laterally condensed gutta-percha and Thermafil with plastic carriers, *J Endod* 19:609, 1993.
[81] Wilcox LR: Thermafil retreatment with and without chloroform solvent, *J Endod* 19:563, 1993.
[82] Zuolo ML, Imura N, Ferreira MO: Endodontic retreatment of Thermafil or lateral condensation obturations in post space prepared teeth, *J Endod* 20:9, 1994.
[83] Wolcott JF, Himel VT, Hicks ML: Thermafil retreatment using a new "System B" technique or a solvent, *J Endod* 25:761, 1999.
[84] Lipski M, Wozniak K: In vitro infrared thermographic assessment of root surface temperature rises during Thermafil retreatment using system B, *J Endod* 29:413, 2003.
[85] Rödig T, Hausdörfer T, Konietschke F, et al: Efficacy of D-RaCe and ProTaper universal retreatment NiTi instruments and hand files in removing gutta-percha from curved root canals: a micro-computed tomography study, *Int Endod J* 45:580, 2012.
[86] Krell KV, Fuller MW, Scott GL: The conservative retrieval of silver cones in difficult cases, *J Endod* 10:269, 1984.
[87] Stabholz A, Friedman S: Endodontic retreatment: case selection and technique. Part 2. Treatment planning for retreatment, *J Endod* 14:607,1988.
[88] Suter B: A new method for retrieving silver points and separated instruments from root canals, *J Endod* 24:446, 1998.
[89] Plack WF III, Vire DE: Retrieval of endodontic silver points, *Gen Dent* 32:124, 1984.
[90] Friedman S: Considerations and concepts of case selection in the management of post-treatment endodontic disease, *Endo Topics* 1:54, 2002.
[91] Spriggs K, Gettleman B, Messer HH: Evaluation of a new method for silver point removal, *J Endod* 16:335, 1990.
[92] Fachin EV, Wenckus CS, Aun CE: Retreatment using a modified-tip instrument, *J Endod* 21:425, 1995.
[93] Jeng HW, ElDeeb ME: Removal of hard paste fillings from the root canal by ultrasonic instrumentation, *J Endod* 13:295, 1987.
[94] Vranas RN, Hartwell GR, Moon PC: The effect of endodontic solutions on resorcinol-formalin paste, *J Endod* 29:69, 2003.
[95] Gambrel MG, Hartwell GR, Moon PC, et al: The effect of endodontic solutions on resorcinol-formalin paste in teeth, *J Endod* 31:25, 2005.
[96] Torabinejad M, Kettering JD, McGraw JC, et al: Factors associated with endodontic interappointment emergencies of teeth with necrotic pulps, *J Endod* 14:261, 1988.
[97] Trope M: Flare-up rate of single-visit endodontics, *Int Endod J* 24:24, 1991.
[98] Walton R, Fouad A: Endodontic interappointment flare-ups: a prospective study of incidence and related factors, *J Endod* 18:172, 1992.
[99] Miller TA, Baumgartner JC: Comparison of the antimicrobial efficacy of irrigation using the EndoVac to endodontic needle delivery, *J Endod* 36:509, 2010.
[100] Innes N: Rubber dam use less stressful for children and dentists, *Evid Based Dent* 13:48, 2012.
[101] Ng YL, Mann V, Gulabivala K: A prospective study of the factors affecting outcomes of nonsurgical root canal treatment. Part 1. Periapical health, *Int Endod J* 44:583, 2011.
[102] Fuss Z, Trope M: Root perforations: classification and treatment choices based on prognostic factors, *Endod Dent Traumatol* 12:255, 1996.
[103] Tsesis I, Fuss Z: Diagnosis and treatment of accidental root perforations, *Endod Topics* 13:95, 2006.
[104] Pace R, Giuliani V, Pagavino G: Mineral trioxide aggregate as repair material for furcal perforation: case series, *J Endod* 34:1130, 2008.
[105] Mente J, Hage N, Pfefferle T, et al: Treatment outcome of mineral trioxide aggregate: repair of root perforations, *J Endod* 36:208, 2010.
[106] Begotka BA, Hartwell GR: The importance of the coronal seal following root canal treatment, *Va Dent J* 73:8, 1996.
[107] Engstrom B, Hard AF, Segerstad L, et al: Correlation of positive cultures with the prognosis for canal treatment, *Odontol Rev* 15:257, 1964.
[108] Bergenholtz G, Lekholm U, Milthon R, et al: Influence of apical overinstrumentation and overfilling on re-treated root canals, *J Endod* 5:310, 1979.
[109] Bergenholtz G, Lekholm U, Milthon R, et al: Retreatment of endodontic fillings, *Scand J Dent Res* 87:217, 1979.
[110] Paik S, Sechrist C, Torabinejad M: Levels of evidence for the outcome of endodontic retreatment, *J Endod* 30:745, 2004.
[111] Friedman S, Mor C: The success of endodontic therapy-healing and functionality, *J Calif Dent Assoc* 32:493-503, 2004
[112] de Chevigny C, Dao TT, Basrani BR, et al: Treatment outcome in endodontics—the Toronto study, phases 3 and 4: orthograde retreatment, *J Endod* 34:131, 2008.
[113] de Chevigny C, Dao TT, Basrani BR, et al: Treatment outcome in endodontics—the Toronto study, phase 4: initial treatment, *J Endod* 34:258, 2008.
[114] Torabinejad M, Corr R, Handysides R, et al: Outcomes of nonsurgical retreatment and endodontic surgery: a systematic review, *J Endod* 35:930, 2009.
[115] Danin J, Strömberg T, Forsgren H, et al: Clinical management of nonhealing periradicular pathosis: surgery versus endodontic retreatment, *Oral Surg Oral Med Oral Pathol Oral Radiol Endod* 82:213, 1996.
[116] Ng YL, Mann V, Gulabivala K: A prospective study of the factors affecting outcomes of non-surgical root canal treatment. Part 2. Tooth survival, *Int Endod J* 44:610, 2011.

CHAPTER 21

第21章　根管外科手术

Endodontic surgery

章节大纲

切开引流术
根尖手术
矫正手术
截根术、半切术和分牙术
转诊适应证和条件

学习目标

阅读本章后，学生应该能够：

1. 讨论治疗方案中根管外科手术对患者的作用。
2. 知道什么情况下应选择外科手术治疗。
3. 知道哪些健康状况或牙科状况是根管外科手术的禁忌证。
4. 了解切开引流术、根尖刮治术、根尖切除术、根尖预备与充填术、截根术、牙半切除术及分根术等术语定义。
5. 简要描述根尖手术的具体步骤，包括切开、翻瓣、根尖入路、根尖搔刮、根尖切除、根尖预备与充填、瓣复位和缝合等。
6. 讨论目标4中列出的各手术方法的适应证。
7. 讨论目标4中列出的各方法的预后。
8. 陈述翻瓣设计的原则。
9. 列出各种不同的翻瓣设计并描述各自的适应证、优点和缺点。
10. 列举较为常见的根尖充填材料。
11. 复习缝合的基本原则。
12. 描述软组织和硬组织愈合的一般模式。
13. 为患者列出根管外科术后护理及指导相关事项。
14. 列出并描述需转诊到专科医生进行评估或处理的指征。

如果认真完成了诊断和治疗技术方面的程序，非手术根管治疗具有很高的成功率[1-4]。通常认为如果根管治疗失败，则表示需通过外科手术来进行修正。这一观点并不完全正确；大多数根管治疗失败可以通过再治疗得到最佳结果。研究表明，对首次根管治疗失败的病例进行再治疗，成功率为77%～89%[5-7]。但是，有些情况下则必须通过手术以保住患牙，否则就要拔除。

根管外科手术并非传统意义上的“口腔外科手术”，它实际上是“一个通过手术翻瓣进行的根管治疗”。简单地切掉根尖然后在根管部位进行填充并不能达到根管外科治疗的目的。根管外科的目的包括封闭根管系统和峡区的所有出口，清除细菌并防止其产物污染根尖周组织，以及为根尖周组织再生提供合适的环境等。

在过去的10年中，根管外科的理念与操作发生了巨大变化。根管外科手术以前仅局限于前牙，因为前牙容易建立足够的手术通路。随着手术显微镜、超声工作尖和新型根尖充填材料的出现，以前可能需要拔除的牙齿现在则有机会保留下来[8]。

本章将讲述切开引流术、根尖手术、矫正手术流程，如截根术、半切术及分牙术的适应证和操作步骤。

切开引流术

切开引流术的目的在于排出软组织脓肿中炎症所致的渗出液和脓液。切开引流术可缓解压力蓄积造成的不适并加速愈合。

适应证

治疗牙髓源性有症状的根尖脓肿（图21.1A）的最佳方式是建立经由患牙的排脓通道进行引流（图21.1B）。如果无法获得经由患牙充分的引流，则需要通过切开软组织进行引流。有时，即使已经通过牙齿进行了引流，也依然要行软组织切开引流术（图10.3B和图21.1B，C）。其原因是其中可能存在各自独立的没有相互交通的脓肿——一个位于根尖，另一个位于黏膜下或者解剖间隙中。

当脓肿有明显波动性时，通过软组织进行引流最为有效。波动性的脓肿中含有大量液体，当施加压力时会有波动感（就像按压水球一样）（图10.3和图21.1A）。切开一个有波动感的脓肿会立即释放脓液从而快速缓解症状。如果脓肿没有波动性或者坚实的，行切开引流术通常仅排出血液和浆液。切开和引流实体脓肿可减少刺激、促进该区域的血液循环从而缓解压迫、利于愈合。

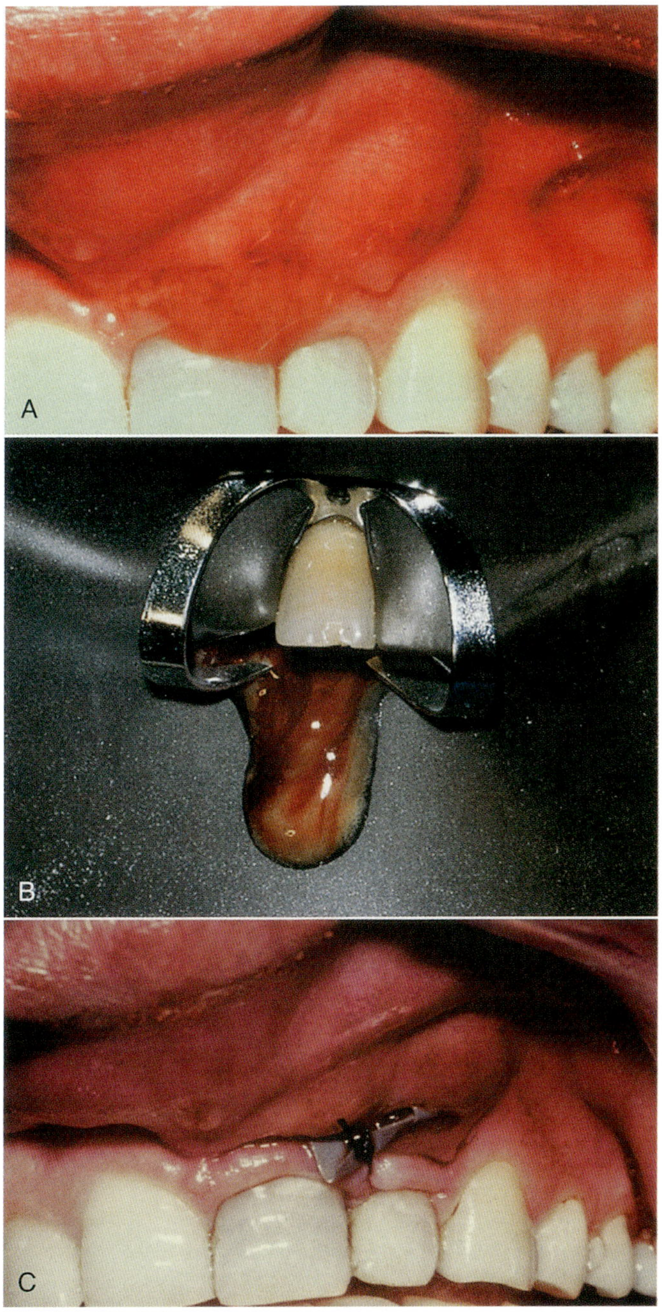

图21.1 A. 左侧切牙黏膜区由于炎症导致的波动感肿胀。B. 建立牙齿的引流通道。C. 肿胀处做水平切口引流，橡皮引流条通过缝合固定防止切口闭合。

禁忌证

切开引流术的禁忌证相对较少。持续出血或凝血时间延长以及服用双膦酸盐类药物的患者应谨慎采取此法治疗，通常需要进行血液疾病的筛查。解剖间隙内或附近的脓肿应格外小心处理。

操作步骤

麻醉

当存在炎症、脓肿或渗出液时，难以获得深度麻醉。由于直接的骨膜下浸润麻醉无效且可能非常痛苦，宜采用局部阻滞麻醉。下颌后牙区宜采用下颌阻滞麻醉，下前牙区采用双侧神经阻滞麻醉，上颌后牙区宜采用上牙槽后神经阻滞麻醉，上颌前部区域宜采用眶下神经阻滞麻醉。这些麻醉方式可同时增加局部浸润麻醉进行补充。

除了阻滞麻醉，还可能用到以下某种方法。第一个是从外围至脓肿浸润麻醉，在实施局部麻醉之后，将麻药以一定的压力和深度缓慢注射，然后在之前已麻醉的组织中再次注射，并逐步推近至脓肿的中心。这一操作可提高麻醉效果而不会引发极度不适。

第二个是局部使用氯乙烷[9]。将氯乙烷溶液离开一定距离直接喷至脓肿部位，溶液在组织表面挥发，几秒钟内，挥发部位的组织即变白。在持续喷洒氯乙烷的过程中快速完成切口。如果需要进行快速切口，可将该局部麻醉方式作为阻滞麻醉的补充。

如果上述方法都不起作用，还可采用一氧化二氮/氧气镇静或静脉注射镇静的方式。

切开

完成麻醉后，采用11号手术刀行垂直切口。垂直切口与主要的血管和神经平行，不易留瘢痕。切口应稳定地透过骨膜到达骨面。如果脓肿为波动的，脓液通常随即流出，其后血液流出。如果脓肿为非波动的，则排出的主要是血液。

引流

初步完成切口后，可将一小号止血钳闭合状态放入切口，然后撑开以扩大引流通道[10]。有大量脓液时可采用这一方法。为维持引流通道，可将橡皮障布剪成I形或“圣诞树”形，或者是取一根碘仿纱条，作为引流条置于切口中（可选择是否缝合固定）（图10.5）。2～3天后取出引流条；如果未采取缝合固定，患者可在家中自行取出引流条。

根尖手术

根尖手术（Periapical surgery，PAS）通常是在非手术根管治疗采用正向常规方法无法获得彻底封闭的情况下实施，用于切除含有未清创的根管腔隙的部分牙根或者从根尖方向封闭根管的一种治疗方法。

适应证

根尖手术的主要适应证包括根管系统解剖结构复杂、出现根管治疗并发症、根管中存在无法取出的材料、有症状的病例、根尖段水平根折以及组织活检和修整手术。

解剖学问题

无法疏通的阻塞根管或严重弯曲根管会妨碍根管的彻底清理、成形或充填。非手术（以及手术的）根管治疗可用于这些病例（图21.2）。手术前进行非手术根管治疗或再治疗（如果可能）可提高手术的成功率[11-12]。但是如果两者都不可行，则需要去

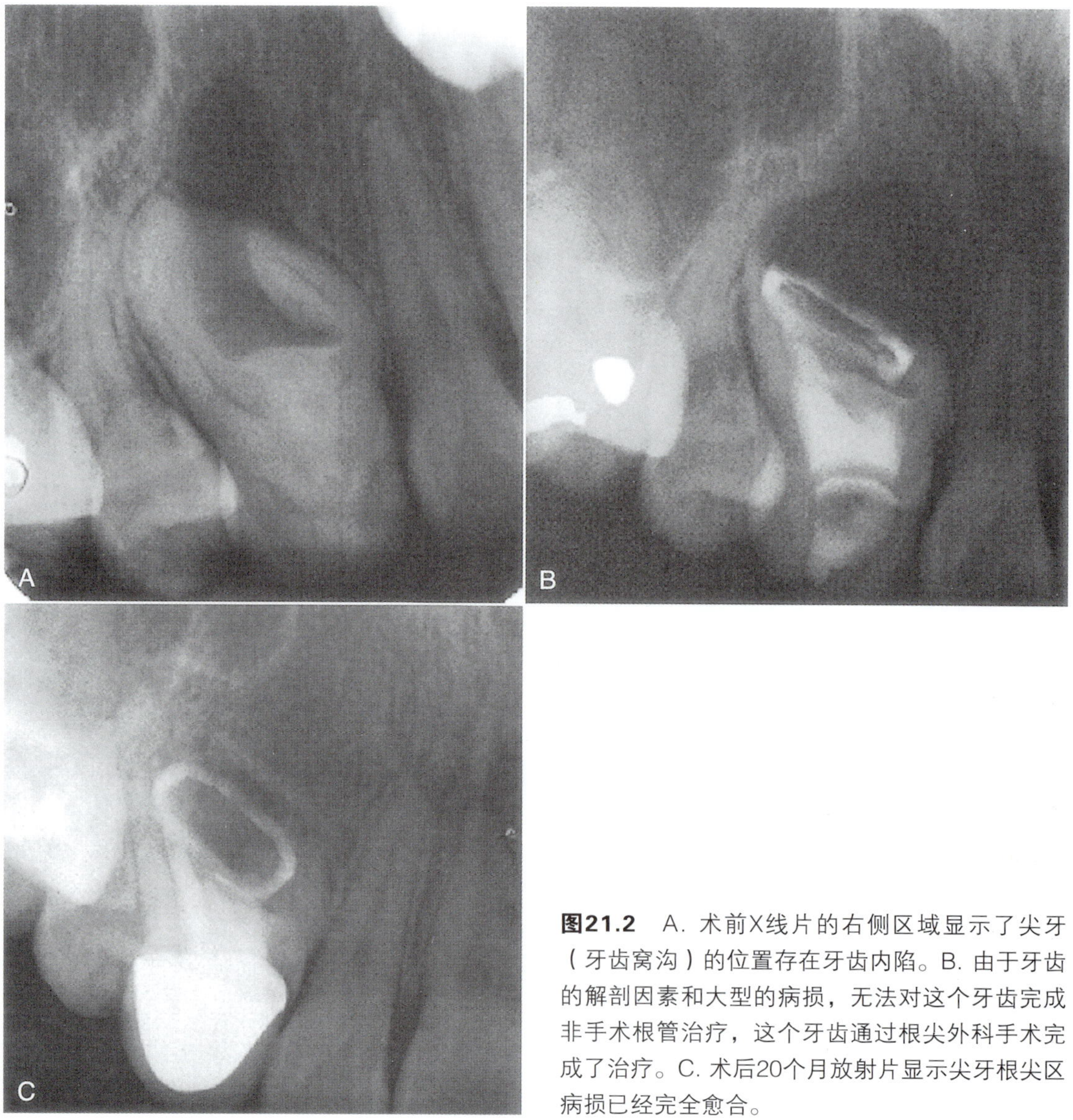

图21.2 A. 术前X线片的右侧区域显示了尖牙（牙齿窝沟）的位置存在牙齿内陷。B. 由于牙齿的解剖因素和大型的病损，无法对这个牙齿完成非手术根管治疗，这个牙齿通过根尖外科手术完成了治疗。C. 术后20个月放射片显示尖牙根尖区病损已经完全愈合。

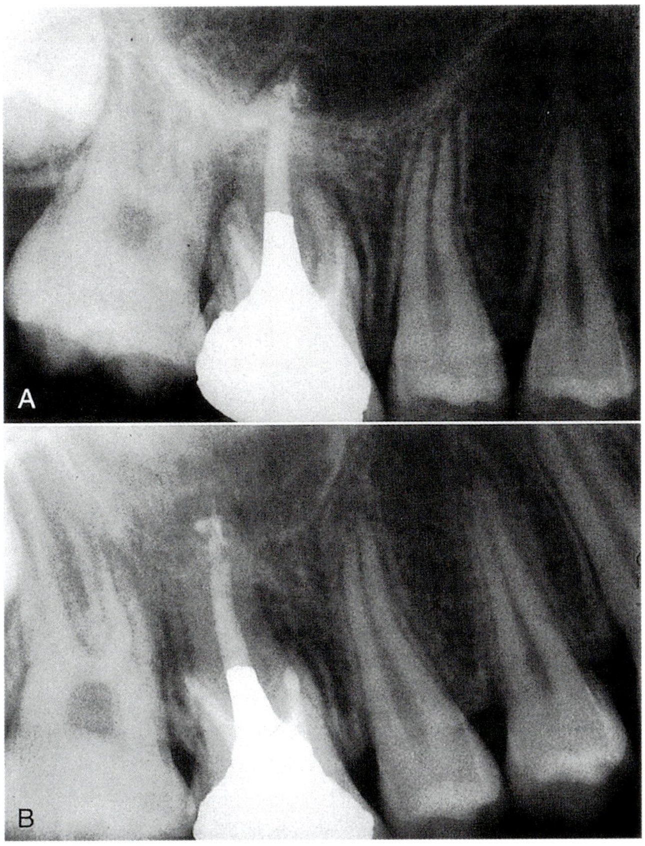

图21.3 A. 上颌第一磨牙近中颊根无法修整的台阶。B. 根尖外科手术修整了近中颊根的操作失误造成的台阶，同时也校正了远中颊根的不足。

除未能完成根管预备和充填的那部分牙根或进行根尖手术（图21.3）。

尽管牙根尖穿透牙槽骨形成的穿孔（骨开窗）并不常见，但在根管治疗后需行根尖手术，将牙根尖端截短退回至牙槽骨内，从而纠正这种情况。有时，即便进行了完善的根管治疗也会因根尖区过度吸收而牵累，这时则需要暴露牙根，去除吸收部位并进行修复。

根管治疗并发症

分离的器械、台阶、穿孔以及严重的根管超填都可能导致根管治疗失败，需要手术介入。如果症状或病变发展或持续存在，通常需要行根尖手术（图19.14和图21.4）。

根管中无法取出的材料

虽然根管再治疗被推荐应用于治疗失败的病例，但是无法取出的桩、钉或根管充填材料如银尖、汞合金或不可吸收的糊剂常常妨碍再治疗，或者去除这些材料会导致牙根结构的进一步破坏。最佳的替代方案是进行外科手术并置入根尖倒充填材料（图21.5）。

症状持续的病例

完全彻底的根管清理和充填后大多数症状会消失。但是，如果极其仔细地完成了上述操作，症状却依然持续存在，则应考虑行根尖手术来确定其原因。在这些病例中，持续疼痛的主要原因通常是由于操作者未能彻底清理根管而导致了炎症的发生。通过探查术可能会发现未察觉的牙根纵裂（图21.6）、额外的根尖孔和侧孔（可能遗漏了的根管）、穿孔、根尖分歧、根管超填或其他导致根管治疗失败的原因。只要排除了上述问题，症状就会消失。

根尖水平向根折

大多数创伤性、根尖1/3水平向折断通常无须治疗就可愈合，但是有时根尖部分牙髓坏死导致无法通过非手术方式治愈。在这些情况下，应切除根尖部分并评估根尖封闭的效果。

组织活检

尽管大多数根尖周病变源于牙髓，但也存在非牙髓源性病变（见第5章诊断与治疗计划）。活髓牙X线片检查发现根尖周透射影（图21.7），活髓牙出现不明原因根尖周病变，有恶性肿瘤病史，并伴有嘴唇感觉异常或麻木，此类病例需要进行组织活检。

禁忌证

根尖手术的4个主要禁忌证包括：（1）解剖学因素；（2）全身或系统性并发症；（3）滥用手术；（4）根管治疗失败的原因不明[10]。

解剖学因素

由于牙齿的位置难以建立手术入路，腔隙（如上颌窦或鼻窦），异常的骨结构，或邻近神经血管束等都可能成为手术禁忌或至少需要格外谨慎或者采取特殊的手术方案（图21.8）。例如，下颌磨牙对应的外斜线较厚或者牙根尖与下颌管邻近均可能影响手术入路。其他可能成为根尖手术禁忌证或需要

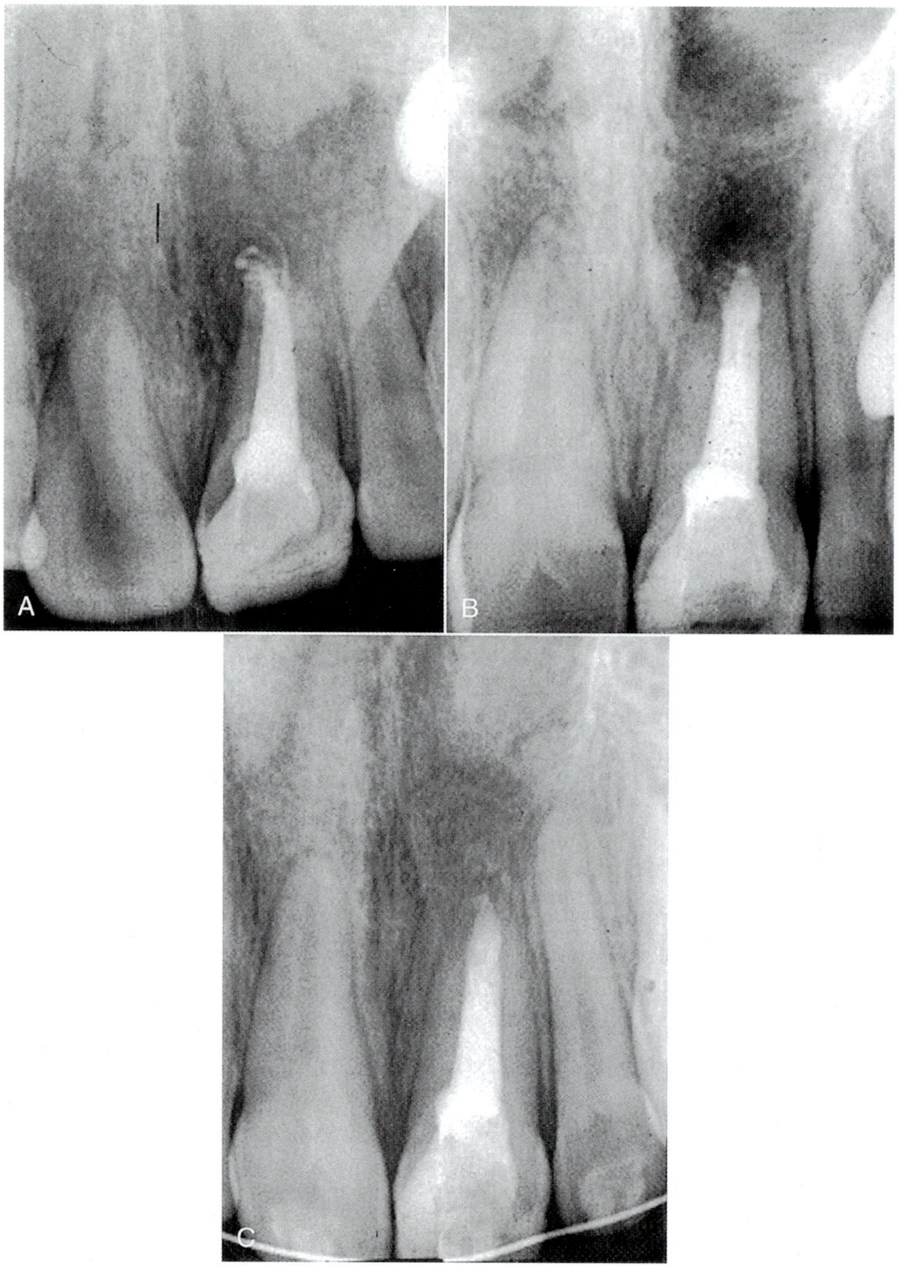

图21.4 A. 上颌中切牙术前片显示根尖牙槽骨中的牙胶碎片。B. 由于患者自身感觉不适和疼痛，这颗牙最终被施以根尖外科手术。C. 18个月的术后片显示病损的完全愈合。

修改手术方案的情况还包括牙根长度过短（妨碍根尖切除）、严重的牙周病（即使进行手术依然预后无望）以及不可修复的牙齿等。

全身或系统性并发症

有严重的系统性健康问题或极度恐惧的患者不宜进行根尖手术。患有血液疾病、绝症、不受控制的糖尿病或严重的心脏疾病的患者以及免疫系统不健全的人不宜进行根尖手术。

滥用手术

如前所述，如果可以通过非手术方法治疗并且可能获得成功时不建议进行手术（图21.9）。对所有的易于到达的根尖周病变或大的根尖周病变均采取手术治疗是缺乏职业道德的不当行为。近期的一篇系统性综述比较了根尖手术和非手术根管再治疗的效果，结果发现在术后2～4年手术病例的成功率较高，但是在术后4～6年非手术病例的成功率显著变高[6]。这一结果支持“在可能的情况下，非手术治疗应作为首选治疗方案”的观点。

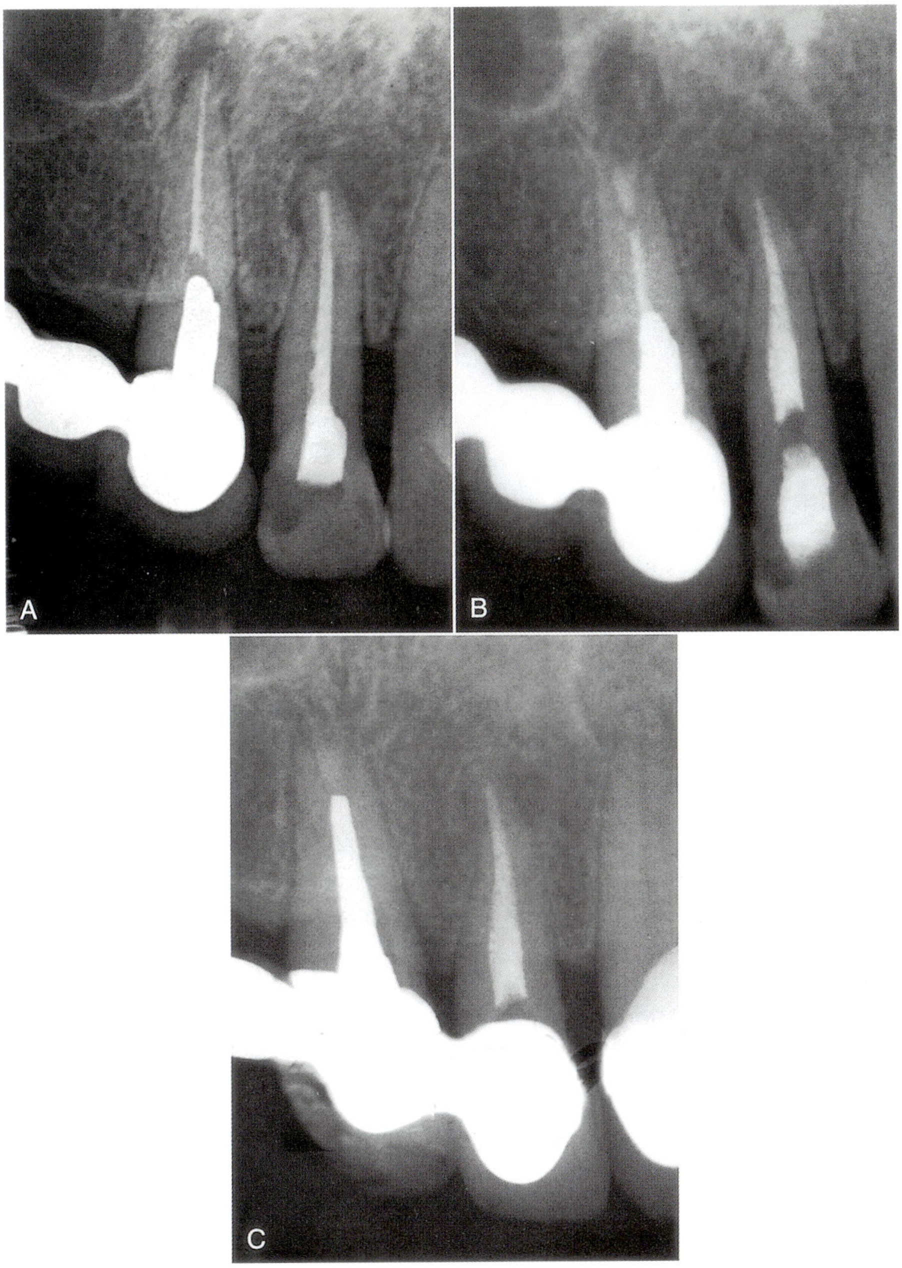

图21.5　A. 右侧上颌尖牙由于根管治疗的失败需要根尖外科手术。B. 根切、倒预备以及MTA倒充填。C. 5年的术后片显示根尖区完全愈合。（由CCU Hong医生授权提供）

不明根管治疗失败的原因

对于失败原因尚不明确的病例采用手术可能也难以获得成功。

根管外科的新进展

在过去的10～15年间，外科技术和器械取得了长足发展[8,13]。这些发展包括放大倍率和照明技术的提高，超声工作尖、显微器械和新型根尖充填材料等。放大倍率和照明技术的提高极大地改善了医生的操作条件。根管外科中的放大技术促进了手术器械的微型化（图21.10～图21.13）。根尖充填材料的发展提升了根尖封闭的质量和生物相容性。锥形束容积断层扫描（Cone beam volumetric tomography，CBVT）是一项在牙髓病诊断和治疗领域包括术前治疗方案的制订中都具有广泛应用的新兴技术。与传统的二维成像相比，CBVT不仅具有独特的提供高分辨率三维图像的能力，还能同时排除周边组织结构的叠加影响[14]。

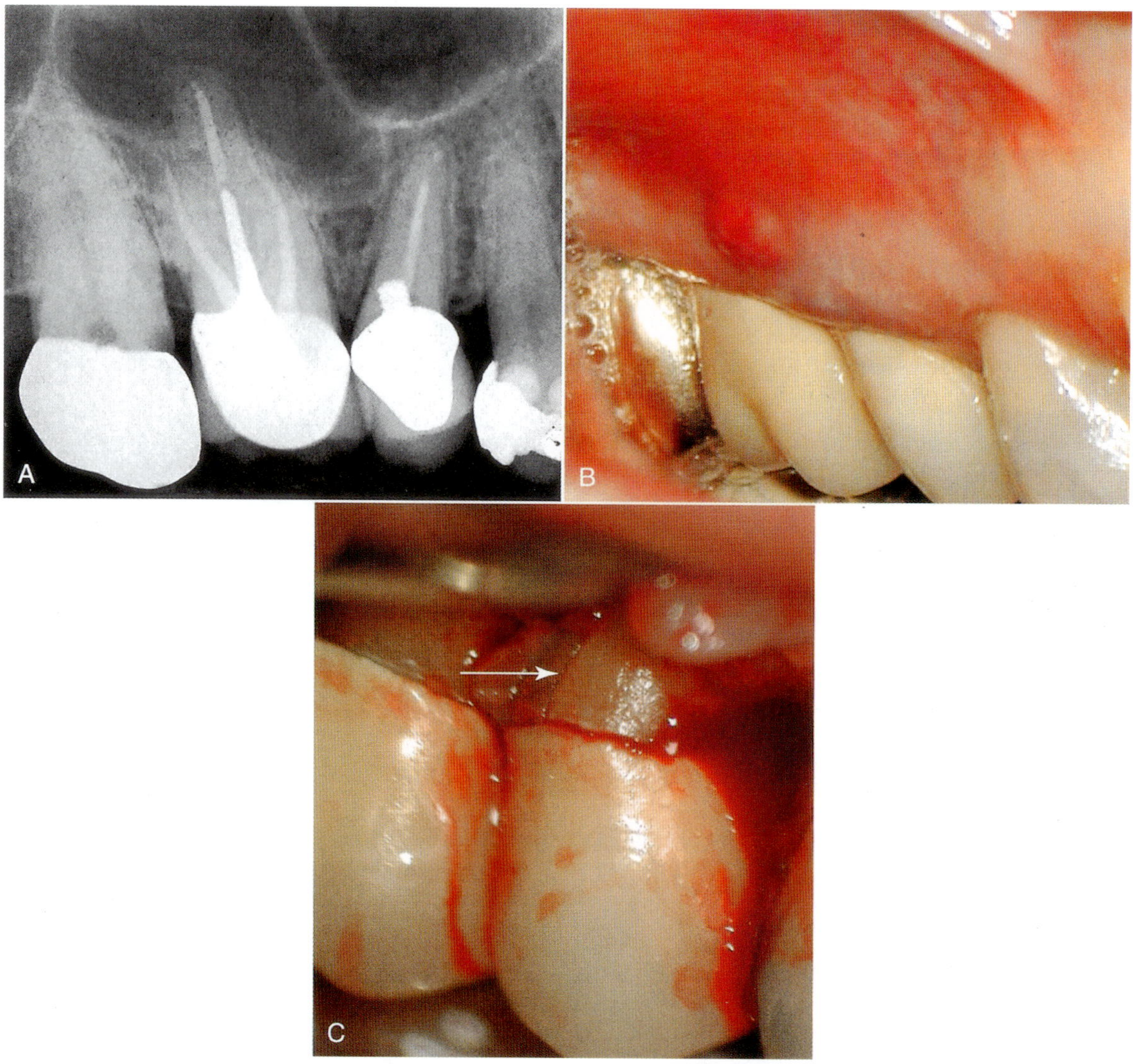

图21.6 基于放射线片的发现（A）和临床的检查（B），右侧上颌第二前磨牙存在侧穿或者根裂的可能。C. 手术探查过程中牙根纵裂。（病例由Martin Rogers医生授权提供）

总之，这些发展显著地提升了根管外科的学术与技术水平，为那些传统理念上需要考虑拔除的患牙提供了新的机会。

根尖手术操作步骤

根尖手术经典的操作步骤如下：瓣设计、切口和翻瓣、根尖入路、根尖搔刮、根尖切除、根尖窝洞预备、根尖倒充填、瓣的复位和缝合。

瓣设计

根尖手术的第一步是设计一个可以充分暴露术区的瓣。瓣设计应遵循以下原则[15-16]。

1. 瓣的设计需满足最大术区入路。
2. 宽大的基底以保证瓣充分的血运。
3. 避免在骨缺损或根尖周病变上方切口；这些可能导致术后软组织开窗穿孔或切口无法愈合。
4. 实际的骨缺损大于放射成像所观察到的尺寸。
5. 瓣的大小至少应包括目标牙齿两边各一颗牙齿。
6. 避免形成锐角瓣。锐角难以复位和缝合，并可能导致缺血和脱落，造成愈合延迟并可能形成伤疤。
7. 在切开、翻瓣过程中，骨膜应作为瓣的一部分应一起切开翻起，任何残留的骨膜碎片都会出血从而影响术区视野。
8. 牙间隙的龈乳头不可劈开（贯穿切开），应将其完全包含在瓣内或完全排除在瓣外。
9. 垂直切口必须充分延伸使得牵开拉钩可以支

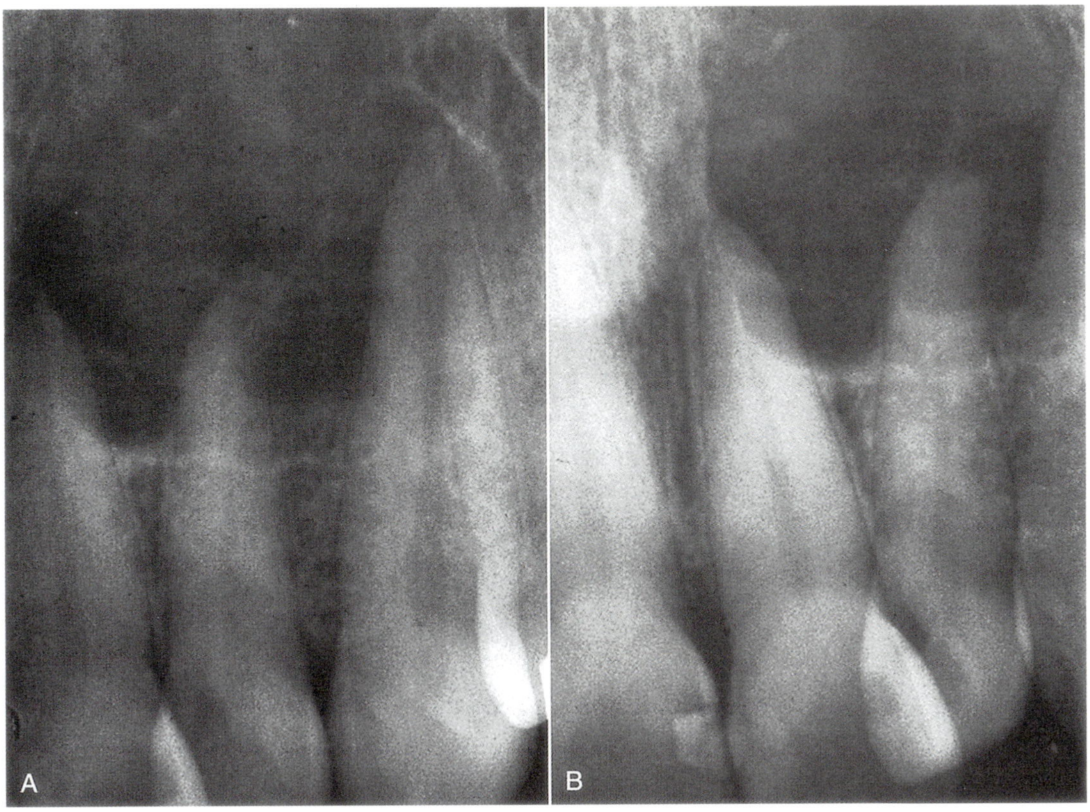

图21.7 A. 左上前牙为活髓牙伴有多房大型阴影暗示该病损为非牙髓源性的。B. 另一张放射线片显示病损的延伸部分。组织活检揭示该病损为角化囊肿。

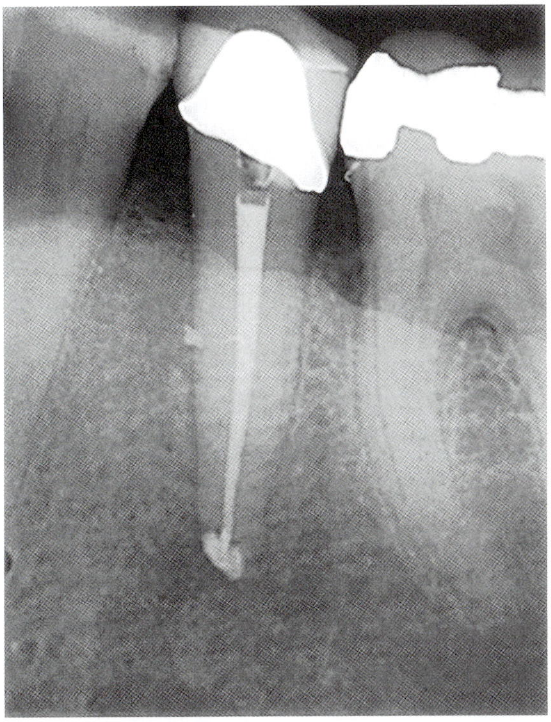

图21.8 下颌第一前磨牙根尖接近下颌神经管。根尖外科手术过程中应谨慎操作。

靠在骨面上而又不会压迫瓣组织。

虽然瓣的设计多种多样，有两种能够满足大多数根尖手术的需要：龈缘下瓣（弧形、三角形或矩形）和全黏骨膜瓣（三角形或矩形）。

半月瓣

龈缘下弧形瓣是一个略微弯曲、半月形的水平切口，切口位于附着龈，凸面靠近游离龈缘。该瓣简单易翻开，无须破坏冠周组织即可到达根尖。其缺点包括手术通路和视野受限，如果术者想改善通路拉拽组织会导致切口的边角撕裂，而且如果手术缺损大于预期还会造成切口直接位于病变上方。这种瓣的切口边缘愈合后常留有瘢痕[17]。系带、肌肉附着、尖牙或其他骨隆起都会限制龈缘下弧形瓣的应用。由于这一瓣设计具有许多缺点，通常不建议采用。

龈缘下三角形和矩形瓣

三角形和矩形瓣是对龈缘下弧形瓣的改良。

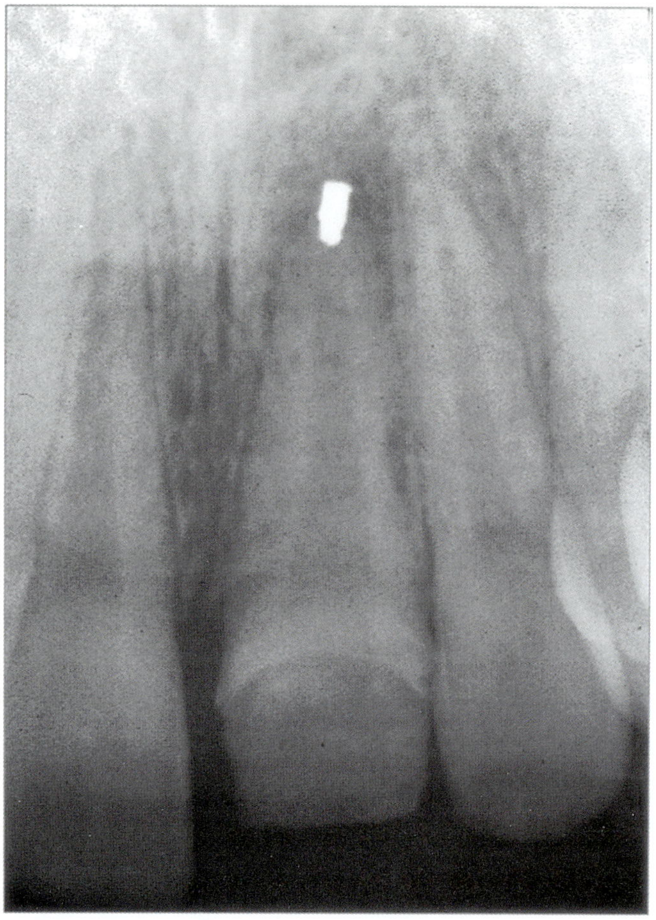

图21.9 对于治疗牙髓和根尖周疾病而言手术前是否充填根管被认为没有差别。

在附着龈上做一扇形的水平切口（Ochsenbein-Luebke），同时切口两端做一个或两个垂直切口（图21.14）。该瓣设计大多成功应用于有冠修复的上颌前牙。另一个可选的龈缘下瓣设计是龈乳头基底瓣，其中的牙间乳头完整保留[18]。前提条件是要有4mm宽的附着龈、最小的探诊深度和健康的牙周组织。与龈缘下弧形瓣相比，此种瓣设计可提供更佳的手术入路和视野，并且降低组织切口位于骨缺损上方的风险。其缺点是可能会留下瘢痕，切口边缘出血流到术区[19]。该皮瓣设计所能提供的手术视野不如全黏骨膜瓣。

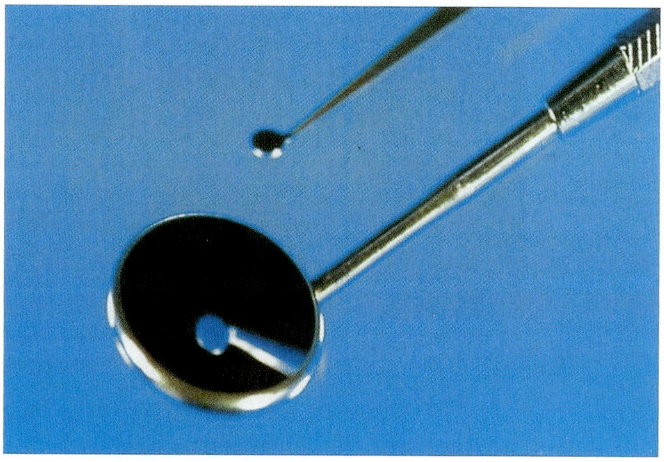

图21.11 比较传统口镜和显微根尖外科专用口镜。

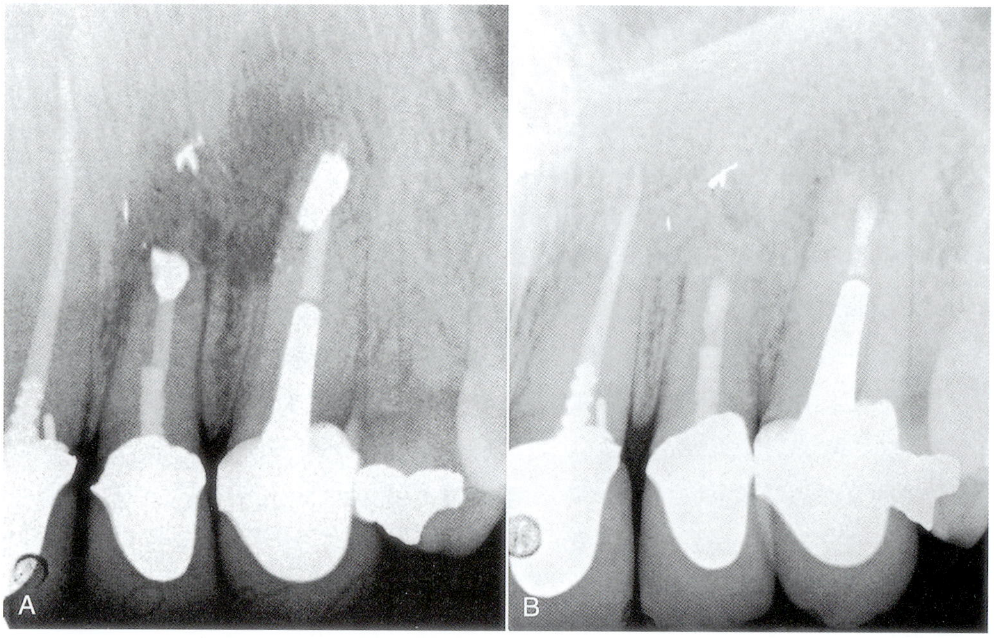

图21.10 A. 过去手术失败的牙齿，10号及11号牙齿，再次应用新技术新材料进行修正手术。（牙科显微镜，垂直的根尖切除，超声的倒预备和MTA倒充填）。B. 18个月回访愈合良好。（病例由Martin Rogers医生授权提供）

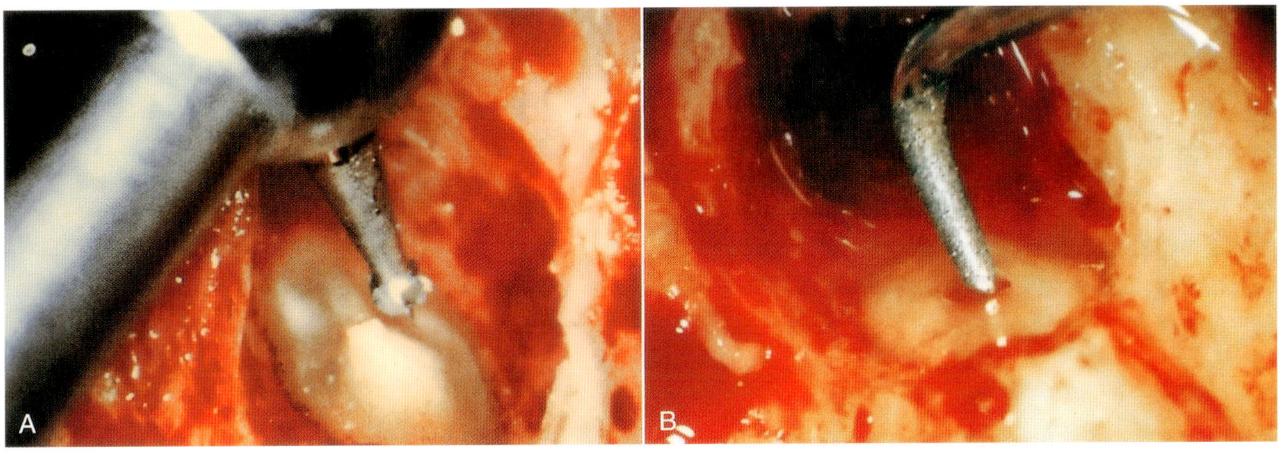

图21.12　传统倒预备中使用的老式低速微小头手术手机（A）与超声倒预备工作尖（B）的比较。

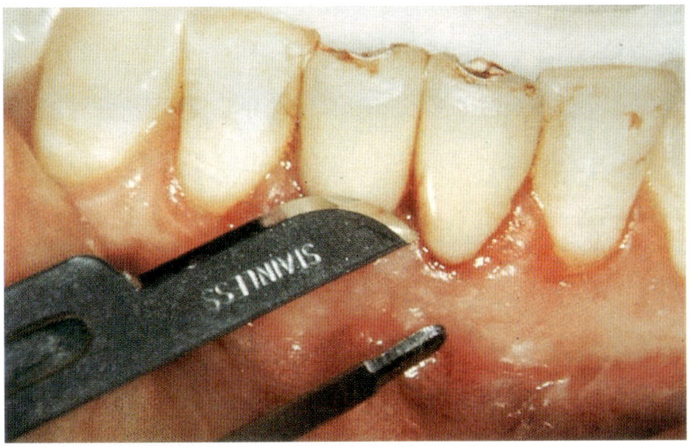

图21.13　比较标准15号刀片（上）与显微手术刀片（下）。

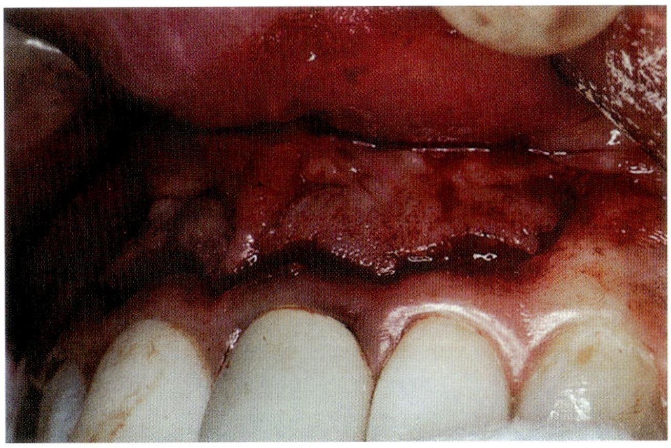

图21.14　左侧上颌中切牙手术中的靠近龈端的水平膜龈切口及纵切口。

全厚黏骨膜瓣

全厚黏骨膜瓣（龈沟内）包括一个通过龈嵴切开的水平切口，可将牙间乳头、游离龈缘、附着龈和牙槽黏膜完全分离，以及一个垂直切口（三角瓣）或两个垂直切口（矩形瓣）（图21.15）。该瓣设计保证了最大的手术入路程度和良好的视野，避免切口切到骨缺损上，并且出血较少。这种瓣设计可以进行牙周刮治、根面平整和骨整形，愈合后瘢痕最小。其缺点包括复位、缝合、修整游离龈缘（高度和形状）的难度较大，并且可能导致术后牙龈退缩和冠边缘暴露[17,20]。

切开与翻瓣

采用CK-2，CK-3或其他适宜的刀片稳定切至龈沟底或水平切口的起点。为了防止翻瓣时发生撕裂，切口必须穿透骨膜到达骨面。完成水平切口后，采用相同的刀片或15号手术刀完成垂直切口。使用锐利的骨膜剥离器将组织瓣翻起。骨膜应作为瓣的一部分被一并翻起，因此在使用稳定可控的力剥离组织时，骨膜剥离器必须时刻稳固地与骨面保持接触。将组织瓣翻起越过膜龈联合至一定水平，以提供足够的根尖入路和术区视野，并且使牵引器能够妥善地置于健康骨面上（图21.16）。

去骨

很多病例其根尖周病变造成的骨皮质病损在翻瓣后立即可见，或者需要在骨面上使用探针来探查确认。如果骨穿孔很小，可使用一个锐利的球钻去除骨组织直至根尖位置确定（图21.17）。如果骨皮质缺损较小，在根尖附近放置一阻射物，拍摄X线片以确定根尖的位置。用轻轻扫刷式动作去除骨组织并用大量无菌生理盐水冲洗[15–16,21]。

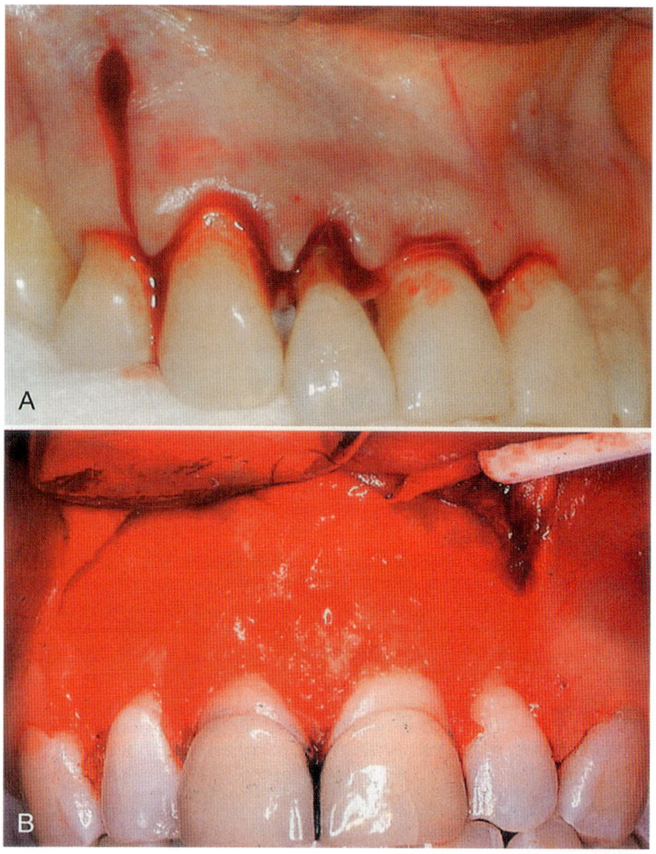

图21.15　A. 右侧中切牙手术设计的一个垂直切口的黏骨膜全厚三角瓣。B. 为两个中切牙同时手术设计的两个垂直切口的矩形全黏骨膜瓣。

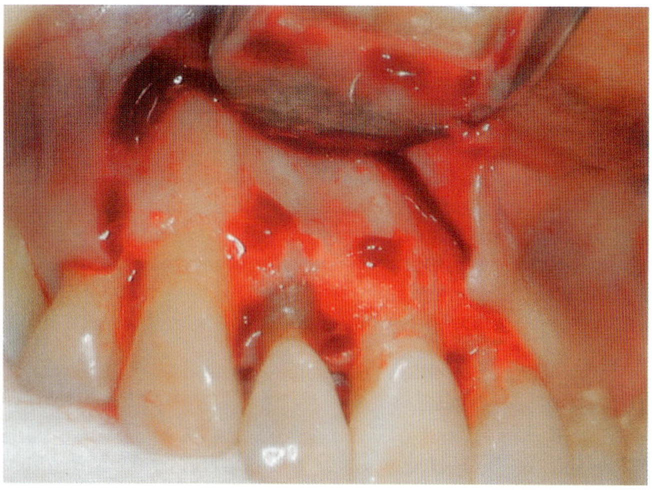

图21.16　使用龈骨膜分离器翻开龈瓣同时用拉钩牵开便于观察和手术操作。拉钩必须置于健康的骨组织。

根尖搔刮

去除根尖周围的病理性软组织具有以下好处：

- 提供根尖通路及根尖暴露
- 去除发炎的组织
- 为组织学检查提供活检标本
- 减少出血

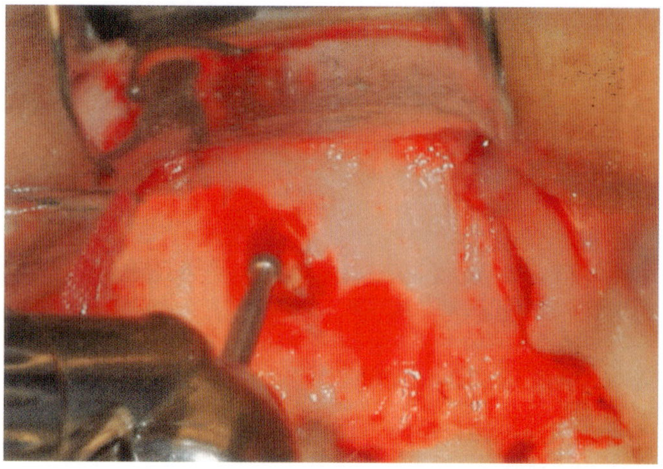

图21.17　连续喷水的高速手机以及锋利的球钻用来去除骨组织来定位牙齿的根尖。

应采用大小合适的锐利的刮匙小心刮除组织，理想上是整片去除（图21.18）。这一步骤完成后将会留下清洁的骨腔。通常会取一份组织样本进行活检。如果病变非常大，为了不影响邻近牙齿的供血，可选择保留一部分组织，这不会影响到根尖周愈合。

根尖切除

根尖切除包括根尖切除和根面制备，是根尖手术的重要一步，有两个目的：

- 切除未被处理的根尖，使术者能够明确失败的原因
- 形成一个平面，易于术者进行根尖窝洞预备和根尖充填材料置入

使用安装在高速手机上的锥形裂钻进行根尖切除，同时无菌生理盐水持续冲洗（图21.19）。斜形切除根尖时颊舌向的角度应尽可能接近0°，并维持根尖部最大限度地暴露可视[15-16,19]。通常，根尖切除的长度取决于根尖切除的原因，但为了如下目的须充分切除：

- 手术入路可达牙根舌腭面
- 使根管位于根尖截面的中心
- 暴露出额外的根管、根尖三角区或根折裂线

根尖倒预备和充填

大多数根管外科手术需进行根尖倒预备和充填。目前用于根尖倒预备的是使用超声工作尖。有多种不同的超声工作尖可供选用以适应几乎所有的入路情况（图21.20）。放置工作尖，平行于牙根长

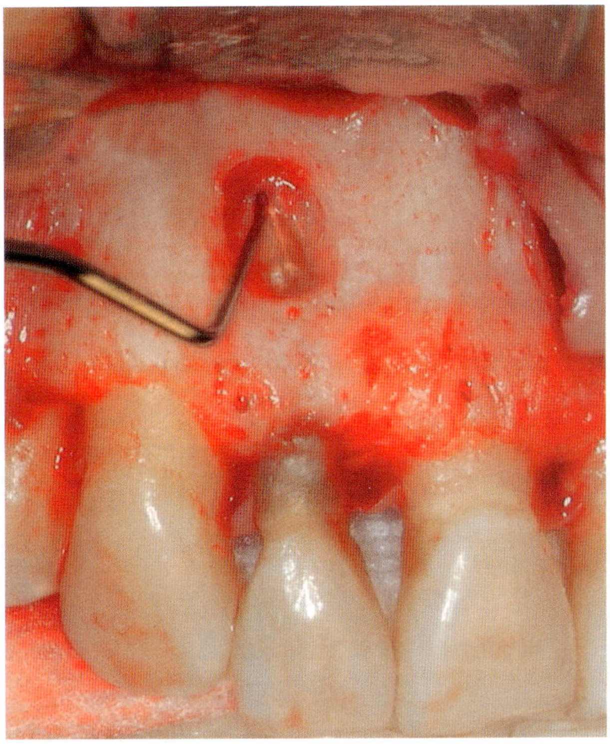

图21.18 根尖的刮治和病变组织的移除有助于很好地暴露根尖及环绕的骨组织。刮除的组织应该送检并进行组织学评估。

轴对根管壁进行倒预备。应用超声工作尖在根管内制备一个至少3mm深的Ⅰ类洞（图21.21）[19,22–23]。如果根尖解剖结构更为复杂，可能需要使用其他预备方法[15]。超声器械的优势在于易于操控和使用方便，可允许更小角度的根尖切除斜面，以及统一的预备深度[22–24]。此外，超声工作尖可进行更小尺寸的根尖预备，从而可以更加容易地沿根管方向预备峡区（图21.22），清理根管表面的效果优于钻针，同时降低术者疲劳。

在根尖倒预备洞形完成并彻底检查后，使用根尖倒充填材料进行充填（图21.23）。根尖充填材料应符合以下标准：

1. 密封良好。
2. 具有生物相容性。
3. 不可吸收。
4. 易于填塞。
5. 不受潮湿环境影响。
6. 可在X线片上识别。
7. 可促进根尖周组织再生。

许多材料已经被用于根尖倒充填[25–33]。如SuperEBA（Boswoth，Skokie，Illinois）和ProRoot MTA（Dentsply/Tulsa Dental，Johnson City，

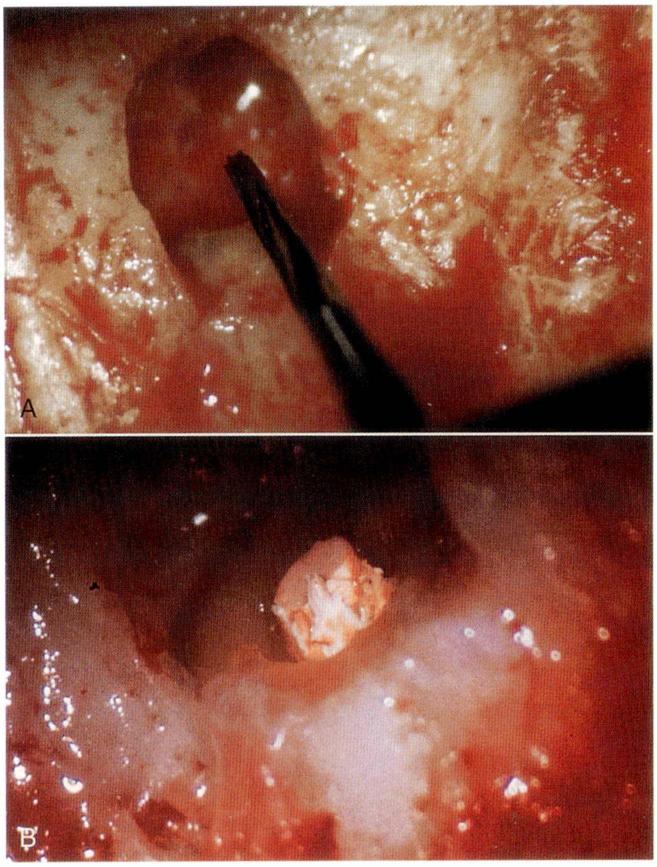

图21.19 A. 用高速手机和裂钻进行根尖的切除。B. 完整的切除部分应该可以看到。

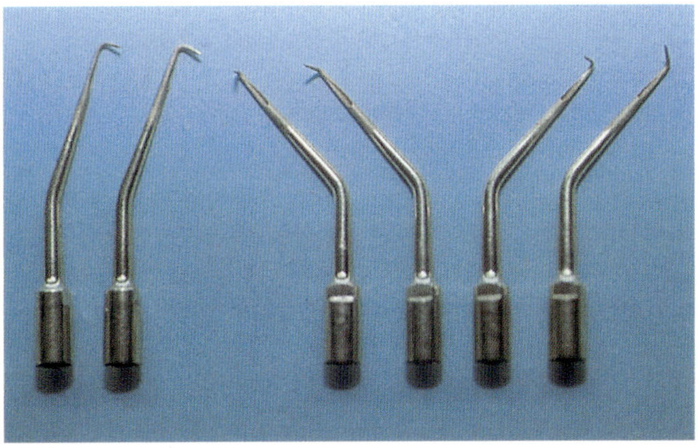

图21.20 应用于不同牙位的各式各样的工作角度的超声倒预备工作尖。

Tennessee），都是目前常用的根尖倒充填材料[8]。在一些应用无机三氧化物聚合物（MTA）作为根尖倒充填材料的研究中，组织切片观察显示在MTA表面有新生成的牙骨质[29–30,34]，这一现象在其他常用的根尖倒充填材料中尚未发现（图21.24）。

瓣复位、缝合

在术者将根尖倒充填材料放置充填完闭并拍摄X线片后，应仔细检查骨腔和软组织，确认没有倒充

填材料、止血剂或其他异物残留。然后将瓣复位，用湿纱布以中等力度压迫5分钟，这样做可使瓣下方的血挤出、瓣初步贴合，并且易于缝合和减少术后肿胀、出血。

缝合通常使用 5–0 Tevdek 缝线（图21.25），其他材料也可以接受[35–37]。缝合技术有很多，包括间断缝合、连续褥式缝合、悬吊缝合等[16]，间断缝合最为常用（图21.26A）。缝合时，缝针应先从翻起的游离瓣穿入，再从附着组织穿出，然后简单地外科结打双重结。打结不可位于切口处，因为结上易聚集碎屑和细菌，从而引发炎症、感染和延迟愈合。缝线通常在术后3～7天拆除（图21.26B）。

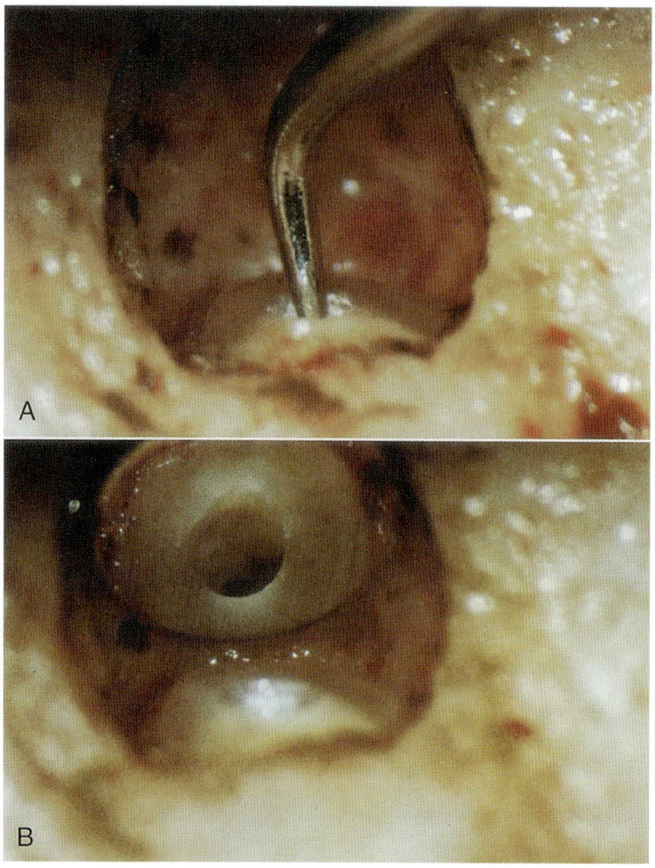

图21.21 A. 超声工作尖被用来在牙齿的根尖部分预备Ⅰ类洞。B. 镜下观察到预备的洞形。（由R. Rubinstein医生授权提供）

术后护理和指导

应给予患者口头和书面的术后指导。书面指导应使用简单、直接的语言。指导应讲述如何促进愈合和缓解不适，从而帮助患者减少因正常术后反应产生的焦虑。

为患者提供的术后指导如下：

1. 术区出现肿胀和颜色改变是正常反应。可以用冰袋在术区相应的面部轻压冷敷（敷20分钟，停5分钟），直到当晚睡前停止。使用冰袋和加压可以减少出血和肿胀，并有镇痛效果。
2. 有一些渗血是正常的。如果出血增加，可用湿纱布或者面巾纸压住出血部位，手指压15分钟。如果继续出血，需打电话到医生诊室。
3. 不要翻开嘴唇或面颊查看手术部位。缝线是打结系住的，上述行为可能会将其撕脱。
4. 从第二天开始，在一杯温水中溶解1茶匙的盐，轻柔含漱，每天3～4次。0.12%氯己定含漱可促进伤口愈合。术后的前几天，应当避免使用含酒精的漱口液。认真刷牙很重要，但刷牙用力过猛可能会损伤手术部位。当天

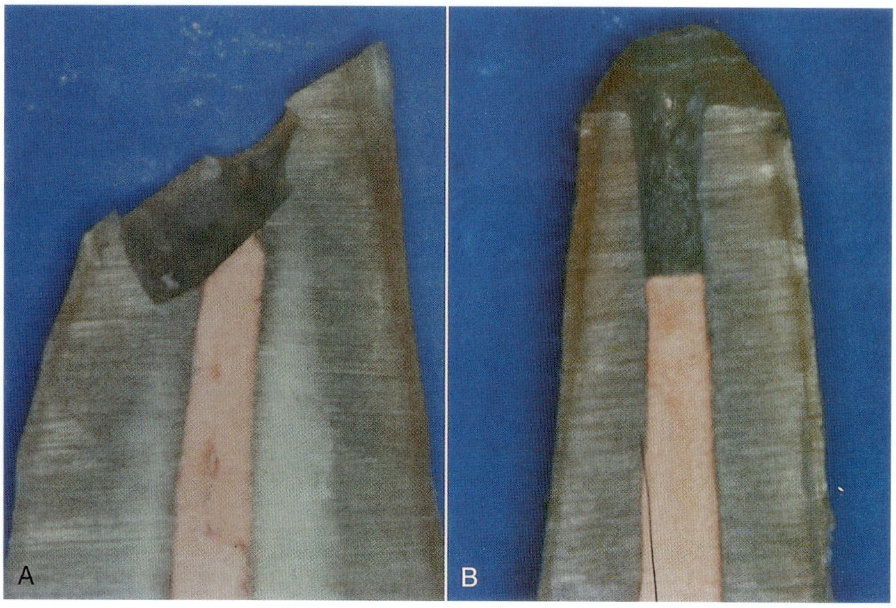

图21.22 A. 小反转车针预备的根尖洞形。B. 超声工作尖倒预备洞形。

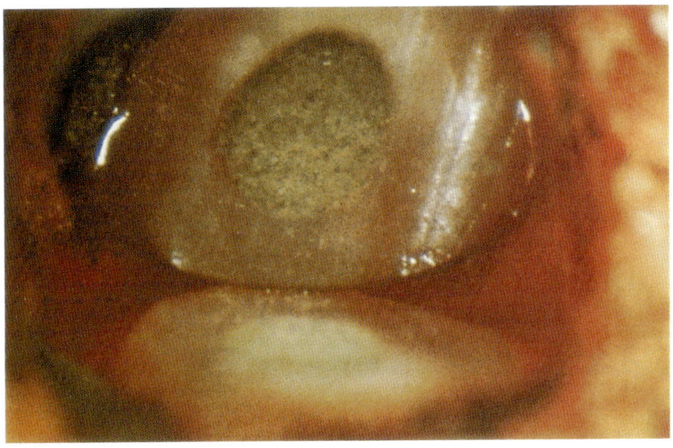

图21.23　MTA 3mm深度倒充填提供了严密的根尖封闭。

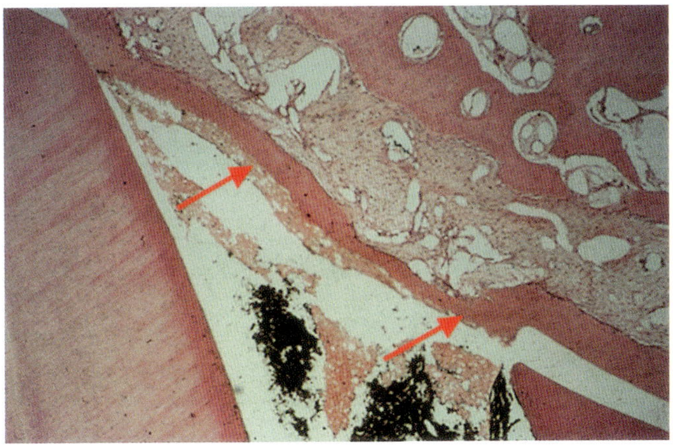

图21.24　如图箭头所示猴子体内实验，在紧邻MTA的位置形成了完全的根尖周的愈合及多孔牙骨质的形成。

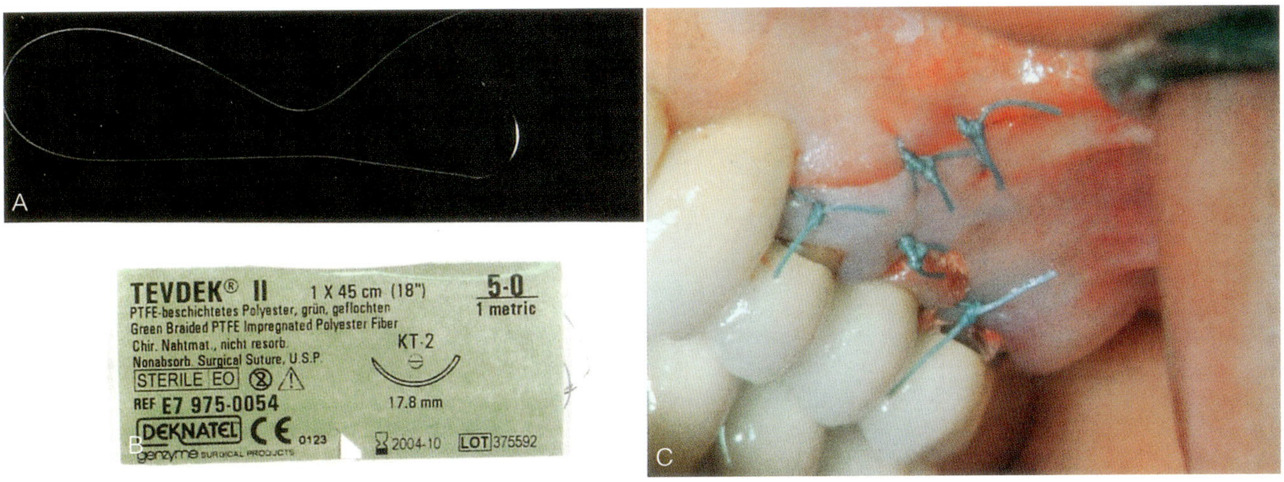

图21.25　A～C. Tevdek 缝线材料。

晚上，应该使用牙刷和牙线清洁术区以外的所有牙齿，但是不要清洁手术位置。第二天晚上，可以小心轻刷手术部位。

5. 术后适当的饮食和流食摄入是非常重要的。使用对侧咀嚼软的食物。多喝流质，食用软的食物，如奶酪、酸奶、鸡蛋和冰激凌等。
6. 术后有轻微疼痛是正常反应，通常无须使用强效镇痛药。有一些不适感也是正常的。如果医生已开镇痛药，按医嘱服用。如果没有开，可在需要时自行服用非处方镇痛药。如果依然无法缓解，请打电话到医生诊室。
7. 如果您吸烟，请勿在术后前3天吸烟。
8. 如果出现严重肿胀、疼痛或者发烧，马上打电话到诊室与医生联系。
9. 按照预约好的时间复诊拆线（手术后3～7天拆线）。
10. 如果您有任何疑虑或问题，请来电咨询。

愈合

手术包括对软、硬组织的操作。对软组织（骨膜、牙龈、牙周膜和牙槽黏膜）和硬组织（牙本质、牙骨质和牙槽骨）的处理是通过切开、分离和切除完成的。

软组织

软组织愈合过程包括凝血、炎症反应、上皮形成和结缔组织愈合以及愈合成熟和重建[38]。凝血和炎症反应均包括化学和细胞阶段。凝血机制很重要，它是基于纤维蛋白原转化为纤维蛋白的这一过程的。在压力下，血凝块应该是薄薄一层。如果血凝块形成失败会导致血液渗入伤口部位。愈合过程中的炎症反应部分是一个包括内在和外在因素的复杂网络[38]。

初始上皮愈合包括上皮屏障形成，上皮屏障由多层上皮细胞组成，依赖其下方的结缔组织来获得

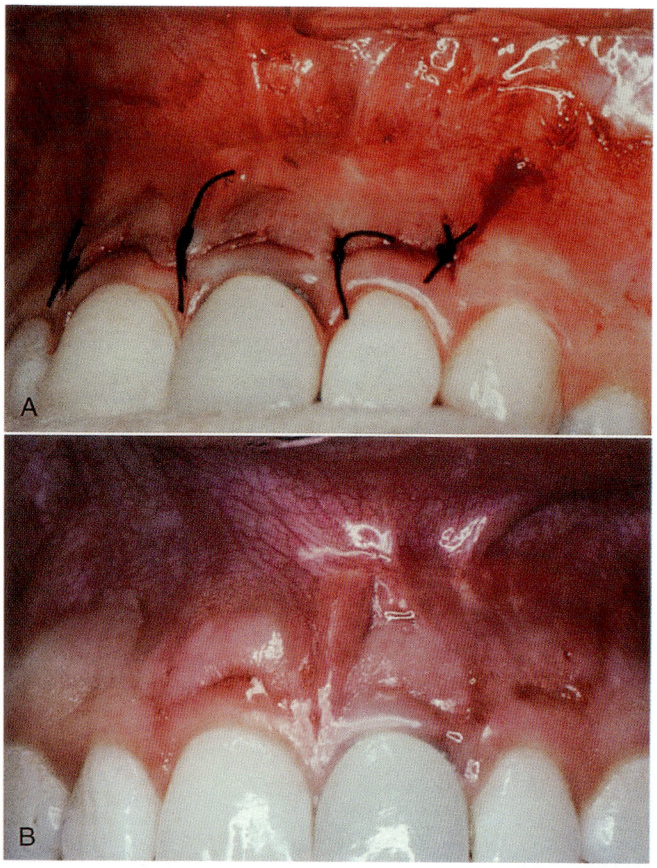

图21.26 A. 常规使用间断缝合的方法。B. 3～7天拆除缝线。

营养物质。这一上皮层沿着纤维蛋白表面迁移，直到与切口另一侧的上皮细胞接触为止，从而形成一个上皮细胞桥。

结缔组织成分来自成纤维细胞。成纤维细胞是由外胚间充质细胞分化形成，并被吸附到切口创面。相邻血管为成纤维细胞提供营养和前体，成纤维细胞可以合成胶原蛋白，最初为Ⅲ型，随后为Ⅰ型。巨噬细胞也是这些进程中一个重要组成部分。在愈合成熟期，炎症减少，成纤维细胞数量也减少，伴随着胶原蛋白的解聚和重聚，胶原蛋白纤维逐渐形成更组织化的形态[38–41]。

硬组织

随着软组织的愈合，硬组织也开始产生基于成纤维细胞、成骨细胞和成牙骨质细胞的反应，这些细胞可生成间质、牙骨质和骨基质。成牙骨质细胞形成新的牙骨质沉积是在术后大概第12天开始；最终可在截断的牙本质甚至某些根尖倒充填材料上覆盖形成一薄层牙骨质（图21.24）。暴露的牙本质可以诱导新的牙骨质从边缘向中心逐步形成。

骨愈合始于骨内膜细胞在创口血凝块发生增殖。术后12～14天，编织骨小梁和骨细胞出现，引导胶原基质在术后30天左右发生早期成熟。这一过程的发生是从内到外的，最终形成成熟的层状骨，可以在X线片上观察到[42–44]（图21.5C）。

越来越多的研究开始建议在术区加入自体浓缩血小板（Autologous platelet concentrate，APC）以减轻术后疼痛并降低术后使用镇痛药的需求。浓缩血小板可以为手术区域提供生长因子，并促进愈合过程[45]。

引导性牙周组织再生术

在某些情况下，使用骨移植和/或屏障膜可以促进根管外科手术后组织愈合。根尖周围骨缺损（在真性牙髓–牙周联合病变中可以看到）或病变两侧的皮质骨板缺失（贯通性病变）是引导性牙周组织再生术的适应证[13]。引导性牙周组织再生术的一般概念指的是创造一种环境，控制上皮的快速增生，为正常的牙周附着和骨再生的缓慢发生争取时间。移植材料包括自体骨、异体移植物（如脱钙冻干人类骨）、异种移植物（如无机牛骨）、合成材料（如硫酸钙、生物活性玻璃）和混合材料等。用于引导组织再生术的膜分为两大类：不可吸收类和可吸收类。

矫正手术

矫正手术专为纠正病理或医源性问题而设计的。

适应证

根管治疗并发症

根管穿孔往往发生在开髓、根管预备或修复过程（通常为桩道预备）中，需要穿孔修补和根管治疗。大多数根管穿孔可以使用MTA进行常规的根管内修补（参见第19章）。然而，有一些病例需采取手术的方法处理。

穿孔的位置经常是影响手术治疗成功的因素。如果穿孔发生在牙根的邻面，并且距邻牙很近，修补就是一个难题，因为很难在不损伤邻牙的前提下

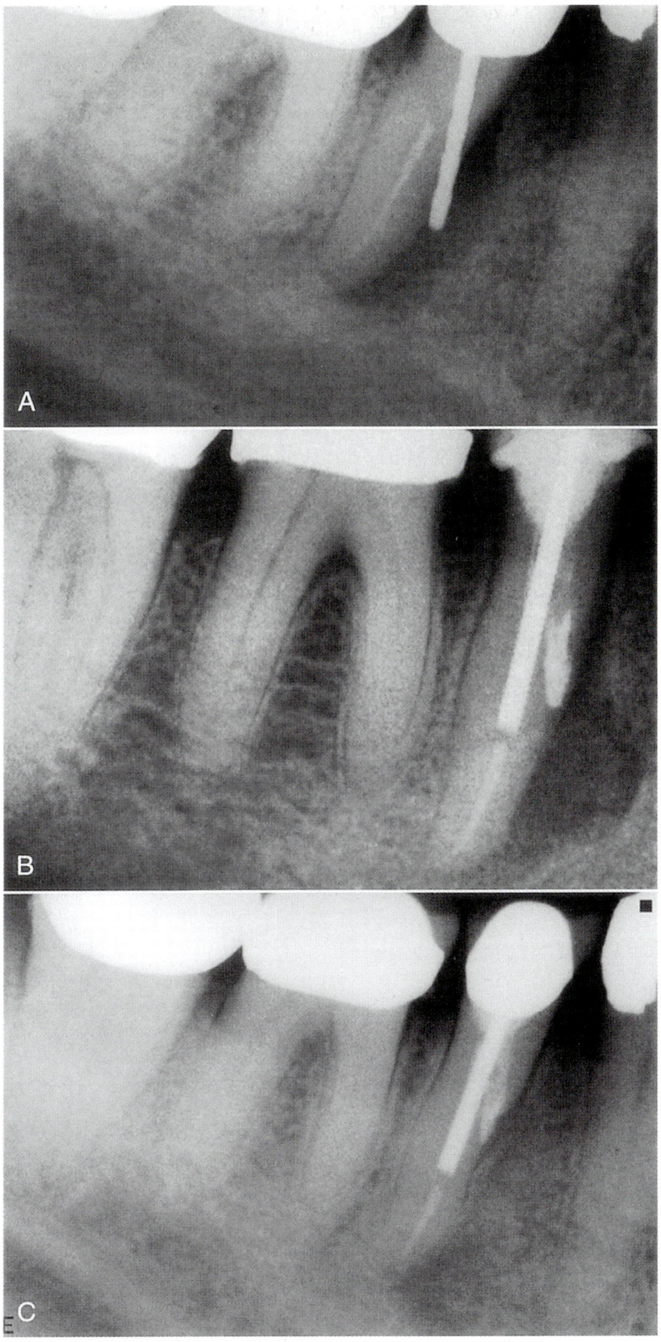

图21.27　侧穿的修补。A. 偏离中线的桩造成的牙根的侧穿以及骨缺损。B. 内外侧侧穿的MTA修复。C. 修复后3年回访。（由N. Chivian医生授权提供）

建立到达穿孔的通路（图21.27）。下颌牙舌侧穿孔的修补更加困难。然而，唇侧的缺损是比较容易处理的。

吸收性穿孔

吸收性根管穿孔往往是由于创伤或者内漂白造成的。这种缺损可能仅局限在牙根表面，或已经与根管相通。

修补技术

这种缺损的修补有其特殊性。通常缺损在牙根的表面并包绕到牙根腭侧或舌侧，阻碍了手术入路及止血。可以用各种材料来完成修补。如果该区域可以保持干燥，可以用玻璃离子、牙本质粘接剂与复合树脂，或白色MTA进行修复。唇侧修复可以使用更加美观的材料，因为深色材料如银汞合金或灰色MTA，可使牙齿着色。

如果是桩修复造成的穿孔，必须将桩磨小使其位于根结构内，然后使用MTA进行修复。

位于根颈部的穿孔，因其与龈沟相通导致牙周破坏，通常难以修补和维护。这种情况通常意味着需采取引导性骨再生术（GBR）[46]、根管外科手术、牙周手术（如牙冠延长术）、正畸牵引术或者几种手术相结合进行修补[47]。

截根术、半切术和分牙术

前文所述的3种类型的手术（即切开引流术、根尖手术以及修整手术）包括对骨、软组织和牙根的切除。截根术、半切术和分牙术/牙分离保存术包括对一个或多个牙根和牙冠的切除[48]。表21.1中列出了截根

表21.1　截根术、半切术和分牙术的适应证和禁忌证

截根术或半切术的适应证

- 涉及牙周组织的牙根或牙根分叉发生严重的骨损失，无法进行手术治疗
- 发生牙根部分折断、穿孔、龋齿、吸收和牙根纵裂或根管钙化的、无法手术治疗的牙根
- 重要牙齿的一个或多个牙根及其冠部的保存

截根术或半切术的禁忌证

- 剩余根部无法提供足够的骨支持
- 融合根或过于接近，无法进行根分离
- 可以作为较强的基牙（相应患牙被拔除）
- 无法对剩余根部进行根管治疗

分牙术的适应证

- 髓室底穿孔（牙根分叉部位的穿孔）
- 牙周病导致的根分叉病变
- 颊舌侧牙颈部龋齿或断裂进入分叉部位

分牙术的禁忌证

- 深根分叉　（厚髓室底）
- 一侧不可以修复
- 牙周疾病　（每一侧均应没有牙周病）
- 有任何一侧无法进行根管治疗
- 融合根
- 严重的牙周疾病

术、半切术和分牙术的适应证和禁忌证。

截根术是指多根牙去除一个或多个牙根的手术方法。在冠根结合处截断病变牙根（图21.28）。截根术通常用于上颌磨牙，下颌磨牙也可以应用。

半切术是指将多根牙进行手术切开，下颌磨牙是通过根分叉进行颊舌向切开（图21.29）。上颌磨牙是近远中向切开，也通过根分叉。然后将病变牙根或牙周病损累及的牙根及其冠部一并切除[49]。

分牙术通常是用于下颌磨牙的切开手术。两部分的冠和根均被保留。严重的骨损失或牙齿结构的破坏主要局限于根分叉区，通过半切术和根分叉搔刮术，两半牙齿均可能保留下来（图21.30）。每一半牙齿均可以修复成大致前磨牙的形态，分牙术这个名词就是描述这个阶段。

技术

截根术是通过水平切磨将病变牙根从牙冠截断。牙冠维持原状，而牙根被切除。因而，牙冠悬立于截除后的牙根之上（图21.28）。另一种方法是沿垂直方向倾斜一定角度切除病变牙根，其上方的牙冠重新成形，减少咬合力，并使手术过程更加容易。牙冠成形时，钻是逐步倾斜进入根部的，从而形成一个良好的解剖外形。

半切术是将患牙垂直切开，穿通牙冠直至根分

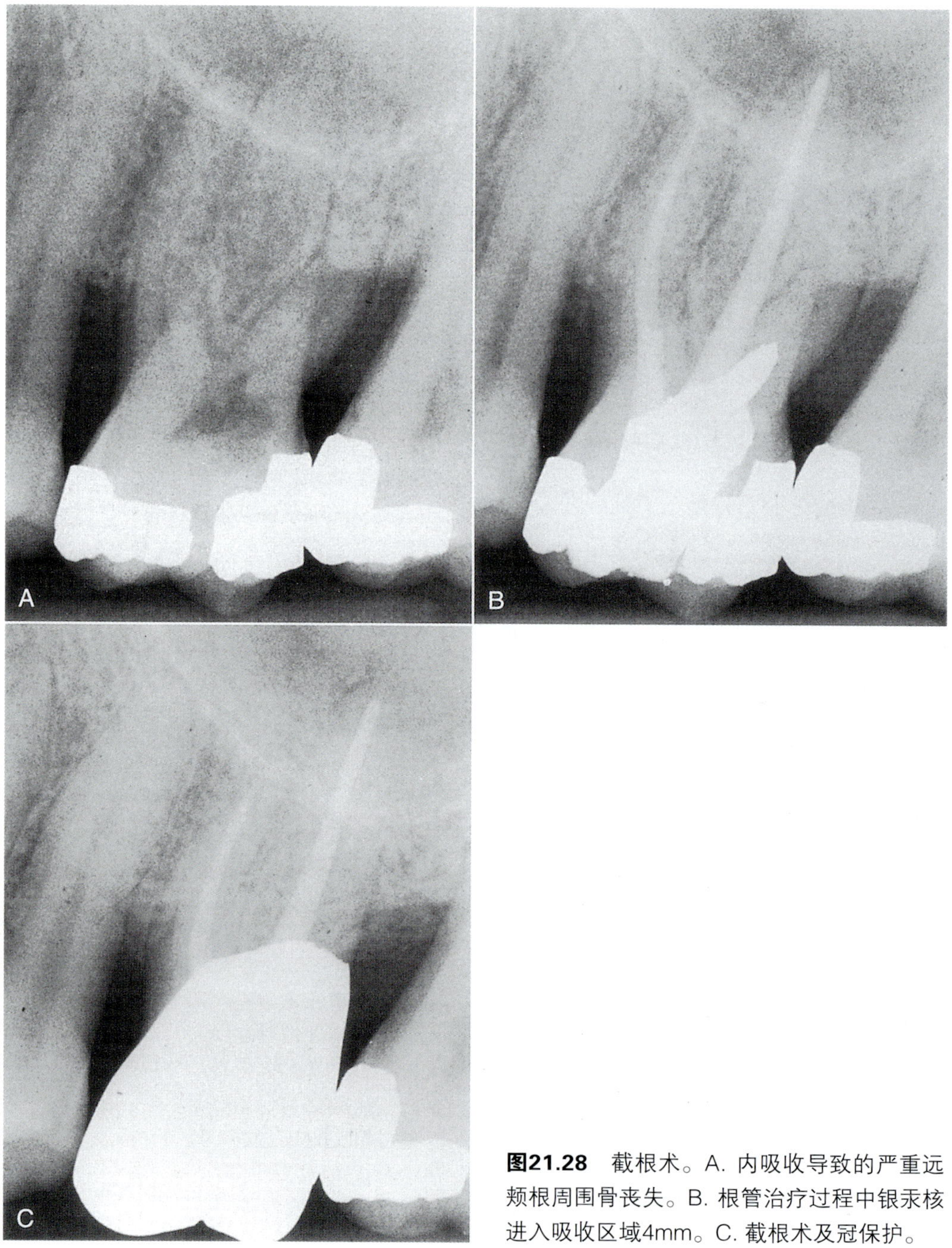

图21.28 截根术。A. 内吸收导致的严重远颊根周围骨丧失。B. 根管治疗过程中银汞核进入吸收区域4mm。C. 截根术及冠保护。

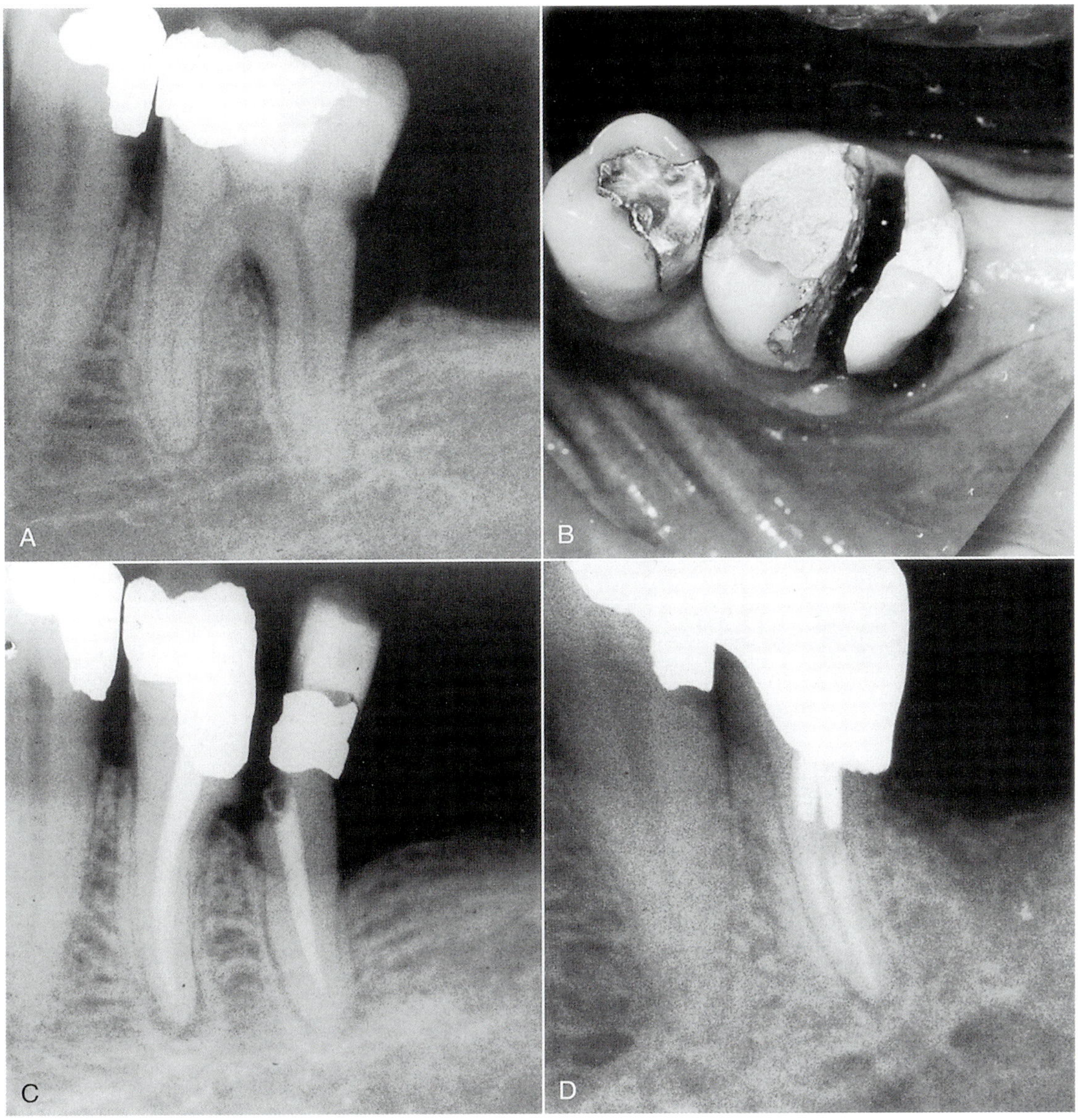

图21.29 半切术。A. 根分叉龋坏和骨丧失导致远中根无法保存。B. 根管治疗后沿着根分叉将牙齿分开。C和D. 加桩做冠后的20个月回访，远中拔牙创愈合。

叉，从而将切除侧牙体（冠和根）与保留侧牙体彻底分离。这种方法可能需要翻瓣，也可能不需要。多数情况下，严重牙周病变累及的牙根需要切除时无须翻瓣（图21.29）。如果需骨成形，则必须在切除牙根前行翻瓣术。通常情况下，龈沟内水平切口即可，不需要垂直向松弛切口。然而当有疑虑时，则应该将瓣翻起，常常会有所帮助。

分牙术是指用裂钻将患牙垂直切开，穿通冠部直至根分叉，牙冠、牙根均彻底分开，成为两个单独的牙体。组织愈合后，该牙可以修复成为两个单独的前磨牙（图21.30）。

预后

每个病例都是独一无二的，根据其不同的情况有着不同的预后。关于牙根切除术效果的研究中，有一些认为非常好，但也有一些认为效果一般仅仅是可接受[50]。治疗成功被定义为：患牙得以保留并且病变消失。成功取决于以下因素：

- 病例选择
- 切磨和预备过程没有对牙齿造成额外损伤
- 修复良好
- 口腔卫生良好
- 不存在以下情况
  - 龋齿（最常见的失败原因）
  - 根折
  - 过大的咬合力
  - 无法处理的根管问题
  - 牙周疾病

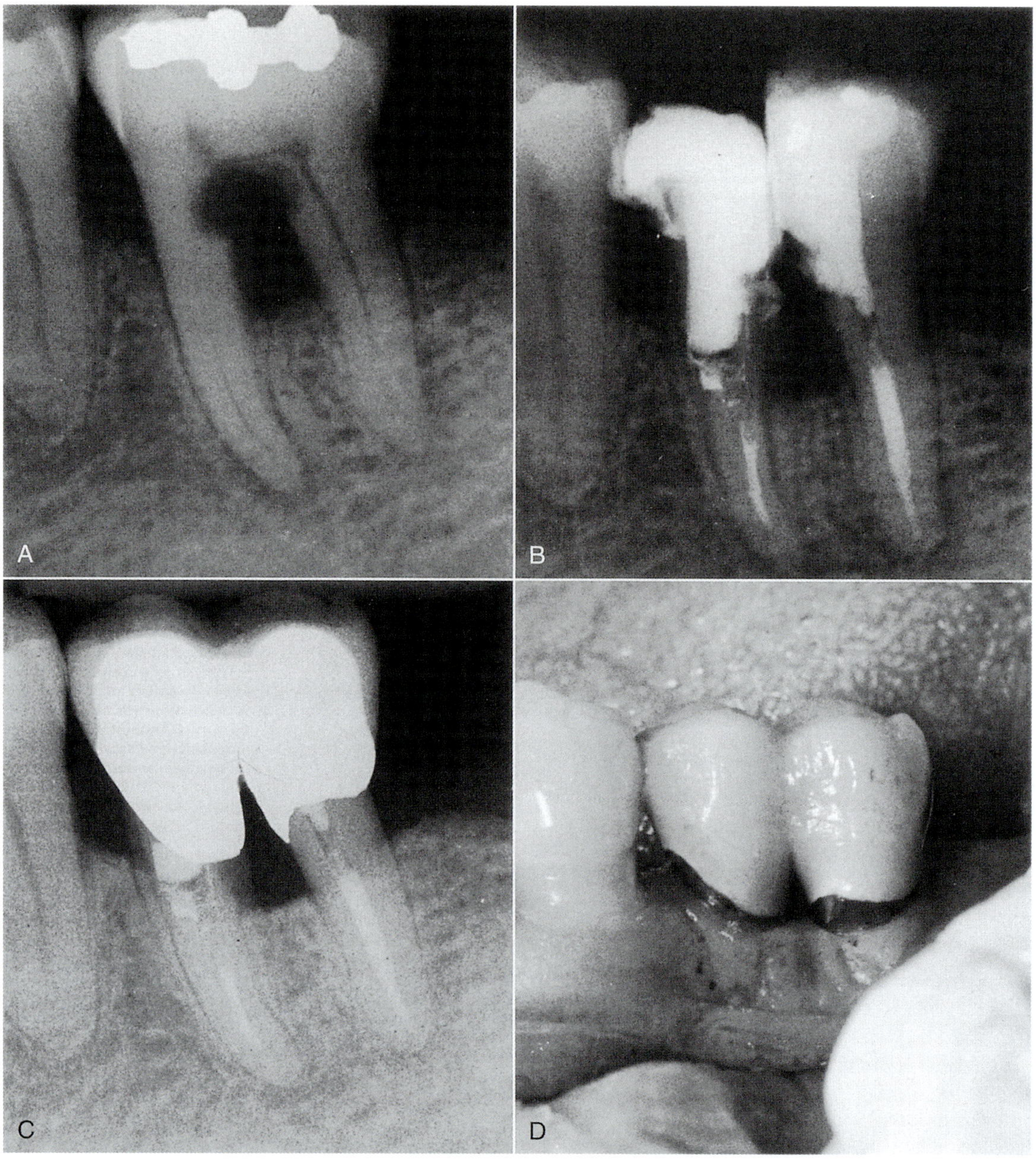

图21.30 分牙术。A. 根分叉龋坏及骨丧失。两部分牙根周围有足够的骨支持。B. 根管治疗后车针分离根分叉和牙冠。C. 金属烤瓷冠像桥体一样修复两个分开的牙根。D. 30个月的回访牙龈探诊完好。注意根分叉区域在修复时尽量暴露以便于自洁。

如果手术修整操作正确以及术后牙齿恰当修复，那么影响成功的主要因素是患者的口腔卫生。患者必须愿意并能够完成额外的清洁步骤，防止菌斑堆积，尤其是在邻近曾经的根分叉部位。如果无法做到，将导致无法处理的龋病或牙周病。牙医要细心地与患者一起合作来保证这一区域没有菌斑。术后5年时似乎是成功的病例可能会在以后出现失败。因此，应谨慎评判治疗的成功或失败，并且延长观察年限。

根管外科手术的效果

Mead及其同事检索了关于根尖手术成功和失败的临床文献，并对这些研究提供的证据进行了分级[51]。他们的检索定位于诸多临床研究，其中大部分是系列病例分析。在一个前瞻性研究中，Rubinstein 和 Kim发现：在外科手术显微镜下（SOM）结合显微外科手术技术进行根管外科手术，其1年愈合率为96.8%[52]。对这些病例进行长期随访，5～7年之后，依然有91.5%的患者维持愈合状态[53]。Maddalone和Gagliani对使用显微外科技术和超声根尖预备技术进行根尖外科手术治疗的患牙的效果进行了监测，报告了类似的较高的成功率[54]。

虽然很难说清这个不同寻常的高成功率是源于手术技术还是材料，但是临床印象是两者都有，尤其是手术技术。Sechrist[55]对1996—2001年在根管治疗中使用了MTA的294位患者的临床记录进行了回顾。其中，75例使用MTA进行根尖倒充填的患者进行了回访。有25位患者做了临床和影像学评估。回访的患者中，有25位（93%）功能正常，没有症状。基于Sechrist的研究结果似乎可得出如下结论：使用MTA可以促进大部分根管外科治疗病例的愈合。

在一项最近的系统性回顾中[56]，Setzer及其同事对传统根管外科和当前应用了显微外科技术和材料（例如，超声根尖倒预备；使用 IRM、Super EBA或MTA根尖倒充填；高倍的照明与放大）的显微根管外科进行了效果比较，这些研究人员发现，显微根管外科的成功率为94%，而采用过去的技术和材料的传统根管外科的成功率为59%。手术显微镜的应用在显微根管外科尤其是磨牙手术中的重要意义在一篇近期的系统性回顾[57]中再一次被确认。谨慎进行病例选择是获得预期成功的关键因素。例如，牙髓-牙周联合病变的存在会大大降低愈合成功率[58]。

转诊适应证和条件

除了切开引流术，其余的根管外科手术均应转诊至牙髓病专科医生。虽然本章所讲述的手术步骤

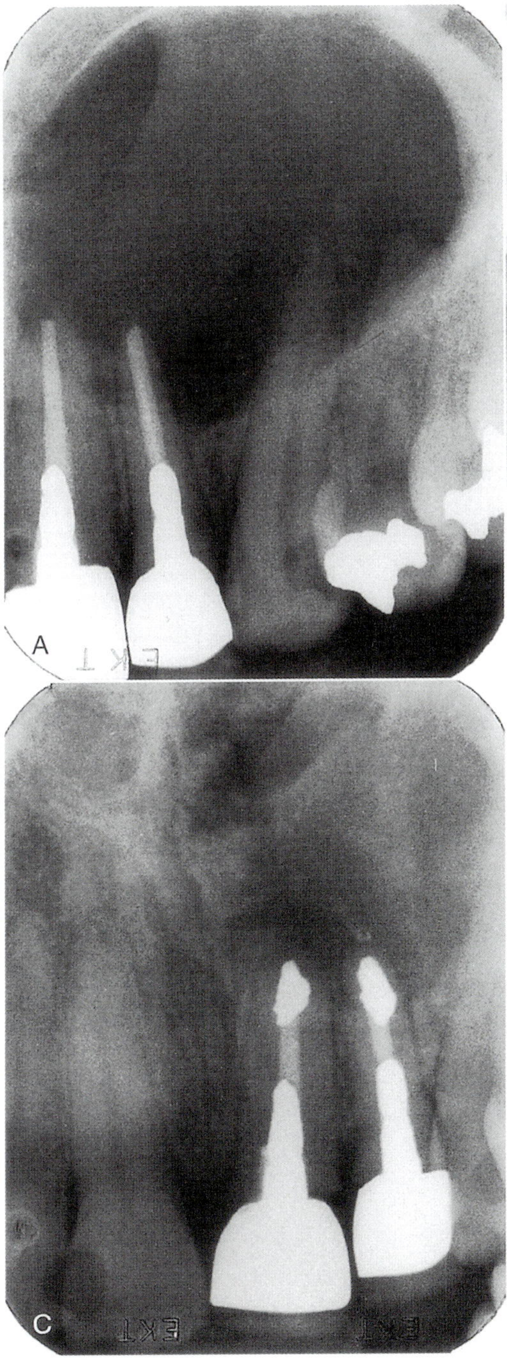

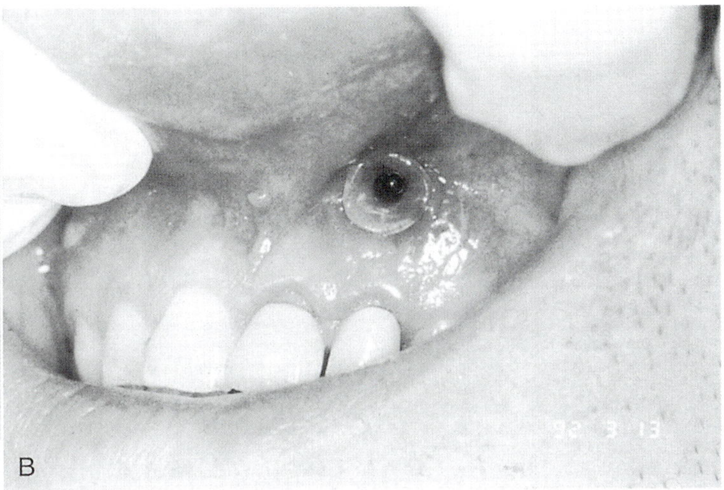

图21.31 减压。一些病例需要特殊的治疗程序。A. 根管治疗后非常大的囊肿未治愈。B. 手术暴露及根尖外科手术，留置一个聚乙烯的管子几周以方便囊肿与口腔的交通，从而使囊壁萎缩。C. 1年以后病损恢复，可以看到再生的新骨。

看起来很简单易懂，但是根管外科手术需要更进一步的培训和经验以及相当的手术技巧。当今社会，人们十分关注护理标准与医疗诉讼，而且有经验丰富的专科医生可以转诊，这就意味着全科牙医如果想要尝试做外科手术之前，必须仔细检查自己的专业知识，并且准确评估病例难度。这些外科手术往往是保留牙齿的最后希望，需要最高水平的技巧和专业知识以获得成功。而缺乏相关训练可能会造成的后果不仅仅是牙齿丧失，还会有邻近结构破坏、神经损伤导致的感觉异常、窦穿孔、软组织开窗以及术后并发症如出血、感染等。

在很多情况下，手术入路是有限的并且存在潜在风险。已长期存在的较大的病变可能会侵犯相邻结构，需要特别的处理技术（图21.31）。

下颌磨牙和前磨牙的根尖，以及上颌牙腭根根尖常常临近神经血管束，容易出现术后感觉异常或出血过度。在这些区域处理相关问题时需要仔细的术前评估和相当的手术技巧。下颌骨广泛存在的较厚的皮质骨和骨隆突、系带、肌肉附着点，皮质骨开窗以及窦腔的存在，都需要有相当的手术技巧和经验，才能做好不同牙位的手术入路。

最重要的是给予恰当的诊断、治疗计划、病例评估、预判与随访评估。全科牙医本该具备这些领域的知识，但他们可能更倾向于将患者转诊至牙髓专科医生处或者请求专科医生的加入。牙髓专科医生能够更好地实现这些目标，并进行短期和长期的治疗结果评估[59]。

参考文献

[1] Lazarski M, Walker W III, Flores C, et al: Epidemiological evaluation of the outcomes of nonsurgical root canal treatment in a large cohort of insured dental patients, *J Endod* 27:791, 2001.
[2] Salehrabi R, Rotstein I: Endodontic treatment outcomes in a large patient population in the USA: an epidemiological study, *J Endod* 30:846, 2004.
[3] Ng YL, Mann V, Gulabivala K: Tooth survival following non-surgical root canal treatment: a systematic review of the literature, *Int Endod J* 43:171, 2010.
[4] Torabinejad M, Anderson P, Bader J, et al: Outcomes of root canal treatment and restoration, implant supported single crowns, fixed partial dentures, and extraction without replacement: a systematic review, *J Prosthet Dent* 98:285, 2007.
[5] Salehrabi R, Rotstein I: Epidemiological evaluation of the outcomes of orthograde endodontic retreatment, *J Endod* 36:790, 2010.
[6] Torabinejad M, Corr R, Handysides R, et al: Outcomes of nonsurgical retreatment and endodontic surgery: a systematic review, *J Endod* 35:930, 2009.
[7] Ng YL, Mann V, Gulabivala K: Outcome of secondary root canal treatment: a systematic review of the literature, *Int Endod J* 41:1026, 2008.
[8] Rubinstein R, Torabinejad M: Contemporary endodontic surgery, *J Calif Dent Assoc* 32:485, 2004.
[9] Siskin M: Surgical techniques applicable to endodontics, *Dent Clin North Am* 745-69, 1967.
[10] Bellizzi R, Loushine R: *Clinical atlas of endodontic surgery*, Chicago, 1991, Quintessence Publishing.
[11] Molven O, Halse A, Grung B: Surgical management of endodontic failures: indications and treatment results, *Int Dent J* 41:33, 1991.
[12] Friedman S: Retrograde approaches in endodontic therapy, *Endod Dent Traumatol* 7:97, 1991.
[13] Kim S, Kratchman S: Modern endodontic surgery concepts and practice: a review, *J Endod* 32:601, 2006.
[14] Cotton TP, Geisler TM, Holden DT, et al: Endodontic applications of cone-beam volumetric tomography, *J Endod* 33:1121, 2007.
[15] Gutmann J, Harrison J: *Surgical endodontics*, Boston, 1991, Blackwell Scientific.
[16] Arens D, Torabinejad M, Chivian N, et al: *Practical lessons in endodontic surgery*, Chicago, 1998, Quintessence Publishing.
[17] Kramper B, Kaminski E, Osetek E, et al: A comparative study of the wound healing of three types of flap design used in periapical surgery, *J Endod* 10:17, 1984.
[18] Velvart P: Papilla base incision: a new approach to recession-free healing of the interdental papilla after endodontic surgery, *Int Endod J* 35:453, 2002.
[19] Gilheany P, Figdor D, Tyas M: Apical dentin permeability and microleakage associated with root end resection and retrograde filling, *J Endod* 20:22, 1994.
[20] Grung B: Healing of gingival mucoperiosteal flaps after marginal incision in apicoectomy procedures, *Int J Oral Surg* 2:20, 1973.
[21] Fister J, Gross B: A histologic evaluation of bone response to bur cutting with and without water coolant, *Oral Surg Oral Med Oral Pathol* 49:105, 1980.
[22] Morgan L, Marshall J: A scanning electron microscopic study of in vivo ultrasonic root-end preparations, *J Endod* 25:567, 1999.
[23] Pileggi R, McDonald N: A qualitative scanning electron microscopic evaluation of ultrasonically cut retropreparations, *J Dent Res* 73:383, 1994.
[24] Wuchenich G, Meadows D, Torabinejad M: A comparison between two root end preparation techniques in human cadavers, *J Endod* 20:279, 1994.
[25] Pantschev A, Carlsson A, Andersson L: Retrograde root filling with EBA cement or amalgam: a comparative clinical study, *Oral Surg Oral Med Oral Pathol* 78:101, 1994.
[26] Marcotte L, Dowson J, Rowe N: Apical healing with retrofilling materials amalgam and gutta-percha, *J Endod* 1:63, 1975.
[27] Flanders D, James G, Burch B, et al: Comparative histopathologic study of zinc free amalgam and Cavit in connective tissue of the rat, *J Endod* 1:56, 1975.
[28] Witherspoon D, Gutmann J: Analysis of the healing response to gutta-percha and Diaket when used as root-end filling materials in periradicular surgery, *Int Endod J* 33:37, 2000.
[29] Torabinejad M, Hong C, Lee S, et al: Investigation of mineral trioxide aggregate for root-end filling in dogs, *J Endod* 21:603, 1995.
[30] Torabinejad M, Pitt Ford T, McKendry D, et al: Histologic assessment of mineral trioxide aggregate as a root-end filling in monkeys, *J Endod* 23:225, 1997.
[31] De Bruyne MA, De Moor RJ: The use of glass ionomer cements in both conventional and surgical endodontics, *Int Endod J* 37:91, 2004.
[32] Shahi S, Rahimi S, Lotfi M, et al: A comparative study of the biocompatibility of three root-end filling materials in rat connective tissue, *J Endod* 32:776, 2006.
[33] Al-Rabeah E, Perinpanayagam H, MacFarland D: Human alveolar bone cells interact with ProRoot and tooth-colored MTA, *J Endod* 32:872, 2006.
[34] Maguire H, Torabinejad M, McKendry D, et al: Effects of resorbable membrane placement and human osteogenic protein-1 on hard tissue healing after periradicular surgery in cats, *J Endod* 21:720, 1998.
[35] Racey G, Wallace W, Cavalaris C, et al: Comparison of a polyglycolic–polylactic acid suture to black silk and plain catgut in human oral tissues, *J Oral Surg* 36:766, 1978.
[36] Lilly G, Salem J, Armstrong J, et al: Reaction of oral tissues to suture materials. Part 3, *Oral Surg Oral Med Oral Pathol* 28:432, 1969.
[37] von Recum AF, Imamura H, Freed PS, et al: Biocompatibility tests of components of an implantable cardiac assist device, *J Biomed Mater Res* 12:743, 1978.
[38] Harrison J, Jurosky K: Wound healing in the tissues of the periodontium following periradicular surgery. I. The incisional wound, *J Endod* 17:425, 1991.
[39] Robbins S, Kumar V: Inflammation and repair. In Robbins SL, Kumar V, editors: *Basic pathology*, ed 4, Philadelphia, 1987, WB Saunders.
[40] Hunt T, Knighton D, Thakral K, et al: Studies on inflammation and wound healing: angiogenesis and collagen synthesis stimulated in vivo by resident and activated wound macrophages, *Surgery* 96:48, 1984.
[41] Melcher A, Chan J: Phagocytosis and digestion of collagen by gingival fibroblasts in vivo: a study of serial sections, *J Ultrastruct Res* 77:1, 1981.
[42] Harrison J, Jurosky K: Wound healing in the tissues of the periodontium following periradicular surgery. III. The osseous incisional wound, *J Endod* 18:76, 1992.
[43] Iglhaut J, Aukhil I, Simpson D, et al: Progenitor cell kinetics during guided tissue regeneration in experimental periodontal wounds, *J Periodontal Res* 23:107, 1988.
[44] Melcher A, Irving J: The healing mechanism in

artificially created circumscribed defects in the femora of albino rats, *J Bone Joint Surg* 44:928, 1962.
[45] Del Fabbro M, Ceresoli V, Lolato A, et al: Effect of platelet concentrate on quality of life after periradicular surgery: a randomized clinical study, *J Endod* 38:733, 2012.
[46] Yoshikawa G, Murashima Y, Wadachi R, et al: Guided bone regeneration (GBR) using membranes and calcium sulphate after apicectomy: a comparative histomorphometrical study, *Int Endod J* 35:255, 2002.
[47] Davis WL: *Oral histology: cell structure and function*, Philadelphia, 1986, WB Saunders.
[48] American Association of Endodontists: *Glossary of endodontic terms*, ed 8, Chicago, 2012, The Association.
[49] Bergenholtz A: Radectomy of multirooted teeth, *J Am Dent Assoc* 85:870, 1972.
[50] Langer B, Stein S, Wagenberg B: An evaluation of root resections: a ten-year study, *J Periodontol* 52:719, 1981.
[51] Mead C, Javidan-Nejad S, Mego M, et al: Levels of evidence for the outcome of endodontic surgery, *J Endod* 31:19, 2005.
[52] Rubinstein R, Kim S: Short-term observation of the results of endodontic surgery with the use of a surgical operation microscope and Super-EBA as root-end filling material, *J Endod* 25:43, 1999.
[53] Rubinstein R, Kim S: Long-term follow-up of cases considered healed one year after apical microsurgery, *J Endod* 28:378, 2002.
[54] Maddalone M, Gagliani M: Periapical endodontic surgery: a 3-year follow-up study, *Int Endod J* 36:193, 2003.
[55] Sechrist C: *The outcome of MTA as a root end filling material: a long term evaluation*, Loma Linda, Calif, 2005, Loma Linda University.
[56] Setzer FC, Shah SB, Kohli MR, et al: Outcome of endodontic surgery: a meta-analysis of the literature. Part 1. Comparison of traditional root-end surgery and endodontic microsurgery, *J Endod* 36:1757, 2010.
[57] Setzer FC, Kohli MR, Shah SB, et al: Outcome of endodontic surgery: a meta-analysis of the literature. Part 2. Comparison of endodontic microsurgical techniques with and without use of higher magnification, *J Endod* 38:1, 2012.
[58] Kim E, Song J-S, Jung I-L, et al: Prospective clinical study evaluating endodontic microsurgery outcomes for cases with lesions of endodontic origin compared with cases with lesions of combined periodontic-endodontic origin, *J Endod* 34:546, 2008.
[59] Zuolo M, Ferreira M, Gutmann J: Prognosis in periradicular surgery: a clinical prospective study, *Int Endod J* 33:91, 2000.

CHAPTER 22

第22章　根管治疗结果评价

Evaluation of endodontic outcomes

章节大纲

成功和失败的定义
评价时机
根管治疗结果的评价方法
成功率
存活率
患者满意度
术后并发症
预后指标
根管治疗效果差及治疗失败的原因
初次根管治疗失败后的结果
根管治疗后拔牙原因

学习目标

阅读本章后，学生应该能够：

1. 描述根管治疗后成功和失败的症状。
2. 描述最常用的评价方法。
3. 通过患牙预处理情况，陈述常规、较简单的根管治疗可能出现的预后。
4. 陈述判定成功和失败的指标。
5. 分辨牙髓病源性和非牙髓病源性治疗失败的原因。
6. 陈述牙髓治疗、根尖手术和意向性牙再植的预后转归。
7. 陈述局部固定义齿和单颗牙种植的预后转归。
8. 根管治疗失败后的治疗计划及不同治疗的优缺点。

对于因牙髓源性或外伤导致牙髓炎症和感染的患牙，根管治疗的首要目标是恢复患牙长期的舒适度、功能和美观。达到这个目标需要消除或显著减少细菌，防止细菌再定植[1-3]。橡皮障隔离和无菌操作提供了卫生的环境；通过对根管的机械-化学清理和预备成形能显著减少致病菌；严密封闭根管可消除细菌生存环境；严密无渗漏的充填防止细菌再污染，并恢复功能美观。

这些技术对于治疗成功缺一不可。但由于根管系统的复杂性[4-5]，治疗器械局限，封闭不严密，永久充填体微渗漏等原因，部分病例根管内细菌不能被很好清除。坚持每一步完善的操作对于根管治疗成功率有很大提高，但由于个体宿主和病原菌复杂的相互作用，即使完全规范操作仍有失败的可能。

本章的目的是：（1）定义成功和失败；（2）描述牙髓治疗结果的评价方法；（3）提供（调查）成功率；（4）解释治疗失败的临床表现和症状；（5）讨论治疗结果的影响因素；（6）比较初次非手术根管治疗与根管再治疗、根尖手术和如单颗牙植入等的替代治疗的预后结果。

成功和失败的定义

患者、第三方付款人、牙医以及在牙科医疗提供系统中所有利益相关者对于根管治疗预后的观点和期望不同[6]。患者本人通常在意舒适度、功能和美观；保险公司以获取医疗服务、服务质量、费用、使用寿命来衡量治疗是否成功。而牙医通常最看重提供最佳治疗护理，通过临床及影像学检测治疗预后可控，可有合理补偿。

牙科学的真正魅力在于不影响治疗效果的前体下协调各个利益相关者的不同观点和期望。

多年来，牙髓治疗结果有许多术语描述。不同的学者对于同一个词也有不同定义。因此，理解所用单词的含义十分重要。“成功”和“失败”看上去很明确。没有临床症状及根尖病损是根管治疗成功的重要指标。但别忘了，有些情况下，根尖周炎并没有临床症状，仅仅在影像学上可被发现[7]。

没有根尖炎症病变的活髓牙接受牙髓治疗后没有出现任何临床不适，也没出现根尖病变即为治疗成功；反之，出现新症状或根尖病损则根管治疗失败。

本身已有牙髓坏死的患牙接受根管治疗，治疗之后没有临床不适、根尖病损愈合且没有新的破坏形成视为治疗成功；出现患牙不适、新发或进展性根尖炎症则治疗失败。

作为对单纯“成功”和“失败”的替代，美国牙髓学协会提出了如下术语：

- 治愈：患牙恢复功能、无临床症状、没有或有极轻微影像学可见的根尖周病变
- 未治愈：患牙功能未恢复、有不适症状、伴有或无影像学根尖周病变
- 愈合中：患牙功能恢复、无临床症状、有根尖病变，或患牙出现临床不适、可能有影像学根尖病变，但达到预期功能
- 功能性治疗：治疗的牙齿或牙根达到预期使用目的

因为侵犯骨质的根尖周炎愈合漫长且愈合不规则，确定治疗成功或失败非常困难。许多根管治疗后的没有临床症状的牙齿都有不同程度的根尖透射影。牙医必须判断根尖周病转归是在愈合或是扩大，从而告知患者，制订治疗计划。

评价时机

根管治疗术后建议随访6个月至5年[8-13]。6个月是大家普遍认可的大多数病例术后回访时间。问题的关键在于：直到哪个时间点治疗结果不会变化？换句话说：何时可以确定治疗成功或者失败，结果稳定，没有继续回访的必要？术后1年放射线显示病损仍然存在甚至扩大，则几乎不会愈合，可以定义治疗失败。如果6个月显示病损存在但范围缩小，则表示疾病在愈合过程中，有继续回访的必要。通常较大根尖破坏愈合时间更长。然而有些情况下，表面上看似愈合的病例后期也可能失败（多数由于冠方的渗漏导致），这就需要后期治疗。因此，牙髓治疗评估必须综合分析考虑患者的病史、临床检查、放射片检查和根管治疗史。

根管治疗结果的评价方法

现病史、临床检查和影像学检查是评价根管治疗结果最常见的指标。牙髓病学评价结果与初次治疗诊断途径相同（见第5章）。组织学上评价治疗成功与否可于根尖手术中切取根尖周组织做组织活检，但这个方法并不常用，且临床上不具有可行性。

现病史

根管治疗术后几个月或几年时间里症状无缓解甚至加重意味着治疗失败。咬合不适或疼痛等症状通常是根尖周感染和炎症迹象。但需要注意的是，骨质的愈合需要一定时间，牙齿咬合时感觉“跟别的牙不一样”也可能是愈合过程中的正常反应，这需要临床和影像学再检查判断。咬合松开疼痛提示可能有牙隐裂。出现臭味提示可能有脓性分泌物；患者偶发的牙冷热刺激敏感多为临近未治疗牙齿引起，但也有可能是治疗患牙根管遗漏的危险信号。

临床检查

经久不愈的症状是炎症未控制和治疗失败的信号。然而没有症状也并不意味着成功。直到疾病破坏组织愈合之前，无明显症状的根尖炎症可出现在根管治疗前后任何时期[7]。这时，患者临床症状与其根尖疾病的发展几乎没有直接联系[14]；反之，出现明显表征（如牙龈肿胀、缺损探诊、窦道）或症状，则出现根尖周炎症的可能性很大，提示治疗失败。

临床评价治疗成功标准包括[14]：

- 没有肿胀等感染和炎症表征
- 没有窦道和局部或独立的缺损探诊
- 没有明显的软组织缺损，如缺损探诊
- 患牙完善充填，功能正常

影像学检查

通过X线片可以对治疗结果分类为成功、失败和未知状态。不同时间段的X线片必须以可重复的方式和最小的失真拍摄，以便按时间顺序有效地纵向比较。确保再现质量的最好方法是用平行投照设备拍摄（见第12章）。多根或多根管牙需要从垂直和倾斜根尖的多个角度拍片观察。

影像学上的治疗成功是指根尖没有透射病变，这意味着通过治疗使原有的病变愈合，或者治疗前没有根尖病变的患牙无新的病损。因此影像学的定义治疗成功至少在治疗后1年随访根尖区暗影基本消失或无新发病变（图22.1）。

影像学上的治疗失败是指根尖持续出现甚至范围扩大的透射病变。尤其是根尖病损区病变无好转，扩大或出现新发病损（图22.2）。未恢复功能，有临床症状的牙无论放射片病损有无均视为失败。

影像学的未知状态是指一种不确定的状况。这种分类包括治疗后无症状，功能正常但X线片仍存在透射病损的病例。根尖的透射区通过治疗无缩小或增大。牙齿在外院治疗后检测出根尖放射透射影或者无术前片作比较的病例通常归为这类（图22.3）。

影像学评估的不足在于X线片的拍摄和解读都没标准化方式。早在1966年，Bender和他的同事[14]就提出，放射片的诊断因受个人经验和观测角度不同结果大相径庭，病损可能被X线片缩小或放大。同样的，不同医生对于同一张照片，甚至同一医生对同一张X线片在不同时间段，其评价诊断结果均有可能不同[15]。

早期，为了研究牙髓病治疗的预测因素，Larz Strindberg创建了一个基于病史-临床检查-影像学检查的三要素综合模型[16]。这些用于评价远期预后而非即刻疗效的评判标准非常严格，连边界不清的硬骨板也是把病例归为失败类的因素。后来，Ørstavik和同事[17]提出五要素根尖周指数PAI（periapical index）用于根管治疗流行病学研究[18]。患者当前的X线片需

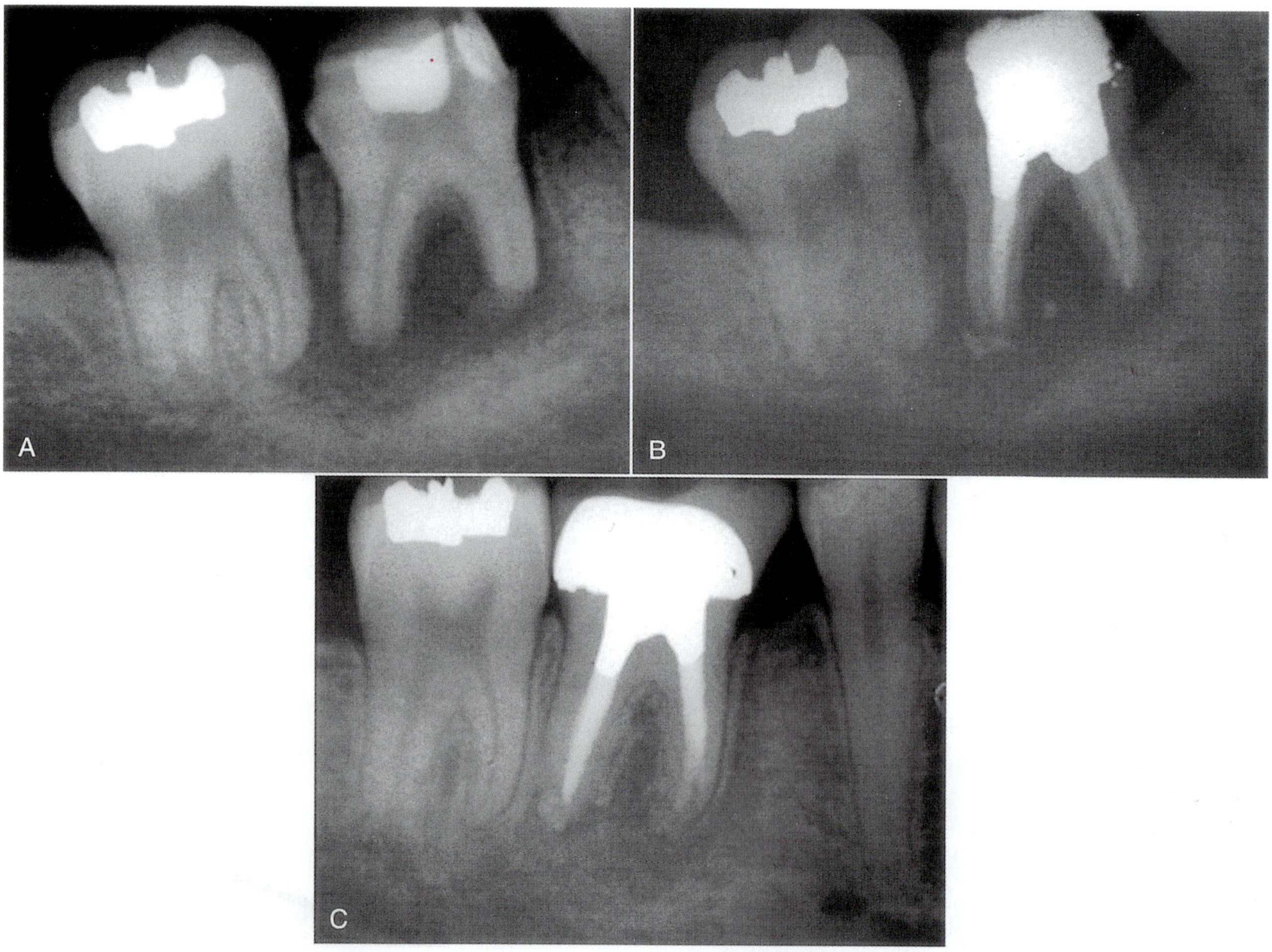

2年后

图22.1 成功案例。A. 初始片显示所有牙根根尖区牙槽嵴骨质缺损。牙周探诊提示龈沟完整。牙髓活力测试无反应。B. 根管治疗完成。C. 术后2年回访放射透射区消失。

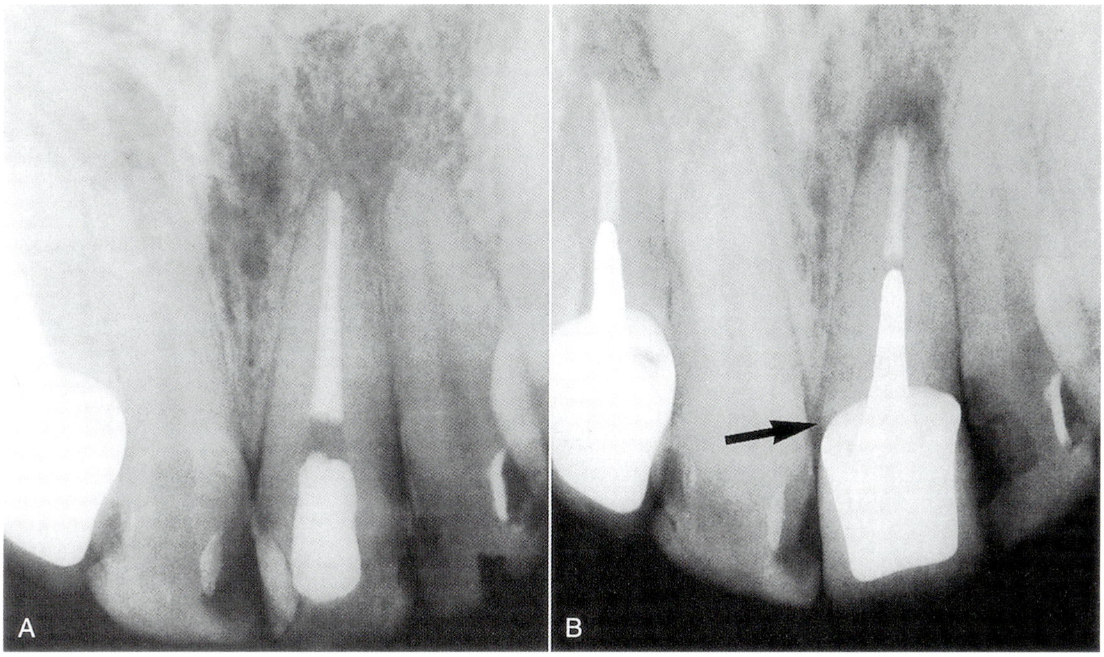

图22.2 失败案例。A. 明显欠填的根管治疗，术后牙体进行桩核冠修复。B. 术后2年，患者出现明显不适。根尖区放射透射影提示治疗失败，可能由于冠部缺损处微渗漏引起（箭头所示）。

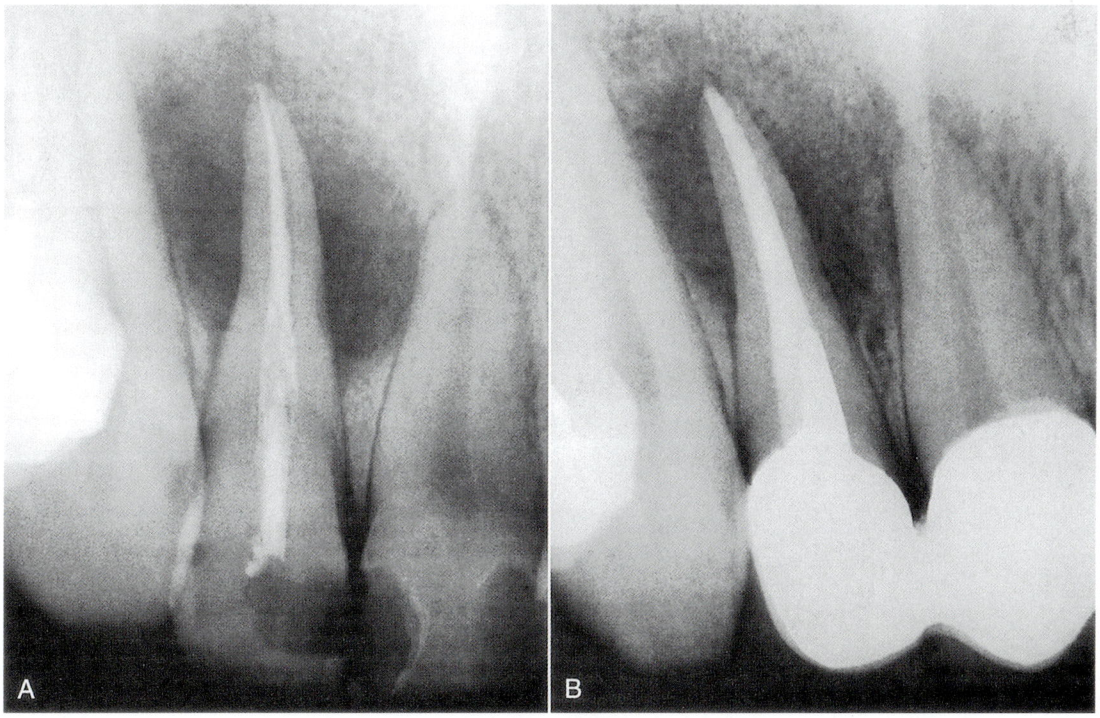

图22.3 失败案例。A. 根管预备不充分，充填欠严密，冠部边缘微渗漏导致失败。患牙适合做常规根管再治疗和再充填。B. 根管再治疗12个月后。窦道愈合，患者症状消失。放射片显示根尖放射透射区缩小但未完全消除。由于最终结果仍未知，仍有必要定期随访。（由A.Stabholz医生授权提供）

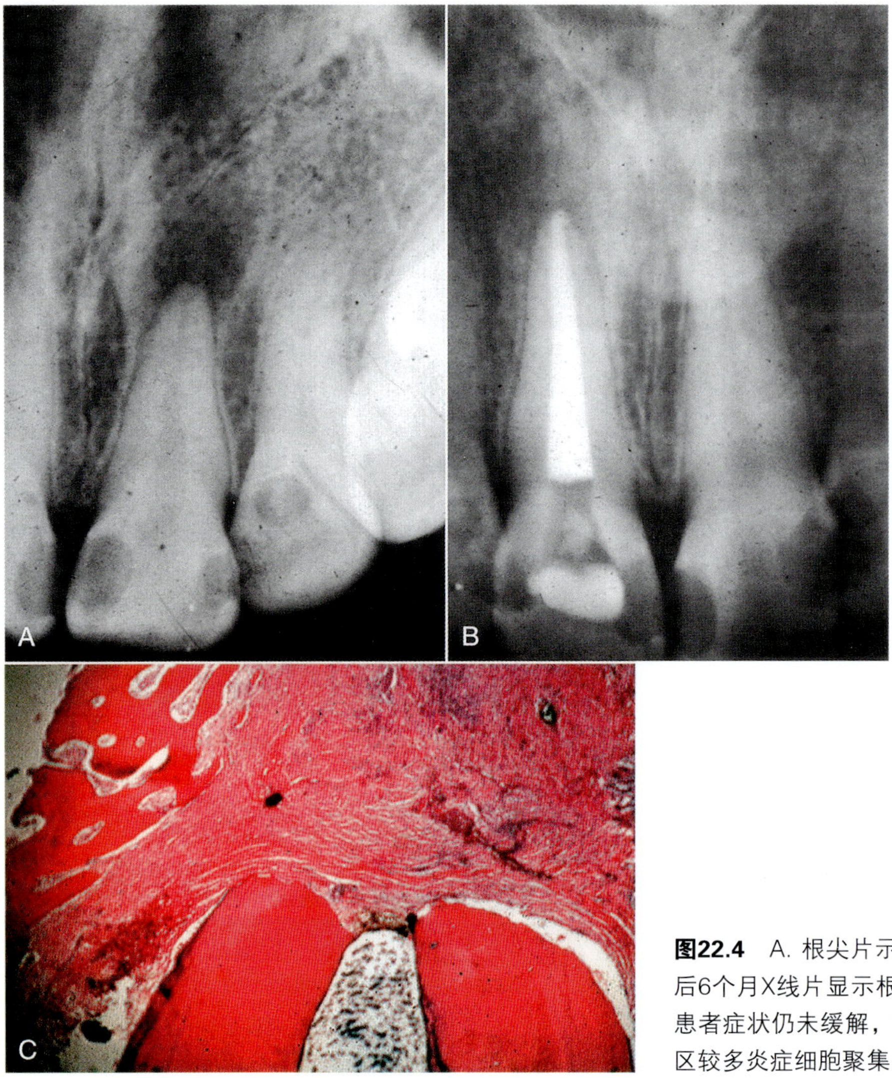

图22.4 A. 根尖片示中切牙根尖区放射透射影。B. 根管治疗术后6个月X线片显示根尖透射区明显减小。尽管影像学有改变，患者症状仍未缓解，需要行根尖手术。C. 组织病理检查见根尖区较多炎症细胞聚集。（由A. Khayat医生授权提供）

要与一组标准化的病损程度从完全正常到大范围病变的5张根尖片作比较，术前评估和回访放射片均根据与它们相似的其中一张放射片来评分。PAI指数把病损区减小定义为“恢复”，病损完全消失为“愈合”，病损区扩大为“发展”。PAI指数结合了组织学和影像学检查，准确可重复，且对不同病例有区别度。然而，远期看来（数年之后），用PAI指数评判的根管治疗很少有完全愈合的病例，术后4～5年，缓慢愈合往往多于治疗失败。

锥形束CT（CBCT）可用于牙髓病学的诊断和治疗评估。CBCT可显示出放射片无法看到的根尖周病变[19]。但是，判断愈合必须基于术前可对比的影像基础并随时间推移，并不是从单张快照或不同图像对比看出来的。目前CBCT较常规根尖放射片而言分辨率低、费用高，辐射剂量也更大。

组织学检查

如果不进行根尖手术，根管治疗后根尖周组织的常规组织学评价是不可能和不现实的[20]。如果治疗过的牙要进行组织学评估，成功将意味着根尖周组织的重建调整和炎症的消除（图22.4）。

影像学和组织学之间的关系程度尚不清晰。两份基于大体解剖的根管治疗后组织学检查得出相反结论[18,21]。Brynolf认为大部分根管治疗后的牙齿即使根尖片无病损表现，根尖组织均存在不同程度的炎症[18]。相反，Green和其同事[21]观察得出大多数根管治疗后的患牙根尖片无异常则根尖也没有炎症。因此，在现有条件下，现病史、临床检查和影像学检查是评估根管治疗预后的唯一实用方式。

成功率

和所有牙科甚至医学操作一样，根管治疗也有失败病例。及时发现和处理问题是至关重要的，同时也十分棘手。历史上，应用最严格的评判标准，如Strindberg指标或者PAI，根管治疗成功率在80%～95%。但一般而言，百分比应谨慎对待，每个病案单独评估。

Torabinejad和他的同事们[22]做了一项系统评价，对非手术根管治疗成功和失败的文献报道并分配相应的证据分级（levels of evidence，LOE）。在之前的40年里，已发表306篇关于非手术根管治疗结果的文章，包括100颗牙齿的51个研究。对这些数据META分析显示，从影像学上而言，5年成功率为81.5%。其他一些报道评估了4～6年的牙髓初次治疗后的总体成功率与之相似[23]。最近的一篇系统回顾里Torabinejad和他的同事[24]用进行牙髓治疗的患牙和单颗牙种植，义齿修复及拔牙后不修复的成功率作比较，数据上来说种植修复成功率高于牙髓治疗，是患牙修复最好的方式（表22.1）。但这3种方式各自对治疗成功的评价标准差异很大，因此，数字上的比较没有实际意义，存活率比较更有意义。

表22.1 种植牙、根管治疗和三或四单位联冠2～4年、4～6年、6+年成功率和存活率汇总和加权百分比

项目	成功率（%）	存活率（%）
2～4年		
种植牙（汇总）	98（95～99）	95（93～97）
种植牙（加权）	99（96～100）	96（94～97）
根管治疗（汇总）	90（88～92）	94
根管治疗（加权）	89（88～91）	—
三或四单位联冠（汇总）	79（69～87）	94
三或四单位联冠（加权）	78（76～81）	—
4～6年		
种植牙（汇总）	97（96～98）	97（95～98）
种植牙（加权）	98（97～99）	96（94～97）
根管治疗（汇总）	93（87～97）	94（92～96）
根管治疗（加权）	94（92～96）	94（91～96）
三或四单位联冠（汇总）	82（71～91）	93
三或四单位联冠（加权）	76（74～79）	—
6+年		
种植牙（汇总）	95（93～96）	97（95～99）
种植牙（加权）	95（93～97）	97（96～98）
根管治疗（汇总）	84（82～87）	92（84～97）
根管治疗（加权）	84（81～87）	97（97～97）
三或四单位联冠（汇总）	82（74～86）	82
三或四单位联冠（加权）	80（79～82）	—

存活率

根管治疗后牙齿远期存活率高达90%[24-28]。一项近期由Torabinejad和同事做的系统研究显示根管治疗和种植牙都有很高的牙存活率（6年随访97%以上），高于三或四单位长桥冠义齿修复（表22.1）[24]。Iqbal和Kim对根管治疗充填后患牙和种植修复的系统分析也得出同样结论[25]。许多大数据研究都曾报道过根管治疗后高的远期存活率：如Lazarski和同事的研究，44613例中3.5年牙存活率达94%[26]（美国）；Salehrabi和Rotstein统计110万病例8年牙保存率达97%（美国）[27]；Chen及同事调查150万病例5年患牙存活率达93%（中国台湾）[28]。可见，根管治疗后的患牙有非常高的长期存活率。

患者满意度

患者行根管治疗（root canal treatment，RCT）期望保留牙齿（留住美好微笑）和缓解疼痛。对于治疗本身痛苦的经历和预期是患者恐惧的主要来源，牙医也应引起重视。患者间会交流对于治疗疼痛的预期、经历和记忆。近期一项调查发现，根管预备后严重疼痛多在治疗后1天缓解减轻，直至第7天几乎消失[29]。根管预备后疼痛发生率更高，从治疗后1天到7天逐渐缓解，治疗中常需要加以麻醉。RCT一般没有预想的那么痛[30]，很大一部分治疗过的患者表示（如果必要）愿意再次接受治疗[31]。根管治疗整个过程的满意度评价是非常高的，一般大于90%[32]。牙髓病专家提供的治疗满意度更高，可能由于更加有效的医患沟通和合理的病情管理。单纯根管治疗和充填缺损的费用相比单颗牙种植或义齿修复要低得多[24,33]。

虽然纵向研究表明患牙根管治疗后长期预后理想，但对个别患者而言，社区常规护理往往达不到公认完善的标准和步骤，比如这本书中写的[34-35]。

术后并发症

同所有牙科手术一样，根管治疗术后也可能出现并发症，但其术后长期并发症相比单颗牙植入和固定修复而言更低[36,37]。前者术后10年约4%，后者约18%。常见的并发症包括不适症状、肿胀和需要再治疗[37]。在牙髓病学中，并发症根据之前介绍的评判标准定义为失败病例[37]；但在其他学科，并发症通常不记录为失败。

预后指标

1956年由Larz Strindberg提出的具有里程碑意义的经典研究将治疗结果与生物学和治疗因素相结合[16]。一共总结出16个判定预后的指标，包括：（1）根尖病变；（2）根管细菌状态；（3）根管封闭程度和质量；（4）冠部充填质量。这些因素应该与患者在治疗前后充分沟通。

多项调查指出，以下因素可能导致预后下降：根尖区病损和较大病变[22,38]；充填前根管内仍残余细菌[39]；根管欠填，超充，有空隙或不密实[40-44]。一些证据表明，根管内使用氢氧化钙可提高预后[45-47]。另外，冠部充填体质量也在根管治疗结果中十分关键[48-50]。

另一些因素如牙齿类型，患者年龄、性别，充填技术等原因对于预后影响不大[51]。大多数医疗条件对于预后影响也不大[52]。但有胰岛素依赖的患者出现根尖病变后接受根管治疗愈合率会大大降低[53]。有意思的是，糖尿病、高血压和冠心病与根管治疗后拔牙风险增高有关[54]。虽然这一发现并没有明确因果联系，但系统性疾病负担对于患者福利、发病率和行为均有一定影响。很明显，一个有着复杂病史、严重疾病或残疾的患者治疗管理难度更大，需要医生更高水平的经验和专业知识背景。不过，由于根管治疗，一些特殊患者可以因避免高风险拔牙或其他手术从而大大获益；比如有血液疾病、头颈部放射史和大剂量双膦酸盐类药物服用的患者。

根管治疗效果差及治疗失败的原因

细菌的存在是牙髓炎发生的始动因素[55]。理想状态下，预备后的根管内应是无菌状态[56]。活髓牙的清理消毒和根管治疗更能防止细菌感染，实现良好预后。对于坏死感染根管甚至根尖病变已形成的患牙，去除根管内细菌和毒素、代谢产物、抗原和副产物非常关键且更困难。完全机械清理掉所有根管内感染及细菌产物几乎不可能[57-58]。因此需要通过反复、充分、力度适当的次氯酸钠冲洗，化学–机械性的减少细菌数量[59]。诊间封药使用氢氧化钙可降低细菌数量[60]，加快愈合，降低炎症反应[45-46]。但这些药物是否能提高最终预后仍不确定[47]。

最常见的导致细菌持续存在和治疗失败的失误有：（1）诊断和治疗计划错误；（2）牙髓解剖形态不熟悉，导致根管遗漏；（3）根管清理消毒不足使细菌残留；（4）操作失误；（5）充填不严密；（6）后牙缺乏牙尖覆盖致使垂直向根折；（7）牙体去除过多，患牙易折裂；（8）不密合的临时或永久修复体导致的冠部渗漏。这些因素在术前、术中、术后均有可能发生。

术前因素

根管治疗失败追查从误诊开始；治疗计划不当；病例选择不合适（如治疗超出医生经验和技能水平）；患牙基础情况太差，预后不良。病情诊断应基于患者所有信息：现病史、症状、体征；临床检查（扪诊、叩诊、探诊、冷热刺激及电活力测试）和影像学检查（见第5章）。临床医生必须评估所有因素得出明确诊断；否则可能导致错误治疗甚至搞错患牙。

未能运用合适的射线投影，包括近远中向多角度投影确定复杂的根管系统变异——如多发根管（上颌磨牙MB2，下颌磨牙DB和下颌前牙舌侧根管），即使牙髓和根尖病情判断准确，也常会导致治疗失败（图22.5）。

根折往往被误诊或漏诊。出现在牙冠和根间的折裂感染后常导致附近牙周组织和牙槽骨缺失[16,39-41]。当患牙周围存在孤立的深探测缺失，则必须考虑牙根纵折的可能性（图22.6）。

术中因素

许多治疗失败由治疗过程中的失误导致（见第19章）。完善根管治疗需要化学-机械性清理预备根管，然后严密充填封闭根管系统。

根管预备直线入路对于清理和充填的作用往往被忽视，尤其在使用根管镍钛器械时更加重要。如果入口没有充分暴露，就可能遗漏根管导致治疗失败。如果髓角没充分打开，则残髓组织、细菌、碎片、充填糊剂则可能残留在髓角区。这些残留物多导致持续感染和牙冠变色。

不充分的入口暴露限制仪器操作性，导致清理不完全，根管成形受阻和器械分离。过分的入口暴露则会去除过多牙体组织，使牙齿抗力性降低，增加根折和侧穿风险，加大充填难度[61-62]。

破坏根管弯曲形态（可能由于扩挫针去除根尖弯曲处外侧壁而发生）导致根管与牙周穿通、台阶和根尖侧穿。改变根管形态，留下存在感染隐患的残余物，也使根管充填难度加大。不锈钢扩挫器械必须预弯后进入根管。根分叉危险区或根尖1/3的预备有明显偏移、过度切削或过度预备可能导致穿孔（图16.15和图19.8）。多数此类穿孔可以不需手术而使用三氧化矿物聚合物（mineral trioxide aggregate，MTA）修补，但有些需要根尖外科手术治疗（图22.4）[63]。由于穿孔的机械刺激和微渗漏，病变可能扩大[64]。

根管内器械分离预后取决于断械分离在根管清理预备的什么阶段和治疗前牙髓的状态（活髓或死髓）（图19.13和图19.14）[65-66]。如果化学-机械性方式清创和充填可以清除根管内坏死感染物质，即使断械没有取出或建立旁路，预后效果也不受影响。

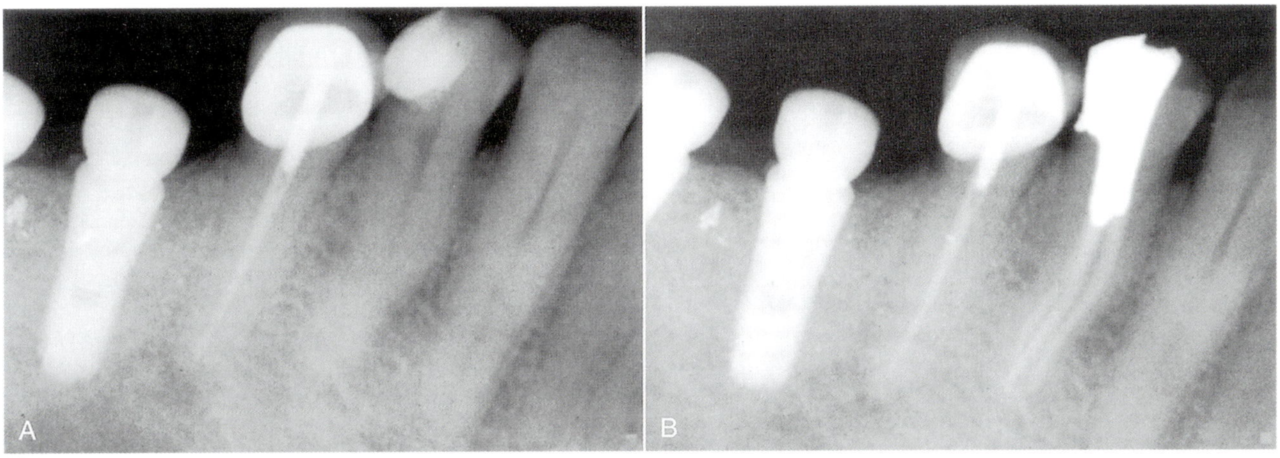

图22.5 A. 第一前磨牙根管影像突然中断提示可能在“闪断”处存在牙根或根管分叉。B. 术后放射片可见牙齿3个根管和2个独立牙根。（由Shawn Anderson医生授权提供）

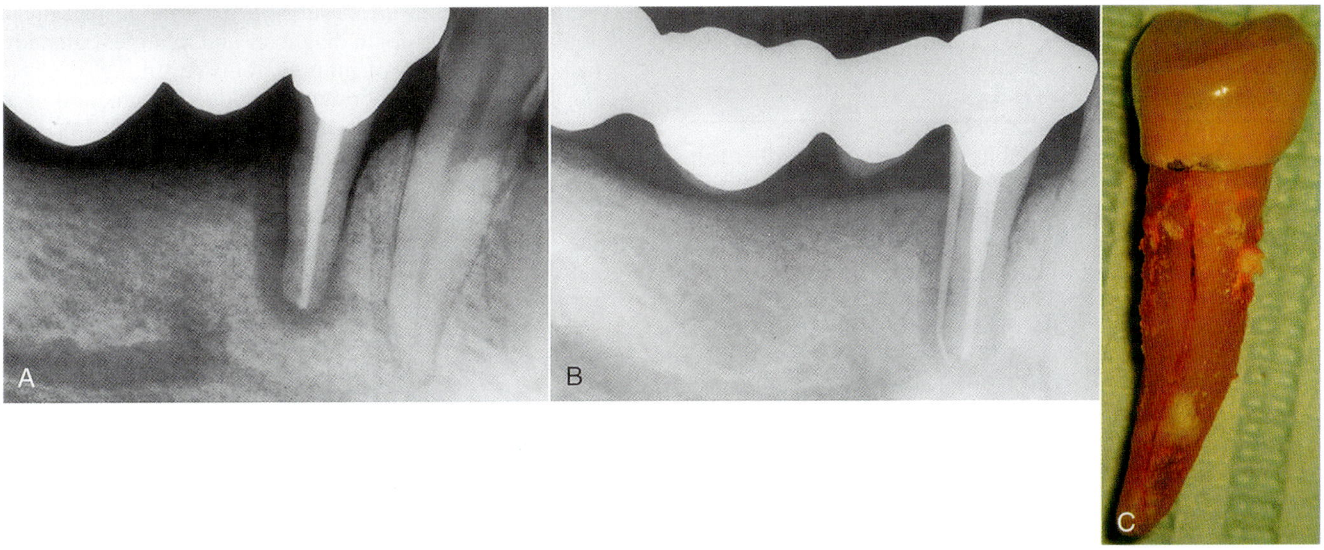

图22.6 牙根纵裂表现。A. 沿牙根单侧的“泪滴状”或J形放射透射影。B. 深入根尖的狭窄探诊缺损。C. 患牙拔除后确诊牙根纵裂。

扩锉未到达根尖缩窄会导致最重要的根尖区根管清理不完善，治疗失败率增大[12,44]。清理扩锉和根管内药物促使根尖周组织愈合[40,67]。扩锉超出根尖孔造成组织损伤、根尖出血和短暂反应性炎症[68]。长期超根尖孔治疗可能激发持续炎症和牙体及根尖周骨质吸收，也可能将根尖感染物推出根尖孔，导致治疗效果不理想[69]。

根管超充同样可导致治疗失败。大多数情况下充填牙胶化学性质相对稳定，不会导致根尖病变。然而，根尖清理不彻底或封闭不足则会造成治疗失败，多由于预备锥度或根尖孔与牙胶尖不匹配，导致锥形牙胶滑出根尖孔。此外，封闭材料也可能刺激根尖组织，产生毒性[20,70–71]。

根充的失误多由于根管预备不良和充填技术较差造成。充填不严密的根管（即欠充或存在空隙）会致使根尖或冠部微渗漏[20,72–73]。欠填和超充均可能造成治疗失败，尤其是坏死感染根管和存在根尖周病变的病例。

术后因素

遗憾的是，缺乏及时和持久的冠部封闭是常见问题。根管治疗后一个高品质、耐用的冠无疑能很好保护和封闭牙体，隔绝根尖和冠部渗漏与唾液污染物（图22.7）[45–50,56–60,74–78]。治疗后冠部充填封闭必须伴随患牙整个使用时期。

冠部充填应与根管充填同时或在其之后立即进行，使用橡皮障使患牙隔绝唾液。充填前应完全去除牙体中临时充填物和棉球。髓腔底部多余牙胶和封闭糊剂也都要清理干净。充填应做到严密无任何缝隙，因为这些微小间隙会为细菌提供生长空间。

充填失误同样会导致治疗失败。例如，后期去除过多牙体组织使牙齿硬度降低，易折裂（图22.8）[61]。通常，桩道预备可能导致根管穿孔。冠部覆盖物（修复冠或嵌体）可保护后牙，降低牙折风险。然而，前牙根管治疗后若做全冠，则磨除牙体过多导致预后不良。内部漂白，分层复合充填和瓷贴面是前牙根管首选。

初次根管治疗失败后的结果

几十年以来，牙科学的主要治疗目的就是保留天然牙。以前的努力都在于保存有牙髓炎或牙周炎的患牙或者拔除不能保留的牙后固定或活动义齿修复。种植牙的高成功率和牙存活率使得治疗计划有了新的思维转变。临床医生需要经常在根管治疗失败后做出艰难选择。治疗方法包括：（1）非手术再治疗；（2）根尖手术；（3）拔除患牙后单颗牙种植；（4）拔除患牙后固定义齿修复；（5）意向性牙再植或自体牙种植；（6）拔除患牙后不修复。值得注意的是，根管治疗高成功率患牙保存后无须任何进一步干预，以下列举的所有选择提供了一个额

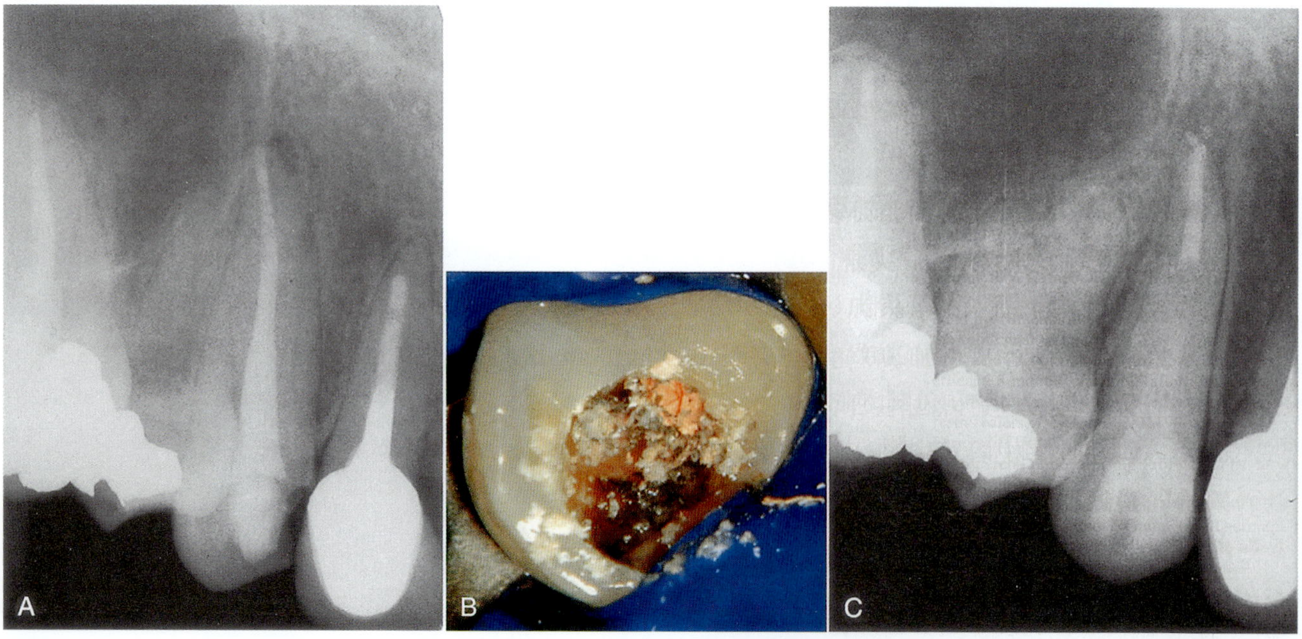

图22.7 A. 冠部封闭缺失导致出现临床症状，右上颌尖牙根尖区出现病变。B. 临床照片显示缺少永久充填，冠部龋坏。C. 通过根管再治疗和C–纤维桩置入，冠部微渗漏处被永久封闭。（由D. Roland医生授权提供）

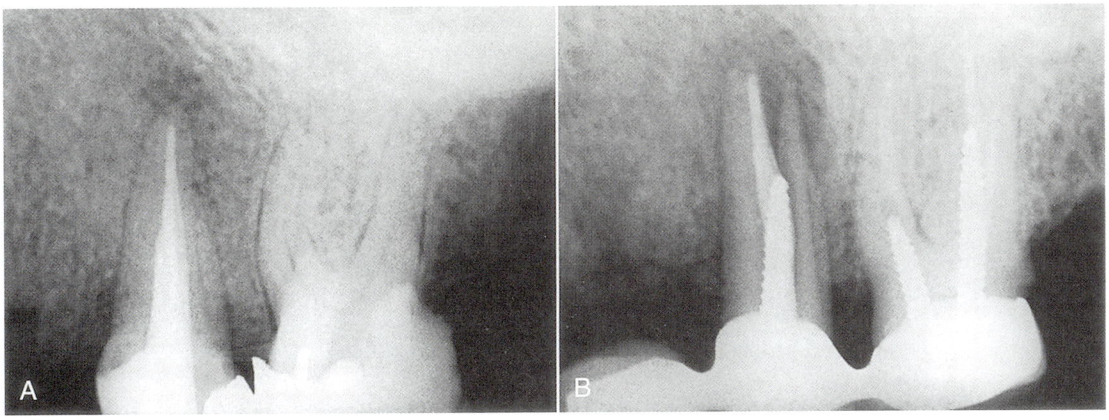

图22.8 A. 过分扩大根管口导致牙根薄弱。B. 根管置入过大的螺纹桩，可能也伴有之前操作较大的加压，导致根纵裂、根尖折裂侧病变。患牙需拔除。

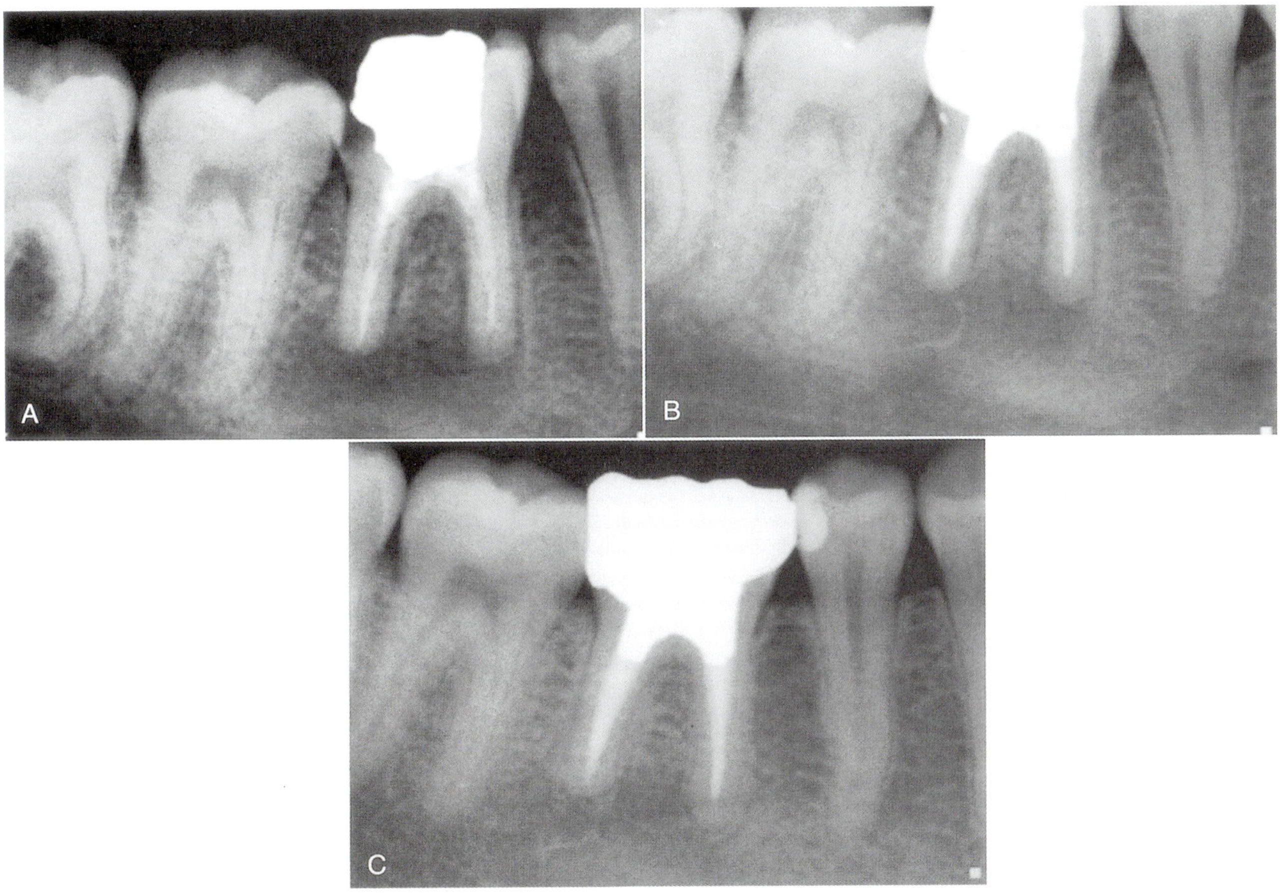

图22.9 A. 术前根尖X线片示下颌第一磨牙根管治疗不完善，近远中根尖区广泛放射透射影。B. 非手术根管再治疗，无机三氧化物聚合物（MTA）充填根管，永久充填冠部。C. 术后4年X线片示根尖病损愈合。（由M. Pouresmail医生授权提供）

外的“安全网”。

非手术再治疗

一项关于从1970年以来发表的所有对于根管再治疗成功和失败的31例病例调查看出根管再治疗成功率为40%～100%不等[79]。在多伦多一项前瞻性调查中，报道根管再治疗治愈率达81%[80]。近期，Torabinejad和同事对根管再治疗和根尖手术的临床及影像学结果对比进行系统性回顾，指出在短期成功率上根尖手术高于根管再治疗，但就长期结果来看，非手术再治疗效果更理想[81]。就此而言，传统方法（图22.9）再治疗根管失败病例有很高成功率，尤其对于没有根尖周病变或失败原因能被确定且纠正的患牙（见第20章）[82]。

根尖外科手术

罗马琳达大学的一项研究中，调查人员搜索了关于根尖周手术成功和失败的临床文献[83]。通过人工和电脑检索高频词"成功和失败"均只搜索到个案系列，证据不足。近期的长期随访研究显示根尖手术后有较高成功率（图22.10）（见第21章）[84-86]。但是，近期系统回顾比较非手术根管再治疗和根尖手术证明根管再治疗有更优的远期成功率[81]。因此，根尖手术应在根管再治疗失败或因条件限制不能进行的情况下备用选择。

单颗牙种植

口腔种植提供了一种集功能、耐用和美观于一体的牙替换方式。其对牙髓病学、牙周病学和修复学治疗计划和规定均有着深远影响[87]。种植基台植入避免了使用相邻牙预备做基牙（图22.11）且可作为缺乏合适基牙时的固定修复替换[88-89]。

种植成功的标准一般不与其他方式直接比较：例如，植体的完整性通常不包括在内，需要手术或修复方式干预的并发症也不包括。单颗牙种植的成功率和存活率现在已经非常高。平均成功率和存活率（6年以上），据系统回顾统计，分别为95%和97%（表22.1）。不过，文献报道的种植差异较大[90-101]。但显然，不管牙髓治疗还是种植的成功率和牙存活保留率均大大优于固定义齿修复（表22.1）。

一颗患牙选择进行根管治疗保留还是拔除后种植修复由很多因素决定。这些因素与患者自身、患牙、牙周、牙位和治疗方式均有关系。综合考虑评估这些因素而制订治疗方案有助于临床医生为口腔疾病或创伤的患者最大限度提供最舒适、功能完善、耐用和美观的治疗[102-104]。必须谨记的是，义齿代替天然牙只能在当义齿更优越或价格较保留原牙更便宜的情况下选择[24]。

固定义齿修复

传统上而言，拔除没有保留价值的牙后，邻

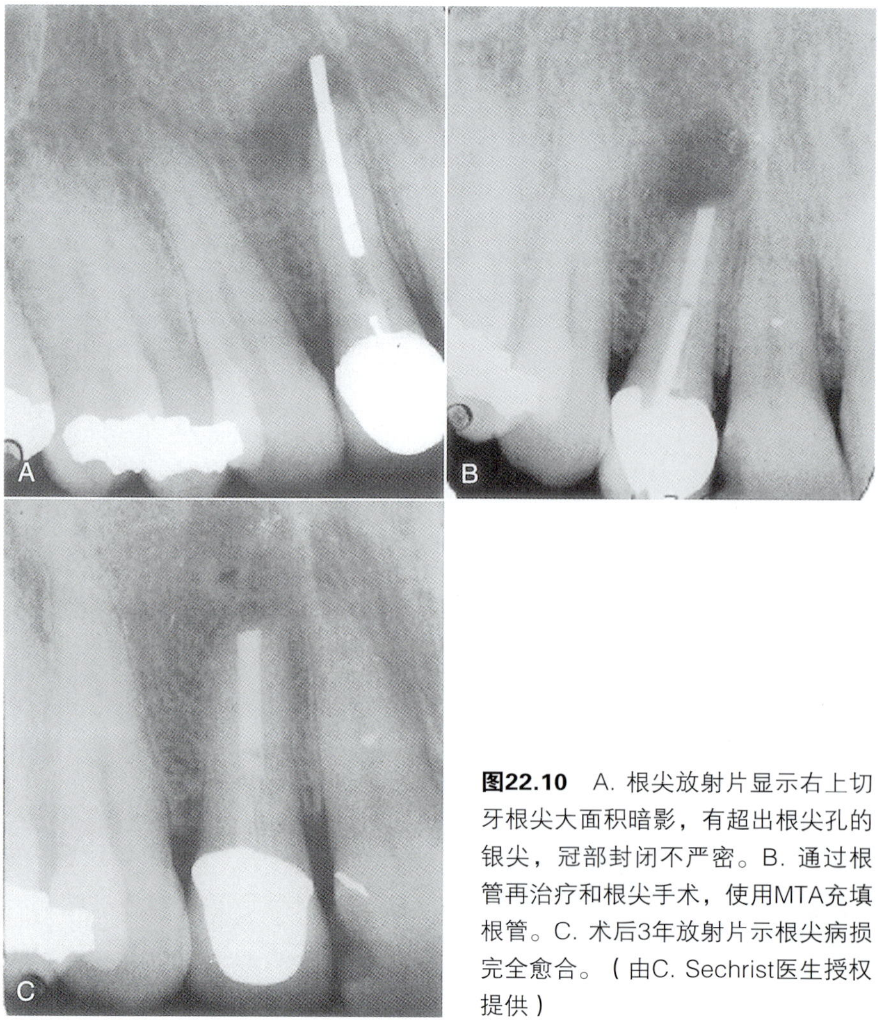

图22.10 A. 根尖放射片显示右上切牙根尖大面积暗影，有超出根尖孔的银尖，冠部封闭不严密。B. 通过根管再治疗和根尖手术，使用MTA充填根管。C. 术后3年放射片示根尖病损完全愈合。（由C. Sechrist医生授权提供）

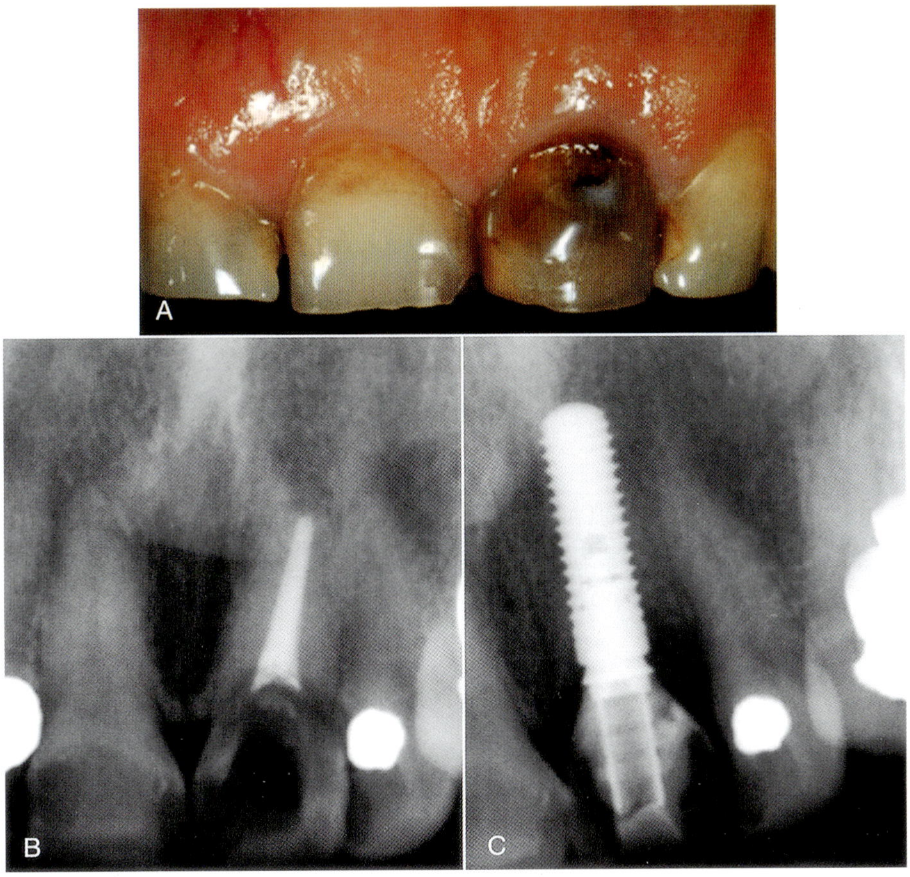

图22.11 严重变色和未填充患牙（A和B）被拔除（C），行单颗牙种植修复。

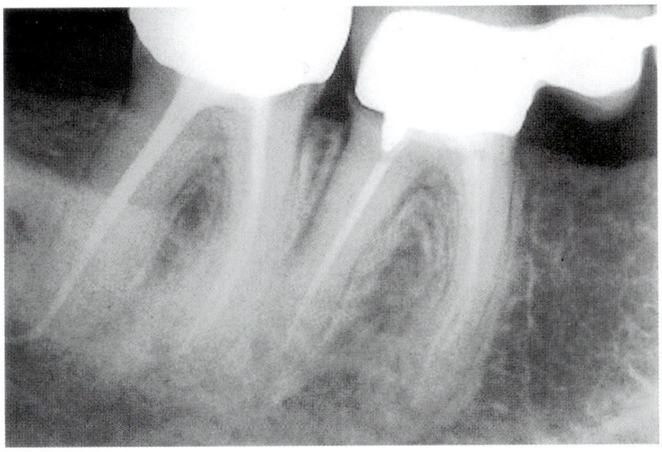

图22.12 充填后的右下磨牙出现牙髓和牙周病变，除此之外还有冠部缝隙处龋坏。新发根尖病变很可能由冠部微渗漏引发。

牙经过预备成为固定或活动义齿修复的基牙。这些牙未来患病风险增加，如龋病、牙髓炎和牙周疾病，除此之外，还有包括崩瓷和根折等其他并发症（图22.12）[105]。固定义齿修复成功率和牙存活率在48%～95%。一项对已有文献Meta分析得出固定义齿10年和15年牙存活率分别为87%和69%[106]。其他调查也得出相似结果[24,107-108]。最终的系统评价比较了牙髓治疗和单冠种植、固定义齿修复的成功率，超过6年的仅有82%（表22.1）。义齿修复的治疗计划由于高成功率种植的出现而大大改变[109]。目前也更倾向于种植体支持的义齿而非天然牙支持的义齿修复。

意向性牙再植和自体牙移植

意向性牙再植是将患牙拔出后体外行根尖手术，然后再植入原牙槽窝中[110]。此种手术方式在没有其他治疗方法可选择但患牙有一定使用价值的情况下选择（图19.10），远期预后较好[111-113]，但应严格挑选病例（见第21章）。

自体牙移植是同一患者的牙齿从一处牙槽窝移植到另一牙位[114-115]。临床操作步骤包括牙槽窝预备，取出患牙，移植和稳定（图22.13）。合理控制和操作下，自体牙移植预后良好[116-119]。

粘连和吸收是意向性牙再植和自体牙移植最常见的失败原因。

拔牙后不做修复

对于患牙拔除后不修复的利弊（社会心理学和经济后果）的信息出奇的少。重要信息表明牙弓的

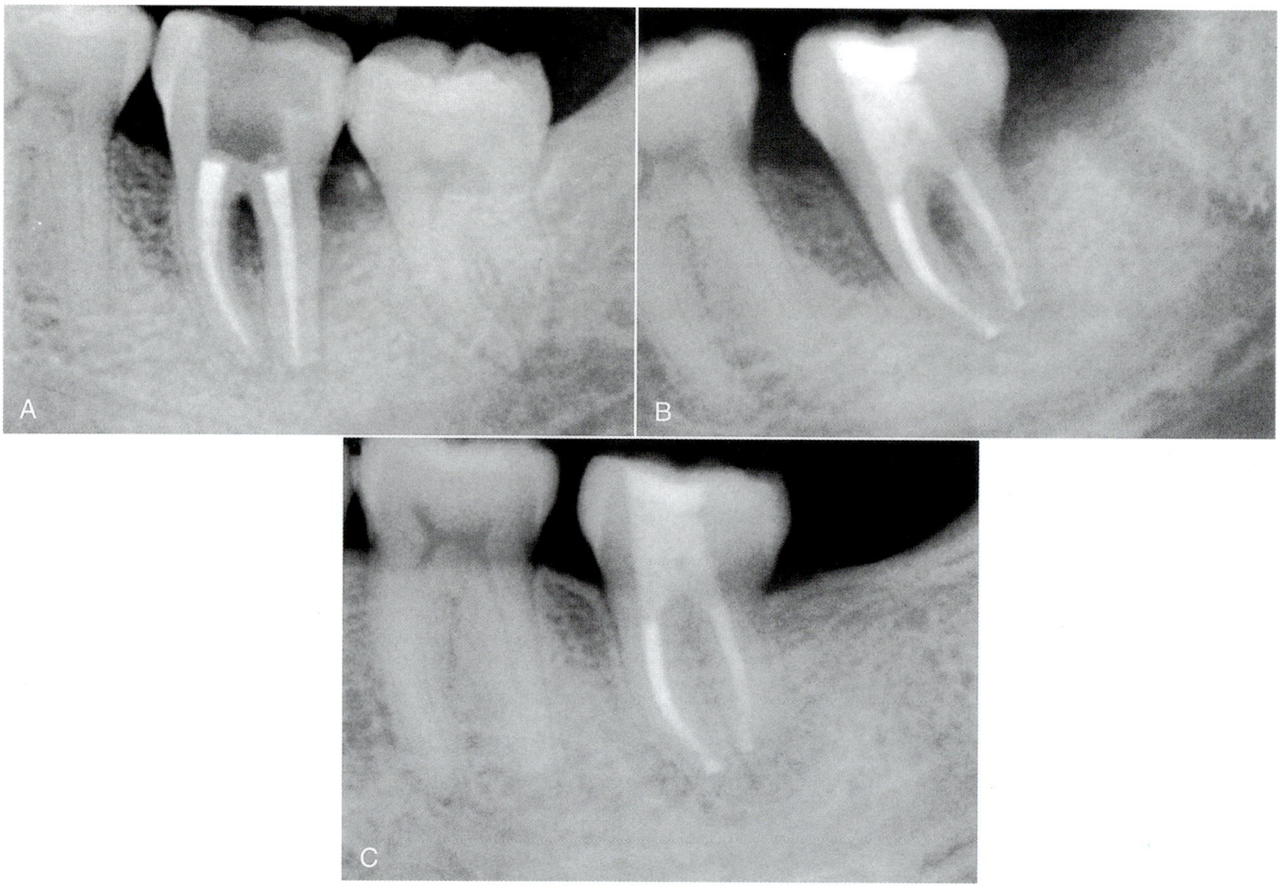

图22.13 A. 根尖放射片示未填充的左下第二磨牙。B. 同侧第三磨牙根管治疗和根尖手术MTA根尖倒充填，拔除第二磨牙后由第三磨牙自体再植入第二磨牙牙槽窝。C. 46个月后影像学检查牙周组织完全愈合。

缩短或者甚至中断并没有不利影响。但患者失牙后明显牙空隙对其社会心理有巨大负面影响[24]。

根管治疗后拔牙原因

仅有很少一部分根管治疗后的牙齿需要拔除；在这当中，由于牙髓病原因拔牙的又少之又少[28,37,54]。多数拔牙原因是由于龋坏、牙周病、无法充填、义齿修复失败或牙折[28,37,54,120–121]。因此，在全面评估病情和制订治疗计划中将所有这些危险因素考虑到非常必要[102–104]。

参考文献

[1] Sundqvist G: *Bacteriological studies of necrotic dental pulps,* odontol dissertation no 7, Umeå, Sweden, 1976, University of Umeå.

[2] Bergenholtz G: Micro-organisms from necrotic pulp of traumatized teeth, *Odontol Rev* 25:347, 1974.

[3] Kantz WE, Henry CA: Isolation and classification of anaerobic bacteria from intact pulp chambers of non-vital teeth in man, *Arch Oral Biol* 19:91, 1974.

[4] Hess W: The permanent dentition. I. In Hess W, Zürcher E, editors: *The anatomy of the root-canals of the teeth*, London, 1925, John Bale, Sons & Danielsson.

[5] Davis SR, Brayton SM, Goldman M: The morphology of the prepared root canal: a study utilizing injectable silicone, *Oral Surg Oral Med Oral Pathol* 34:642, 1972.

[6] Anderson MH: Use of evidence-based data by insurance companies, *J Evid Base Dent Pract* 4:120, 2004.

[7] Lin LM, Pascon EA, Skribner J, et al: Clinical, radiographic, and histologic study of endodontic treatment failures, *Oral Surg Oral Med Oral Pathol* 71:603, 1991.

[8] Reit C: Decision strategies in endodontics: on the design of a recall program, *Endod Dent Traumatol* 3:233, 1987.

[9] Ørstavik D: Time-course and risk analyses of the development and healing of chronic apical periodontitis in man, *Int Endod J* 29:150, 1996.

[10] Adenubi JO, Rule DC: Success rate for root fillings in young patients, *Br Dent J* 141:237, 1976.

[11] Byström A, Happonen RP, Sjögren U, et al: Healing of periapical lesions of pulpless teeth after endodontic treatment with controlled asepsis, *Endod Dent Traumatol* 3:58, 1987.

[12] Sjögren U, Hägglund B, Sundqvist G, et al: Factors affecting the long-term results of endodontic treatment, *J Endod* 16:498, 1990.

[13] Molven O, Halse A: Success rates for gutta-percha and Kloroperka N-Ø root fillings made by undergraduate students: radiographic findings after 10-17 years, *Int Endod J* 21:243, 1988.

[14] Bender IB, Seltzer S, Soltanoff W: Endodontic success: a reappraisal of criteria. Part 1, *Oral Surg Oral Med Oral Pathol* 22:780, 1966.

[15] Goldman M, Pearson AH, Darzenta N: Endodontic success: who's reading the radiograph? *Oral Surg Oral Med Oral Pathol* 33:432, 1972.

[16] Strindberg LL: The dependence of the results of pulp therapy on certain factors, *Acta Odontol Scand* 14:175, 1956.

[17] Ørstavik D, Kerekes K, Eriksen HM: The periapical index: a scoring system for radiographic assessment of apical periodontitis, *Endod Dent Traumatol* 2:20, 1986.

[18] Brynolf I: A histological and roentgenological study of the periapical region of human upper incisors, *Odontol Rev* 18(Suppl 11):1-33, 1967.

[19] Liang Y, Li G, Shemesh H, et al: The association between complete absence of post-treatment periapical lesion and quality of root canal filling, *Clin Oral Investig* 16:1619, 2012.

[20] Ricucci D: Apical limit of root canal instrumentation and obturation. Part 1. Literature review, *Int Endod J* 31:384, 1998.

[21] Green TL, Walton RE, Taylor JK, et al: Radiographic and histologic periapical findings of root canal treated teeth in cadaver, *Oral Surg*

Oral Med Oral Pathol Oral Radiol Endod 83:707, 1997.
[22] Torabinejad M, Kutsenko D, Machnick TK, et al: Levels of evidence for the outcome of nonsurgical endodontic treatment, *J Endod* 31:637, 2005.
[23] Friedman S, Abitbol S, Lawrence HP: Treatment outcome in endodontics: the Toronto Study—phase 1: initial treatment, *J Endod* 29:787, 2003.
[24] Torabinejad M, Anderson P, Bader J, et al: The outcomes of endodontic treatment, single implant, fixed partial denture and no tooth replacement: a systematic review, *J Prosthet Dent* 98:285, 2007.
[25] Iqbal MK, Kim S: For teeth requiring endodontic therapy, what are the differences in the outcomes of restored endodontically treated teeth compared to implant-supported restorations? *Int J Oral Maxillofac Implants* 221(Suppl):96, 2007.
[26] Lazarski MP, Walker WA III, Flores CM, et al: Epidemiological evaluation of the outcomes of nonsurgical root canal treatment in a large cohort of insured dental patients, *J Endod* 27:791, 2001.
[27] Salehrabi R, Rotstein I: Endodontic treatment outcomes in a large patient population in the USA: an epidemiological study, *J Endod* 30:846, 2004.
[28] Chen S, Chueh L, Hsiao CK, et al: An epidemiologic study of tooth retention after nonsurgical endodontic treatment in a large population in Taiwan, *J Endod* 33:226, 2007.
[29] Pak JG, White SN: Pain prevalence and severity before, during, and after root canal treatment: a systematic review, *J Endod* 37:429, 2011.
[30] Watkins CA, Logan HL, Kirchner HL: Anticipated and experienced pain associated with endodontic therapy, *J Am Dent Assoc* 133:45, 2002.
[31] Lobb WK, Zakariasen KL, McGrath PJ: Endodontic treatment outcomes: do patients perceive problems? *J Am Dent Assoc* 127:597, 1996.
[32] Dugas NN, Lawrence HP, Teplitsky P, et al: Quality of life and satisfaction outcomes of endodontic treatment, *J Endod* 28:819, 2002.
[33] Kim SG, Solomon C: Cost-effectiveness of endodontic molar retreatment compared with fixed partial dentures and single-tooth implant alternatives, *J Endod* 37:321, 2011.
[34] Eriksen HM: Endodontology: epidemiologic considerations, *Endod Dent Traumatol* 7:189, 1991.
[35] Pak JG, Fayazi S, White SN: Prevalence of periapical radiolucency and root canal treatment: a systematic review of cross-sectional studies, *J Endod* 38:1170, 2012.
[36] Goodacre CJ, Bernal G, Rungcharassaeng K, et al: Clinical complications in fixed prosthodontics, *J Prosthet Dent* 90:31, 2003.
[37] Doyle SL, Hodges JS, Pesun IJ, et al: Retrospective cross sectional comparison of initial nonsurgical endodontic treatment and single-tooth implants, *J Endod* 32:822, 2006.
[38] Chugal NM, Clive JM, Spangberg LS: A prognostic model for assessment of the outcome of endodontic treatment: effect of biologic and diagnostic variables, *Oral Surg Oral Med Oral Pathol Oral Radiol Endod* 91:342, 2001.
[39] Sjögren U, Figdor D, Persson S, et al: Influence of infection at the time of root filling on the outcome of endodontic treatment of teeth with apical periodontitis, *Int Endod J* 30:297, 1997.
[40] Seltzer S, Bender IB, Turkenkopf S: Factors affecting successful repair after root canal therapy, *J Am Dent Assoc* 67:651, 1963.
[41] Bergenholtz G, Lekholm U, Milthon R, et al: Influence of apical overinstrumentation and overfilling on re-treated root canals, *J Endod* 5:310, 1979.
[42] Ørstavik D, Hörsted-Bindslev P: A comparison of endodontic treatment results at two dental schools, *Int Endod J* 26:348, 1993.
[43] De Moor RJ, Hommez GM, De Boever JG, et al: Periapical health related to the quality of root canal treatment in a Belgian population, *Int Endod J* 33:113, 2000.
[44] Chugal NM, Clive JM, Spangberg LS: Endodontic infection: some biologic and treatment factors associated with outcome, *Oral Surg Oral Med Oral Pathol Oral Radiol Endod* 96:81, 2003.
[45] Katebzadeh N, Sigurdsson A, Trope M: Radiographic evaluation of periapical healing after obturation of infected root canals: an in vivo study, *Int Endod J* 33:60, 2000.
[46] Katebzadeh N, Hupp J, Trope M: Histological periapical repair after obturation of infected root canals in dogs, *J Endod* 25:364, 1999.
[47] Weiger R, Rosendahl R, Lost C: Influence of calcium hydroxide intracanal dressings on the prognosis of teeth with endodontically induced periapical lesions, *Int Endod J* 33:219, 2000.
[48] Safavi KE, Dowden WE, Langeland K: Influence of delayed coronal permanent restoration on endodontic prognosis, *Endod Dental Traumatol* 1987:187, 1987.
[49] Ray HA, Trope M: Periapical status of endodontically treated teeth in relation to the technical quality of the root filling and the coronal restoration, *Int Endod J* 28:12, 1995.
[50] Chugal NM, Clive JM, Spangberg LS: Endodontic treatment outcome: effect of the permanent restoration, *Oral Surg Oral Med Oral Pathol Oral Radiol Endod* 104:576, 2007.
[51] Stabholz A: Success rate in endodontics, *Alpha Omegan* 83:20, 1990.
[52] Storms JL: Factors that influence the success of endodontic treatment, *J Can Dent Assoc (Tor)* 35:83, 1969.
[53] Fouad AF, Burleson J: The effect of diabetes mellitus on endodontic treatment outcome: data from an electronic patient record, *J Am Dent Assoc* 134:43, 2003.
[54] Wang C, Chueh L, Chen S, et al: Impact of diabetes mellitus, hypertension, and coronary artery disease on tooth extraction after nonsurgical endodontic treatment, *J Endod* 37:1, 2011.
[55] Kakehashi S, Stanley HR, Fitzgerald R: The effects of surgical exposures of dental pulps in germ free and conventional laboratory rats, *Oral Surg Oral Med Oral Pathol* 20:340, 1965.
[56] Grossman LI: Endodontic failures, *Dent Clin North Am* 16:59, 1972.
[57] Mandel E, Machtou P, Friedman S: Scanning electron microscope observation of canal cleanliness, *J Endod* 16:279, 1990.
[58] Dalton BC, Ørstavik D, Phillips C, et al: Bacterial reduction with nickel-titanium rotary instrumentation, *J Endod* 24:763, 1998.
[59] Bystrom A, Sundqvist G: Bacteriologic evaluation of the effect of 0.5 percent sodium hypochlorite in endodontic therapy, *Oral Surg Oral Med Oral Pathol* 55:307, 1983.
[60] Sjögren U, Figdor D, Spångberg L, et al: The antimicrobial effect of calcium hydroxide as a short-term intracanal dressing, *Int Endod J* 24:119, 1991.
[61] Trope M, Maltz DO, Tronstad L: Resistance to fracture of restored endodontically treated teeth, *Endod Dent Traumatol* 1:108, 1985.
[62] Salis SG, Hood JA, Stokes AN, et al: Patterns of indirect fracture in intact and restored human premolar teeth, *Endod Dent Traumatol* 3:10, 1987.
[63] Hartwell GR, England MC: Healing of furcation perforations in primate teeth after repair with decalcified freeze-dried bone: a longitudinal study, *J Endod* 19:357, 1993.
[64] Seltzer S, Sinai I, August D: Periodontal effects of root perforations before and during endodontic procedures, *J Dent Res* 49:332, 1970.
[65] Fors UG, Berg JO: Endodontic treatment of root canals obstructed by foreign objects, *Int Endod J* 19:2, 1986.
[66] Grossman LI: *Transactions: First International Conference on Endodontics*, Philadelphia, 1953, University of Pennsylvania Press.
[67] Wu MK, Wesselink PR, Walton RE: Apical terminus location of root canal treatment procedures, *Oral Surg Oral Med Oral Pathol Oral Radiol Endod* 89:99, 2000.
[68] Seltzer S, Soltanoff W, Sinai I, et al: Biologic aspects of endodontics. Part 3. Periapical tissue reactions to root canal instrumentation, *Oral Surg Oral Med Oral Pathol* 26:534, 1968.
[69] Seltzer S: *Endodontology*, ed 2, Philadelphia, 1988, Lea & Febiger.
[70] Morse DR, Wilcko JM, Pullon PA, et al: A comparative tissue toxicity evaluation of the liquid components of gutta-percha root canal sealers, *J Endod* 7:545, 1981.
[71] Seltzer S: Long-term radiographic and histological observations of endodontically treated teeth, *J Endod* 25:818, 1999.
[72] Pekruhn RB: The incidence of failure following single-visit endodontic therapy, *J Endod* 12:68, 1986.
[73] Wu MK, De Gee AJ, Wesselink PR, et al: Fluid transport and bacterial penetration along root canal fillings, *Int Endod J* 26:203, 1993.
[74] Smith CS, Setchell DJ, Harty FJ: Factors influencing the success of conventional root canal therapy: a five-year retrospective study, *Int Endod J* 26:321, 1993.
[75] Swanson K, Madison S: An evaluation of coronal microleakage in endodontically treated teeth. I. Time periods, *J Endod* 13:56, 1987.
[76] Magura ME, Kafrawy AH, Brown CE Jr, et al: Human saliva coronal microleakage in obturated root canals: an in vitro study, *J Endod* 17:324, 1991.
[77] Khayat A, Lee SJ, Torabinejad M: Human saliva penetration of coronally unsealed obturated root canals, *J Endod* 19:458, 1993.
[78] Alves J, Walton R, Drake D: Coronal leakage: endotoxin penetration from mixed bacterial communities through obturated, post-prepared root canals, *J Endod* 24:587, 1998.
[79] Paik S, Sechrist C, Torabinejad M: Levels of evidence for the outcome of endodontic retreatment, *J Endod* 30:745, 2004.
[80] Farzaneh M, Abitbol S, Friedman S: Treatment outcome in endodontics: the Toronto Study—phases I and II: orthograde retreatment, *J Endod* 30:627, 2004.
[81] Torabinejad M, Corr R, Handysides R, et al: Outcomes of nonsurgical retreatment and endodontic surgery: a systematic review, *J Endod* 35:930, 2009.
[82] Bergenholtz G, Lekholm U, Milthon R, et al: Retreatment of endodontic fillings, *Scand J Dent Res* 87:217, 1979.
[83] Mead C, Javidan-Nejad S, Mego M, et al: Levels of evidence for the outcome of endodontic surgery, *J Endod* 31:19, 2005.
[84] Rubinstein RA, Kim S: Long-term follow-up of cases considered healed one year after apical microsurgery, *J Endod* 28:378, 2002.
[85] Maddalone M, Gagliani M: Periapical endodontic surgery: a 3-year follow-up study, *Int Endod J* 36:193, 2003.
[86] Sechrist CM: The outcome of MTA as a root end filling material: a long term evaluation, Loma Linda, Calif, 2005, Loma Linda University.
[87] American Academy of Periodontics: *Characteristics and trends in private periodontal practice*, Chicago, 2004, The Academy.
[88] Brånemark PI, Zarb GA, Albrektsson T: *Tissue-integrated prostheses: osseointegration in clinical dentistry*, Chicago, 1985, Quintessence.
[89] Schroeder A, Sutter F, Buser D, et al: *Oral implantology*, ed 2, New York, 1996, Thieme.
[90] Schnitman PA, Shulman LB: Recommendations of the consensus development conference on dental implants, *J Am Dent Assoc* 98:373, 1979.
[91] Cranin AN, Silverbrand H, Sher J, et al: The requirements and clinical performance of dental implants. In Smith DC, Williams DF, editors: *Biocompatibility of dental materials,* vol 4, Boca Raton, Fla, 1982, CRC Press.
[92] McKinney R, Loth DL, Steflik DE: Conical standards for dental implants. In Clark JW, editor: *Clinical dentistry*, Harperstown, Md, 1984, Harper & Row.
[93] Albrektsson T, Zarb GA, Worthington P, et al: The long-term efficacy of currently used dental implants: a review and proposed criteria of success, *Int J Oral Maxillofac Implants* 1:11, 1986.
[94] Smith DE, Zarb GA: Criteria for success of osseointegrated endosseous implants, *J Prosthet Dent* 62:567, 1989.
[95] van Steenberghe D: Outcomes and their measurement in clinical trials of endosseous oral implants, *Ann Periodontol* 2:291, 1997.
[96] d'Hoedt B, Schulte W: A comparative study of results with various endosseous implant systems, *Int J Oral Maxillofac Implants* 4:95, 1989.
[97] Buser D, Weber HP, Brägger U, et al: Tissue integration of one-stage ITI implants: 3-year results of a longitudinal study with hollow-cylinder and hollow-screw implants, *Int J Oral Maxillofac Implants* 6:405, 1991.
[98] Spiekermann H, Jansen VK, Richter EJ: A 10-year follow-up study of IMZ and TPS implants in the edentulous mandible using bar-retained overdentures, *Int J Oral Maxillofac Implants* 10:231, 1995.
[99] Roos J, Sennerby L, Lekholm U, et al: A qualitative and quantitative method for evaluating implant success: a 5-year retrospective analysis of

the Bränemark implant, *Int J Oral Maxillofac Implants* 12:504, 1997.
[100] Morris HF, Ochi S: Influence of two different approaches to reporting implant survival outcomes for five different prosthodontic applications, *Ann Periodontol* 5:90, 2000.
[101] Andersson B, Taylor A, Lang BR, et al: Alumina ceramic implant abutments used for single-tooth replacement: a prospective 1- to 3-year multicenter study, *Int J Prosthodont* 14:432, 2001.
[102] Torabinejad M, Goodacre CJ: Endodontic or dental implant therapy: the factors affecting treatment planning, *J Am Dent Assoc* 137:973, 2006.
[103] White SN, Miklus VG, Potter KS, et al: Endodontics and implants: a catalog of therapeutic contrasts, *J Evid Based Dent Pract* 6:101, 2006.
[104] Zitzmann NU, Krastl G, Hecker H, et al: Strategic considerations in treatment planning: deciding when to treat, extract, or replace a questionable tooth, *J Prosthet Dent* 104:80, 2010.
[105] Brägger U, Aeschlimann S, Burgin W, et al: Biological and technical complications and failures with fixed partial dentures (FPD) on implants and teeth after four to five years of function, *Clin Oral Implants Res* 12:26, 2001.
[106] Scurria MS, Bader JD, Shugars DA: Meta-analysis of fixed partial denture survival: prostheses and abutments, *J Prosthet Dent* 79:459, 1998.
[107] Creugers NH, Kayser AF, van 't Hof MA: A meta-analysis of durability data on conventional fixed bridges, *Community Dent Oral Epidemiol* 22:448, 1994.
[108] Walton TR: An up to 15-year longitudinal study of 515 metal-ceramic FPDs. Part 1. Outcome, *Int J Prosthodont* 15:439, 2002.
[109] Curtis DA, Lacy A, Chu R, et al: Treatment planning in the 21st century: what's new? *J Calif Dent Assoc* 30:503, 2002.
[110] American Association of Endodontists: *An annotated glossary of terms used in endodontics*, ed 6, Chicago, 1998, The Association.
[111] Kingsbury BC Jr, Wiesenbaugh JM Jr: Intentional replantation of mandibular premolars and molars, *J Am Dent Assoc* 83:1053, 1971.
[112] Bender IB, Rossman LE: Intentional replantation of endodontically treated teeth, *Oral Surg Oral Med Oral Pathol* 76:623, 1993.
[113] Grossman LI: Intentional replantation of teeth, *J Am Dent Assoc* 72:1111, 1966.
[114] Apfel H: Autoplasty of enucleated prefunctional third molars, *J Oral Surg Anesth Hosp Dent Serv* 8:289, 1950.
[115] Miller HM: Transplantation; a case report, *J Am Dent Assoc* 40:237, 1950.
[116] Tsukiboshi M: Autogenous tooth transplantation: a reevaluation, *Int J Periodontics Restorative Dent* 13:120, 1993.
[117] Akiyama Y, Fukuda H, Hashimoto K: A clinical and radiographic study of 25 autotransplanted third molars, *J Oral Rehabil* 25:640, 1998.
[118] Andreasen JO: Third molar autotransplantation relation between successful healing and stage of root development at time of grafting. Paper presented at the annual meeting of the Scandinavian Association of Oral and Maxillofacial Surgeons, August 15-19, 1990, Nyborg, Denmark.
[119] Andreasen JO, Paulsen HU, Yu Z, et al: A long-term study of 370 autotransplanted premolars. II. Tooth survival and pulp healing subsequent to transplantation, *Eur J Orthod* 12:14, 1990.
[120] Vire DE: Failure of endodontically treated teeth: classification and evaluation, *J Endod* 17:338, 1991.
[121] Fuss Z, Lustig J, Tamse A: Prevalence of vertical root fractures in extracted endodontically treated teeth, *Int Endod J* 32:283, 1999.

CHAPTER 23

第23章 单个种植体

Single implant

章节大纲

单颗牙种植的历史	**美学区的单颗牙种植**
单颗牙种植的诊断和治疗计划	**非美学区的单颗牙种植**
牙齿拔除和位点预备	**种植体维护程序**

学习目标

阅读本章后，学生应该能够：

1. 叙述单个牙种植的历史。
2. 列举单个牙种植诊断和治疗计划的步骤。
3. 描述如何微创拔牙和预备种植位点。
4. 描述美学区的单个牙种植。
5. 解释单个牙种植不翻瓣外科操作的条件。
6. 描述单个牙种植不翻瓣外科操作的步骤。
7. 鉴别非美学区的单个牙种植。
8. 描述非美学区单个牙种植的骨组织和软组织要求。
9. 描述非美学区单个牙种植手术黏膜瓣的设计和创口关闭。
10. 描述单个牙种植体的术后维护原则。

单颗牙种植的历史

很早以前，人类就一直致力于努力保留牙齿（图23.1）以及在必要时用其他方式替代牙齿。自古以来，令人愉快的笑容具有重要的社会心理学作用。在中国、埃及和美国的考古学记载上有石头、金属、象牙和海贝壳种植体。但是，成功的很少。1685年，牙科学第一版现代教科书出版（《The Operator for the Teeth》），作者Charles Allen[1]曾建议用狗、狒狒和羊的牙齿用于人类牙缺失的种植。然而人们也意识到这种方式具有潜在的疾病传播可能性。

后来的一些学者如Pare[2]、Fauchard[3]和Hunter[4]等也分别描述了牙移植术，手术使用煮沸法进行消毒。自体牙移植在当今临床牙科中仍占有一席之位。1807年，学者Maggiolo[5]研制了一段式金种植体，放入新鲜拔牙窝内，使之在无负重的情况下被动愈合；但结果是持续的疼痛和炎症。20世纪初期，另一个学者Greenfield[6]曾介绍过网格贵金属篮状种植体，用于支持完整牙列和单个牙。在整个90年代，这种中空篮状设计持续地鼓舞着种植体的设计和使用。

20世纪30—60年代，学者开始使用新型金属合金制作的各种各样的骨膜下种植体（图23.2），被归类为“eposteal”种植体（置于骨上或骨内）。其他类型的种植体包括骨内叶状种植体（图23.3）、穿下颌骨或钉状种植体（图23.4）。这些种植体通常被直接用于支持多种修复体。这些种植体大部分是一体式，采用非埋植式植入骨内。其他各种类型的种植体如一段式骨内根形针状、螺纹状和圆柱状等设计也陆续被研制出来。在20世纪30年代，Strock[7]报道了一个15岁的病例研究，采用即刻植入方式修复单颗牙缺失，使用烤瓷冠代替钴铬钼合金冠。该病例研究还记录了咬合对种植体的影响，描述了种植体周围组织学变化。另一个学者Adam[8]则采用了两段式外科程序植入带有愈合帽的螺纹形种植体。

20世纪40年代后期，Formiggini[9]介绍了一种螺纹

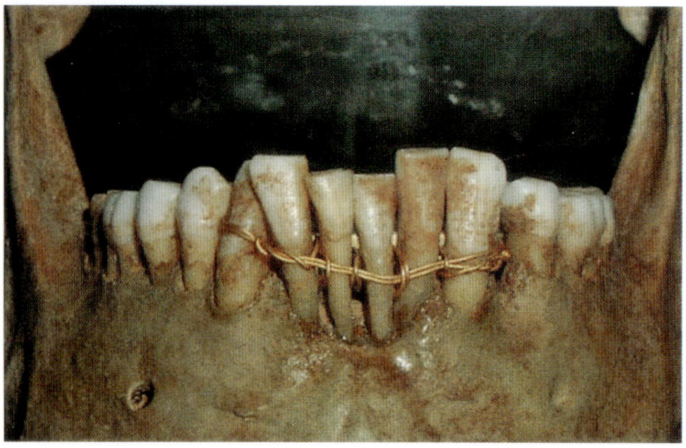

图23.1 黎巴嫩西顿古遗址发现的公元前500年下颌骨的正面观。患牙周病的前牙使用金丝固定在一起。（由黎巴嫩的美国大学考古学博物馆授权提供）

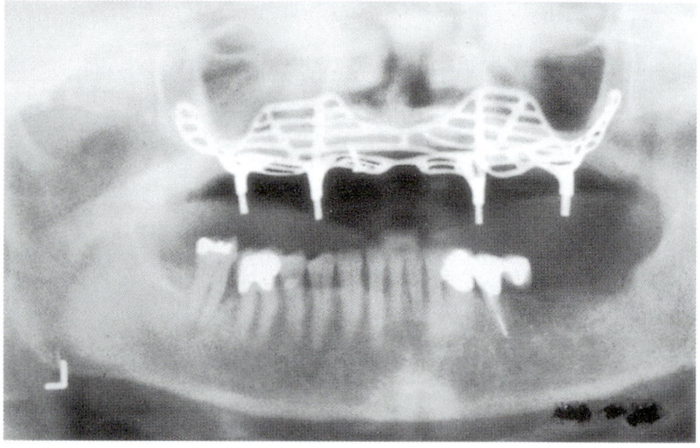

图23.2 一个上颌骨膜下种植体，有4个桩，将被用于支持和保持义齿。（由R. James授权提供）

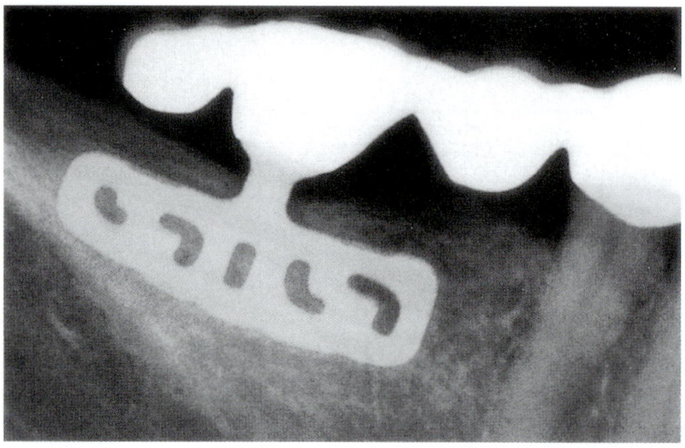

图23.3 根尖片显示支持下颌固定式局部义齿远中面的叶片状种植体。

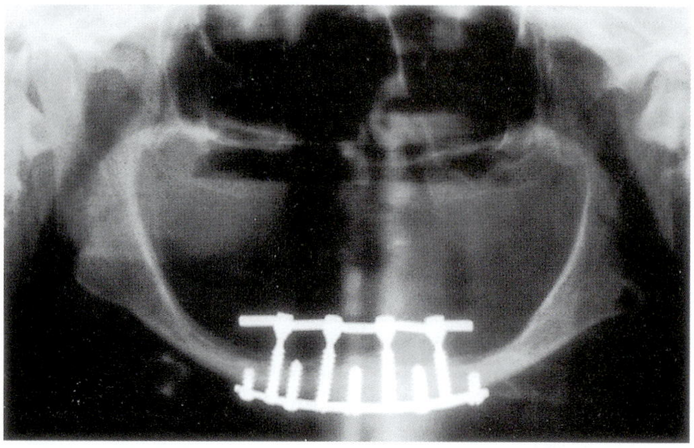

图23.4 曲面断层片显示一体式穿骨种植体，包括1个位于下颌骨下缘的金属板、5个置于下颌骨的桩和4个穿过下颌骨的桩。连接于4个桩的杆提供下颌种植覆盖义齿的支持和稳定。

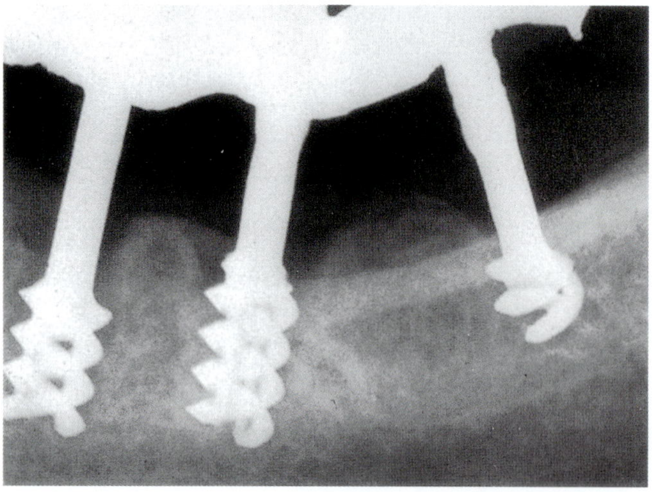

图23.5 Rafael Chercheve植入的种植体的X线片。（R. James授权提供）

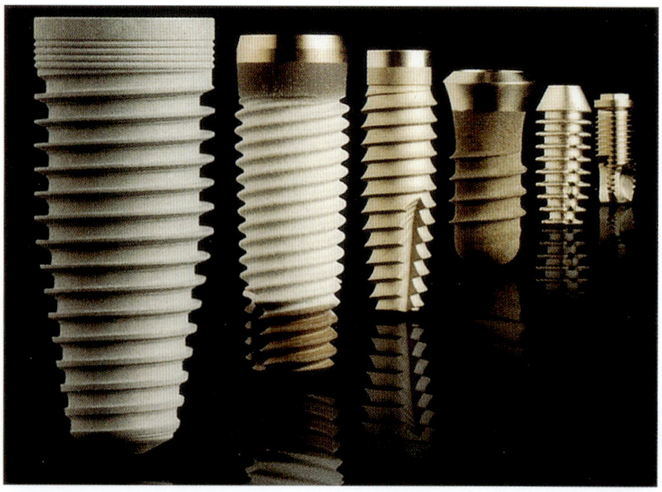

图23.6 图中排列了各类骨内根形种植体，以比较不同的设计、螺纹类型和表面形态。排在末尾的是最初的Brånemark表面16边形种植体。

螺钉式钽种植体。这一设计在60年代被Chercheve改良，增加了螺纹和种植体头部之间的距离（图23.5）[10]。这些骨内种植体与同一时期的其他种植体的设计开始变得近似，即实心、圆柱形、适度锥形的螺纹骨结合种植体（图23.6）。尽管1978年在哈佛牙学院召开的“牙种植体：收益/风险联合发展/技术讨论会”针对报道的种植体数据制定了新标准。然而Brånemark教授从60年代后期开始发表的一系列关于骨内锚固种植体的使用实验研究，却在1977年引领了种植体领域里程碑式的10年研究[11-12]。1982年Brånemark教授设计的两段式螺纹钛合金根形种植体（Nobelpharma，现在是Nobel Biocare）第一次在北美由George Zarb医生组织的多伦多种植大会中面世（图23.6）[13]。

40多年前，骨结合骨内种植体第一次被用于治疗无牙颌。关于种植体用于无牙颌前牙区，Brånemark教授最初设计的方案包括：一个唇颊侧黏膜瓣；两段式外科手术，紧接着3~6个月无负载愈合以便形成骨结合；最后是种植体支持的全牙弓修复体。1985年，Zarb、Jansson和Jemt等也调查了骨结合种植体在覆盖义齿、部分牙缺失、单颗牙种植区域的广泛使用[14]。这些开创性的研究促成了现今可预测和广泛使用的单个牙种植理论；然而，迅速发展的未经验证的新材料或新方法也许会在未来给这一领域带来新的挑战[15]。1988年美国国立卫生研究院举行的“牙种植联合发展大会”就针对牙种植领域增加了一些新的建议。

单颗牙种植的诊断和治疗计划

尽管牙科治疗领域已有诸多进展，临床上许多牙齿仍然在发生龋坏和/或牙周疾病，或者因为外伤而被拔除。患牙修复的传统治疗选择有根管治疗、牙周治疗、固定修复或可摘义齿修复。当患牙既可以治疗也可以修复时，医生和患者之间经常会沟通哪种方案更好，是通过根管治疗/牙周治疗保留患牙呢？还是拔除患牙用种植牙替代？

正确诊断患者的状况可以让牙医制订合理的能执行的治疗方案。临床所有的治疗方案必须有一个经过验证的科学基础以提供可以预期的成功结果。如果没有预见潜在的失败，任何短暂的成功都是有限的。首先必须系统地进行详细和准确的诊断，评估应该包括获得患者的主诉、全面的治疗前评估、详尽的放射学检查、必要的心理测试和彻底了解患者的牙科治疗史及健康史以便确定可能干扰种植治疗的任何状况。既往史应该包括心血管健康；糖尿病史、骨量减少或者骨质疏松症等任何病史；抗凝治疗史；吸烟史。还应该执行彻底的口腔检查，以确定可能影响最终种植修复整体成功的病变区域或牙齿错位。评估还应该包括龋齿、缺失牙和对侧牙的关系以及相关的颌间距离。也需要进行详细的放射学检查以获得种植体的正确植入位置。

诊断是非常重要的且必须基于仔细的系统检查和数据分析。一旦诊断确立，就能执行正确的治疗程序（图23.7）。患者的期望值和心愿常常会使治疗计划复杂化。理想的治疗计划是能够解决患者的诉求，有效迎合患者的期望值，符合生理条件并遵循循证科学依据，恢复或维持牙齿的功能和美观。

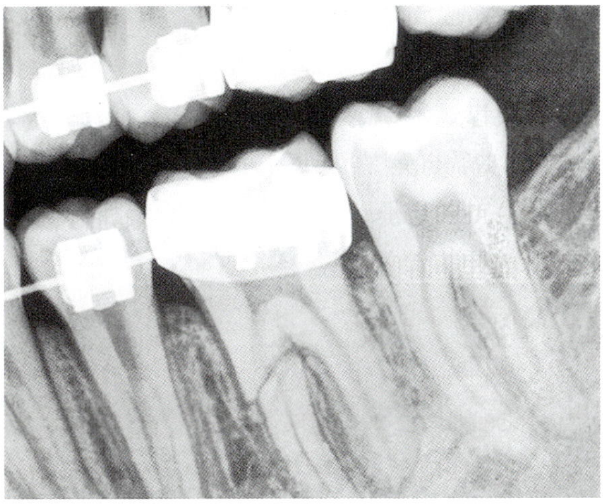

图23.7　根尖片显示左下第一磨牙（#19）被诊断为根折，建议拔除。

牙齿拔除和位点预备

种植牙是修复缺失牙的首选。对于替换脱落或缺失牙齿，种植修复是最可预期的治疗方法，据报道种植体的长期存活率是85%~100%[16]。当今的种植领域，种植体的骨结合并非治疗的唯一重要目标，种植体和周围软组织之间建立平衡也相当重要（图23.8），尤其是美学区。牙齿拔除后常常伴随不同程度的牙槽骨丧失和软组织改建，对修复软组织美观、理想的种植体植入和软组织处理带来挑战（图23.9）。牙齿丧失导致直接的牙槽骨、牙槽间隔和牙龈乳头丧失或折断，还可能导致牙龈退缩，形成邻间“黑三角”（图23.10），或修复体偏大。已有报道拔牙后会出现牙槽骨和软组织的形态改变。牙齿缺失后牙槽骨宽度平均减少2mm。也有报道拔牙窝内没有完全的骨填充，牙槽骨高度减少[17-19]。如果这种状况没有修正，这些缺失将会影响种植体植入

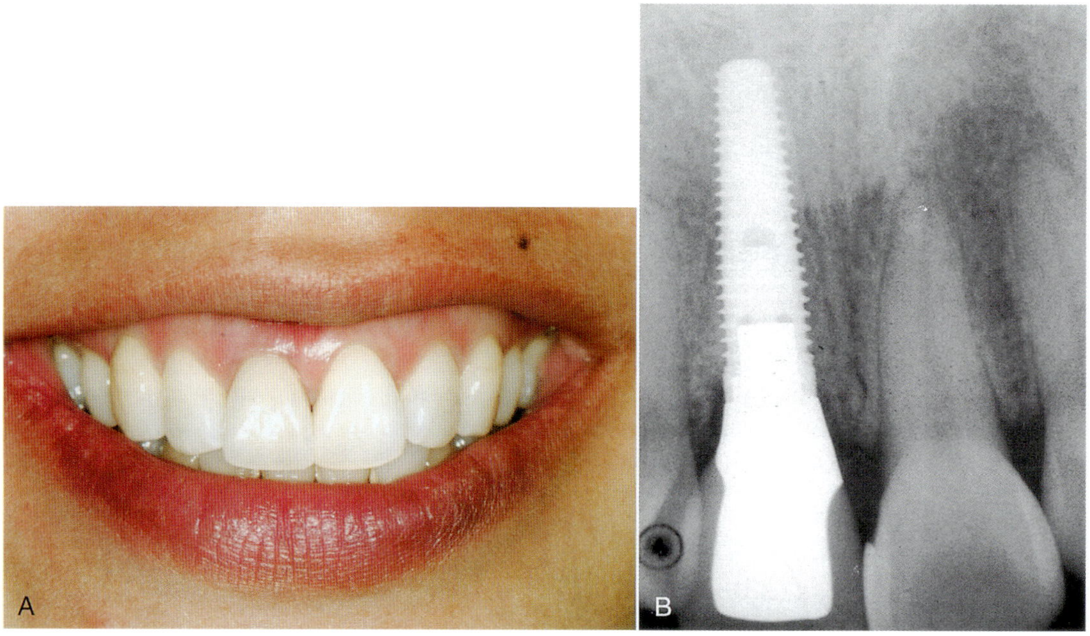

图23.8 A. 种植体修复位点#8显示邻近软组织的平衡和和谐。B. 种植体位点#8的根尖片显示极好的骨条件。（引自Torabinejad M, Sabeti MA, Goodacre CJ: *Principles and practice of single implant and restoration*, St Louis, 2014, Saunders）

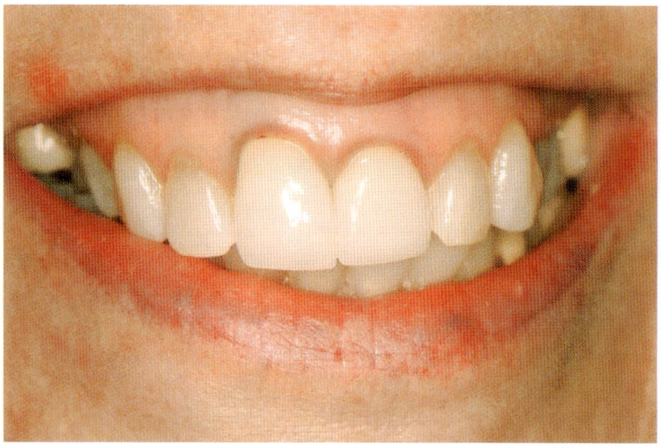

图23.9 种植体修复位点#8周围边缘萎缩。（引自Torabinejad M, Sabeti MA, Goodacre CJ: *Principles and practice of single implant and restoration*, St Louis, 2014, Saunders）

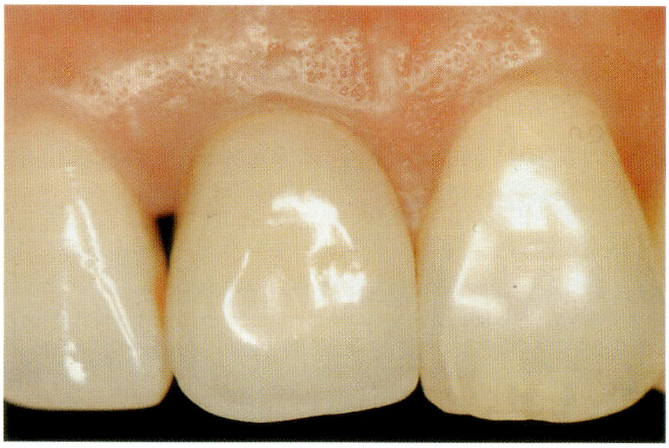

图23.10 种植体#8位点远中邻间乳头丧失。（引自Torabinejad M, Sabeti MA, Goodacre CJ: *Principles and practice of single implant and restoration*, St Louis, 2014, Saunders）

的理想位置。幸运的是，现代技术能通过放置屏障膜成功地克服这一不足。

微创拔牙

微创拔除牙齿时，应使用牙周膜刀，而不是传统的牙挺，牙挺容易造成软硬组织损伤。在美学区拔除牙齿使用牙周膜刀可以避免过度损伤邻间乳头和边缘牙龈。牙周膜刀有一个薄的扁平叶片，通过切断牙龈和牙周膜附着，使牙齿从牙龈沟松解从而容易被拔除。牙周膜刀应该用持续向根尖的压力插入牙根表面的牙周膜韧带，这一压力应该持续直到牙周膜刀插入到龈沟内足够深度使牙齿松动（图23.11）。可以使用或不用外科锤子。牙周膜刀常被用于牙齿的邻面和腭侧，避免损伤颊侧板，从而维持颊侧壁和龈缘的完整性。

单颗牙种植

种植体植入前的临床检查中，牙科医生也许会遇到水平的、垂直的和牙槽骨间的骨缺损（图23.12）。这些缺损非常常见，且对治疗方法的选择相当重要。对患者骨质条件正确进行诊断，牙科医生才能设计合适的治疗计划，并能可预见性地执

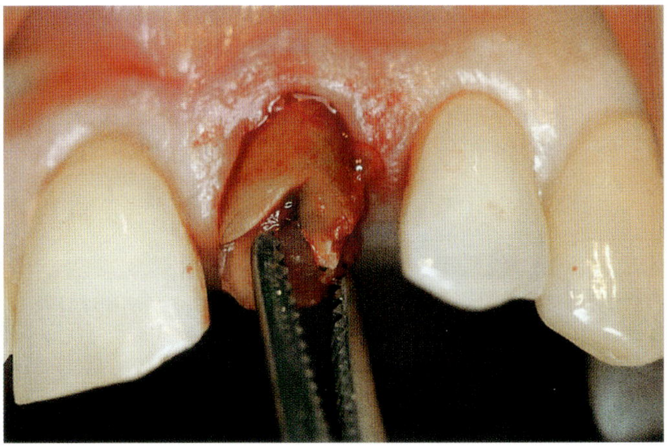

图23.11 骨膜穿透入牙周韧带（PDL）空间引起牙齿动度。（引自Torabinejad M, Sabeti MA, Goodacre CJ: *Principles and practice of single implant and restoration*, St Louis, 2014, Saunders）

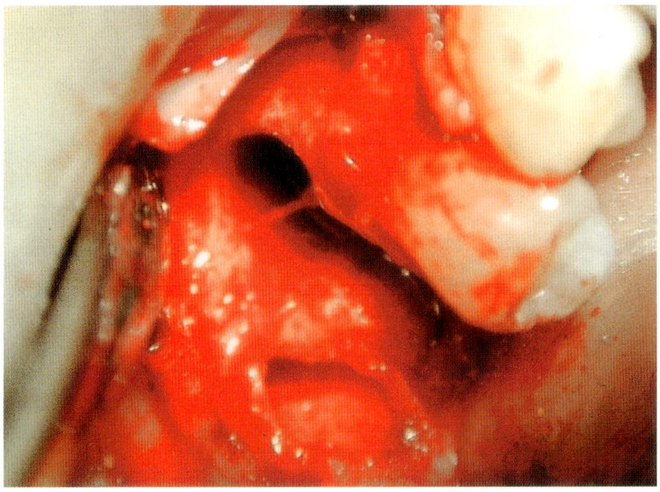

图23.12 牙槽骨嵴术前照片显示可供种植体植入的硬组织和软组织不足。（引自Torabinejad M, Sabeti MA, Goodacre CJ: *Principles and practice of single implant and restoration*, St Louis, 2014, Saunders）

行。医生可选择进行引导性骨组织再生术（GBR）同期植入种植体或分期植入。

单个种植体能替代全牙弓的任一牙齿。依据单个种植体植入的设计，口腔内不同的区域被分为美学区（如上颌切牙、侧切牙、尖牙以及第一前磨牙）和非美学区（如上颌后牙、下颌后牙和下颌前牙）。本文将对每个区的特点分别进行解释。

美学区的单颗牙种植

如前所述，口腔内的美学区由上颌中切牙、侧切牙、尖牙和第一前磨牙所组成。这些区域因为对患者的美观作用而显得尤为重要。关于这个问题大量研究者从外科和修复观点已发表大量文章。这些区域的种植外科操作以及骨和软组织考量的原则与口腔内其他区域不同。

对需行种植外科的区域进行必要分析后，主要是骨和软组织条件，患者的种植外科准备工作就完成了。正如之前所描述的，美学区由上颌中切牙，侧切牙、尖牙和第一前磨牙所组成。其余的下颌和上颌区域并没有包括在美学区内。在进行种植外科之前，外科医生必须考虑3个重要的问题：

1. 是否采用即刻种植外科手术？
2. 如果牙齿已被拔除，已经拔除多长时间了？
3. 该区域是否存在骨缺损？如果有，缺损是垂直的还是水平的，或者两者兼而有之？

不翻瓣即刻种植

如果牙齿因牙髓病或者根折等问题而考虑被拔除，如果符合以下临床特点，可以进行不翻瓣即刻种植手术：

- 单牙根牙齿
- 全身情况健康
- 不吸烟患者
- 低笑线
- 厚龈生物型
- 完整的厚的颊侧骨
- 没有急性感染
- 邻牙垂直骨高度正常

外科技术

首先使用牙周膜刀微创拔除牙齿，检查颊侧骨壁确定是完整的。然后在拔牙窝腭侧壁行骨凿骨挤压，预备种植位点。在后续使用扩孔钻的过程中，小心操作确保种植体沿正确的三维方向植入。美学区正确的种植位点有以下特征：

- 种植体平台位于两邻牙釉牙骨质界（CEJ）根方3~4mm（图23.13）
- 种植体平台位于两邻牙外形高点连线腭侧1~2mm（图23.14）
- 种植体平台位于骨内，距邻牙1.5mm（图23.15）

种植体被正确植入后，种植体和颊侧骨壁之间的空隙应该用自体骨[20]或其他骨填充材料充填以支持

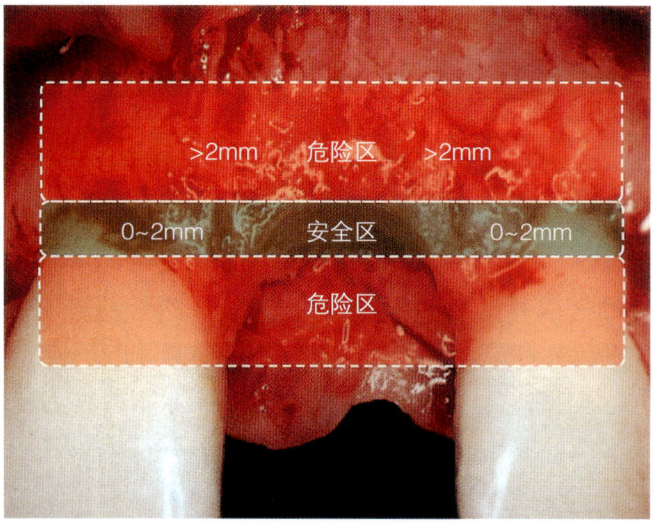

图23.13 垂直向安全区和危险区的略图。（引自Torabinejad M, Sabeti MA, Goodacre CJ: *Principles and practice of single implant and restoration*, St Louis, 2014, Saunders）

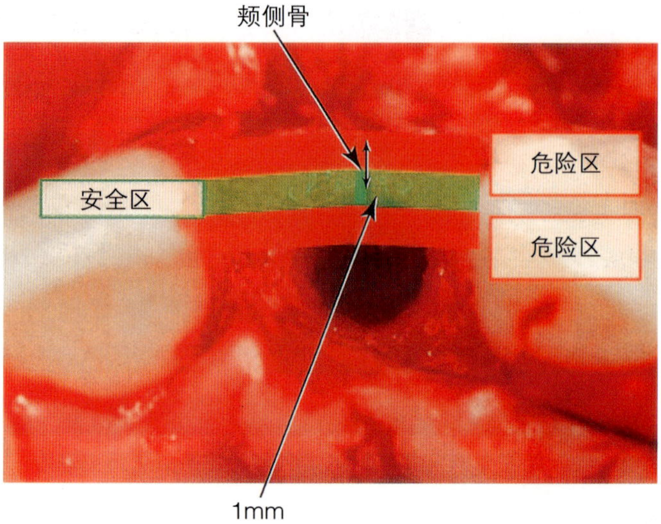

图23.14 水平向安全区的略图。安全区是种植体平台水平向定位的正确区域；危险区是种植体平台定位的不正确区域。

颊侧骨板。

这使颊侧骨二次吸收减到最小。这时，如果植入转矩值大于35N·m，种植体植入后可以制作临时修复体以支持和保护该区域的软组织位置。否则，种植体应潜入式植入，并进行二期手术，在合适的时候制作修复体（图23.16）。

如果条件不足以进行不翻瓣手术，就要进行翻瓣外科程序。可以在黏骨膜瓣翻开后进行牙齿的微创拔除。然后通过肉眼观察在正确的三维位置植入种植体。如果颊侧骨需要通过GBR技术进行重建和加强，应适当注意所有相关的外科原则进行必要的程序。种植体潜入式愈合组需要3～4个月，以便更好地保护移植物，随后进行二期手术，制作修复体（图23.17）。

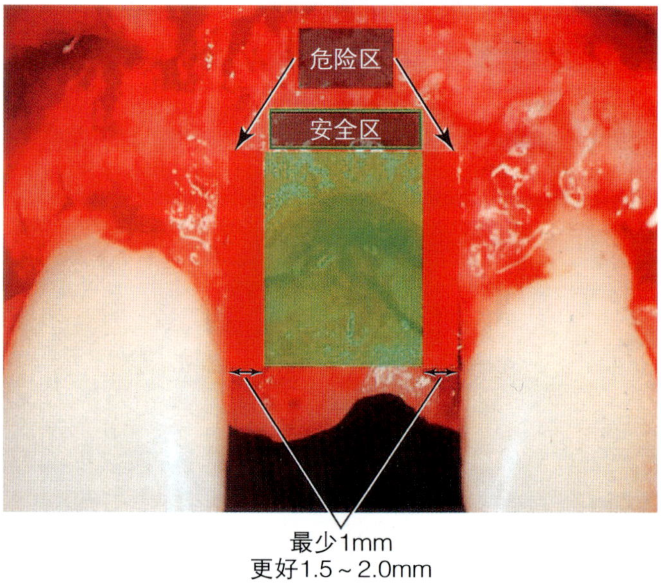

图23.15 近远中向安全区的略图。安全区是近远中向种植体平台定位的正确区域；危险区是种植体平台定位的不正确区域。（引自Torabinejad M, Sabeti MA, Goodacre CJ: *Principles and practice of single implant and restoration*, St Louis, 2014, Saunders）

非美学区的单颗牙种植

口腔非美学区由上、下两牙弓美学区剩下区域组成，被分为上颌后牙、下颌后牙和下颌前牙。每一区域都有特定的特征和解剖学特点，在种植外科程序中应考虑到。例如，上颌后牙区的上颌窦和下颌后牙区的下牙槽神经是非美学区两个重要的解剖结构。如果它们在种植外科中被忽视了，也许会造成患者不可弥补的术后损伤。而且，下颌切牙之间的空间太小，损伤邻牙的可能性也是单颗牙种植中重要的考量。在以下部分，这些问题将被进一步讨论，每一区的外科技术将被分别解释。

骨的考虑

牙齿拔除后骨吸收的整个过程已经非常清楚。牙齿拔除后第一年骨吸收的量是最大的[21]。当骨量减少，颌骨的不同区域骨的质量不一致，存在复杂的骨的状况。骨的质量和数量，这两个重要因素对决定种植体的定位和植入位置起了关键作用。

1985年，Zarb和Lekholm对颌骨质量和数量建立了分类系统。他们将骨质量分为Ⅰ～Ⅳ型，骨数量分为A～E型（图23.18）。从质量的观点，Ⅱ型和Ⅲ型骨最适合种植体植入。Ⅰ型和Ⅳ型骨也许在骨结合和再

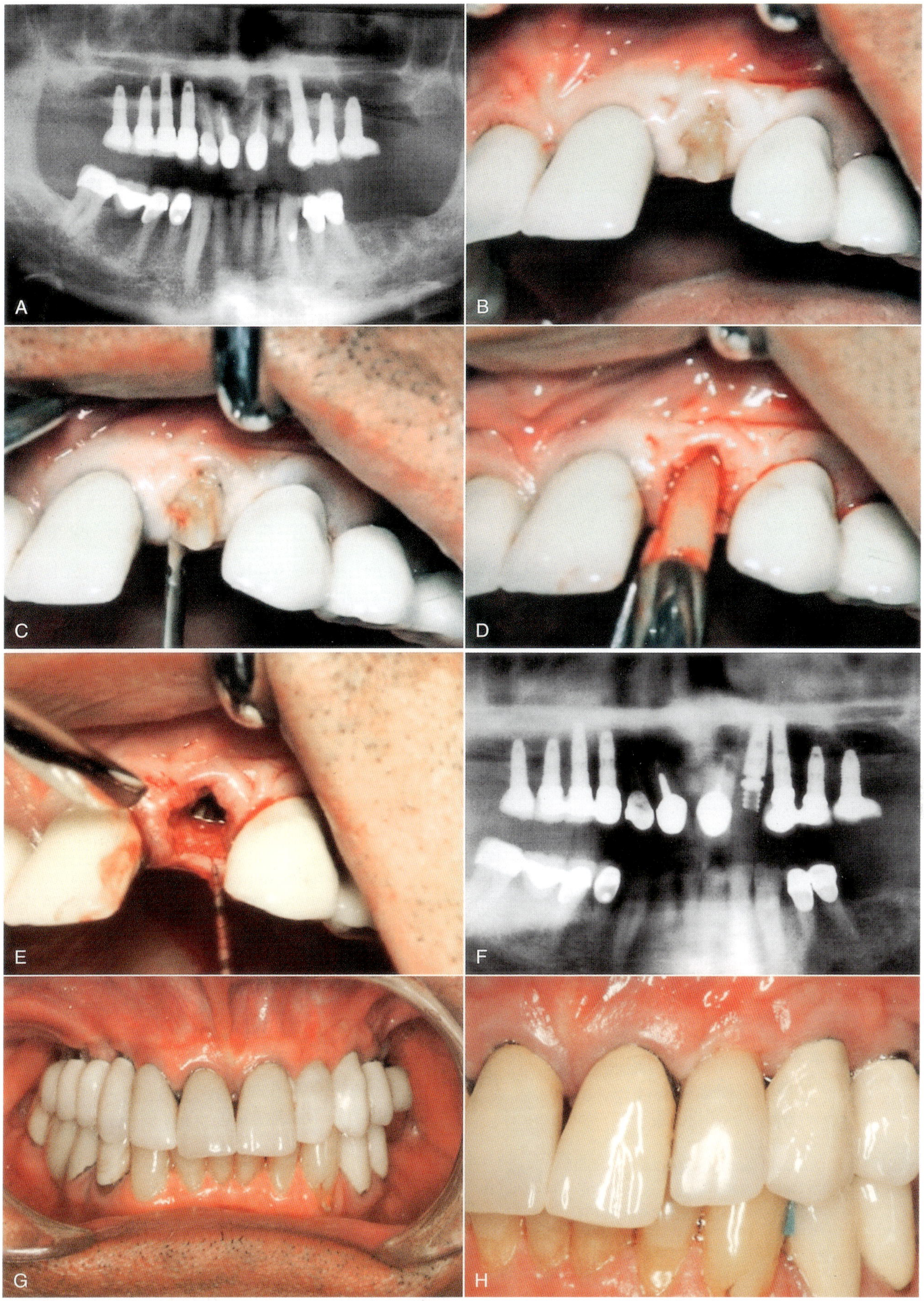

图23.16　A. 上颌左上侧切牙的放射影像。B. 和A一样的牙齿的临床照片。C～E. 牙齿使用牙周膜刀进行外伤拔除。F. 三维正确位置植入种植体的放射影像。G和H. 即刻临时修复体。（引自Torabinejad M, Sabeti MA, Goodacre CJ: *Principles and practice of single implant and restoration*, St Louis, 2014, Saunders）

生过程产生问题。从数量的观点，A型和B型骨最理想；但是，骨吸收增加是较多出现的问题。

首先，需要通过合适的颌骨区域放射线检测评估骨高度。曲面断层片最常用于评估骨高度。骨高度的测量是从缺失牙槽嵴的顶点到解剖标志。上颌窦和下颌神经管限制了骨高度。一般而言，随着种植体长度的增加会改善种植体的预后。但是，目前并不推荐使用长度超过13～14mm的种植体。种植体短于8mm则属于短种植体；短种植体的预后不如长种植体理想。

因此，如果骨高度在8～14mm且不影响解剖结构，这种条件对于种植体植入是比较理想的。应该注意到种植体根部和下牙槽神经管顶之间最少应有2mm的距离。但是，如果上颌窦的黏膜没有破，即使种植体根部接触到上颌窦底或窦底小穿孔，也不会引起问题。

另一个重要因素是骨宽度，这个决定了种植体的寿命。直径4mm的种植体需要至少6mm的骨宽度；7mm骨宽度，远期预后更好。如果使用5mm的宽种植体，需要7～8mm的骨宽度。如果种植体颊侧剩余骨小于1mm，该区域需要用GBR技术进行加固。上颌骨前部更重要，因为该区域薄的颊侧骨板容易发生骨吸收，随之的牙龈退缩和种植体金属边缘暴露等都会影响患者美观。为了防止这些问题的发生，上颌骨前牙区单颗牙种植的所有外科程序都应该进行骨增量。

软组织考虑

跟骨组织一样，软组织是种植体长期维持和成功的一个重要决定因素，种植体周围的角化软组织在种植体寿命和预防种植体周围炎中起到重要作用。相当多的研究已经讨论了这一问题。虽然有一些研究显示没有角化牙龈的情况下，种植体仍可持久，没有发生问题。大部分研究仍然强调附着的角化牙龈是有利的，且实际上对种植体是必要的[22]。因此，为了防止以后可能出现的问题，富有逻辑的方式是对种植体植入提供一个有足够角化牙龈的环境。这一环境可以在种植体植入过程中或植入之后

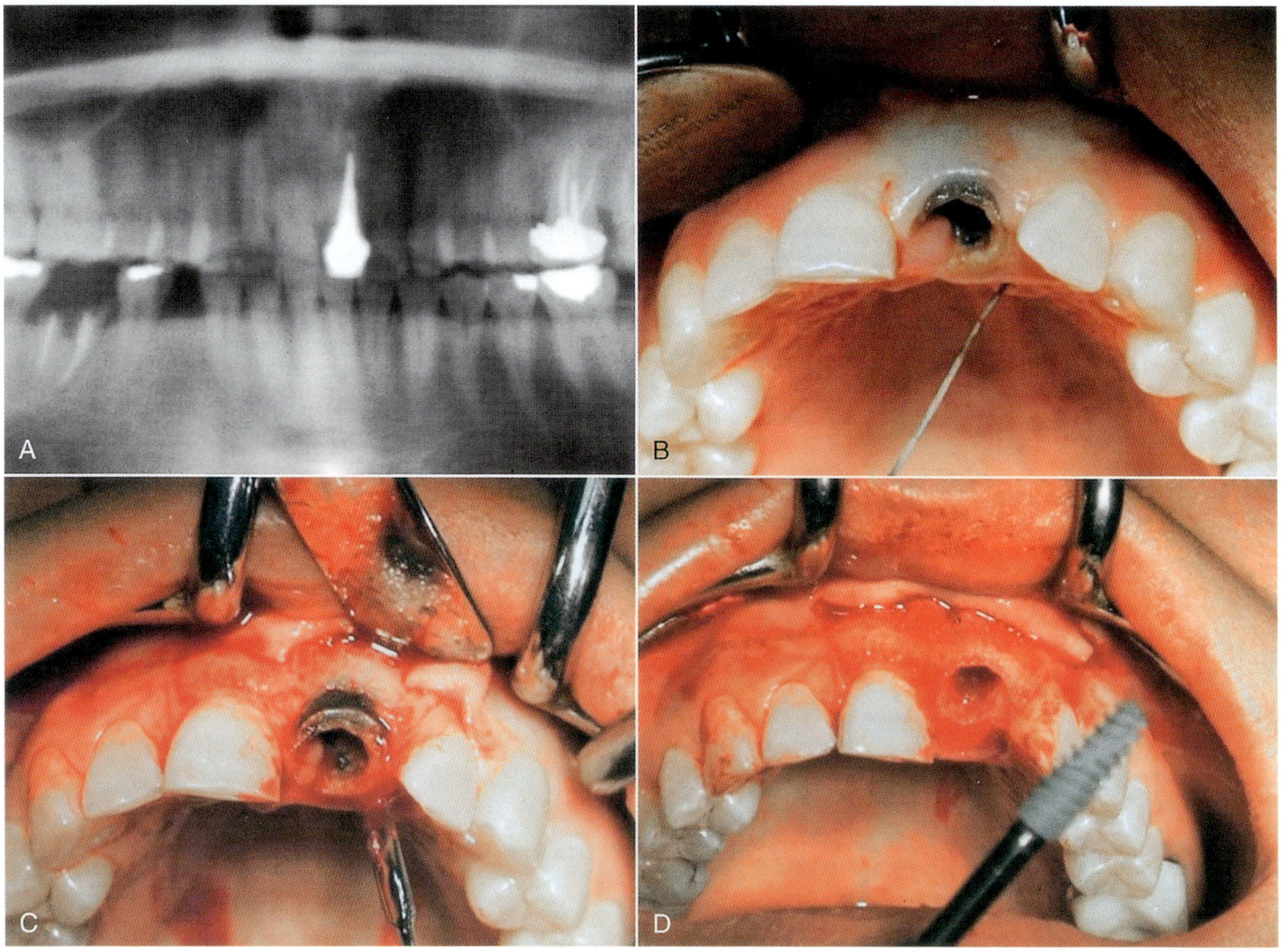

 图23.17 A. 上颌左上切牙的放射学影像。B. 和A一样的牙齿的临床照片。C. 翻开黏膜瓣后。D. 拔牙和位点预备。

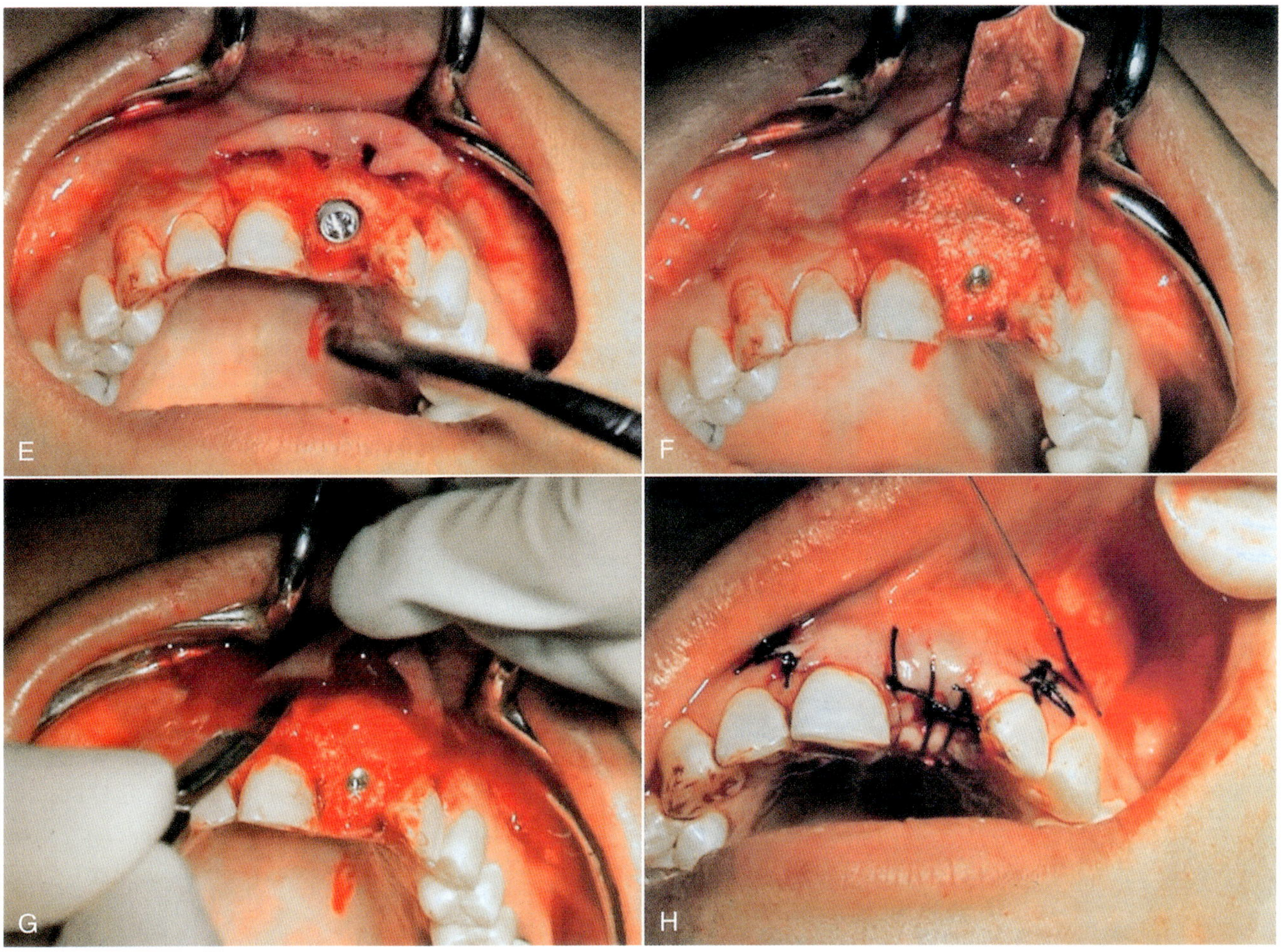

图23.17（续） E. 种植体在三维正确位置植入。F和G. 使用骨粉和胶原膜进行引导骨再生（GBR）技术。H. 缝合和种植体潜入式愈合。（引自Torabinejad M, Sabeti MA, Goodacre CJ: *Principles and practice of single implant and restoration*, St Louis, 2014, Saunders）

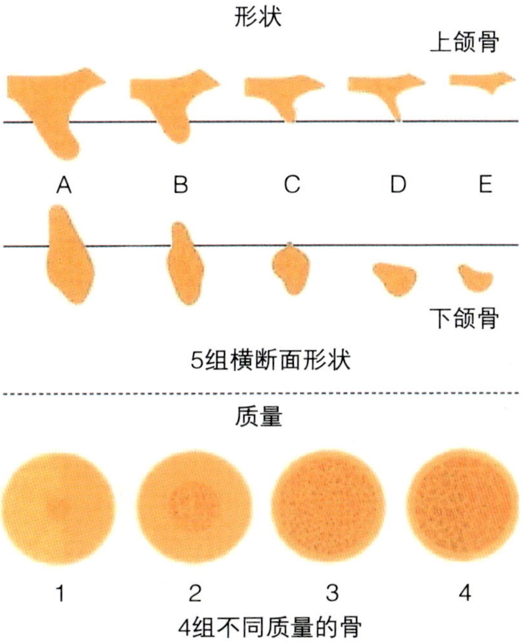

图23.18 骨质量的4型。（引自Lekholm U, Zarb GA: Patient selection and preparation. In Brånemark PI, Zarb GA, Albrektsson T, editors: *Tissue integrated prostheses: osseointegration in clinical dentistry*, Chicago, 1985, Quintessence）

提供。种植体周围有足够的角化牙龈会带来诸多优点（表23.1）。在制订种植体植入计划中，附着的角化牙龈的存在是非常重要的，应该被考虑到。如果没有角化牙龈，在种植体植入过程中或之后应该重建角化牙龈。经验显示种植体周围附着角化牙龈至少2mm是足够的，如果超过2mm以上，种植体的预后随着角化龈宽度的增加进一步改善。但是，一些作者认为角化牙龈的需求是具有患者特定性的[23]。

因此，在治疗计划制订中，需要测定附着的角化牙龈的量。如果角化牙龈不够，可以采取相应的治疗措施。如果角化牙龈不够，应该制订计划以便使角化牙龈位于种植体周围合适的位置。通常用于提供种植体周围附着角化牙龈的技术是根向复位瓣、游离龈移植、游离结缔组织移植。

种植位点的引导骨组织再生

如果在种植体治疗开始时没有足够的骨宽度或高度，种植体植入同期常常需要进行骨增量。这一程序包括拔牙后即刻种植拔牙窝内多余空间的移植或者种植体植入中遇到的水平或垂直骨缺损需要的更大范围的移植。使用GBR的原则，各种各样的方法都可用于修复骨缺损。对于成功的骨增量，三维空间必须维持足够长的时间以便发生骨再生过程和最终的基质矿化。可以用非刚性的或刚性的网或膜和骨替代材料创造这一空间。当牙齿被拔除，种植体即刻植入拔牙窝，种植体周围和周围骨之间常常存在空隙。骨增量用于建立颊侧骨足够的厚度以阻止未来损失，有利于种植体美观[24]。骨增量可以通过在种植体植入之前在拔牙创内放置移植材料或者在颊侧骨板表面放置骨移植材料来完成（图23.19）。作为可选方法，移植材料也可以在植入后放入，但是这样做的缺点是在缺损根方器械难以到达，放置移植材料变得更加困难。

一旦种植体和移植材料已经放在理想位置，可以用可吸收或不可吸收膜材料来固定骨移植材料并防止成纤维细胞的迁移。如果期望进行附着龈增量，自体或异体结缔组织移植都是理想的。软组织移植不仅提供了足够空间利于移植材料的固定，也有利于周围软组织的再生。这些材料也能提供其他优点，如创口无须一期缝合，这样瓣拉拢时需要比较少的组织减张（图23.20）。如果无须一期缝合，不需要软组织增量，也许要用不可吸收聚四氟乙烯（PTFE或特氟龙）膜（图23.21）。这一材料在愈合中也许会暴露，但却可以提供微弱的软组织增量[25]。

如果种植体植入时有足够的附着龈，可以在种

表23.1 种植体周围角化牙龈的优点

1. 角化牙龈使种植体周围脊骨更稳定
2. 患者更容易控制菌斑
3. 牙龈退缩的可能性和美学标准的危害减少
4. 操作者容易进行观察
5. 随着牙龈厚度增加，金属表面不太可能暴露

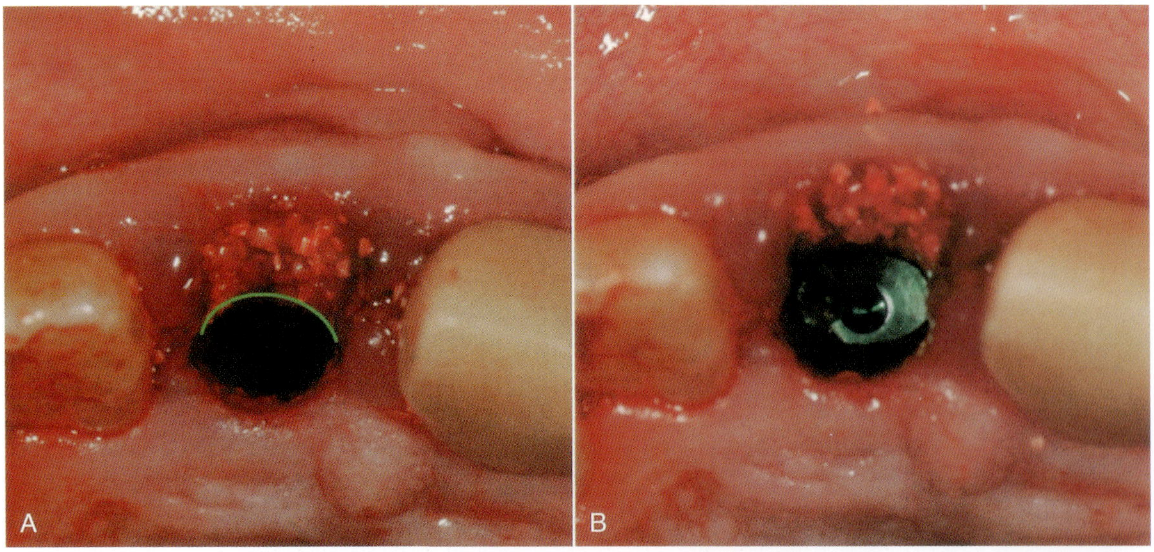

图23.19 A. 种植体插入之前在新鲜拔牙位点直接放置骨粉移植颗粒。B. 放置骨粉后插入种植体。（引自Torabinejad M, Sabeti MA, Goodacre CJ: *Principles and practice of single implant and restoration*, St Louis, 2014, Saunders）

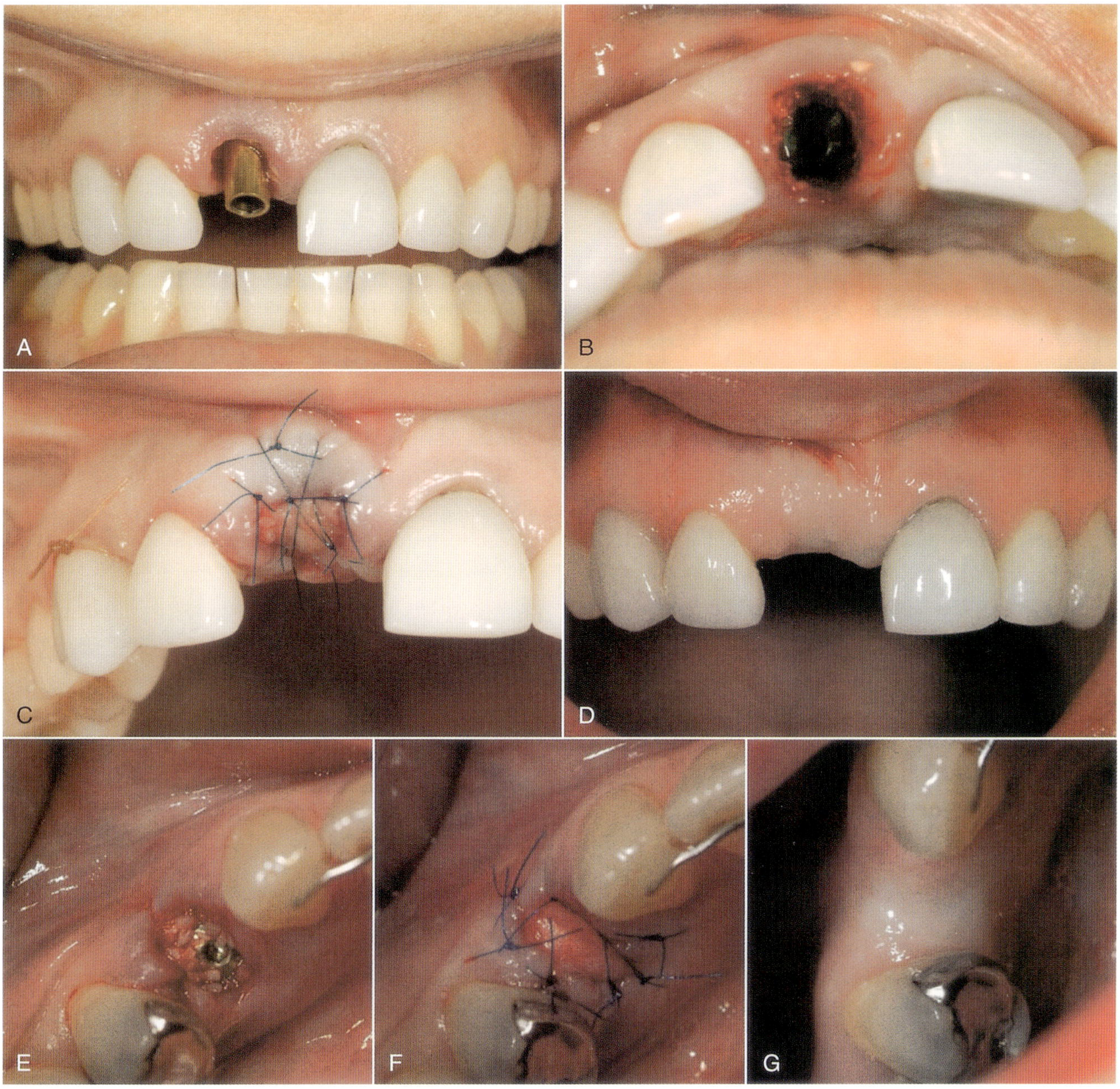

图23.20 A. 新鲜拔牙位点即刻植入种植体。B. 种植体颊侧进行骨粉颗粒移植。C. 自体结缔组织移植覆盖于外科位点，增加软组织轮廓。D. 术后结果，显示充足的软组织。E. 新鲜拔牙位点即刻植入种植体，颊侧骨粉移植。F. 无细胞真皮基质移植覆盖于外科区域，增加软组织轮廓。G. 术后结果，显示充足的软组织。（引自Torabinejad M, Sabeti MA, Goodacre CJ: *Principles and practice of single implant and restoration*, St Louis, 2014, Saunders）

植位点进行一期缝合，缝合之前也许需要使用可吸收胶原膜材料。种植体初期植入时常常伴随周围骨量不足，这种情况下，可以同时进行水平向和垂直向骨增量，使种植体在合适的位点有足够的初期稳定性。为了抵消来自覆盖的黏膜瓣和组织的压力，在移植材料稳定之前，必须使用刚性材料以提供三维空间支持。

传统上，GBR中用于空间维持的刚性网状材料主要是钛合金。这种材料的优点是提供了足够的生物相容性，易于外形修整，有利于维持术区的稳定性以及合理压力下维持硬度（图23.22）。尽管钛网有可接受的移植容纳能力和稳定性，但仍需要二次手术取出钛网。而钛网的去除是一个较费时的过程，因为软组织会长入网格内，增加取出难度。

最近，新型刚性可吸收膜材料被用于GBR，免除了再次手术取出。用热塑性材料D-/L-乳酸聚合物材料做成的可吸收膜已经成功用于GBR的三维空间维持，用于放置骨粉材料。这种膜的固定不采用需后期去除的固定螺丝/钉，而是用同样的聚合物制作的可吸收性针来固定，通过水解作用最终吸收（图

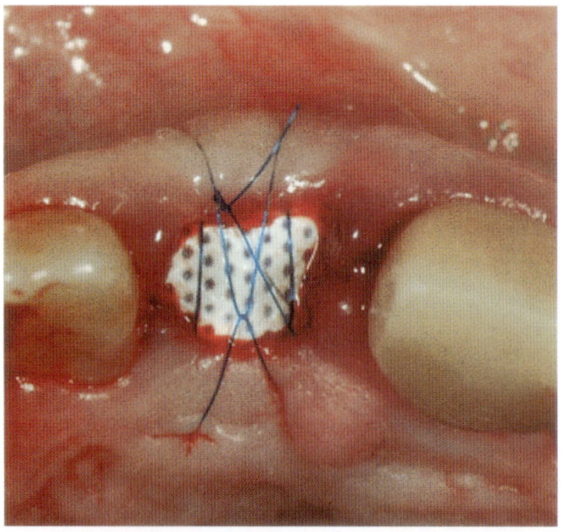

图23.21 当不需要软组织增量时可使用不可吸收聚四氟乙烯（PTFE或特氟龙）膜覆盖于外科位点。（引自Torabinejad M, Sabeti MA, Goodacre CJ: *Principles and practice of single implant and restoration*, St Louis, 2014, Saunders）

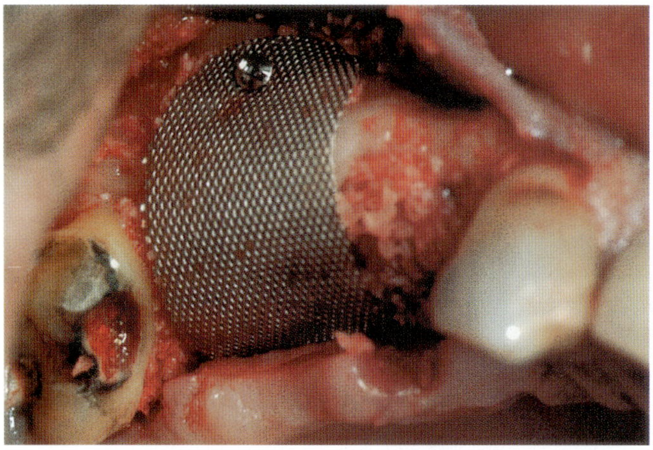

图23.22 钛网用于三维硬组织增量。（引自Torabinejad M, Sabeti MA, Goodacre CJ: *Principles and practice of single implant and restoration*, St Louis, 2014, Saunders）

23.23）。这种可吸收系统采用超声振动手机摩擦产热使聚合物固定于骨上。一旦针固定，使用同样的声波原理将聚合物膜焊接于针头。研究显示当两个硬表面接触时，这一摩擦产热能使温度在短期内最低限度地提升[26]。

刚性可吸收膜的引进使得在各种情况下种植位点的骨组织增量具有可预测性，无须再次进入种植位点去除固位螺丝、针或网。尽管这些材料提供了避免二次手术取出的机会，正如任何再生技术，必须有足够的位点入径才能无压力地放置移植材料。黏膜瓣的处理（减张）很重要，不仅创造了无压力进入种植位点的入口，也确保了手术完成后创口的关闭。

黏膜瓣设计

种植体的外科植入需要进行一个从口腔软组织到下方牙槽骨的黏膜瓣切口，正确的切口设计不仅在手术时很重要，也使术后发生黏膜瓣裂开或退缩相关的并发症减到最小。作为代表性的正中嵴或稍偏腭侧的切口适合于骨凿预备。但是，在做切口之前，应该确定附着龈的质量和数量。当切口位于附着龈，具有一定组织厚度的附着龈有助于在初次翻瓣中减少边缘创伤。这种具有一定厚度的附着龈也有利于在缝合过程中减少缝合中牙龈撕裂的发生率（图23.24和图23.25）。

最初的切口应该从牙龈和骨膜的全厚伸展向下方的骨嵴。这样在术区有一个干净的黏骨膜瓣。如果不能仔细切开两层会导致翻瓣变得困难，使瓣边缘撕裂和创伤的发生率增加。这种损伤最后的结果是手术结束时创口关闭变得异常复杂，因为关键区域的血供也许会减少，这样会导致术后组织稳定性较差。如果需要乳头处翻瓣，乳头应该均匀切开以维持翻瓣时尽可能同样多的厚度。通过维持翻瓣时乳头的完整性，减少损伤和提高术后活力（图23.21和图23.24）。

一旦初期全厚瓣已完成，术者可以选择切开骨膜，这样形成一个更活动的骨膜上瓣[27]。如果颊侧需要进行骨组织增量，骨膜松弛必须更朝根方进行以便到达颊侧骨增量位点。如果不需要骨组织增量或者需要进行骨劈开，骨膜松弛应该稍朝冠方进行，以便维持皮质骨的骨膜血供，减少术后骨组织改建（吸收）。为了遵循传统手术原则，应设计基础深厚的瓣以便使翻开的软组织血供损伤最小。应该使用微创器械通过建立减小的切口和最小的翻瓣以获得最小进路。这样，可以减少或无须垂直切口，而这和术后裂开的风险有关。

创口关闭

一旦外科程序完成，无张力创口关闭对成功来说是必要的。因为骨膜提供有限的动度，正确的创口关闭常常需要进行骨膜松解。松解后，可以更容易进行组织复位。复位后，软组织应该仔细地还原在理想的位置，进行无创缝合。对这些程序来说，需要短期复诊的，使用可吸收的或缓慢吸收的材料

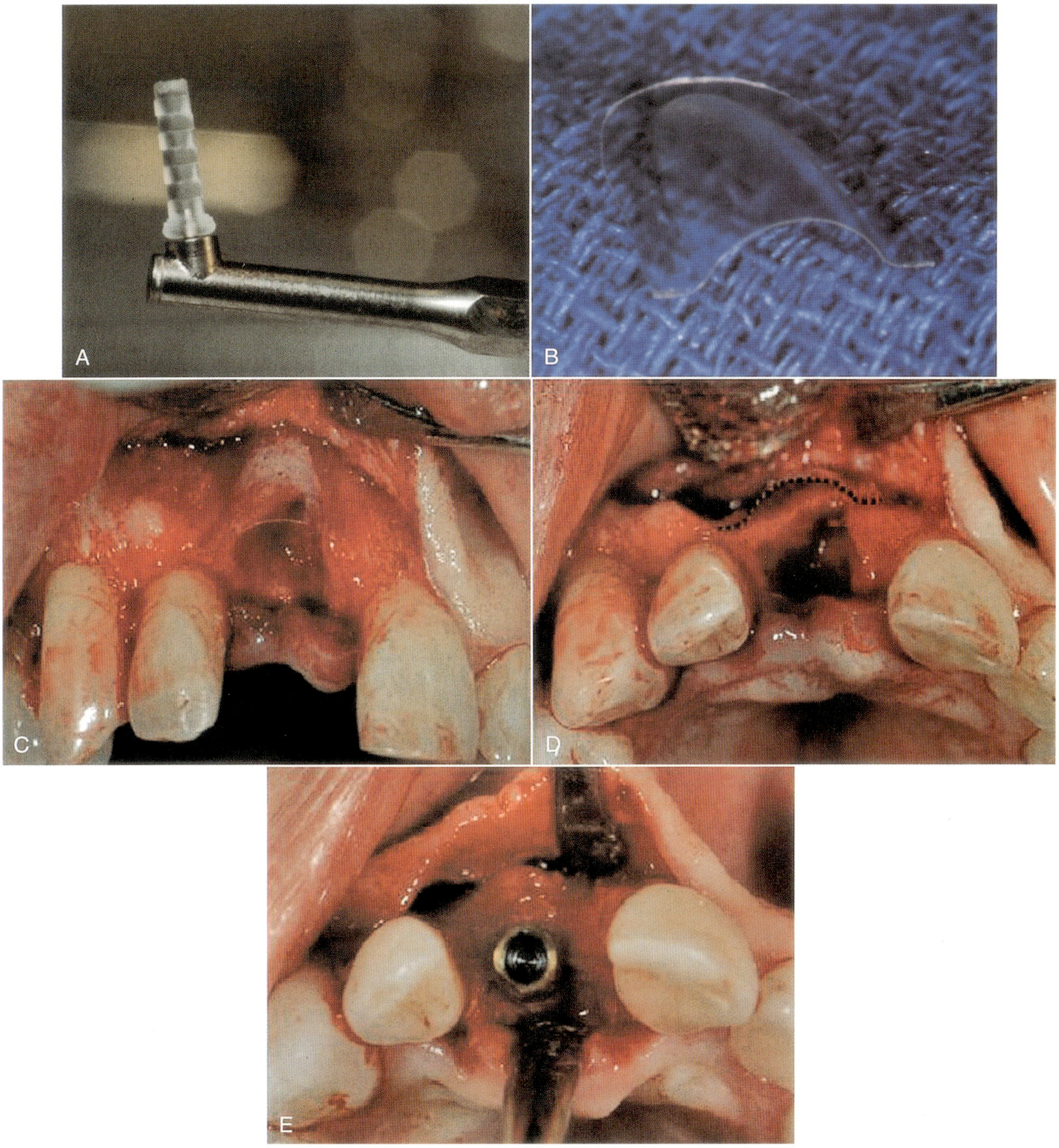

图23.23　A. 音波焊接可吸收的固位针。B. 音波焊接可吸收的刚性膜。C. 可吸收刚性膜用于颊侧硬组织嵴增量。D. 𬌗面观显示刚性膜创造的空间。E. 随着颊侧骨增量，种植体植入。（引自Torabinejad M, Sabeti MA, Goodacre CJ: *Principles and practice of single implant and restoration*, St Louis, 2014, Saunders）

（如铬肠线）。对于需要长期创口支持的程序来说，可以用不可吸收材料（如聚丙烯或PTFE），根据术者的判断再行去除。在关闭创口之前应该已进行足够的瓣松解；这样，可以在瓣边缘进行无张力地缝合。

种植体维护程序

维护治疗的许多原则和特点都适合于天然牙列和种植牙。对于使用种植体支持的部分牙缺失患者，针对天然余留牙的和牙种植体维护诊疗需结合传统牙周维护。对于种植体支持的全牙列缺失患者，致力于预防或治疗种植体周围黏膜炎或种植体周围炎，因为龋病和牙髓病是不可能发生的情况。数据收集应包括探诊深度的测量、探诊出血、化脓、萎缩、动度、叩诊反应、种植体周围黏膜的临床征象等。探诊应该用非常轻柔的力（不超过

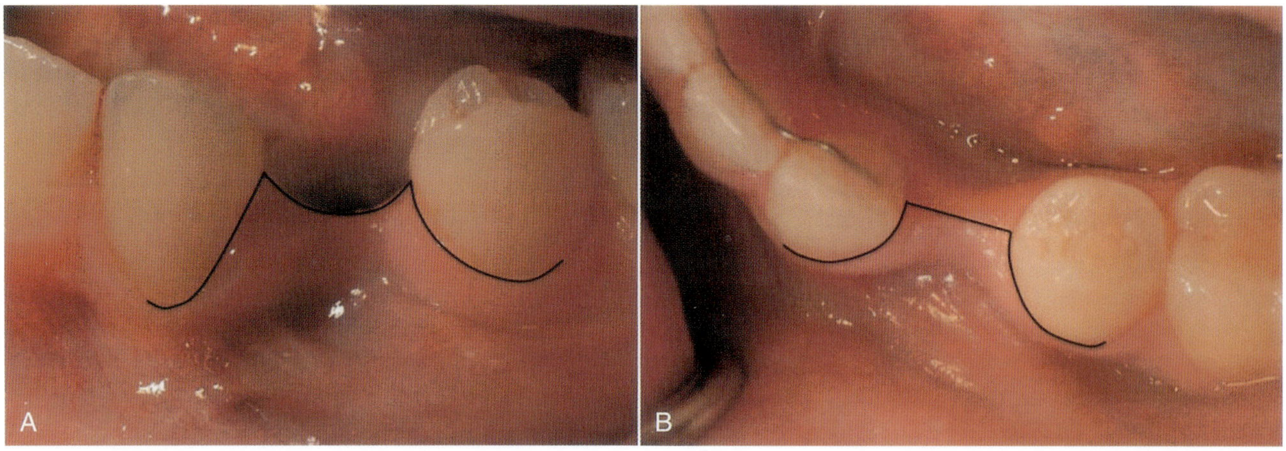

图23.24 A. 信封瓣设计的略图，尽量减少垂直的松弛切口和尽可能增加骨嵴上可用的附着龈。B. 交替的信封瓣设计的略图，尽量减少垂直的松弛切口和尽可能增加骨嵴上可用的附着龈。（引自Torabinejad M, Sabeti MA, Goodacre CJ: *Principles and practice of single implant and restoration*, St Louis, 2014, Saunders）

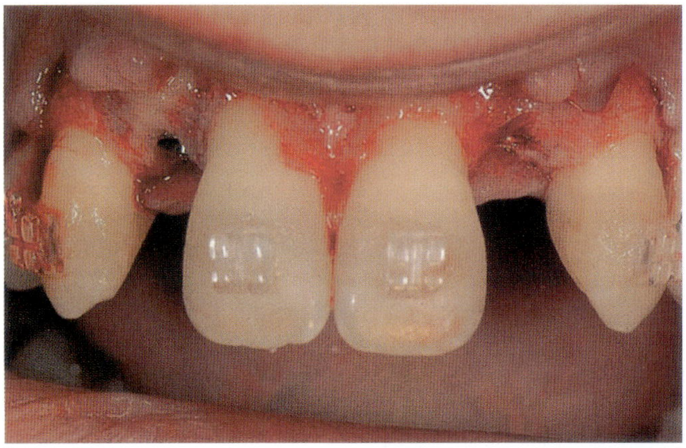

图23.25 信封瓣以尽可能减少垂直松弛切口。（引自Torabinejad M, Sabeti MA, Goodacre CJ: *Principles and practice of single implant and restoration*, St Louis, 2014, Saunders）

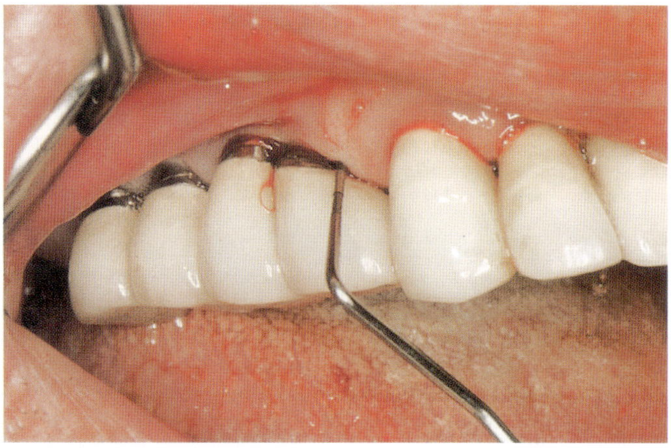

图23.26 种植体周围沟槽的轻柔探诊。（引自Torabinejad M, Sabeti MA, Goodacre CJ: *Principles and practice of single implant and restoration*, St Louis, 2014, Saunders）

0.15N），因为过大力会破坏软组织附着，可能高估探诊深度和探诊出血的发生率[28–29]。正如天然牙，种植体周围软组织的炎症也会导致牙周探针向更深的根尖区探入[30]。因此，轻柔的探诊是有效的方法，用于评估种植体周围附着的稳定性和检测种植体周围炎（图23.26）。

负重后1年常规拍摄复诊根尖片，以后放射线评估的频率由临床表现决定[31]。小心放置牙片或数字传感器使之与种植体长轴平行；当修复采用角度基台时，需要特别注意。一般而言，任何疼痛、水肿或化脓等临床表现都提示需要进行放射学检查；否则，每几年仅需要一次常规放射线检查。检查和数据收集后，种植体周围情况要记录在案。然后进行牙周洁治以减少或消除细菌菌斑和钙化沉积。

标准金属刮治器和挖匙不推荐用于清理种植体，因为有刮伤钛表面的风险。尽管塑料刮治器可供使用，在去除硬质沉积物有效性方面却是有限的；金、钛或者玻璃碳纤维器械一般更有效。使用塑料头或碳纤维头的超声和压电式刮治器也证明更有效果，不会损伤种植体表面（图23.26）[32–34]。空气抛光装置和机用橡皮杯可用于去除菌斑和光滑种植体颈部[35]。空气抛光装置配合使用碳酸氢钠或者氨基乙酸盐粉使用可以清除种植体周围沟槽的细菌生物膜[36]。除了刮治器和抛光装置机械清理以外，也可使用辅助性局部抗生素治疗，尽管已发表的临床结果认为其证据有限且模棱两可[37–42]。种植体周围沟槽还可以用抗菌剂10%碘伏进行冲洗（图23.27）。

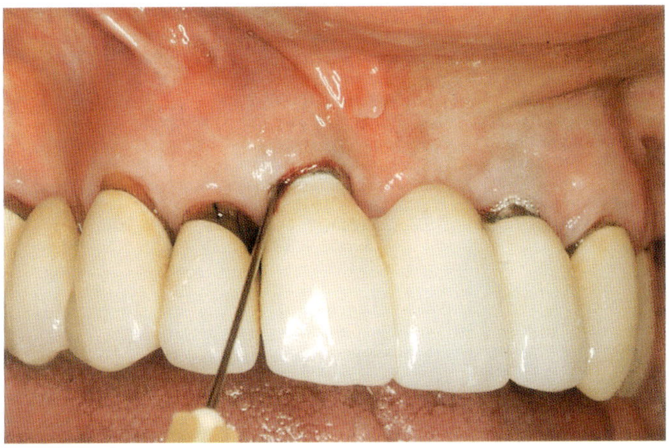

图23.27 种植体周围沟槽使用10%碘伏冲洗。（引自Torabinejad M, Sabeti MA, Goodacre CJ: *Principles and practice of single implant and restoration*, St Louis, 2014, Saunders）

维护约诊的频率

定期维护治疗对种植体长期成功是非常重要的，但是复诊的理想频率主要是凭直觉的[43-45]。复诊间隔对每个患者来说应该是单独决定的，一般间隔3~6个月。在决定维护治疗复诊的频率中需要考虑的因素包括牙周炎或种植体周围炎的病史、日常菌斑控制的有效性、烟草使用、牙结石形成的速率、种植体周围探诊深度、种植体周围探诊出血和化脓[46-53]。

参考文献

[1] Allen C: *The operator for the teeth*, York, 1685, White.
[2] Pare A: *Oeuvres completes*, Ed. Malgaigne J-F, Paris,1840, Bailliere.
[3] Fauchard P: *Le chirurgien dentiste, ou traité des dents*, Paris, 1728, Mariette.
[4] Hunter J: *Natural history of human teeth*, London,1771, Johnson.
[5] Jourdan AJL, Maggiolo L: *Le manuel de l'art du dentist*, Nancy, 1807, Le Seure.
[6] Greenfield EJ: Implantation of artificial crown and bridge abutments, *Dental Cosmos* 55:364-369; 430-439; 1913.
[7] Strock AE: Experimental work on a method for the replacement of missing teeth by direct implantation of a metal support into the alveolus: preliminary report, *Am J Orthod* 25:467-472, 1939.
[8] Adams PB: Anchoring means for false teeth, US Patent #2,112,007, 1938.
[9] Formiggini MS: Protesi dentale a mezzo di infibulazione diretta endoalveolare, *Riv It di Stomat* 4:193-195, 1947.
[10] Driskell TD: History of implants, *Calif Dent Assoc J* 15:16-25, 1987.
[11] Brånemark PI, Hansson BO, Adell R, et al: Osseointegrated implants in the treatment of the edentulous jaw: experience from a 10-year period, *Scan J Plast Reconstr Surg Suppl* 16:1-132, 1977.
[12] Albrektsson T, Wennerberg A: The impact of oral implants: past and future, 1966-2042, *J Can Dent Assoc* 71:327-327d, 2005.
[13] Zarb GA, editor: *Proceedings of the Toronto Conference on Osseointegration in Clinical Dentistry*, St Louis, 1983, Mosby.
[14] Brånemark PI, Zarb GA, Albrektsson T: *Tissue integrated prostheses*, Chicago, 1985, Quintessence.
[15] Wennerberg A, Albrektsson T: Current challenges in successful rehabilitation with oral implants, *J Oral Rehabil* 38:286-294, 2011.
[16] Esposito M, Grusovin MG, Willings M, et al: The effectiveness of immediate, early, and conventional loading of dental implants: a Cochrane Systematic Review of randomized controlled trials, *Int J Oral Maxillofac Implants* 22:893-904, 2007.
[17] Araujo MG, Lindhe J: Dimensional ridge alterations following tooth extractions: an experimental study in the dog, *J Clin Periodontol* 32:212-218, 2005.
[18] Amler MH: The time sequence of tissue regeneration in human extraction wounds *Oral Surg Oral Med Oral Pathol* 27:309-318, 1969.
[19] Cardaropoli G, Araujo M, Lindhe J: Dynamics of bone tissue formation in tooth extraction sites: an experimental study in dogs, *J Clin Periodontol* 30:809-819, 2003.
[20] Salama H, Salama MA: The role of orthodontic extrusive remodeling in the enhancement of soft and hard tissue profiles prior to implant placement: a systematic approach to the management of extraction sites defects, *In J Periodontics Restorative Dent* 13:312-334, 1993
[21] Tan WL, Wong TL, Wong MC, et al: A systematic review of post-extractional alveolar hard and soft tissue dimensional changes in humans, *Clin Oral Implants Res* 23 (Suppl 5):1-21, 2012.
[22] Grunder U: Crestal ridge width changes when placing implants at the time of tooth extraction with and without soft tissue augmentation after a healing period of 6 months: report of 24 consecutive cases, *Int J Periodontics Restorative Dent* 31:9-17, 2011.
[23] Greenstein G, Cavallaro J: The clinical significance of keratinized gingiva around dental implants, *Compend Contin Educ Dent* 32:24-31; quiz, 32, 34; 2011.
[24] Spray JR, et al: The influence of bone thickness on facial marginal cone response: stage 1 placement through stage 2 uncovering, *Ann Periodontol* 5:119-128, 2000.
[25] Barboza EP, et al: Guided bone regeneration using nonexpanded polytetrafluoroethylene membranes in preparation for dental implant placements: a report of 420 cases, *Implant Dent* 19:2-7, 2010.
[26] Pilling E, et al: An experimental in vivo analysis of the resorption to ultrasound activated pins and standard biodegradable screws in sheep, *Br J Oral Maxillofac Surg* 45:447-451, 2007. doi:10.1016/j.bjoms.2006.12.002.
[27] Romanos GE: Periosteal releasing incision for successful coverage of augmented sites: a technical note, *J Oral Implantol* 36:25-30, 2010.
[28] Eickholz P, Grotkamp FL, Steveling H, et al: Reproducibility of peri-implant probing using a force-controlled probe, *Clin Oral Implants Res* 12:153-158, 2001.
[29] Gerber JA, Tan WC, Balmer TE, et al: Bleeding on probing and pocket probing depth in relation to probing pressure and mucosal health around oral implants, *Clin Oral Implants Res* 20:75-78, 2009.
[30] Lang NP, Wetzel AC, Stich H, et al: Histologic probe penetration in healthy and inflamed peri-implant tissues, *Clin Oral Implants Res* 5:191-201, 1994.
[31] Dula K, Mini R, van der Stelt PF, et al: The radiographic assessment of implant patients: decision-making criteria, *Int J Oral Maxillofac Implants* 16:80-89, 2001.
[32] Sato S, Kishida M, Ito K: The comparative effect of ultrasonic scalers on titanium surfaces: an in vitro study, *J Periodontol* 75:1269-1273, 2004.
[33] Kawashima H, Sato S, Kishida M, et al: Treatment of titanium dental implants with three piezoelectric ultrasonic scalers: an in vivo study, *J Periodontol* 78:1689-1694, 2007.
[34] Ramaglia L, di Lauro AE, Morgese F, et al: Profilometric and standard error of the mean analysis of rough implant surfaces treated with different instrumentations, *Implant Dent* 15:77-82, 2006.
[35] Mengel R, Buns CE, Mengel C, et al: An in vitro study of the treatment of implant surfaces with different instruments, *Int J Oral Maxillofac Implants* 13:91-96, 1998.
[36] Petersilka GJ: Subgingival air-polishing in the treatment of periodontal biofilm infections, *Periodontol 2000* 55:124-142, 2011.
[37] Renvert S, Lessem J, Dahlén G, et al: Topical minocycline microspheres versus topical chlorhexidine gel as an adjunct to mechanical débridement of incipient peri-implant infections: a randomized clinical trial, *J Clin Periodontol* 33:362-369, 2006.
[38] Mombelli A: Microbiology and antimicrobial therapy of peri-implantitis, *Periodontol 2000* 28:177-189, 2002.
[39] Porras R, Anderson GB, Caffesse R, et al: Clinical response to 2 different therapeutic regimens to treat peri-implant mucositis, *J Periodontol* 73:1118-1125, 2002.
[40] Heitz-Mayfield LJ, Salvi GE, Botticelli D, et al: On behalf of the Implant Complication Research Group (ICRG): anti-infective treatment of periimplant mucositis—a randomised controlled clinical trial, *Clin Oral Implants Res* 22:237-241, 2011.
[41] Mombelli A, Feloutzis A, Brägger U, et al: Treatment of peri-implantitis by local delivery of tetracycline: clinical, microbiological and radiological res results, *Clin Oral Implants Res* 12:287-294, 2001.
[42] Zablotsky MH: Chemotherapeutics in implant dentistry, *Implant Dent* 2:19-25, 1993.
[43] Heitz-Mayfield LJ: Peri-implant diseases: diagnosis and risk indicators, *J Clin Periodontol* 35(Supp 18):292-304, 2008.
[44] Eickholz P, Grotkamp FL, Steveling H, et al: Reproducibility of peri-implant probing using a force-controlled probe, *Clin Oral Implants Res* 12:153-158, 2001.
[45] Gerber JA, Tan WC, Balmer TE, et al: Bleeding on probing and pocket probing depth in relation to probing pressure and mucosal health around oral implants, *Clin Oral Implants Res* 20:75-78, 2009.

[46] Aglietta M, Siciliano VI, Rasperini G, et al: A10-year retrospective analysis of marginal bone level changes around implants in periodontally healthy and periodontally compromised tobacco smokers, *Clin Oral Implants Res* 22:47-53, 2011.
[47] Roccuzzo M, De Angelis N, Bonino L, et al: Ten-year results of a three-arm prospective cohort study on implants in periodontally compromised patients. Part 1. Implant loss and radiographic bone loss, *Clin Oral Implants Res* 21:490-496, 2010.
[48] Anner R, Grossmann Y, Anner Y, et al: Smoking, diabetes mellitus, periodontitis, and supportive periodontal treatment as factors associated with dental implant survival: a long term retrospective evaluation of patients followed for up to 10 years, *Implant Dent* 19:57-64, 2010.
[49] Rentsch-Kollar A, Huber S, Mericske-Stern R: Mandibular implant overdentures followed for over 10 years: patient compliance and prosthetic maintenance, *Int J Prosthodont* 23:91-98, 2010.
[50] García-Bellosta S, Bravo M, Subirá C, et al: Retrospective study of the long-term survival of 980 implants placed in a periodontal practice, *Int J Oral Maxillofac Implants* 25:613-619, 2010.
[51] Grusovin MG, Coulthard P, Worthington HV, et al: Maintaining and recovering soft tissue health around dental implants: a Cochrane Systematic Review of randomised controlled clinical trials, *Eur J Oral Implantol* 1:11-22, 2008.
[52] Hultin M, Komiyama A, Klinge B: Supportive therapy and the longevity of dental implants: a systematic review of the literature, *Clin Oral Implants Res* 18(Suppl 3):50-62, 2007.
[53] Humphrey S: Implant maintenance, *Dent Clin North Am* 50:463-478, 2006.

24 CHAPTER

第24章　变色牙漂白

Bleaching discolored teeth

章节大纲

牙变色的病因	**并发症和安全性**
牙髓病相关牙变色	**内源性变色牙**
漂白剂	**外源性变色牙**
髓腔内（死髓牙）漂白技术	**就诊时机及对象**

学习目标

阅读本章后，学生应该能够：

1. 分辨牙变色的病因和种类。
2. 描述预防牙冠变色的方法。
3. 区分釉质变色与牙本质变色。
4. 评估漂白治疗的短期、长期疗效。
5. 根据变色原因选择合适的漂白剂和漂白技术。
6. 描述髓腔内诊间漂白术的步骤。
7. 描述微量打磨法的适应证及步骤。
8. 描述漂白剂如何作用于牙本质。
9. 在漂白治疗后选择合适的方法修复开髓洞形。
10. 预知漂白治疗的潜在不利因素并讨论预防方法。

很多患者非常重视前牙牙变色这一影响美观的问题，他们会为了改善美观去寻找合适有效的治疗方法。虽然可以选择一些修复学的方法，例如牙冠、贴面等，但是牙齿漂白技术也可部分或完全改善变色牙。

相较于修复学的治疗方法，牙齿漂白治疗更为保守，操作也容易，且价格也更便宜。漂白治疗有内漂白（在髓腔内）和外漂白（在釉质表面），以及多种治疗方式[1]。漂白治疗的目的是减轻或消除牙齿变色，提高牙冠透明度，缓解现有症状以及预防可能出现的体征[2]。

为了更好地掌握牙漂白技术，了解牙变色的病因、牙变色的部位以及可行的漂白方式是很重要的。对于预后的判断力同样重要（比如如何成功治疗不同类型的变色牙以及疗效的持续时间）。因此在进行变色牙的治疗前，必须要有明确的诊断（明确变色牙的病因及变色的部位）、详尽的治疗计划（选择内漂白或外漂白以及相应的技术），和对于预后的判断（短期和长期的预期效果）。在患者接受治疗前，一定要被告知以上3项内容；而且对变色牙的解释应尽量保守，如漂白的疗效在某种程度上是不可预测的，可能会有无效的情况。尽管如此，漂白治疗是值得一试的。因为在选择合适的方法和谨慎处理的情况下，漂白治疗不会对牙冠和牙根产生不可逆的破坏。

本章内容回顾总结了内源性变色牙的预防和治疗。并从牙变色的部位、治疗方法、短期及长期的疗效预估3个方面，对牙变色的病因和治疗进行了讨论。对于牙变色及漂白治疗方法的讨论具体从以下方面进行：

1. 牙变色的病因及部位。
2. 常用的漂白剂。
3. 内漂白技术（通常联合根管治疗或在根管治疗之后）。
4. 微量磨除法（一种去除牙表面着色的技术）。
5. 每种治疗方法的效果可预测性及疗效持久性。
6. 不同治疗方法的安全性及可能出现的并发症。

牙变色的病因

牙齿变色可发生在釉质和牙本质形成中和形成后。一些牙变色发生在牙萌出后，另一些则是牙科治疗造成的。后天（天然）的牙变色可能发生在牙齿表面，也可能发生于牙齿内部结构中。釉质的裂纹、牙外伤可能造成牙变色。医源性的牙变色，尤其是那些可以明确是由牙科治疗过程造成的牙变色，一般都引起牙体内部结构的变色，应严格避免。

后天（天然）牙变色

牙髓坏死

细菌、机械和化学刺激后可能会导致牙髓坏死。组织崩解后会释放出副产物，其中的有色化合物可渗入至牙本质小管从而将周围牙本质染色。牙变色的程度与牙髓坏死的时间有关[1]。能使牙变色的化合物出现在髓腔的时间越长，牙变色的程度越严重。这类牙变色可用髓腔内漂白治疗，通常情况下短期和长期的疗效都较好（图24.1）。

牙髓内出血

牙髓内出血通常是牙受到外伤后牙冠部血管遭到破坏造成的，这时血液中的红细胞会破裂。有学说认为，可能某些红细胞裂解的副产物比如硫化铁会渗透至牙本质小管中从而使牙本质染色。牙变色的程度随时间变长而加重。

当牙髓坏死后，牙变色通常会持续存在。如果牙髓活力恢复，牙变色可能会消退，牙齿会回归到本来的色度。但有时某些变色牙即使牙髓电活力测试为活髓，牙齿的变色也并不会消退，这种情况主要发生于青年人。

牙髓内出血后发生变色的牙齿，经过髓腔内漂白治疗后，通常会获得比较好的短期和长期疗效[3–4]。

牙髓钙化

牙髓钙化即髓室内、根管壁广泛形成的第三期（不规则继发性的）牙本质。这种现象通常出现在牙外伤后牙髓未坏死的情况，可能原因是血液供应暂时受限造成的部分成牙本质细胞破坏。通常情况下，这种成牙本质细胞会被能够迅速在髓室、根管内形成不规则牙本质的细胞所取代。最终，随着不规则的牙本质的逐渐形成，牙冠的透明度逐渐下降，变为黄色或黄棕色（图24.2）。牙髓通常是活髓，不需要进行根管治疗。

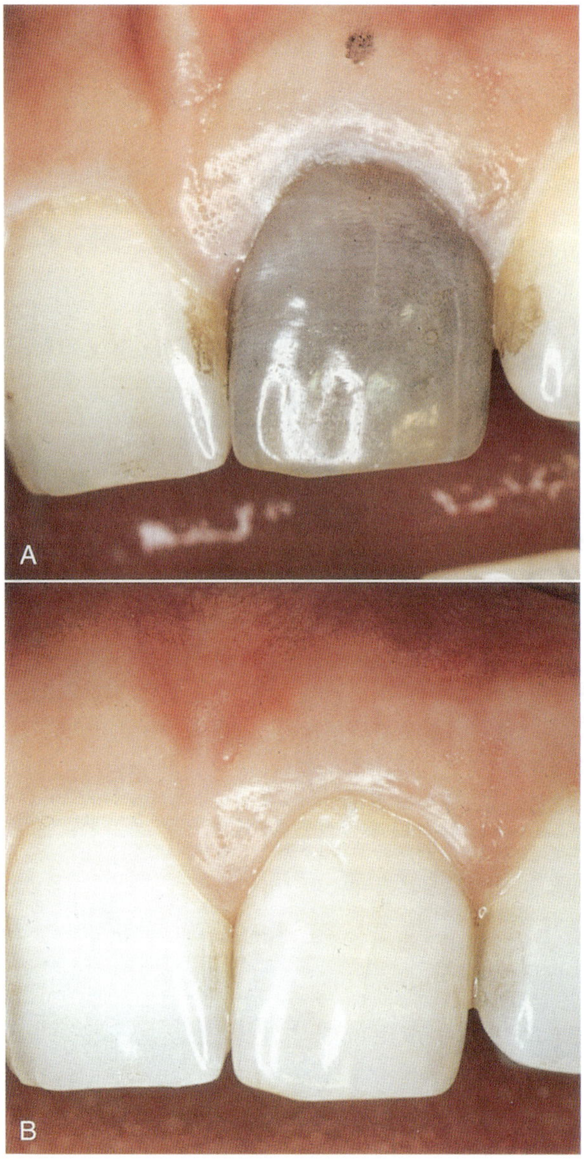

图24.1 A. 牙外伤导致牙髓坏死后发生的牙变色。B. 在根管治疗后，将过硼酸钠与水混合后形成的均质湿沙状物质封于髓腔中，在诊间漂白治疗21天后，牙齿恢复了其原有的色度。（由A. Claisse医生授权提供）

当患者要求治疗这类变色牙时，首先应考虑外漂白。如果不成功，再选择根管治疗（一般难度较大）和髓室内漂白。不论牙髓是活髓还是死髓都可采取这种治疗方式。这种美白方式的美学预后合理（不可预测）。

年龄

在老年患者中，由于大量牙本质的长期沉积、

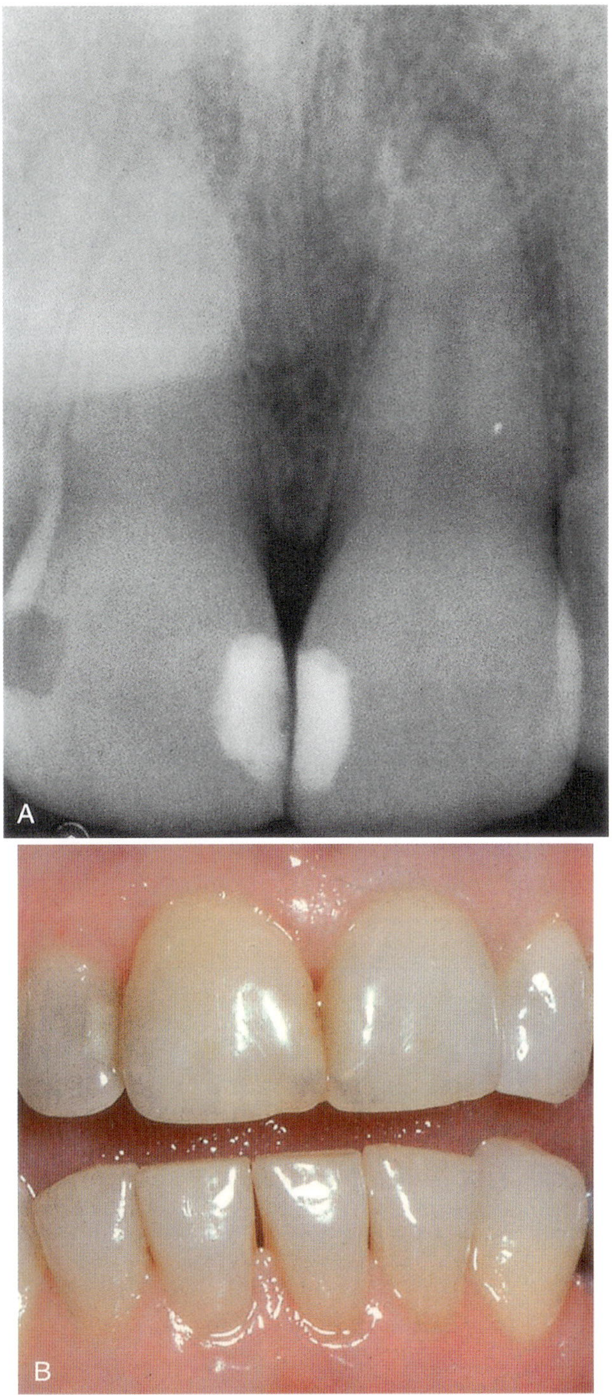

图24.2　牙髓钙化。由牙外伤引起的可复性牙髓损伤导致的牙髓钙化变性。A. 有广泛的修复性牙本质形成。B. 这类变色牙实施根管治疗和髓腔内漂白治疗时会有很大难度。

釉质变薄及视觉上的改变，可造成生理性的牙冠变色。由于釉质表面和下方的牙本质会难以避免地出现裂纹或其他一些改变，食物饮料也会对牙产生累积的变色影响。此外，之前做过修复治疗的患牙，也会随着时间推移出现变色。所以老年人对于牙齿漂白的需求会越来越大。因为这类牙变色主要发生在釉质表面，所以通常选择外漂白。治疗的疗效因人而异，这取决于造成牙冠变色的原因。

发育缺陷

有发育缺陷的牙会发生牙变色。或者在牙形成的过程中，有些物质会作用于釉质和牙本质，从而导致牙变色。

氟斑牙

在牙齿发育形成阶段摄入过量的氟会对硬组织矿化产生影响，尤其影响釉基质，从而造成牙发育不良。变色的严重程度一般取决于发育不良的程度，也就是说这取决于患者的年龄以及在牙发育期摄入氟的量[5]。有些氟斑牙萌出后虽未变色但表面会有白垩色改变，这样的牙表面结构孔隙大渗透性强，会从口腔中的化学物质中逐渐吸收色素。

因为牙的变色发生在渗透性强的釉质层，所以治疗时要选择外漂白。美观改善的效果主要取决于变色的程度和持续时间。有时候一些氟斑牙治疗后会复发重新着色，进一步的漂白治疗可以解决这个问题。

全身性药物

在牙齿发育形成期服用某些药物或化学物质（还有很多未知）会造成牙变色，这种变色偶尔很严重[6]。

其中最常见且非常明显的是儿童服用四环素类药物之后出现的牙变色。四环素牙会出现在上下牙列的双侧的多数牙齿。根据患者所用四环素类药物的种类、剂量、用药频率以及用药期间的年龄（牙齿的发育阶段），牙齿的变色程度可分为黄色、棕色甚至深灰色。

四环素变色牙根据严重程度分为3级[7]。第一级牙冠变色为浅黄色、浅棕色或浅灰色，并且牙冠均匀变色不存在色带。第二级牙冠变色比第一级重但同样不存在色带。第三级牙冠变色非常严重，并有水平色带的表现，这种表现多见于牙颈部。

四环素与钙结合，被牙釉质和牙本质中的羟基磷灰石晶体吸收沉积，大多数四环素会沉积在牙本质中。当四环素牙长期暴露于阳光时，会产生一种紫红色的四环素氧化物，这种副产物会进一步造成恒牙变色。

有文献曾报道，成人在用药后也会出现四环素牙[8]。但这种情况只偶见于长期服用米诺环素的患者，为了控制囊肿型痤疮的病情。这种变色是逐渐形成的，因为米诺环素是随着牙本质的持续形成而逐渐被吸收的，所以牙冠变色程度一般并不太严重。

目前有两种方法用于四环素牙的漂白治疗。第一种方法是外漂白，作用于釉质表面，但这种方法仅限于变色较浅的黄色的患牙，而且为了获得令人满意的效果通常需要患者多次复诊[9]。第二种方法是根管治疗联合髓腔内漂白，这种方法的疗效可预估，其对于不同严重程度的四环素牙都有效，并且已被证实具有良好的短期和长期效果[10]。

釉质发育不良

釉质发育不良是仅限于釉质的疾病，分为釉质钙化不良和釉质发育不全。釉质钙化不良很常见，临床表现为牙冠表面出现黄斑或棕斑，且多发生于牙冠的唇颊面。这类牙釉质形成较好，釉质表面完整，探诊质硬。使用酸蚀微打磨技术可以很有效地控制牙面上的白斑和棕斑，获得良好的疗效。本章后文会详述具体的治疗技术。

釉质发育不全不同于釉质钙化不良，前者牙釉质是有缺陷和多孔的。这种情况可能与遗传有关，也可能是后天环境因素造成。遗传性釉质发育不全乳牙列和恒牙列都会被累及。而环境影响造成的可能只累及一颗或几颗牙齿。釉质发育不全的发病机制可能是在釉质形成阶段，釉质基质发生改变，从而未完全矿化。这种多孔的釉质会在口腔环境中吸附色素成为变色牙。作用于釉质表面的外漂白或者酸蚀微打磨技术可获得一些成功，但这取决于牙齿釉质发育不全的程度和范围以及引起牙变色的物质种类[11]。但是值得注意的是这种治疗获得的疗效可能不长久，可能随着时间推移而再次着色，但是经过再次的漂白治疗仍会取得一定的效果。所以在早期向患者交代病情、治疗计划和预后的时候，一定要告知经过漂白的牙齿可能再次变色，需要进一步治疗。

恶血质及其他

很多系统性疾病会导致大量红细胞溶解（溶血），如果这种情况早期发生于牙髓中，溶解后的

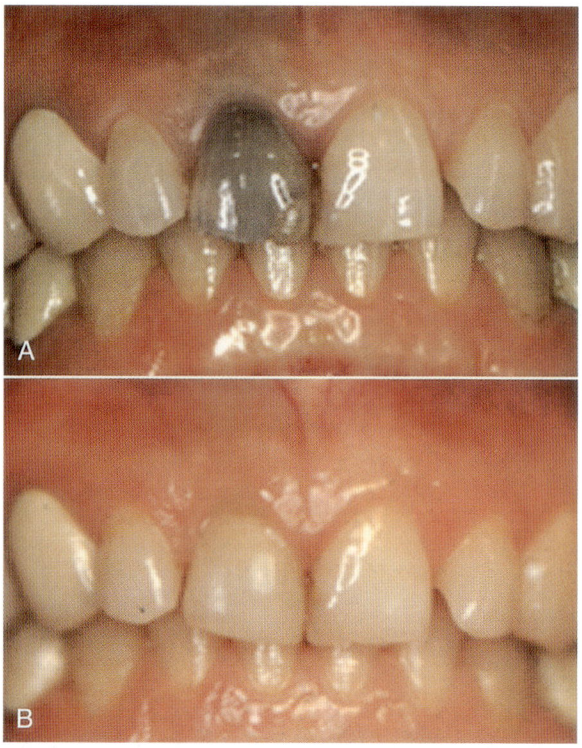

图24.3 A. 牙外伤及后续治疗所致的牙变色。患者在一次事故中发生了冠折，接受了根管治疗，但是在根管充填时医生未将髓室中多余的牙胶和根管封闭剂去除，此外，修复体的微渗漏也是牙变色的原因之一。B. 两次诊间漂白术后，用封闭性能良好的复合树脂重新充填患牙，变色牙恢复了美观。（由 M. Israel医生授权提供）

产物会被正在形成的牙本质吸收导致牙变色。例如患有新生儿溶血症的患者经常有严重的乳牙变色。这种疾病可以发生在胎儿及新生儿，由于Rh血型不匹配，发生大量系统性红细胞溶解，导致大量含铁血黄素将正在形成中的乳牙牙本质染色。这种牙变色不能通过漂白来治疗。由于目前已有新的新生儿溶血症的预防措施，这种情况比较罕见。

高热会导致发育中的牙齿出现线性釉质发育不全。这种情况也叫“年轮性发育不全”，是由于釉质形成被暂时影响，导致釉质表面出现带状缺陷，这些缺陷会吸收色素从而发生牙变色。

卟啉症，一种代谢性疾病，会导致乳恒牙发生红色或棕色变色；高胆红素血症、地中海贫血和镰状细胞性贫血会导致牙内源性蓝色、棕色和绿色染色；釉质发育不全会导致牙黄色、棕色染色；遗传性乳光牙本质会导致棕紫色、黄色和灰色变色。这些情况都不适用漂白治疗，而应该选用微创修复方法治疗。

其他系统性疾病或药物导致的牙变色很罕见，

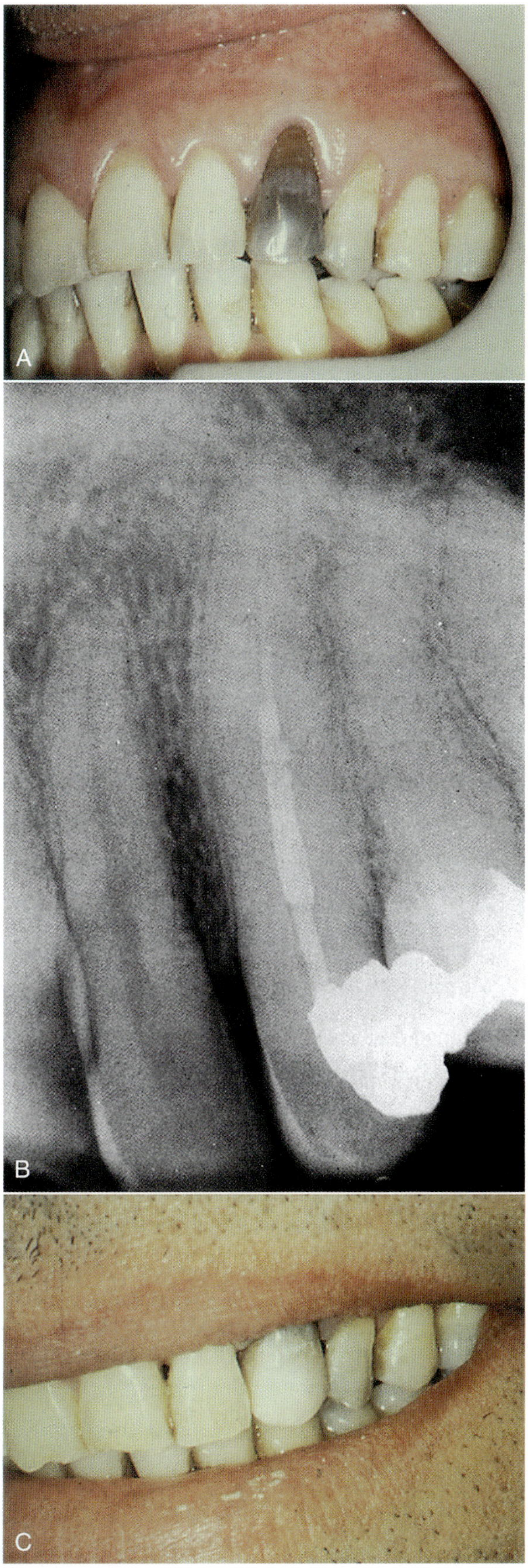

图24.4 A. 严重变色的尖牙。B. 不完善的根管治疗，延伸到髓室内的材料导致了牙变色。C. 在根管再治疗及3次诊间漂白术后，牙冠的美观明显改善。虽然患牙颈部的部分变色仍存在，但是可被上唇遮挡。（由H. Libfeld医生授权提供）

而且不易诊断。

医源性牙变色

牙科治疗中，各种由于化学物质或材料导致的牙变色通常可避免。很多这类牙变色漂白治疗后效果良好，但是某些情况时单独使用漂白治疗效果欠佳。

牙髓病相关牙变色

根充材料

根充材料是引起单颗牙变色的最常见最重要的原因。在完成治疗前未将髓室中根充材料完全去除干净经常会导致牙变色发黑（图24.3和图24.4）。将牙龈缘到牙颈部区域内的所有充填材料去除干净就可以避免此类牙变色。主要造成牙变色的罪魁祸首是残留的封闭剂，它会造成牙冠发生渐进的牙变色[15]。无论是氧化锌–丁香油酚类的还是树脂类的其自身也会随着时间的推移变色发黑[12–14]。对于这类变色牙的漂白治疗的预后取决于封闭剂的成分。含有金属成分的封闭剂往往无法通过漂白获得良好效果，且会随着时间推移而复发。

残留牙髓组织

冠部的牙髓残留通常在髓角位置，会导致渐进性牙冠变色。开髓时应揭全髓角，完全暴露髓室，这样不仅去净髓室内的牙髓组织，还可以防止后续封闭剂的滞留。髓室内漂白治疗此类牙变色的成功率高（图24.5）。

根管内封药

一些药物可能会导致牙本质内部变色[16–17]。酚醛或碘仿类根管封药被封闭在根管内，直接接触牙本质，如果封药时间长，会渗透到牙本质小管发生氧化。这些氧化后的化合物会逐渐使牙本质变色。幸运的是，大多数这类牙变色不明显，很容易用漂白治疗永久恢复。但值得注意的是，碘仿导致的牙变色往往更严重。

牙冠充填治疗

牙冠充填治疗的材料通常是金属或复合树脂，其造成牙变色的原因及治疗的方法与前面所述的方

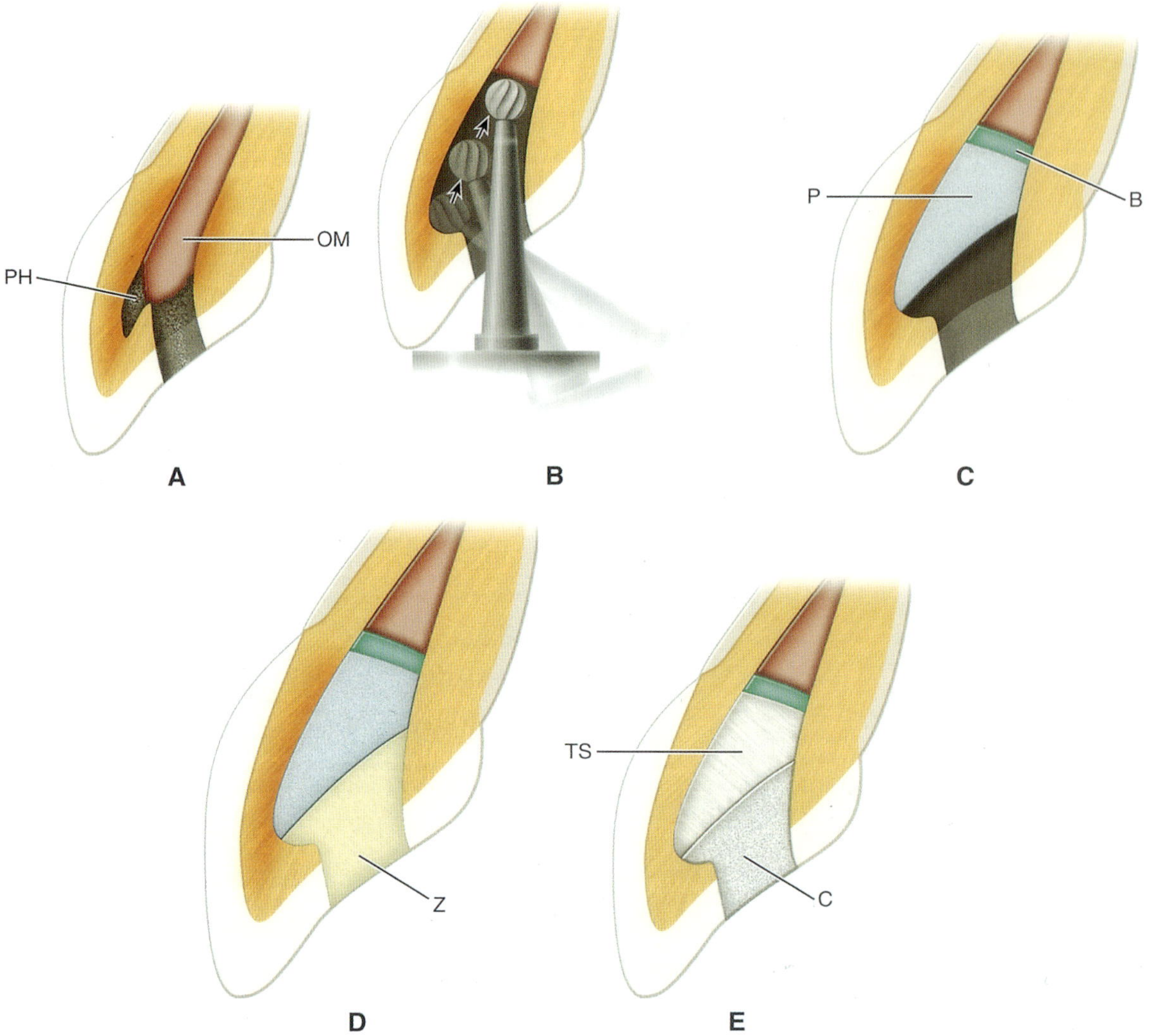

图24.5 诊间漂白术。A. 髓室内残留的根充物（OM）及髓角（PH）内残留的药物和残髓引起的牙本质着色。B. 将原有的充填物完全磨除，改进开髓洞形，将髓室内的牙胶向根向去除到颈缘下，接下来用球钻将髓角清理净，揭顶完全。（如果在后续治疗后变色持续存在，可以从髓室内将唇面的牙本质薄薄地磨除一层）C. 在牙胶上可选择垫底一层起保护作用的水门汀（B），但不要超过颈缘水平，在用溶剂把髓室内残留的根充材料去除后，将过硼酸钠与水混合后的糊剂（P）（均质湿沙状）放置在水门汀上，髓室的切端区域是倒凹，用来固定临时充填体。D. 用适当厚度的氧化锌–丁香油型临时充填物（Z）封住开髓洞形。E. 在随后的复诊中，当牙变色已恢复到预期的效果时，则需要进行永久充填。推荐充填的方法是先用白色的临时屏障（TS）或少量聚羧酸锌或磷酸锌垫底，之后用酸蚀光固化复合树脂（C）充填舌侧开髓洞形，充填的材料要延伸到切端髓角的区域，来支撑切嵴。（引自Walton RE: Bleaching procedures for teeth with vital and nonvital pulps. In Levine N, editor: *Current treatment in dental practice*, Philadelphia, 1986, Saunders）

面有很大区别。

金属修复体

银汞材料引起的牙变色最严重，因为其中的深色金属元素会使牙变成深灰色。如果曾经使用银汞合金充填开髓洞形经常会出现牙变色（图24.6）。这种类型的牙变色很难用漂白恢复，而且治疗后也易复发。即使这样，漂白治疗对于这类变色牙是值得尝试的，因为变色也许可以得到改善，且患者比较满意治疗后的效果。

在前牙如果选用了不合适的金属或预成的桩核有时会出现牙变色。这是因为金属材料的颜色会透过复合树脂材料或牙体组织，造成视觉上的变色牙。银汞材料引起的牙变色也可能是这个原因。对于此类病例，去除原有的金属充填物，重新使用复合树脂充填即可有效解决。

复合树脂充填

复合树脂充填术后的微渗漏会导致牙变色，这些开放的边缘会使化学物质渗入到牙与充填材料

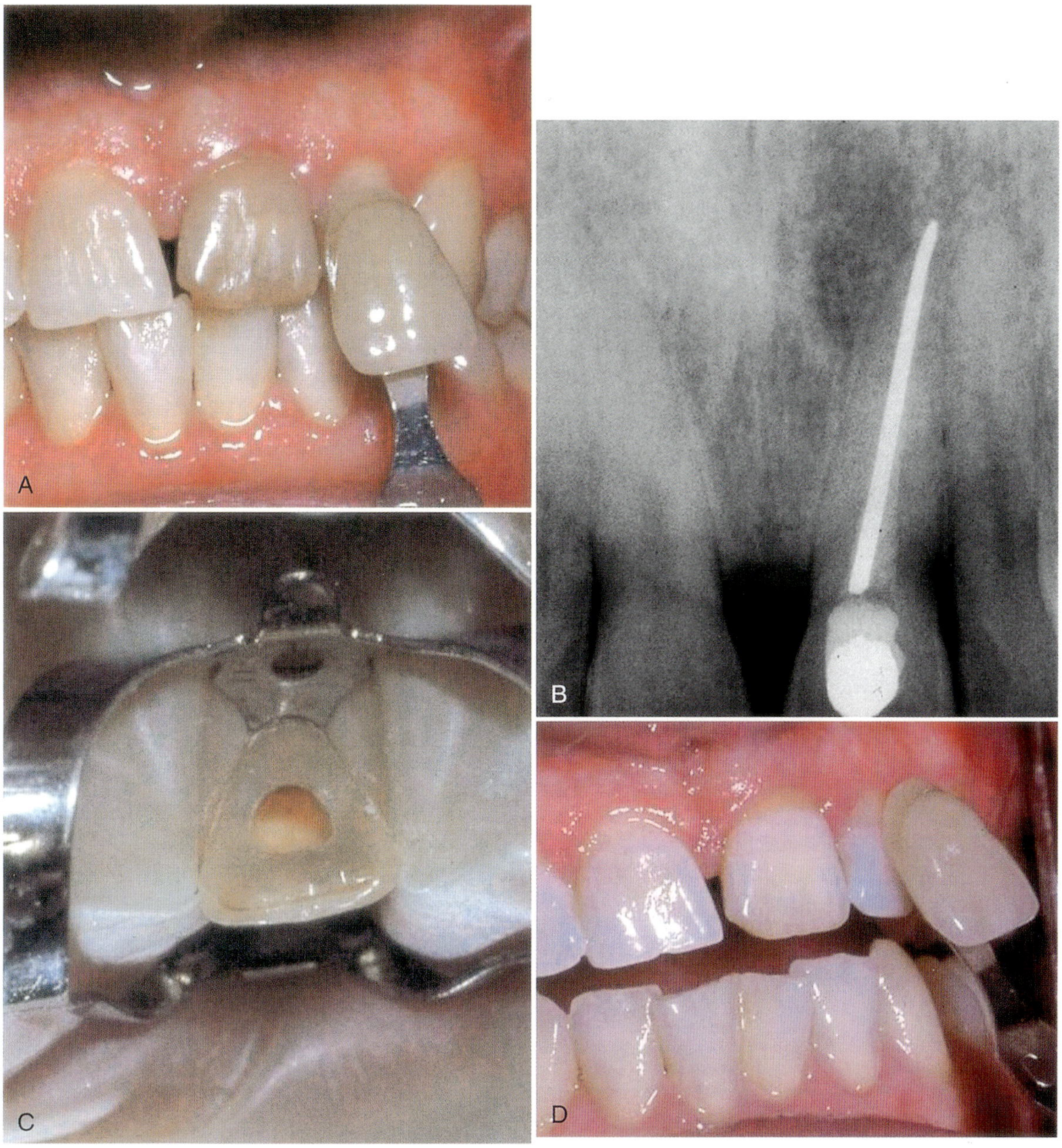

图24.6　A. 根管治疗后的切牙变色。B. 根管中的可见一银尖，髓室内的牙髓组织未去除净，最后的开髓洞形使用银汞充填，以上原因可能导致其变色。C. 去除冠部的银汞材料，精修开髓洞形，将根管内银尖取出，行根管再治疗。D. 经过髓腔内漂白术，重新复合树脂充填后，恢复美观。

之间的间隙，从而使下方的牙本质染色。另外，复合树脂自身也会随着时间发生变色并改变牙冠的色度。这种情况可以通过去除原充填物，使用封闭性好、美学效果好的材料充填来更换。很多时候，内漂白作为首选治疗方法，可达到良好的效果。

漂白剂

牙漂白实质上类似一种氧化还原反应，大多数的漂白剂为氧化物，市面上有很多可用的配制剂。常用的漂白剂有不同浓度的过氧化氢溶液、过硼酸钠和过氧化脲。过硼酸钠和过氧化脲是可逐步降解并释放低水平过氧化物的化合物。过氧化氢和过氧化脲主要用于外漂白，而过硼酸钠主要用于内漂白。它们均已被证实有效。

过氧化氢

过氧化氢是一种强氧化剂，且有不同浓度的溶液可选。其中30%～35%的漂白剂溶液（Superoxyl，Perhydrol）是最常见的。这些高浓度的漂白剂必须小心处理，因为它们极不稳定，会迅速释放氧气，并有可能爆炸。所以应将它们冷藏存储于避光容器。此外，过氧化氢是有腐蚀性的化学物质，一经接触，组织会被烧伤。

尽管30%～35%的过氧化氢溶液可以快速漂白牙齿，其他漂白剂释放过氧化物的量远较之少，但它们在长期使用的情况下，也通常会取得良好的疗效[18]。

过硼酸钠

过硼酸钠有粉末状和各种复合成品溶液。新鲜配制时，它大约含有95%的硼酸，相对应有9.9%的氧。过硼酸钠在干燥时是稳定的，但在酸、热空气或水存在时，它会分解形成偏硼酸钠、过氧化氢和初生氧[19]。现在有各种过硼酸钠制剂可供选择，分别为过硼酸钠一水化物、过硼酸钠三水化物和过硼酸钠四水化物。它们氧含量的不同，决定了其漂白效果的差异[20]。常用的过硼酸钠制剂是碱性的，它的pH是由过氧化氢释放量和残留的偏硼酸钠的量决定的[21]。

过硼酸钠比过氧化氢溶液更安全可控[3-4,19,22-23]。因此在多数情况下，内漂白时应选择过硼酸钠。

过氧化脲

过氧化脲，又称过氧化氢尿素，通常使用浓度在3%～15%。常见的成品制剂含有10%过氧化脲，pH5～6.5。同时还包括甘油、丙二醇、锡酸钠、磷酸、柠檬酸、香精。在一些制剂中会加入聚羧乙烯，聚羧乙烯是一种水溶性树脂，加入它可延长活性过氧化物的释放，提高制剂保质期。10%过氧化脲会分解成尿素、氨、二氧化碳和大约3.5%的过氧化氢。

过氧化脲和过氧化氢为主要成分的漂白剂大多用于外漂白，它们会对牙齿本身以及其周围口腔黏膜造成不同程度（通常轻微）的损害[24-25]。而且它们可能会影响复合树脂的粘接强度和边缘密封性[24-27]。因此这些漂白剂必须谨慎使用，一般都需要在牙医的严格管控下使用。

其他漂白剂

以往，有一种过氧硼酸钠一水合物的制剂（康齿宁乳膏），因其相对于过硼酸钠可以释放更多的氧而被推荐用于内漂白[28]。目前，这种产品在所有国家已不使用，所以在临床已不太常见。

次氯酸钠是一种常用的根管冲洗液，其也可以作为漂白剂的一种。市面有售3%～6%浓度的家用牙齿漂白剂。虽然作为家用牙齿漂白剂，但它不能释放足够的氧化物来达到漂白的效果，所以不建议常规治疗使用。

其他的非过氧化物漂白剂也被建议临床使用，但是并不比传统的漂白剂效果好[29-30]。

髓腔内（死髓牙）漂白技术

与根管治疗相结合的牙齿漂白技术中最常见的是热催化技术和所谓的诊间漂白技术[19,28]。不同技术之间有差异，但疗效相似[3-4,19]。诊间漂白技术（在本章后文详述）是首选，因为它椅旁时间少并且更舒适安全。无论选用何种漂白技术，它的活性成分均为氧化剂，以不同的化学形式存在。推荐选用效果温和的漂白剂。

髓腔内漂白的适应证是：（1）髓室来源的牙变色；（2）牙本质变色；（3）外漂白治疗失败的牙变色。禁忌证是：（1）釉质表面变色；（2）釉质发育不全；（3）重度的牙本质丧失；（4）存在龋坏；（5）变色的复合树脂充填材料（除非在牙漂白后去除）。

热催化技术

热催化技术是将氧化剂放置于髓腔中然后加热。有一些专门为牙齿漂白制造出的加热仪器，如加热灯、发光仪或电加热设备[31]。

热催化技术的潜在风险是可能发生牙根颈部外吸收，因为它会对牙骨质和牙周膜产生刺激，这种刺激可能来源于加热时的氧化剂[32-34]。因此在髓室内漂白中应用加热设备是禁忌，而且热催化技术的长期疗效并不优于其他技术，所以常规内漂白治疗中并不推荐。

另外一种热催化技术是紫外光氧化。把蘸有30%～35%的过氧化氢溶液的棉球放置于髓腔中，从牙齿冠部唇面照射2分钟的紫外光，这就类似于其他热催化技术，释放出氧而达到漂白的目的[35-36]。目前临床较少使用紫外光漂白，它的效果并不优于诊间漂白术，并且需要更长的椅旁时间。且由于高浓度过氧化氢的毒性作用，这种方法并不推荐。

诊间漂白术

诊间漂白术可适用于所有需要内漂白的病例。

它不仅能达到上述内漂白技术的疗效，而且它是最为安全、椅旁时间需要最少的内漂白技术（表24.1）*。

人们普遍认为为了防止以后牙变色复发，应进行“过度漂白”。但是在治疗变色牙时，应谨慎将患牙漂白得比邻牙更白，因为过度漂白的牙不一定会恢复正常色泽[38]。过白的牙齿同过深颜色的牙齿一样不美观。

后续的复诊治疗与其他方法相似。如之前的漂白治疗没有获得良好的疗效时，可以尝试以下方法：（1）可以用小球钻磨除一薄层变色的唇颊侧牙本质（详见表24.1第7步）；（2）将诊间漂白技术应用的漂白剂膏与过硼酸钠（取代水）混合，来提高过氧化氢的浓度（3%～30%），不加热。但应注意的是，越有效的氧化剂引起牙根外吸收的风险越大[32,39]。

表24.1　诊间漂白术

诊间漂白术的详细步骤如下（图24.5）：

1. 患者需熟悉造成牙变色的病因、接下来的治疗计划、预期的效果、以后可能会出现复发需要再治疗的情况。为了避免患者的不满与误解，有必要在治疗前、中、后进行充分的沟通
2. 拍摄X线片，用以评估患牙的根尖周组织的情况以及根管治疗的效果。在漂白治疗前，根管治疗失败或有疑问的患牙都需进行根管再治疗
3. 要对一切充填物的质量和颜色进行评估，如果有缺陷需要将其磨除。牙变色经常是因为充填物有微渗漏，或者是由充填物变色引起。所以患者要在治疗前被告知，漂白治疗会暂时（或永久）影响充填物的封闭性，而且充填物与治疗后的牙颜色不符，因此一般都需重新充填
4. 要对变色牙进行色度评价，临床上在开始治疗前以及整个治疗过程中都要进行拍照，为医生和患者提供对比基准。
5. 患牙必须用橡皮障隔离，邻面楔子也可用来辅助更好地隔离患牙。如使用过氧化氢溶液，软组织在上橡皮障前必须涂抹保护剂（凡士林、明胶、可可脂），使用过硼酸钠漂白时，无须涂抹保护剂
6. 将开髓洞形髓腔中的材料去除干净（图24.5）。漂白治疗过程中最重要的两点：一个是精修开髓洞形，一个是去除髓腔中所有封闭充填材料。临床医生必须检查患牙髓角以及其他隐蔽区域已全部敞开，没有残髓

   如果患牙髓室完全被复合树脂充填会出现临床问题，首先是树脂材料硬度高，用车针难磨除；其次它的颜色与牙本质难以分辨。尽管如此，在漂白治疗时需要将树脂材料去除干净才可以让漂白剂接触并作用于牙本质，在磨除树脂充填物时必须小心，避免过量磨除健康牙本质，牙科显微镜或放大镜会有利于操作
7. （选择性操作步骤）一般金属材料造成的牙变色以及在两三次复诊后发现单纯漂白治疗没有良好效果时，往往需要此步骤。用慢速球钻小心磨除一层髓室内唇面的变色牙本质（图24.5），这样做可以将大部分变色的牙本质去除，而且还可以将牙本质小管开放有利于后续漂白剂作用于牙本质
8. 所有的根充材料仅保留根尖区到牙龈缘区域。可使用合适的有机溶剂来去除残留的封闭剂（橙油、氯仿和蘸有二甲苯的棉球）
9. 如果使用30%～35%的过氧化氢，在过氧化氢与牙体组织间要做一层足够厚度的垫底，形成保护性的屏障，可以是聚羧酸锌、磷酸锌、玻璃离子水门汀，中间充填材料（IRM），或是厚度至少2mm的Cavit。这对于防止漂白剂的微渗漏是很必要的。屏障的作用是保护牙本质小管以及与其外部的上皮附着。但是屏障材料不能向切端过分延伸，要位于牙龈缘下（图24.5C）

   没有必要在髓室中用磷酸或其他酸蚀剂酸蚀牙本质去除玷污层，开放牙本质小管。在髓室中使用任何有腐蚀性的化学试剂都是不安全的，因为这样会造成牙周膜的炎症以及根外吸收。在使用漂白剂前，乙醚、丙醇这样的溶剂的使用也应慎重。接下来的步骤建议是用高浓度的过氧化氢配合加热来进行漂白，虽然这种治疗方法可能效果更好，但是从安全角度出发考虑，这样治疗是有待商榷的
10. 诊间漂白术使用的漂白剂是过硼酸钠与惰性溶剂（如水、生理盐水、麻醉药）混合后形成的均质湿沙状的糊剂（大约2g/mL）。虽然过硼酸钠与30%过氧化氢溶液混合后的漂白剂漂白效果出现得非常快，但是长期治疗的情况下，其效果并不优于过硼酸钠与水混合后的漂白剂漂白的效果。所以临床上不推荐常规使用过硼酸钠与30%过氧化氢溶液混合后的漂白剂。由于过硼酸钠和惰性气体安全性高，因此它还有另一优点，即使用前不必在髓室内放垫底材料和涂抹牙龈保护剂。操作时用一塑料器械将患牙髓室内充满过硼酸钠糊剂，用小棉球将其压实，并把多余的糊剂清除，这样做还可以让漂白剂深入到髓腔中，充分接触作用于牙本质（图24.5C）
11. 在髓角倒凹区以及牙龈区域的过量氧化剂要用探针去除。髓腔内不要放置棉球，要使用厚度至少3mm的氧化锌（最好是IRM），或是Cavit材料仔细充填好，保证良好的封闭性（图24.5D）
12. 拆除橡皮障。告知患者，漂白剂发挥作用比较慢，有可能两周或更长时间之内漂白效果都不会很明显。治疗初始阶段没有效果是较为常见的，但经过连续几天或几周的复诊后，一般会取得显著的效果
13. 复诊一般安排在初次治疗后2～6周，根据情况可重复行初次诊间漂白术的操作。如果在复诊3～4次后患牙还没获得明显的漂白效果，这时如继续使用过硼酸钠与水混合的漂白剂则可能无效

*参考文献[2],[3],[10],[19],[21],[23],[37]

过氧化脲也被推荐用于内漂白[40]，但是这个漂白剂的效果并不优于过硼酸钠。

通常情况下漂白治疗的最终结果都比较好，但偶有病例的结果仅是部分改善。让人惊讶的是患者通常对适当改善的结果会非常满意，并不会刻意追求完美[40]。因此，内漂白在临床上是很值得尝试的。

最终修复

正确的牙体修复对于内漂白治疗的长期疗效至关重要[41–42]。在最后一次复诊时应将髓室及开髓后的洞形修复起来（图24.5E）。有人提出可以在髓室中放置丙烯酸单体或有机硅来封闭牙本质小管，但这样益处并不大。因为这些物质随着时间自身发生变色。值得重视的是，将髓室及舌侧的开髓洞形仔细修复起来是很重要的，这样可以提高漂白的治疗效果和防止微渗漏。在髓腔内漂白治疗后理想的牙体修复方法还未确定，但是绝对不可全部使用复合树脂来充填髓腔，因为这样会降低牙冠的透明度[43]。

有一种简单有效充填髓室的方法，底层用浅色的牙胶，之后为玻璃离子或是浅色的磷酸锌水门汀，最后进行酸蚀，并用光固化复合树脂充填舌侧开髓处[44]。复合树脂有不同的颜色和对比度[45]。这种美学特性可以帮助医生选择合适的材料。应该确保复合树脂材料有一定厚度，这样能够更好地封闭髓腔，以及有足够的抗力形支撑牙齿行使切割功能。光固化时，从唇面照射固化灯比从舌侧照射好，因为这样复合树脂的聚合收缩是向轴壁方向，可以减少微渗漏的发生[46]。舌侧开髓洞形的牙体修复如果出现冠部微渗漏是很严重的问题[47]，因为这样会导致牙变色复发。

漂白治疗后，过氧化氢和过氧化脲等残留的氧化物，会很大程度上影响最终牙与复合树脂粘接的强度[27,48–50]。过硼酸钠与水混合后对粘接强度的影响远小于高浓度过氧化氢[50]。因此不建议在漂白治疗后立即行牙体充填修复，漂白治疗几天后再行充填修复效果更好。也有人提出使用过氧化氢酶或其他一些试剂快速去除髓室内残留的漂白氧化剂，从而防止潜在的不利影响[51–52]。这个问题有待进一步研究。

曾有人建议在漂白治疗后，最终牙体修复前，在髓腔内封几周氢氧化钙糊剂。因为氢氧化钙为碱性，它可以中和由漂白剂形成的酸，并预防牙根外吸收。但是这步操作是不必要且无效的[21,39]。

还有一些其他的药剂被推荐使用，以提高漂白治疗效果或者打开牙本质小管。但是没有一种被证明有效[53–56]。

牙变色复发

即使一开始变色牙漂白治疗成功，很多患牙几年后也会再次出现变色[38,57–58]。治疗前一定要告知患者这种情况，以及再漂白治疗的效果一般也较好。

牙漂白的时机

内漂白可以在根管治疗后的不同间隔时间内进行（图24.1和图24.6），治疗后的变色牙外观上会有快速的明显改善。但是往往诊间漂白术在根管充填那次复诊开始，这样做事实上会鼓励患者让他们更加容易接受漂白治疗，因为治疗后很快变色牙的外观就会有明显改善。很多年的牙变色也可能通过漂白成功改善（图24.3和图24.4），即使有瓷贴面修复的牙也是如此（图24.7）。这类变色牙相比于牙变色病程短的牙，复发的概率并不明显增高[38]。但是牙变色病程短的牙漂白治疗成功率比较高，且降低牙变色复发的可能[58]。

临床上也评估了其他可能影响漂白治疗长期疗效的因素。例如年龄和牙变色发生率对漂白治疗的长期稳定性无重要影响[38]。

并发症和安全性

任何治疗的安全性往往是最让人关心的问题。在漂白治疗中，某些化学成分可能会产生一些不良影响，下面将从以下几个方面具体讨论。

根外吸收

有临床报告[33–34,59]和组织学研究[32,39]表明，内漂白可能会引起根外吸收。漂白氧化剂，特别是30%的过氧化氢以及加热操作可能是引起根外吸收的原因。但是它们造成牙周膜及牙骨质破坏的具体机制还不明确。据推测，有刺激性的化学物质通过牙本质小管[60]及釉质牙骨质界的缺陷扩散至牙周组织中[61]。化学物质结合加热可能导致牙骨质坏死，牙周膜的炎

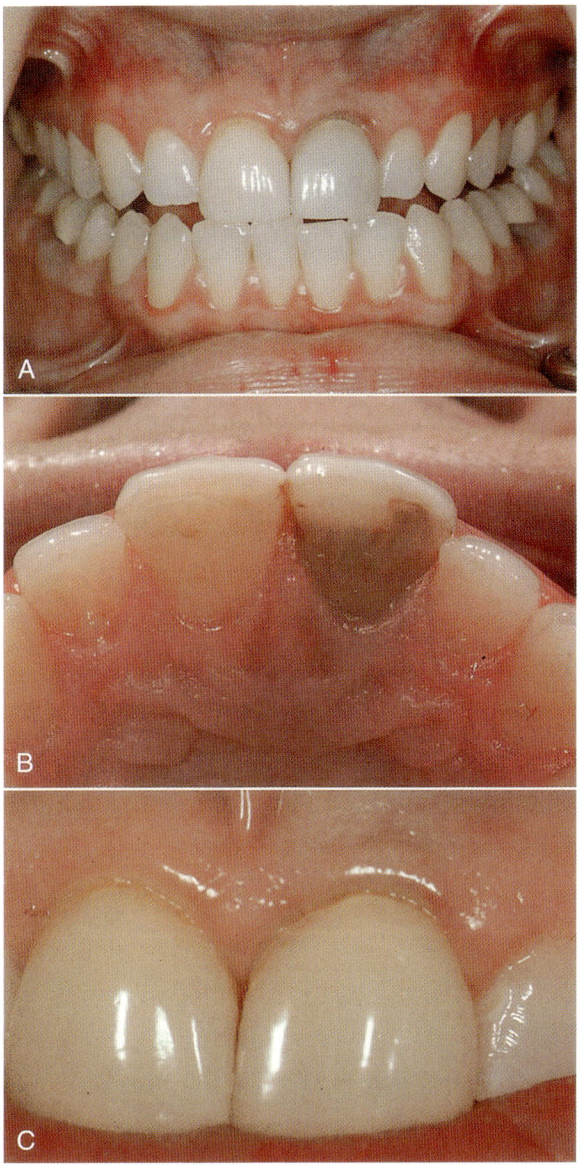

图24.7　A. 根管治疗后瓷贴面修复后的变色牙，变色透过贴面显现，在牙颈部尤为明显。B. 舌面观可见广泛的牙本质及修复体变色。C. 去除旧充填体，髓腔内漂白，重新用封闭性好的复合树脂充填开髓洞形，牙冠恢复美观。（由A. Sameni医生授权提供）

症以及根外吸收[32,39]。如果牙周组织中有细菌存在，则牙根外吸收的程度加重[62]。之前外伤以及患者年龄较小都是根外吸收的诱发因素[33]。因此，任何漂白治疗中非必需的有害化学试剂和操作都应避免。同时，不能为了获得更为满意的美学效果，而使漂白氧化剂在根尖区到牙颈部这一范围内占据更多的髓室空间。

冠折

有人认为漂白治疗联合加热操作会稍稍增加牙冠结构的脆性，可能的原因是牙本质及釉质在漂白治疗中过分干燥发生了物理化学性质改变[63-66]。临床经验表明，漂白治疗后的牙并不容易折断，但是这个论点并未得到验证。

化学灼伤

前文曾述，漂白剂中过硼酸钠是安全的，但是30%过氧化氢是有腐蚀性的，它会造成牙龈组织的化学灼伤以及剥脱。当使用这类强腐蚀性的漂白剂时，软组织需被涂抹一层隔离剂，如凡士林、明胶或可可脂。动物实验表明，在使用过氧化氢漂白治疗前，在口腔组织中涂抹过氧化氢酶，可以完全预防软组织化学灼伤[67]。

内源性变色牙

内源性变色牙是在牙发育过程中，引起变色的因素影响到牙体组织结构发生的牙变色[68]。重要的是，这类变色牙变色大多发生在牙本质，因此仅仅外漂白较难达到满意的效果[69]。如一个很好的例子：四环素牙，它是在牙齿发育过程中四环素结合到牙矿化组织，从而导致牙变色。

四环素牙

内漂白和外漂白都已作为改善四环素牙外观的治疗方法。如前文所述，内漂白治疗更加有效且有非常良好的长期疗效[10,68-69]。但是尽管如此，对于治疗四环素牙最好的措施就是预防。

本章前文曾概述利用根管治疗联合诊间髓腔内漂白技术治疗四环素牙。临床上向患者解释此治疗方法时，患者可能会选择接受这项治疗，且往往结果令人满意（图24.8）。

其他类型内源性变色牙

其他化学剂和药物也会作用于正在发育的牙齿导致牙变色。但是目前并没有尝试治疗此种变色牙的报告。可以推断的是，通过外漂白来治疗这类牙本质变色牙只能获得轻微的疗效。

外源性变色牙

外源性着色都比较浅，显然更适合外漂白治疗。但是漂白治疗的成功取决于釉质变色的深度，

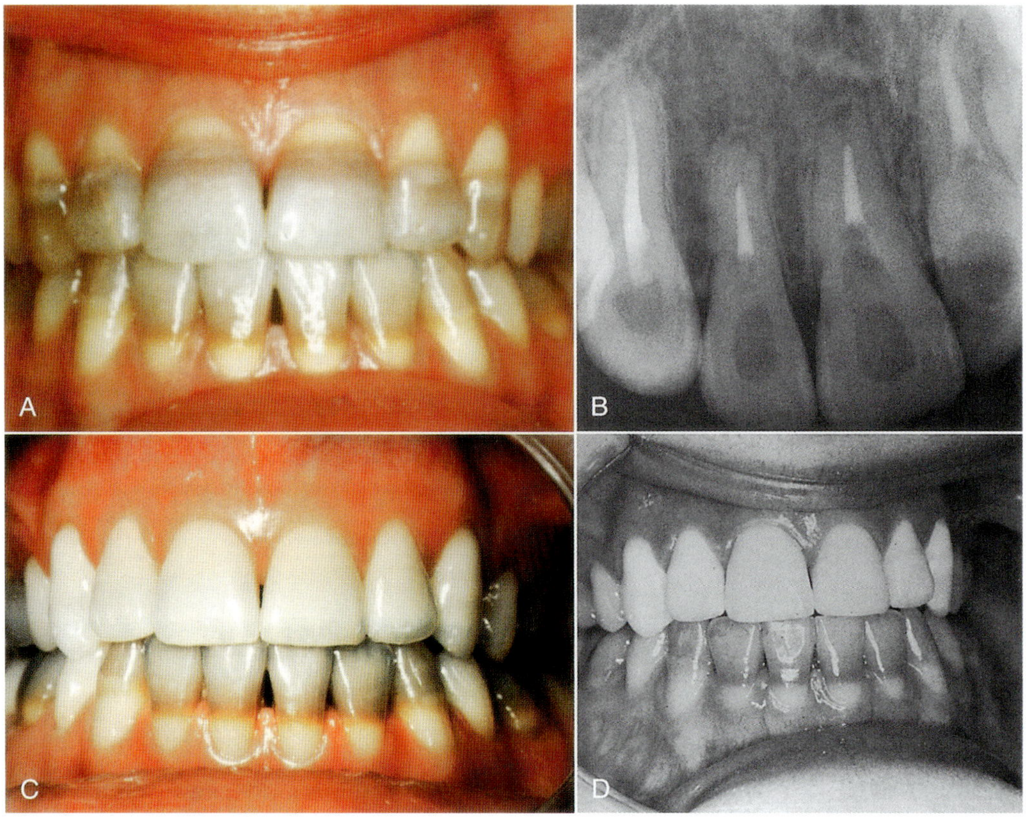

图24.8 A. 典型带有条纹的灰色类四环素变色牙，上下颌牙齿的颈部未变色，在这些牙发育阶段并未服用四环素类药物。B. 对上颌前牙进行了根管治疗及后续的诊间漂白术。C. 在完成必要的复诊治疗后，对患牙进行了永久充填。注意与未经治疗的下颌前牙对比，疗效显著。D. 4年后复查，并未复发。（由H. Wayne Mohorn医生授权提供）

而不是颜色本身。

釉质表面缺陷

有很多情况可以导致釉质发育不全使其表面结构多孔，其中最常见对美观影响最大的是氟斑牙。氟斑牙可以导致各种程度及颜色的色素沉积。

氟斑牙变色的机制

在牙齿形成阶段摄入过量的氟可导致牙釉质发育不全和渐进的牙齿变色[70]。这种变色可以用漂白或其他措施改善，有时候治疗效果非常好。目前有很多不同的方法治疗氟斑牙，这些方法或是化学试剂不同或是操作方法不同。但其中最有效的是酸蚀微打磨技术（图24.9）[11]，本质上这个技术不是真正的漂白（氧化）技术，它的原理是用酸蚀的方法使牙表面脱钙，然后微量磨除牙冠表面一层变色的釉质。该技术自从20世纪80年代中期出现以来，在某些方面进行了改进[11,71]。酸蚀微打磨技术主要用于治疗像氟斑牙这类的外源性变色牙，且已证实非常有效[72]。

微打磨技术

酸蚀微打磨技术的具体操作流程如下：

1. 对要治疗的牙齿进行拍照作为永久记录，且为后续疗效评价提供基准。
2. 保护牙龈，治疗的牙也需仔细用可反转的橡皮障和绷带隔离，橡皮障要延伸至患者鼻孔的位置。
3. 为防止酸飞溅导致灼伤，患者暴露的眼睛和脸部皮肤最好用消毒铺巾或毛巾覆盖。
4. 用36%的盐酸溶液与等量的蒸馏水混合制成18%的盐酸溶液，之后加入适量的浮石粉形成糊剂。在另一个调拌盘中，将碳酸氢钠和水混合成碳酸氢钠糊剂，为后续酸的中和做好准备，也可用碳酸氢钠糊剂成品。
5. 用木制的压舌板或小木棒将适量盐酸浮石粉糊剂涂抹在釉质表面。施加一定压力，让糊剂更好地作用于釉质上。同时做摩擦往复运动5秒，之后用清水冲洗10秒。
6. 盐酸浮石粉糊剂可重复使用，直到获得预期效果。

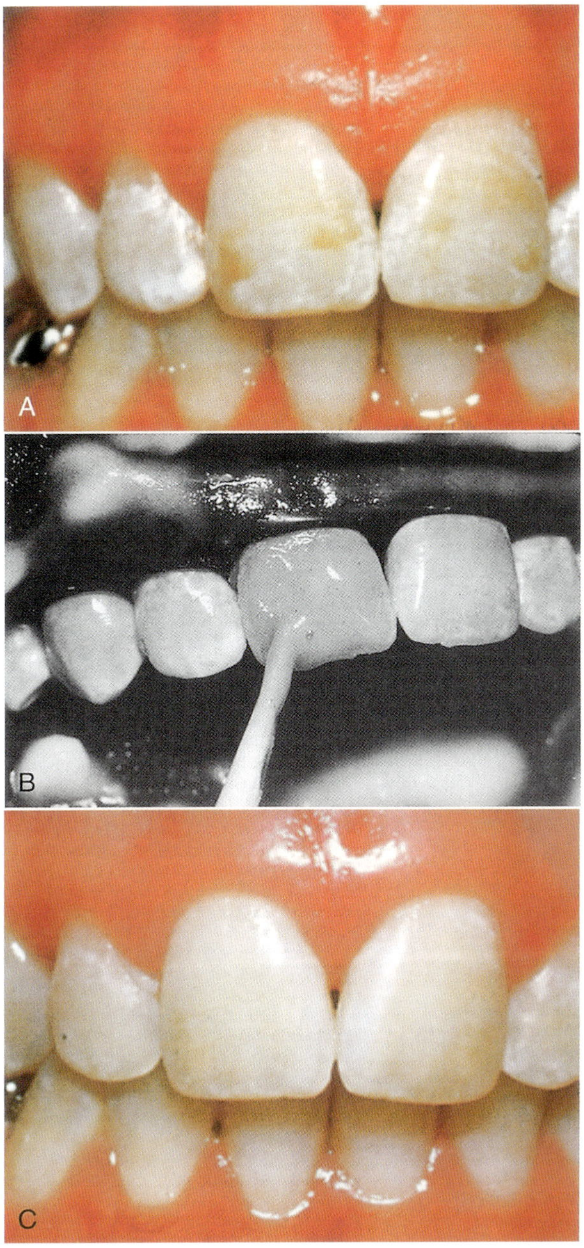

图24.9　酸蚀微打磨技术。A. 由于釉质表面发育不全导致的明显牙变色。B. 18%的盐酸溶液配适量浮石粉形成糊剂，用小木棒涂抹在牙表面，通过往复摩擦运动使糊剂作用于釉质，5秒后用清水冲洗。根据不同情况，糊剂可多次反复作用于釉质。最终牙面上的酸需碳酸氢钠糊剂中和。C. 单次治疗即获得患者满意的效果，没有复发。（由S. Goepferd医生授权提供）

7. 牙面残留的酸需要用碳酸氢钠糊剂和水中和，去除橡皮障，用抛光膏将牙面抛至光滑。通常情况下，一次治疗后可以获得满意的效果，如果没有达到预期效果，说明牙变色程度过深，漂白治疗疗效较差。

预后

如果一开始患者接受酸蚀微打磨技术之后牙变色获得了改善，那么疗效相对持久。临床上很多患者接受了治疗后的长期随访，并没有出现复发[11]。

安全性

酸蚀微打磨技术有两点需要考虑其安全性：一个是釉质的酸蚀效果（过度脱矿），另一个则是软组织的化学灼伤。

在进行酸蚀微打磨技术时，在谨慎使用盐酸的情况下，只会去除很微量的釉质。不管是高浓度的酸还是过氧化氢引起的牙龈组织灼伤，都可以通过事先在牙龈上涂抹保护剂、上橡皮障来避免。酸蚀微打磨技术对牙髓的影响很小。

就诊时机及对象

多数的漂白治疗，特别是已明确病因的牙变色漂白治疗可以由全科口腔医生实施。如果全科口腔医生不能进行明确的鉴别诊断，应考虑向专科医生转诊。

当患者的变色牙经过常规内、外漂白治疗后未有好转的时候，实施治疗的全科口腔医生需要向专科医生寻求帮助。可能是一些不确定的不利因素导致漂白剂无法有效作用于变色的牙体组织，经验丰富的专家能在一定程度上分辨、纠正这些不利因素，获得更好的治疗效果。

参考文献

[1] Rotstein I, Walton R: Bleaching discolored teeth: internal and external. In Torabinejad M, Walton RE, editors: *Endodontics: principles and practice*, ed 4, p. 391, St Louis, 2009, Saunders.
[2] American Association of Endodontics: *Guide to clinical endodontics*, p 39, Chicago, 2010, The Association.
[3] Rotstein I, Zalkind M, Mor C, et al: In vitro efficacy of sodium perborate preparations used for intracoronal bleaching of discolored non-vital teeth, *Endod Dent Traumatol* 7:177, 1991.
[4] Rotstein I, Mor C, Friedman S: Prognosis of intracoronal bleaching with sodium perborate preparation in vitro: 1-year study, *J Endod* 19:10, 1993.
[5] Driscoll WS, Horowitz HS, Meyers RJ, et al: Prevalence of dental caries and dental fluorosis in areas with optimal and above-optimal water fluoride concentrations, *J Am Dent Assoc* 107:42, 1983.
[6] Tredwin CJ, Scully C, Bagan-Sebastian JV: Drug-induced disorders of teeth, *J Dent Res* 84:596, 2005.
[7] Jordan RE, Boksman L: Conservative vital bleaching treatment of discolored dentition, *Compend Contin Educ Dent* 5:803, 1984.
[8] Chiappinelli JA, Walton RE: Tooth discoloration resulting from long-term tetracycline therapy: a case report, *Quintessence Int* 23:539, 1992.
[9] Leonard RH, Van Haywood B, Caplan DJ, et al: Nightguard vital bleaching of tetracycline-stained teeth: 90 months post treatment, *J Esthet Restor Dent* 15:142, 2003.
[10] Walton RE, O'Dell NL, Lake FT, et al: Internal bleaching of tetracycline-stained teeth in dogs, *J Endod* 9:416, 1983.
[11] Croll TP: Enamel microabrasion: observations after 10 years, *J Am Dent Assoc* 128(Suppl):45S, 1997.
[12] Davis MC, Walton RE, Rivera EM: Sealer distribution in coronal dentin, *J Endod* 28:464, 2002.
[13] Thomson AD, Athanassiadis B, Kahler B, et al: Tooth discoloration: staining effects of various sealers and medicaments, *Aust Endod J* 38:2, 2012.
[14] Lenherr P, Allgayer N, Weiger R, et al: Tooth discoloration induced by endodontic materials: a laboratory study, *Int Endod J* 45:942, 2012.
[15] Parsons JR, Walton RE, Ricks-Williamson L: In vitró longitudinal assessment of coronal discoloration from endodontic sealers, *J Endod* 27:699, 2001.
[16] Kim JH, Kim Y, Shin SJ, et al: Tooth discoloration of immature permanent incisor associated with triple antibiotic therapy: a case report, *J Endod* 36:1086, 2010.
[17] Kim ST, Abbott PV, McGinley P: The effects of Ledermix paste on discolouration of mature teeth, *Int Endod J* 33:227, 2000.
[18] Lim MY, Lum SO, Poh RS, et al: An in vitro comparison of the bleaching efficacy of 35% carbamide peroxide with established intracoronal bleaching agents, *Int Endod J* 37:483, 2004.
[19] Spasser H: A simple bleaching technique using sodium perborate, *NY State Dent J* 27:332, 1961.
[20] Weiger R, Kuhn A, Lost C: In vitro comparison of various types of sodium perborate used for intracoronal bleaching of discolored teeth, *J Endod* 20:338, 1994.
[21] Rotstein I, Friedman S: pH variation among materials used for intracoronal bleaching, *J Endod* 17:376, 1991.
[22] Asfora KK, Santos C, Montes MA, et al: Evaluation of biocompatibility of sodium perborate and 30% hydrogen peroxide using the analysis of the adherence capacity and morphology of macrophages, *J Dent* 33:155, 2005.
[23] Maleknejad F, Ameri H, Kianfar I: Effect of intracoronal bleaching agents on ultrastructure and mineral content of dentin, *J Conserv Dent* 15:174, 2012.
[24] Swift EJ Jr, Perdigao J: Effects of bleaching on teeth and restorations, *Compend Contin Educ Dent* 19:815; quiz, 22; 1998.
[25] Goldberg M, Grootveld M, Lynch E: Undesirable and adverse effects of tooth-whitening products: a review, *Clin Oral Investig* 14:1, 2010.
[26] Crim GA: Post-operative bleaching: effect on microleakage, *Am J Dent* 5:109, 1992.
[27] Titley KC, Torneck CD, Ruse ND: The effect of carbamide-peroxide gel on the shear bond strength of a microfill resin to bovine enamel, *J Dent Res* 71:20, 1992.
[28] Nutting EB, Poe GS: Chemical bleaching of discolored endodontically treated teeth, *Dent Clin North Am* 11:655, 1967.
[29] Marin PD, Heithersay GS, Bridges TE: A quantitative comparison of traditional and non-peroxide bleaching agents, *Endod Dent Traumatol* 14:64, 1998.
[30] Kaneko J, Inoue S, Kawakami S, et al: Bleaching effect of sodium percarbonate on discolored pulpless teeth in vitro, *J Endod* 26:25, 2000.
[31] Buchalla W, Attin T: External bleaching therapy with activation by heat, light or laser: a systematic review, *Dent Mater* 23:586, 2007.
[32] Madison S, Walton R: Cervical root resorption following bleaching of endodontically treated teeth, *J Endod* 16:570, 1990.
[33] Harrington GW, Natkin E: External resorption associated with bleaching of pulpless teeth, *J Endod* 5:344, 1979.
[34] Friedman S, Rotstein I, Libfeld H, et al: Incidence of external root resorption and esthetic results in 58 bleached pulpless teeth, *Endod Dent Traumatol* 4:23, 1988.
[35] Howell RA: Bleaching discoloured root-filled teeth, *Br Dent J* 148:159, 1980.
[36] Lin LC, Pitts DL, Burgess LW Jr: An investigation into the feasibility of photobleaching tetracycline-stained teeth, *J Endod* 14:293, 1988.
[37] Holmstrup G, Palm AM, Lambjerg-Hansen H: Bleaching of discoloured root-filled teeth, *Endod Dent Traumatol* 4:197, 1988.
[38] Howell RA: The prognosis of bleached root-filled teeth, *Int Endod J* 14:22, 1981.
[39] Rotstein I, Friedman S, Mor C, et al: Histological characterization of bleaching-induced external root resorption in dogs, *J Endod* 17:436, 1991.
[40] Vachon C, Vanek P, Friedman S: Internal bleaching with 10% carbamide peroxide in vitro, *Pract Periodontics Aesthet Dent* 10:1145; 50; 52 passim; 1998.
[41] Attin T, Paque F, Ajam F, et al: Review of the current status of tooth whitening with the walking bleach technique, *Int Endod J* 36:313, 2003.
[42] Deliperi S: Clinical evaluation of nonvital tooth whitening and composite resin restorations: five-year results, *Eur J Esthet Dent* 3:148, 2008.
[43] Freccia WF, Peters DD, Lorton L: An evaluation of various permanent restorative materials' effect on the shade of bleached teeth, *J Endod* 8:265, 1982.
[44] Rivera EM, Vargas M, Ricks-Williamson L: Considerations for the aesthetic restoration of endodontically treated anterior teeth following intracoronal bleaching, *Pract Periodontics Aesthet Dent* 9:117, 1997.
[45] de Costa J, Vargas M, Swift EJ, et al: Color and contrast ratio of resin composites for whitened teeth, *J Dent* 1:e27, 2009.
[46] Lemon RR: Bleaching and restoring endodontically treated teeth, *Curr Opin Dent* 1:754, 1991.
[47] Wilcox LR, Diaz-Arnold A: Coronal microleakage of permanent lingual access restorations in endodontically treated anterior teeth, *J Endod* 15:584, 1989.
[48] Titley KC, Torneck CD, Ruse ND, et al: Adhesion of a resin composite to bleached and unbleached human enamel, *J Endod* 19:112, 1993.
[49] Sundfeld RH, Briso AL, De Sa PM, et al: Effect of time interval between bleaching and bonding on tag formation, *Bull Tokyo Dent Coll* 46:1, 2005.
[50] Timpawat S, Nipattamanon C, Kijsamanmith K, et al: Effect of bleaching agents on bonding to pulp chamber dentine, *Int Endod J* 38:211, 2005.
[51] Rotstein I: Role of catalase in the elimination of residual hydrogen peroxide following tooth bleaching, *J Endod* 19:567, 1993.
[52] Lima AF, Lessa FC, Mancini MN, et al: Transdentinal protective role of sodium ascorbate against the cytopathic effects of H_2O_2 released from bleaching agents, *Oral Surg Oral Med Oral Pathol Oral Radiol Endod* 109:e70, 2010.
[53] Rotstein I, Zyskind D, Lewinstein I, et al: Effect of different protective base materials on hydrogen peroxide leakage during intracoronal bleaching in vitro, *J Endod* 18:114, 1992.
[54] Steiner DR, West JD: A method to determine the location and shape of an intracoronal bleach barrier, *J Endod* 20:304, 1994.
[55] Casey LJ, Schindler WG, Murata SM, et al: The use of dentinal etching with endodontic bleaching procedures, *J Endod* 15:535, 1989.
[56] Camps J, Pommel L, Aubut V, et al: Influence of acid etching on hydrogen peroxide diffusion through human dentin, *Am J Dent* 23:168, 2010.
[57] Dahl JE, Pallesen U: Tooth bleaching: a critical review of the biological aspects, *Crit Rev Oral Biol Med* 14:292, 2003.
[58] Brown G: Factors influencing successful bleaching of the discolored root-filled tooth, *Oral Surg Oral Med Oral Pathol* 20:238, 1965.
[59] Heithersay GS, Dahlstrom SW, Marin PD: Incidence of invasive cervical resorption in bleached root-filled teeth, *Aust Dent J* 39:82, 1994.
[60] Rotstein I, Torek Y, Misgav R: Effect of cementum defects on radicular penetration of 30% H_2O_2 during intracoronal bleaching, *J Endod* 17:230, 1991.
[61] Neuvald L, Consolaro A: Cementoenamel junction: microscopic analysis and external cervical resorption, *J Endod* 26:503, 2000.
[62] Heling I, Parson A, Rotstein I: Effect of bleaching agents on dentin permeability to *Streptococcus faecalis*, *J Endod* 21:540, 1995.
[63] Rotstein I, Lehr Z, Gedalia I: Effect of bleaching agents on inorganic components of human dentin and cementum, *J Endod* 18:290, 1992.
[64] Lewinstein I, Hirschfeld Z, Stabholz A, et al: Effect of hydrogen peroxide and sodium perborate on the microhardness of human enamel and dentin, *J Endod* 20:61, 1994.
[65] Chng HK, Ramli HN, Yap AU, et al: Effect of hydrogen peroxide on intertubular dentine, *J Dent* 33:363, 2005.
[66] Eimar H, Siciliano R, Abdallah MN, et al: Hydrogen peroxide whitens teeth by oxidizing the organic structure, *J Dent* 40 suppl 2:e25, 2012.
[67] Rotstein I, Wesselink PR, Bab I: Catalase protection against hydrogen peroxide–induced injury in rat oral mucosa, *Oral Surg Oral Med Oral Pathol* 75:744, 1993.
[68] Walton RE, O'Dell NL, Myers DL, et al: External bleaching of tetracycline stained teeth in dogs, *J Endod* 8:536, 1982.
[69] Lake FT, O'Dell NL, Walton RE: The effect of internal bleaching on tetracycline in dentin, *J Endod* 11:415, 1985.
[70] Walton RE, Eisenmann DR: Ultrastructural examination of dentine formation in rat incisors following multiple fluoride injections, *Arch Oral Biol* 20:485, 1975.
[71] de Araujo EB, Zis V, Dutra CA: Enamel color change by microabrasion and resin-based composite, *Am J Dent* 13:6, 2000.
[72] Price RB, Loney RW, Doyle MG, et al: An evaluation of a technique to remove stains from teeth using microabrasion, *J Am Dent Assoc* 134:1066, 2003.

25 CHAPTER

第25章 老年牙髓病学

Geriatric endodontics

章节大纲

- 生物学考虑
- 牙髓反应
- 根尖周反应
- 愈合
- 伴有系统性疾病的患者
- 诊断
- 鉴别诊断
- 治疗计划与病例选择
- 根管治疗
- 修复体的影响
- 根管再治疗
- 根管外科
- 漂白
- 牙体修复的考虑
- 创伤

学习目标

阅读本章后，学生应该能够：

1. 明确老年患者与年轻患者在生物学方面的异同。
2. 讨论老年牙髓在生理学和解剖学上的增龄性变化。
3. 讨论老年患者愈合形式的差异。
4. 描述老年患者的并发症。
5. 描述对老年患者进行明确诊断和制订治疗计划的详细步骤。
6. 明确影响病例选择的因素。
7. 讨论老年患者的根管治疗有何不同及为何不同。
8. 认识根管外科的并发症。
9. 根管治疗后，选择合适的修复方案。
10. 明确哪些老年患者需要考虑转诊。

老年患者的根管治疗在很多方面是与年轻患者相似的，但也有一些显著差异。本章将讨论其相似性，并重点关注其差异；包括老年患者牙髓和根尖周组织的生物学、愈合形式、诊断及治疗等方面。

在美国，65岁及以上人群的数量超过3900万，预计到2020年这部分人数将占美国总人口的20%。他们的牙科需求也将继续增长[1-3]。除非别无选择，老年患者一般不会接受拔牙[4-5]。他们的牙科服务利用率很高[6]。他们对牙齿健康的期望及对高品质医疗保健的需求是一致的。一个更重要的原因是，老年牙列将持续遭受龋坏[7]和几十年的牙科疾病以及牙体修复[4]和牙周治疗等（图25.1）。这些因素对牙髓、根尖周及周围组织都会形成复杂的负面影响（图25.2）。换句话说，损伤越多，发生不可复性疾病的可能性越大，治疗需求也更大。老年人根管治疗的数量正越来越多，并将继续增多[8]。

牙科疾病和需求的增多，以及患者期望值的升高，导致老年患者牙髓治疗越来越多（图25.3）。此外，退休人员的牙科保险报销范围扩大以及拥有更多的可支配收入，使得他们更能负担得起复杂的牙科治疗[1]。在将来，口腔保健可能还有其他经费来源[9]。

老年患者根管治疗的考虑包括与年轻患者在生物学、医学和心理学上的差异及治疗并发症等。这些将在本章下文中进一步讨论。

生物学考虑

生物学考虑既是系统性的，又是局部性的。其他教科书已经阐述了与患者身体状况相关的各种系统性变化。老年患者牙髓治疗与其他牙科手术所引起的系统性或局部生物学变化没有差异。同样，牙髓和根尖周组织反应也无明显不同。

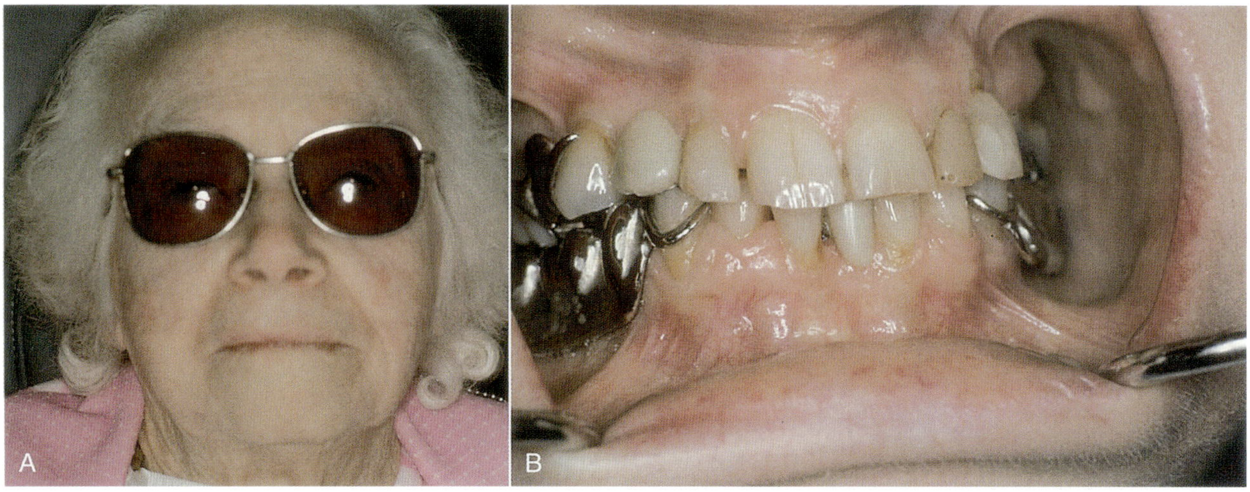

图25.1 A. 这个87岁的女人有阿尔茨海默病。B. 由于许多年的疾病、修复体和口腔和全身病变，她的牙列出现了各种不同问题。其诊断有一定的挑战性，恢复牙列的良好功能和美学较为困难，尤其是对一个精神障碍的患者。

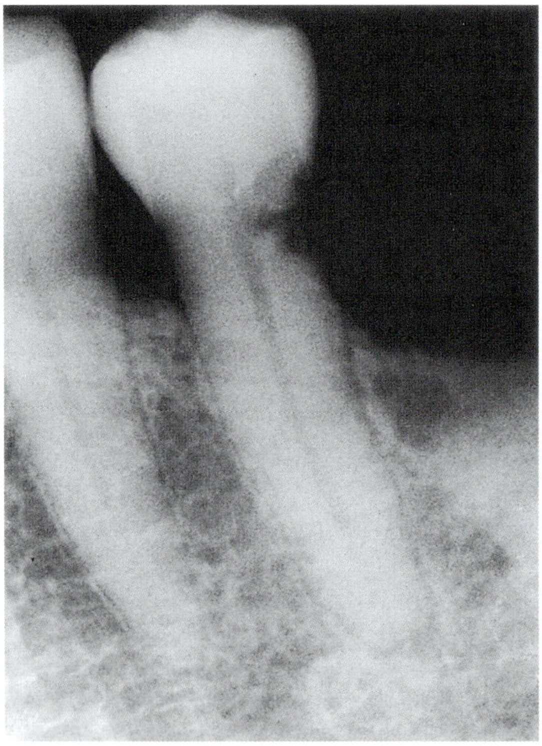

图25.2 颈部外吸收暴露牙髓。后牙区游离端的可摘局部义齿对牙龈造成压力，并诱导牙龈炎症和牙根吸收。（摘自Walton RE: Endodontic considerations in the geriatric patient, *Dent Clin North Am* 41:795, 1997）

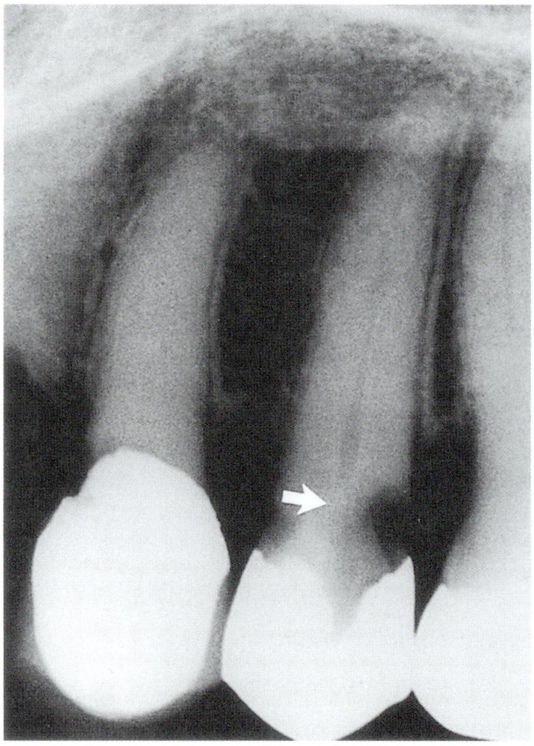

图25.3 修复体、龋和时间共同导致牙本质形成。第一前磨牙钙化形成（可见一个非常小的髓腔）。第二前磨牙因继发龋而形成牙本质（箭头所示）。两者都很难治疗和修复。（摘自 Walton RE: Endodontic considerations in the geriatric patient, *Dent Clin North Am* 41:795, 1997）

牙髓反应

增龄性变化

在牙髓反应增龄性变化方面，有两个因素非常重要：（1）随着时间推移而发生的结构（组织学）的变化；（2）因损伤刺激而发生的组织变化。这些情况在牙髓的表现往往相似。换句话说，损伤可能过早地导致牙髓老化。因此，年轻人牙齿里可能存在“老龄”牙髓（如龋坏或修复治疗过的牙齿）。不管什么病因，这些老龄的（或损伤的）牙髓与年轻（或未受损伤的）牙髓的反应有一定差异。

年代学vs生理学

老年患者的牙髓与年轻患者的受损牙髓对外界刺激的反应是否不同？这个问题尚没有确切的答案。可能（因龋齿、修复等）受损的年轻牙髓比未受损的老年牙髓对损伤的抵抗力差。在组织学水平，老年牙髓和受损年轻牙髓存在一些一致性的变化。

结构

牙髓是一种动态的结缔组织。细胞、胞外组织和支持组织都会发生增龄性变化（见第1章）。细胞数量会减少，包括成牙本质细胞和成纤维细胞。支持组织也会变得更少（如血管和神经）[10-11]。血管更少且更细，导致牙髓血供减少[12]；其临床意义尚不明确。随着年龄增长，毛细血管内皮上会发生一定程度的退行性病变[13]。可能胶原所占比例增加，而基质则减少[14]。

钙化

钙化包括髓石和弥散性（线性）钙化。老年人牙髓和炎症牙髓的钙化都会增多[15]。髓石往往存在于冠髓，而弥散性钙化则在根髓[16]。据推测，钙化等病变来源于退化的神经或血管，但这并没有得到证实。另一个普遍的推测是，髓石可引起牙源性疼痛；然而，这是错误的。

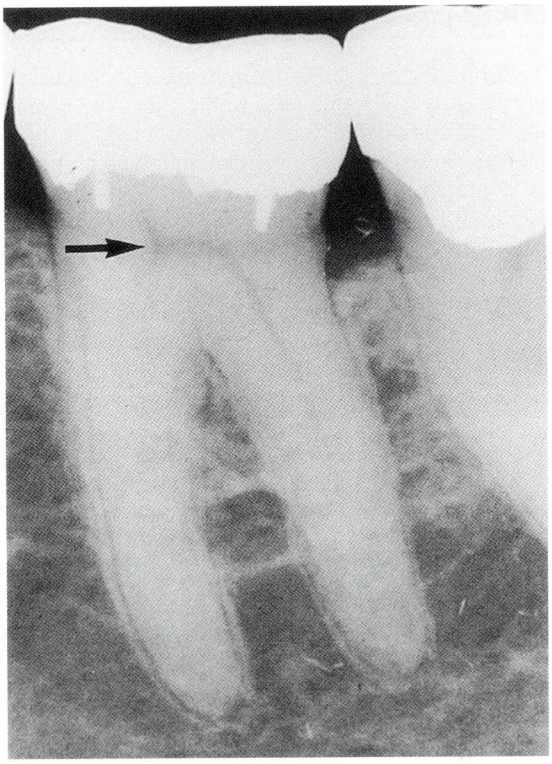

图25.4　圆盘状髓室（箭头所示）。由于髓室底和髓室顶的牙本质形成，髓室呈扁平状。这些髓室和根管难以定位。（摘自 Walton RE: Endodontic considerations in the geriatric patient, *Dent Clin North Am* 41:795, 1997）

空间

一般情况下，髓腔逐渐减小，且往往变得很小[17]，这个现象称为钙化形成[18]。龋坏、修复体及牙周病的刺激均可加速牙本质形成，且不均衡。例如，磨牙髓室顶和髓室底的牙本质形成多于髓室壁[10]。其结果是形成扁平状的（圆盘状的）髓室（图25.4）。

损伤反应性

外界刺激引起的老年患者牙髓反应往往比年轻患者更严重。其原因尚不完全明确，但可能是由长期的累积性损伤所造成的。

刺激性的

修复治疗后出现牙髓病变是有原因的。第一，牙齿可能曾遭受过几次损伤。第二，有可能接受了更大损伤的治疗操作，涉及相当大的牙齿结构，如冠准备。多个潜在的损伤与全冠修复有关，如戴底冠、备牙、印模、临时冠修复（通常会微渗漏）、粘接及冠边缘密闭性差等。

年龄

老化牙髓可能对损伤的抵抗力更差，虽然这尚没有得到证实。尽管这类临床研究中存在大量的变量，以至于难以将年龄单独作为一个影响因素，然而，不同年龄组患者的牙髓对各种治疗操作的反应之间没有差异。这未必是牙齿未发育成熟（根尖孔未闭合）的情况，后者确实更加耐受损伤。有一种理论认为，老年牙髓实际上抵抗力更强，因为其牙本质渗透性降低[19]。同样，老龄牙齿对损伤的这种抵抗力也没有得到证实[20]。最基本的原则是，在预备和修复时，对于老年患者的老化牙髓需要更加谨慎；这可能是长期受到损伤的结果，而不在于年龄本身。

全身情况

目前尚没有确凿的证据表明系统性疾病或其他疾病是否直接影响（减弱）牙髓对损伤的抵抗力。据推测，动脉粥样硬化可能直接影响牙髓血管[21]；然而，牙髓动脉粥样硬化现象尚无法证实[22]。

根尖周反应

骨和软组织增龄性变化，以及这些变化如何影响组织对刺激物的反应，或去除刺激后的组织愈合等有关信息很少。有迹象表明，随着年龄增长，根尖周细胞性质、血管和神经分布几乎没有变化[23]。因此，老年患者与年轻患者的根尖周反应不可能存在显著差异。

愈合

普遍的观念认为，老年人的愈合是减弱的、折中的或延迟的。这未必正确。动物研究表明年轻人和老年人的口腔组织修复形式惊人的相似，但后者的愈合速度略有延迟[24]。根管治疗后愈合的影像学证据显示，年轻和老年患者的成功率之间没有显著差异[25]。没有证据表明老年人血管或结缔组织的变化会显著减缓或阻碍病变愈合。总体而言，不同年龄组的愈合（包括骨和软组织的愈合）性质之间几乎没有差异。血管化是愈合的关键，对于健康个体而言，根尖周血流量不会随着年龄的增长而减弱[26]。

伴有系统性疾病的患者

当然，老年患者出现系统性疾病的频率往往更高，且更严重。一般来说，系统性疾病对于老年患者根管治疗及其他类型的牙科治疗的影响是一样的。事实上，有关根管治疗过程中或治疗后系统性疾病或系统性状况与不良反应的关系等的信息很少。

一些情况往往在老年患者中更常见，需要特别注意。包括高血压、心血管疾病、骨质疏松症（常伴有双膦酸盐用药史）和关节假体。最近的一项争论是，对于已植入关节假体的患者，在牙科治疗前是否预防性应用抗生素。最近一项针对医疗保险受益人的调查表明，抗生素是不适用的[27]。

Ⅰ型和Ⅱ型糖尿病都会使得疾病的愈合难以预料[28]，虽然在任何年龄阶段都是如此。对于严重而未受控制的糖尿病患者，需要额外的预防措施和仔细的监测[29]。

另一种常见情况是高血压。与普遍观点相反，对高血压患者进行局部麻醉时，应用肾上腺素引起不良反应的风险非常低[30]。

有证据表明，骨质疏松症是绝经后妇女的一个相当普遍的情况，它与颌骨骨小梁密度降低有关，尤其是在上颌骨前部和下后骨后部[31-32]。然而，骨质疏松症者根管治疗或手术后骨愈合是否受影响尚不明确。因为与根尖周病的诊断相关，骨质疏松症的变化可能不足以[33]混淆根管治疗前或根管治疗后的评价。有趣的是，下颌后区根尖片上光强密度分析是老年人腰部和大腿区骨质疏松的指标[34]。其他注意事项及双膦酸盐药物治疗的影响，后者是颌骨坏死的一个协同因素[35-36]（见第5章）。

抗凝治疗较常见，且倾向于随着年龄的增长而增多。对于传统牙髓治疗来说，这些药物不必担心。但对于手术，就得注意；它很容易导致软组织和骨组织出血。一般的建议是，在手术之前、过程中或之后，抗凝药不能变。

总之，老年系统性疾病患者在出现并发症的风险上与其他年龄组一样。事实上，对于系统性疾病患者，根管治疗或其他牙髓治疗操作的创伤和损害远没有拔牙大。一个很好的例子是正在（或已经）服用双膦酸盐类药物的患者。根管治疗和牙体修复是首选，以避免拔牙的损伤。

另一个重要的注意事项是，老年患者更可能在服用更多和更大剂量的各种药物[37]。需要小心避免交叉反应，特别是开其他药物时。

诊断

适用于老年患者的基本原则和诊断方法同样适用于年轻人。只是疾病反应的发生率和水平存在差异。

诊断程序

应用常规程序进行诊断，特别是老年患者的诊断。最重要的发现来源于主观检查，以确定症状和病史。仔细询问，并给予足够的时间让老年患者回忆和回答往往可得到有价值的信息。

主诉

患者必须以他或她自己的语言描述所存在的问题。这不仅会揭示症状，也可让临床医生了解患者的牙科知识和沟通能力。由于视力、听力或精神状态的问题，患者的沟通能力可能会受影响。

病史

谨慎的诊断医生不仅要讨论病历表中的阳性反应，也要重复没有记录或被患者忽视的重要事项。应深入讨论系统性疾病，用药及相关注意事项等。此时，解释系统性疾病如何影响牙髓病的诊断、治疗计划、治疗和结果等就比较合适了。

牙科病史

在一般情况下，老年患者有很多复诊和回访史。老人对重要的牙病史可能只是一个模糊的记忆，并需要检查者的提示，以唤起回忆。例如外伤、牙折、龋齿或疼痛和肿胀的病史。

主观表现

主观表现包括询问患者描述其体征和症状而获得的信息。许多老年患者很坚忍，不轻易说出其不适症状，并可能认为相对其他系统性疾病或疼痛而言，这些只是小问题。仔细而关切地与患者讨论这些看似小问题的主观表现，有助于建立良好的医患关系并获得信任。

总的来说，老年患者的牙髓炎症状不是那么严重。可能原因是髓腔体积变小，且（尤其是牙本质的）感觉神经减少[38]。

没有明显症状和体征的情况也很常见，比有症状和体征的情况更多。当然，没有明显症状和体征并不意味着没有疾病；无论在什么年龄，大多数不可复性牙髓和根尖病变都是无症状的。因此，若怀疑有病变，则需要进行客观检查，无论是否存在明显的症状和体征。

客观测试

客观表现主要与牙髓和根尖周测试相关。通常还需要口腔检查和透射光照。

1. 牙髓测试：尽管老年人与年轻患者的牙髓测试比较相似，但也有一些差异。随着年龄的增长，牙髓对外界刺激不敏感，特别是钙化形成以后（图25.5）[8]。因此，对老年患者的测试，应使用不同的刺激慢慢而仔细地进行。活髓牙可能对一种测试（如冷刺激）反应迟钝，而对另一种刺激（如电刺激）有反应，这很正常。另外，牙龈退缩和附着丧失的牙齿反应性降低[39]。这些结果必须与其他测试、表现及X线片相关。

   问题来了，安装了起搏器的患者是否可以进行牙髓电活力测试[40]。虽然这些测试不太可能导致起搏器失灵，但可以使用其他测试方法安全地获取牙髓状况的信息。当患者装有心脏起搏器时，不推荐使用牙髓活力电测试。

   试验性备洞往往很适用，但对于老年患者可能不会那么有用，因为其牙本质神经分布减少。即使是试验性备洞，出现假阴性（无应答/活髓）反应也不在少数。

2. 根尖周测试：叩诊（咬和轻敲）和触诊可提示根尖周炎症，但不见得有用，除非患者疼痛明显。这些方法最有利于用来证实特定的牙齿的确存在这些症状，并确定反应的严重程度。

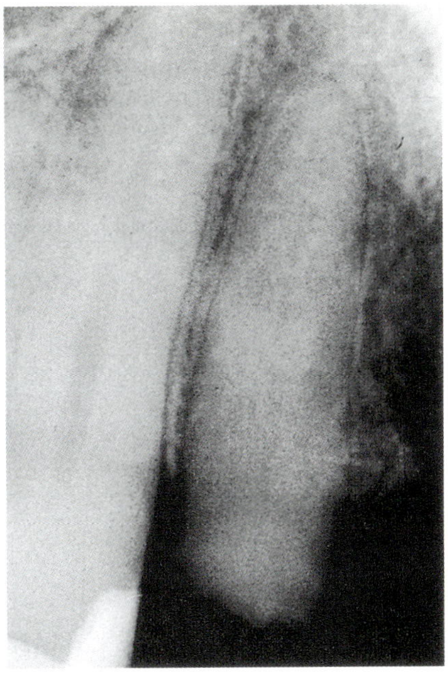

图25.5　钙化。虽然通常是重要的牙髓组织，但老年人的牙齿因为神经供应减少和绝缘性牙本质的增加而往往不响应牙髓测试。（摘自 Walton RE: Endodontic considerations in the geriatric patient, *Dent Clin North Am* 41:795, 1997）

影像学表现

目前，优质根尖片总是必要的，老年患者与年轻患者的适用原则是一样的。两个年龄段患者的拍片方法是相似的，但必须注意一些差异。对于老年患者，骨质增生（如隆突）和肌肉附着（系带）可能会影响胶片的定位。此外，老年人放置胶片可能存在困难，因此，应使用持片器。一般来说，首选平行投照法进行诊断，偶尔补充从近中或远中向呈一定角度投照，Panelipse或拍咬合片。通常，咬合翼片有助于显示髓室大小、龋齿及修复体的位置和相对深度。

在根尖部，老年患者可能存在一些差异。随着年龄的增长，颌骨非牙髓疾病的发病率倾向于增加；当疾病性质不确定时，仔细判断牙髓状态显得更加重要。如果是活髓，则根尖区的病变不是牙髓来源的。

仔细阅读根尖片，以判断髓腔大小及牙根和牙髓的解剖。如前所述，老年患者髓腔倾向于变小，甚至在X线片上不可见（图25.6）。需要注意的是，髓腔影像在X线片上不可见并不意味着没有牙髓。事实上，髓腔总是存在的[41]，即使在X线片上不可见。由于持续的牙骨质的形成，老年人牙根及根尖部的解剖形态往往有些不同[42–43]。由病变导致的根尖吸收会使得其形态更加复杂[44]。

鉴别诊断

鉴别诊断用来最终确定是否存在牙髓或其他类型的病变，若存在牙髓病变，应明确牙髓或根尖周病变的具体细节。

牙髓病变

老年患者的症状和体征、测试结果和其他观察结果应遵循一个一致的模式。其他并发症可能包括改变精神的药物和偶尔的感知问题。无法定位的模糊症状，或难以辨认的模式可能都不是牙髓来源。应该考虑其他病变或非病理性问题，包括身心疾病。

其他病变

其他软、硬组织病变包括很多种，其中许多更常见于老年人。与牙髓病变相似的通常是牙周病变。与牙髓疾病相似的非牙髓来源疾病包括窦腔感染、肌肉痉挛、头痛、颞下颌关节功能紊乱、神经炎和神经痛等。这些病变的发病率往往会随着年龄的增长而增加，特别是在那些有特定的疾病（如关节炎）的患者。

由于牙髓和牙周疾病的发病率都在增加，牙周病与牙髓病的鉴别诊断是一个常见问题。通常，其根本问题是牙周炎或牙髓炎，很少是真正的联合病变（见第7章）。影像学改变、肿胀、窦道和探及深的病变可能是牙髓或牙周来源。尽管应考虑所有的检查结果，最终的判断指标是牙髓测试。若牙髓确实有活力，则问题来源于牙周。如果牙髓已经坏死，则是牙髓病变。牙髓测试至关重要，因此，试验性备洞是有用的。

治疗计划与病例选择

在鉴别诊断后，制订最终的治疗方案；通常是根管治疗，但可能也包括其他治疗。一切都应该考虑（修复、牙周状况和整体的治疗计划）；如果病情太复杂，是时候考虑将患者转诊给牙髓病专科医生了。

操作

无论什么治疗，对于老年患者而言，操作程序通常都会更复杂。广泛的修复体、反复的龋病史、牙周病变、髓腔缩小、倾斜（图25.7）和旋转等都是影响因素。由于意外的发现，最初的治疗计划在手

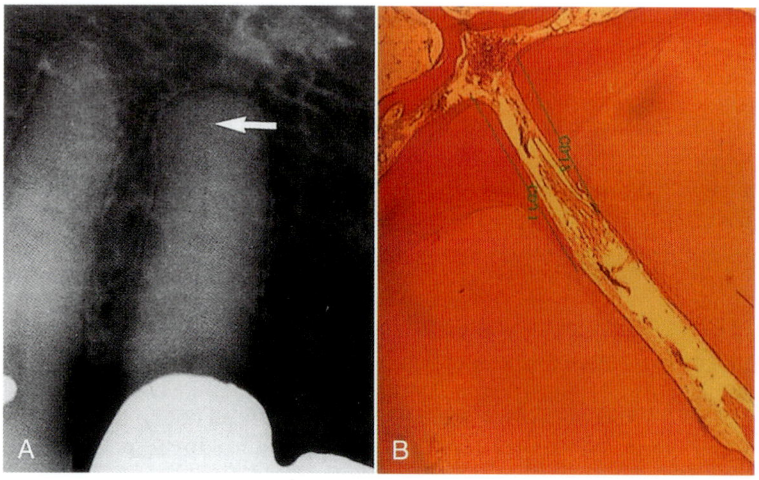

图25.6 A. 尽管根尖几乎没有可见的牙髓（箭头所示），相应的这个区域的组织学切片（B）显示了较大的牙髓腔并包含有活髓组织。（摘自 Walton RE: Endodontic considerations in the geriatric patient, *Dent Clin North Am* 41:795, 1997）

术过程中往往要被修改。例如，根管治疗开始后，结果却发现有一个根管无法找到或疏通。此时，有必要考虑根尖（根尖周）手术（图25.8）。最好在治疗开始前向患者解释这些可能性。

预后

虽然老人根尖周组织的愈合与年轻患者一样容易[45-46]，但有许多因素会降低老年人治疗成功率。使治疗复杂化的相同因素可能会影响最终的成功。大面积修复的牙齿更容易冠渗漏。无法疏通到工作长度的根管内可能含有持久性的刺激物。倾斜或扭转的金属冠修复牙排列不整齐，难以开髓，更难以清理、成形和充填。

应对每个患者进行术前和术后的预后评估。术前评估治疗的预期结果，术后评估治疗后的可能情况。很多牙齿有严重病变，继续保留会是一个问题（图25.9）。拔牙往往是首选的方法。一项针对不修复缺失牙的研究表明，其结果一般没有意义[47]。因此，当考虑拔牙时，告知患者，“填补缺牙空间”可能是不必要的。

约诊次数

一次性治疗还是多次约诊治疗，一直是一个争论和揣测的话题。有研究表明，总的来说，多次约诊治疗对于术后疼痛或预后没有任何优势[48]。然而，对于牙髓坏死的患牙，多次约诊治疗和使用氢氧化钙作为根管内封药可加速炎症愈合[49]，并可能获得更好的远期效果[50-51]。

一次性根管治疗对老年患者往往是有益的。如果患者必须依靠别人运输或需要协助到达诊室或上、下轮椅，较长时间的就诊会优于几次短时间的就诊。有时，老年患者可能需要对椅子进行特殊定

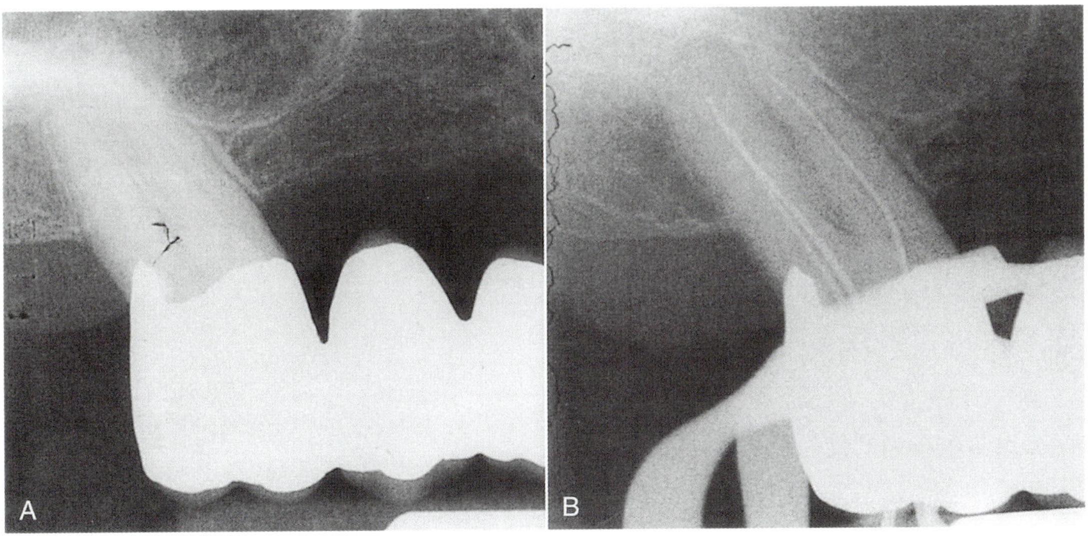

图25.7 A. 铸件常因倾斜和旋转而发生方向变异。B. 开髓更具挑战性。开髓前仔细观察和开髓时小心谨慎非常重要，以避免穿孔。（摘自 Walton RE: Endodontic considerations in the geriatric patient, *Dent Clin North Am* 41:795, 1997）

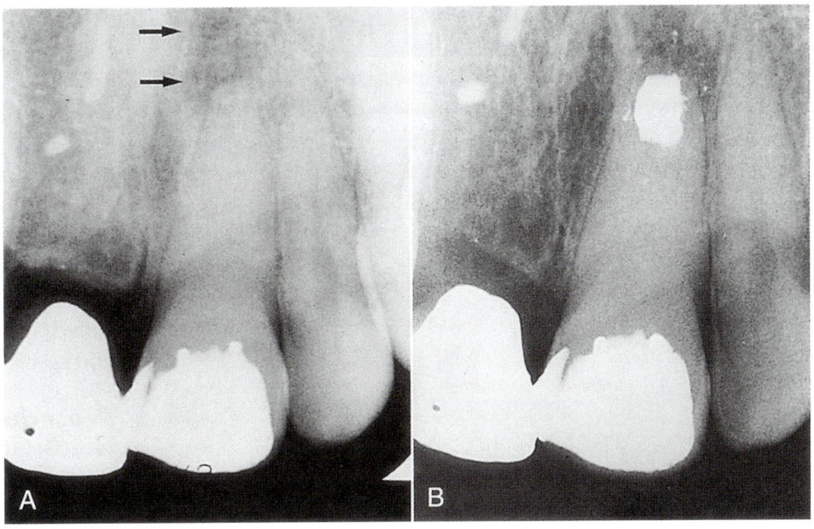

图25.8 A. 创伤后钙化形成和根尖病变（箭头所示）。在这颗牙齿中，传统的开髓比较困难，将影响桥的固位。B. 通过外科手术获得根尖封闭。（摘自 Walton RE: Endodontic considerations in the geriatric patient, *Dent Clin North Am* 41:795, 1997）

位；支持背部、颈部或四肢；或其他注意事项（图25.10）。相反，这些问题可能需要更短时间的多次就诊。

其他考虑

一般倾向于按老年患者的预期寿命来制订治疗计划[52]。临床医生很自然认为治疗操作不需要永久有效，因为患者可能活不了多久。但大多数老年患者并不接受疗效维持时间不需要超过其寿命的观点，他们期望得到和年轻患者一样的健康护理。对美学和功能的需求可能没有什么不同。

根管治疗

治疗考虑

所需的时间

一般而言，老年人需要更长的就诊时间来完成同样的治疗操作，原因如前所述。

麻醉

主要注射

老年患者对麻醉的需求有所减少。活髓牙需要麻醉，但牙髓坏死、根管充填及再治疗时通常不需要。老年患者往往不那么敏感，更倾向于无麻醉时治疗。此外，他们往往不会太焦虑，因此痛阈更高。虽然麻药的效果没有差异，但各种系统性疾病或用药可能阻碍血管收缩剂的使用。

补充注射

如果主要注射的麻醉效果不够时，骨内、牙周韧带（PDL）和髓腔内形式的麻醉是有效的辅助方法。某些心脏病患者不能使用肾上腺素，特别是行骨内和牙周膜注射时。在没有血管收缩剂的情况下，麻醉持续时间显著减少，可能需要再次注射麻药。

治疗程序

隔离

由于存在龈下龋坏或不良修复体，患牙隔离往往有困难。然而，治疗时必须安装橡皮障，且往往需要一定的操作技巧（见第15章）。

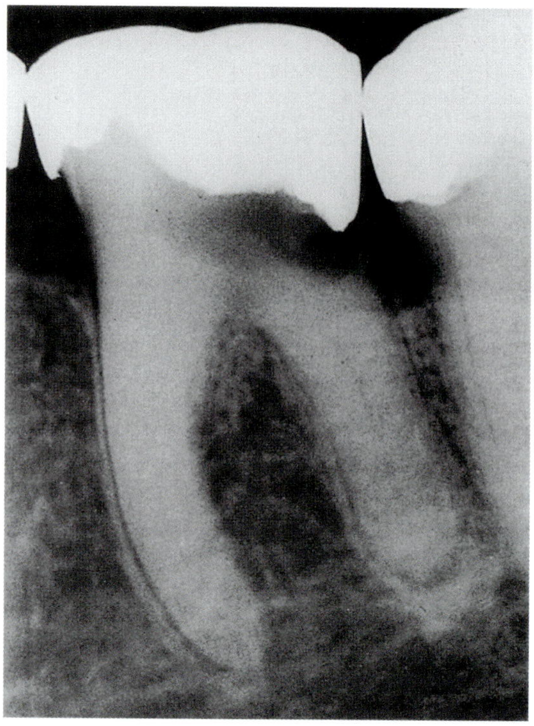

图25.9 复发性龋齿导致保留这一磨牙具有一定挑战。在根管治疗过程中修复和隔离都需要行冠延长。牙冠延长术可能侵犯根分叉。根管定位和疏通有一定的困难。应该拔除该牙齿。

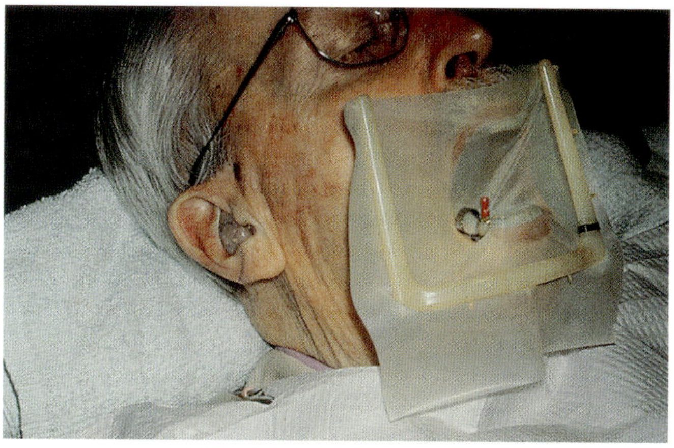

图25.10 老年患者常有体位问题。这个患者用一条卷起的毛巾，在他的脖子上形成一个舒适的支撑。

开髓

由于老年人患牙根管解剖形态的原因，进行良好开髓，以使得临床医生能够定位并疏通根管口具有挑战性（图25.11）。根尖片是有用的。稍大一点的开髓口更好，特别是通过大的修复体如冠开髓时。利用显微镜或其他视觉教具进行放大也是有益的。

由于龋坏或修复体，患牙的临床牙冠较短，开髓时不宜钻入太深。应该在根尖片上用车针测量参考牙尖到髓室顶之间的距离。当髓室很小或看不见时，应在无橡皮障的情况下开髓，这有利于沿着牙体长轴钻入（图25.12）。找到根管口后，立即安装

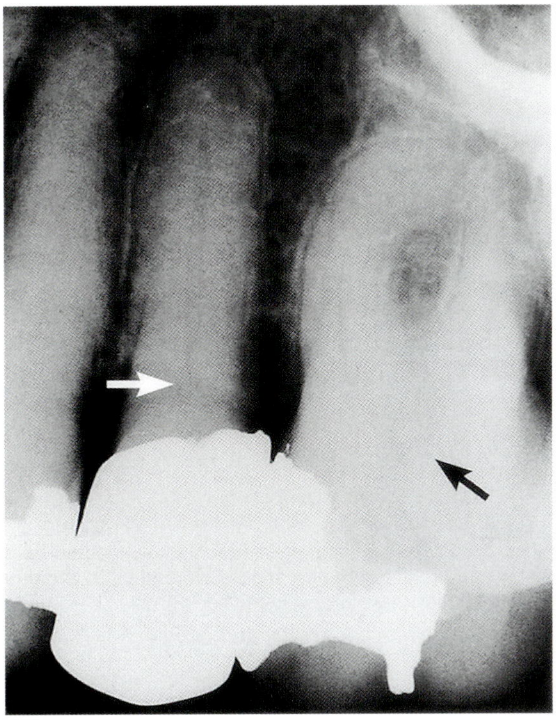

图25.11　年龄、龋齿和修复体导致髓腔变小（箭头所示）。这对开髓来说也将是一个挑战，应考虑转诊。

橡皮障，然后拍根尖片测定工作长度。

对临床医生和患者而言，寻找根管口往往是疲劳和令人沮丧的。尽管应该分配合理的时间来寻找根管，但仍有一个限度。最好是停止治疗，并让患者回家，下一次再来就诊。往往在下一次就诊时能较容易地找到根管。也可考虑转诊，因为另一个治疗方案如手术可能更合适。

工作长度

老年患者的根管工作长度有一些差异[53]。由于老年人比年轻的根尖孔变异更大（图25.13），且根管尖部直径减小，确定工作长度难度更大[43]。对于任何年龄的牙齿而言，材料和器械都局限于根管腔内。根尖片上距根尖1～2mm是首选的工作和充填长度[54]；如果没有探查到根尖止点，则应减少工作长度。根尖定位仪也很有用，而在根尖片上获得足够工作长度有困难时尤为如此[55]。

清理和成形

一个共同的挑战是，扩大更细小的根管可能需要更多的时间和精力。使用润滑剂，如甘油能够更容易地疏通和初步预备细小根管。使用2～3支小号锉来扩大根管，并减少器械卡住和分离的风险。对

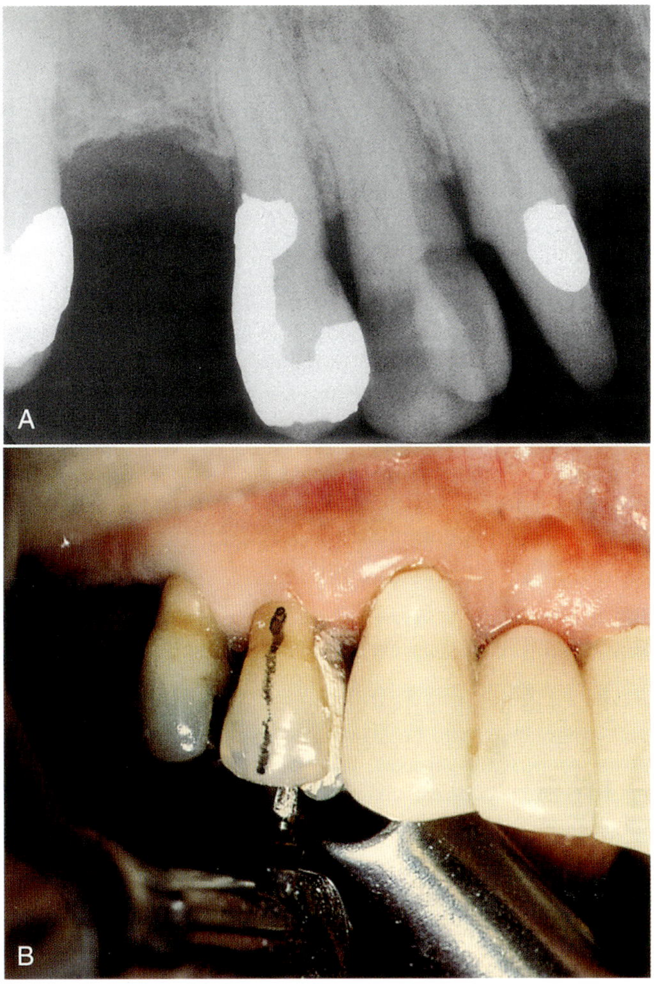

图25.12　A. 第一前磨牙是倾斜的，且髓室变小。B. 开髓时辅助确定方向。开髓时，不使用橡皮障。用铅笔沿牙体长轴做标记，引导车针。（摘自 Walton RE: Endodontic considerations in the geriatric patient, *Dent Clin North Am* 41:795, 1997）

老年患者进行根管清创和成形时，遵循同样的原则。

根管内封药

根管内封药只能使用氢氧化钙，其他药物都是禁忌。这种化学物质能抗菌，抑制约诊间的细菌生长，并可以减少根尖周炎症[56]。若牙髓已坏死，且预备也基本完成，适合进行氢氧化钙糊剂封药。

充填

虽然冷侧压和热垂直加压是目前最常用且文献证明最好的充填技术，尚无法选出更优的根充方法。

修复体的影响

一般来说，修复体越大越深，根管治疗越复杂。老年人患牙行全冠修复的可能性更大。当有全

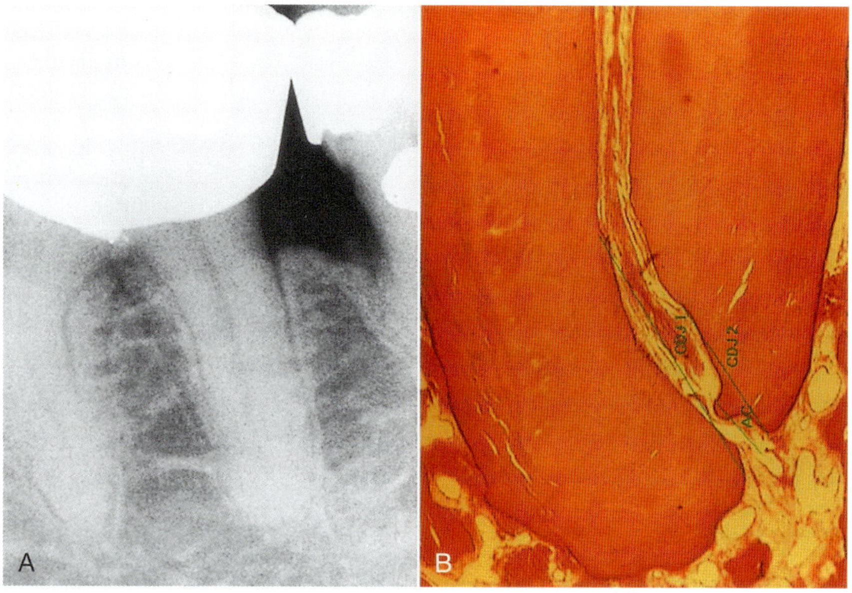

图25.13 根尖孔位置的变化。A. X线片上根尖孔不可见。B. 组织学上，远中根的根尖孔不在根尖处。（摘自 Walton RE: Endodontic considerations in the geriatric patient, *Dent Clin North Am* 41:795, 1997）

冠修复体时，根管治疗面临两个问题：（1）对冠修复体固位或部件的潜在的损坏；（2）影响开髓及根管内部视线很差。

烤瓷冠（PFM）比金属全冠更常见，也产生更多的问题。可能出现崩瓷或瓷面微裂。开髓时使用专门设计的车针[57]，慢速切削，并大量使用水喷雾降温，可将崩瓷的风险降至最低。咬合面开髓口较宽大（图25.14）。在髓室打开后，不要再切削金属，以免金属屑进入并堵塞根管。金属烤瓷冠或黄金冠（不论前牙或后牙）殆面开髓后，最好使用银汞合金进行永久性修复。而前牙非金属冠则采用复合树脂材料修复。

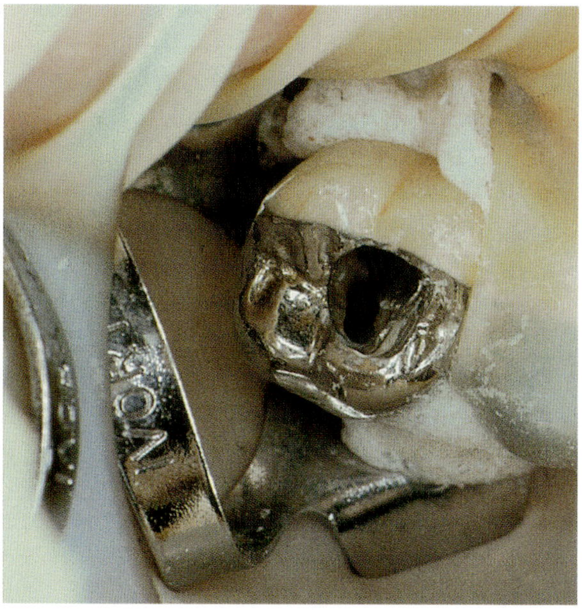

图25.14 通过金属烤瓷冠开髓。开髓口较大，以提高可视性。此外，开髓时不延伸到瓷，以避免崩瓷。（摘自 Walton RE: Endodontic considerations in the geriatric patient, *Dent Clin North Am* 41:795, 1997）

根管再治疗

导致根管治疗失败的因素会随着年龄增长而变多；因此再治疗在老年患者中更常见。在任何年龄阶段，再治疗通常都较复杂，应谨慎对待；这些患者应考虑转诊。老年人和年轻人再治疗过程和结果基本相似（见第20章）。

根管外科

老年和年轻患者手术的注意事项和适应证是相似的。具体包括切开引流、根尖周手术、矫正性手术、根尖切除和牙再植术。总体而言，随着年龄增长，这些疾病的发病率多数会升高，同时，细小、无法疏通的根管，吸收和根管堵塞的情况也会增多。开髓或预备时穿孔、台阶形成和器械分离与修复体及根管解剖有关。

系统性疾病相关考虑

系统性疾病可能需要会诊，需要特别关注，但一般不会成为手术的禁忌证[58]。尤其是在可以考虑拔除患牙的情况下，手术的创伤通常更小。

术中或术后出血是一个值得关注的问题；许多老年患者正在接受抗凝治疗。有趣的是，最新研究分析了服用小剂量阿司匹林[59]和指定抗凝药患者的口腔手术出血模式[60–61]。结果发现，抗凝治疗不需改变和应用局部止血剂即可控制出血。

生物学和解剖学因素

老年和年轻患者的骨和软组织是相似的，炎症反应也是一样的。老年人被覆软组织的厚度可能稍有减少；然而，老年人与年轻患者的牙槽嵴黏膜和牙龈在结构上大致是相似的。诸如鼻窦、鼻底和神经血管束的位置等基本上是不变的。通常，牙周和根管手术必须联合起来进行。此外，由于牙周病或牙根吸收，冠/根比可能受影响。

手术后愈合

可以预见到，与年轻人一样，老年患者获得理想的软、硬组织愈合，虽然有些略慢一点[62-64]。应以口头和书面两种方式告诉患者术后注意事项，以减少并发症。如果患者有认知问题，应告知患者的陪护人员。只要遵循术后治疗方案，即使是非常年长的患者也可获得良好的愈合。对术区进行冰敷和加压包扎（特别是）可减少出血、水肿和肿胀。总体而言，老年患者遭受的手术不良反应与年轻患者一样，并没有更多。手术结果更多地取决于口腔卫生，而不是年龄，就如牙周手术患者一样[65]。

对于老年患者一个更为普遍的问题似乎是术后瘀血。这是皮下组织出血并广泛扩散，导致皮肤变色的缘故（图25.15）。将这种可能情况告知患者，让其不必担心。1～2周或更长时间，皮肤颜色就会恢复正常。此外，变色在消失之前可能会有几个不同阶段（紫色、红色、黄色、绿色）。

漂白

牙齿内源性变色和外源性变色都会发生于老年患者[19]。内源性变色与牙科治疗（牙体修复或根管治疗）相关，或与牙本质形成增加而透明度丧失有关。外源性变色来源于着色，也来源于修复体（图25.1）。总的来说，随着时间和年龄的增长，牙齿都会变色的。无论是外漂白还是内漂白，都可以成功解决牙体变色。

内部着色

最适合于内漂白的牙体变色与根管治疗或牙髓坏死有关。

第24章详细介绍了与短期和长期内漂白成功相关的诊断、病因、治疗计划和预后的因素。通常，这些牙齿变色可以显著改善，老年患者非常满意。

对于牙本质形成和透明度丧失导致的牙齿变色，不考虑进行内漂白，因为它们首先需要根管治疗。

牙体修复的考虑

覆盖义齿基牙

覆盖义齿基牙涉及牙根变短，以允许可摘局部义齿或全口义齿放置于修复后或自然根面上。一个重要的问题是，虽然根尖片上髓腔影像可能不明显（图25.16），髓角通常延伸到牙冠部[41]。降低牙冠高度可能造成临床察觉不到的露髓。如果治疗不及时，将导致牙髓坏死。作为覆盖义齿基牙的牙齿，应行根管治疗，并妥当封闭开髓口。银汞合金，复合树脂和玻璃离子都是合适的封闭材料[66]。另一种方法是降低牙冠高度，放置封闭材料，而不行根管治疗（图25.17）。若经过适当的准备、修复和维护，覆盖义齿基牙的远期预后非常好[67]。

冠部封闭

对于老年患者（如年轻人一样），冠部表面必须严密封闭，以防口内液体渗漏，造成治疗失败。

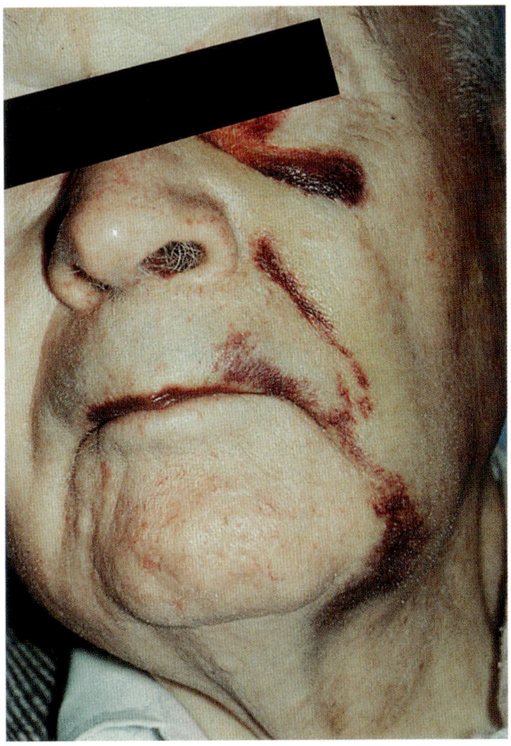

图25.15　术后瘀血。上颌侧切牙根尖手术导致出血，并广泛迁移到组织中，导致变色。对于老年患者，这不罕见。不需要治疗，瘀血在1～2周后就会消退。

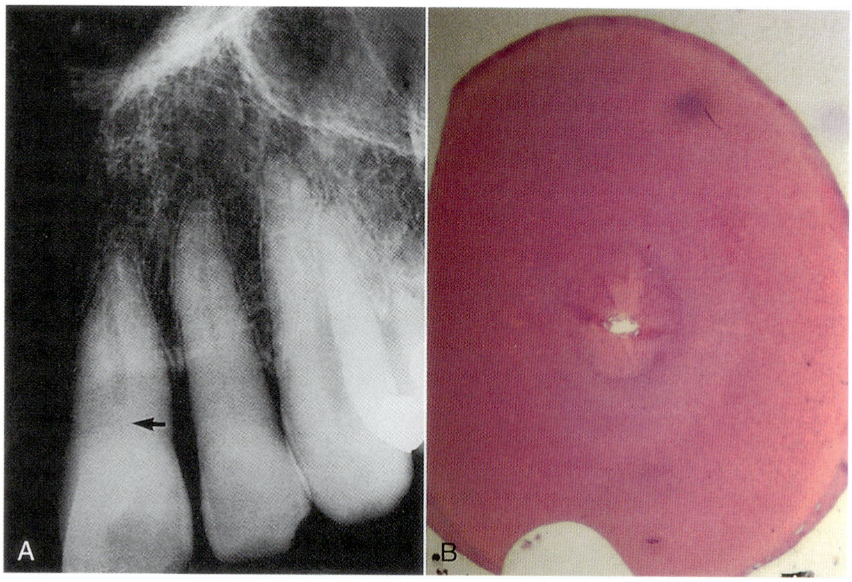

图25.16 A. 此中切牙在箭头所示水平被横向切断，髓腔不可见。B. 组织学上，可见一个明显的小髓腔。减少牙体高度作为覆盖义齿基牙可能导致牙髓暴露。（摘自Walton RE: Endodontic considerations in the geriatric patient, *Dent Clin North Am* 41:795, 1997）

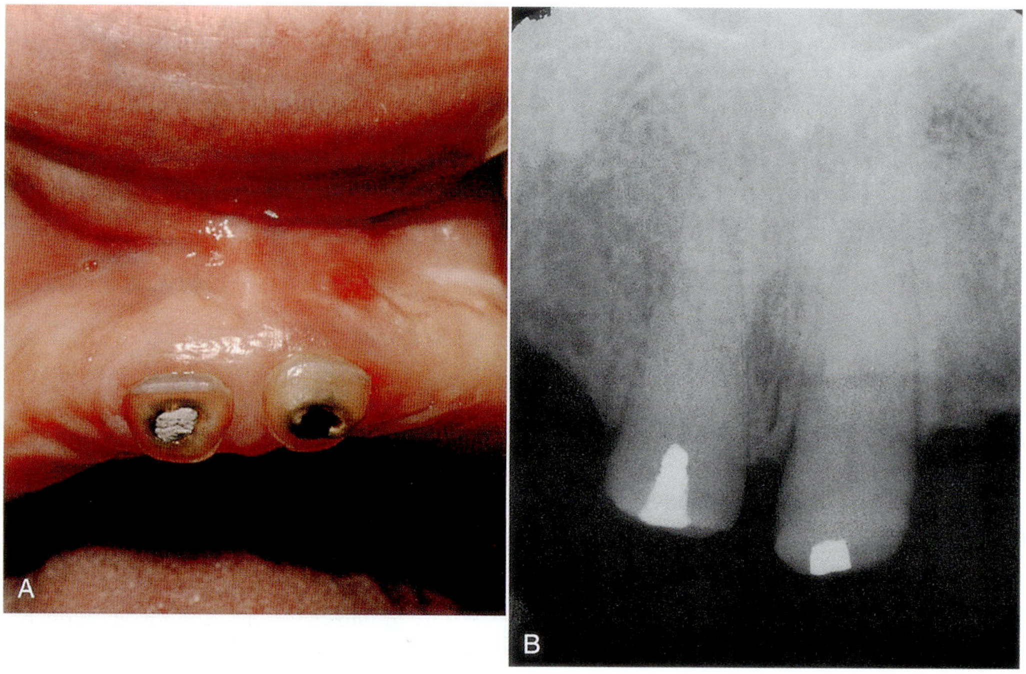

图25.17 覆盖义齿基牙必须修复（A）封闭髓腔（B），并且需要一直存在。在某些情况下，不需要行根管治疗。

老年患者关心的是，牙医可能会在设计和安置修复体时不够严谨，或选择不太耐用的材料。此外，老年患者更易发生复发性龋齿或磨损，特别是在牙颈部根面。这些病变不需要渗透至根充材料。只要形成这种暴露，根充材料就会受到唾液和细菌的污染，导致根尖周病变。这可能是治疗失败的首要原因及再治疗的主要原因。

创伤

在休闲活动时，老年人可能因姿势不稳和失去平衡而受伤。在一般情况下，面部外伤老年患者会有各种不同的担心，并需要一些与年轻患者不同的治疗方法[68]。

一个主要的问题是，有可能存在颅部损伤，这容易被明显的面部创伤所掩盖。若存在此类损伤，通过现场测试（见第11章），需要立即到医院急诊科就诊。其他问题与在本章前面讨论的情况类似：身体状况、认知因素和患者的期望。对于这些考虑，硬组织和软组织的实际管理（和有一个预期的结果）与年轻患者是相似的。

许多老年创伤患者，最初损伤管理可由全科医生负责，随后该医生将患者转诊给口腔外科医生，进行面部损伤评估。随访和长期的牙齿保健最好由牙髓病专科医生管理。

参考文献

[1] Berkey DB, Berg RG, Ettinger RL, et al: The old-old dental patient: the challenge of clinical decision-making, *J Am Dent Assoc* 127:321, 1996.

[2] Chiappelli F, Bauer J, Spackman S, et al: Dental needs of the elderly in the twenty-first century, *Gen Dent* 50:358, 2002.

[3] Meskin L, Berg R: Impact of older adults on private dental practices, 1988-1998, *J Am Dent Assoc* 131:1188, 2000.

[4] Lloyd PM: Fixed prosthodontics and esthetic considerations for the older adult, *J Prosthet Dent* 72:525, 1994.

[5] Marcus SE, Drury TF, Brown LJ, et al: Tooth retention and tooth loss in the permanent dentition of adults: United States, 1988-1991, *J Dent Res* 75(Spec No):684, 1996.

[6] Warren JJ, Cowen HJ, Watkins CM, et al: Dental caries prevalence and dental care utilization among the very old, *J Am Dent Assoc* 131:1571, 2000.

[7] Tan H, Lo E, Dyson J, et al: A randomized trial on root caries prevention in elders, *J Dent Res* 89:1086, 2010.

[8] Goodis HE, Rossall JC, Kahn AJ: Endodontic status in older US adults: report of a survey, *J Am Dent Assoc* 132:1525, 2001.

[9] Jones JA: Financing and reimbursement of elders' oral health care: lessons from the present, opportunities for the future, *J Dent Educ* 69:1022, 2005.

[10] Bernick S, Nedelman C: Effect of aging on the human pulp, *J Endod* 1:88, 1975.

[11] Fried K: Changes in innervation of dentine and pulp with age. In Ferguson DB, editor: *The aging mouth*, New York, 1987, Karger.

[12] Ikawa M, Komatsu H, Ikawa K, et al: Age-related changes in the human pulpal blood flow measured by laser Doppler flowmetry, *Dent Traumatol* 19:36, 2003.

[13] Espina AI, Castellanos AV, Fereira JL: Age-related changes in blood capillary endothelium of human dental pulp: an ultrastructural study, *Int Endod J* 36:395, 2003.

[14] Stanley HR, Ranney RR: Age changes in the human dental pulp. I. The quantity of collagen, *Oral Surg Oral Med Oral Pathol* 15:1396, 1962.

[15] Barkhorder R, Linder D, Bui D: Pulp stones and aging: changes in innervation of dentine and pulp with age (abstract 669), *J Dent Res* 69(Special Issue):192, 1990.

[16] Sayegh FS, Reed AJ: Calcification in the dental pulp, *Oral Surg Oral Med Oral Pathol* 25:873, 1968.

[17] Morse DR, Esposito JV, Schoor RS, et al: A review of aging of dental components and a retrospective radiographic study of aging of the dental pulp and dentin in normal teeth, *Quintessence Int* 22:711, 1991.

[18] McCabe D: Pulp canal obliteration: an endodontic diagnosis and treatment challenge, *Int Endod J* 45:177, 2012.

[19] Ketterl W: Age-induced changes in the teeth and their attachment apparatus, *Int Dent J* 33:262, 1983.

[20] Stanley H: The factors of age and tooth size in human pulpal reactions, *Oral Surg Oral Med Oral Pathol* 14:498, 1961.

[21] Bernick S: Age changes in the blood supply to human teeth, *J Dent Res* 46:544, 1967.

[22] Krell KV, McMurtrey LG, Walton RE: Vasculature of the dental pulp of atherosclerotic monkeys: light and electron microscopic findings, *J Endod* 20:469, 1994.

[23] Van der Velden U: Effect of age on the periodontium, *J Clin Periodontol* 11:281, 1984.

[24] Hill M: Influence of age on the response of oral mucosa to injury. In Squier C, Hill M, editors: *Effect of aging on oral mucosa and skin*, Boca Raton, 1994, CRC Press.

[25] Swift M, Wilcox L: Age and endodontic prognoses, *J Dent Res* 68(Special Issue):142, 1989.

[26] Johnson G: Effects of aging on microvasculature and microcirculation in skin and oral mucosa. In Squier C, Hill M, editors: *Effects of aging in oral mucosa and skin*, Boca Raton, 1994, CRC Press.

[27] Skaar D, O'Connor H, Hodges, et al: Dental procedures and subsequent prosthetic joint infections, *J Am Dent Assoc* 143(12):1343, 2011.

[28] Fouad AF: Diabetes mellitus as a modulating factor of endodontic infections, *J Dent Educ* 67:459, 2003.

[29] Murrah VA: Diabetes mellitus and associated oral manifestations: a review, *J Oral Pathol* 14:271, 1985.

[30] Brown RS, Rhodus NL: Epinephrine and local anesthesia revisited, *Oral Surg Oral Med Oral Pathol Oral Radiol Endod* 100:401, 2005.

[31] Dervis E: Oral implications of osteoporosis, *Oral Surg Oral Med Oral Pathol Oral Radiol Endod* 100:349, 2005.

[32] Jeffcoat MK: Osteoporosis: a possible modifying factor in oral bone loss, *Ann Periodontol* 3:312, 1998.

[33] Mohajery M, Brooks SL: Oral radiographs in the detection of early signs of osteoporosis, *Oral Surg Oral Med Oral Pathol* 73:112, 1992.

[34] Lee BD, White SC: Age and trabecular features of alveolar bone associated with osteoporosis, *Oral Surg Oral Med Oral Pathol Oral Radiol Endod* 100:92, 2005.

[35] Barasch A, Cunha-Cruz J, Curro F, et al: Dental risk factors for osteonecrosis of the jaws: a CONDOR case-control study, *Clin Oral Invest* (epub): December 2012.

[36] Ruggiero SG, Gralow J, Marx R, et al: Practical guidelines of the prevention, diagnosis, and treatment of osteonecrosis of the jaw in patients with cancer, *J Oncol Pract* 2:7, 2006.

[37] Miller CS, Kaplan AL, Guest GF, et al: Documenting medication use in adult dental patients: 1987-1991, *J Am Dent Assoc* 123:40, 1992.

[38] Bernick S: Effect of aging on the nerve supply to human teeth, *J Dent Res* 46:694, 1967.

[39] Rutsatz M, Baumhardt L, Feldens D, et al: Response of pulp sensibility tests strongly influenced by periodontal attachment loss and gingival recession, *J Endod* 38:580, 2012.

[40] Woolley LH, Woodworth J, Dobbs JL: A preliminary evaluation of the effects of electrical pulp testers on dogs with artificial pacemakers, *J Am Dent Assoc* 89:1099, 1974.

[41] Kuyk JK, Walton RE: Comparison of the radiographic appearance of root canal size to its actual diameter, *J Endod* 16:528, 1990.

[42] Nitzan DW, Michaeli Y, Weinreb M, et al: The effect of aging on tooth morphology: a study on impacted teeth, *Oral Surg Oral Med Oral Pathol* 61:54, 1986.

[43] Zander HA, Hurzeler B: Continuous cementum apposition, *J Dent Res* 37:1035, 1958.

[44] Malueg LA, Wilcox LR, Johnson W: Examination of external apical root resorption with scanning electron microscopy, *Oral Surg Oral Med Oral Pathol Oral Radiol Endod* 82:89, 1996.

[45] Barbakow FH, Cleaton-Jones P, Friedman D: An evaluation of 566 cases of root canal therapy in general dental practice. Part 2. Postoperative observations, *J Endod* 6:485, 1980.

[46] Swartz D, Skidmore A, Griffin J Jr: Twenty years of endodontic success and failure, *J Endod* 9:198, 1983.

[47] Shugars DA, Bader JD, Phillips SW Jr, et al: The consequences of not replacing a missing posterior tooth, *J Am Dent Assoc* 131:1317, 2000.

[48] Figini L, Lodi G, Gorni F, et al: Single versus multiple visits for endodontic treatment of permanent teeth: a Cochrane Systematic Review, *J Endod* 34:1041, 2008.

[49] Trope M, Delano E, Ørstavik D: Endodontic treatment of teeth with apical periodontitis: single vs multivisit treatment, *J Endod* 25:345, 1999.

[50] Waltimo T, Trope M, Haapasalo M, et al: Clinical efficacy of treatment procedures in endodontic infection control and one year follow-up of periapical healing, *J Endod* 31:863, 2005.

[51] Weiger R, Rosendahl R, Lost C: Influence of calcium hydroxide intracanal dressings on the prognosis of teeth with endodontically induced periapical lesions, *Int Endod J* 33:219, 2000.

[52] Braun RJ, Marcus M: Comparing treatment decisions for elderly and young dental patients, *Geriodontics* 1:138, 1985.

[53] Stein TJ, Corcoran JF: Anatomy of the root apex and its histologic changes with age, *Oral Surg Oral Med Oral Pathol* 69:238, 1990.

[54] Wu MK, Wesselink PR, Walton RE: Apical terminus location of root canal treatment procedures, *Oral Surg Oral Med Oral Pathol Oral Radiol Endod* 89:99, 2000.

[55] Gordon MP, Chandler NP: Electronic apex locators, *Int Endod J* 37:425, 2004.

[56] Katebzadeh N, Sigurdsson A, Trope M: Radiographic evaluation of periapical healing after obturation of infected root canals: an in vivo study, *Int Endod J* 33:60, 2000.

[57] Haselton DR, Lloyd PM, Johnson WT: A comparison of the effects of two burs on endodontic access in all-ceramic high Lucite crowns, *Oral Surg Oral Med Oral Pathol Oral Radiol Endod* 89:486, 2000.

[58] Campbell JH, Huizinga PJ, Das SK, et al: Incidence and significance of cardiac arrhythmia in geriatric oral surgery patients, *Oral Surg Oral Med Oral Pathol Oral Radiol Endod* 82:42, 1996.

[59] Ardekian L, Gaspar R, Peled M, et al: Does low-dose aspirin therapy complicate oral surgical procedures? *J Am Dent Assoc* 131:331, 2000.

[60] Blinder D, Manor Y, Martinowitz U, et al: Dental extractions in patients maintained on oral anticoagulant therapy: comparison of INR value with occurrence of postoperative bleeding, *Int J Oral Maxillofac Surg* 30:518, 2001.

[61] Wahl MJ: Myths of dental surgery in patients receiving anticoagulant therapy, *J Am Dent Assoc* 131:77, 2000.

[62] Holm-Pedersen P, Loe H: Wound healing in the gingiva of young and old individuals, *Scand J Dent Res* 79:40, 1971.

[63] Rapp EL, Brown CE Jr, Newton CW: An analysis of success and failure of apicoectomies, *J Endod* 17:508, 1991.

[64] Stahl SS, Witkin GJ, Cantor M, et al: Gingival healing. II. Clinical and histologic repair sequences following gingivectomy, *J Periodontol* 39:109, 1968.

[65] Lindhe J, Socransky S, Nyman S, et al: Effect of age on healing following periodontal therapy, *J Clin Periodontol* 12:774, 1985.

[66] Keltjens HM, Creugers TJ, van't Hof MA, et al: A 4-year clinical study on amalgam, resin composite and resin-modified glass ionomer cement restorations in overdenture abutments, *J Dent* 27:551, 1999.

[67] Ettinger R, Qian F: Postprocedural problems in an overdenture population: a longitudinal study, *J Endod* 30: 310, 2004.

[68] Marciani RD: Critical systemic and psychosocial considerations in management of trauma in the elderly, *Oral Surg Oral Med Oral Pathol Oral Radiol Endod* 87:272, 1999.

附录　髓腔解剖和髓腔通路预备

Appendix　Pulpal anatomy and access preparations

本附录中的插图描述了每颗牙齿的髓腔的大小、形状、位置以及最常见的形态学变异。依据髓腔的形状及其与牙冠牙根的空间位置关系，髓腔通路预备正确的开髓洞形分别从㕫面观、舌面观、邻面观进行了展示。从这些插图里可以观察到如下特征：

1. 后牙开髓洞形相对于㕫面标志如边缘嵴、牙尖的位置关系。
2. 前牙开髓洞形的大小和形态的切面观。
3. 开髓洞形大致尺寸。
4. 根管口的位置，根管口与㕫面解剖标志以及各根管口之间的位置关系。
5. 根管弯曲度和根尖孔的位置。
6. 直线通路预备后髓室和根管冠方的形态。
7. 最常见的根管弯曲度。

每个插图提供信息如下：

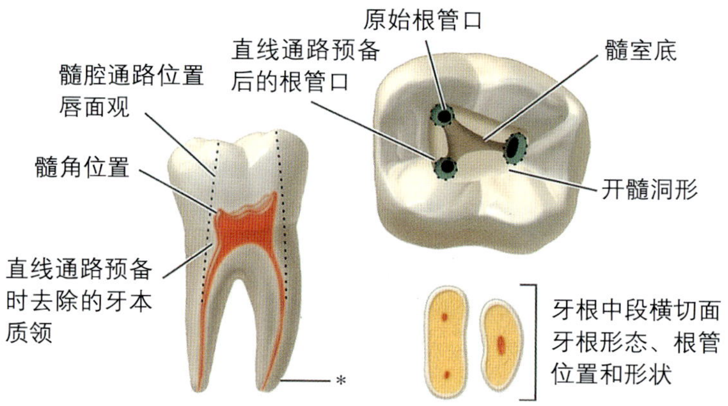

*最常见的根管弯曲度

另外，常见的牙根和根管形态学变异的百分率一并给出。很多牙位分组给出的百分率值不是100%，剩余的百分率代表了未在本文列出的一些不常见的变异。这些百分率值只是提供一个大概的信息，主要是说明其相对发生率，最常见的牙根和根管弯曲度也包含在内。这些弯曲度是不能够简单地通过颊舌向X线片观察到的。

右侧上颌中切牙

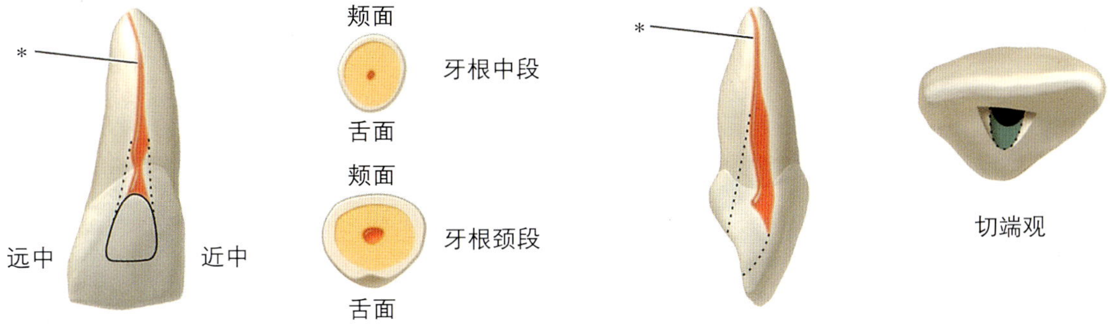

1个根管：100%

*最常见的根管弯曲度

右侧上颌侧切牙

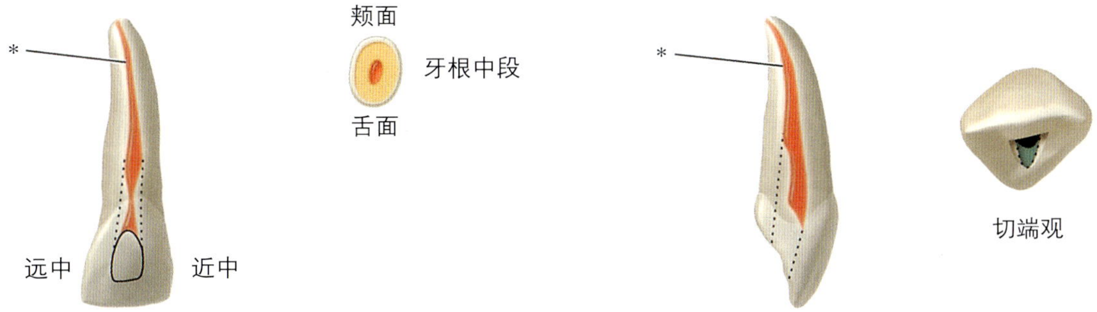

1个根管：100%

*最常见的根管弯曲度

右侧上颌尖牙

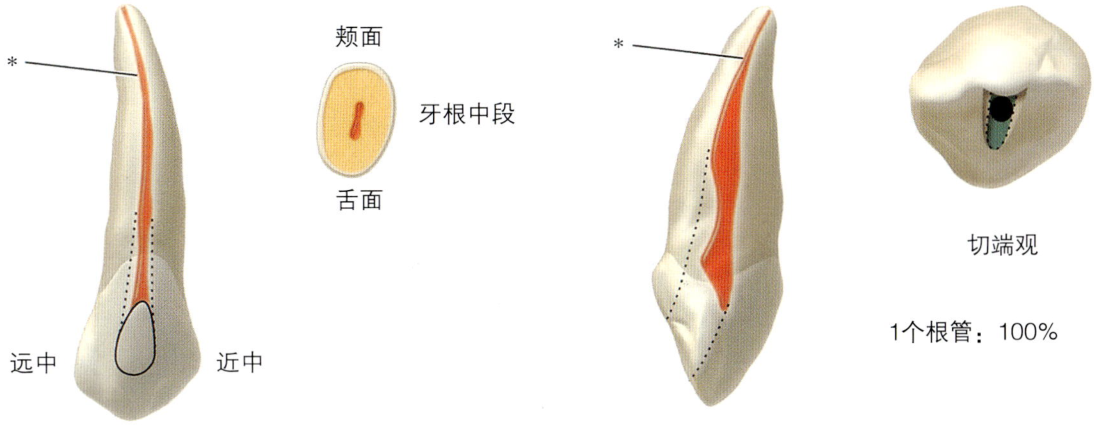

*最常见的根管弯曲度

右侧上颌第一前磨牙

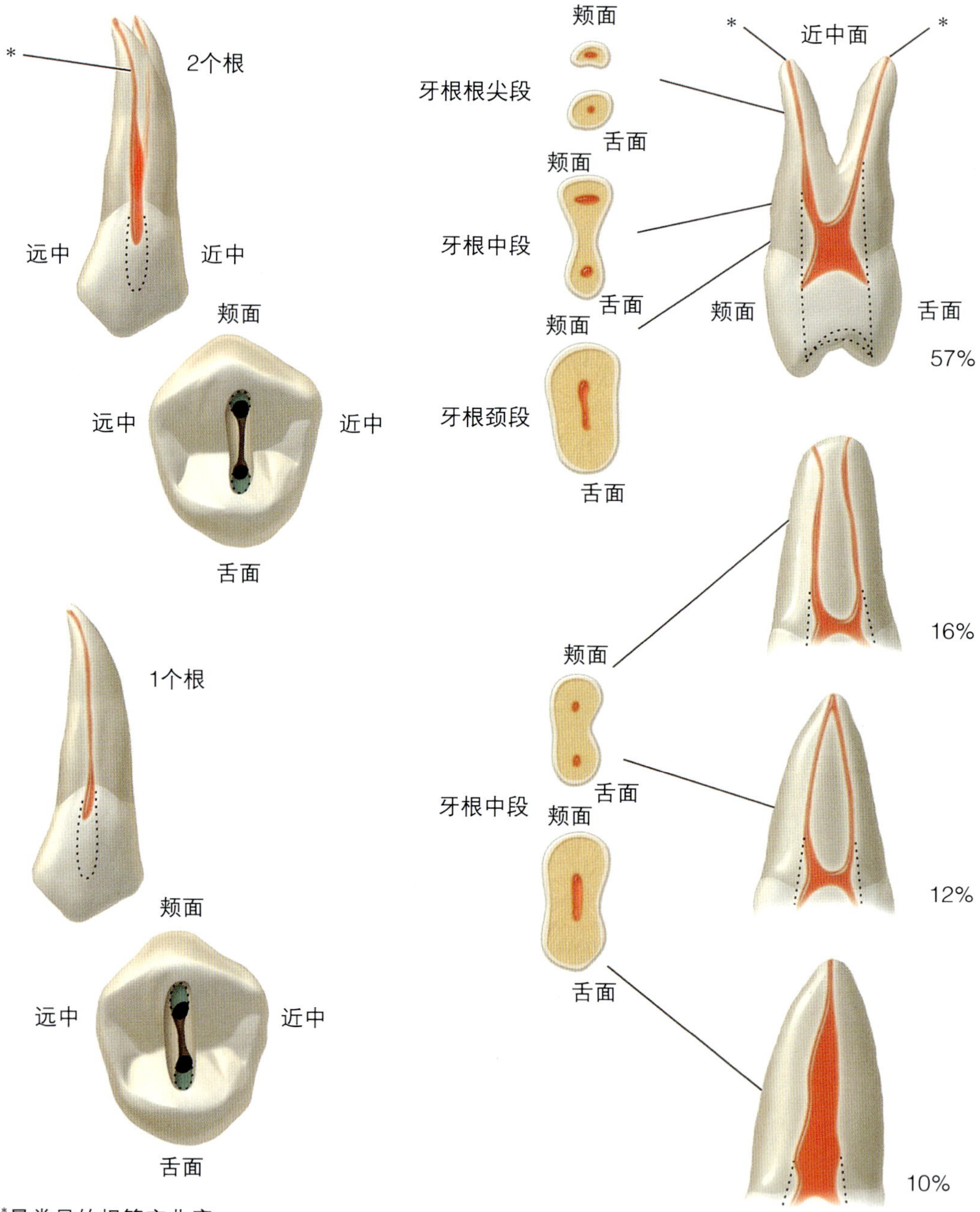

*最常见的根管弯曲度

右侧上颌第二前磨牙

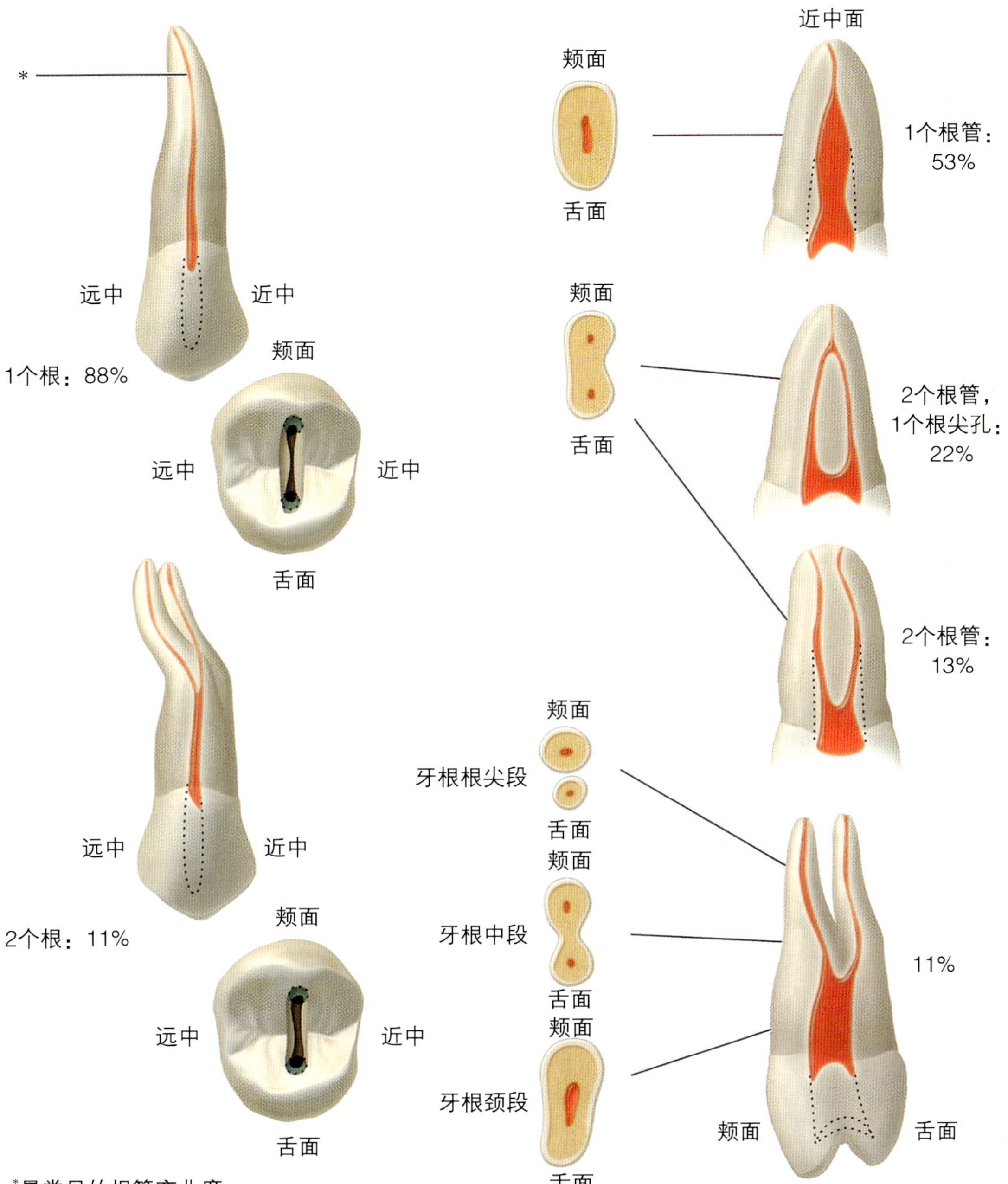

*最常见的根管弯曲度

右侧上颌第一磨牙

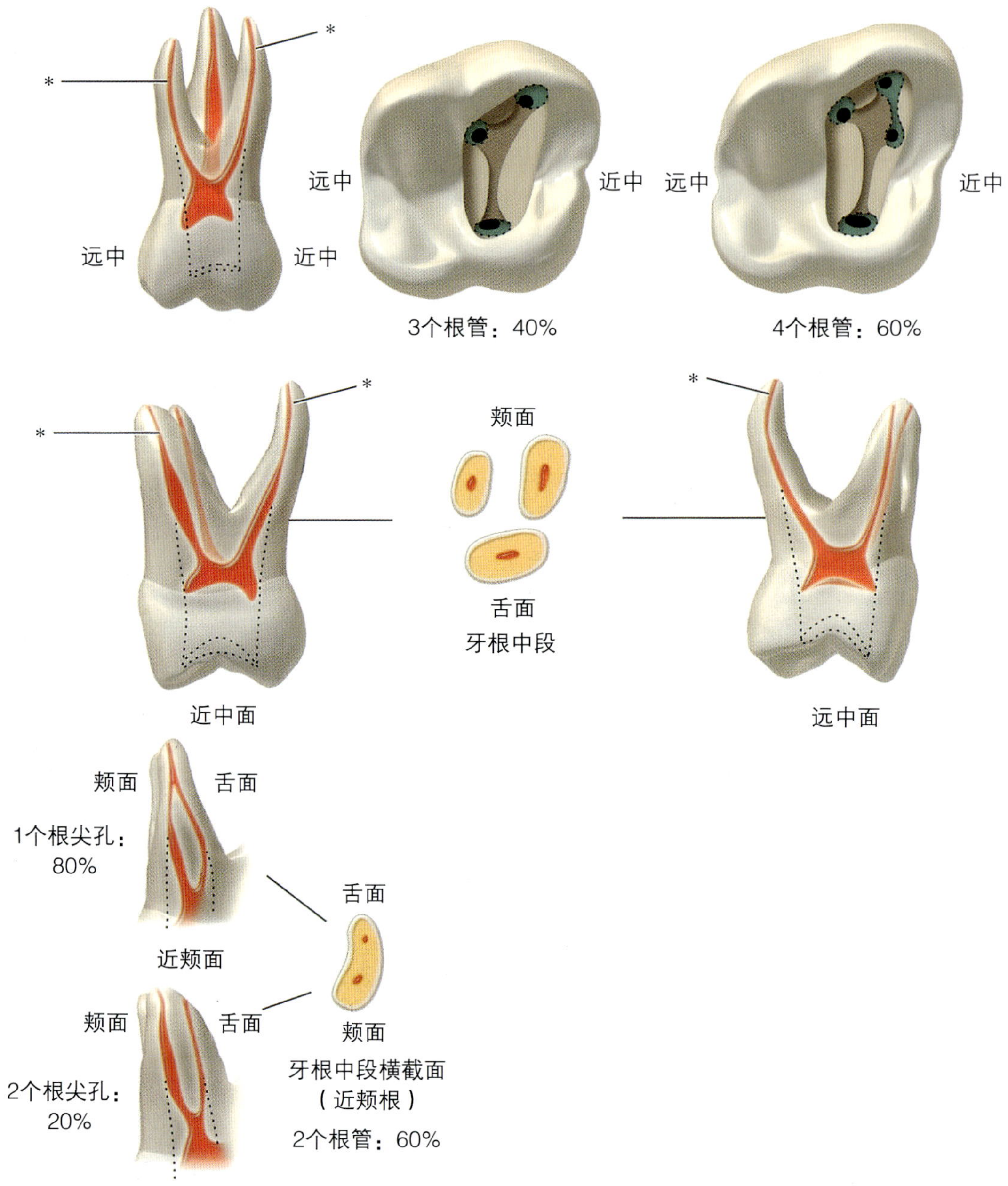

*最常见的根管弯曲度

右侧上颌第二磨牙

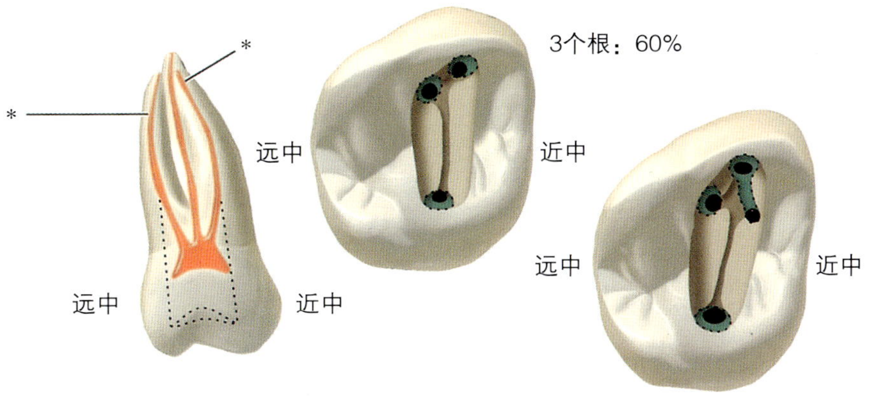

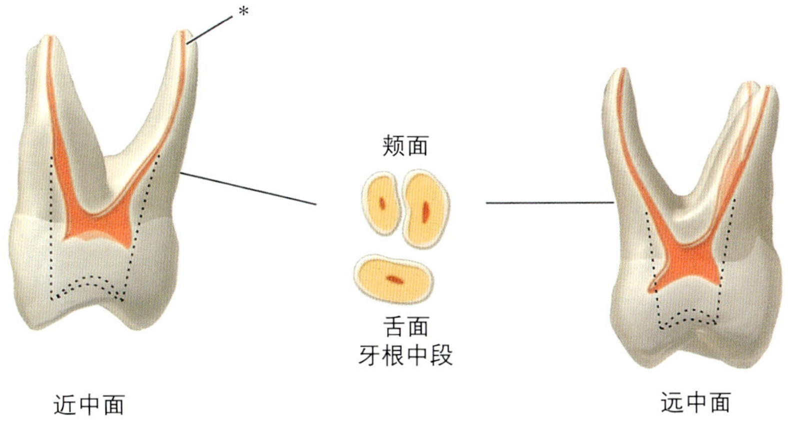

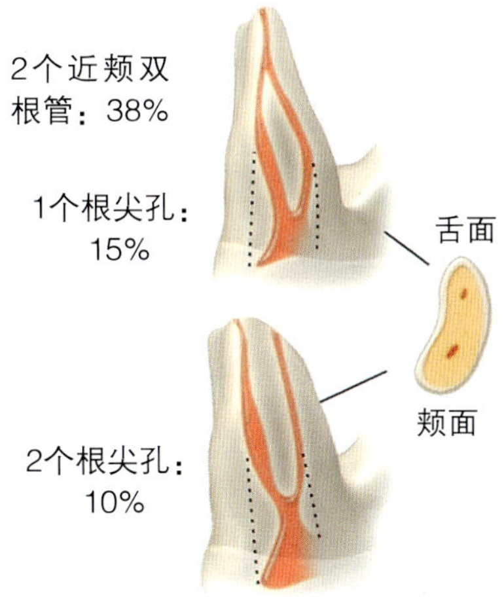

*最常见的根管弯曲度

右侧上颌第二磨牙

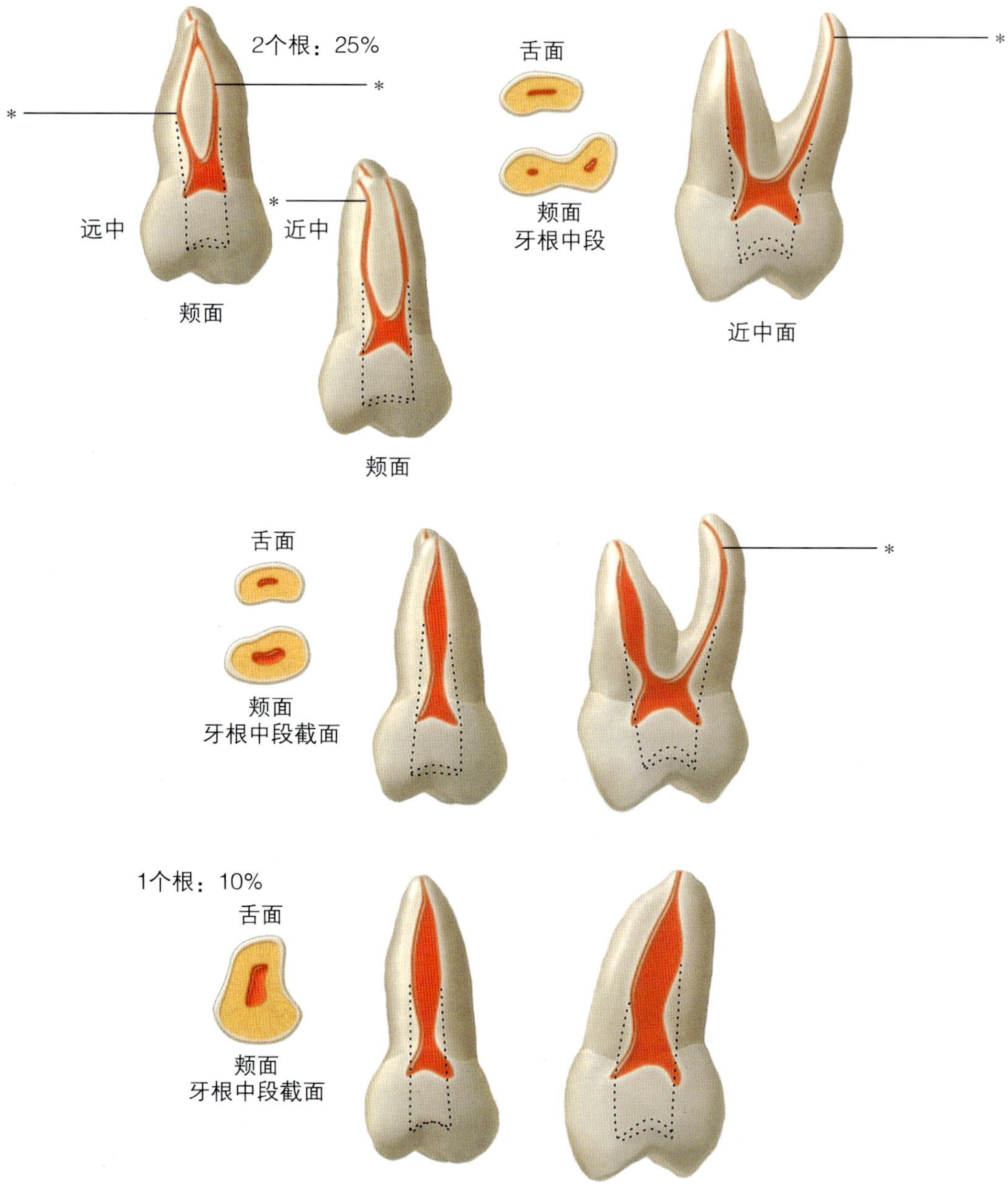

*最常见的根管弯曲度

右侧下颌中切牙和侧切牙

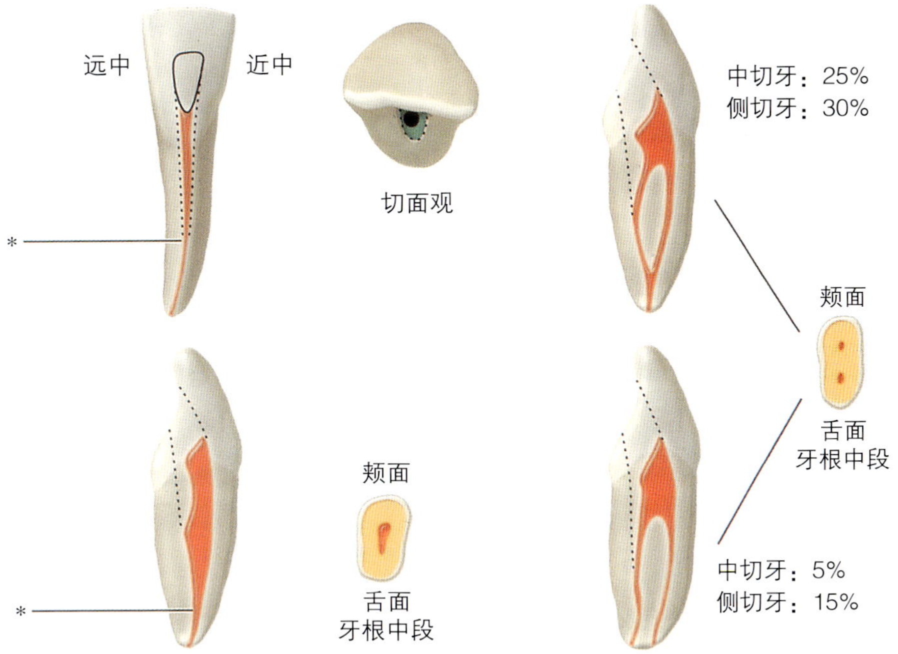

*最常见的根管弯曲度

右侧下颌尖牙

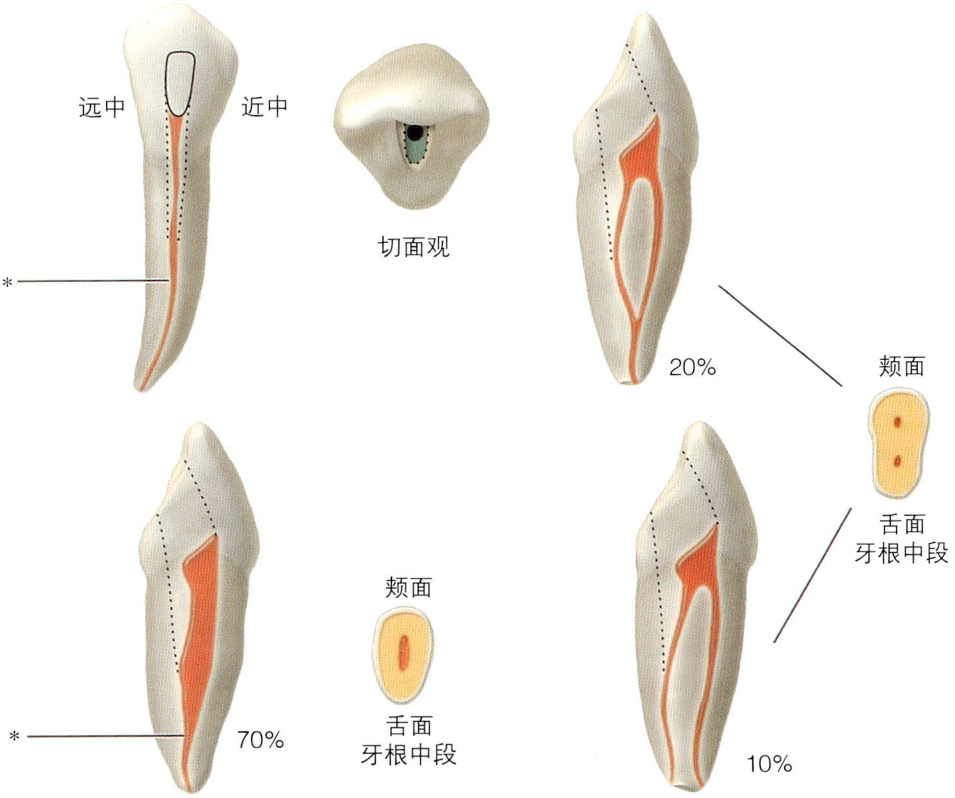

*最常见的根管弯曲度

右侧下颌第一前磨牙

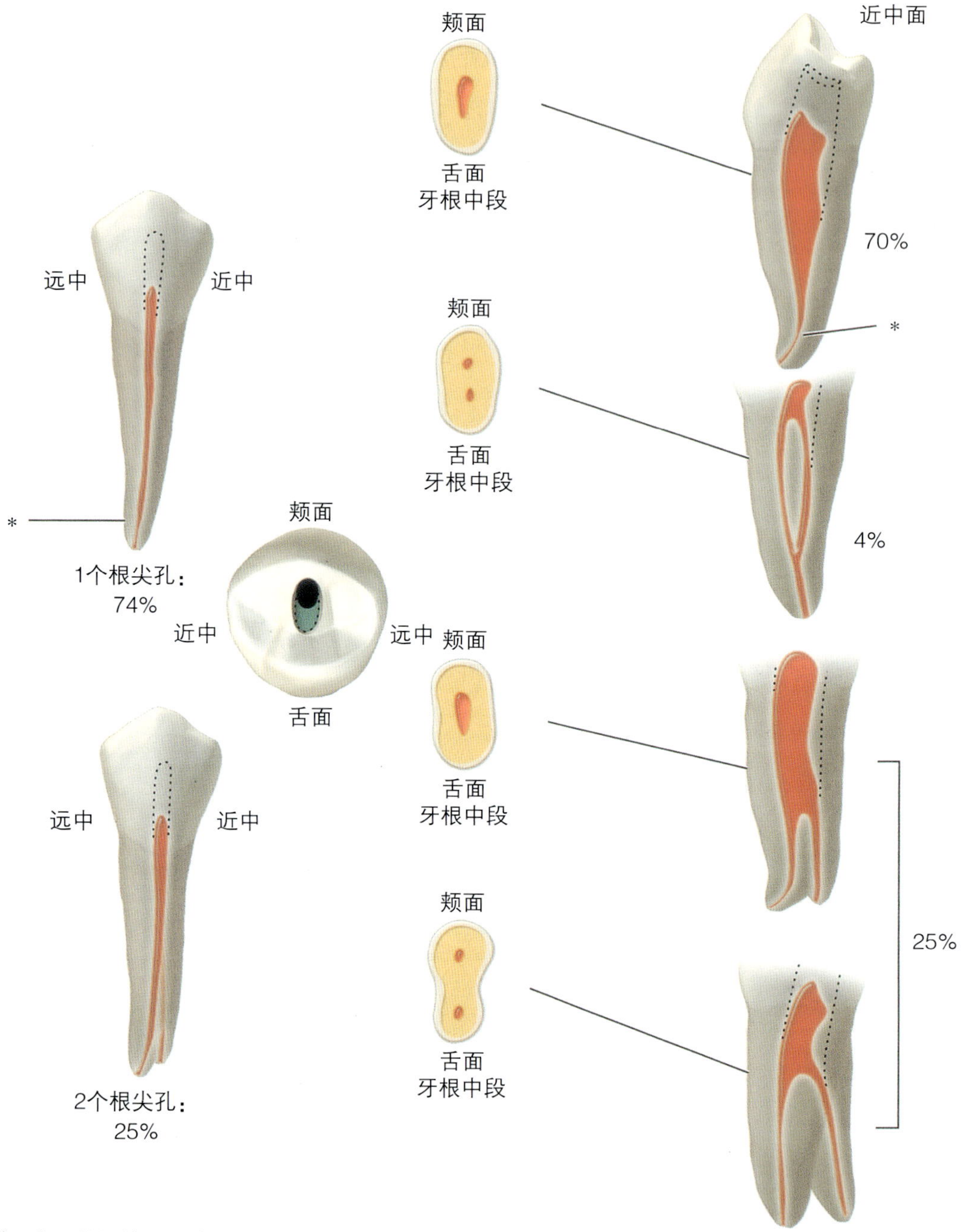

*最常见的根管弯曲度

右侧下颌第二前磨牙

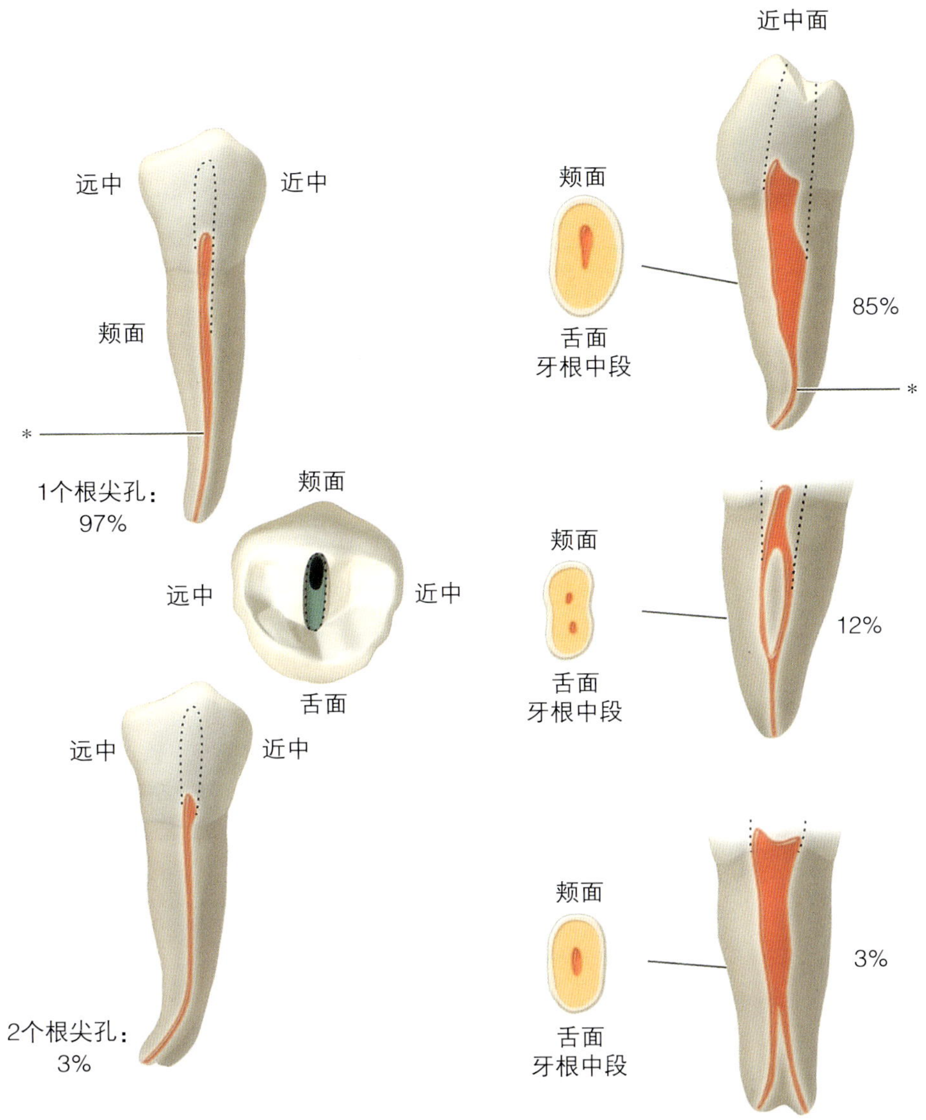

*最常见的根管弯曲度

右侧下颌第一磨牙

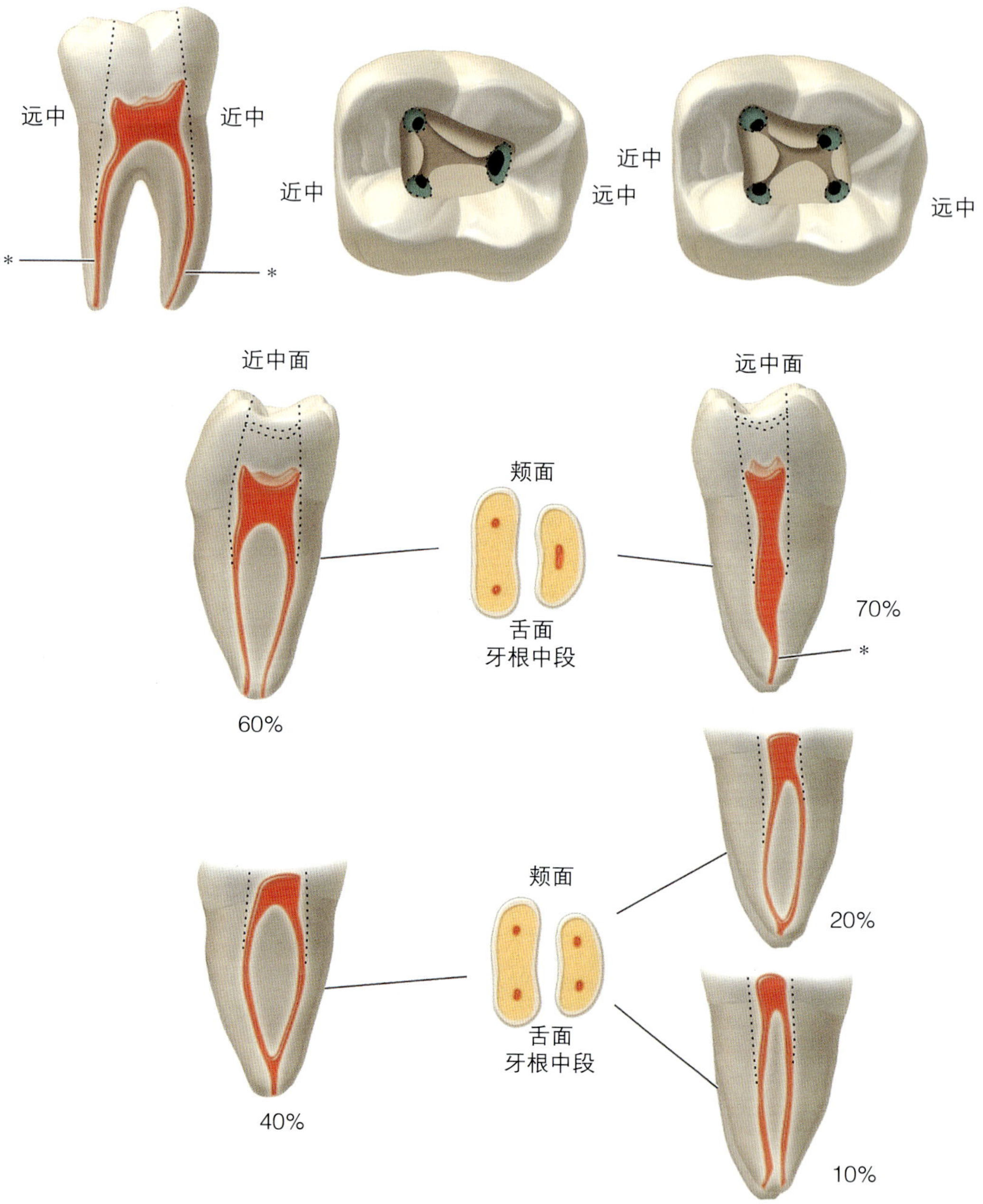

*最常见的根管弯曲度

右侧下颌第二磨牙

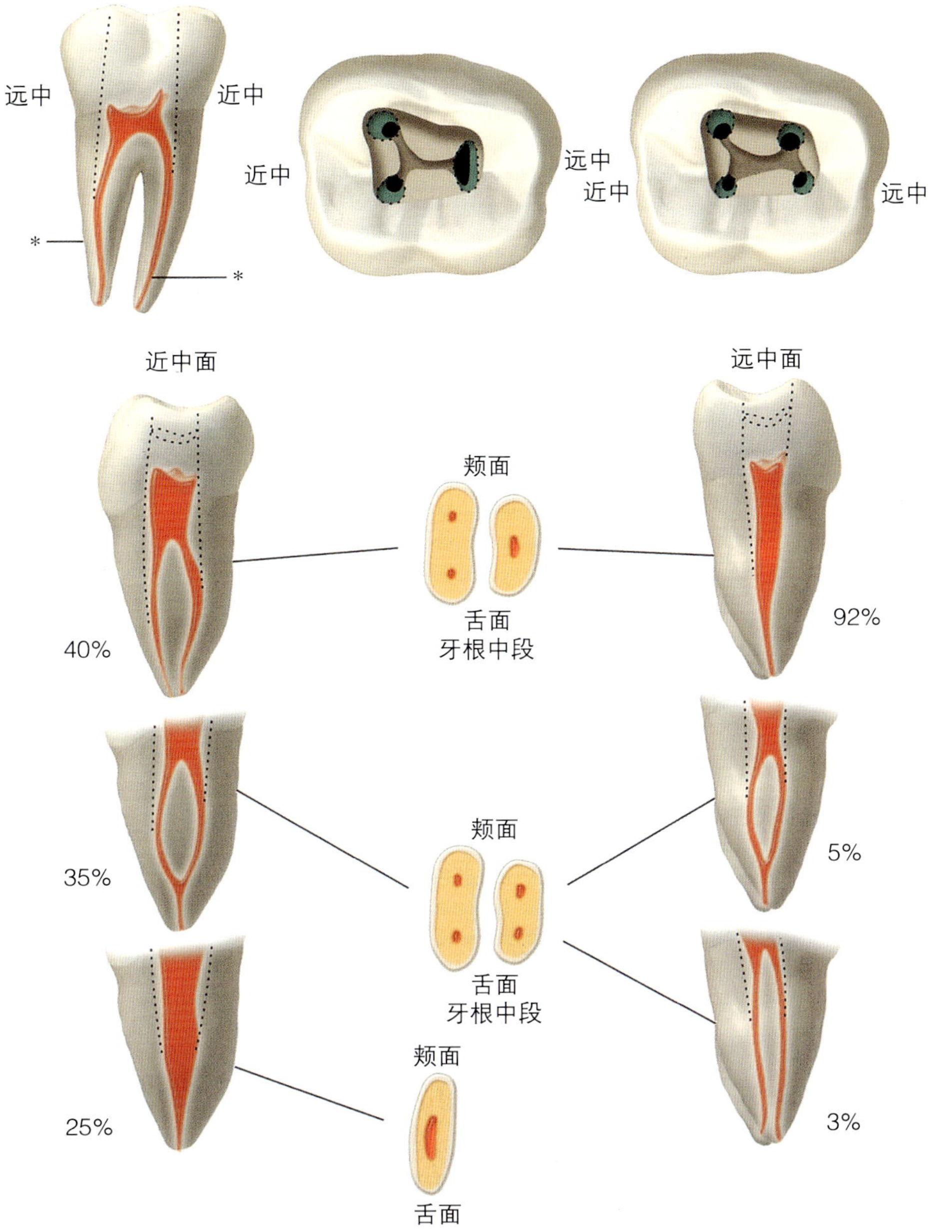

*最常见的根管弯曲度

右侧下颌第二磨牙

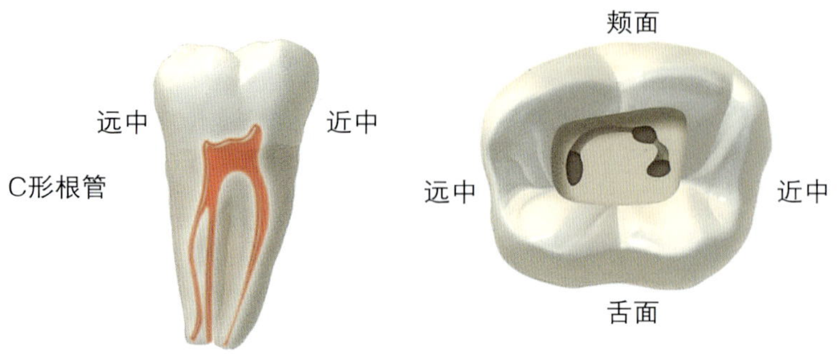

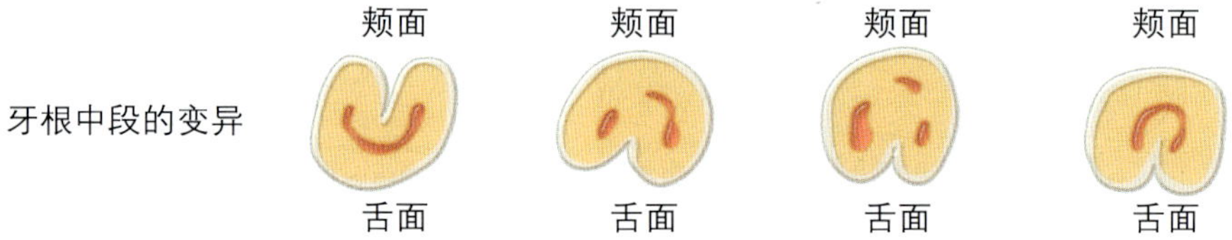

*最常见的根管弯曲度

一些不常见的变异

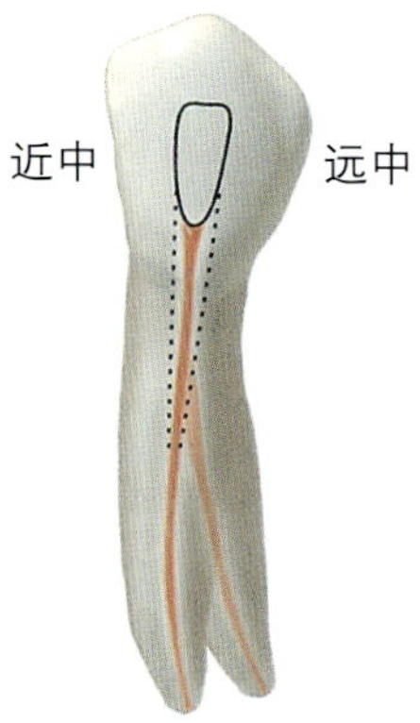

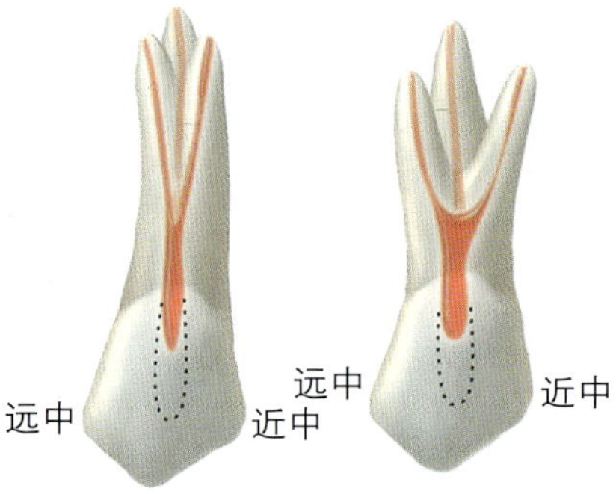

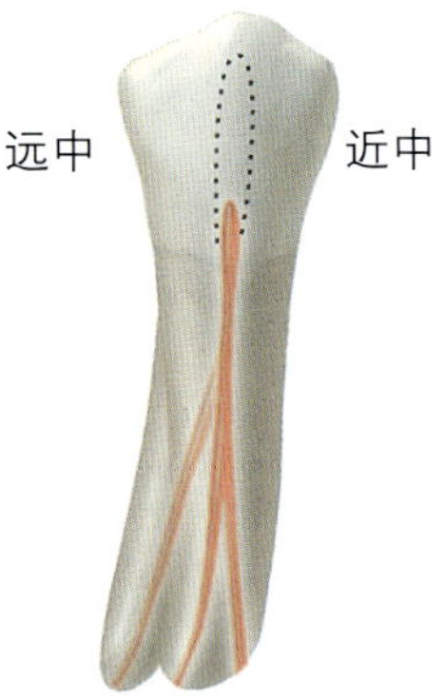

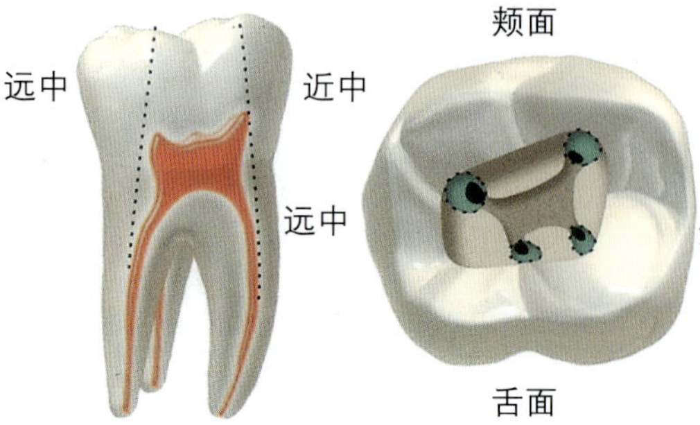

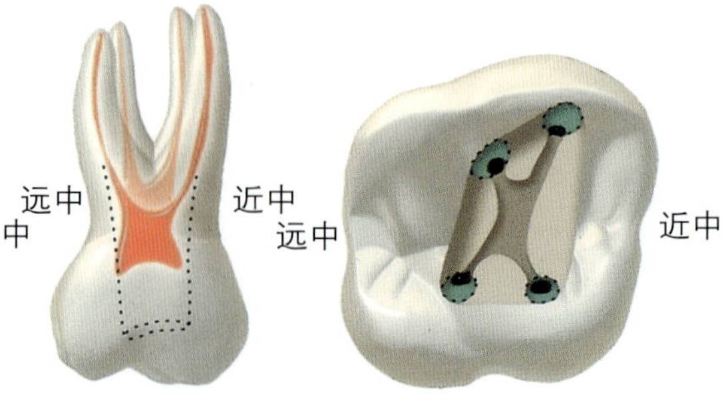

这里给出了在离体牙上制备的开髓洞形范例。非常重要的是要注意：（1）开髓的部位与殆方或者舌侧标志（边缘嵴和牙尖）的相对位置关系；（2）开髓洞形的大小和形状与殆面或舌面的大小和形状相对应。

1. 上颌中切牙

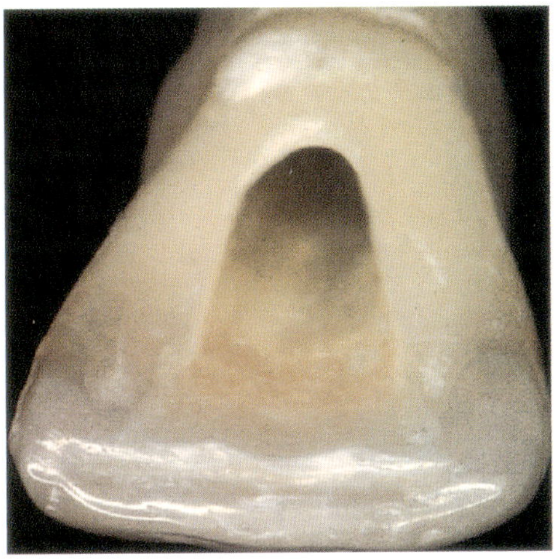

4A. 3个根管上颌磨牙

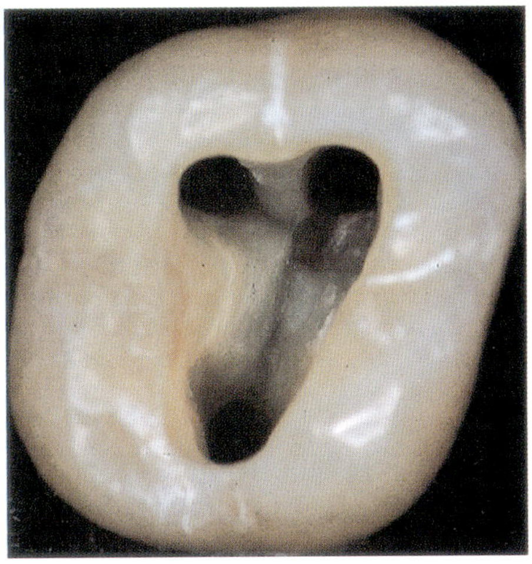

2. 上颌尖牙

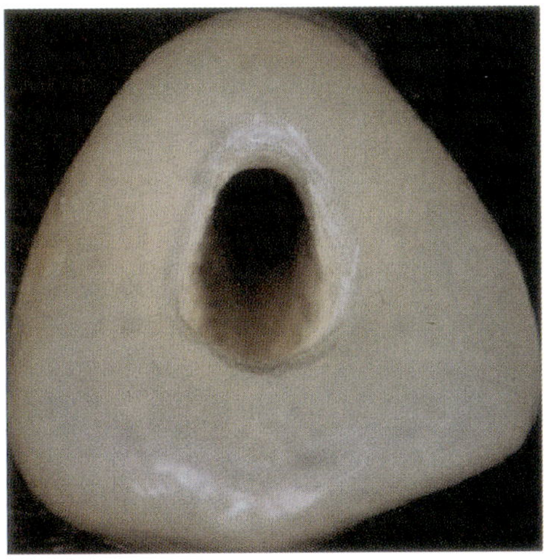

4B. 4个根管上颌磨牙

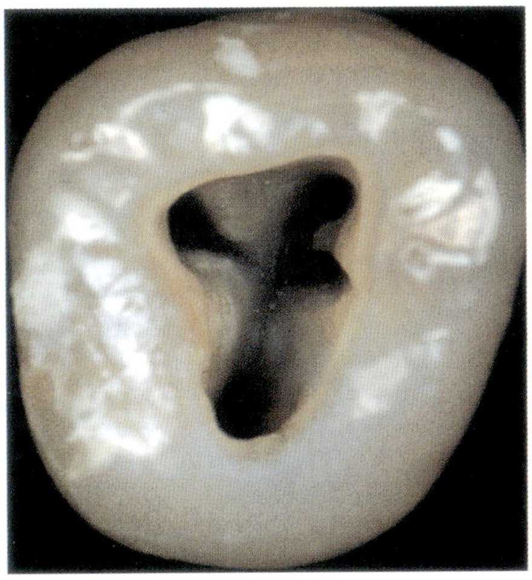

3. 上颌第一前磨牙

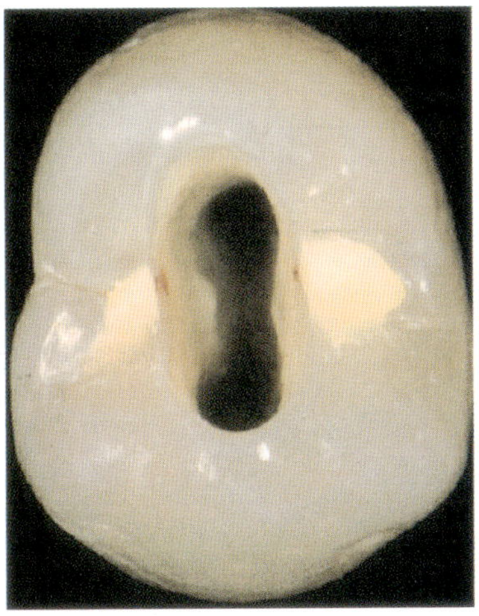

5. 下颌切牙

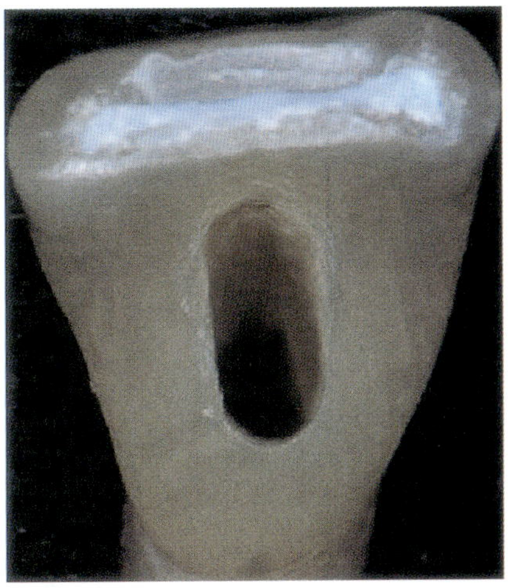

6. 下颌尖牙

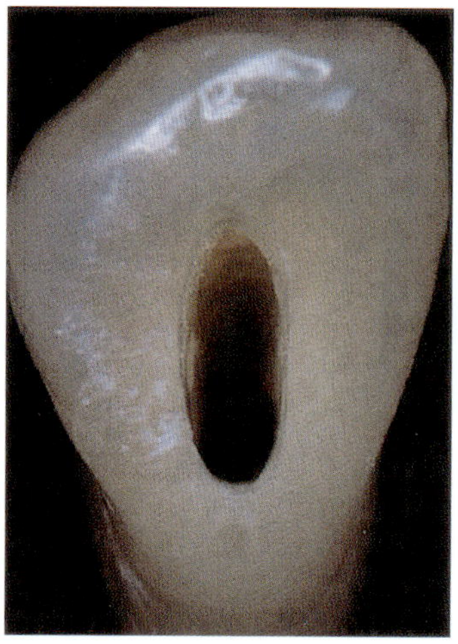

8A. 3个根管下颌磨牙

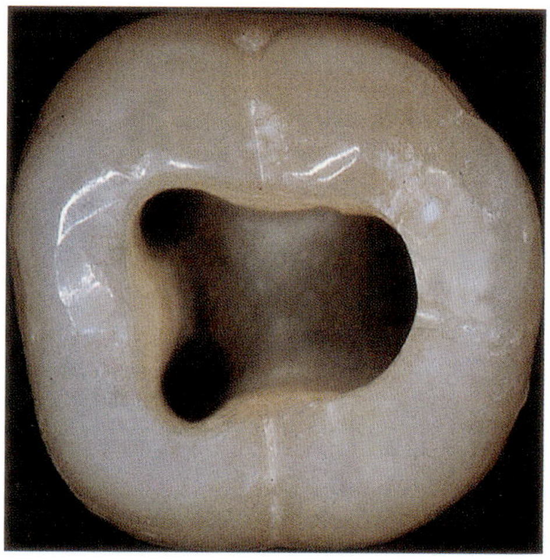

7. 下颌前磨牙

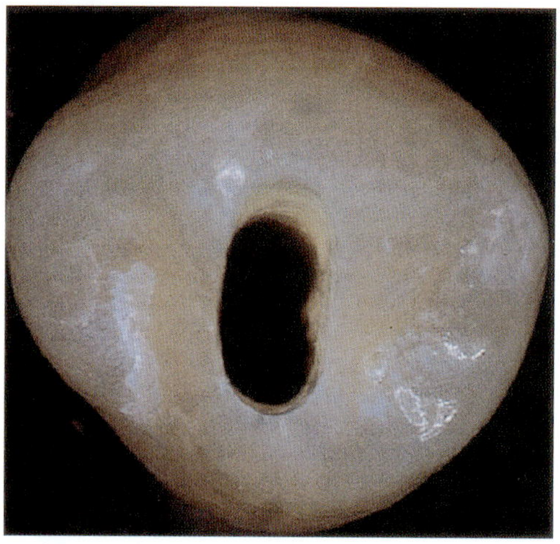

8B. 4个根管下颌磨牙

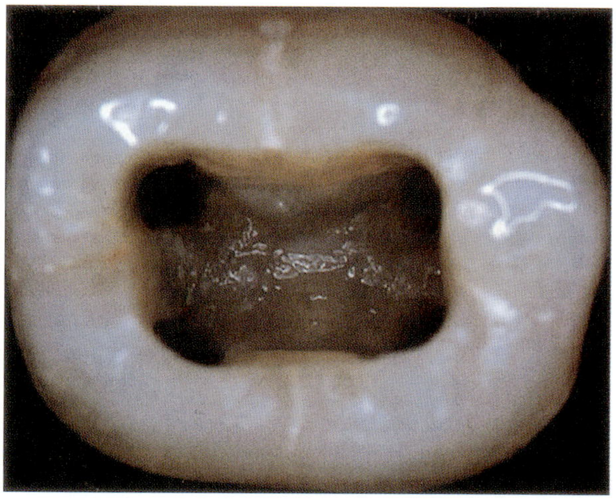